Zeeck/Grond/Papastavrou/Zeeck

Chemie für Mediziner

Zeeck

Chemie für Mediziner

A. Zeeck, S. Grond, I. Papastavrou, S. C. Zeeck

Mit 96 Abbildungen, 700 Formeln und 68 Tabellen

6., völlig überarbeitete Auflage

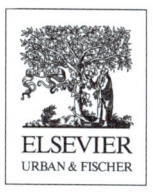

URBAN & FISCHER
München · Jena

Zuschriften und Kritik an:
Elsevier GmbH, Urban & Fischer Verlag, Lektorat Medizinstudium, Alexander Gattnarzik,
Karlstraße 45, 80333 München
e-mail: medizinstudium@elsevier.de

Anschriften der Verfasser:
Prof. Dr. rer. nat. Axel Zeeck (Hrsg.)
Institut für Organische und Biomolekulare Chemie der Universität Göttingen
Tammannstraße 2
37077 Göttingen

Dr. rer. nat. Stephanie Grond
Brunnengasse 5
37077 Göttingen

Dr. rer. nat. Ina Papastavrou
Pestalozzistraße 54
79540 Lörrach

Dr. med. Sabine C. Zeeck
Hauptstraße 11
37139 Adelebsen

Wichtiger Hinweis für den Benutzer
Die Erkenntnisse in der Medizin unterliegen laufendem Wandel durch Forschung und klinische Erfahrungen. Herausgeber und Autoren dieses Werkes haben große Sorgfalt darauf verwendet, dass die in diesem Werk gemachten therapeutischen Angaben (insbesondere hinsichtlich Indikation, Dosierung und unerwünschter Wirkungen) dem derzeitigen Wissensstand entsprechen. Das entbindet den Nutzer dieses Werkes aber nicht von der Verpflichtung, anhand der Beipackzettel zu verschreibender Präparate zu überprüfen, ob die dort gemachten Angaben von denen in diesem Buch abweichen, und seine Verordnung in eigener Verantwortung zu treffen.

Bibliografische Information Der Deutschen Bibliothek
Die Deutsche Bibliothek verzeichnet diese Publikation in der Deutschen Nationalbibliografie; detaillierte bibliografische Daten sind im Internet unter http://dnb.ddb.de abrufbar.

Alle Rechte vorbehalten
1. Auflage 1990
6. Auflage 2005
© Elsevier, München
Der Urban & Fischer Verlag ist ein Imprint der Elsevier GmbH.

05 06 07 08 09   5 4 3 2 1 0

Das Werk einschließlich aller seiner Teile ist urheberrechtlich geschützt. Jede Verwertung außerhalb der engen Grenzen des Urheberrechtsgesetzes ist ohne Zustimmung des Verlages unzulässig und strafbar. Das gilt insbesondere für Vervielfältigungen, Übersetzungen, Mikroverfilmungen und die Einspeicherung und Verarbeitung in elektronischen Systemen.

Programmleitung: Dr. med. Dorothea Hennessen
Teamleitung: Alexander Gattnarzik
Lektorat: Dr. rer. nat. Andrea Beilmann
Herstellung: Cornelia Reiter
Satz: Kösel, Krugzell
Druck und Bindung: Appl, Wemding
Zeichnungen: Dr. Werner Zettlmeier, Barbing
Umschlaggestaltung: SpieszDesign, Neu-Ulm

Printed in Germany
ISBN 3-437-42442-4

Aktuelle Informationen finden Sie im Internet unter www.elsevier.com und www.elsevier.de

Vorwort zur 6. Auflage

Farben sind in der Natur überall erlebbar und beeinflussen den Menschen. Denken Sie an das Grün der Blätter und Wiesen im Frühling, an das strahlende Blau eines Sommerhimmels oder an die bunte Farbenpracht der Laubwälder im Herbst. Wer möchte dies missen? Farben sind jedoch auch das Kleid unserer Persönlichkeit und verändern unser Fühlen, Denken und Wollen. Von den Farben gehen Kräfte aus, die sich vielfältig nutzen lassen, z. B. zur Unterstützung der Ausstrahlung eines Menschen, zu einer Farbtherapie im Krankheitsfall, aber auch für die Produktwerbung. Farben sind darüber hinaus ein wichtiges Hilfsmittel in der Lehre, um Lerninhalte hervorzuheben, Abläufe durchsichtiger zu machen oder einfach um die Leserin/den Leser unseres Buches zu erfreuen.

Das bewährte Gesamtkonzept dieses Buches ist geblieben. Wir vermitteln chemische Grundlagen, die ohne Vorkenntnisse verstanden werden können. Außerdem wird, von der Chemie ausgehend, auf wichtige Lebenszusammenhänge hingewiesen. Die Chemie für Mediziner und Zahnmediziner ist nicht isoliert zu sehen, sondern will angemessen auf die Biochemie, Physiologie und Pharmakologie vorbereiten. Diagnose und Therapie im medizinischen Alltag sind von chemischen Vorgängen durchdrungen. Niemand wird ein guter Arzt, der nur diese Vorgänge kennt, aber ohne diese Kenntnisse geht es auch nicht.

Die neue Approbationsordnung für Ärzte verlangt einen integrierten Unterricht. Das Curriculum soll dazu beitragen, dass die Studierenden lernen, die Teilfächer der vorklinischen und klinischen Ausbildung gedanklich zu vernetzen. Dies ist gerade für die Chemie eine Herausforderung: Warum sollen Medizinstudierende die Grundlagen dieses Faches lernen?

Chemie und Leben sind eng miteinander verbunden, ebenso Chemie und Medizin. Um dies zu verdeutlichen, haben wir an vielen Stellen markierte Abschnitte eingefügt, in denen Medizin- oder Umweltsachverhalte zur Sprache kommen, die zum jeweiligen Thema passen. Auch an der Silhouette eines Menschen wird der Bezug zur Chemie nochmals aufgezeigt. Diese Teile haben wir gegenüber der 5. Auflage weiter ausgebaut, um zusätzliche Antworten auf die Sinnfrage zu geben. Aber auch Studierende der Biologie und Landwirtschaft sowie Schüler der gymnasialen Oberstufe sollten sich in diesem Zusammenhang besser wiederfinden.

Der Text der einzelnen Kapitel wurde weiter gestrafft, Merksätze wurden hervorgehoben und auf Wunsch vieler Leserinnen und Leser haben wir das Glossar erweitert und neue Übungsaufgaben hinzugefügt. Um die Sprache der Chemie, die sich in Abkürzungen, Formeln und Reaktionsgleichungen widerspiegelt, besser aufnehmen und verstehen zu können, sind Farben eingesetzt worden. Dadurch lassen sich einerseits Strukturteile und funktionelle Gruppen hervorheben, durch einen Farbwechsel gelingt es andererseits, Eigenschaften und Qualitäten einzelner Substanzen, die sich bei einer Reaktion verändern, zu beschreiben. Säuren und Säuregruppen sind z. B. überwiegend *rot*, Basen hingegen *blau*. Wir hoffen, dass dadurch die Aufmerksamkeit beim Lernen gesteigert wird.

Die Leserinnen und Leser früherer Auflagen haben mit Anregungen und Kritik dazu beigetragen, dieses Buch zu verbessern. Hierfür bedanken wir uns an dieser Stelle sehr herzlich und bitten darum, dass uns alle neuen Leserinnen und Leser in gleicher Weise begleiten. Dem Verlag danken wir für die gute Zusammenarbeit und für die Bereitschaft, die Ausstattung des Buches deutlich zu verbessern. Geduldige Hilfe haben wir durch das Lektorat erhalten, hier sind wir Frau Dr. Andrea

Beilmann für die sorgfältige Manuskriptdurchsicht und viele Verbesserungsvorschläge besonders dankbar. Nicht zuletzt möchte der Herausgeber Herrn Dr. med. Otto Wolff † (Arlesheim, CH) seinen Dank sagen für die Möglichkeit, dass er bei ihm Grundlegendes über das Dreieck *Chemie–Leben–Mensch* lernen durfte.

Göttingen, im Sommer 2005

Axel Zeeck
Stephanie Grond
Ina Papastavrou
Sabine C. Zeeck

Aus dem Vorwort zur 1. Auflage

Der Naturforscher und Arzt *Paracelsus* (1493–1541) prägte die Begriffe *„Sal, Sulphur und Mercurius"*, um Prozesse zu beschreiben, die im Menschen wirken. Mit dem heutigen Wissen erkennt man chemische Substanzklassen, denen eine bestimmte, für die Eigenschaften verantwortliche Bindungsart zugrunde liegt: im festen Salz *(Sal)* die Ionenbindung, im leicht verdampfbaren Schwefel *(Sulphur)* die Atombindung, im flüssigen Quecksilber *(Mercurius)* die Metallbindung. Paracelsus wollte seine medizinische Erfahrung jedoch nicht auf ein chemisches Lehrgebäude reduzieren. Er sah, dass auch der menschliche Gesamtorganismus Kräften ausgesetzt ist, die zur Verfestigung führen *(Sal)* oder aber zur Auflösung, zur Verflüchtigung *(Sulphur)*. Dazwischen steht *Mercurius*, es sorgt für den Ausgleich. Wirken die drei Kräfte richtig zusammen, ist der Mensch gesund. Bei Störungen hat der Arzt die Aufgabe, durch seine Behandlung die Harmonie der Lebensprozesse wiederherzustellen. Dies gilt heute wie damals.

Vor dem Ganzen, das ein Arzt sehen sollte, ist ein Lehrbuch „Chemie für Mediziner" etwas Einseitiges. Es bereitet nicht unmittelbar auf ärztliches Handeln vor. Aus dem großen Themenkreis „Chemie" haben wir jedoch solche Passagen ausgewählt, die für die Mediziner bedeutsam sind. Chemiekenntnisse helfen dem Mediziner, die stoffbezogenen Lebensvorgänge und Arzneimittelwirkungen, die in späteren Studienabschnitten zu lernen sind, besser zu verstehen. Für die Leserin/den Leser bleibt die Aufgabe, im Laufe des Studiums in der Zusammenschau verschiedener Teilfächer das Ganze zu erkennen und ärztliches Handeln daran zu orientieren.

Die Chemie hat ihre eigene Sprache, die bei der Beschreibung von Strukturen und Reaktionen einfacher Moleküle erlernt werden kann. Chemische Grundkenntnisse setzt dieses Buch nicht voraus. Da eine Sprache nicht nur Fakten vermittelt, sind die Themen in größere Gedankenzusammenhänge eingebettet. Dies schafft *Motivation* für das Lernen und hilft *Gedächtnisbrücken* zu bauen.

Dieses Lehrbuch ist kein Repetitorium, das lediglich den offiziellen Gegenstandskatalog (GK) auswalzt. Eine zu knappe Darstellung von Fakten zwingt zum Auswendiglernen und wirkt eher einengend als anregend. Durch die sinngemäße Ergänzung und Einordnung der Themen wird jedoch zwangsläufig mehr vermittelt, als für ein durchschnittliches Examen in der „Chemie für Mediziner" erforderlich ist. Mit diesem Buch hoffen wir, eine Lücke zu schließen zwischen den zu „schmalen" Repetitorien und den vielen Büchern, die mehr für Chemie-Studenten geschrieben wurden. Anregungen und Kritik werden gern entgegengenommen.

Göttingen, im Sommer 1990

Axel Zeeck
Susanne Eick
Bern Krone
Karsten Schröder

Inhalt

Allgemeine Chemie

1 Atombau **3**
    1.1   Elementarteilchen 3
    1.2   Aufbau eines Atoms 3
    1.3   Isotope 4
    1.4   Elemente 5
    1.5   Atommasse, Stoffmenge Mol 5
    1.6   Aufbau der Elektronenhülle 6
            1.6.1   Allgemeines 6
            1.6.2   Quantenzahlen 7
            1.6.3   Elektronenkonfiguration 8
            1.6.4   Atomorbitale 10

2 Periodensystem der Elemente **13**
    2.1   Übersicht und Historisches 13
    2.2   Beschreibung des Aufbaus 13
    2.3   Elektronenkonfiguration als Wegweiser 13
    2.4   Hauptgruppen- und Nebengruppenelemente 15
    2.5   Biochemisch und medizinisch wichtige Elemente 17
    2.6   Radioisotope (= Radionuclide) 20

3 Grundtypen der chemischen Bindung **25**
    3.1   Oktettregel 25
    3.2   Metallische Bindung 25
    3.3   Ionenbindung 27
            3.3.1   Kationen 27
            3.3.2   Anionen 27
            3.3.3   Neigung zur Ionenbildung 28
            3.3.4   Atom- und Ionenradien 28
            3.3.5   Salze 29
            3.3.6   Namen wichtiger Ionen/Salze, Molberechnung ... 30
    3.4   Atombindung 32
            3.4.1   Schreibweise und Definitionen 32
            3.4.2   Moleküle 32
            3.4.3   Bindungslänge und Bindungsenergie 34
            3.4.4   Molekülorbitale 34
            3.4.5   Das Methan-Molekül 35
            3.4.6   C–C-Einfachbindungen 36
            3.4.7   Mehrfachbindungen 37
            3.4.8   Die polarisierte Atombindung 39
            3.4.9   Dipolmoleküle 40

Inhalt

4 Erscheinungsformen der Materie — 43
- 4.1 Aggregatzustände — 43
- 4.2 Gase — 44
  - 4.2.1 Druck und Druckmessung — 44
  - 4.2.2 Gasgesetze — 45
- 4.3 Flüssigkeiten — 46
- 4.4 Feststoffe — 46
- 4.5 Phasenumwandlungen — 48
- 4.6 Eigenschaften von Wasser und Schwefelwasserstoff — 50
- 4.7 Reine Stoffe und Stoffgemische — 52
  - 4.7.1 Unterscheidungsmerkmale — 52
  - 4.7.2 Homogen und heterogen — 52

5 Heterogene Gleichgewichte — 55
- 5.1 Definition — 55
- 5.2 Gesättigte Lösungen und Löslichkeit — 55
- 5.3 Nernst-Verteilungsgesetz — 56
- 5.4 Henry-Dalton-Gesetz — 57
- 5.5 Adsorption an Oberflächen — 58
- 5.6 Gleichgewichte in Gegenwart von Membranen — 59
  - 5.6.1 Diffusion — 59
  - 5.6.2 Dialyse — 59
  - 5.6.3 Osmose — 60
  - 5.6.4 Donnan-Gleichgewicht — 61
- 5.7 Anwendung auf Trennverfahren — 63

6 Chemische Reaktionen — 71
- 6.1 Definition — 71
- 6.2 Chemische Gleichungen — 71
- 6.3 Stöchiometrische Berechnungen — 72
- 6.4 Chemisches Gleichgewicht (homogene Gleichgewichte) — 75
- 6.5 Massenwirkungsgesetz — 75
- 6.6 Energetik chemischer Reaktionen — 76
  - 6.6.1 Allgemeines — 76
  - 6.6.2 Reaktionswärme (= Reaktionsenthalpie) — 78
  - 6.6.3 Reaktionsentropie — 79
  - 6.6.4 Gibbs' freie Energie — 80
  - 6.6.5 Gibbs' freie Energie und chemisches Gleichgewicht — 81
- 6.7 Gekoppelte Reaktionen — 82
- 6.8 Fließgleichgewichte — 83

7 Salzlösungen — 87
- 7.1 Bedeutung — 87
- 7.2 Vorgänge beim Lösen von Salzen — 87
  - 7.2.1 Dissoziation — 87
  - 7.2.2 Hydratation von Ionen — 88
  - 7.2.3 Lösungsenthalpie — 89
- 7.3 Löslichkeitsprodukt — 91

	7.4	Fällungs-Reaktionen	92
	7.5	Elektrolyse	93

8 Säuren und Basen … 97

- 8.1 Einführung … 97
- 8.2 Säure-Base-Definitionen … 98
- 8.3 Konjugierte Säure-Base-Paare, Ampholyte … 99
- 8.4 Autoprotolyse des Wassers, pH-Wert … 102
- 8.5 Stärke von Säuren und Basen … 104
- 8.6 Berechnung von pH-Werten … 106
  - 8.6.1 Starke Säuren … 106
  - 8.6.2 Schwache Säuren … 107
- 8.7 Messung von pH-Werten … 108
- 8.8 Neutralisation … 110
- 8.9 pH-Wert von Salzlösungen … 111
- 8.10 Säure-Base-Titration … 112
  - 8.10.1 Titrationskurven … 112
  - 8.10.2 Gehaltsbestimmung durch Titration … 113
- 8.11 Pufferlösungen … 114
  - 8.11.1 Bedeutung für den Stoffwechsel … 114
  - 8.11.2 Puffersubstanzen und ihre Wirkung … 114
  - 8.11.3 Puffergleichung … 115
  - 8.11.4 Pufferkapazität … 116
  - 8.11.5 pH-Optimum und Pufferbereich … 116
  - 8.11.6 Phosphat-Puffer … 117
  - 8.11.7 Kohlensäure-Puffer … 118

9 Oxidation und Reduktion … 123

- 9.1 Elektronenübergänge bestimmen chemische Prozesse … 123
- 9.2 Definitionen … 124
- 9.3 Umkehrbarkeit von Redox-Teilreaktionen … 126
- 9.4 Elektronenfluss zwischen Redoxpaaren … 127
- 9.5 Aufstellen von Redoxgleichungen … 127
  - 9.5.1 Oxidationsstufen als Hilfsgröße … 127
  - 9.5.2 Beispiele für Redoxgleichungen … 128
- 9.6 Elektrochemische Zelle (Daniell-Element) … 130
- 9.7 Elektromotorische Kraft (EMK) … 132
- 9.8 Elektrodenpotenziale … 133
- 9.9 Spannungsreihe … 134
- 9.10 Nernst-Gleichung … 136
- 9.11 Redox- und Säure-Base-Reaktionen im Vergleich … 137
- 9.12 pH-Abhängigkeit von Redoxpotenzialen … 138
  - 9.12.1 Normalpotenziale bei pH = 7 … 138
  - 9.12.2 pH-Bestimmung durch Potenzialmessung … 139
- 9.13 Knallgasreaktion und Atmungskette … 140

10 Metallkomplexe … 145

- 10.1 Koordinative Bindung … 145
- 10.2 Aufbau von Metallkomplexen … 146

	10.3	Chelatkomplexe	148
	10.4	Reaktionen mit Metallkomplexen	149
		10.4.1 Liganden-Austauschreaktionen	149
		10.4.2 Stabilität von Metallkomplexen	150
		10.4.3 Chelat-Effekt	151
	10.5	Durch Komplexbildung beeinflusste Eigenschaften von Metallionen	152
	10.6	Bedeutung von Chelatkomplexen	153

Organische Chemie

11 Einführung und Überblick ... 159
11.1 Vier Grundelemente ... 159
11.2 Zur Definition ... 160
11.3 Hinweise zur chemischen Bindung ... 160
11.3.1 Bindungen am Kohlenstoff ... 160
11.3.2 Kohlenstoff ist einzigartig ... 162
11.4 Funktionelle Gruppen ... 162

12 Kohlenwasserstoffe ... 165
12.1 Alkane ... 165
12.1.1 Summenformel und Struktur ... 165
12.1.2 Nomenklatur ... 167
12.1.3 Molekülmodelle ... 168
12.1.4 Konformationsisomere ... 169
12.1.5 Physikalische Eigenschaften ... 171
12.2 Cycloalkane ... 172
12.2.1 Struktur ... 172
12.2.2 Konformation des Cyclohexans ... 173
12.2.3 Cyclohexanderivate ... 173
12.3 Reaktionen der Alkane ... 175
12.3.1 Homolytischer/heterolytischer Bindungsbruch ... 175
12.3.2 Radikalische Substitution ... 176
12.3.3 Halogenalkane ... 179
12.3.4 Oxidation der Alkane ... 179
12.4 Alkene ... 181
12.4.1 Konstitution und Nomenklatur ... 181
12.4.2 Geometrische Isomerie ... 182
12.4.3 Additions-Reaktionen ... 182
12.4.4 Bildung von Alkenen durch Eliminierung ... 186
12.4.5 Diene und Polyene ... 187
12.5 Alkine ... 190
12.6 Aromaten (Arene) ... 190
12.6.1 Molekülbau und Mesomerie des Benzols ... 190
12.6.2 Reaktionen des Benzols ... 192
12.6.3 Einzelschritte der elektrophilen aromatischen Substitution ... 194

12.7	Thermodynamik und Kinetik chemischer Reaktionen	196
	12.7.1 Thermodynamik (Energetik)	196
	12.7.2 Kinetik	196
	12.7.3 Katalyse	198
	12.7.4 Enzymkinetik	200

13 Verbindungen mit einfachen funktionellen Gruppen — 203

13.1	Alkanole und Phenole	203
	13.1.1 Allgemeines	203
	13.1.2 Klassifizierung und Nomenklatur	203
	13.1.3 Eigenschaften und Reaktionen	205
	13.1.4 Mehrwertige Alkanole und Phenole	209
	13.1.5 Wo spielen Alkanole eine Rolle?	210
13.2	Ether	215
	13.2.1 Nomenklatur und Eigenschaften	215
	13.2.2 Reaktionen	217
	13.2.3 Kronenether	219
13.3	Thiole und Thioether	220
	13.3.1 Nomenklatur und Eigenschaften	220
	13.3.2 Reaktionen	221
13.4	Amine	224
	13.4.1 Klassifizierung und Nomenklatur	224
	13.4.2 Basizität	225
	13.4.3 Salzbildung	226
	13.4.4 Beispiele für Amine	227
13.5	Nucleophile Substitution	229
	13.5.1 Begriffe und Beispiele	229
	13.5.2 Uni- und bimolekulare Reaktion	231

14 Aldehyde und Ketone — 233

14.1	Bau und Reaktionsverhalten der Carbonylgruppe	233
14.2	Struktur und Nomenklatur	234
14.3	Herstellung und Eigenschaften	236
14.4	Keto-Enol-Tautomerie	237
14.5	Addition von Wasser und Alkoholen	239
14.6	Addition primärer Amine	241
14.7	Reduktion der Carbonylgruppe	243
14.8	Aldol-Kondensation (C–C-Verknüpfung)	243

15 Chinone — 247

15.1	Struktur	247
15.2	Redoxverhalten	248

16 Carbonsäuren und Carbonsäurederivate — 251

16.1	Carbonsäuren	251
	16.1.1 Struktur und Nomenklatur	251
	16.1.2 Eigenschaften	253
	16.1.3 Salzbildung	255
	16.1.4 Carbonsäuren mit zusätzlichen funktionellen Gruppen	257

	16.2	Carbonsäurederivate	260
		16.2.1 Allgemeines	260
		16.2.2 Carbonsäurechloride	261
		16.2.3 Carbonsäureanhydride	262
		16.2.4 Carbonsäureester	264
		16.2.5 Thioester	268
		16.2.6 Carbonsäureamide	268

17 Derivate anorganischer Säuren — 273

- 17.1 Kohlensäure und Harnstoff — 273
- 17.2 Phosphorsäure — 274
- 17.3 Schwefelsäure — 277
- 17.4 Freie Energie der Hydrolyse — 278

18 Stereochemie — 281

- 18.1 Verbindungen mit einem Chiralitätszentrum — 281
  - 18.1.1 Grundbegriffe — 281
  - 18.1.2 Spezifische Drehung — 283
  - 18.1.3 Enzymatische Reduktion, Stereoselektivität — 284
  - 18.1.4 Schreibweise chiraler Verbindungen und D/L-Nomenklatur — 285
  - 18.1.5 *R*,*S*-Nomenklatur — 286
- 18.2 Verbindungen mit zwei Chiralitätszentren — 287
  - 18.2.1 Enantiomere und Diastereomere — 287
  - 18.2.2 Racemat und Racematspaltung — 288
  - 18.2.3 *meso*-Weinsäure — 289
- 18.3 Zur Struktur organischer Moleküle — 290
  - 18.3.1 Arten der Isomerie — 290
  - 18.3.2 Konstitution, Konfiguration und Konformation — 291
  - 18.3.3 Chiralität bei Arzneimitteln — 292

19 Aminosäuren und Peptide — 295

- 19.1 Einfache Aminosäuren — 295
  - 19.1.1 Struktur — 295
  - 19.1.2 Stereochemie — 297
  - 19.1.3 Neutralform und Zwitterion — 298
  - 19.1.4 Molekülform in Abhängigkeit vom pH-Wert — 298
  - 19.1.5 Chelatkomplexe — 299
  - 19.1.6 Titrationskurve und Puffereigenschaften — 300
  - 19.1.7 Isoelektrischer Punkt — 301
  - 19.1.8 Decarboxylierung — 302
  - 19.1.9 Veresterung und Acylierung — 303
- 19.2 Peptide — 305
  - 19.2.1 Peptidbindung und Primärstruktur (Sequenz) — 305
  - 19.2.2 Aufbau von Peptidketten — 307
  - 19.2.3 Abbau von Peptidketten — 309
  - 19.2.4 Sekundärstruktur von Peptiden — 309
  - 19.2.5 Kräfte, die die Raumstruktur von Peptiden und Proteinen stabilisieren — 311

20 Kohlenhydrate ... 317
- 20.1 Allgemeines ... 317
- 20.2 Monosaccharide ... 318
  - 20.2.1 Nomenklatur und Stereochemie ... 318
  - 20.2.2 Eigenschaften und Reaktionen ... 321
  - 20.2.3 Bildung cyclischer Halbacetale, Haworth-Formel ... 322
  - 20.2.4 Sesselform-Schreibweise der Pyranosen ... 324
  - 20.2.5 Abgewandelte Monosaccharide ... 325
  - 20.2.6 Glykoside ... 327
- 20.3 Disaccharide ... 329
  - 20.3.1 Allgemeines ... 329
  - 20.3.2 Beispiele ... 330
- 20.4 Polysaccharide ... 333
  - 20.4.1 Cellulose ... 334
  - 20.4.2 Stärke ... 334
  - 20.4.3 Glykogen ... 335
- 20.5 Glykolipide und Glykoproteine ... 337

21 Heterocyclen ... 341
- 21.1 Allgemeines ... 341
- 21.2 Fünfgliedrige Heterocyclen ... 341
- 21.3 Sechsgliedrige Heterocyclen ... 345
- 21.4 Mehrkernige Heterocyclen ... 346
- 21.5 Nucleinsäuren ... 348
- 21.6 Riboflavin und Folsäure ... 351

22 Spektroskopie in Chemie und Medizin ... 355
- 22.1 Allgemeines ... 355
- 22.2 UV-Spektroskopie ... 355
- 22.3 IR-Spektroskopie ... 358
- 22.4 NMR-Spektroskopie ... 360
- 22.5 Massenspektrometrie ... 363
- 22.6 Röntgenstrukturanalyse ... 365

Lösungen der Aufgaben ... 369
- Allgemeine Chemie ... 369
- Organische Chemie ... 380

Glossar ... 401

Sachverzeichnis ... 419

Inhalt

Medizinische Themen

Auf die Elektronen kommt es an	11
Elementhäufigkeit im menschlichen Körper	18
Elemente mit verschiedener Bedeutung	19
Radioisotope in der Diagnostik	21
Bor und Yttrium in der Strahlentherapie	22
Es ist nicht alles Gold, was glänzt	26
Salze für die Gesundheit	31
Was oben fehlt, macht unten krank	39
Haben Zellen eine Wasserleitung?	52
Verteilungsprozesse im Körper	57
Taucher leben gefährlich	58
Die Niere kontrolliert den Flüssigkeitshaushalt	59
Osmodiuretika	61
Nervenreizleitung, was ist das?	62
Kann der Mensch leuchten?	77
Die Wärmeregulation – das A und O für Wohlbefinden und Gesundheit	79
Gleichgewicht oder Fließgleichgewicht: Was braucht der Mensch?	84
Das Aussalzen von Proteinen	89
Salze als Abführmittel	89
Ionenverteilung im Körper	90
Lithiumsalze helfen bei manisch-depressiven Erkrankungen	90
Nierensteine	92
Knochen- und Zahnbildung	92
Ionenwanderung im Wurzelkanal	95
Säure-Base-Haushalt	97
Säuren und Laugen rufen Verätzungen hervor	106
Lebensmittel beeinflussen den Säure-Base-Haushalt	108
Allzu viel ist ungesund	111
Pufferkapazität des Blutes	119
Im Notfall hilft eine Plastiktüte	120
Desinfektion ist unverzichtbar	125
Stickstoffoxide machen Karriere	129
Stoffwechselenergie als Stromquelle	133
Power für die Zellen	141
Platin in der Krebstherapie	148
Gift oder Bote	154
Morbus Wilson	154
Paraffine	172
Chlorethan und Halothan	179
Antioxidanzien schützen vor Radikalen	180
Benzol als Baustein	191
Jedes Enzym hat seine eigene Kinetik	201
Unterschiedliche Alkoholwirkungen	201
Methanol ist ein starkes Gift	210
Ethanol ist giftig und macht süchtig	211
Cholesterin und Arteriosklerose	213
Vitamine mit OH-Gruppen	213
Inhalationsnarkotika	216
Benzpyren und Krebs	218
Wirt-Gast-Beziehung	220
Schwefel hat viele Funktionen	223
Nutzen und Schaden liegen dicht beieinander	227
Formalin in der Anatomie	235
Aceton in der Atemluft	235
Progesteron im weiblichen Zyklus	236
Chloralhydrat	239
Chemie des Sehens	242
Coenzym Q und Vitamin K sind Chinone	248
Prostaglandine sind Gewebshormone	259
Aspirin® ist schon über 100 Jahre alt	263
Essenzielle Fettsäuren	266
Acetylcholin – ein wichtiger Neurotransmitter	268
Penicillin, ein β-Lactam-Antibiotikum	270
Ammoniak ist ein Zellgift	274
Sulfonamide sind Chemotherapeutika bei Infektionskrankheiten	278
Phosphor ist ein „anfeuerndes" Element	279
Die Contergan®-Katastrophe	292
Was bedeuten essenzielle Aminosäuren für den Menschen?	297
Histamin – ein Mediator bei Allergien	303
Nicht nur Zucker schmeckt süß	306
Insulin: Ein Peptid reguliert den Zuckerstoffwechsel	314
Vitamin C – ein Zuckerderivat	325
Karies und Saccharose	332
Lactoseintoleranz und Galaktosämie	333
Hyaluronsäure und Heparin – Glykosaminoglykane mit besonderen Eigenschaften	336
Hämoglobin und Cytochrom c: Was macht hier das Eisen?	342
Nicotin – zwischen Pflanzenschutz und Krebs	345
Coffein macht munter	347
Nucleinsäuren als Angriffsorte für Arzneimittel	350
Photometrische Blutuntersuchungen	358
Kernspintomographie	362
Röntgendiagnostik	366

Allgemeine Chemie

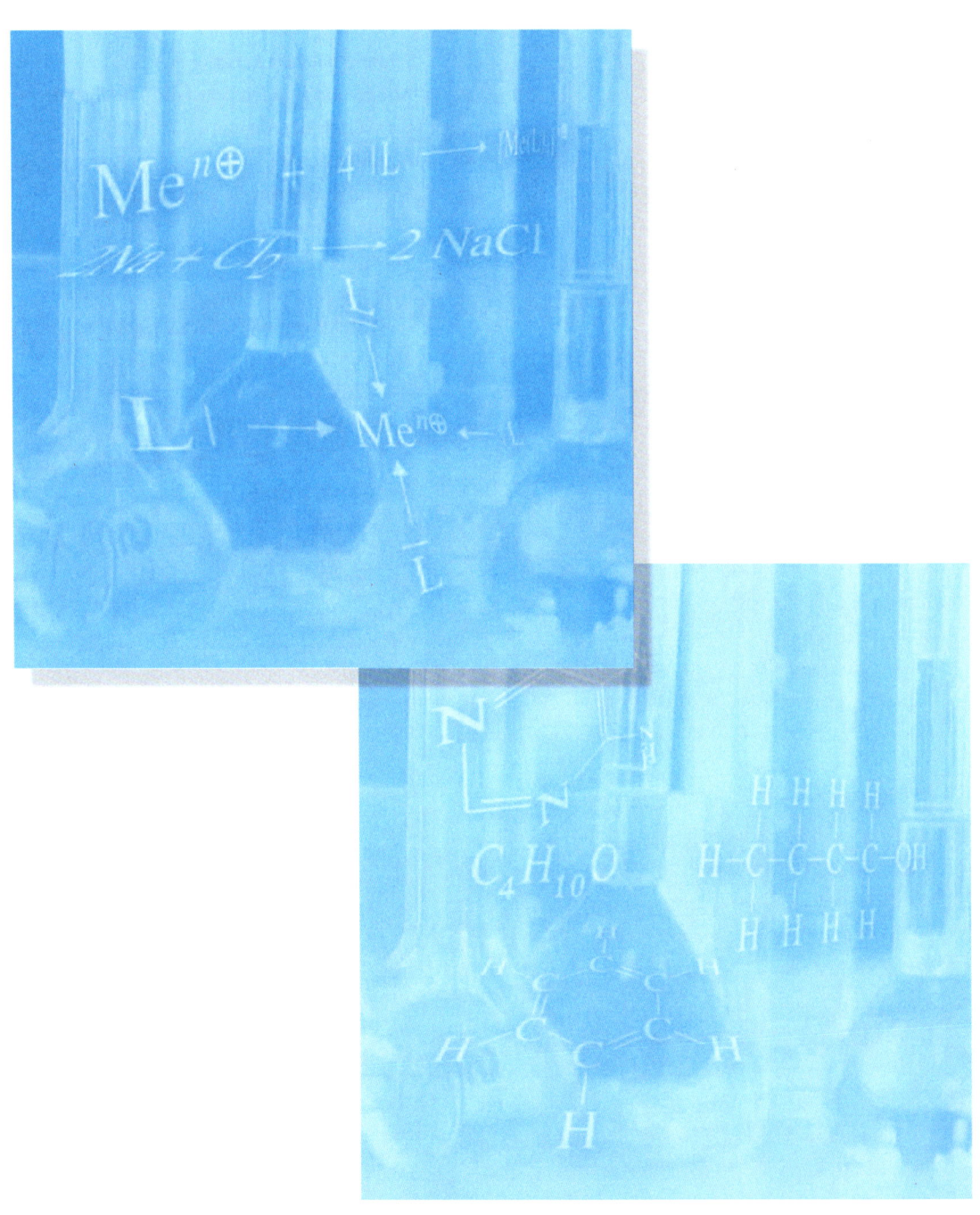

1 Atombau

1.1 Elementarteilchen

Die **Atome** sind die Bausteine der Materie. *Leukipp* und sein Schüler *Demokrit* kamen im 4. Jahrhundert vor Christus durch Gedankenexperimente zu dieser Einsicht. Sie waren der Meinung, dass sich die kleinsten „Elemente der Einzeldinge" nicht mehr teilen lassen (griech. *atomos* = unteilbar). Dies erwies sich als unzutreffend. Heute wissen wir, dass man bei der Zerlegung von Atomen zahlreiche subatomare Partikel (= Elementarteilchen) nachweisen kann. Von diesen betrachten wir nur drei: **Protonen** ($p^\oplus$), **Neutronen** (n) und **Elektronen** ($e^\ominus$). Dies genügt, um die wichtigsten Eigenschaften der Atome und die wichtigsten Unterschiede zwischen verschiedenen Atomen zu verstehen. In der Atomphysik kennt man heute weitere, z.T. sehr kurzlebige Elementarteilchen.

Die genannten Elementarteilchen lassen sich durch ihre *Ladung* und *Masse* charakterisieren (Tab. 1/1). Die Elementarladung beträgt absolut $-1,6 \cdot 10^{-19}$ C (= Coulomb) für ein Elektron und $+1,6 \cdot 10^{-19}$ C für ein Proton. Das Neutron ist ungeladen. Da jede messbare Ladung ein ganzzahliges Vielfaches der Elementarladung ist, genügt es zur Verständigung, relative Ladungen ($-1/+1$) anzugeben.

Proton, Elektron, Neutron

Proton und Neutron haben ungefähr die gleiche Masse, ein Elektron besitzt nur etwa ½₀₀₀ der Masse eines Protons. Die absoluten Massen in Gramm sind schwer zu handhaben, man verwendet deshalb relative Massen. Diese sind beim Proton und Neutron etwa gleich 1. Die Stellen hinter dem Komma ergeben sich, weil der Bezugspunkt, die **atomare Masseneinheit**, nicht das Proton oder das Neutron ist, sondern 1/12 der Masse eines Kohlenstoffatoms ^{12}C (s. Kap. 1.5).

Tab. 1/1 Ladung und Masse der drei wichtigsten Elementarteilchen.

Name	Symbol	relative Ladung	relative Masse	absolute Masse (in g)
Proton	$p^\oplus$	+ 1	1,0073	$1,66 \cdot 10^{-24}$
Neutron	n	0	1,0087	$1,66 \cdot 10^{-24}$
Elektron	$e^\ominus$	– 1	$5 \cdot 10^{-4}$	$9,10 \cdot 10^{-28}$

1.2 Aufbau eines Atoms

Jedes Atom besitzt einen **Atomkern**, in dem sich Protonen und Neutronen, auch **Nucleonen** genannt, befinden, und eine **Elektronenhülle**, in der sich Elektronen aufhalten. Der Atomkern ist positiv geladen und vereinigt nahezu die gesamte Masse eines Atoms in sich. Die Elektronen umgeben den Kern als Wolke negativer Ladung. Jedes Atom ist nach außen hin *neutral*.

Atomkern, Elektronenhülle

Ein Atom hat einen *Durchmesser* von etwa 10^{-10} m (= 0,1 nm = 100 pm): Erst wenn man 10^8 Atome aneinander reiht, ergibt sich eine Kette von 1 cm Länge. Der Atomkern hat nur einen Durchmesser von 10^{-15} m (= 1 fm, 1 Femtometer). Die Größenrelation von Gesamtatom zu Atomkern ist wie die einer großen Sporthalle zu einem Tischtennisball, es gibt also sehr viel Platz in einem Atom. Dieser Platz steht den Elektronen zur Verfügung, die bei einer dichten Atompackung, wie z.B. in einem Stück Metall, die Atomkerne auf Distanz halten. Um einen Eindruck von den atomaren Dimensionen zu erhalten, kann man Größen und

1 Atombau

Tab. 1/2 Größen und Abstände in Mikro- und Makrokosmos (in Metern).

Atomkern	Durchmesser	10^{-15}
Atom	Durchmesser	10^{-10}
Hämoglobin	Ausdehnung	10^{-8}
Zellkern	Durchmesser	10^{-6}
Erythrozyten	Durchmesser	10^{-5}
Mensch	Größe	1,7
Erde	Durchmesser	10^{7}
Sonne	Durchmesser	10^{9}
Erde – Sonne	Abstand	10^{11}
Weltall	Ausdehnung	10^{25}

Abstände in der Welt wie in Tabelle 1/2 vergleichen. Man erkennt, dass der *Mensch* ziemlich genau zwischen *Mikrokosmos* und *Makrokosmos* seinen Platz hat.

Kernladungszahl, Ordnungszahl

Der Atomkern ist positiv geladen. Die Summe der Protonen im Atomkern ergibt die sog. **Kernladungszahl** (KLZ). Ordnet man die Atome nach steigender KLZ, entsteht daraus als gleichwertiger Begriff die **Ordnungszahl** (OZ) der Elemente. Das einfachste Atom ist das Wasserstoffatom (Elementsymbol H, es hat die Kernladungszahl 1 und damit auch die Ordnungszahl 1. Natriumatome (Na) haben die Kernladungszahl 11, Phosphoratome (P) 15, Uranatome (U) 92. Da Atome nach außen hin neutral sind, wird die Ladung eines Atomkerns durch die entsprechende Anzahl Elektronen in der Umgebung des Atomkerns ausgeglichen. Für Atome gilt also:

> **!** Kernladungszahl = Ordnungszahl = Zahl der Protonen im Atomkern = Zahl der Elektronen in der Elektronenhülle.

Massenzahl

Sauerstoff hat die Ordnungszahl 8. Damit ist klar, dass ein Sauerstoffatom 8 Protonen im Atomkern enthält und 8 Elektronen in der Elektronenhülle. Ein Sauerstoffatom besitzt jedoch die relative Atommasse 16. Dies bedeutet, dass der Atomkern neben den 8 Protonen noch 8 Neutronen enthalten muss, da die Elektronen zur Masse praktisch nichts beitragen. 16 ist die **Massenzahl** (= Nucleonenzahl) eines Sauerstoffatoms. Ein Atom ist bezüglich der enthaltenen Elementarteilchen vollständig charakterisiert, wenn man neben der Ordnungszahl noch die Massenzahl angibt. Für Atome der oben genannten Elemente gilt: $^{1}_{1}H$, $^{16}_{8}O$, $^{23}_{11}Na$, $^{31}_{15}P$ und $^{238}_{92}U$.

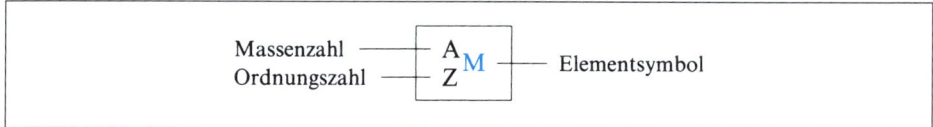

1.3 Isotope

Isotope

Ein Atom mit bestimmter Ordnungs- und Massenzahl wird auch Nuclid genannt. Es gibt Atome, die in der Kernladungszahl (= Ordnungszahl) übereinstimmen, sich jedoch in der Massenzahl unterscheiden. Dies bedeutet, dass die Atomkerne dieselbe Anzahl Protonen enthalten, jedoch eine unterschiedliche Anzahl Neutronen. Beim Chlor z.B. kennt man die Nuclide $^{35}_{17}Cl$ und $^{37}_{17}Cl$ oder beim Uran $^{235}_{92}U$ und $^{238}_{92}U$. Man bezeichnet die Nuclide *eines* Elements als **Isotope**. Wir haben in den Beispielen Chlor-Isotope (Unterschied: 2 Neutronen) und Uran-Isotope (Unterschied: 3 Neutronen) kennen gelernt. Die abgekürzte Schreibweise $^{A}_{Z}M$ hilft also nicht nur, den Atomaufbau zu beschreiben, sondern ermöglicht auch das Erkennen von Isotopen, die in der Natur weit verbreitet sind. Die Isotope eines Elementes können *stabil* oder *instabil* (= radioaktiv) sein. Sie können *natürlichen* Ursprungs sein oder werden *künstlich* hergestellt, z. B. durch Kernspaltung oder durch Beschuss von Atomen mit Elementarteilchen.

1.4 Elemente

Chemisches Element

Liegt ein Stoff vor, der nur aus Atomen mit ein und derselben Kernladungszahl besteht, spricht man von einem **chemischen Element**. Die bekannten Elemente (z. Z. 109) haben einen Namen und eine Abkürzung *(= Elementsymbol)*. Das Elementsymbol leitet sich nicht immer vom deutschen Namen des Elements ab (s. Tab. 1/3). Man muss die Namen und Abkürzungen wichtiger Elemente kennen, um chemische Gleichungen lesen zu können.

Viele Elemente setzen sich aus mehreren stabilen Isotopen zusammen. Für die Zahl der Isotope gibt es natürliche Grenzen. Bei Elementen mit kleinen Ordnungszahlen stimmt die Zahl der Protonen und Neutronen in etwa überein. Bei Elementen mit hoher Ordnungszahl gibt es einen geringfügigen Neutronenüberschuss: Die Neutronen werden im Atomkern benötigt, um die sich gegenseitig abstoßenden Protonen zusammenzuhalten. Wird von diesem „Gleichgewicht" mehr oder weniger stark abgewichen, werden die Atomkerne *instabil* und versuchen, sich durch Abgabe von Elementarteilchen zu stabilisieren. Es treten *Radioisotope* auf, die *radioaktiv* sind (s. Kap. 2.6). Man kennt z. B. drei **Wasserstoff-Isotope**: $_1^1H$, $_1^2H$ (= Deuterium) und $_1^3H$ (= Tritium). Die ersten beiden sind stabil. Tritium ist radioaktiv. Beim Kohlenstoff ($_6^{11}C$, $_6^{12}C$, $_6^{13}C$, $_6^{14}C$) sind die Nuclide $_6^{11}C$ und $_6^{14}C$ radioaktiv. Einige Beispiele zeigt Tabelle 1/3.

Die Isotopenzusammensetzung der natürlich vorkommenden Elemente ist praktisch konstant. Es gibt eine definierte **Isotopenhäufigkeit**. Wasserstoff z. B. enthält 99,99% $_1^1H$ und 0,01% $_1^2H$, Kohlenstoff 98,9% $_6^{12}C$ und 1,1% $_6^{13}C$, Chlor 75% $_{17}^{35}Cl$ und 25% $_{17}^{37}Cl$. $_{50}Sn$ setzt sich aus 10 Isotopen zusammen, während $_{15}P$ ein *Reinelement* ist. Der Anteil instabiler Isotope ist, wenn diese nicht nachgebildet werden, wegen des hohen Alters der Erde gering und müsste zukünftig weiter abnehmen.

1.5 Atommasse, Stoffmenge Mol

Relative Atommasse

Ein Wasserstoffatom $_1^1H$ wiegt $1{,}66 \cdot 10^{-24}$ g, ein Natriumatom $_{11}^{23}Na$ das 23fache. Diese Massen sind umständlich und unvorstellbar klein. Man definierte deshalb eine **relative Atommasse** und setzte die Masse des Kohlenstoff-Nuclids $_6^{12}C$ gleich 12,000. Aus dem Massenver-

Tab. 1/3 Liste einiger Elemente mit Namen, Elementsymbol, Ordnungszahl (OZ), relativer Atommasse und Nennung einiger, z. T. künstlicher Isotope.

Element	Symbol	OZ	Relative Atommasse	Isotope (= Nuclide)
Wasserstoff	H	1	1,008	^1H, ^2H, ^3H*
Kohlenstoff	C	6	12,011	^{11}C*, ^{12}C, ^{13}C, ^{14}C*
Stickstoff	N	7	14,007	^{13}N*, ^{14}N, ^{15}N
Sauerstoff	O	8	15,999	^{16}O, ^{18}O
Natrium	Na	11	22,990	^{23}Na, ^{24}Na*
Magnesium	Mg	12	24,305	^{24}Mg, ^{25}Mg, ^{26}Mg
Phosphor	P	15	30,974	^{31}P, ^{32}P*
Schwefel	S	16	32,066	^{32}S, ^{35}S*
Chlor	Cl	17	35,453	^{35}Cl, ^{37}Cl
Kalium	K	19	39,102	^{39}K, ^{40}K, ^{42}K*
Calcium	Ca	20	40,08	^{40}Ca, ^{45}Ca*, ^{47}Ca*
Eisen	Fe	26	55,847	^{55}Fe*, ^{56}Fe, ^{59}Fe*
Cobalt	Co	27	58,932	^{58}Co*, ^{59}Co, ^{60}Co*
Iod	I	53	126,904	^{125}I*, ^{127}I, ^{131}I*
Uran	U	92	238,029	^{235}U*, ^{238}U

* Das Nuclid ist radioaktiv.

gleich mit diesem Nuclid ergeben sich alle anderen Werte. Die relative Atommasse „1" entspricht somit ¹/₁₂ der Masse des genannten Kohlenstoff-Nuclids. Ein Blick in Tabelle 1/3 lässt erkennen, dass kein Element eine glatte Atommasse aufweist. Hierfür gibt es drei Gründe:
1) Die Masse eines Protons oder Neutrons ist nicht genau gleich 1 (s. Tab. 1/1).
2) Die Massen der Elementarteilchen addieren sich nicht genau, weil es eine atomare Bindungsenergie gibt, die zu einer Massenabnahme führt (Massendefekt).
3) Die Zahlen in den Tabellenwerken spiegeln zugleich die natürliche Isotopenhäufigkeit eines Elements wider. Beim Kohlenstoff z. B. liegt die relative Atommasse wegen des Anteils von ^{13}C etwas über 12.

Die genauen relativen Atommassen der Elemente benötigt man, um z. B. bei chemischen Reaktionen genaue Massenbilanzen aufstellen zu können. Die Massen sind für einige Elemente in Tabelle 1/3 angegeben. Man findet sie für alle Elemente im Periodensystem der Elemente (Abb. 2/1 in Kap. 2).

Nimmt man 12,000 g des Kohlenstoff-Isotops $^{12}_{6}$C und dividiert durch die absolute Masse eines C-Atoms ($12 \cdot 1{,}66 \cdot 10^{-24}$ g), so erhält man die Anzahl der C-Atome in der vorgegebenen Menge des Kohlenstoff-Isotops. Das Ergebnis lautet $6{,}02 \cdot 10^{23}$. Die Zahl ist eine Naturkonstante und heißt **Avogadro-Konstante** N_A (früher Loschmidt-Zahl). Von ihr ausgehend wird die **Stoffmenge** n mit ihrer Einheit **Mol** (Einheitszeichen mol) definiert. 1 mol eines Elementes enthält $6{,}02 \cdot 10^{23}$ Atome. Entsprechend gilt, dass 1 mol einer chemischen Verbindung $6{,}02 \cdot 10^{23}$ Moleküle enthält (s. Kap. 3.4.2). Die Avogadro-Konstante gibt also an, wie viele Teilchen in der Stoffmenge 1 mol enthalten sind. Anders ausgedrückt: Gleiche Stoffmengen verschiedener Stoffe enthalten die gleiche Anzahl Teilchen.

Avogadro-Konstante

> Avogadro-Konstante: $N_A = 6{,}02 \cdot 10^{23}$ mol^{-1}

Mit der Stoffmengen-Angabe wird es sehr viel leichter, chemische Reaktionen qualitativ zu beschreiben, weil die Stoffmenge unabhängig ist von äußeren Parametern, wie z. B. Druck und Temperatur.

> 1 mol eines Elementes entspricht der relativen Atommasse in Gramm.
> 1 mol einer Verbindung entspricht der relativen Molekülmasse in Gramm.

Mit den bekannten Abkürzungen kann man auch kleine Teilmengen beschreiben (Tab. 1/4). Selbst 1 nmol (= 1 Nanomol = 10^{-9} mol) enthält immer noch ca. $6 \cdot 10^{14}$ Teilchen des betrachteten Stoffes, das sind mehr Teilchen, als es Menschen auf der Erde gibt (ca. 10^{10}). Sich diese Größenordnungen zu verdeutlichen wird wichtig, wenn über die Dosierung von Arzneimitteln gesprochen wird.

Tab. 1/4 Stoffmenge n (mol) und Teilmengen davon am Beispiel des Elementes Eisen (Fe).

Stoffmenge (n)	Masse (m)	Anzahl der Eisenatome
1 mol	55,847 g	$6{,}02 \cdot 10^{23}$
1 mmol (millimol)	55,847 mg	$6{,}02 \cdot 10^{20}$
1 µmol (mikromol)	55,847 µg	$6{,}02 \cdot 10^{17}$
1 nmol (nanomol)	55,847 ng	$6{,}02 \cdot 10^{14}$

1.6 Aufbau der Elektronenhülle

1.6.1 Allgemeines

Elektronenhülle

Das Bindungsverhalten einzelner Atome beziehungsweise die chemischen Eigenschaften eines Elementes werden unmittelbar von der **Elektronenhülle** bestimmt. Bei der Ausbildung einer chemischen Bindung, d. h. beim Ablauf chemischer Reaktionen, werden Elektronen umgeordnet. Man muss etwas über den *Aufbau der Elektronenhülle* wissen, also über die Zahl, die Energie und die räumliche Verteilung der Elektronen einzelner Atome.

1.6 Aufbau der Elektronenhülle

In einem Atom üben die positiv geladenen Atomkerne und die negativ geladenen Elektronen eine Anziehungskraft aufeinander aus. Will man z. B. ein Elektron weiter vom Atomkern entfernen oder gar ganz ablösen, so muss man Energie aufwenden, wodurch das Elektron *energiereicher* wird. Ein Beispiel aus der Mechanik soll die Energiebetrachtung veranschaulichen: Um einen Stein vom Fußboden auf einen Tisch zu legen, muss man Energie aufwenden, der Stein wird auf ein höheres Energieniveau angehoben: Er ist um einen Energiebetrag ΔE energiereicher als vorher. Fällt der Stein vom Tisch, wird die Energie wieder frei – dies spürt man, wenn einem der Stein auf den Fuß fällt.

1.6.2 Quantenzahlen

Elektronenschalen

Elektronen, die den Atomkern einhüllen, haben nicht alle die gleiche Energie. Sie verteilen sich auf verschiedene *Energieniveaus*. Die *Hauptniveaus* (= Schalen) werden mit zunehmendem Abstand vom Atomkern durch die Buchstaben K, L, M, N usw. gekennzeichnet: Elektronen der K-Schale befinden sich dichter am Atomkern, sind somit energieärmer als Elektronen auf der L- oder M-Schale. Alternativ zur Schalen-Bezeichnung durch Buchstaben verwendet man auch die **Hauptquantenzahlen** $n = 1, 2, 3$ usw.

Quantenzahlen

Innerhalb eines Hauptniveaus gibt es für die Elektronen verschiedene *Unterniveaus*, charakterisiert durch die **Nebenquantenzahl** l. Sie ist abhängig von der Hauptquantenzahl und reicht für jede Schale von $l = 0$ bis $l = n - 1$. Die Unterniveaus werden durch die Buchstaben s ($l = 0$), p ($l = 1$), d ($l = 2$) und f ($l = 3$) gekennzeichnet. Mit anderen Worten: Die K-Schale (1. Schale) enthält nur s-Elektronen, die L-Schale (2. Schale) s- und p-Elektronen, die M-Schale (3. Schale) s-, p- und d-Elektronen usw.

Diese Unterniveaus lassen sich entsprechend ihrer **Magnetquantenzahl** m weiter aufspalten: m nimmt jeden Wert zwischen $+l$ und $-l$ (einschließlich 0) ein. Für $l = 0$ ist $m = 0$, d. h., bei den s-Elektronen gibt es keine Aufspaltung des Niveaus. Für $l = 1$ ist $m = +1, 0$ oder -1, d. h., es können drei Zustände eingenommen werden, für die p-Elektronen gibt es drei verschiedene Niveaus (p_x, p_y und p_z), die energetisch jedoch gleichwertig sind. Für $l = 2$ ist $m = +2, +1, 0, -1$ oder -2, was zu fünf energetisch gleichwertigen Niveaus für die d-Elektronen führt.

Ein letztes Unterscheidungsmerkmal für Elektronen ist die **Spinquantenzahl**, die der Drehrichtung eines Elektrons um seine eigene Achse entspricht und nur die Werte $+½$ und $-½$ annehmen kann. Ein einzelnes Elektron wird dadurch zu einem kleinen Magneten.

> ! Kein Elektron eines Atoms stimmt in allen vier Quantenzahlen mit einem anderen überein *(Pauli-Prinzip)*.

Mit der genannten Regel kann man die maximale Elektronenzahl für jedes Unterniveau und für jede Schale ableiten (Tab. 1/5). Die maximale Elektronenzahl einer Schale ergibt

Tab. 1/5 Maximale Elektronenzahl ($e^{\ominus}$-Zahl) pro Schale und pro Unterniveau (abgeleitet aus den Quantenzahlen).

n	l	m	Spin	maximale $e^{\ominus}$-Zahl	maximale $e^{\ominus}$-Zahl pro Schale ($2n^2$)
1 (K-Schale)	0 (1s)	0	±½	2	2
2 (L-Schale)	0 (2s)	0	±½	2	8
	1 (2p)	+1, 0, −1	je ±½	6	
3 (M-Schale)	0 (3s)	0	±½	2	18
	1 (3p)	+1, 0, −1	je ±½	6	
	2 (3d)	x	je ±½	10	
4 (N-Schale)	0 (4s)	0	±½	2	32
	1 (4p)	+1, 0, −1	je ±½	6	
	2 (4d)	x	je ±½	10	
	3 (4f)	y	je ±½	14	

x = +2, +1, 0, −1, −2;   y = +3, +2, +1, 0, −1, −2, −3

sich nach der Formel 2 n^2 aus der zugehörigen Hauptquantenzahl n. Haupt- und Unterniveau werden durch die Schreibweise 1s, 2s, 2p, 3s usw. gekennzeichnet. Will man zusätzlich angeben, wie viele Elektronen sich auf einem Niveau befinden, schreibt man die Elektronenzahl als Hochzahl. Für die maximale Elektronenzahl der Niveaus ergibt sich: $1s^2$, $2s^2$, $2p^6$, $3s^2$, $3p^6$, $3d^{10}$, $4s^2$, $4p^6$ usw.

1.6.3 Elektronenkonfiguration

Elektronenkonfiguration

Die **Elektronenhülle** eines beliebigen Atoms lässt sich mit den vorgenannten Regeln ganz genau beschreiben. Man kommt zur **Elektronenkonfiguration** eines Atoms, wenn man dessen Ordnungszahl kennt und drei Hinweise berücksichtigt:
1) Die Besetzung der Niveaus, sofern man den Normalzustand (= Grundzustand) eines Atoms betrachtet, erfolgt nacheinander. Man beginnt mit dem energieärmsten 1s-Niveau.
2) Mehr als zwei Elektronen pro Unterniveau sind ausgeschlossen.
3) Bei energetisch gleichwertigen Unterniveaus (z. B. p_x, p_y, p_z) erfolgt die Besetzung jedes Niveaus zunächst nur mit einem Elektron, wobei alle drei parallelen Spin *(Hund-Regel)* aufweisen, bevor je ein zweites mit entgegengesetztem Spin dazukommt.

Für die ersten 12 Elemente des Periodensystems (Ordnungszahl 1 bis 12) ist die Elektronenkonfiguration in Tabelle 1/6 angegeben. Die Elektronen, die sich in der äußeren Schale

Valenzelektronen

befinden, heißen **Valenzelektronen**.

Tab. 1/6 Elektronenkonfiguration der ersten zwölf Elemente des Periodensystems.

Element	Symbol	Kernladungszahl	Elektronenkonfiguration	Valenzelektronen
Magnesium	Mg	12	$1s^2\ 2s^2\ 2p^6\ 3s^2$	2
Natrium	Na	11	$1s^2\ 2s^2\ 2p^6\ 3s^1$	1
Neon	Ne	10	$1s^2\ 2s^2\ 2p^6$	(8)
Fluor	F	9	$1s^2\ 2s^2\ 2p^5$	7
Sauerstoff	O	8	$1s^2\ 2s^2\ 2p^4$	6
Stickstoff	N	7	$1s^2\ 2s^2\ 2p^3$	5
Kohlenstoff	C	6	$1s^2\ 2s^2\ 2p^2$	4
Bor	B	5	$1s^2\ 2s^2\ 2p^1$	3
Beryllium	Be	4	$1s^2\ 2s^2$	2
Lithium	Li	3	$1s^2\ 2s^1$	1
Helium	He	2	$1s^2$	(2)
Wasserstoff	H	1	$1s^1$	1

Will man für die Elektronen eines Atoms gleichzeitig die Energie der besetzten Niveaus kennzeichnen, benötigt man ein **Energieniveauschema** (Abb. 1/1). Aus diesem ist ersichtlich, dass sich bis zum 3p-Niveau alles so ordnet, wie man es erwartet. Dann überschneiden sich die Energieniveaus der Schalen. Das 4s-Niveau ist *energieärmer* als das 3d-Niveau. Es werden erst Elektronen in die 4. Schale eingebaut, bevor die restlichen Niveaus der 3. Schale aufgefüllt werden. Beim 5s- und 4d-Niveau ist es ähnlich. In den Fällen sind die 4s- bzw. 5s-Elektronen die Valenzelektronen.

Ein detailliertes Energieniveauschema für das Kohlenstoffatom zeigt Abbildung 1/2. Die Pfeile auf den Niveaus kennzeichnen jeweils ein Elektron, durch die Pfeilrichtung wird der Spin des Elektrons charakterisiert. Das Kohlenstoffatom besitzt vier Valenzelektronen (Abb. 1/2, blaue Pfeile). Als komplizierteres Beispiel wollen wir uns noch die Elektronenkonfiguration des **Eisenatoms** ($_{26}$Fe) ansehen. Sie lautet: $1s^2\ 2s^2\ 2p^6\ 3s^2\ 3p^6\ 3d^6\ 4s^2$. Das Eisenatom hat zwei Valenzelektronen. Das 3d-Niveau ist noch nicht voll aufgefüllt: Zur vollen Besetzung dieses Unterniveaus fehlen vier Elektronen.

1.6 Aufbau der Elektronenhülle

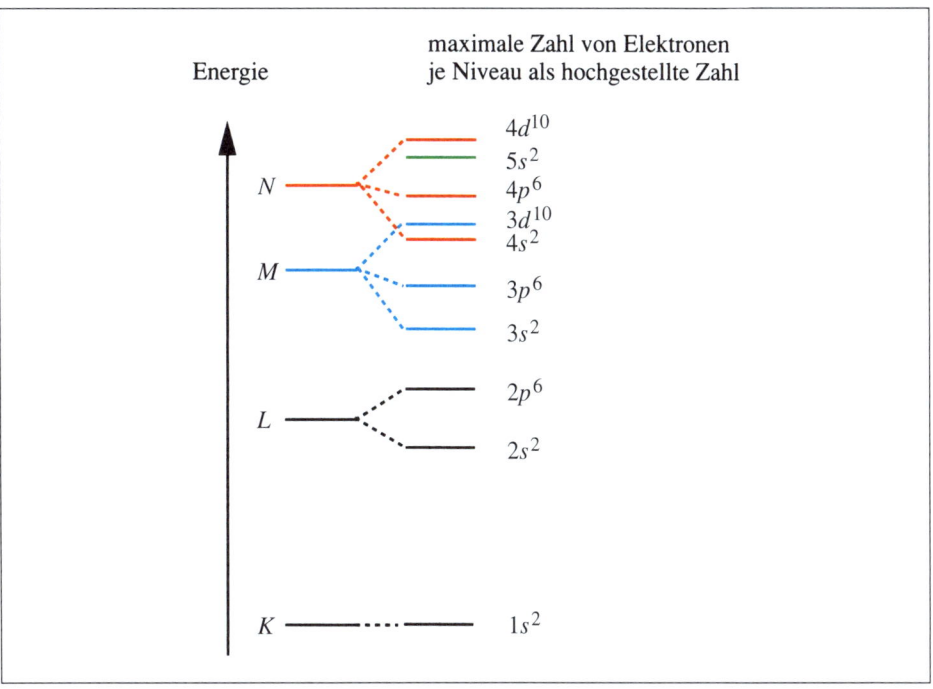

Abb. 1/1 Energieniveauschema der Elektronenhülle mit Kennzeichnung der Schalen und der Unterniveaus.

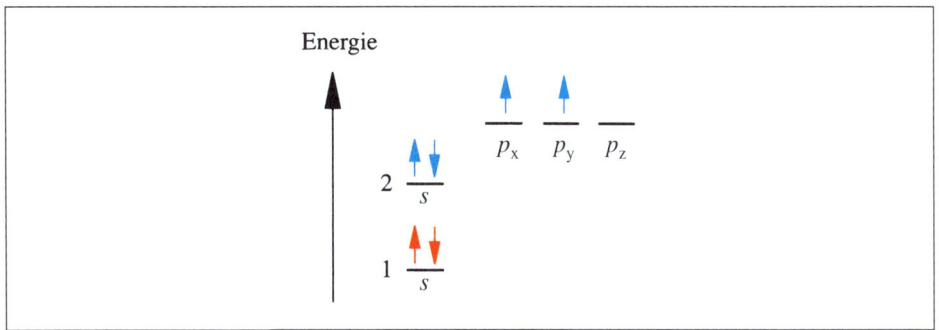

Abb. 1/2 Elektronenkonfiguration des Kohlenstoffatoms ($1s^2\ 2s^2\ 2p^2$).

Durch Zufuhr von Energie können Atome aus ihrem *Grundzustand* in einen *angeregten Zustand* überführt werden. Dies geschieht durch Anheben (= promovieren) von Elektronen auf höhere Energieniveaus – man denke an das Beispiel mit dem Stein (s. S. 7). Die aufgenommene Energie kann in Form von Strahlung beim Rückfallen der Elektronen auf die Ausgangsniveaus wieder abgegeben werden. Die Energiebeträge, um die es hier geht, sind *gequantelt*, d.h., für jeden Übergang von einem Niveau zu einem anderen wird ein ganz bestimmter Energiebetrag benötigt oder frei. Dies äußert sich z.B. darin, dass die *Energie* (ΔE), die bei der Rückkehr eines promovierten Elektrons in den Grundzustand frei wird, als *Licht* mit einer charakteristischen Frequenz (ν) abgestrahlt wird.
Es gilt die Beziehung

$$\Delta E = h \cdot \nu$$

$h = 6{,}626 \cdot 10^{-34}$ Js (h ist das Planck-Wirkungsquantum mit der Einheit Joule × Sekunde). Für jedes Element gibt es eine begrenzte Zahl von Elektronenübergängen, so dass nach Anregung in einem Spektrometer ein *Linienspektrum* auftritt, mit dessen Hilfe man die Elemente erkennen und unterscheiden kann (s. Lehrbücher der Physik).

Atombau

1.6.4 Atomorbitale

Um die Bahn eines den Atomkern umkreisenden Elektrons genau vorhersagen zu können, müsste man Ort und Geschwindigkeit zu jeder Zeit kennen. Das ist nicht möglich, da Elektronen gleichzeitig Wellen- und Teilcheneigenschaft haben. Mathematisch wird dieser Sachverhalt durch die von *Heisenberg* aufgestellte *Unschärferelation* ausgedrückt. Den Teilchencharakter beschreibt das *Bohr-Atommodell*. Den Wellencharakter drückt die *Wellengleichung* (*Schrödinger-Gleichung*) aus: Sie gibt die Wahrscheinlichkeit an, mit der ein Elektron in einer bestimmten Entfernung vom Kern anzutreffen ist. In der Elektronenhülle lässt sich somit für jedes Elektron ein Raum beschreiben, in dem es sich mit großer Wahrscheinlichkeit aufhält. Solche Räume negativer Ladung heißen **Orbitale**.

> ! Ein Orbital ist ein Raum in der Elektronenhülle, in dem die Aufenthaltswahrscheinlichkeit für ein bestimmtes Elektron zwischen 0 und 1 liegt.

Elektronen sind in dieser quantenmechanischen Betrachtung keine definierten Partikel mehr, sondern Wolken negativer Ladung (*Orbitale = Ladungswolken*). Um deren Form dreidimensional zu beschreiben, werden die *Orbitalgrenzen* so gelegt, dass sich das betrachtete Elektron mit *90%iger Wahrscheinlichkeit* innerhalb dieser Grenzen bewegt. Aus den Energieniveaus für Elektronen (s. Kap. 1.6.2) sind in der quantenmechanischen Berechnung die Orbitale geworden: Aus dem 1s-Niveau wird das 1s-Orbital, aus den 2s- und 2p-Niveaus die 2s- und 2p-Orbitale usw.

s-**Orbitale** sind *kugelsymmetrisch* um den Atomkern angeordnet. Sie haben keine Vorzugsrichtung im dreidimensionalen Raum. Abbildung 1/3 veranschaulicht die Ladungswolke eines 1s-Elektrons. s-Orbitale gibt es für alle Schalen der Elektronenhülle. Sie ordnen sich wie Kugelschalen ineinander mit dem Atomkern als Zentrum, wobei das 1s-Orbital innen liegt, gefolgt von 2s-, 3s-Orbitalen usw. Das Kugelschalen-Modell ist insoweit eine Vereinfachung, als es innerhalb jedes s-Orbitals je nach Abstand vom Kern unterschiedliche Dichteverteilungen der Elektronen gibt.

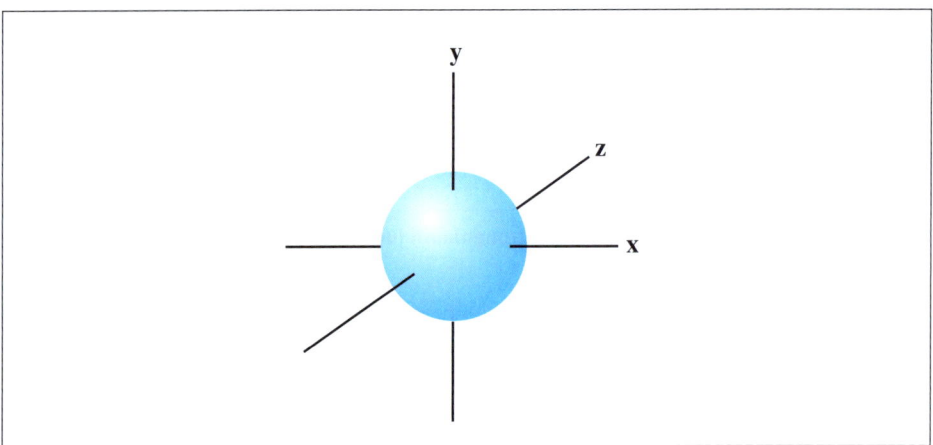

Abb. 1/3 Dreidimensionale Darstellung eines 1s-Orbitals. Innerhalb der Kugelgrenzen ist das 1s-Elektron mit 90%iger Wahrscheinlichkeit anzutreffen. Der Atomkern befindet sich im Zentrum.

In der 2. Schale (*L*-Schale) wird zunächst das 2s-Orbital besetzt, gefolgt von drei 2p-Orbitalen (p_x, p_y und p_z). Die **p-Orbitale** sind *hantelförmig* um den Atomkern geordnet in Richtung der x-, y- und z-Achse (Abb. 1/4). In Richtung der jeweiligen Achse ist das p-Orbital *rotationssymmetrisch*. Die drei p-Orbitale sind energetisch gleichwertig, sie stehen *senkrecht* aufeinander und jedes kann (wie in Kap. 1.6.2 erläutert) mit maximal 2 Elektronen besetzt werden. Die 3p- oder 4p-Orbitale haben ein ähnliches Aussehen, die größte Ladungsdichte liegt jedoch entsprechend weiter vom Atomkern entfernt.

Bei den *d*- und *f-Orbitalen* der höheren Schalen gibt es für die 5 bzw. 7 energetisch gleichwertigen Atomorbitale eine noch komplexere Raumerfüllung.

1.6 Aufbau der Elektronenhülle

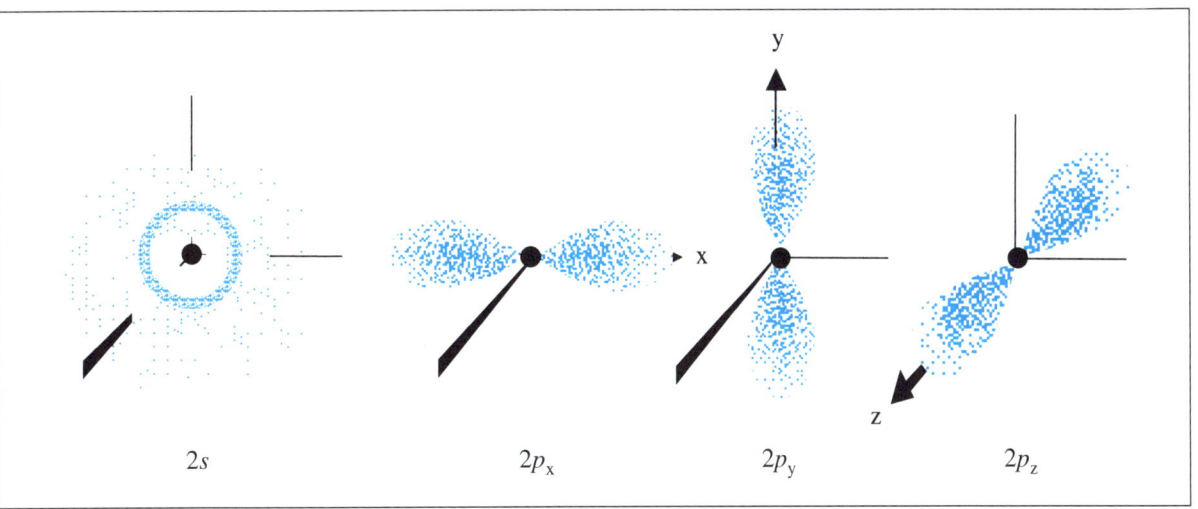

Abb. 1/4 Form und räumliche Anordnung des 2s-Orbitals und der 2p-Orbitale.

Auf die Elektronen kommt es an

Bisher wurden nur der Atombau sowie die Größen-, Ladungs- und Massenverhältnisse der Atome und ihrer Bausteine betrachtet. Hier gibt es keinen direkten medizinischen Bezug. Warum eigentlich nicht? Der Mensch besteht aus etwa 10^{27} Atomen, die zusammen alles bewirken sollen, was das Menschsein ausmacht: *Entwicklung, geistige Tätigkeit, Gesundheit* und *Krankheit*. Vielleicht sind die Atome nur die materielle Unterlage, auf der Lebensprozesse ablaufen, gewissermaßen die Tasten und Saiten eines Klaviers, die erst angeschlagen werden müssen, damit das Ganze zu klingen anfängt. Die Tasten sind nicht die Musik und schon gar nicht eine Sinfonie von Mozart oder Beethoven. Die Atommodelle geben auf die Frage, was Atome wirklich sind, *keine* Antwort, es sind eben nur Modelle. Sie helfen, bestimmte Eigenschaften der Atome zu verstehen, und geben mancherlei nützliche Erklärung für chemische Reaktionsabläufe und Stoffumwandlungen; bezogen auf den ganzen Menschen sind dies jedoch nur Teilaspekte, reduziert auf die submikroskopische Ebene.

Wie wir gesehen haben, bilden die Atomkerne Massepunkte in einem ansonsten nahezu leeren Raum. In diesem Raum schwingen die Elektronen mit ihrer negativen Ladung, strukturieren diesen Raum gesetzmäßig und grenzen ihn nach außen weitgehend ab. Von den Atomen eines Elementes, insbesondere von den Elektronen, gehen die elementtypischen Eigenschaften aus, die z.B. Wasserstoff und Kohlenstoff deutlich unterscheidbar machen. Um dies zu verstehen, wird der Dualismus von Welle und Teilchen bemüht, es wurden quantenmechanische Theorien und Rechenansätze ersonnen, aber der Raum zwischen Atomkern und äußerer Atomgrenze bleibt im Wesentlichen leer und für die Anschauung gibt es keine Hilfe. Dennoch, der Mensch ist nicht durchsichtig. Bleiben wir bei dem, was die Atommodelle bieten: Unser Körperraum wird von den Elektronen gewebt und durch die Atomkerne stabilisiert. Jedes Atom ist nach außen offen, das Elektronennetz überlagert sich bei 10^{27} Atomen jedoch in vielfältiger Weise und lässt die Sinfonie erklingen. Was aber bewirken dann vom Menschen auf den Weg gebrachte elektromagnetische Felder *(Elektrosmog)*? Sie verändern sicher nicht die Atome, sie beeinflussen jedoch alle Prozesse, bei denen Ladungen (z.B. Elektronen, Protonen) wechselwirken oder fließen. Dass Menschen elektrosensibel sind, steht heute außer Frage. Wie stark die Gesundheit durch ständigen Elektrosmog beeinflusst wird und wo die Grenzwerte liegen sollten, bleibt zu klären.

Atombau

Aufgaben

1. Erklären Sie folgende Bezeichnungen und Begriffe: Proton – Elektron – Neutron – Atomkern – Elektronenhülle – Kernladungszahl – Ordnungszahl – Isotope – chemisches Element – relative Atommasse – Avogadro-Konstante – Quantenzahlen – Elektronenkonfiguration – Elektronenschalen – Valenzelektronen – Orbitale.
2. Wie viele *Elektronen* entsprechen der Masse eines *Protons*?
3. Wie viele *Atome* muss man etwa aneinander reihen, um eine *Kette* von *1 m Länge* zu erhalten? Wie lang ist die Kette, wenn man alle Atome des menschlichen Körpers aneinander reiht?
4. Was lässt sich der Abkürzung $^{31}_{15}$P entnehmen?
    a) Wie heißt das *Element* und welche *Ordnungszahl* hat es?
    b) Wie lauten die Zahlenwerte für die *Kernladung*, die *Protonen*, die *Nucleonen*, die *Elektronen* und die *Masse*?
5. Was ist ein *chemisches Element*?
6. Warum sind die Atome $^{11}_{5}$B und $^{11}_{6}$C keine Isotope?
7. Was versteht man unter Isotopenhäufigkeit? Geben Sie zwei Beispiele! Nennen Sie ein Reinelement!
8. Ergänzen Sie die fehlenden Angaben:

Symbol	A	Z	Protonen	Neutronen	Elektronen
		6		7	
Na	23		11		
H		2			
Cl		17		18	
U			92	143	

9. Wodurch entsteht *Radioaktivität*?
10. Geben Sie die abgekürzte Schreibweise und die Namen der drei *Wasserstoffisotope* an! Welches Isotop ist *radioaktiv*?
11. Warum sind die Atommassen der Elemente keine *glatten* Zahlen?
12. Wie viele *Atome* enthält *1 mol* Magnesium?
13. Wodurch werden die *chemischen Eigenschaften* eines Elementes bestimmt?
14. Mit wie vielen *Elektronen* können die *K-*, *L-* und *M-Schale maximal* besetzt werden?
15. Nennen Sie die vier *Quantenzahlen*, mit denen sich jedes Elektron in der Elektronenhülle eines Atoms beschreiben lässt! Gibt es Elektronen, die in *allen* Quantenzahlen übereinstimmen?
16. Geben Sie möglichst genau die *Elektronenkonfiguration* eines Kohlenstoff- und eines Natriumatoms an! Welches Elektron eines Natriumatoms ist am energiereichsten?
17. Was ist ein *Atomorbital*?
18. Worin gleichen und worin unterscheiden sich die *Elektronenkonfigurationen* von Sauerstoff und Stickstoff?
19. Ein 2s-Elektron soll auf ein 2p-Niveau wechseln. Wird dazu Energie benötigt?
20. Ordnen Sie die folgenden Atomorbitale in der Reihenfolge ihrer Besetzung (beginnend mit dem energieärmsten) und geben Sie die maximal mögliche Besetzung mit Elektronen an!
    3s, 2p, 3d, 4s, 3p, 1s, 4p, 2s

2 Periodensystem der Elemente

2.1 Übersicht und Historisches

Man kennt heute 111 Elemente, die mit den Ordnungszahlen von 1 bis 111 belegt sind. Elemente bis zur Ordnungszahl 92 *(Uran)* kommen in der Natur vor. Elemente, die eine höhere Ordnungszahl haben, können nur künstlich durch kernchemische Synthesen, z. B. in Atomreaktoren oder Zyklotrons „erbrütet" werden. Sie sind radioaktiv und haben z. T. sehr kurze Halbwertszeiten. Das Periodensystem hat also eine Obergrenze, die mit der Instabilität der größer werdenden Atomkerne zusammenhängt: Alle bekannten Nuclide der Elemente 84 bis 92 sind *radioaktiv*, ebenso wie die der Elemente 43 (Technetium, Tc) und 61 (Promethium, Pm). Die beiden letztgenannten Elemente gibt es heute in der Natur nicht mehr.

Die Elemente werden in einem zweidimensionalen Schema angeordnet, das man **Periodensystem** nennt (Abb. 2/1). Früher war man der Meinung, dass mit steigender Ordnungszahl auch die Atommasse regelmäßig zunimmt. Heute weiß man, dass es Ausnahmen gibt und die Atommasse sich durch den Anteil der natürlichen Isotope von Element zu Element unterschiedlich ändern kann. Die Atommasse ist als Ordnungskriterium der Elemente nicht geeignet, die Protonen- bzw. Elektronenzahl ist wesentlich hilfreicher.

Das Ordnungsprinzip, nach dem man die Elemente in Perioden untereinander schreibt, wurde 1869 von *L. Meyer* und *D. Mendelejew* erkannt. Ihre Einsicht erwuchs aus dem eingehenden Studium der Eigenschaften der Elemente. Die Beobachtungen waren so fundiert, dass man die Existenz bis dahin unbekannter Elemente vorhersagen konnte. Grundlage der chemischen Eigenschaften der Elemente und ihrer Anordnung im Periodensystem ist die *Elektronenkonfiguration*. Wir wollen versuchen, diese Ordnung zu beschreiben und zu verstehen.

2.2 Beschreibung des Aufbaus

Periodensystem

Die Abbildung 2/1 zeigt das Periodensystem der Elemente. In jedem Kästchen stehen das *Elementsymbol* und darunter der *Name des Elementes*. In chemischen Formeln und Gleichungen finden nur die Elementsymbole Verwendung. Links unten an jedem Elementsymbol steht die *Ordnungszahl*, die der Kernladungszahl entspricht (s. Kap. 1.2). Über dem Elementsymbol steht die *relative Atommasse* (s. Kap. 1.5). Sie ist bei künstlichen, radioaktiven Elementen keine natürliche Konstante.

Die Elemente stehen in waagerechten Reihen, die **Perioden** heißen. Die Reihen eins bis sieben heißen 1. bis 7. Periode. Die senkrechten Reihen der Elemente nennt man Gruppen: Sie unterteilen sich in **Hauptgruppen** (1, 2, 13–18) und **Nebengruppen** (3–12). Zu den Nebengruppen gehören auch die je 14 Elemente der *Lanthanoiden* und *Actinoiden*, die dem Lanthan ($_{57}$La) bzw. Actinium ($_{89}$Ac) folgen. Früher gebräuchliche Gruppenbezeichnungen (römische Zahlen) sind im Periodensystem (Abb. 2/1) in Klammern angegeben.

2.3 Elektronenkonfiguration als Wegweiser

Wie lassen sich die Elemente nun den Perioden und Gruppen zuordnen? Unter Beachtung der Regeln, die aus der Quantenmechanik hervorgegangen sind (Kap. 1.6), lässt sich für jedes Element die **Elektronenkonfiguration** angeben. Wir erinnern uns, dass die Atomorbitale der einzelnen Schalen nach steigendem Energieinhalt besetzt werden. Die 1. Schale ist

Elektronenkonfiguration

2 Periodensystem der Elemente

Periode	1 (IA)	2 (IIA)	3 (IIIB)	4 (IVB)	5 (VB)	6 (VIB)	7 (VIIB)	8 (VIIIB)	9 (VIIIB)	10 (VIIIB)	11 (IB)	12 (IIB)	13 (IIIA)	14 (IVA)	15 (VA)	16 (VIA)	17 (VIIA)	18 (VIIIA)
1. Periode	1.0079 Wasserstoff $_1$H																	4.0026 Helium $_2$He
2. Periode	6.941 Lithium $_3$Li	9.0122 Beryllium $_4$Be											10.811 Bor $_5$B	12.011 Kohlenstoff $_6$C	14.007 Stickstoff $_7$N	15.9994 Sauerstoff $_8$O	18.998 Fluor $_9$F	20.180 Neon $_{10}$Ne
3. Periode	22.990 Natrium $_{11}$Na	24.305 Magnesium $_{12}$Mg											26.982 Aluminium $_{13}$Al	28.086 Silicium $_{14}$Si	30.974 Phosphor $_{15}$P	32.066 Schwefel $_{16}$S	35.453 Chlor $_{17}$Cl	39.948 Argon $_{18}$Ar
4. Periode	39.098 Kalium $_{19}$K	40.078 Calcium $_{20}$Ca	44.956 Scandium $_{21}$Sc	47.88 Titan $_{22}$Ti	50.942 Vanadium $_{23}$V	51.996 Chrom $_{24}$Cr	54.938 Mangan $_{25}$Mn	55.847 Eisen $_{26}$Fe	58.933 Cobalt $_{27}$Co	58.69 Nickel $_{28}$Ni	63.546 Kupfer $_{29}$Cu	65.39 Zink $_{30}$Zn	69.723 Gallium $_{31}$Ga	72.61 Germanium $_{32}$Ge	74.922 Arsen $_{33}$As	78.96 Selen $_{34}$Se	79.904 Brom $_{35}$Br	83.80 Krypton $_{36}$Kr
5. Periode	85.468 Rubidium $_{37}$Rb	87.62 Strontium $_{38}$Sr	88.906 Yttrium $_{39}$Y	91.224 Zirkonium $_{40}$Zr	92.906 Niob $_{41}$Nb	95.94 Molybdän $_{42}$Mo	98.906 Technetium $_{43}$Tc*	101.07 Ruthenium $_{44}$Ru	102.91 Rhodium $_{45}$Rh	106.42 Palladium $_{46}$Pd	107.87 Silber $_{47}$Ag	112.41 Cadmium $_{48}$Cd	114.82 Indium $_{49}$In	118.71 Zinn $_{50}$Sn	121.75 Antimon $_{51}$Sb	127.60 Tellur $_{52}$Te	126.90 Iod $_{53}$I	131.29 Xenon $_{54}$Xe
6. Periode	132.91 Caesium $_{55}$Cs	137.33 Barium $_{56}$Ba	57–71	178.49 Hafnium $_{72}$Hf	180.95 Tantal $_{73}$Ta	183.85 Wolfram $_{74}$W	186.21 Rhenium $_{75}$Re	190.2 Osmium $_{76}$Os	192.22 Iridium $_{77}$Ir	195.08 Platin $_{78}$Pt	196.97 Gold $_{79}$Au	200.59 Quecksilber $_{80}$Hg	204.38 Thallium $_{81}$Tl	207.2 Blei $_{82}$Pb	208.98 Bismut $_{83}$Bi	208.98 Polonium $_{84}$Po*	209.99 Astat $_{85}$At*	222.02 Radon $_{86}$Rn*
7. Periode	223.02 Francium $_{87}$Fr*	226.03 Radium $_{88}$Ra*	89–103	261 Rutherfordium $_{104}$Rf*	262 Dubnium $_{105}$Db*	263 Seaborgium $_{106}$Sg*	Bohrium $_{107}$Bh*	Hassium $_{108}$Hs*	Meitnerium $_{109}$Mt*	Darmstadtium $_{110}$Ds*	Roentgenium $_{111}$Rg*							

Lanthanoide:

138.91 Lanthan $_{57}$La	140.12 Cer $_{58}$Ce	140.91 Praseodym $_{59}$Pr	144.24 Neodym $_{60}$Nd	146.92 Promethium $_{61}$Pm*	150.36 Samarium $_{62}$Sm	151.97 Europium $_{63}$Eu	157.25 Gadolinium $_{64}$Gd	158.93 Terbium $_{65}$Tb	162.50 Dysprosium $_{66}$Dy	164.93 Holmium $_{67}$Ho	167.26 Erbium $_{68}$Er	168.93 Thulium $_{69}$Tm	173.04 Ytterbium $_{70}$Yb	174.97 Lutetium $_{71}$Lu

Actinoide:

227.03 Actinium $_{89}$Ac*	232.04 Thorium $_{90}$Th*	231.04 Protactinium $_{91}$Pa*	238.03 Uran $_{92}$U*	237.05 Neptunium $_{93}$Np*	244.06 Plutonium $_{94}$Pu*	243.06 Americium $_{95}$Am*	247.07 Curium $_{96}$Cm*	247.07 Berkelium $_{97}$Bk*	251.08 Californium $_{98}$Cf*	252.08 Einsteinium $_{99}$Es*	257.10 Fermium $_{100}$Fm*	258.10 Mendelevium $_{101}$Md*	259.10 Nobelium $_{102}$No*	260.11 Lawrencium $_{103}$Lr*

Hauptgruppen: 1, 2, 13–18
Nebengruppen: 3–12

* radioaktive Elemente; angegeben ist die Masse eines wichtigen Isotops (soweit bekannt)

Abb. 2/1 Periodensystem der Elemente. Angegeben sind in jedem Kästchen: Elementsymbol, Name, Ordnungszahl und relative Atommasse. Bei den Elementen mit * sind alle bekannten Isotope (= Nuclide) radioaktiv. Die neue Nummerierung der Haupt- und Nebengruppen (1–18) wurde verwendet, die alte steht in Klammern. Alle *Hauptgruppenelemente* sind blau unterlegt, die *Edelgase* nur blassblau, um sie hervorzuheben. Alle *Nebengruppenelemente* sind rot unterlegt.

mit zwei s-Elektronen ($1s^2$) schon voll besetzt, entsprechend findet man in der ersten Periode nur die Elemente Wasserstoff (H) und Helium (He). Die 2. Schale vermag maximal 8 Elektronen ($2s^2\ 2p^6$) aufzunehmen. Bei den Elementen der 2. Periode werden die Orbitale dieser Schale nacheinander mit Elektronen aufgefüllt. In die 3. Schale werden zunächst bis zu 8 Elektronen ($3s^2\ 3p^6$) aufgenommen (Elemente der 3. Periode). Bevor die restlichen 10 Elektronen der 3. Schale nacheinander die zugehörigen d-Orbitale besetzen, werden zunächst zwei Elektronen in das 4s-Niveau aufgenommen (Elemente Kalium und Calcium) – dann erst erfolgt die Auffüllung der inneren 3. Schale ($3d^{10}$) und danach die Ergänzung der 4. Schale ($4p^6$). Insgesamt gehören 18 Elemente zur 3. Periode. Dieses „Einschieben" von Elementen durch das Auffüllen innen liegender Schalen wiederholt sich in den höheren Perioden in ähnlicher Weise (Tab. 2/1). In der 6. und 7. Periode müssen zusätzlich noch die Lanthanoide und Actinoide eingeschoben werden, die durch die Auffüllung der 4f- und 5f-Orbitale (maximale Besetzung: $4f^{14}$ bzw. $5f^{14}$) gekennzeichnet sind, obwohl sich schon Elektronen in der 6. und 7. Schale befinden.

Die Elektronenkonfiguration mit ihrem gesetzmäßigen, wiederkehrenden Raster innerhalb der Perioden (Tab. 2/1) ist gewissermaßen der *quantenmechanische Wegweiser* durch das Periodensystem. Die Reihenfolge der Auffüllung der Orbitale ist beim Durchgang durch die Perioden (Tab. 2/1, links) schlecht zu merken. Dazu ist nochmals der Schalenaufbau angegeben (Tab. 2/1, rechts). Folgt man den Parallelen von rechts unten nach links oben jeweils zur Spitze (beginnend bei 1s), dann hat man die Reihenfolge der Schalenbesetzung, z. B. folgt auf 2p 3s, dann 3p, dann 4s, bevor es mit 3d weitergeht. Die Gesetzmäßigkeiten der Element-Eigenschaften in den Perioden und Hauptgruppen werden in Kapitel 3 besprochen.

Tab. 2/1 Reihenfolge bei der Auffüllung der Orbitale mit Elektronen innerhalb der Perioden des Periodensystems (links) und innerhalb der Schalen (rechts).

1. Periode	$1s^{1-2}$							
2. Periode	$2s^{1-2}$	$2p^{1-6}$						
3. Periode	$3s^{1-2}$	$3p^{1-6}$						
4. Periode	$4s^{1-2}$	$3d^{1-10}$	$4p^{1-6}$					
5. Periode	$5s^{1-2}$	$4d^{1-10}$	$5p^{1-6}$					
6. Periode	$6s^{1-2}$	$4f^{1-14}$	$5d^{1-10}$	$6p^{1-6}$				
7. Periode	$7s^{1-2}$	$5f^{1-14}$	$6d^{1-10}$	$7p^{1-?}$				

(rechts: Schalenaufbau mit Diagonalpfeilen)
7s
6s 6p 6d
5s 5p 5d 5f
4s 4p 4d 4f
3s 3p 3d
2s 2p
1s

2.4 Hauptgruppen- und Nebengruppenelemente

Hauptgruppen

Nebengruppen

Valenzelektronen

Oktett

Werden Elektronen in eine äußere Schale aufgenommen, liegen **Hauptgruppenelemente** vor. Bleibt die Zahl der äußeren Elektronen gleich und es treten Änderungen in der Elektronenbesetzung einer weiter innen liegenden Schale auf, kommt man zu **Nebengruppenelementen**.

Zunächst zu den Hauptgruppen: Die Elektronen der äußeren Schalen heißen **Valenzelektronen**. Abgesehen vom Helium stimmen die Elemente *einer* Hauptgruppe in der Zahl ihrer Valenzelektronen überein. Die Elemente der 1. Hauptgruppe verfügen über *ein* Valenzelektron, die der 2. Hauptgruppe über *zwei*, die der 13. Gruppe (ebenfalls ein Hauptgruppenelement) über *drei* Valenzelektronen. Bei den Elementen der 18. Gruppe sind es *acht* Valenzelektronen. Acht Valenzelektronen sind ein **Oktett** und geben in dieser Elektronenkonfiguration der äußeren Schale eine besondere Stabilität *(Oktettregel)*. Die Elemente von Gruppe 13 bis 18 sind Hauptgruppenelemente, hier entspricht die zweite Ziffer in der Gruppennummer der Zahl der Valenzelektronen.

Da die Valenzelektronen die chemischen Eigenschaften der Elemente bestimmen, liegt es nahe, dass die Elemente einer Hauptgruppe ähnliche Eigenschaften besitzen und sich damit deutlich von den Elementen anderer Hauptgruppen abgrenzen lassen. Zu dieser Schlussfolgerung sind wir über die Elektronenkonfiguration gelangt. Bei der Aufstellung des Perio-

2 Periodensystem der Elemente

densystems im Jahre 1869 wusste man jedoch noch nichts von Elektronen und Orbitalen, sondern hatte beobachtet, dass mit zunehmender Atommasse nach einer Anzahl von Elementen wieder eines mit ähnlichen Eigenschaften wie das zuerst betrachtete folgte. Diese *Periodizität* der Eigenschaften spiegelt sich im Aufbau der Elektronenschalen wider.

> **!** Das Periodensystem entsteht durch Reihung der Elemente nach steigender Kernladungszahl und Zusammenfassung chemisch verwandter Elemente in Gruppen.

Die Hauptgruppenelemente haben gemeinsame Eigenschaften, man kennzeichnet sie zusätzlich durch triviale Gruppennamen:

1. Gruppe	= *Alkalimetalle*	(1 Valenzelektron)
2. Gruppe	= *Erdalkalimetalle*	(2 Valenzelektronen)
13. Gruppe	= *Erdmetalle*	(3 Valenzelektronen)
14. Gruppe	= *Kohlenstoffgruppe*	(4 Valenzelektronen)
15. Gruppe	= *Stickstoffgruppe*	(5 Valenzelektronen)
16. Gruppe	= *Chalkogene*	(6 Valenzelektronen)
17. Gruppe	= *Halogene*	(7 Valenzelektronen)
18. Gruppe	= *Edelgase*	(8 Valenzelektronen)

Die *Nebengruppenelemente* besitzen in der Regel *zwei* Valenzelektronen, die die chemischen Eigenschaften wesentlich bestimmen, z. B. sind alle Nebengruppenelemente *Metalle*. Sie unterscheiden sich in der Elektronenzahl einer inneren Schale, was vergleichsweise kleine Änderungen in den Eigenschaften bewirkt.

Da die Elemente im Periodensystem weltweit nach dem gleichen Schema angeordnet und aufgeschrieben werden (Abb. 2/1), ist es zulässig, von *links* nach *rechts* sowie *oben* und *unten* zu sprechen. Links oben bedeutet z. B., dass man Elemente mit kleiner Ordnungszahl am Anfang einer Periode meint. Die folgenden Definitionen sind damit eindeutig.

> **!** *Hauptgruppenelement:* Beim Durchlaufen einer Periode von links nach rechts werden äußere Schalen mit Elektronen aufgefüllt.
> *Nebengruppenelemente:* Beim Durchlaufen einer Periode von links nach rechts werden innere Schalen mit Elektronen aufgefüllt.

Umwelt–Technik–Alltag Die Ordnung im Periodensystem: Durch das Periodensystem wird eine Ordnung in die Materie gebracht, die einen erstaunen lässt. Gefunden wurde sie empirisch und theoretisch untermauert durch die Gesetzmäßigkeiten beim Aufbau der Elektronenhülle der Elemente. Greifen wir nochmals auf das Schalenmodell zurück, dann existiert eine bestimmte Anzahl Elemente, bis eine Schale mit Elektronen voll besetzt ist (Tab. 2/2). Dies ist nur bis zur 4. Schale gegeben, ab der 5. Schale ist die Besetzung unvollständig, weil es keine Elemente gibt, deren Elektronen in der 5. Schale nach 5f ein weiteres Energieniveau auffüllen. Bei der 6. und 7. Schale fällt die unvollständige Besetzung deutlicher ins Auge.

Zerlegt man die Gesamtzahl der Elemente einer vollständigen Schale in einfache Zahlenfaktoren (Tab. 2/2), dann wirkt nichts mehr zufällig, eher scheint sich ein Naturgesetz abzubilden. Innerhalb der Schalen fällt immer wieder die „Oktave" (2+6) auf, d. h., bei acht Valenzelektronen stößt man auf die wenig reaktiven Edelgase. Lediglich am Anfang folgt auf den hoch reaktiven Wasserstoff gleich das Edelgas Helium. Es tritt zwischen den beiden Elementen ein Reaktivitätsunterschied auf, der sich bei den Elementen der anderen Schalen über mehrere Elemente hin stufenweise entwickelt (s. Kap. 3).

Der Wasserstoff an der Spitze einer Art Pyramide (Tab. 2/2, zweite Spalte) ist ein durch und durch kosmisches Element und steht am Anfang aller Materiebildung, die durch Kernfusion und Kernspaltung zu den anderen Elementen führt. Je weiter man in der Elementpyramide nach unten kommt, desto schwerer, erdgebundener wird die Materie, bis ein Punkt erreicht ist, wo sie instabil wird und durch Aussendung von Strahlung zerfällt. Die Basis der Pyramide zerstrahlt gewissermaßen, d.h., nur an der Spitze der Pyramide ist das System stabil, dort, wo sich das Eingangstor zur Materie befindet. Die für die Lebensprozesse neben Wasserstoff wichtigsten Elemente (C, N, O) stehen nahe diesem Tor.

Tab. 2/2 Einordnung der Elemente des Periodensystems gemäß der Besetzung der Elektronenschalen und aus den Zahlen folgende Faktorenbildung.

Schale	maximale Besetzung der Orbitale mit $e^{\ominus}$ s p d f	Gesamtzahl der Elemente einer Schale	Zahlenfaktoren
1.	2	2	$2 = 2 \cdot 1 \cdot 1$
2.	2 + 6	8	$8 = 2 \cdot 2 \cdot 2$
3.	2 + 6 + 10	18	$18 = 2 \cdot 3 \cdot 3$
4.	2 + 6 + 10 + 14	32	$32 = 2 \cdot 4 \cdot 4$
5.	2 + 6 + 10 + 14	32 (unvollständig)	
6.	2 + 6 + 9	17 (unvollständig)	
7.	2	2 (unvollständig)	
		Summe: 111	

2.5 Biochemisch und medizinisch wichtige Elemente

Periodensystem des Lebens

Von den 81 stabilen Elementen des Periodensystems sind nur etwa 20 für den Menschen sowie für andere Lebewesen auf der Erde notwendig. Die Elemente entfalten ihre Wirkung nicht in elementarer Form, sondern als Bestandteil chemischer Verbindungen. Um Übersicht zu gewinnen, kann man das vollständige Periodensystem (Abb. 2/1) zu einem „**Periodensystem des Lebens**" (Abb. 2/2) vereinfachen. Dabei fällt auf, dass die Mehrzahl dieser

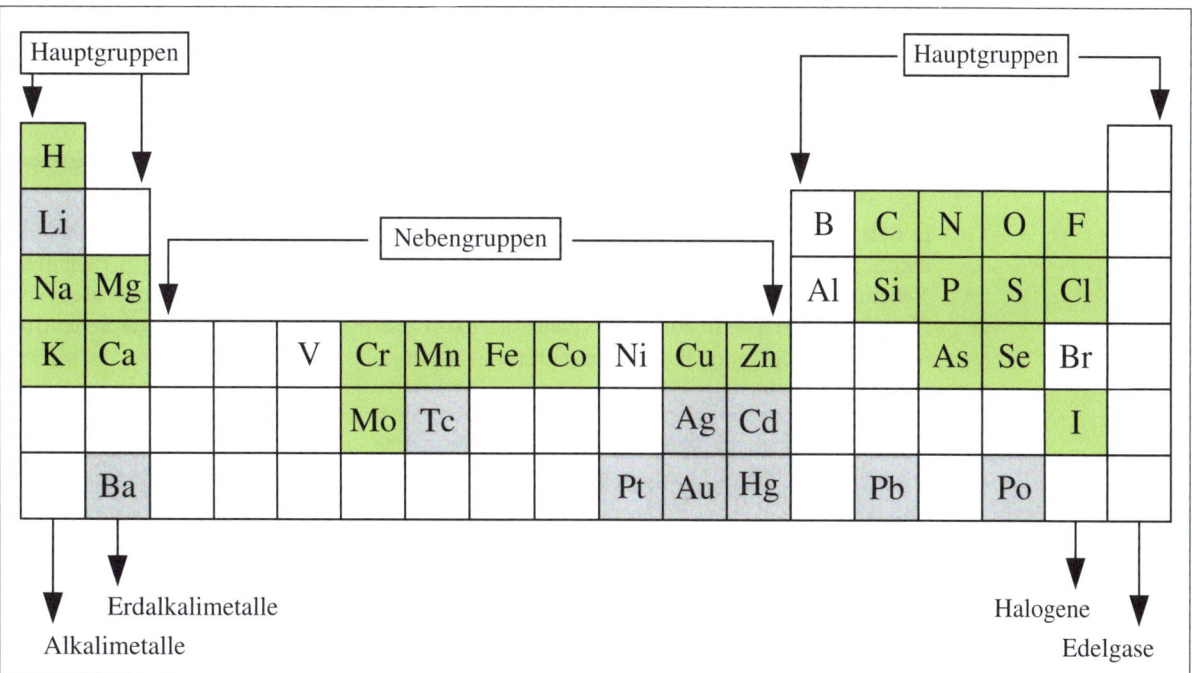

Abb. 2/2 Ausschnitt aus dem Periodensystem. Grün unterlegt: biochemisch wichtige Elemente; grau unterlegt: pharmakologisch oder toxikologisch bedeutsame Elemente; Sonstige: Elemente, die außerdem in Naturstoffen bzw. Lebewesen vorkommen.

Elemente in den ersten vier Perioden anzusiedeln ist. Nach dem Zink ($_{30}$Zn) gibt es nur noch wenige lebenswichtige Elemente. Viele der Elemente mit höherer Ordnungszahl sind als wasserlösliche Verbindungen starke Gifte für die Lebensprozesse (z. B. Ba [Barium], Hg [Quecksilber], Pb [Blei]).

Für die Auswahl der lebensnotwendigen Elemente während der Evolution mussten zwei Bedingungen erfüllt sein: die Verfügbarkeit in der Umwelt und die Bindungseigenschaften, die für den Aufbau von Molekülen mit bestimmten Funktionen erforderlich sind. Die sog. *Bioverfügbarkeit* der Elemente wird bestimmt von ihrer Häufigkeit in der Biosphäre und von der Leichtigkeit, mit der sie sich z. B. aus Mineralien in Lösung bringen lassen. Schlecht verfügbar sind z. B. die auf der Erde sehr häufigen Elemente *Aluminium*, *Silicium* und *Titan* – sie kommen als wasserunlösliche Oxide im Erdboden vor. Auf der anderen Seite sind die gut wasserlöslichen Alkali- und Erdalkalisalze (z. B. Natriumchlorid: NaCl, Kaliumchlorid: KCl, Magnesiumchlorid: $MgCl_2$, Calciumchlorid: $CaCl_2$) sehr wichtig. Ihre Ionen sind an zentralen Stoffwechselprozessen aller Lebewesen beteiligt.

Elementhäufigkeit im menschlichen Körper

Die am Aufbau des menschlichen Körpers beteiligten Hauptgruppenelemente zeigt Tabelle 2/3. Man muss dazu wissen, dass der Mensch zu 55–60% aus Wasser besteht und die Körpersubstanz überwiegend organischer und nur zu 5% mineralischer Natur ist. Am häufigsten sind die Elemente Sauerstoff, Kohlenstoff, Wasserstoff und Stickstoff. Metalle in Form ihrer Kationen sind z. B. für die Osmoregulation der Zellen, für die Potenzialbildung an Membranen und für katalytische Prozesse unentbehrlich. Magnesium ($Mg^{2\oplus}$) wird z. B. für Reaktionen benötigt, an denen energiereiche Nucleosidtriphosphate (z. B. ATP) beteiligt sind (s. Kap. 17.4). Calcium ($Ca^{2\oplus}$) ist ein wichtiger sekundärer Botenstoff in der Zelle. Natrium($Na^{\oplus}$)- und Kalium($K^{\oplus}$)-Kanäle spielen für den Ionentransport und bei der Nervenreizleitung eine wichtige Rolle. Phosphor taucht in den Phosphaten auf, auch beim ATP, und ist ein Hilfselement im Zuckerstoffwechsel.

Tab. 2/3 Massenanteil wichtiger Hauptgruppenelemente im menschlichen Körper.

Element	Symbol	Anteil in %	Element	Symbol	Anteil in %
Sauerstoff	O	61	Schwefel	S	0,2
Kohlenstoff	C	23	Kalium	K	0,2
Wasserstoff	H	10	Natrium	Na	0,14
Stickstoff	N	2,6	Chlor	Cl	0,12
Calcium	Ca	1,4	Magnesium	Mg	0,03
Phosphor	P	1,1	Andere		0,21

Es ist zu vermuten, dass die Natur es im Laufe der Evolution erst „gelernt" hat, einzelne Elemente für bestimmte Aufgaben optimal zu nutzen. Dies gilt insbesondere für diejenigen Nebengruppenelemente, die für die Funktion bestimmter *Enzyme* unerlässlich sind (Tab. 2/4). Es erscheint zumindest plausibel, dass diese Elemente bezüglich ihrer Bedeutung für das Leben folgende Entwicklung erfahren haben:

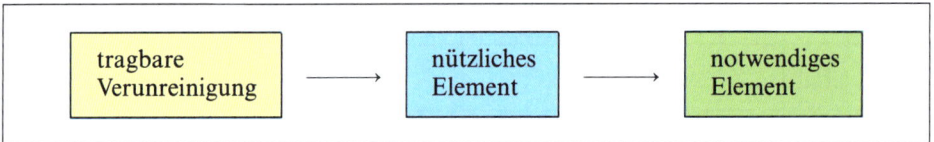

Spurenelemente

Lebensnotwendige Nebengruppenelemente müssen in Form geeigneter Verbindungen regelmäßig mit der *Nahrung* bzw. dem *Trinkwasser* aufgenommen werden. Da hier die pro Tag benötigte Menge vergleichsweise gering ist, spricht man von **Spurenelementen**. Sie haben für die Aufrechterhaltung der Lebensfunktionen eine ähnliche Bedeutung wie *Vitamine*. Zu den Spurenelementen gehören auch *Fluor*, *Iod* und *Selen*.

2.5 Biochemisch und medizinisch wichtige Elemente

Tab. 2/4 Biochemisch wichtige Nebengruppenelemente (Gesamtmenge bei einem 70 kg schweren Erwachsenen).

Element	Symbol	Gesamtmenge	Aufgabe
Eisen	Fe	4–5 g	Wichtiges Element bei Redoxvorgängen in der Zelle (Cytochrome) und für den O_2-Transport im Hämoglobin.
Zink	Zn	1,4–2,3 g	Essenzielles Element für Wachstum, Reifung, Kohlenhydrat- und Proteinstoffwechsel. Wichtig für DNA- und RNA-Bildung und den Hormonstoffwechsel. Es ist z. B. in der Speicherform des Insulins enthalten.
Kupfer	Cu	75–150 mg	Bestandteil vieler Oxidasen, spielt z. B. bei der Melanin-(Hautfarbstoff-)Synthese eine Rolle.
Mangan	Mn	12–20 mg	Rolle bei der Bildung von Kollagen und Glykosaminoglykanen. Es wird für die Blutgerinnung benötigt, bei seinem Fehlen verlängert sich die Prothrombinzeit.
Molybdän	Mo	5–9 mg	Wichtig in der Atmungskette als Bestandteil der Flavoproteine, Xanthin-Oxidase.
Cobalt	Co	1–1,5 mg	Bestandteil von Vitamin B_{12}.
Chrom	Cr	0,6–1,4 mg	Phosphogluco-Mutase, Insulinwirkung.

Elemente mit verschiedener Bedeutung

Neben den genannten Elementen, deren Funktion man kennt, gibt es andere, deren Bedeutung noch unklar ist (z. B. Aluminium, Silicium, Arsen). Außerdem sind Elemente zu nennen, deren Verbindungen in der Diagnostik oder Therapie angewandt werden oder uns als Umweltgifte gefährden (s. Tab. 2/5).

Hier sind die Grenzen jedoch fließend, weil positive oder negative Wirkung von den Konzentrationen der Stoffe abhängen, mit der diese Elemente auf den menschlichen Körper einwirken. *Arsen-, Zinn-* oder *Bleiverbindungen* z. B. sind in höherer Konzentration giftig – in niedriger (homöopathischer) Dosierung werden sie zur Therapie verwendet.

Das Fortschreiten der Erkenntnis hängt u. a. davon ab, wo die Nachweisgrenze für bestimmte Elemente liegt. Zahl und Bedeutung von *Umweltgiften* nehmen seit Beginn der Industrialisierung rasant zu – besonders seit der zweiten Hälfte des letzten Jahrhunderts. Schleichende Schäden und Beeinträchtigungen des Lebens in unvorhersehbarer Weise, wie es sich z. B. in der Zunahme von *Allergien* zeigt, sind zu befürchten.

Tab. 2/5 Pharmakologisch und toxikologisch wichtige Elemente.

Element	Symbol	Wirkung/Verwendung
Lithium	Li	Spurenelement, Behandlung manisch-depressiver Erkrankungen
Aluminium	Al	Spurenelement, Wundbehandlung, essigsaure Tonerde, fördert vermutlich Altersdemenz
Arsen	As	Spurenelement, Umweltgift
Nickel	Ni	Kontaktdermatitis
Chrom	Cr	Spurenelement, Allergien
Cadmium	Cd	Spurenelement, Umweltgift, östrogene Wirkung (Metalloestrogen)
Barium	Ba	wasserlösliche Salze sind starke Gifte, unlösliches Bariumsulfat (Bariumbrei) dient als Röntgen-Kontrastmittel
Quecksilber	Hg	Umweltgift
Blei	Pb	Umweltgift
Iod	I	Spurenelement, Desinfektionsmittel
Platin	Pt	zur Behandlung von Krebs (Cisplatin)
Xenon	Xe	Edelgas, schonende Narkose bei gleichzeitiger Schmerzhemmung

2 Periodensystem der Elemente

2.6 Radioisotope (= Radionuclide)

Bestimmte Elemente besitzen die Eigenschaft, ohne äußeres Zutun unter Aussendung von Strahlung zu zerfallen. Diese Erscheinung wurde 1896 von *Becquerel* entdeckt und als **Radioaktivität** bezeichnet. 1898 isolierte *Marie Curie* in mühevoller Arbeit geringe Mengen des radioaktiven Elementes Radium. Später stellte sich heraus, dass Radioaktivität auf einen *Zerfall der Atomkerne* zurückzuführen ist.

Radioaktivität

Radioaktive Elemente können drei verschiedene Arten von Strahlen aussenden:
1) α-Strahlen, die aus positiv geladenen Heliumkernen ($^4_2He^{2\oplus}$) bestehen.
2) β-Strahlen, die aus Elektronen des Atomkerns bestehen. Sie entstehen durch den Zerfall eines Neutrons in ein Proton und ein Elektron (n $\longrightarrow$ p$^\oplus$ + e$^\ominus$).
3) γ-Strahlen, eine elektromagnetische Strahlung mit z. T. sehr kurzer Wellenlänge.

Reichweite und Durchdringungsfähigkeit nehmen in der Reihenfolge α $\longrightarrow$ β $\longrightarrow$ γ zu. Die Energie der Strahlung kann sehr unterschiedlich sein, man unterscheidet „*harte*" und „*weiche*" Strahlung. α- und β-Strahler sind besonders gefährlich, wenn sie in den Körper aufgenommen werden. Im Allgemeinen gilt, je energiereicher die Strahlung, desto größer ist die Wahrscheinlichkeit, dass Biomoleküle irreversibel geschädigt werden.

Halbwertszeit

Radioaktive Elemente haben eine begrenzte Lebensdauer. Man definiert die **Halbwertszeit** ($t_{1/2}$) als diejenige Zeit, in der die Hälfte einer bestimmten Zahl radioaktiver Atome zerfallen ist. Dies bedeutet, wenn ein radioaktives Element eine Halbwertszeit von 1 Jahr hat, dass von 1000 Atomen dieses Elementes nach 1 Jahr noch 500 vorhanden sind, nach 2 Jahren noch 250, nach 3 Jahren noch 125 usw. Die Abnahme der Atome folgt einer *e*-Funktion (s. Lehrbücher der Physik). Mit Hilfe der Halbwertszeit kann man eine Vorstellung gewinnen, wie lange radioaktives Material erhalten bleibt, bis sich seine Strahlung verloren hat.

Radioisotope

Im Periodensystem (Abb. 2/1) sind die natürlichen und künstlichen radioaktiven Elemente markiert. Ein Blick auf die Halbwertszeiten von *Radium* und *Radon* (Tab. 2/6) macht deutlich, dass es diese Elemente auf der Erde nicht mehr geben dürfte. Sie werden jedoch beim Zerfall des langlebigen ^{238}*Urans* in einer sehr komplexen Zerfallsreihe ständig nachgebildet.

Von den Elementen mit kleinerer Ordnungszahl existieren nebeneinander stabile und instabile radioaktive Isotope (Beispiele s. Tab. 1/3). Besprochen werden sollen die Radioisotope ^3_1H (Tritium) und $^{14}_6C$, die beide in kleinen Mengen unter der Einwirkung von *Neutronen* (Bestandteil der Höhenstrahlung) aus Stickstoff ($^{14}_7N$) hervorgehen.

Tab. 2/6 Einige biochemisch und medizinisch wichtige Radioisotope (= Radionuclide).

Isotop	$t_{1/2}$	Strahlung	Anwendung
^{3}H	12,3 a	β	Tracer
^{14}C	5730 a	β	Tracer
^{32}P	14,3 d	β	Tracer, Strahlentherapie (Knochen)
^{35}S	87 d	β	Tracer, Tumordiagnostik
^{60}Co	6,2 a	β, γ	Strahlentherapie
^{90}Sr	28 a	β	Strahlentherapie
^{90}Y	64 h	β	Strahlentherapie
^{99m}Tc	6 h	γ	Diagnostik (breite Anwendung)
^{123}I	13 h	γ	Radioiodtest (Schilddrüse)
^{125}I	60 d	γ	Tracer für Proteine (in vitro)
^{131}I	8 d	β, γ	Radioiodtherapie (Schilddrüse)
^{222}Rn	3,8 d	α	Kurzwecke (Radonquelle)
^{226}Ra	1622 a	α	Strahlentherapie
^{238}U	$4,5 \cdot 10^9$ a	α (β, γ)	Zur Herstellung von Transuranen

a = Jahre, d = Tage, h = Stunden

2.6 Radioisotope (= Radionuclide)

$$^{14}_{7}N + ^{1}_{0}n \longrightarrow ^{14}_{6}C + ^{1}_{1}H \qquad ^{14}_{7}N + ^{1}_{0}n \longrightarrow ^{12}_{6}C + ^{3}_{1}H$$

Tritium und $^{14}_{6}C$ werden in der biochemischen und medizinischen Forschung verwendet, z.B. um dem Weg nachzuspüren, den bestimmte Moleküle (Arzneistoffe, Biosynthese-Vorläufer) im Stoffwechsel nehmen *(Tracer-Methoden)*. Dazu ersetzt man in einem organischen Molekül einen Teil der stabilen Isotope $^{12}_{6}C$ bzw. $^{1}_{1}H$ durch die radioaktiven, das Molekül ist dann markiert. Die Enzyme des Stoffwechsels können in der Regel zwischen den Isotopen eines Elementes, d.h. zwischen markierten und unmarkierten Molekülen, *nicht* unterscheiden. Sie bauen auch die Radioisotope ein, so dass deren Weg z.B. in bestimmte Organe durch Messung der Radioaktivität verfolgt werden kann. In der lebenden Pflanze ist der Anteil von $^{14}_{6}C$ im Zellmaterial durch die ständige Aufnahme von CO_2 aus der Luft konstant. Stirbt die Pflanze ab, nimmt der Anteil an $^{14}_{6}C$ entsprechend der Halbwertszeit ab. Durch Messung der Radioaktivität kann der Gehalt an $^{14}_{6}C$ und damit das *Alter* von totem Pflanzenmaterial bis zu mehreren Tausend Jahren zurück bestimmt werden *(Radiocarbon-Methode)*.

Radioisotope in der Diagnostik

Neben den natürlichen Radioisotopen gibt es zahlreiche künstliche, die durch kernchemische Synthesen hergestellt werden und in der *medizinischen Diagnostik* eine bedeutende Rolle spielen (Tab. 2/6). In der Diagnostik muss das verwendete Radioisotop als Teil einer chemischen Verbindung *(Radiopharmakon)* bestimmte Zielorgane erreichen, so dass diese dann abgebildet werden können (Abb. 2/3). Um die Strahlenbelastung der Patienten niedrig zu halten, sollten die verwendeten Radioisotope eine kurze Halbwertszeit haben und möglichst weiche Strahlung aussenden.

^{99m}Tc (m = metastabil) stellt zur Zeit das mit Abstand am häufigsten verwendete Radioisotop in der *In-vivo*-Diagnostik dar. Es wird aus radioaktivem $^{99}Molybdän$ in einem speziellen „Generator" ständig gebildet und vom Molybdän vor der Verwendung abgetrennt. ^{99m}Tc geht in kurzer Zeit durch γ-Strahlung in das längerlebige ^{99}Tc über, das als weicher β-Strahler nicht mehr gefährlich ist.

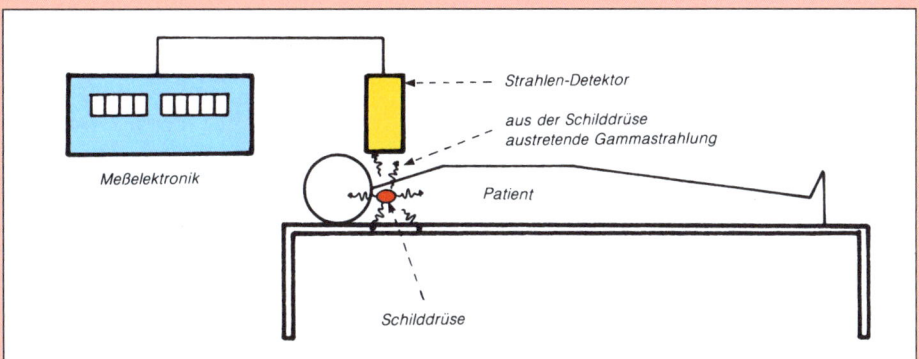

Abb. 2/3 Messplatz für die Aufnahme eines Szintigramms. Der Patient ist mit einem Radiopharmakon behandelt worden, das in der Schilddrüse angereichert ist und dem Stoffwechsel unterliegt. Die über jeder Stelle gemessene Strahlung ist der Stoffwechselaktivität für diesen Stoff an dieser Stelle proportional, so dass der Kliniker gesunde von kranken Organgebieten unterscheiden kann (z.B. Kalter Knoten in der Schilddrüse).
[Abbildung nach Goretzki, G.; Med. Strahlenkunde. Urban & Schwarzenberg, München 1987.]

Periodensystem der Elemente

Umwelt–Technik–Alltag Radioaktivität gefährdet das Leben: Die Herstellung, Anreicherung, Verwendung, Rückgewinnung und Lagerung von Radioisotopen birgt ein großes *Gefahrenpotenzial* in sich: Der Mensch hat *kein* Organ, mit dem er radioaktive Strahlung wahrnehmen könnte. Fehlerhafter, fahrlässiger oder leichtsinniger Umgang mit radioaktivem Material kann Folgen für die eigene Gesundheit und die der Nachkommen haben. Bei der Beurteilung des Gefahrenpotenzials sollte man sich dreierlei verdeutlichen:

1) Das Leben auf der Erde ist an einen gewissen Anteil *natürlicher Radioaktivität* gewöhnt und angepasst. Um die Radioaktivität technisch nutzen zu können, müssen die natürlichen Mineralien *konzentriert* werden. Erst die dann auftretenden Strahlungsdosen wirken *lebenszerstörend*.

2) Die Umwandlung von Materie in der Atombombe oder im Atomreaktor setzt große Energiemengen frei, z.B. entspricht 1 g $^{235}_{92}$U bei der Kernspaltung ca. 2,7 t Steinkohle bei der Verbrennung. Jede Kernspaltung hat aber zusätzlich *„ansteckende"* Wirkung auf Elemente, die sonst keine Radioaktivität zeigen. Es entstehen u.a. Radioisotope, die biochemisch wichtige Elemente (Abb. 2/2) im Körper ersetzen können. So gelangen auch gefährliche Radioisotope in den Organismus und richten Schäden an. Beispiele dafür sind ^{137}*Caesium* (ersetzt Kalium) und ^{90}*Strontium* (ersetzt Calcium), die eine Halbwertszeit von 30 bzw. 28 Jahren haben.

3) Im Verlauf kernchemischer Synthesen im Atomreaktor treten neue Elemente auf, die es in der Natur *nicht* gibt. *Plutonium* (Pu) z.B. hat eine Halbwertszeit von 24 000 Jahren und ist ein gefährlicher Krebserzeuger. Handhabung, Transport und Lagerung erfordern weitreichende Überwachung und besondere Sicherheitsmaßnahmen.

Bor und Yttrium in der Strahlentherapie

Zur Zerstörung von Krebsgewebe setzt man die Strahlung ein, die von Radioisotopen ausgeht. Zwei Verfahren, die sich noch in der Entwicklung befinden, verwenden ^{10}B (Bor) bzw. ^{90}Y (Yttrium).

Das natürlich vorkommende Element *Bor* (13. Gruppe) ist eine Mischung aus den Isotopen ^{10}B (etwa 20%) und ^{11}B (etwa 80%). Beide Isotope sind stabil und können getrennt werden. Für die Therapie geeignet ist nur das ^{10}B, denn es fängt leicht thermische Neutronen ein und zerfällt dann in ein α-Teilchen (^{4}He-Kern) und einen ^{7}Li-Kern. Die Kernteilchen haben eine Reichweite von etwa einem Zelldurchmesser und geben auf dieser Strecke ihre gesamte Energie ab, die starke Zellschäden verursacht. Aus dieser besonderen Eigenschaft von ^{10}B wurde die **Bor-Neutronen-Einfang-Therapie** (BNCT) entwickelt und z.B. bei Gehirntumoren eingesetzt. Voraussetzung ist, dass sich genügend ^{10}B-Atome im Tumorgewebe befinden, und zwar nur dort. Dieses Problem ist noch nicht befriedigend gelöst.

Yttrium ist ein seltenes Erdmetall (3. Gruppe). Das radioaktive Isotop ^{90}Y ist ein β-Strahler mit einer Halbwertszeit von 64,5 Stunden. Es wird vor der Anwendung aus ^{90}Sr (Strontium) frisch hergestellt und dann als Kation an einen Chelator (s. Kap. 10.3) gebunden, der mit tumorspezifischen monoklonalen Antikörpern verknüpft ist. Die Antikörper tragen das Radioisotop an den Tumor, die ausgesandte Strahlung zerstört das Tumorgewebe.

Aufgaben

1. Erklären Sie folgende Bezeichnungen und Begriffe: Periodensystem – Hauptgruppen – Nebengruppen – Elektronenkonfiguration – Valenzelektronen – Oktett – Periodensystem des Lebens – Spurenelemente – Radioisotope – Radioaktivität – Halbwertszeit.
2. Wie viele *chemische Elemente* sind bekannt und wie viele davon kommen in der Natur vor?
3. Wie ist das *Periodensystem* aufgebaut?
4. Wodurch bestimmt sich die Reihenfolge, in der die *Orbitale* der Elemente mit *steigender Ordnungszahl* aufgefüllt werden?
5. Wie viele Valenzelektronen besitzen Mg, S, P, I? Welchen Namen haben die Elemente?
6. Was sind *Nebengruppenelemente*? Nennen Sie fünf biochemisch wichtige Nebengruppenelemente! Wie viele *Valenzelektronen* haben die Nebengruppenelemente in der Regel?
7. Wie viele Elemente enthält das „*Periodensystem des Lebens*" ungefähr?
8. Welche *vier* Elemente haben im menschlichen Körper den größten Massenanteil?
9. Welche vier *Elemente* der 1. und der 2. Hauptgruppe sind biochemisch von herausragender Bedeutung?
10. Nennen Sie die Elemente der 1. und 17. Gruppe! Welche zusätzliche Bezeichnung haben diese Hauptgruppenelemente?
11. Welches *Nebengruppenelement* hat den größten Massenanteil im menschlichen Körper? Wo spielt es eine Rolle?
12. Was sind *Spurenelemente*? Nennen Sie zwei Metalle und zwei Nichtmetalle!
13. Nennen Sie drei Elemente, die selbst oder in Form ihrer Verbindungen *toxisch* sind!
14. Was sind *Radioisotope* (= *Radionuclide*) und wofür werden sie in der Medizin verwendet? Nennen Sie drei medizinisch wichtige Radionuclide!
15. Können *Enzyme* zwischen stabilen und radioaktiven Isotopen eines Elementes unterscheiden?
16. Warum birgt die Herstellung, Anreicherung, Verwendung, Rückgewinnung und Lagerung von *Radionucliden* ein *großes Gefahrenpotenzial* in sich?
17. Was ist Tritium und warum kann man es in der Strahlentherapie nicht verwenden?

Bedeutung für den Menschen

Spurenelemente

Chrom (Glucose-Toleranzfaktor)

Zink (Carboxypeptidase A)

Mangan (Pyruvat-Carboxylase)

Iod (Schilddrüsenhormone)

Eisen (Hämoglobin, Cytochrome)

Selen (Glutathion-Peroxidase)

Cobalt (Vitamin B$_{12}$)

Fluor (Knochen, Zahnschmelz)

Kupfer (Cytochrom-Oxidase)

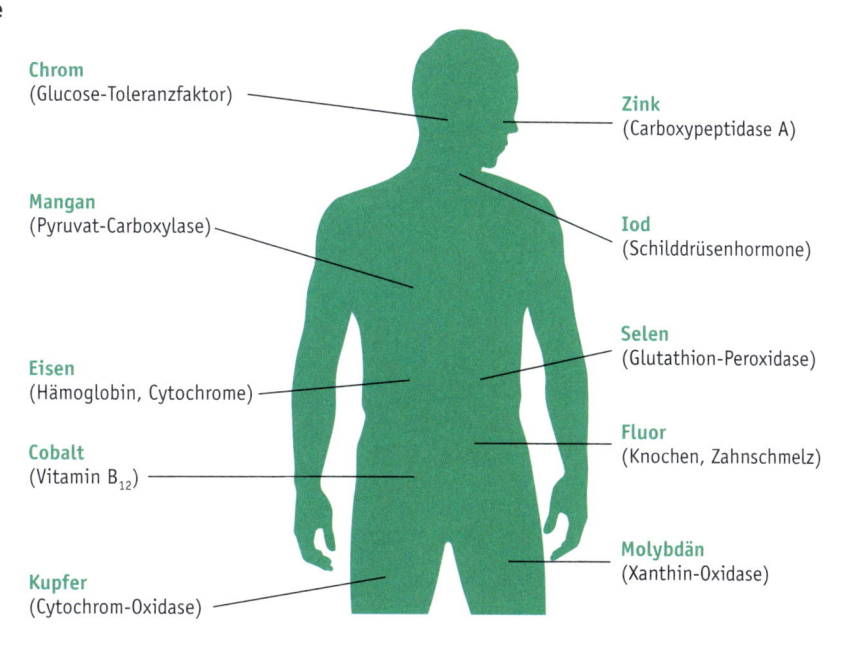

Molybdän (Xanthin-Oxidase)

3 Grundtypen der chemischen Bindung

3.1 Oktettregel

Atome eines Elements können miteinander oder mit Atomen anderer Elemente reagieren. Dadurch ändern sich die chemischen und physikalischen Eigenschaften der Stoffe. Für den Zusammenhalt von Atomen ist eine chemische Bindung erforderlich, von der es drei Grundtypen gibt: **metallische Bindung, Ionenbindung** und **Atombindung**. Die Tendenz dazu, die eine oder andere Bindung einzugehen, hängt mit der Konfiguration der Valenzelektronen zusammen. Erreichen die Atome durch die Bindung die *Edelgaskonfiguration* s^2p^6 in ihrer Valenzschale, wie sie dem Neon, Argon oder Krypton entspricht, bzw. $1s^2$ wie beim Helium, so ist die Anordnung *energetisch günstig* und damit stabil. Edelgase haben deshalb eine geringe Tendenz, untereinander oder mit Atomen anderer Elemente Bindungen einzugehen und liegen atomar vor. Die übrigen Elemente versuchen sich mit einem oder mehreren Bindungspartnern so zu arrangieren, dass möglichst die s^2p^6-Konfiguration auf der äußeren Schale erreicht wird. Dieser Trend zu acht Valenzelektronen wird als **Oktettregel** bezeichnet.

Oktettregel

3.2 Metallische Bindung

Die Atome von Elementen mit einem oder zwei, teilweise auch mehr Valenzelektronen können sich fest zusammenlagern, indem sich die Atome in Gittern anordnen und die Valenzelektronen so weit gelockert sind, dass sie sich zwischen den räumlich fixierten, positiv geladenen *Atomrümpfen* frei bewegen können. Die Elektronen sind gleichsam ein „*Elektronengas*", sie gehören zu keinem einzelnen Atom mehr, sie sind *delokalisiert* und *leicht beweglich*. Derartige Atomverbände haben einen regelmäßigen Aufbau, neigen zur Kristallisation und besitzen eine *gute elektrische Leitfähigkeit*. Elemente mit solchen Eigenschaften heißen **Metalle**. Sie zeichnen sich ferner durch *Glanz*, *hohe Dichte* und *gute* Wärmeleitfähigkeit aus.

Metall

> ❗ Die Anziehungskräfte, die zwischen Atomen durch delokalisierte Valenzelektronen zustande kommen, bezeichnet man als **metallische Bindung**.

metallische Bindung

Im Periodensystem stehen die Metalle bevorzugt in der 1. und 2. Hauptgruppe, außerdem sind alle Elemente der Nebengruppen Metalle, was sich in dem Synonym **Übergangsmetalle** ausdrückt. Alle Elemente, die keine metallische Bindung eingehen, bezeichnet man als **Nichtmetalle**. Dazwischen gibt es Übergänge, sog. *Halbmetalle* wie z. B. Silicium oder Germanium.

Nichtmetall

Ein Blick auf das Periodensystem (Abb. 3/1) zeigt, wo man Metalle und Nichtmetalle findet. Der *metallische Charakter* nimmt innerhalb einer Hauptgruppe von oben nach unten *zu* und innerhalb einer Periode von links nach rechts *ab*. Der nichtmetallische Charakter ist gegenläufig. An der Grenzlinie Metall-Nichtmetall stehen die Halbmetalle. In einzelnen Hauptgruppen tritt ein Wechsel der Eigenschaften ein. *Kohlenstoff* (14. Gruppe) ist ein Nichtmetall, *Silicium* und *Germanium* sind Halbmetalle, *Zinn* und *Blei* sind Metalle. Innerhalb einer Periode stehen links die Metalle (Alkali- und Erdalkalimetalle) und rechts die Nichtmetalle (Halogene, Sauerstoff/Schwefel, Edelgase). Anders ausgedrückt: Links unten im Periodensystem stehen typische Metalle (z. B. Caesium), rechts oben typische Nichtmetalle (z. B. Fluor).

3 Grundtypen der chemischen Bindung

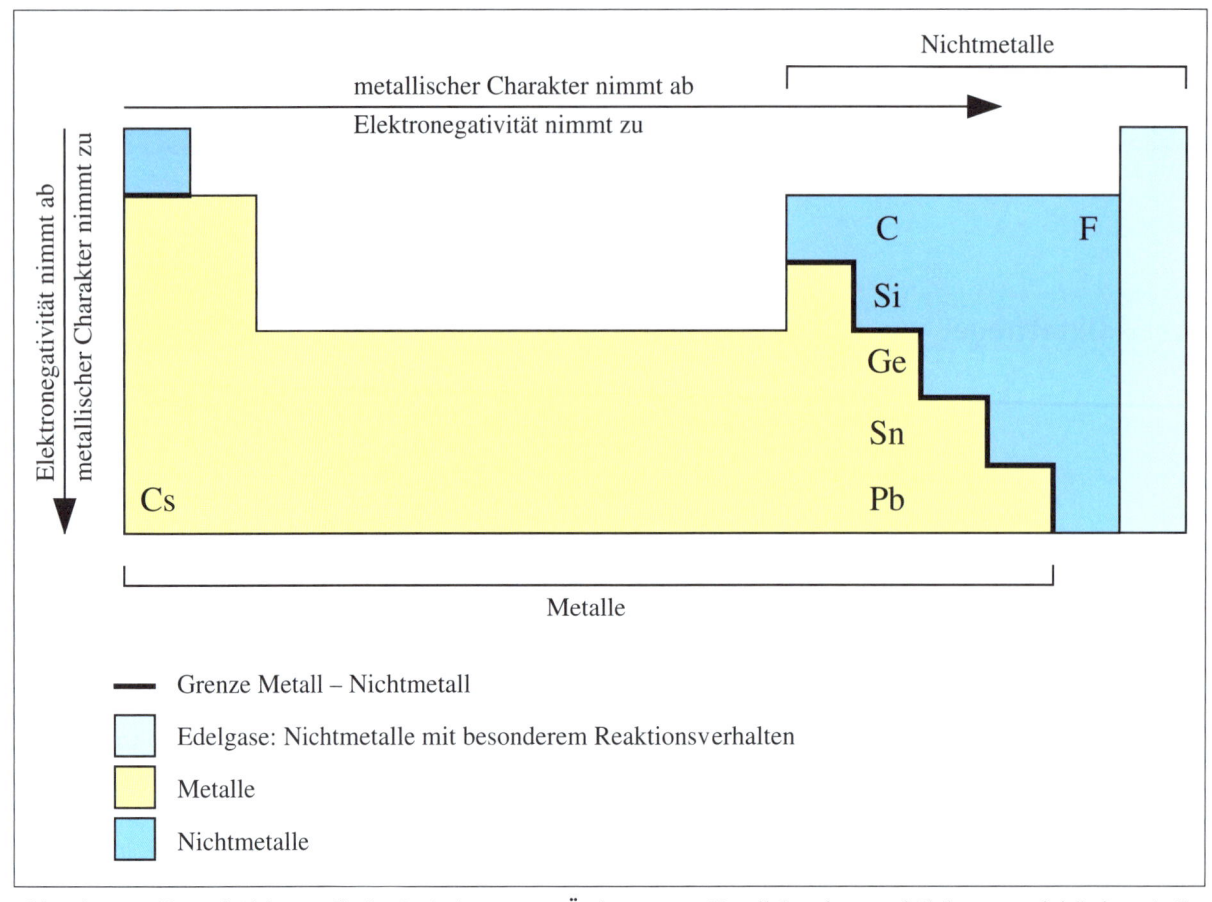

Abb. 3/1 Metalle und Nichtmetalle im Periodensystem. Änderung von Metallcharakter und Elektronegativität innerhalb der Hauptgruppen (beispielhaft Gruppe 14).

Legierung

Mischt man verschiedene Metalle, z. B. durch Schmelzen und Wiederabkühlen, so bilden sich häufig Mischkristalle, in denen die Metallatome statistisch oder geregelt verteilt sein können. Man bezeichnet solche Metallsysteme, die als Werkstoffe von großer Bedeutung sind, als **Legierungen**. Bei Legierungen spricht man nicht von Verbindungen oder Stoffgemischen, sondern von *intermetallischen Phasen*. In Abhängigkeit von der Größe der Metallatome und der Anzahl der Valenzelektronen weisen manche Legierungen eine definierte Zusammensetzung auf. Sie liegen in bestimmten Kristallstrukturen vor, die anders sind als die der reinen Komponenten. So wird verständlich, dass sich die physikalischen Eigenschaften von Legierungen oft sehr stark von den Eigenschaften der reinen Metalle unterscheiden, z. B. durch eine veränderte *Leitfähigkeit* oder eine größere *Härte*. Aber auch die *Korrosionsbeständigkeit* kann sich erhöhen, wie z. B. beim Eisen durch Zulegieren von Chrom, Nickel oder Molybdän (*V2A-Stahl*). Andere Beispiele für Legierungen sind *Bronze* (Cu/Sn), *Messing* (Cu/Zn) und *Neusilber* (Cu/Ni/Zn).

Für die Entwicklung der Menschheit spielte das Erlernen der Metallgewinnung und -verarbeitung eine große Rolle, weil sich dies unmittelbar auf die Werkzeug- und Waffentechnik auswirkte. Die Bezeichnungen Bronze- und Eisenzeit für bestimmte Epochen deuten darauf hin.

> **Es ist nicht alles Gold, was glänzt**
> Die Ein-Euro-Münze besteht aus einem goldgelben Ring (75% Cu, 20% Zn, 5% Ni) und einem silbernen Kern (75% Cu, 25% Ni), bei Zwei-Euro-Münzen ist es umgekehrt. Kürzlich wurde gezeigt, dass Körperschweiß Nickel aus den Münzen freisetzt und *Nickel-Allergien* auslösen kann.

3.3 Ionenbindung

> In der Zahnmedizin werden Metalle für konservierende Zwecke oder für den Zahnersatz verwendet. Voraussetzung ist, dass die eingesetzten Metalle keine giftigen Ionen freisetzen. Dies können nur Edelmetalle bzw. deren korrosionsfeste Legierungen gewährleisten. Sicher ist in diesem Sinn das *Gold,* das wegen seiner geringen Härte jedoch nur als Legierung zusammen mit Pt, Pd, Ag und Cu verwendet wird. „Spargold" enthält weniger Au, dafür mehr Pd. Für die Zahnkonservierung größte Bedeutung hat das *Silberamalgam.* Intensives Verreiben von Quecksilber mit einem Metallpulver, das überwiegend *Silber* und kleine Teile Sn, Zn und/oder Cu enthält, liefert ein plastisches Material, das nach kurzer Zeit fest wird. Beim Aushärten dehnt sich der Metallkörper etwas aus, wodurch ein fester Sitz im Zahn erreicht wird.
>
> Bei allen Metallen im Mund besteht die Gefahr, dass sich unter der Einwirkung des Speichels Lokalströme ausbilden, die die Gesundheit beeinträchtigen. Das ist besonders dann der Fall, wenn verschiedene Metalle oder Legierungen verwendet werden. Eine andere Gefährdung liegt in dem Umstand, dass sich Spuren der Metalle herauslösen und zu einer chronischen Gesundheitsbelastung führen. Dies kann z. B. Allergien, Migräneanfälle oder Leberschäden unklarer Genese hervorrufen. Die Schwermetallbelastung wird beim Silberamalgam und Spargold als besonders hoch eingeschätzt, weil der Speichel von Mensch zu Mensch unterschiedlich aggressiv zu sein scheint. Einen Schutz bieten hier Keramik-Materialien.

3.3 Ionenbindung

3.3.1 Kationen

Kation

Atome mit einer *geringen* Anzahl Valenzelektronen (Metalle) haben eine Tendenz, diese abzugeben. Dadurch entstehen **Kationen**, das sind positiv geladene Teilchen, deren äußere Schale Edelgaskonfiguration hat. Beispiele:

$$\text{Natrium-Ion} \qquad \text{Magnesium-Ion}$$
$$\text{Na} \xrightarrow{-e^{\ominus}} \text{Na}^{\oplus} \qquad \text{Mg} \xrightarrow{-2e^{\ominus}} \text{Mg}^{2\oplus}$$
$$1s^2\,2s^2\,2p^6\,3s^1 \quad 1s^2\,2s^2\,2p^6 \qquad 1s^2\,2s^2\,2p^6\,3s^2 \quad 1s^2\,2s^2\,2p^6$$

Ionisierungsenergie

Für die Abgabe der Elektronen wird Energie benötigt, die man *Ionisierungsenergie* nennt. Sie nimmt innerhalb einer Periode von links nach rechts *zu* und innerhalb einer Hauptgruppe von oben nach unten *ab*. Die Edelgase haben in einer Periode die höchste Ionisierungsenergie.

3.3.2 Anionen

Anion

Atome, denen an der Edelgaskonfiguration der Valenzelektronen ein oder zwei Elektronen fehlen (Nichtmetalle), haben eine Tendenz, diese aufzunehmen und dabei **Anionen**, negativ geladene Teilchen, zu bilden. Beispiele:

$$\text{Fluorid-Ion} \qquad \text{Oxid-Ion}$$
$$\text{F} \xrightarrow{+e^{\ominus}} \text{F}^{\ominus} \qquad \text{O} \xrightarrow{+2e^{\ominus}} \text{O}^{2\ominus}$$
$$1s^2\,2s^2\,2p^5 \quad 1s^2\,2s^2\,2p^6 \qquad 1s^2\,2s^2\,2p^4 \quad 1s^2\,2s^2\,2p^6$$

Im ersten Beispiel wird bei diesem Vorgang Energie frei (− 328 kJ/mol), im zweiten muss Energie aufgewendet werden (+ 704 kJ/mol). In beiden Fällen bezeichnet man diese Ener-

3 Grundtypen der chemischen Bindung

Elektronenaffinität

gie als *Elektronenaffinität* (Abgabe: –, Aufnahme: +). In den Perioden nimmt bei den Elementen der Gruppen 15 bis 17 die Tendenz, dass Energie frei wird, von links nach rechts zu. Beim Sauerstoff wird bei der Aufnahme des ersten Elektrons Energie frei (– 141 kJ/mol), das zweite verbraucht dann Energie, die ein Reaktionspartner aufbringen muss. Die Edelgase zeigen keine Neigung, Elektronen aufzunehmen.

3.3.3 Neigung zur Ionenbildung

Die Neigung zur Bildung von Ionen ist nicht bei allen Elementen des Periodensystems gleich ausgeprägt. Eine deutliche Tendenz zur Kationenbildung beobachtet man bei den Elementen der 1. und 2. Hauptgruppe sowie bei den Nebengruppenelementen. Anionen entstehen bevorzugt aus Elementen der 16. und 17. Gruppe. Um bei der Abschätzung der Tendenz zur Ionenbildung nicht auf schwierig zu messende Energiegrößen (Ionisierungsenergie, Elektronenaffinität) angewiesen zu sein, hat man den Begriff **Elektronegativität** (EN) eingeführt. Es handelt sich um eine relative Größe mit Werten zwischen 0,7 und 4,0.

Elektronegativität

Hohe EN bedeutet, dass ein Atom in einer Verbindung eine starke Tendenz hat, Elektronen zu sich herüberzuziehen (Beispiele: F, O). Innerhalb einer Periode (ohne Edelgase) nimmt die EN von links nach rechts *zu*, innerhalb einer Hauptgruppe von oben nach unten *ab* (Abb. 3/2). Elemente, die sich in ihrer EN stark unterscheiden, bewirken eine gegenseitige Ionisierung, es entstehen chemische Verbindungen, die man *Salze* nennt (s. Kap. 3.3.5). Atome sehr ähnlicher EN bilden untereinander eher Atombindungen aus (s. Kap. 3.4).

H 2.2						
Li 1.0	Be 1.6	B 2.0	C 2.6	N 3.0	O 3.4	F 4.0
Na 0.9	Mg 1.3	Al 1.6	Si 1.9	P 2.2	S 2.6	Cl 3.2
K 0.8			Ge 2.0	As 2.2	Se 2.6	Br 3.0
Rb 0.8					Te 2.1	I 2.7

Abb. 3/2 Elektronegativität wichtiger Hauptgruppenelemente.

3.3.4 Atom- und Ionenradien

Die Atomradien der Elemente ändern sich periodisch. Sie nehmen innerhalb einer Periode (ohne Edelgase) von links nach rechts *ab*, denn durch die steigende positive Kernladung werden die negativen Elektronen stärker angezogen. Innerhalb einer Hauptgruppe nimmt der Atomradius von oben nach unten *zu*, weil jeweils neue, weiter außen liegende Schalen mit Elektronen besetzt werden.

Bildet man aus einem Atom durch Entfernen der Valenzelektronen ein Kation, so nimmt der Radius des Teilchens deutlich *ab*. Betrachtet man den Ionenradius verschiedener Elemente (Abb. 3/3), so nimmt er innerhalb einer Hauptgruppe von oben nach unten *zu*. Bei benachbarten Elementen einer Periode hat das zweifach positiv geladene Kation einen kleineren Radius als das einfach positiv geladene.

Entsteht aus einem Atom durch Aufnahme eines Valenzelektrons ein Anion, dann *vergrößert* sich der Radius des Teilchens. Durch die zusätzliche negative Ladung weitet sich die äu-

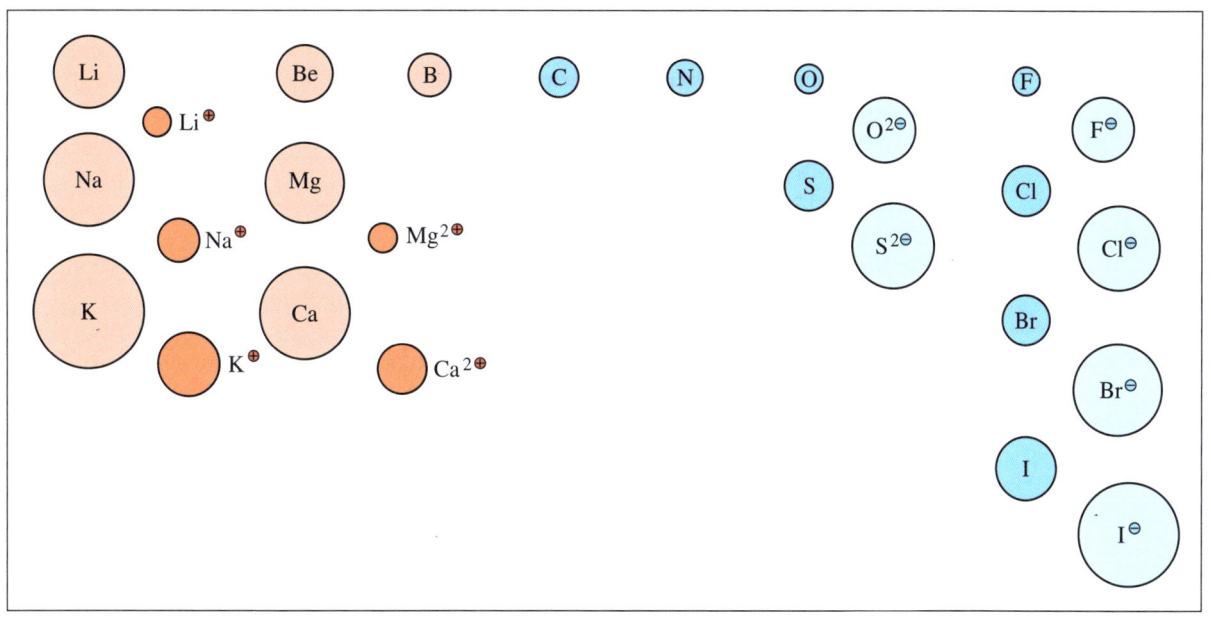

Abb. 3/3 Durchmesser von Atomen und Ionen einiger Hauptgruppenelemente im Vergleich. Die Werte liegen zwischen 120 und 380 pm (1 pm = 10^{-12} m).

ßere Schale. Innerhalb einer Hauptgruppe (z. B. der Halogene) nimmt der Ionenradius von oben nach unten erwartungsgemäß *zu* (Abb. 3/3). Anionen sind innerhalb einer Periode deutlich größer als die Kationen.

In Tabelle 3/1 ist nochmals zusammengefasst, welche Größen sich bei der Bildung von Kationen bzw. Anionen aus den Atomen ändern und welche gleich bleiben.

Tab. 3/1 Ionenbildung bei den Elementen Natrium und Fluor (Änderungen sind durch einen Pfeil markiert).

Element		Kernladungszahl	Masse (M_r)	Radius (nm)	Elektronenkonfiguration	Gesamtladung
Atom	Na ↓ $-e^{\ominus}$	11	23	0,186 ↓	$1s^2\ 2s^2\ 2p^6\ 3s^1$ ↓	0 ↓
Kation	Na$^{\oplus}$	11	23	0,095	$1s^2\ 2s^2\ 2p^6$	+1
Atom	F ↓ $+e^{\ominus}$	9	19	0,064 ↓	$1s^2\ 2s^2\ 2p^5$ ↓	0 ↓
Anion	F$^{\ominus}$	9	19	0,136	$1s^2\ 2s^2\ 2p^6$	−1

3.3.5 Salze

Gibt man in einem Reaktionsgefäß metallisches Natrium und Chlorgas zusammen, so tritt eine heftige Reaktion ein. Aus den Elementen entsteht eine farblose Verbindung, das *Natriumchlorid* (= Kochsalz). Es hat völlig andere Eigenschaften als die zugrunde liegenden Elemente.

$$2\ Na + Cl_2 \longrightarrow 2\ NaCl$$

Grundtypen der chemischen Bindung

Ionengitter

Kochsalz setzt sich aus Natrium- und Chlorid-Ionen zusammen. Die Schreibweise NaCl macht nicht deutlich, dass die Substanz aus Ionen aufgebaut ist. Bei der Reaktion der Elemente sind von den Natriumatomen Elektronen auf die Chloratome übergegangen. Die entstandenen Ionen bilden einen festen Ionenverband: In allen drei Richtungen des Raumes reihen sich Kationen und Anionen abwechselnd zu einem **Ionengitter** aneinander (Abb. 3/4). Der Zusammenhalt erfolgt einzig und allein durch elektrostatische Anziehungskräfte zwischen den Ionen. Die Ionenbindung ist *ungerichtet*.

Ionenbindung

! Die elektrostatischen Anziehungskräfte, die gegensinnig geladene Ionen zusammenhalten, bezeichnet man als **Ionenbindung** oder *heteropolare Bindung*.

Salze

Verbindungen, die im festen Zustand aus Ionen aufgebaut sind, heißen **Salze**. Salze entstehen aus Elementen, die eine große Differenz in den Elektronegativitäten aufweisen (s. Kap. 3.3.3). Sie *kristallisieren* leicht, haben *hohe Schmelzpunkte* (NaCl: 801 °C) und ihre

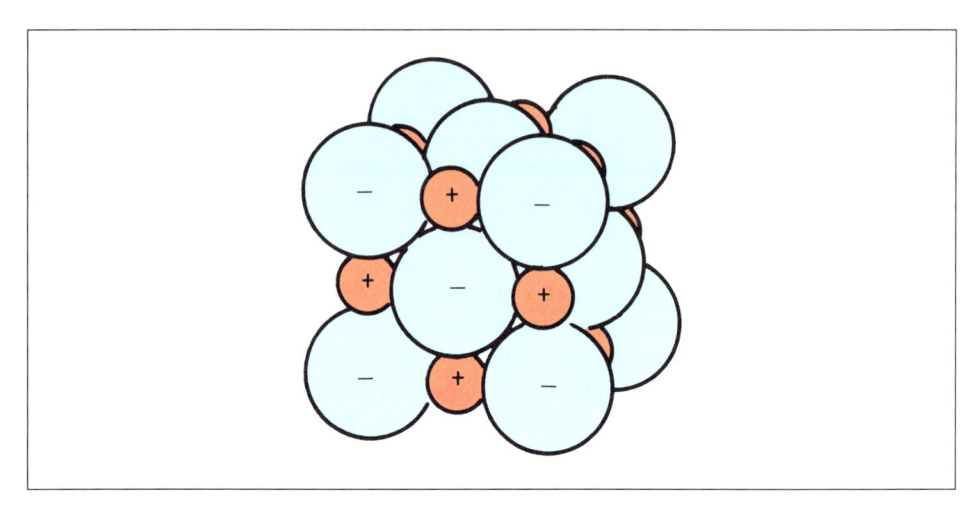

Abb. 3/4 Ausschnitt aus dem Ionengitter von Lithiumfluorid (Li$^\oplus$ F$^\ominus$).

Schmelzen leiten den elektrischen Strom. Bei den Leitungsvorgängen sind Ionen die Ladungsträger, nicht Elektronen wie bei den Metallen.

Die Bindungsenergie eines Salzes bezeichnet man als *Gitterenergie* (ΔH_U). Sie beträgt beim NaCl 788 kJ/mol. Diese Energie wird frei, wenn sich Ionenkristalle bilden. Man muss sie aufwenden, wenn das Ionengitter gegen die elektrostatische Anziehung in die einzelnen Ionen zerlegt werden soll.

3.3.6 Namen wichtiger Ionen/Salze, Molberechnung

Ionen können entsprechend der Stellung der Elemente im Periodensystem einfach oder mehrfach positiv bzw. negativ geladen sein (Na$^\oplus$, Mg$^{2\oplus}$, Al$^{3\oplus}$, oder Cl$^\ominus$, S$^{2\ominus}$). Die Ladung wird rechts oben am Elementsymbol vermerkt. Bei einfachen Ionen entspricht die Ladung zugleich der *Wertigkeit* bzw. *Oxidationsstufe* (s. Kap. 9.5) des betreffenden Elementes.

Zur Benennung von Kationen ergänzt man den Elementnamen durch den Zusatz „*Ion*". Manche Ionen treten mit unterschiedlicher Wertigkeit auf (Fe$^{2\oplus}$, Fe$^{3\oplus}$), was man im Namen berücksichtigen kann (Tab. 3/2). Die Wertigkeit einfacher Kationen und Anionen sollte man im Kopf haben.

Bei Anionen bedarf es des Zusatzes „*Ion*" eigentlich nicht, weil die negative Ladung im Namen durch die Endsilbe „*-id*" oder „*-at*" ihren Ausdruck findet. Neben den einfachen gibt es häufig auch komplexe Anionen, die sich aus mehreren Atomen aufbauen und sowohl mineralischer wie auch organischer Natur sein können. Es bedarf etwas Übung, um dem Namen die richtige Formel zuzuordnen (Tab. 3/2).

3.3 Ionenbindung

Tab. 3/2 Formeln und Namen einiger wichtiger Ionen.

$Na^⊕$	Natrium-Ion	$F^⊖$	Fluorid
$K^⊕$	Kalium-Ion	$Cl^⊖$	Chlorid
$Mg^{2⊕}$	Magnesium-Ion	$Br^⊖$	Bromid
$Ca^{2⊕}$	Calcium-Ion	$I^⊖$	Iodid
$H^⊕$	Wasserstoff-Ion (Proton)	$OH^⊖$	Hydroxid
$Cu^{2⊕}$	Kupfer(II)-Ion	$S^{2⊖}$	Sulfid
$Fe^{2⊕}$	Eisen(II)-Ion	$SO_4^{2⊖}$	Sulfat
$Fe^{3⊕}$	Eisen(III)-Ion	$NO_3^⊖$	Nitrat
$Co^{2⊕}$	Cobalt(II)-Ion	$PO_4^{3⊖}$	Phosphat
$NH_4^⊕$	Ammonium-Ion	$HCO_3^⊖$	Hydrogencarbonat
		$CH_3COO^⊖$	Acetat

Tab. 3/3 Formeln und Namen einiger Salze.

Formel	Name	Formel	Name
NaCl	Natriumchlorid	$(NH_4)_2SO_4$	Ammoniumsulfat
KI	Kaliumiodid	$AgNO_3$	Silbernitrat
CaF_2	Calciumfluorid	$NaNO_2$	Natriumnitrit
$NaHCO_3$	Natriumhydrogencarbonat	$FeCl_3$	Eisen(III)-chlorid
Na_2CO_3	Natriumcarbonat	NaH_2PO_4	Natriumdihydrogenphosphat
$MgSO_4$	Magnesiumsulfat	$CuSO_4$	Kupfer(II)-sulfat
$BaSO_4$	Bariumsulfat	CH_3COONa	Natriumacetat

Aus den Ionen lassen sich ganz unterschiedliche Salze zusammensetzen. Dabei kommt es zu einem Ladungsausgleich, da Salze nach außen hin *neutral* sind (Tab. 3/3). Um Salzformeln aufstellen zu können, muss man die Ladungen der beteiligten Ionen kennen. Beim Lithiumfluorid (LiF) lagern sich einfach positive ($Li^⊕$) und einfach negative ($F^⊖$) Ionen zusammen. Beim Calciumfluorid treten $Ca^{2⊕}$- und $F^⊖$-Ionen zusammen, die Formel lautet CaF_2. Beim Kaliumphosphat benötigt man drei Kationen ($K^⊕$), um die Ladung des Anions ($PO_4^{3⊖}$) auszugleichen. Die Formel lautet K_3PO_4.

Die Stoffmenge n (mol) lässt sich analog auf Salze und Ionen anwenden: Man geht von der Salz-Formel aus und errechnet die molare *Formelmasse*.

1 mol NaCl entspricht der Summe der relativen Atommassen in Gramm entsprechend der Salzformel, für NaCl sind dies 58,5 g (23 + 35,5). Die Atommassen entnehmen Sie für alle Berechnungen dem Periodensystem (s. Abb. 2/1).

Für 1 mol $MgCl_2$ errechnen sich entsprechend 95,3 g (24,3 + 2 · 35,5). Umgekehrt lassen sich aus 95,3 g Magnesiumchlorid 1 mol (= 24,3 g) $Mg^{2⊕}$-Ionen und 2 mol (2 · 35,5 = 71 g) $Cl^⊖$-Ionen freisetzen. 1 mol $MgCl_2$ liefert insgesamt 3 · N_A Ionen (N_A = Avogadrokonstante, s. Kap. 1.5).

Salze für die Gesundheit

Mineralstoffe (Salze) werden vom Körper benötigt (u.a. für den Elektrolythaushalt der Zellen, den Knochen- und Zahnaufbau, die Nervenreizleitung, bei der Muskeltätigkeit) und mit der Nahrung aufgenommen. Krankheiten führen u.a. dazu, dass die Salzverteilung vom Üblichen abweicht und die Ionen der Salze im Körper nicht dahin gelangen, wo sie gebraucht werden. Aus diesen Überlegungen heraus entwickelte der Arzt W. H. Schüßler vor mehr als 120 Jahren seine Behandlungsmethode der „Schüßler Biochemie". Dazu wählte er 12 Salze in potenzierter Form aus, welche die in der Medizin üblichen lateinischen Namen tragen, z.B. Calcium fluoratum D12 (CaF_2), Kalium chloratum D6 (KCl), Magnesium phosphoricum D6 usw.

> Für die Potenzierung einer Substanz auf D6 oder D12 beginnt man mit einem Teil der Ursubstanz und neun Teilen Verdünnungsmittel (z. B. Wasser) und schüttelt die Lösung eine gewisse Zeit. Das Ergebnis ist die D1. Ein Teil D1 mit neun Teilen Verdünnungsmittel verschüttelt ergibt die D2 usw. bis zur D6 bzw. D12. Schüßler zeigte, dass mit diesen potenzierten Salzen defizitäre Körperfunktionen besser ausgeglichen werden können als allein durch die mit der Nahrung zugeführten Mineralstoffe. So kann z. B. Magnesium phosphoricum D6 bei Schmerzen und Krämpfen eingesetzt werden, während Natrium chloratum D6 hilft, den Flüssigkeitshaushalt zu regeln. Die potenzierten Salze ersetzen nicht die normale Mineralstoffzufuhr, sondern sorgen dafür, dass die stofflich im Körper vorhandenen Ionen sich zur rechten Zeit am rechten Ort befinden, so dass $Mg^{2\oplus}$ z. B. wieder in die Muskelzellen hineinkommt und den Krampf lösen kann. Für die Schüßler-Salze gibt es umfangreiche Therapieanleitungen.

3.4 Atombindung

3.4.1 Schreibweise und Definitionen

gemeinsames Elektronenpaar

Bei Elementen mit geringer Neigung zur Ionenbildung zeigen die Atome eine starke Tendenz, sich so zusammenzulagern, dass jedes Atom ein einzelnes (= ungepaartes) Elektron für ein **gemeinsames** (= bindendes) **Elektronenpaar** beisteuert.

Atombindung

> Der Zusammenhalt von Atomen, der durch die Ausbildung gemeinsamer Elektronenpaare zustande kommt, wird **Atombindung** genannt. Hierfür sind auch die Bezeichnungen *kovalente Bindung*, *homöopolare Bindung* oder *Elektronenpaarbindung* in Gebrauch.

Bindigkeit

Die an einer Atombindung beteiligten Atome können gleich oder verschieden sein, und ein Atom kann mit seinen Valenzelektronen auch zur Bildung mehrerer gemeinsamer Elektronenpaare beitragen, wie die Beispiele in Tabelle 3/4 zeigen. Die **Bindigkeit** (Valenzzahl) eines Atoms richtet sich nach der Zahl seiner Valenzelektronen. Unter Einbeziehung der gemeinsamen Elektronenpaare dürfen sich am Ende nicht mehr als 8 (beim H-Atom 2) Elektronen auf der äußeren Schale eines Atoms befinden *(Oktettregel)*. So können an einem Atom nur maximal *vier* gemeinsame Elektronenpaare ausgebildet werden, wie es beim Kohlenstoffatom im Methan der Fall ist. Aus den Beispielen in Tabelle 3/4 kann man die Bindigkeit der Atome ablesen:

   Einbindig: Wasserstoff, Fluor, Chlor
   Zweibindig: Sauerstoff
   Dreibindig: Stickstoff
   Vierbindig: Kohlenstoff

Ein gemeinsames (= bindendes) Elektronenpaar zwischen zwei Atomen wird durch einen Verbindungsstrich gekennzeichnet. Dies macht auch deutlich, dass die Atombindung von einem Atom ausgehend auf einen Partner *gerichtet* ist. Valenzelektronen, die keine Bindung eingehen, bezeichnet man als **freie Elektronenpaare** und markiert sie durch einen Strich an den betreffenden Atomen. Häufig werden diese Striche auch weggelassen. Aufgrund der Stellung des Atoms im Periodensystem kann man feststellen, wie viele freie Elektronenpaare es besitzt. Sehen Sie sich noch einmal H_2O in Tabelle 3/4 an. Das Sauerstoffatom im Wasser ist Ausgangspunkt für zwei bindende Elektronenpaare, es ist zweibindig. Außerdem trägt es zwei freie Elektronenpaare.

freie Elektronenpaare

3.4.2 Moleküle

Molekül

Aus den Atomen entstehen durch Atombindung Moleküle (Tab. 3/4). So liegen z. B. Wasserstoff und die Halogene nicht atomar vor wie die Edelgase, sondern molekular als H_2, F_2, Cl_2 usw. Zur Beschreibung eines Moleküls stehen die **Strukturformel** und die **Summenformel** zur Verfügung.

3.4 Atombindung

Tab. 3/4 Bildung einfacher Moleküle aus den Atomen.

Atome	Moleküle (Strukturformel)		Summenformel (Namen)	relative Molekülmasse
H· ·H →	H:H	H–H	H_2	2
:F̈· ·F̈: →	:F̈:F̈:	|F̄–F̄|	F_2	38
H· ·C̈l: →	H:C̈l:	H–C̄l|	HCl (Chlorwasserstoff)	36,5
H· ·Ö· ·H →	:Ö: H H	Ö H H	H_2O (Wasser)	18
H· ·N̈· ·H, H →	H:N̈:H H	H–N̄–H H	NH_3 (Ammoniak)	17
H, H· ·C̈· ·H, H →	H:C:H H H	H–C–H H H	CH_4 (Methan)	16

Strukturformel

Summenformel

! In der **Strukturformel** sind alle Atome und die sie verknüpfenden Elektronenpaare (= Atombindungen) durch Striche markiert.
In der **Summenformel** werden die Atome eines Moleküls addiert und ihre Anzahl durch eine am Elementsymbol tief gesetzte Ziffer dokumentiert (z. B. NH_3, CH_4).

Aus der Strukturformel kann die Summenformel durch Abzählen der Atome leicht errechnet werden. Insbesondere bei organischen Molekülen ist es wichtig, dass man Strukturformeln aufschreiben und lesen kann. Die Beispiele zeigen je eine vollständige Strukturformel und daneben eine abgekürzte Schreibweise, in der sich Summen- und Strukturangaben mischen.

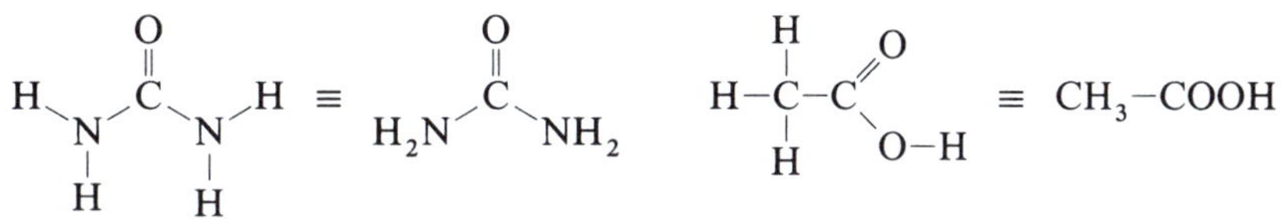

$$H_2N-CO-NH_2 \quad\quad CH_3-COOH$$

Harnstoff (CH_4N_2O)   Essigsäure ($C_2H_4O_2$)

Molekülmasse

Jedes Molekül hat eine definierte **Molekülmasse**, die sich durch Addition der bekannten Atommassen ergibt. Diese können dem Periodensystem (s. Abb. 2/1) entnommen werden. Man verwendet nicht die absoluten, sondern die relativen Massen (siehe Beispiele in Tab. 3/4). Die Masseneinheit „1" ist auch hier $\frac{1}{12}$ der Masse des Kohlenstoffnuclids $^{12}_{6}C$. Die Zahlenwerte sind als Verhältniszahlen dimensionslos (relative Molekülmasse). Das H_2-Molekül ist das leichteste Molekül. Moleküle mit Massen bis 2000 bezeichnet man als *niedermolekular*, mit Massen ab 5000 als *hochmolekular*. Hochmolekulare Biomoleküle sind z. B. Enzyme und Nucleinsäuren. Sehr große Nucleinsäure-Moleküle mit Massen von 10^6–10^7 findet man z. B. in den menschlichen Chromosomen.

Die relative Molekülmasse M_r ist dimensionslos. Sie wird häufig unkorrekt als Molekulargewicht bezeichnet. Die *molare Masse* M_m eines Stoffes gibt hingegen seine Masse pro Mol an und hat damit die Einheit g · mol^{-1} (g/mol). Die molare Masse wird vereinfacht auch als Molekülmasse oder nur als **Molmasse** bezeichnet. Ihr Zahlenwert stimmt bei einem gegebenen Molekül natürlich mit der relativen Molekülmasse M_r überein. Da dimensionslose Größen in einem Text zu Missverständnissen führen können, wird häufig die molare Masse

M_m (g/mol) verwendet. In der Biochemie findet man statt g/mol die Einheit „*Dalton (Da)*". Die Begriffe und Einheiten gehen in der Literatur etwas durcheinander. Man muss sich jeweils klar machen, wovon man spricht.

An dieser Stelle sei daran erinnert (s. Kap. 3.3.6), dass man auch bei Salzen mit der Stoffmenge n (mol) arbeitet, obwohl keine definierten Moleküle vorliegen, für die man eine Molekülmasse angeben könnte. Man greift auf die *Formelmasse* des Salzes zurück, die sich ausgehend z. B. von den Formeln $NaCl$, $MgCl_2$, $FeSO_4$ ergibt, und verwendet auch hier die Einheit g/mol.

3.4.3 Bindungslänge und Bindungsenergie

Bindungslänge

Durch die Atombindung werden zwei Atome in einem bestimmten Abstand zueinander gehalten, der sich genau bestimmen lässt – obwohl die Atome ständig Schwingungen um diesen mittleren Abstand ausführen. Den mittleren Abstand zwischen den Atomkernen bezeichnet man als **Bindungslänge**. Die Angabe erfolgt in nm oder pm (1 nm = 10^{-9} m; 1 pm = 10^{-12} m). Die Werte liegen zwischen 0,07 und 0,3 nm, das entspricht 70–300 pm. Sie lassen sich mit Hilfe der Röntgenstrukturanalyse kristalliner Festkörper und mit Hilfe von Schwingungsspektren bestimmen (s. Kap. 22).

Bindungsenergie

Will man ein Molekül durch Spaltung der Atombindungen in die Atome zerlegen, so muss man Energie aufwenden. Es ist genau der Beitrag, der bei der Bildung des Moleküls aus den Atomen frei wird. Die **Bindungsenergie** (genauer: Bindungsenthalpie ΔH, s. Kap. 6.6) lässt sich für jede einzelne Bindung in einem Molekül angeben, bei mehreren gleichartigen Bindungen nimmt man den Mittelwert. Als Richtgröße für die Bindungsenergie von Atombindungen kann der Wert *400 kJ/mol* (Kilojoule pro mol) dienen (Tab. 3/5).

Tab. 3/5 Beispiele für Bindungslängen und Bindungsenergien.

Molekül			Bindungslänge	Bindungsenergie
H_2	(Wasserstoff)	H–H	0,074 nm	436 kJ/mol
H_2O	(Wasser)	O–H	0,096 nm	463 kJ/mol
NH_3	(Ammoniak)	N–H	0,100 nm	391 kJ/mol
CH_4	(Methan)	C–H	0,107 nm	413 kJ/mol

3.4.4 Molekülorbitale

Die Ursachen für das Entstehen einer Atombindung sind zunächst wenig plausibel: Entsprechend der Theorie müssen sich Wolken negativer Ladung *(Orbitale)* durchdringen und dabei Anziehungskräfte entwickeln, obwohl jeder weiß, dass gleichsinnig geladene Systeme sich abstoßen. Sehen wir uns das Wasserstoffmolekül an: Die einfach besetzten $1s$-Atomorbitale, die sich bei Annäherung der Atome durchdringen (= *überlappen*), verlieren bei dieser Begegnung ihre ursprüngliche Form und verändern ihren Energiegehalt. Es bildet

Molekülorbital

sich etwas Neues, ein **Molekülorbital** (Abk. MO). Dies hat seine größte Elektronendichte im Raum zwischen den beiden Atomen. Es ist um die gedachte Bindungsachse der Atomkerne *rotationssymmetrisch*. Die Atome können sich um die Bindungsachse *frei drehen*. Man spricht in diesem Fall von einem σ-Molekülorbital (σ = Sigma) und bezeichnet die

σ-Bindung

Atombindung als σ-**Bindung** (Abb. 3/5). Bildlich gesprochen, binden sich die Atome über Elektronen aneinander, die ihnen gemeinsam gehören.

Interessant wird es, wenn man die Energieniveaus der Molekülorbitale mit denen der Atomorbitale vergleicht. Mit Hilfe quantenmechanischer Berechnungen hat man herausgefunden, dass aus zwei Atomorbitalen zwei Molekülorbitale entstehen (es gehen keine Orbitale verloren), von denen eines energieärmer, das andere energiereicher als die Atomorbitale ist (Abb. 3/6): Die beiden einzelnen Elektronen der $1s$-Atomorbitale besetzen jetzt *gemeinsam* das energieärmere σ-Molekülorbital, man spricht von dem *bindenden* MO, während das energiereichere σ^*-Molekülorbital (= *antibindendes* MO) frei bleibt. Jedes Molekülorbital kann von maximal zwei Elektronen besetzt werden. Aus dem Energiedia-

3.4 Atombindung

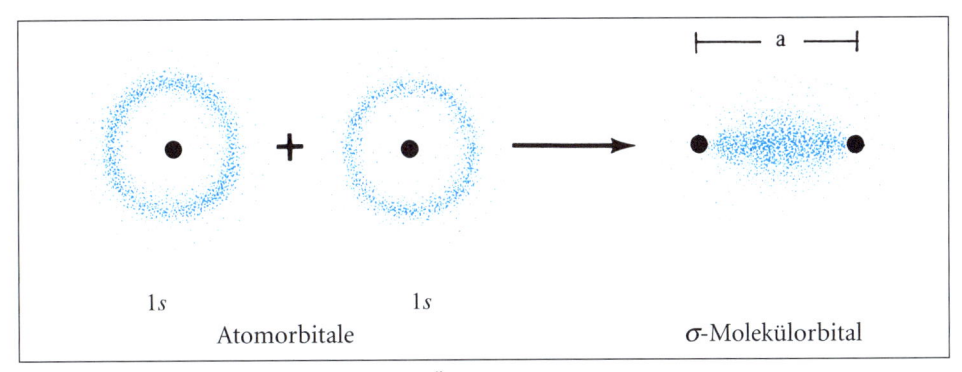

Abb. 3/5 Bildung einer σ-Bindung durch Überlappen von zwei 1s-Atomorbitalen zum σ-Molekülorbital im Wasserstoffmolekül (a = Bindungslänge).

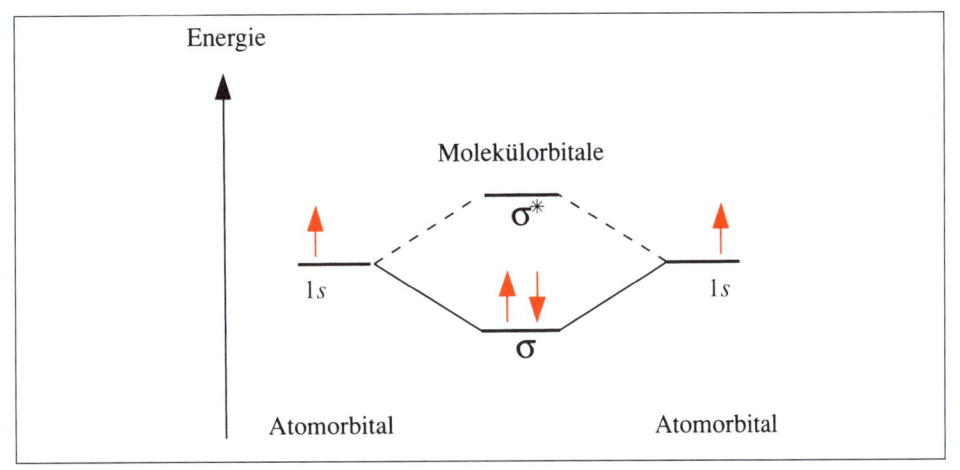

Abb. 3/6 Energiediagramm für die Bildung einer Atombindung beim Übergang von 1s-Atomorbitalen in die σ- und σ*-Molekülorbitale (H_2-Molekül).

gramm (Abb. 3/6) wird deutlich, dass beim Entstehen von Atombindungen tatsächlich Energie frei wird (Bindungsenergie). Verstehen kann man jetzt auch, dass doppelt besetzte Atomorbitale miteinander keine Atombindung eingehen können, weil die Elektronen bindende und antibindende Molekülorbitale besetzen müssten, denn kein Orbital kann mehr als zwei Elektronen aufnehmen.

3.4.5 Das Methan-Molekül

Der Kohlenstoff ist das Basiselement für das Leben auf der Erde. Alle Biomoleküle bauen auf ihm auf. Viele kohlenstoffhaltige Verbindungen entstehen in den chemischen Laboratorien. Die *Organische Chemie* (ab Kap. 11) bezeichnet man deshalb auch als *Chemie des Kohlenstoffs*. Wir wollen die Bindungen am Kohlenstoff schon hier verstehen lernen und greifen später darauf zurück.

Die Elektronenkonfiguration des Kohlenstoffatoms ($1s^2\ 2s^2\ 2p^2$) kennen Sie schon und wissen, dass Kohlenstoff *vierbindig* ist. Betrachtet man die Elektronenkonfiguration im Energiediagramm (Abb. 3/7), fällt auf, dass im *Grundzustand* nur zwei ungepaarte Elektronen vorhanden sind. Der Energieunterschied zwischen den 2s- und 2p-Orbitalen ist relativ klein, so kann unter dem Einfluss eines Bindungspartners durch Anheben eines 2s-Elektrons auf das freie 2p-Niveau ein *angeregter Zustand* entstehen. Die vier zunächst unterschiedlichen Atomorbitale ($2s^1\ 2p^3$) kombinieren sich zu vier *neuen, energetisch gleichwertigen* Orbitalen (Abb. 3/7). Diesen Vorgang nennt man *Hybridisierung*, es entstehen sp^3-**Hybridorbitale**. Das Kohlenstoffatom ist dann sp^3-hybridisiert. Überlappt jetzt jedes der einfach besetzten sp^3-Hybridorbitale des C-Atoms mit je einem einfach besetzten

Grundtypen der chemischen Bindung

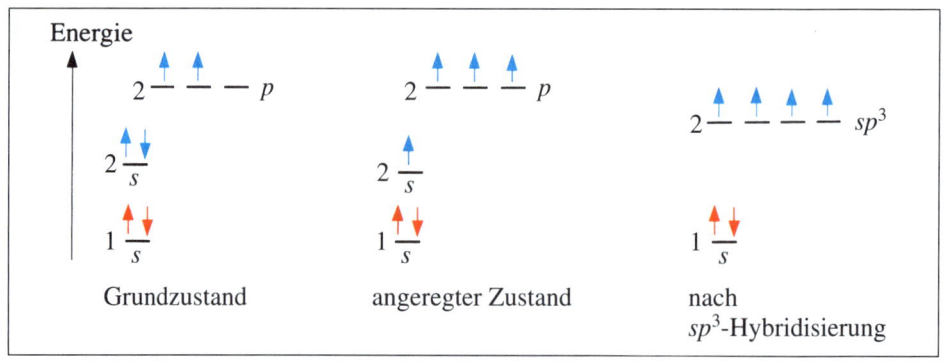

Abb. 3/7 Elektronenkonfiguration des Kohlenstoffatoms.

1s-Atomorbital eines H-Atoms, erhält man vier doppelt besetzte, bindende Molekülorbitale. Im Methan (CH$_4$) liegen vier gleichwertige σ-Bindungen vor.

Die Hybridisierung bestimmt die Raumstruktur des Methan-Moleküls. Die s-Atomorbitale sind kugelsymmetrisch. Die p-Atomorbitale stehen im rechten Winkel zueinander (s. Kap. 1.6.4). Die sp^3-Molekülorbitale weisen in die Ecken eines **Tetraeders** (Abb. 3/8). Typisch ist der Winkel zwischen zwei CH-Bindungen, der sog. *Bindungswinkel*, er beträgt beim Methan α = 109,5°. Die Tetraederform des Methans wird durch verschiedene Schreibweisen verdeutlicht (Abb. 3/8).

Tetraeder

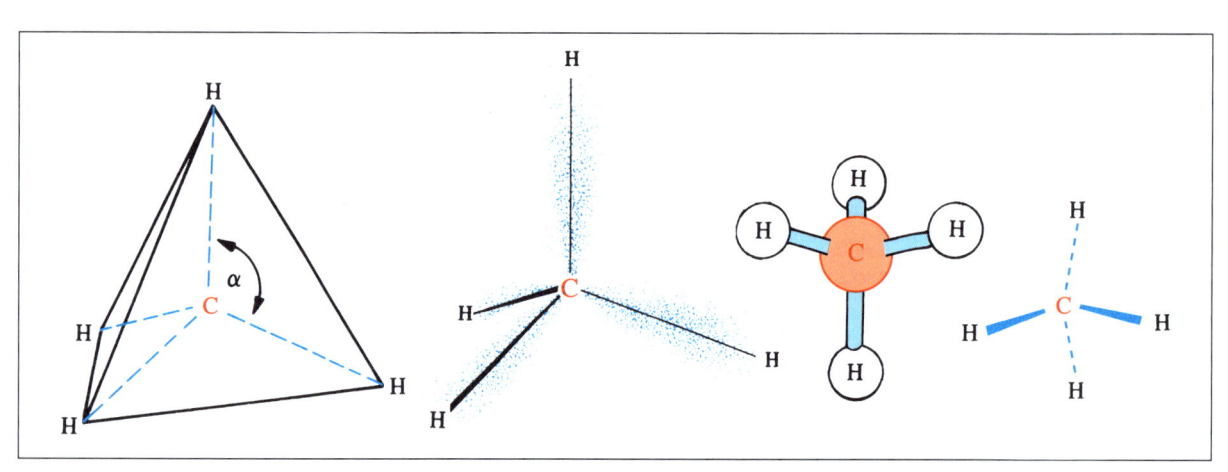

Abb. 3/8 Verschiedene Abbildungen des Methan-Moleküls, um den tetraedrischen Bau zu verdeutlichen.

3.4.6 C–C-Einfachbindungen

Die eigentliche Ursache für die Vielfalt der organischen Verbindungen liegt darin, dass Kohlenstoffatome nicht nur mit Atomen anderer Elemente Atombindungen eingehen können, sondern auch mit sich selbst. Die Atombindung zwischen zwei sp^3-hybridisierenden C-Atomen ist die gleiche wie die für Methan beschriebene: Es überlappen zwei einfach besetzte sp^3-Orbitale. Sie bilden eine σ-Bindung mit rotationssymmetrischer Verteilung der Elektronen um die gedachte Bindungsachse. Diese Verbindung heißt *Ethan*.

Ethan

Bei einer Verlängerung der C-Atom-Kette wiederholen sich die beschriebenen Vorgänge. Im geradkettigen *n-Pentan* z. B. sind fünf tetraedrische sp^3-Atome durch σ-Bindungen verknüpft. Betrachtet man die Raumstruktur des Moleküls, so erkennt man, dass die C-Atome eine *Zick-Zack-Kette* bilden.

n-Pentan

3.4.7 Mehrfachbindungen

Atome bestimmter Elemente sind in der Lage, untereinander mehr als eine Atombindung auszubilden, es entstehen **Doppel-** oder **Dreifachbindungen**. Kohlenstoffatome besitzen diese Fähigkeit. Die einfachsten Kohlenwasserstoffe mit einer Mehrfachbindung sind *Ethen* und *Ethin*.

Ethen   Ethin (= Acetylen)

Das C-Atom im angeregten Zustand kann auch eine sp^2-**Hybridisierung** eingehen. Dies bedeutet, dass sich das 2s-Atomorbital nur mit zwei 2p-Atomorbitalen vermischt und drei energetisch gleichwertige sp^2-Hybridorbitale entstehen, die je mit einem Elektron besetzt sind. Ein einfach besetztes *p*-Orbital bleibt unverändert (Abb. 3/9).

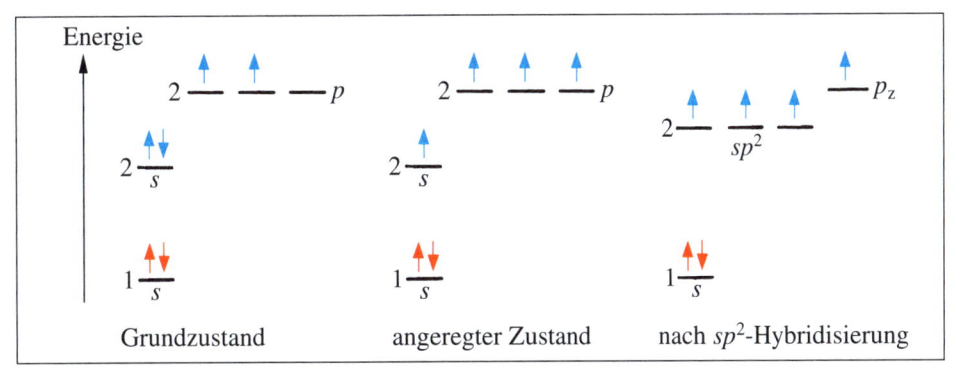

Abb. 3/9 Orbitalschema des C-Atoms vor und nach sp^2-Hybridisierung.

Die sp^2-Molekülorbitale ordnen sich so um das C-Atom, dass die Achsen in einer Ebene liegen und zueinander einen Winkel von 120° bilden. Im Ethen-Molekül entsteht zwischen den beiden C-Atomen eine σ-**Bindung**. Vier weitere σ-Bindungen richten sich auf die H-Atome. Übrig bleibt an jedem C-Atom das *p*-Orbital, das senkrecht zur Ebene der σ-Bindungen steht (Abb. 3/10). Beide sind einfach besetzt, überlappen miteinander und bilden ein doppelt besetztes, bindendes π-*Molekülorbital* aus. Es besitzt seine größte Elektronendichte oberhalb und unterhalb der Ebene der σ-Bindungen (Abb. 3/10).

Obwohl man zwei Orbitallappen sieht, handelt es sich nur um ein π-Molekülorbital, das mit zwei Elektronen vollständig besetzt ist. Die zweite Bindung zwischen den C-Atomen

3 Grundtypen der chemischen Bindung

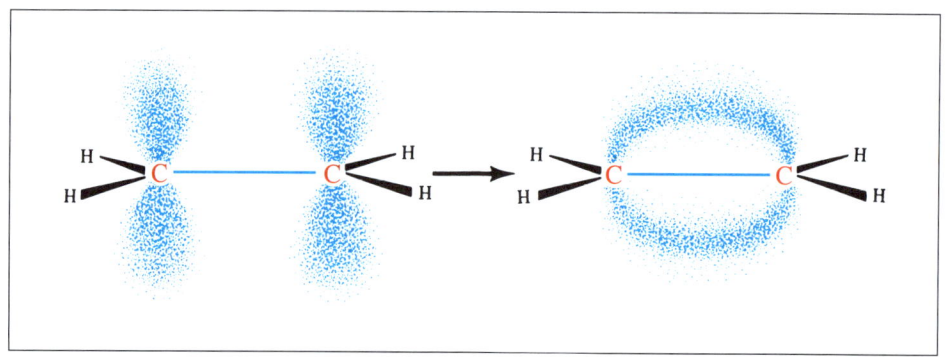

Abb. 3/10 Bildung des π-Molekülorbitals durch Überlappen der $2p_z$-Atomorbitale im Ethen (Ausbildung der π-Bindung).

π-Bindung wird als **π-Bindung** (sprich: Pi-Bindung) bezeichnet. Bei der C=C-Doppelbindung ist um die C–C-Bindungsachse *keine* freie Rotation mehr möglich, denn dazu müsste die π-Bindung vorübergehend gelöst werden, was ohne Energiezufuhr (Licht oder Wärme) nicht möglich ist.

Verglichen mit der C–C-Einfachbindung (Tab. 3/6) verkürzt sich der Bindungsabstand zwischen den C-Atomen einer C=C-Doppelbindung deutlich. Auch wächst die Bindungsenergie. Diese ist jedoch nicht doppelt so groß wie die der C–C-Einfachbindung, was bedeutet, dass die π-Bindung nicht so fest ist wie die σ-Bindung.

Tab. 3/6 Bindungsdaten für die C–C-Einfach- und -Doppelbindung.

Molekül	Hybridisierung der C-Atome	C–C-Bindungsenergie (kJ/mol)	C–C-Bindungsabstand
H₃C–CH₃	sp^3	369	0,154 nm
H₂C=CH₂	sp^2	683	0,133 nm

Die bei Raumtemperatur gasförmigen Elemente **Sauerstoff** (O_2) und **Stickstoff** (N_2) liegen molekular vor. Sie sind in der Atmosphäre im Verhältnis 1:4 enthalten.

Beim Stickstoff mit 5 Valenzelektronen erreicht man die Oktett-Struktur nur durch die Ausbildung einer Dreifachbindung.

Beim Sauerstoff würde man analog dazu eine Doppelbindung erwarten. Der Sauerstoff ist zwar in dieser Form *(Singulett-Sauerstoff)* existent, jedoch deutlich energiereicher als in einer Form mit einer Einfachbindung und zwei ungepaarten Elektronen *(Triplett-Sauerstoff)*. Der normale Luftsauerstoff reagiert als *Diradikal*, was seine Reaktionsfähigkeit erklärt, z. B. im Vergleich zum Stickstoff, der sehr reaktionsträge ist.

Sauerstoff kann durch elektrische Entladungen oder Bestrahlung mit UV-Licht in **Ozon** (O_3) umgewandelt werden. Das Ozon-Molekül ist *gewinkelt* gebaut und in sich *polarisiert*. Die negative Ladung verteilt sich unter Verschiebung eines Elektronenpaares auf beide endständigen O-Atome. Man bezeichnet dies als *Mesomerie* (s. Kap. 12.6.1).

$$3 O_2 \rightleftharpoons 2 O_3$$

Ozon — zwischen den beiden Ozonformen besteht *Mesomerie*

> **Was oben fehlt, macht unten krank**
>
> Ozon (O_3) entsteht unter Energiezufuhr aus Sauerstoff (O_2). Es hat eine starke keimtötende Wirkung und ist in höherer Konzentration für den Menschen giftig. 0,02 ppm Ozon sind in der Atmosphäre in der Nähe des Erdbodens immer vorhanden, in Smog-Situationen steigt der Anteil bis auf 0,5 ppm, reizt die Schleimhäute, verursacht Kopfschmerzen und erzeugt Schwindel.
>
> In den oberen Schichten (15–50 km) enthält die Atmosphäre bis zu 10 ppm Ozon, das dort unter Einwirkung von UV-Licht ($\lambda < 280$ nm) aus Sauerstoff entsteht. Die Ozonschicht hüllt die ganze Erde ein und hat eine Tiefe von mehreren Kilometern. Das Ozon wirkt wie ein Filter, denn es hält den vergleichsweise kurzwelligen Anteil des Sonnenlichts (UV-B-Strahlung, $\lambda = 280$–320 nm) zurück. Das Ozon zersetzt sich dabei wieder zu Sauerstoff. In der Stratosphäre stellt sich ein natürliches Ozon-Sauerstoff-Gleichgewicht ein. **Fluorchlorkohlenwasserstoffe** (FCKWs, s. Kap. 12.3.3), die 10 Jahre für den Weg vom Erdboden in die Stratosphäre benötigen, zerstören die Ozonschicht. Die aus den FCKWs freigesetzten Chloratome verwandeln Ozon rasch in Sauerstoff, die Ozonschicht verdünnt sich, es entsteht ein **Ozonloch**. Als Folge steigt der Anteil an UV-B-Strahlung, der bis zur Erdoberfläche vordringt, was zu einem erhöhten *Hautkrebs-Risiko* führt.

3.4.8 Die polarisierte Atombindung

Solange sich Atome gleicher Art an einer Atombindung beteiligen (z. B. in den Molekülen H_2, Cl_2 oder N_2), sind die Bindungselektronen *symmetrisch* im Raum zwischen und um diese Atome verteilt. Dies gilt auch, wenn sich Atome verschiedener Elemente verbinden, sofern sich die beiden Elemente nur wenig in ihrer *Elektronegativität* (s. Kap. 3.3.3) unterscheiden. Beispiele hierfür sind Kohlenstoff (EN 2,5) und Wasserstoff (EN 2,1).

Diese Symmetrie ändert sich jedoch dramatisch, wenn Bindungspartner, die sich *deutlich* in ihrer Elektronegativität unterscheiden, eine Atombindung eingehen. Bei den *Halogenwasserstoffen* z. B. zeigt sich, dass die elektronegativeren Halogenatome das bindende Elektronenpaar jeweils mehr oder weniger stark zu sich herüberziehen, die Atombindung ist **polarisiert**.

polarisierte Atombindung

Die *Richtung der Polarisierung* lässt sich durch Angabe von Partialladungen (δ^+, δ^-) an den jeweiligen Atomen verdeutlichen. Da die Elektronegativität in der 17. Gruppe vom Fluor zum Iod hin abnimmt (s. Kap. 3.3.3), vermindert sich die Polarisierung der Atombindung in den Halogenwasserstoffen vom HF zum HI hin (↦ = Dipolmoment).

$$\overset{\delta^+}{H} \rightarrowtail \overset{\delta^-}{F} \qquad \overset{\delta^+}{H} \rightarrowtail \overset{\delta^-}{Cl} \qquad \overset{\delta^+}{H} \rightarrowtail \overset{\delta^-}{Br} \qquad \overset{\delta^+}{H} \rightarrowtail \overset{\delta^-}{I}$$

Die Elektronegativität wird bei Elementen, die Atombindungen eingehen, zu einem Maß, wie weit ein Atom gegenüber einem anderen die Bindungselektronen zu sich herüberzieht. Man kann das Auftreten **polarisierter Atombindungen** auch so beschreiben, dass hier ein Übergang zwischen einer reinen Ionenbindung und einer reinen Atombindung vorliegt.

$$\text{Na}^\oplus \quad \text{Cl}^\ominus \qquad \overset{\delta^+}{\text{H}}\!\!-\!\!\overset{\delta^-}{\text{Cl}} \qquad \text{Cl}\!\!-\!\!\text{Cl}$$

Ionenbindung · polarisierte Atombindung · Atombindung

Im Kochsalz (NaCl) hat die Bindung zu 100% Ionencharakter, im Cl$_2$-Molekül beträgt dieser 0%. Beim Chlorwasserstoff liegt er mit ca. 20% dazwischen. In der Reihe HF zu HI nimmt der Ionencharakter der Atombindung ab.

Polarisierte Atombindungen zeigen auch die folgenden Gruppen, die für organische Moleküle typisch sind:

$$\overset{\delta^-}{\text{O}}\!\!-\!\!\overset{\delta^+}{\text{H}} \qquad \overset{\delta^-}{\text{N}}\!\!-\!\!\overset{\delta^+}{\text{H}} \qquad -\!\!\overset{\delta^+}{\text{C}}\!\!-\!\!\overset{\delta^-}{\text{N}}\!\! \qquad -\!\!\overset{\delta^+}{\text{C}}\!\!-\!\!\overset{\delta^-}{\text{O}} \qquad -\!\!\overset{\delta^+}{\text{C}}\!\!-\!\!\overset{\delta^-}{\text{Cl}}$$

Die Richtung der Polarisierung ergibt sich aus den Werten für die Elektronegativität der Elemente (s. Abb. 3/2). Die Polarisierung der N–H- oder C–N-Bindung ist schwächer als die der O–H- oder C–O-Bindung.

Der Grad der Polarisierung einzelner Atombindungen innerhalb eines Moleküls ist sowohl für die *physikalischen Eigenschaften* als auch für die *Reaktivität* gegenüber anderen Molekülen bedeutsam. Generell gilt: Gegensinnig polarisierte Atome zweier Moleküle ziehen sich an. Dies ist der Ausgangspunkt für verschiedene Wechselwirkungen. Um dies zu beschreiben, muss man bei wichtigen Atombindungen die Richtung der Polarisierung wissen.

3.4.9 Dipolmoleküle

> ❗ Ein Körper, bei dem die Schwerpunkte der negativen und der positiven Ladung nicht zusammenfallen, wird als **Dipol** bezeichnet.

Dipolmolekül

Ein Dipol richtet sich im homogenen elektrischen Feld entlang der Feldlinien aus. Bei Molekülen mit polarisierten Atombindungen kann eine asymmetrische Ladungsverteilung vorliegen. Typische **Dipolmoleküle** sind die oben erwähnten Halogenwasserstoffe.

Wasser (H$_2$O) ist ebenfalls ein *Dipolmolekül*. Dies hängt mit der Polarisierung der Atombindungen und mit der Raumstruktur des Moleküls zusammen. Das Sauerstoffatom hat die Elektronenkonfiguration $1s^2\,2s^2\,2p^4$. In seinen Verbindungen ist Sauerstoff zweibindig. Unter dem Einfluss der Bindungspartner erfolgt bei den *s*- und *p*-Orbitalen der 2. Schale eine *sp^3-Hybridisierung* (s. Kap. 3.4.5). Anders als beim Kohlenstoff werden zwei der *sp^3*-Molekülorbitale mit jeweils zwei eigenen Elektronen besetzt. Man nennt sie *einsame* bzw. *freie Elektronenpaare*. Die anderen beiden Orbitale bilden die Atombindungen zum Wasserstoff aus. Der Bindungswinkel beträgt etwa 105°. Die Abnahme gegenüber dem Tetraederwinkel (109°) erklärt sich aus dem erhöhten Platzanspruch der freien Elektronenpaare am O-Atom. Wasser ist somit ein **gewinkeltes Molekül** (Abb. 3/11).

gewinkeltes Molekül

Da die O–H-Bindung im Wasser polarisiert ist, verteilt sich die Ladung innerhalb des Moleküls unsymmetrisch. Das negative Ende (δ^-) des Dipols liegt zwischen den freien Elektronenpaaren am O-Atom, das positive Ende (δ^+) zwischen den beiden H-Atomen.

Im *Ammoniak* (NH$_3$) besitzt der dreibindige Stickstoff, der ebenfalls *sp^3*-hybridisiert ist, nur *ein* einsames Elektronenpaar. Ammoniak ist ebenfalls *gewinkelt* gebaut, das N-Atom steht in der Spitze einer *Pyramide*. Der Bindungswinkel weicht mit 107° nur wenig vom Tetraederwinkel ab. Durch die Polarisierung der Atombindung entsteht ein Dipolmolekül mit dem negativen Ende (δ^-) am freien Elektronenpaar des N-Atoms. Das positive Ende (δ^+) liegt zwischen den H-Atomen (Abb. 3/12). Beim Ammoniak selbst tritt die Besonder-

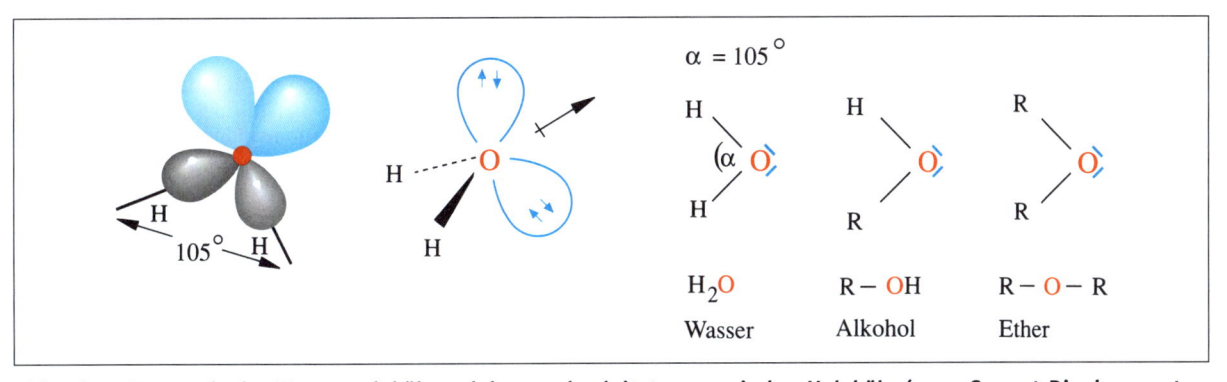

Abb. 3/11 Geometrie des Wassermoleküls und daraus abgeleiteter organischer Moleküle (↔ = Gesamt-Dipolmoment, R = organische Reste).

heit auf, dass der Stickstoff innerhalb der Pyramide mit hoher Frequenz von oben nach unten durchschwingt. Das Dipolmoment hebt sich im Mittel auf, wird aber wirksam, wenn Ammoniak sich mit seinem freien Elektronenpaar einem anderen Atom oder Kation nähert.

Die Polarisierung und der gewinkelte Bau am Sauerstoff- bzw. Stickstoffatom treten auch auf, wenn einzelne oder alle H-Atome durch organische Reste (R), z. B. Kohlenwasserstoffe, ersetzt sind. Vom Wasser leiten sich **Alkohole** und **Ether** ab, vom Ammoniak **Amine** (s. Abb. 3/11 und 3/12). Sie werden als typische organische Moleküle in Kapitel 13 besprochen.

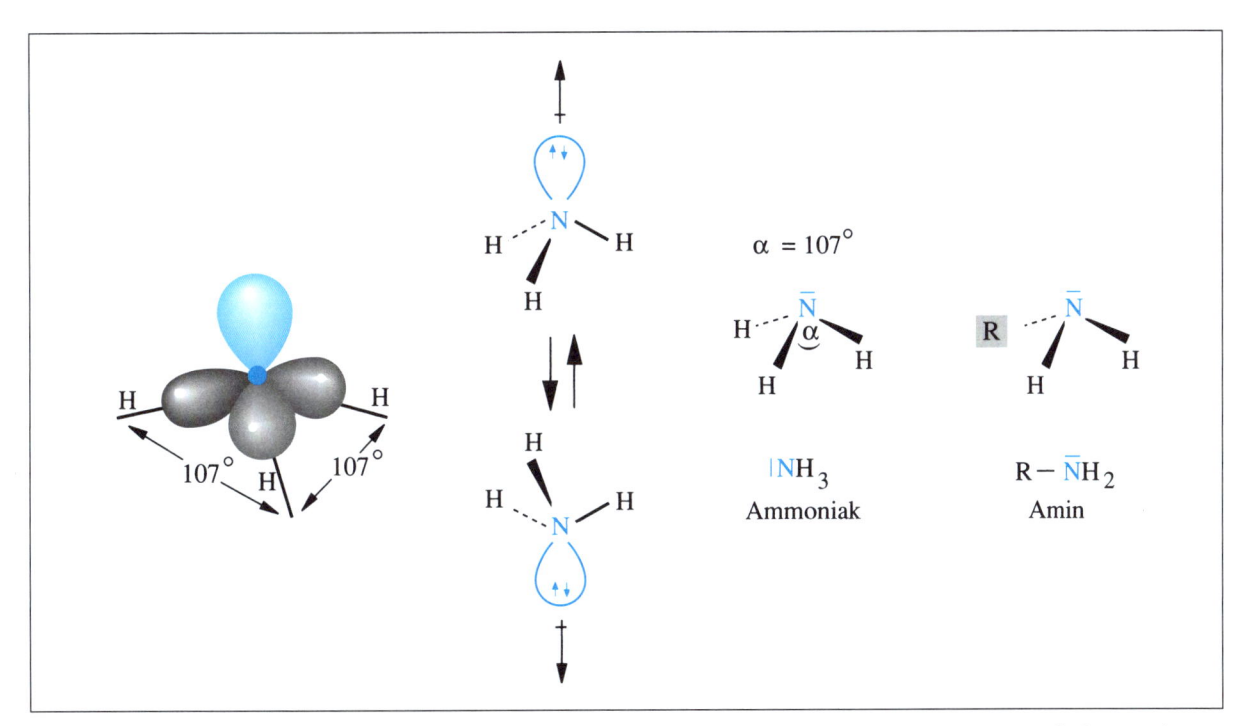

Abb. 3/12 Geometrie des Ammoniakmoleküls und eines Amins (↔ = Gesamt-Dipolmoment, R = organischer Rest).

3 Grundtypen der chemischen Bindung

Aufgaben

1. Erklären Sie folgende Bezeichnungen und Begriffe: Oktettregel – metallische Bindung – Ionenbindung – Atombindung – kovalente Bindung – Edelgaskonfiguration – Metall – Nichtmetall – Legierung – Kation – Anion – Elektronenaffinität – Ionisierungsenergie – Elektronegativität – Salz – Ionengitter – gemeinsames/freies Elektronenpaar – Bindigkeit – Summenformel – Strukturformel – Molekül – Molekülmasse – Bindungslänge – Bindungsenergie – Molekülorbital – σ-Bindung – π-Bindung – Tetraeder – polarisierte Atombindung – Dipolmolekül – gewinkeltes Molekül – Valenzelektronen.
2. Nennen Sie drei typische Eigenschaften eines *Metalls*!
3. Gibt es im *Periodensystem* mehr Metalle oder mehr Nichtmetalle? Wo im Periodensystem haben die *Metalle*, wo die *Nichtmetalle* ihren Platz?
4. Was ist eine *Legierung*? Nennen Sie ein Beispiel!
5. Wenn aus einem Atom ein Ion entsteht, was bleibt *gleich*, was *ändert* sich?
6. Wie ändert sich die *Elektronegativität* der Elemente in der 2. Periode und in der 17. Gruppe?
7. Geben Sie bei folgenden Beispielen an, ob der *Ionenradius* größer oder kleiner ist als der *Atomradius*: $Na/Na^{\oplus}$, $Cl/Cl^{\ominus}$, $Mg/Mg^{2\oplus}$ und $I/I^{\ominus}$!
8. Ist die Ionenbindung gerichtet?
9. Was sind *Salze*? Welche typischen Eigenschaften haben sie?
10. Geben Sie die *Formeln* an für: Ammoniumchlorid, Calciumfluorid, Eisen(II)-sulfat und Natriumcarbonat!
11. Welche Synonyma gibt es für die Bezeichnung *Atombindung*?
12. Geben Sie die *Bindigkeit* für Kohlenstoff, Wasserstoff, Stickstoff und Sauerstoff an!
13. Geben Sie die *Summenformel* und die *Strukturformel* für Wasser an! Markieren Sie den *Bindungswinkel* und die *freien Elektronenpaare*!
14. Warum ist das Wassermolekül *gewinkelt* gebaut?
15. Welche *Molekülmasse* hat eine Verbindung mit der Summenformel CH_4N_2O?
16. *Hydrazin* hat die Summenformel N_2H_4. Geben Sie die *Strukturformel* an!
17. Erläutern Sie am H_2-Molekül die Begriffe *bindendes* und *antibindendes Molekülorbital*, *Bindungslänge* und *Bindungsenergie*!
18. Welches sind die äußeren Kennzeichen der sp^3-*Hybridisierung* des Kohlenstoffs im Methan-Molekül?
19. Nennen Sie die *Unterschiede* zwischen einer *C–C-Einfachbindung* und einer *C=C-Doppelbindung*!
20. Welche der folgenden Verbindungen sind *ionisch*, welche *kovalent* aufgebaut: NaI, H_2S, $FeCl_3$, CH_3NH_2, CCl_4?
21. Welche der folgenden Moleküle haben ein *Dipolmoment*: I_2, HCl, $NaCl$, CH_3OH, CH_3NH_2, CH_4, H_2O, CO_2?
22. Wie entwickelt sich die Polarisierung der Atombindung in der Reihe der Halogenwasserstoffe?
23. Wie viele freie Elektronenpaare besitzen
    a) das C-Atom im Methan
    b) das C-Atom im Kohlenmonoxid
    c) die N-Atome im Stickstoffmolekül?
24. Geben Sie die genauen Bindungsverhältnisse für das Narkosemittel Lachgas (N_2O) und den Neurotransmitter Stickstoffmonoxid (NO) an! Welches der beiden Moleküle enthält ein ungepaartes Elektron?
25. Was versteht man bei einem gesättigten Kohlenwasserstoff (z. B. n-Pentan) unter einer Zick-Zack-Kette?

4 Erscheinungsformen der Materie

4.1 Aggregatzustände

Aggregatzustand

Luft, Wasser und Erde stehen für das Leben auf unserem Planeten zur Verfügung. Unter den herrschenden Druck- und Temperaturverhältnissen weisen sie uns auf die drei *Erscheinungsformen* (**Aggregatzustände**) der Materie hin: **gasförmig, flüssig** und **fest**. Die üblichen Abkürzungen g *(gaseous)*, l *(liquid)* und s *(solid)* stammen aus der englischen Sprache.

In welchem *Aggregatzustand* sich ein Stoff bei einem bestimmten Druck und einer bestimmten Temperatur befindet, hängt einerseits von den Kräften ab, mit denen sich Atome oder Moleküle anziehen. Andererseits kommt es auch auf die *Bewegungsenergie* (kinetische Energie) der Teilchen an. Je größer diese ist, desto mehr Bewegungsspielraum beanspruchen die Teilchen und rücken dabei auseinander. Liegt ein Stoff als **Gas** vor, besitzen die Teilchen eine hohe *kinetische Energie* (E_{kin}), sie bewegen sich frei in alle Richtungen des Raumes. Bei **Flüssigkeiten** ist E_{kin} geringer, die Beweglichkeit der Teilchen ist eingeschränkt. Bei **Feststoffen** nimmt die Energie weiter ab und die Beweglichkeit der Teilchen ist auf Schwingungen gegeneinander begrenzt. Die Ordnung wächst von den Gasen über die Flüssigkeiten zu den Feststoffen (Abb. 4/1). *Feststoffe* befinden sich im *Zustand höchster Ordnung*, in dem die Teilchen z.B. Kristallgitter ausbilden können.

Nehmen Sie als Bild die Besucher eines Konzerts, die während der Aufführung auf ihren Plätzen sitzen, sich wenig bewegen und allenfalls mit den Nachbarn Kontakt haben. In der Pause begeben sich die Besucher ins Foyer, es setzt mehr Bewegung ein, es ist mehr Platz da und es sind mit vielen anderen Besuchern Begegnungen möglich. Am Ende streben die Besucher aus der Konzerthalle, verteilen sich im Stadtgebiet und haben keinen Kontakt mehr untereinander.

Phasenumwandlung

Von den meisten Stoffen sind alle drei Aggregatzustände bekannt. Bei welcher Temperatur die Änderung des Aggregatzustandes (auch *Phasenwechsel* oder **Phasenumwandlung** genannt) eintritt, ist von Stoff zu Stoff verschieden und wird zur Beschreibung der Eigenschaften eines Stoffes herangezogen (s. Kap. 4.5).

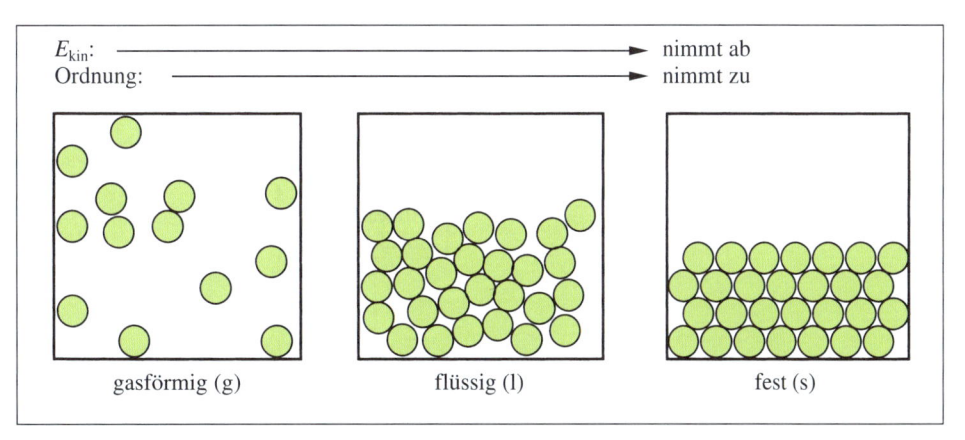

Abb. 4/1 Kinetische Energie und Ordnung bei den drei Aggregatzuständen.

4.2 Gase

4.2.1 Druck und Druckmessung

Druck

Einige wenige Elemente, z. B. Wasserstoff (H_2), Sauerstoff (O_2) und Stickstoff (N_2), aber auch die Edelgase, sind bei Raumtemperatur (25 °C = 298 K) gasförmig. Im *idealen* Fall können sich die einzelnen Moleküle oder Atome eines Gases im Raum ungehindert ausbreiten, ohne Anziehungskräfte aufeinander auszuüben. Hat der Raum Wände, so bestimmen diese das *Volumen* des Gases. Die Teilchen führen in dem zur Verfügung stehenden Raum schnelle Bewegungen aus und stoßen dabei aneinander oder auf die Gefäßwand (elastische Stöße). Daraus resultiert ein **Druck** *(p)* auf die Gefäßwand. Das Quadrat der *mittleren Geschwindigkeit v* der Gasmoleküle ist proportional zur *Temperatur* (*T*, in Kelvin) und umgekehrt proportional zur *Masse m* der Teilchen:

$$v^2 \sim \frac{T}{m}$$

Mit zunehmender Temperatur wächst die Geschwindigkeit (*v*) der Teilchen, da die kinetische Energie größer wird. Entsprechend wächst der Druck eines Gases.

Der *Druck (p)* kann mit einem *Manometer* gemessen werden. Ein **Quecksilber-Manometer** z. B. besteht aus einem Vorratsgefäß mit Quecksilber (Hg), das bei Raumtemperatur flüssig ist. In das Vorratsgefäß taucht ein Steigrohr, das teilweise mit Quecksilber gefüllt und in seinem oberen, geschlossenen Teil evakuiert ist. Lastet der äußere Luftdruck auf der Oberfläche des Quecksilbers, so treibt dieser das Quecksilber im Steigrohr in die Höhe und kann in der Einheit mm Hg auf einer Skala am Steigrohr abgelesen werden (Abb. 4/2). Der bei 0 °C und in Höhe des Meeresspiegels (Normalnull) gemessene Druck ist der sog. **Normaldruck**

Normaldruck, der einer Atmosphäre (atm) entspricht. Die SI-Einheit für den Druck ist Pascal: 10^5 Pa = 10^3 hPa = 1 bar.

760 mmHg = 760 Torr = 1 atm = 1,013 bar = 1013 Hektopascal (hPa)

Würde man anstelle von Quecksilber Wasser in einem Manometer verwenden, würde die Wassersäule bei Normaldruck auf etwa 10 m hochsteigen, weil Wasser wegen der im Vergleich zu Quecksilber viel geringeren Dichte (1 g/cm³ gegenüber 13,6 g/cm³) keinen so starken Gegendruck aufbaut.

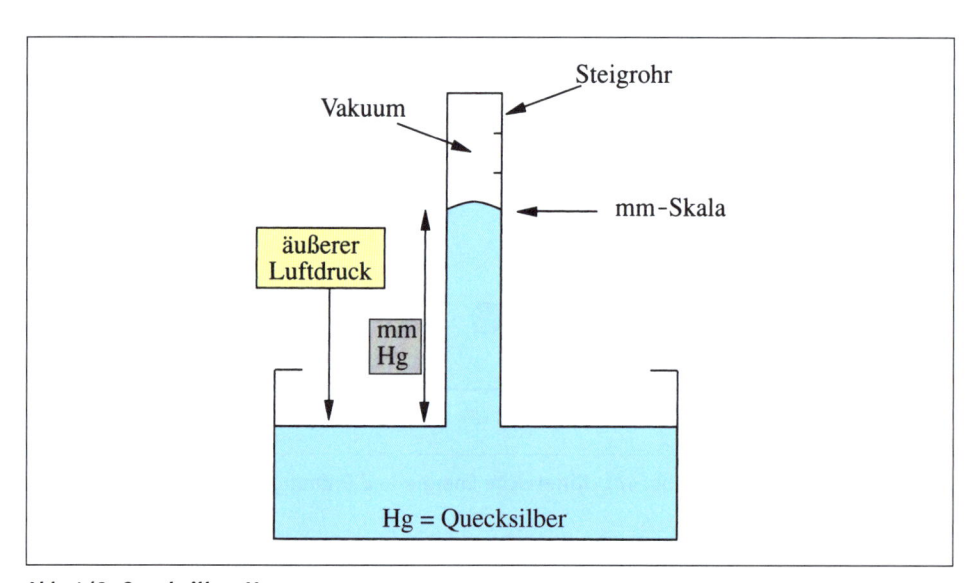

Abb. 4/2 Quecksilber-Manometer.

Dies veranschaulicht, dass auf 1 cm² Körperoberfläche ein Luftdruck lastet, der dem Gewicht von 1 L Wasser entspricht. Um diesem Druck standzuhalten, baut eine lebende Zelle einen entsprechenden *Gegendruck* (Turgor) im Inneren auf. Bringt man Zellen in ein Vakuum, so platzen sie.

Quecksilber wird in Manometern und Thermometern häufig verwendet, weil es eine hohe Dichte und einen großen, konstanten Ausdehnungskoeffizienten zwischen −10 °C und +110 °C besitzt. Es ist im Bereich −39 °C bis +357 °C flüssig, liegt also bei den normalen Temperaturen auf der Erde als Flüssigkeit vor. Nachteilig ist seine hohe *Toxizität*. In 1 m³ Zimmerluft können 12–15 mg Hg als Dampf enthalten sein und eingeatmet werden. Aus Instrumenten ausgelaufenes Quecksilber, das sich gern in Form kleiner Tröpfchen verteilt und in Ritzen festsetzt, muss unbedingt mit *Schwefel* oder *Zinkstaub* gebunden werden, um Vergiftungen zu vermeiden.

4.2.2 Gasgesetze

ideales Gas

Das Verhalten von Gasen wird durch die *Gasgesetze* beschrieben. Hierbei geht man vom Modellsystem eines *idealen Gases* aus, für das man annimmt, dass die Atome oder Moleküle *kein* Eigenvolumen haben und *keine* Wechselwirkungen untereinander zeigen. Es gibt in Wirklichkeit kein Gas, das die Bedingungen eines idealen Gases erfüllt. Trotzdem lassen sich die einfachen Gasgesetze in erster Näherung auch auf Gase wie Stickstoff oder Sauerstoff anwenden. Die Beschreibung durch die Gasgesetze ist umso genauer, je höher man die Temperatur und je kleiner man den Druck wählt.

Das **allgemeine Gasgesetz** für ideale Gase lautet:

allgemeines Gasgesetz

$$p \cdot V = n \cdot R \cdot T$$

p = Druck (in Pa = Nm⁻²), V = Volumen (in m³), n = Stoffmenge (in mol),
R = allgemeine Gaskonstante (8,31 Jmol⁻¹K⁻¹), T = Temperatur (in K)

absoluter Nullpunkt

Die allgemeine Gaskonstante R besitzt für alle idealen Gase den gleichen Wert, der sich experimentell bestimmen lässt. Für die Temperatur verwendet man nicht °C (Celsius), sondern eine *absolute Temperaturskala* in K (Kelvin). Der **absolute Nullpunkt** (0 K) entspricht −273,15 °C. Trägt man in einem Diagramm bei gleich bleibendem Druck das gemessene Volumen einer bestimmten Gasmenge gegen die Temperatur auf, dann erhält man eine Gerade. Im Diagramm (Abb. 4/3) ist dies für die Drücke p_1, p_2 und p_3 gezeigt. Verlängert (extrapoliert) man die Geraden in Richtung tieferer Temperatur, dann schneiden sie die

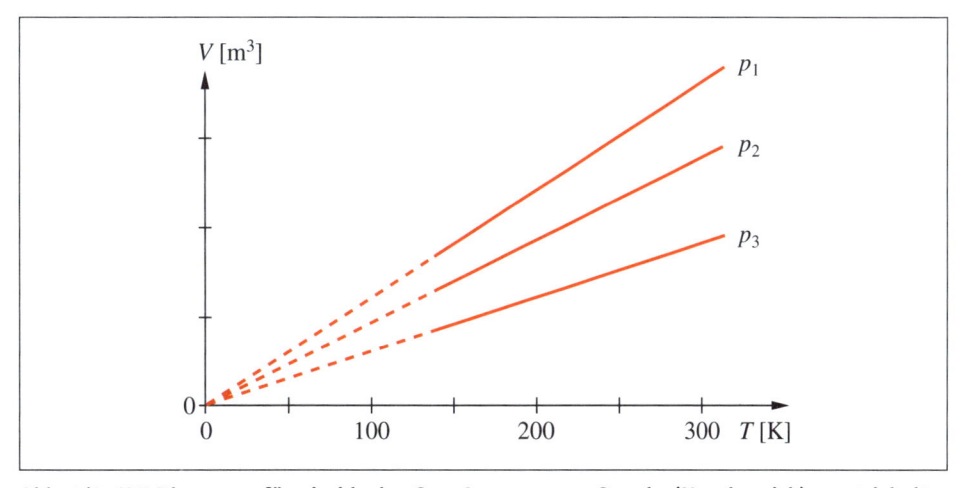

Abb. 4/3 *V,T*-Diagramm für ein ideales Gas. Ausgezogene Gerade (Messbereich), gestrichelte Gerade (Extrapolation), $p_1 > p_2 > p_3$.

4 Erscheinungsformen der Materie

Abszisse ($V = 0$ m^3) bei 0 K. Es gibt keine tiefere Temperatur. Das ideale Gas dürfte bei 0 K kein Volumen mehr besitzen, was experimentell nicht zu realisieren ist.

Molvolumen

Möchte man wissen, welchem Volumen 1 mol ($n = 1$) eines idealen Gases unter *Normalbedingungen* (0 °C, 1,013 bar) entspricht, so lässt sich mit dem allgemeinen Gasgesetz der Wert von 0,0224 m^3 (= 22,4 L) errechnen. Dieses Molvolumen ist das Volumen, das $6 \cdot 10^{23}$ Atome oder Moleküle eines idealen Gases unter Normalbedingungen einnehmen.

4.3 Flüssigkeiten

Beim Abkühlen eines Gases nimmt die kinetische Energie E_{kin} der Teilchen ab: Die Teilchen nähern sich unter dem Einfluss intermolekularer Anziehungskräfte einander immer mehr. Schließlich bildet sich eine *Flüssigkeit* (Phasenwechsel). Dadurch verringern sich Beweglichkeit und Abstand der Teilchen. Flüssigkeiten nehmen ein festes Volumen ein, haben jedoch keine feste Form.

Durch Gravitationskräfte werden sie nach unten (zur Erde hin) gezogen und breiten sich auf festen Unterlagen aus. Flüssigkeiten haben eine gekrümmte Oberfläche. Zur Erklärung muss man wissen, dass Teilchen – auch wenn sie keine chemische Bindung untereinander ausbilden – sich anziehen. Man spricht von *Van-der-Waals*-Kräften, die weniger als 4 kJ/mol ausmachen. Sie wirken umso stärker, je größer oder leichter polarisierbar die Atome oder Moleküle sind. Während ein Teilchen im Inneren einer Flüssigkeit von den Teilchen in der Umgebung von allen Seiten gleich stark angezogen wird, wirkt auf Teilchen an der Oberfläche nur eine Anziehung zur Flüssigkeit hin (Abb. 4/4). Die sog. **Oberflächenspannung** ist ein Maß für die nach innen gerichteten Kräfte an der Oberfläche einer Flüssigkeit. Diese Kräfte bewirken, dass eine Flüssigkeit die Tendenz hat, auf einer festen Unterlage eine möglichst kleine Oberfläche auszubilden. Flüssigkeitstropfen nehmen deshalb eine kugelförmige Gestalt an.

Oberflächenspannung

Bei welcher Temperatur ein Element oder eine Verbindung flüssig ist, hängt u. a. von den Anziehungskräften der Atome oder Moleküle untereinander und von der *Masse* der Teilchen ab. Es gibt z. B. nur drei Elemente, die bei 30 °C flüssig sind: Quecksilber (Hg), Brom (Br) und Gallium (Ga). Quecksilber und Gallium finden wegen ihres großen Flüssigkeitsbereichs in Thermometern Verwendung.

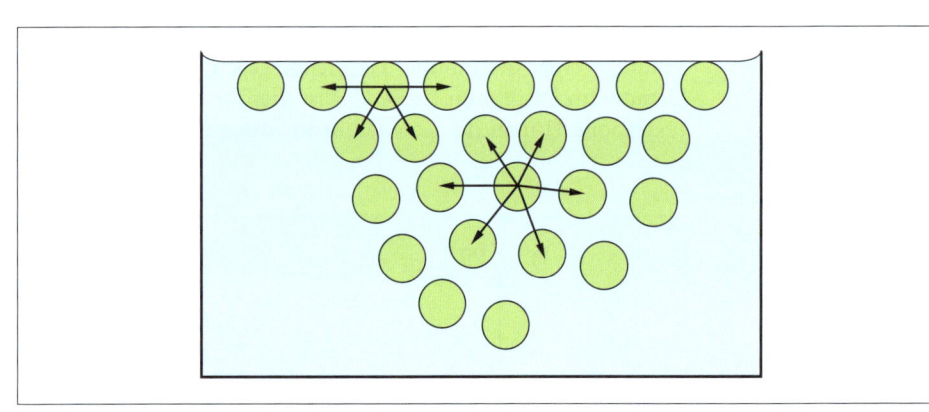

Abb. 4/4 Schematische Darstellung der intermolekularen Anziehungskräfte im Inneren und an der Oberfläche einer Flüssigkeit.

4.4 Feststoffe

Sind die anziehenden Kräfte zwischen den Teilchen (Atome, Ionen oder Moleküle) so groß geworden, dass sie keine freie Beweglichkeit mehr besitzen, bilden die Teilchen geordnete Verbände (Kristalle). Die Stoffe verdichten sich und werden **fest**, d. h., *Form* und *Volumen* sind definiert. An ihrem Platz fixiert, haben die Teilchen nur noch eine geringe kinetische

4.4 Feststoffe

Energie, können jedoch gegeneinander schwingen und um sich selbst rotieren. Erst am absoluten Nullpunkt (0 K) hört jede Bewegung auf, die Materie ist erstarrt.

kristallin In einem *kristallinen Feststoff* sind die am Aufbau beteiligten Teilchen in einem sich wiederholenden, dreidimensionalen Muster, dem **Kristallgitter**, angeordnet. In Abhängigkeit von der Größe und Ladung der beteiligten Teilchen können Kristallgitter verschieden aussehen. Die Teilchen versuchen, unter den jeweils gegebenen Bedingungen die energetisch günstigste Raumordnung einzunehmen. Der innere Aufbau eines Kristalls spiegelt sich in der äußerlich sichtbaren *Kristallform* (z. B. kubisch, hexagonal, oktaedrisch, monoklin) wider. Die Lage der Teilchen im Kristall lässt sich mit Hilfe der Beugung von Röntgenstrahlen am Kristallgitter ermitteln. Mit verfeinerten Methoden können sogar die einzelnen Atome eines Moleküls und damit die Molekülstruktur insgesamt sichtbar gemacht werden (*Röntgenstrukturanalyse*, s. Kap. 22.6).

Die meisten Elemente, insbesondere die Metalle (mit Ausnahme des Quecksilbers), sind bei Raumtemperatur Feststoffe. Manche bilden beim Kristallisieren unter bestimmten Bedingungen unterschiedliche Kristallstrukturen aus. Man sagt dann, dass ein Element in ver-
Modifikationen schiedenen **Modifikationen** existiert, die sich in Aussehen und Eigenschaften unterscheiden. **Zinn** (Sn) z. B. geht bei 13,2 °C von der weißen in die graue Modifikation über, dabei zerfällt der ursprüngliche Metallverband in feine Kristalle. Dies macht sich in unterkühlten Kirchen u. U. sehr unangenehm bemerkbar, da Orgelpfeifen aus Zinn bestehen. Der reaktionsfähige weiße **Phosphor** (P) wandelt sich beim Erhitzen auf 250 °C in den roten Phosphor um, der weniger reaktionsfähig, aber auch weniger giftig ist.

Kristalline Feststoffe sind ein Merkmal der *unbelebten Natur*. Viele organische Moleküle, die in der belebten Natur eine Rolle spielen, kristallisieren erst unter geeigneten Bedingungen im Labor. Selbst Biopolymere, wie *DNA*, *Enzyme* oder *Proteine*, ja sogar *Viren*, können kristallisiert werden.

amorph Neben den kristallinen kennt man **amorphe Feststoffe**. Bei ihnen besitzen die Teilchen keine durchgehend regelmäßige Anordnung, demgemäß fehlt auch die regelmäßige äußere Form. Beispiele sind: Aktivkohle, Puder, Heilerde. Schwieriger einzuordnen sind *Glas*, *Leim* und einige *Kunststoffe*, die ebenfalls amorph sind. Man bezeichnet sie auch als erstarrte Flüssigkeiten (*unterkühlte Schmelzen*).

Kohlenstoff ist strukturbegabt

Besonders aufschlussreich sind die *Modifikationen des Kohlenstoffs*: farbloser **Diamant**, den große Härte und hohe Lichtbrechung auszeichnen, und schwarzer **Graphit**, der weich und undurchsichtig ist. Im *Diamant* liegt der Kohlenstoff sp^3-hybridisiert vor (s. Kap. 3.4.5), im Kristall ist jedes C-Atom tetraedrisch von vier anderen C-Atomen umgeben und die Kristallform ist häufig oktaedrisch. Beim Erhitzen unter Luftausschluss zerfällt er zu Graphit. Der Kohlenstoff im *Graphit* ist sp^2-hybridisiert und kristallisiert hexagonal in Schichten. Die Elektronen der p_z-Orbitale (s. Kap. 3.4.7) sind in den Schichten delokalisiert, d. h., Graphit leitet den elektrischen Strom in Richtung der Schichten, aber nicht senkrecht dazu (*Anisotropie*). Bei 1400 °C und hohem Druck (5 GPa) lässt sich Graphit in Diamant umwandeln.

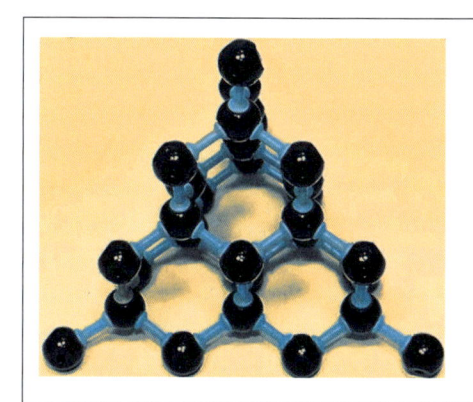

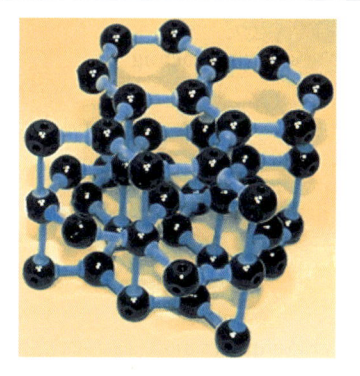

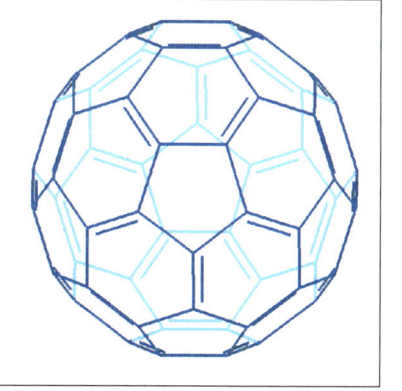

Abb. 4/5 Darstellung der verschiedenen Modifikationen des Kohlenstoffs (von links: Diamant, Graphit, C_{60}-Fulleren).

4 Erscheinungsformen der Materie

Erst seit 1985 sind weitere Modifikationen des Kohlenstoffs bekannt, die **Fullerene.** Das dunkelbraune, kristallisierbare C_{60}-Fulleren, das wie ein Fußball aussieht, löst sich mit weinroter Farbe in organischen Lösungsmitteln. Es besteht aus 60 sp^2-hybridisierten C-Atomen, die Fünf- und Sechsringe bilden. Das C_{60}-Fulleren, das sich z. B. aus Graphit im Lichtbogen gewinnen lässt, ist nur ein Beispiel für zahlreiche andere Käfigmoleküle (C_{70}, C_{76}, C_{78}, C_{82} usw.). Außerdem können sich aus den Kohlenstoffnetzen *Nanoröhren* (Durchmesser 1–2 nm) bilden, die interessante mechanische und elektrische Eigenschaften haben und durch die z. B. Gene in eine Zelle eingeschleust werden können.

Allein durch seine Modifikationen zeigt der Kohlenstoff, dass er *strukturbegabt* ist und einen besonderen Bezug zum Licht hat (Farbe, Lichtbrechung). In den tieferen Erdschichten wird er in das härteste irdische Material, den Diamant, verwandelt, während er weiter oben als Graphit und Kohle (amorph) in Erscheinung tritt. In seinen physikalischen Eigenschaften pendelt er zwischen Extremen, die sich in seinen chemischen Eigenschaften, in der Affinität zum Wasserstoff (**Methan,** vollständig reduziert) und Sauerstoff (**Kohlendioxid,** vollständig oxidiert) widerspiegeln. Zwischen diesen Grenzen liegt die Vielfalt der Organischen Chemie (ab Kap. 11) entsprechend der Vielfalt der Fullerene auf der Elementebene.

Tab. 4/1 Vergleich der verschiedenen Modifikationen des Kohlenstoffs.

Modifikation	Eigenschaften	Verwendung
Diamant	sehr hart, farblos, stark lichtbrechend, nicht leitfähig	Bohrer, Schleifmittel, Achslager, Schmuck
Graphit	sehr weich, schwarz, undurchsichtig, leitfähig	Schmiermittel, Elektroden, Bleistiftminen
Fullerene	Käfigmoleküle, Nanoröhren, farbig, löslich, reaktiv, leitfähig	Synthese von Arzneistoffen, Mikrochip-Technik, Wasserstoffspeicher

4.5 Phasenumwandlungen

Schmelzpunkt
Siedepunkt

Viele Stoffe gehen bei *Änderung der Temperatur* und/oder *des Drucks* in einen anderen Aggregatzustand (eine andere Phase) über: z. B. von fest nach flüssig oder von flüssig in gasförmig und umgekehrt (Abb. 4/6). Die Kenngrößen für die **Phasenumwandlung** sind der *Schmelzpunkt* (Übergang fest → flüssig) und der *Siedepunkt* (Übergang flüssig → gasförmig). Die zugehörigen Temperaturen sind bei vorgegebenem Druck für einen Stoff charakteristisch, umgekehrt kann man einen Stoff mit Hilfe von Schmelz- und Siedepunkt identifizieren. Die Kenngrößen verändern sich, wenn ein Stoff sich beim Erhitzen zersetzt oder wenn er durch andere, beigemengte Stoffe verunreinigt ist. Schmelz- und Siedepunkt sind also **Reinheitskriterien** für einen gegebenen Stoff. Abweichungen vom Sollwert, der in Tabellenwerken für bekannte Stoffe nachgeschlagen werden kann, deuten auf Verunreinigungen hin.

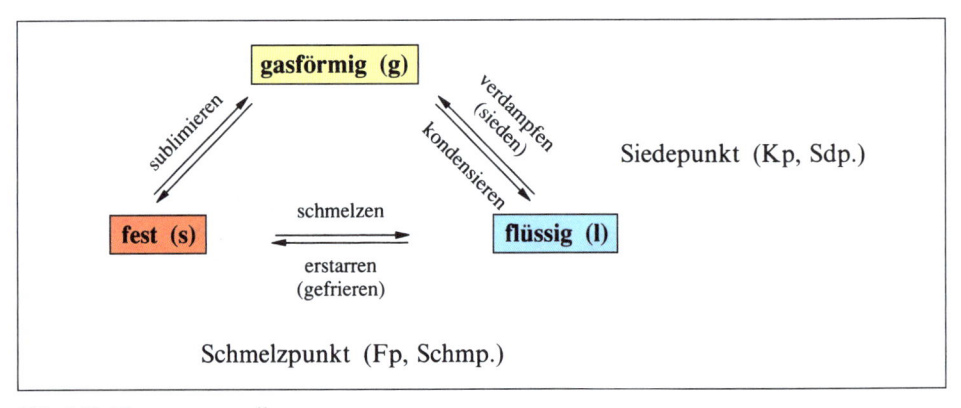

Abb. 4/6 Phasenumwandlungen.

4.5 Phasenumwandlungen

Schmelz- und Verdampfungswärme

Beim Schmelzen bzw. Verdampfen einer Substanz muss Energie zugeführt werden, um die Phasenumwandlung zu vollziehen. Man spricht von **Schmelz-** bzw. **Verdampfungswärme** (in kJ/mol), die der Umgebung entzogen wird. Umgekehrt verläuft das Erstarren bzw. die Kondensation eines Stoffes unter Abgabe entsprechender Wärmebeträge an die Umgebung. Aufzuwendende Energiebeträge erhalten ein positives Vorzeichen *(= endotherm)*, frei werdende Wärme ein negatives *(= exotherm)*.

Während einer Phasenumwandlung bleibt die Temperatur des Systems trotz Wärmezufuhr bzw. Wärmeabgabe so lange *konstant*, bis sämtliche Teilchen des Systems in derselben Phase vorliegen. Zugeführte Wärme dient dazu, die Teilchen aus dem Kristallgitter loszulösen und mit einer für den flüssigen Zustand erforderlichen *kinetischen Energie* auszustatten. Entsprechendes gilt, wenn der Wechsel flüssig → gasförmig eintritt. Der Zuwachs an kinetischer Energie der Teilchen ist hier größer, entsprechend ist die Verdampfungswärme in der Regel *größer* als die Schmelzwärme.

Die kinetische Energie der Teilchen einer Flüssigkeit ist infolge von Zusammenstößen keineswegs gleich. Es wird immer einige Teilchen geben, die genügend Energie besitzen, um den Flüssigkeitsverband zu verlassen und in den Gasraum überzugehen. Solange die Temperatur unter dem Siedepunkt liegt, bezeichnet man den Vorgang als **Verdunsten**. Auch beim Verdunsten wird der Flüssigkeit bzw. der Umgebung Wärme entzogen, sie kühlt sich ab.

Verdunsten

Wird es dem Menschen zu warm, so schwitzt er. Durch die Verdunstungskälte wird die Temperatur reguliert. Durch Aufbringen einer leicht siedenden Flüssigkeit (z. B. Ethylchlorid) auf die Haut tritt beim Verdunsten eine so starke Abkühlung der betroffenen Hautpartien auf *("vereisen")*, dass lokale Eingriffe schmerzfrei vorgenommen werden können.

Da auch unterhalb des Siedepunktes ein Teil der Flüssigkeitsmoleküle in die Gasphase übertritt, stellt sich bei jeder Temperatur ein definierter Dampfdruck ein *(Sättigungsdampfdruck)*. Entspricht der Dampfdruck dem äußeren Luftdruck, dann siedet die Flüssigkeit. Verringert man den Druck über einer Flüssigkeit, so *sinkt* der Siedepunkt. Dies nutzt man im Labor und in der Technik, indem man Flüssigkeiten in speziellen Apparaturen durch Anlegen eines Vakuums verdampfen lässt. Die Abhängigkeit vom Luftdruck macht verständlich, warum Wasser im Hochgebirge z. B. schon bei 85 °C siedet und man dort Mühe hat, Nahrungsmittel gar zu kochen. Umgekehrt *erhöht* sich der Siedepunkt bzw. die Dampftemperatur, wenn man den Dampf einer siedenden Flüssigkeit in einem geschlossenen Behälter *(Dampfdrucktopf, Autoklav)* hält, in dem sich ein Druck aufbaut, der größer als 1,013 bar ist (s. Abb. 4/8). Die so erreichbaren höheren Temperaturen des Wasserdampfes werden zur Beschleunigung des Garens beim Kochen oder zum *Sterilisieren* von Geräten in Labor und Technik genutzt.

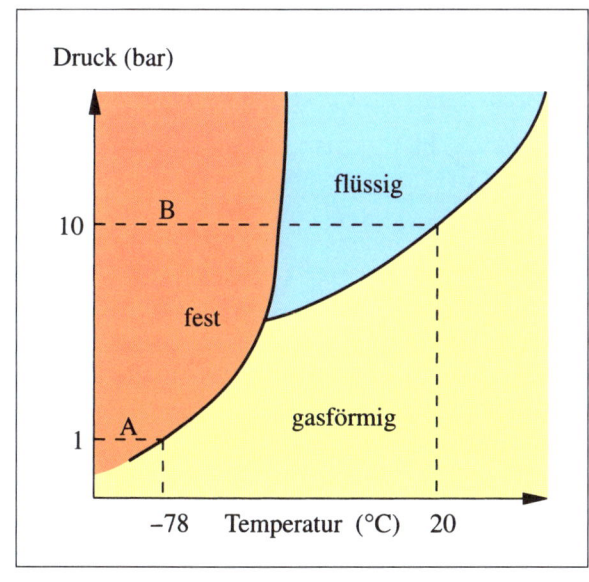

Abb. 4/7 Phasendiagramm von CO_2.

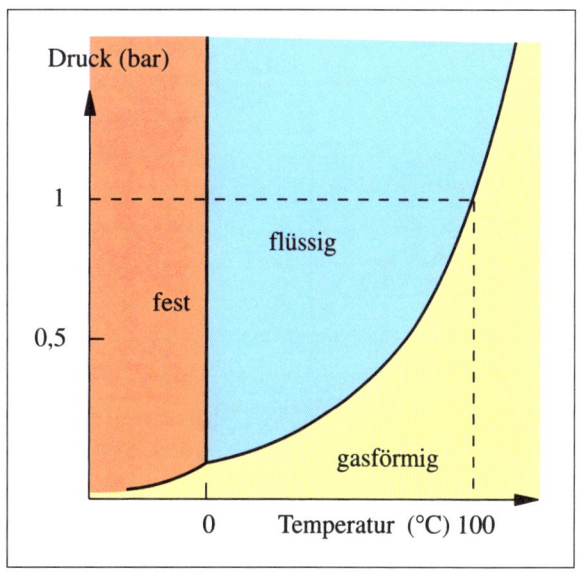

Abb. 4/8 Phasendiagramm von H_2O.

4 Erscheinungsformen der Materie

sublimieren
Trockeneis

Einige Stoffe gehen bei Normaldruck direkt vom festen in den gasförmigen Zustand über und umgekehrt. Man bezeichnet dies als **Sublimation** (Abb. 4/6). Ein Beispiel hierfür ist das Kohlendioxid (CO_2), sein Gefrierpunkt liegt bei −78 °C. Es wird als *Trockeneis* bezeichnet, weil es beim Erwärmen nicht flüssig wird wie normales Eis, sondern gasförmig (Abb. 4/7, Linie A). Wenn Trockeneis, also festes CO_2, in einer inerten Flüssigkeit unter Normaldruck verdampft (sublimiert), entzieht es die dafür notwendige Wärme der Flüssigkeit, die dabei abkühlt.

CO_2 ist bei Raumtemperatur und Normaldruck gasförmig. Will man es verflüssigen, muss man den äußeren Druck erhöhen (Abb. 4/7, Linie B). In den Druckgasflaschen z.B. ist CO_2 bei Raumtemperatur flüssig und entweicht daraus als Gas, was bei Bierzapfanlagen oder bei Feuerlöschern genutzt wird. Das **Phasendiagramm** für CO_2 (Abb. 4/7) zeigt die Existenzbereiche der jeweiligen Aggregatzustände in Abhängigkeit von Druck und Temperatur. Betrachtet man im Vergleich dazu das Phasendiagramm des Wassers (Abb. 4/8), so erkennt man, dass bei Normaldruck (1,013 bar) alle drei Phasen des Wassers existieren. Die beim CO_2 beschriebene *Druckverflüssigung* gelingt auch beim Ammoniak oder Butan (Campingkocher).

4.6 Eigenschaften von Wasser und Schwefelwasserstoff

Bringt man die Elemente Wasserstoff und Sauerstoff im Molverhältnis 2:1 zur Reaktion, dann entsteht Wasser und es wird Energie frei.

$$2\,H_2 + O_2 \longrightarrow 2\,H_2O + \text{Energie}$$

Wasserstoff-brückenbindung

Das gewinkelte Wassermolekül ist ein Dipol (s. Kap. 3.4.9). Zwischen den Molekülen wirken elektrostatische Anziehungskräfte *(Dipol-Dipol-Wechselwirkungen):* Ein positiv polarisiertes H-Atom des einen Moleküls nähert sich einem freien Elektronenpaar des negativ polarisierten O-Atoms eines Nachbarmoleküls (Abb. 4/9). Ein H-Atom überbrückt damit zwei O-Atome. Man spricht von einer **Wasserstoffbrückenbindung**, die etwa 5–10% der Stärke einer kovalenten Bindung hat, was einer Bindungsenergie von ca. 20 kJ/mol entspricht.

Maximal kann jedes Wassermolekül an vier H-Brücken beteiligt sein, wenn das O-Atom zweimal (an jedem freien Elektronenpaar) *Akzeptor* und jedes H-Atome *Donor* in Richtung benachbarter Wassermoleküle ist. Diese maximale und damit besonders feste Einbindung findet man beim **Eis**, das verschiedene Kristallgitter bildet. Beim Kristallisieren ist Wasser zu vielfältiger Formenbildung befähigt. Natürliche Schneekristalle beeindrucken dadurch,

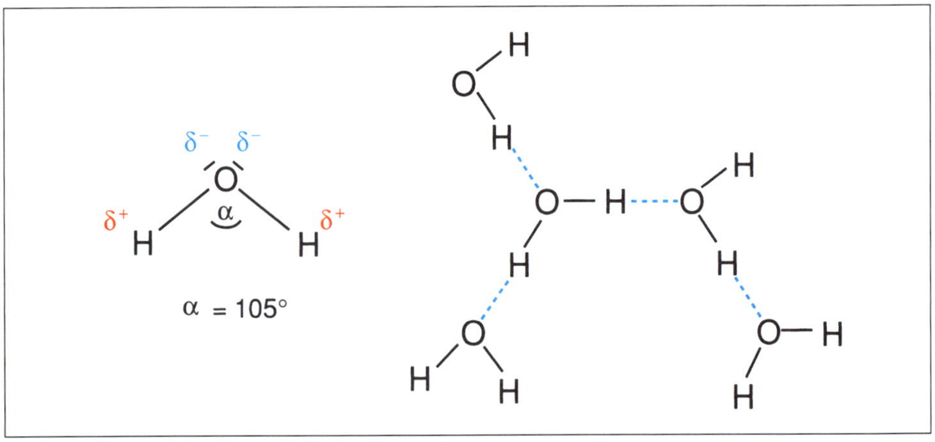

Abb. 4/9 Assoziation von Wassermolekülen durch Wasserstoffbrückenbindungen, durch (...) gekennzeichnet.

4.6 Eigenschaften von Wasser und Schwefelwasserstoff

dass kein Kristall dem anderen gleicht. Allen gemeinsam ist, dass sie ein hexagonales Bauprinzip aufweisen.

Cluster

Auch flüssiges Wasser ist keineswegs unstrukturiert. Die Wassermoleküle treten unter Ausbildung von H-Brücken zu Schwärmen und Ringen zusammen, z.B. bilden sich cyclische *Hexamere*, die zu größeren Einheiten vernetzt sind. Solche *Assoziate* (**Cluster**) sind dafür verantwortlich, dass die *scheinbare Molmasse* des Wassers wesentlich größer ist als die des Einzelmoleküls. Entsprechend benötigt man vergleichsweise viel Energie, um die Wassermoleküle aus solchen Verbänden herauszulösen, d.h. das Wasser zu verdampfen. Der Siedepunkt liegt unter Normaldruck bei 100 °C, d.h. extrem hoch, gemessen an der Größe des Moleküls.

Beim **Schwefelwasserstoff** (H_2S) ist das O-Atom des Wassers durch ein S-Atom ersetzt worden. Dieses ist größer als das O-Atom und weniger elektronegativ, so dass die S–H-Bindung länger und weniger stark polarisiert ist als die O–H-Bindung im Wassermolekül. Die H_2S-Moleküle sind kaum assoziiert, als Folge davon ist H_2S bei Raumtemperatur gasförmig (Tab. 4/2). Wir erkennen aus dem Vergleich, dass die physikalischen Eigenschaften einer Verbindung durch intermolekulare Wasserstoffbrückenbindungen erheblich beeinflusst werden.

Tab. 4/2 Physikalische Daten von H_2O und H_2S.

	Molmasse	Schmelzpunkt	Siedepunkt	Verdampfungswärme
H_2O	18 (n · 18) g/mol	0 °C	100 °C	40 kJ/mol
H_2S	34 g/mol	−85 °C	−61 °C	19 kJ/mol

Umwelt–Technik–Alltag Ohne Wasser läuft nichts: Wasser durchdringt den Lebensraum der Erde von der Tiefsee bis in die oberste Atmosphäre und verbindet in einem ständigen Wechsel Himmel und Erde. Eine ähnliche Polarität findet man in seiner Zusammensetzung: Der *Wasserstoff*, das kosmische Element, das es auf der Erde in freier Form nicht gibt, wird vom erdtypischen *Sauerstoff* festgehalten. Das Molekül wirkt wie ein Kopf mit zwei Fühlern, die mit der Umgebung Kontakt haben. Ob flüssig oder fest, das Wasser weicht in jeder Hinsicht vom Verhalten gewöhnlicher Systeme ab, was mit der Ausbildung und der Flexibilität der Wasserstoffbrückenbindungen zusammenhängt. Die *Anomalien* in den Eigenschaften sind zahlreich, besonders augenfällig ist die Änderung der Dichte in Abhängigkeit von der Temperatur. Von 100 bis 4 °C nimmt die Dichte zu und nimmt bei weiter sinkender Temperatur dann wieder ab, erkennbar daran, dass beim Übergang Wasser/Eis das Volumen um 11% zunimmt und Eis auf dem Wasser schwimmt, während sich das 4 °C kalte Wasser in den unteren Schichten sammelt. Die mittlere Temperatur auf der Erde liegt deutlich vom Schmelz- und Siedepunkt entfernt im Flüssigkeitsbereich des Wassers, was als eine Voraussetzung für die Entstehung des Lebens angesehen wird.

Wasser durchdringt jedes Lebewesen der Erde. Der Mensch besteht bis zu 70% aus Wasser, er muss täglich etwa 2 L davon aufnehmen und scheidet eine entsprechende Menge aus. Wasser ist ein **Lebensmittel**. Dazu wird es durch die Fähigkeit, Binnenstrukturen (Cluster) auszubilden und sich den Umgebungseinflüssen anzupassen. So ordnen sich die Cluster in der Nähe einer Zellmembran oder eines Enzyms anders als in einem Wassertropfen. Jedes Ereignis im Zytoplasma einer Körperzelle steht durch das Wasser mit vielen gleichzeitig ablaufenden Ereignissen unmittelbar in Verbindung. Strittig ist in diesem Zusammenhang z.B., ob das Wasser Träger von Information sein kann, die sich den Clustern einprägt und so stabil ist, dass sie sich der Umgebung mitteilt. Aber da selbst das reine Wasser der Wissenschaft noch viele Rätsel aufgibt, kann man sagen, dass die Bedeutung des Wassers für das Leben erst anfänglich verstanden wird.

> **Haben Zellen eine Wasserleitung?**
> Jede Zelle ist von einer *Zellmembran* (Plasmamembran) umgeben, die hilft, das innere Milieu aufrechtzuerhalten. Die Zellmembran besteht aus einer *Phospholipid-Doppelschicht* (Bilayer), die jedoch nur eine sehr begrenzte Durchlässigkeit für Wasser aufweist. Zusätzliche Bausteine, z. B. Proteine, die in die Membran integriert sind, bilden u. a. *Poren* (Kanäle) oder komplexere Transportsysteme, damit Ionen und verschiedene Metaboliten in der einen oder anderen Richtung passieren können. Wie Wasser durch die Zellmembran hindurchtritt, war lange umstritten, dabei ist die gezielte Führung des Wassers außer in den Nieren auch für die Aufrechterhaltung des Liquors und die Ausscheidung von Tränen, Speichel, Schweiß und Gallenflüssigkeit bedeutsam.
>
> Als wirksames „Wasserleitungssystem" der Zellen sind Membranproteine erkannt worden, die man als **Aquaporine** bezeichnet. Sie sind keine Pumpen oder Austauscher, sondern sie bilden Poren, durch die das Wasser die Zellmembran rasch durchqueren kann, viel rascher als durch Diffusion. Die treibende Kraft dabei ist die *Osmose* (s. Kap. 5.6.3). Ein kanalvermittelter Wassertransport kann reguliert werden. Das erste Aquaporin, ein 28-kDa-Protein, wird z. B. durch Quecksilberverbindungen gehemmt. Das Aquaporin ist wie ein Stundenglas gebaut, an der engsten Stelle passt gerade ein Wassermolekül hindurch, $H_3O^{\oplus}$-Ionen werden z. B. komplett zurückgehalten. Es überrascht schon, dass die Natur für das allgegenwärtige Wasser spezielle Membranproteine entwickelt hat. Nun stellt sich zusätzlich heraus, dass das „Wasserleitungssystem" vollkommen selektiv ist, also nichts Unerwünschtes transportiert.

4.7 Reine Stoffe und Stoffgemische

4.7.1 Unterscheidungsmerkmale

Bei der Besprechung der Aggregatzustände und Phasenumwandlungen sind wir zunächst von **Einstoffsystemen** ausgegangen, deren Merkmal es ist, dass sie sich mit physikalischen Methoden nicht weiter zerlegen oder auftrennen lassen.

> **Reine Stoffe** (= Reinsubstanzen) haben eine definierte chemische Zusammensetzung und definierte physikalische Eigenschaften, wie z. B. Schmelz- und Siedepunkt, Dichte, elektrische Leitfähigkeit, optische und chromatographische Daten.

Reine Stoffe, wie die chemischen Elemente und die Vielzahl der chemischen Verbindungen, kommen in der Natur vergleichsweise selten vor. Jede *Stofftrennung* mit Hilfe *analytischer Trennverfahren* (s. Kap. 5.7) verursacht Kosten. Bei Arzneistoffen oder bei Chemikalien für chemische und biochemische Untersuchungen darf auf diesen Aufwand nicht verzichtet werden, da Nebenwirkungen oder Nebenreaktionen aufgrund von Verunreinigungen vermieden werden müssen.

Typisch für **Stoffgemische** ist, dass sie sich oft mit physikalischen Methoden (z. B. Destillation, Kristallisation, Chromatographie, s. Kap. 5.7) in reine Stoffe auftrennen lassen. Die chemische Zusammensetzung von Stoffgemischen ist nicht definiert, entsprechend schwanken die physikalischen Eigenschaften in weiten Grenzen. Alle *Lösungen* sind Stoffgemische, sie setzen sich aus dem Lösungsmittel und den darin gelösten Stoffen zusammen, Entsprechendes gilt für alle Körperflüssigkeiten.

4.7.2 Homogen und heterogen

homogen, heterogen

Ein Stoffsystem in einem Aggregatzustand, das nach außen einheitlich ist, bezeichnet man als **Phase**. Besteht ein System nur aus einer Phase, ist es **homogen**, liegen mehrere Phasen vor, ist es **heterogen**.

Beispiele für *homogene Systeme* sind reine Stoffe in nur einem Aggregatzustand:
– Ein geschlossener Glaskolben gefüllt mit O_2-Gas: Die Gasphase ist homogen.
– Ein Glas Wasser: Die Wasserphase ist homogen.
– Ein Goldbarren: Die feste Phase ist homogen.

4.7 Reine Stoffe und Stoffgemische

Homogen sind aber auch:
- *Gasmischungen* (z. B. Atemluft, die sich rein und trocken aus 78% N_2, 21% O_2, 0,037% CO_2 und Edelgasen zusammensetzt, aber normalerweise wechselnde Anteile Wasserdampf, d. h. Luftfeuchtigkeit, enthält).
- *Lösungen* (z. B. eine Salzlösung).
- *Legierungen* (z. B. Messing).

Ob ein System homogen oder heterogen ist, hängt auch davon ab, ob man es mit dem bloßen Auge, mit einem Licht- oder einem Elektronenmikroskop betrachtet. Man spricht von **echten Lösungen**, wenn der gelöste Stoff niedermolekular und klein ist (< 3 nm). Das System ist dann *molekular-dispers*. Bei **kolloidalen Lösungen** sind Makromoleküle mit einer Größe von 3–200 nm gelöst. Solche Lösungen verhalten sich anders als echte Lösungen, das System wird als *kolloid-dispers* bezeichnet, wobei seine Einordnung als homogen oder heterogen umstritten ist.

Eine Flüssigkeit, bei der man die gelösten (mitgeführten) Teilchen mit dem Lichtmikroskop erkennen kann, wird als *heterogen* eingestuft, das System ist *grob-dispers*. Dies gilt z. B. für das Blut, das im Blutplasma Erythrozyten, Leukozyten und Thrombozyten mitführt. *Heterogene Systeme* enthalten mehrere homogene Teilsysteme, die oft auch mit bloßem Auge sichtbar sind. Bei reinen Stoffen tritt dies auf, wenn zwei Phasen nebeneinander vorliegen: Eis/Wasser oder Wasser/Wasserdampf. Bei Stoffgemischen treten heterogene Systeme auf, wenn sich zwei oder mehr Stoffe *nicht* ineinander lösen. Die Stoffe können dabei in den gleichen oder verschiedenen Aggregatzuständen vorliegen, z. B. eine Creme (Öl in Wasser). Die sich bildenden Systeme werden durch spezielle Namen gekennzeichnet (Tab. 4/3). Der Stoff, der überwiegt, heißt *Dispersionsmittel*, der hinzukommende Stoff wird im Dispersionsmittel *dispergiert*.

Viele **Arzneimittel** werden nicht in homogener Form, z. B. als Lösung, sondern in heterogener Form als *Gemenge* (in Tabletten oder Zäpfchen), als *Suspension* (zum Einnehmen oder Injizieren) oder als *Aerosole* (zum Inhalieren) verabreicht. Viele **Umweltgifte** erreichen den Menschen über die Atemluft, die die belastenden Stoffe als *Aerosol* in Form von Staub, Rauch oder Nebel mit sich führt.

Die Einteilung der Stoffe, aus denen sich die Materie aufbaut, wird in Abbildung 4/10 nochmals zusammengefasst.

Tab. 4/3 Heterogene Systeme.

Aggregatzustand	Bezeichnung	Beispiel
fest/fest	Gemenge, Konglomerat	Granit, Aspirin-Tablette
fest/flüssig	Aufschlämmung, Suspension	erdtrübes Wasser, Kalkmilch
flüssig/flüssig	Emulsion	Creme, Milch
fest/gasförmig	Aerosol	Staub, Rauch
flüssig/gasförmig	Aerosol	Nebel, Schaum

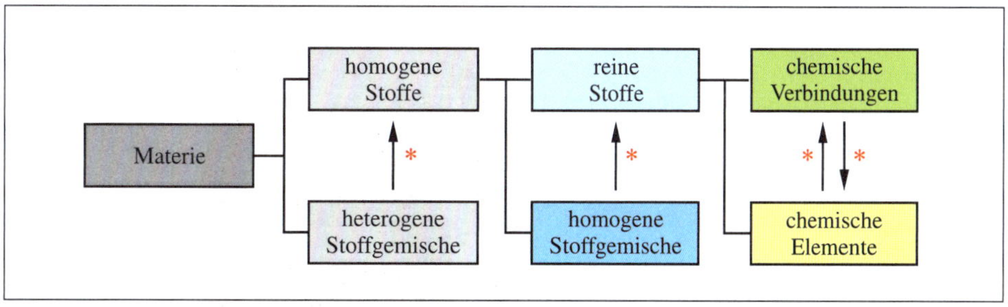

Abb. 4/10 Einteilung der Stoffe (* = Trennung erfordert physikalische Methoden; ** = Umwandlung erfordert chemische Methoden).

4 Erscheinungsformen der Materie

Aufgaben

1. Erklären Sie folgende Bezeichnungen und Begriffe: Aggregatzustand – Phasenumwandlung – allgemeines Gasgesetz – ideales Gas – absoluter Nullpunkt – absolute Temperaturskala – Molvolumen – Oberflächenspannung – amorph – kristallin – Siedepunkt – Schmelzpunkt – sublimieren – kondensieren – verdunsten – Trockeneis – Wasserstoffbrückenbindung – Verdampfungswärme – Schmelzwärme – homogenes System – heterogenes System – Suspension – Emulsion – Aerosol – kolloidale Lösung.
2. Wie ändern sich *kinetische Energie* und *Ordnung* der Teilchen eines Stoffes beim Wechsel der *Aggregatzustände* von fest über flüssig nach gasförmig?
3. Warum verwendet man *Quecksilber* trotz seiner Giftigkeit in Thermometern?
4. Was ist das *Molvolumen* eines idealen Gases? Welchen Wert hat es?
5. Warum bilden Flüssigkeiten, wie z. B. *Wasser* oder *Quecksilber*, Tropfen?
6. Warum hat *Wasser* einen *höheren Siedepunkt* als *Schwefelwasserstoff*?
7. Was versteht man unter den Anomalien des Wassers?
8. Wie stellt man sich vor, dass das Wasser zum Träger von Informationen wird?
9. Was ist ein *Kristallgitter*?
10. Was versteht man unter *Modifikationen* eines Elementes? Nennen Sie ein Beispiel.
11. Was sind *reine Stoffe*? Was sind *Reinheitskriterien*?
12. Beim Aufbringen einer *leicht siedenden Flüssigkeit* auf die Haut eines Menschen kann man die betroffene Hautpartie *vereisen*. Warum?
13. Was ist *Trockeneis* und wofür kann man es verwenden?
14. Wie verändert sich der *Siedepunkt* einer Flüssigkeit in Abhängigkeit vom *Druck*?
15. Wenn Sie ein Gasfeuerzeug nachfüllen wollen, dann befindet sich in der Nachfüllflasche, die Sie kaufen, eine Flüssigkeit. Warum?
16. Welche Phasenumwandlung tritt bei der *Sublimation* ein?
17. Kann Eis sublimieren? Wenn ja, welche Bedingungen wären dazu nötig?
18. Wie viel % *Stickstoff*, *Sauerstoff* und *Kohlendioxid* enthält die Erdatmosphäre?
19. Worin unterscheidet sich eine echte von einer kolloidalen Lösung?
20. Kennzeichnen Sie die folgenden Systeme als *homogen* oder *heterogen*: Staub, Schaum, Luft, Quellwasser, Mayonnaise, Milch, Zahngold, Blut, schmelzendes Eis!

Bedeutung für den Menschen

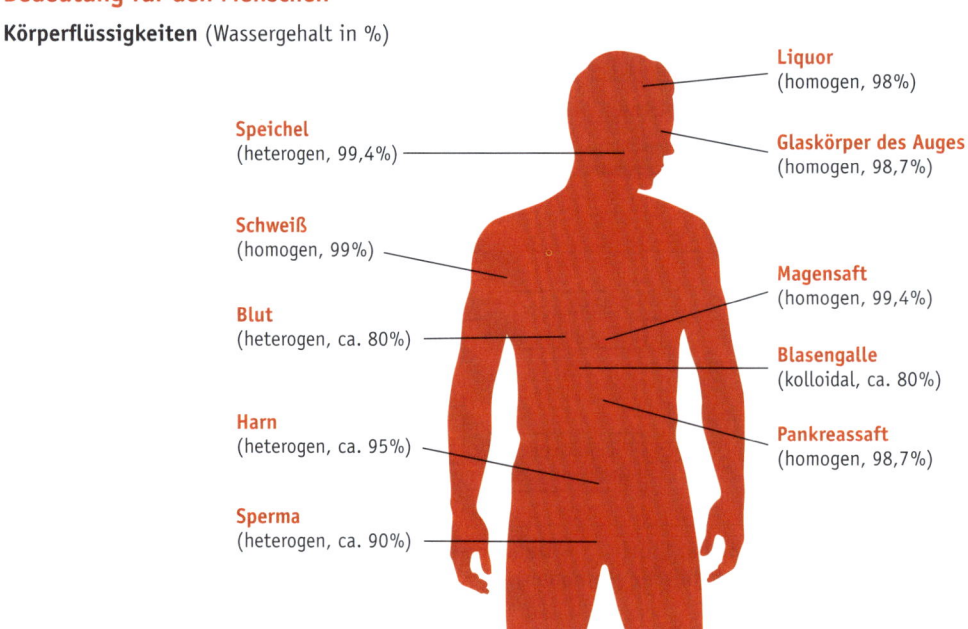

Körperflüssigkeiten (Wassergehalt in %)

Speichel (heterogen, 99,4%)

Schweiß (homogen, 99%)

Blut (heterogen, ca. 80%)

Harn (heterogen, ca. 95%)

Sperma (heterogen, ca. 90%)

Liquor (homogen, 98%)

Glaskörper des Auges (homogen, 98,7%)

Magensaft (homogen, 99,4%)

Blasengalle (kolloidal, ca. 80%)

Pankreassaft (homogen, 98,7%)

5 Heterogene Gleichgewichte

5.1 Definition

Ein **heterogenes Gleichgewicht** liegt vor, wenn sich ein Stoff auf zwei oder mehr Phasen verteilt und sich an der Verteilung unter definierten äußeren Bedingungen nach einiger Zeit nichts mehr ändert. Dabei laufen *keine* chemischen Reaktionen ab, d.h., man kann den Stoff aus jeder Phase unverändert zurückgewinnen. Heterogene Gleichgewichte sorgen im menschlichen Körper für den *Stofftransport* von einem Körperteil in einen anderen, erkennbar z.B. daran, dass sich ein Stoff zwischen Blut und Gewebe verteilt. Heterogene Gleichgewichte bilden ferner die Basis für *Stofftrennungen*, die in der chemischen und biochemischen *Analytik* von Bedeutung sind.

5.2 Gesättigte Lösungen und Löslichkeit

Lösungen sind Stoffgemische. Sie entstehen, wenn ein fester, flüssiger oder gasförmiger Stoff in einem *Lösungsmittel* (Solvens) gelöst wird. Die hier betrachteten Lösungsmittel sind bei Raumtemperatur Flüssigkeiten.

gesättigte Lösung   Eine **gesättigte Lösung** entsteht, wenn man z.B. so viel von einem festen Stoff A (z.B. Kochsalz) zu einer bestimmten Menge des Lösungsmittels (z.B. Wasser) gibt, bis dieses kein A mehr aufnehmen kann und A als Festkörper in der Lösung sichtbar wird. An der Phasengrenze fest/flüssig herrscht ein Gleichgewicht in der Form, dass ständig etwas von A in Lösung geht, während sich pro Zeiteinheit genauso viel A als Feststoff abscheidet. Die gelöste Menge A ist bei gegebener Temperatur für ein bestimmtes Lösungsmittel charakteristisch und wird in mol/L oder g/L angegeben. Die Sättigungskonzentration *(= Löslichkeit)* beträgt z.B. für Kochsalz 358 g/L bei 20 °C.

Ist ein in Wasser zu lösender Stoff B ebenfalls eine *Flüssigkeit* (z.B. Diethylether), die eine geringere Dichte als Wasser hat, so bilden sich nach Erreichen der Sättigung *zwei flüssige Phasen:* Das Lösungsmittel Wasser ist mit Ether (B) gesättigt, aber auch Ether (B) ist mit dem Lösungsmittel Wasser gesättigt. Die überwiegend aus Wasser bestehende Phase befindet sich unten, während der vom spezifischen Gewicht her leichtere Ether die Oberphase bildet. Bei zwei Flüssigkeiten gibt es auch den Fall, dass sie sich vollständig ineinander lösen, d.h., sie bilden in jedem Konzentrationsverhältnis nur eine Phase, sie sind *vollständig* miteinander *mischbar* (z.B. Ethanol/Wasser).

Gase können ebenfalls von Flüssigkeiten aufgenommen (gelöst) werden. Sättigung ist erreicht, wenn beim Einleiten eines Gases dies vollständig durch das Lösungsmittel perlt, also nicht zurückgehalten wird. Es stellt sich an der Phasengrenzfläche ein Gleichgewicht ein.

Löslichkeit   Die *Löslichkeit* ist hier außer von der *Temperatur* auch vom *Druck* des Gases über dem Lösungsmittel abhängig (s. Kap. 5.4). In 1 L Wasser lösen sich bei 1013 hPa und 20 °C z.B. 27 mL (= 43,4 mg) O_2 oder 860 mL (= 1690 mg) CO_2.

> **!** Die Löslichkeit eines Gases in einer Flüssigkeit nimmt mit steigendem Druck zu, mit steigender Temperatur hingegen ab.

Alle Gewässer enthalten in den oberen Schichten im Wasser gelösten *Sauerstoff*. Wird dieser von Tieren und Pflanzen verbraucht, muss er von der Oberfläche her (Phasengrenzfläche zur Luft) nachgeliefert werden. Vereinfacht wird dies, wenn das Wasser z.B. durch den Wind aufgewirbelt und bewegt wird (Vergrößerung der Oberfläche).

5 Heterogene Gleichgewichte

Die Löslichkeit eines Stoffes hängt u.a. von seiner Polarität, von der Polarität des Lösungsmittels und von der Temperatur ab. Die Polarität eines Stoffes mit kovalenten Bindungen hängt von dem Anteil *polarisierter Atombindungen* ab (s. Kap. 3.4.8), Salze sind dagegen aus Ionen aufgebaut (s. Kap. 3.3.5). Wasser als polares Lösungsmittel löst Stoffe, die selbst polar sind (z.B. Salze) oder wenigstens polare Gruppen enthalten (z.B. OH-, NH$_2$- oder COOH-Gruppen). Die Löslichkeit von Salzen betrachten wir in Kapitel 7 genauer. Ein flüssiger Kohlenwasserstoff (z.B. Hexan oder Benzol) enthält keine polarisierten Atombindungen, er ist unpolar und löst nur noch unpolare Stoffe (z.B. Lipide). Auf der Basis von Polaritätsbeziehungen gilt:

> **!** Gleiches löst sich in Gleichem.

hydrophil/hydrophob

lipophob/lipophil

Statt der Ausdruckspaare **polar/unpolar** im Zusammenhang mit der Löslichkeit verwendet man häufig auch die Begriffe **hydrophil/hydrophob** (griech. *hydor* = Wasser, *phil* = liebend, *phob* = abstoßend), wobei man sich auf das *Wasser* bezieht. Nimmt man die unpolaren *Lipide* (griech. *lipos* = Fett) als Bezugspunkt, ergeben sich die Begriffe **lipophob/lipophil**.

Alle lebenden Organismen bedienen sich des Wassers als Lösungsmittel. Viele für den Menschen wichtige Substanzen sind *wasserlöslich* (= hydrophil, polar). Dies gilt z.B. für *Glucose* und *Aminosäuren*, die im Stoffwechsel weiterverarbeitet werden, und für Stoffwechsel-Endprodukte (z.B. *Harnsäure, Harnstoff*), die ausgeschieden werden. Auch im Zytoplasma einer Zelle liegen *Enzyme* oder *Stoffwechsel-Zwischenprodukte* in dem wässrigen Milieu gelöst vor.

5.3 Nernst-Verteilungsgesetz

Verteilungsgleichgewicht

Wir betrachten jetzt zwei Lösungsmittel, die sich nicht vollständig ineinander lösen, also nach dem Umschütteln zwei Phasen bilden (*Oberphase/Unterphase* wie z.B. Hexan/Wasser, Diethylether/Wasser, Wasser/Chloroform) und geben einen Stoff A dazu, der in beiden Lösungsmitteln löslich ist. Bei kräftigem Umschütteln wird sich A zwischen den Phasen verteilen. An der Grenzfläche der Phasen hat A die Möglichkeit, von der Oberphase in die Unterphase überzugehen und umgekehrt (reversibler Stofftransport). Es stellt sich ein *Verteilungsgleichgewicht* ein. Das dafür gültige Gesetz lautet:

$$\text{Nernst-Verteilungsgesetz:} \quad \frac{[A]\,(\text{Oberphase})}{[A]\,(\text{Unterphase})} = K$$

K = Verteilungskoeffizient
$[A]$ = Konzentration des Stoffes A (in mol/L oder g/L)

Bei gegebener Temperatur ist das Verhältnis der Konzentrationen des Stoffes, der sich zwischen zwei Phasen verteilt, *konstant*. Hat ein Stoff A bei der Verteilung zwischen Diethylether/Wasser z.B. den Wert $K = 3$, so bedeutet dies bei gleichen Volumina der Phasen, dass sich 3 Teile (= 75%) des Stoffes in der Oberphase *(Ether)* und 1 Teil (= 25%) in der Unterphase *(Wasser)* befinden, der Stoff ist also eher *lipophil*, weil Ether ein lipophileres Lösungsmittel ist als Wasser. Gilt für einen anderen Stoff B $K = 0{,}33$, so kehrt sich die Verteilung um (25% Oberphase/75% Unterphase), der Stoff B ist eher *hydrophil*. Liegt der oben betrachtete Stoff A in Wasser gelöst vor, so kann man A fast vollständig aus der Wasserphase herausholen (extrahieren), indem man die Wasserphase *mehrfach* mit frischem Ether ausschüttelt (Abb. 5/1). Am Schluss befindet sich Stoff A nicht mehr in der Wasser-, sondern liegt fast nur noch in der Etherphase gelöst vor.

Liegen die oben genannten Stoffe A ($K = 3$) und B ($K = 0{,}33$) nebeneinander in Wasser vor, so wird beim Ausschütteln mit Ether aufgrund der unterschiedlichen K-Werte der Stoff A bevorzugt extrahiert. Durch mehrfache Wiederholung der Verteilung mit frischem Ether kann man A und B in dafür geeigneten Apparaturen trennen *(Gegenstromverteilung)*.

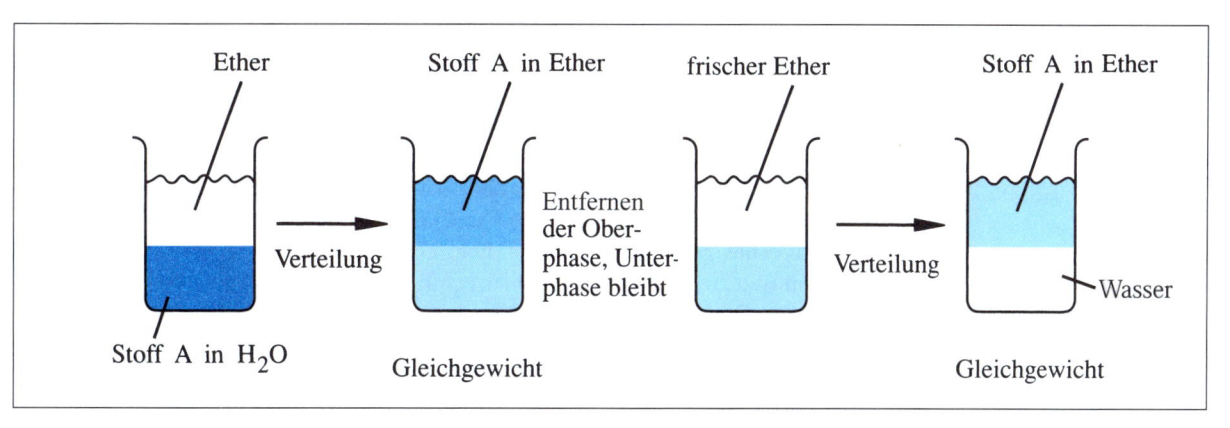

Abb. 5/1 Extraktion des Stoffes A ($K = 3$) aus der Wasser- in die Etherphase. Die unterschiedlichen Tönungen spiegeln die verschiedenen Konzentrationen des Stoffes A wider.

> **Verteilungsprozesse im Körper**
> Arzneistoffe, die auf das *Nervensystem* wirken, müssen ausreichend lipophil sein. Sie müssen aber auch hydrophile Anteile aufweisen, weil sie nur über die Blutbahn an den Wirkort gelangen können. Es muss die sog. **Blut-Hirn-Schranke** überwunden werden, die in Form eines bestimmten Gewebes *(Glia, Kapillarendothel)* zwischen Blutgefäßen und Nervenzellen den Austausch von Stoffen einschränkt oder verhindert. *Narkosemittel* z. B. überwinden diese Schranke, für die Wirkung ist dann der *Verteilungskoeffizient* zwischen *neuronalen Membranen* und dem umgebenden *Liquorraum* bedeutsam.
>
> Verteilungsvorgänge können auch negative Auswirkungen haben. Zahlreiche lipophile *Insektizide* auf der Basis *chlorierter Kohlenwasserstoffe* (CKWs), wie *DDT* und *Lindan* (s. Kap. 12.3.3), haben sich weltweit in der Biosphäre verteilt. Diese toxischen Stoffe reichern sich über die Nahrungskette Pflanze → Tier → Mensch auch im *Fettgewebe* des Menschen an und verweilen dort über Jahre, weil ihre *biologische Halbwertszeit* lang ist. In manchen Gegenden der Erde weist z. B. die *Muttermilch* CKW-Konzentrationen auf, die für Säuglinge bedenklich sind.

5.4 Henry-Dalton-Gesetz

In Analogie zum Nernst-Verteilungsgesetz können wir nun auch das Verteilungsverhalten eines Gases zwischen der Gasphase und einer Flüssigkeit als Lösungsmittel beschreiben. In Ergänzung zu dem, was über gesättigte Gaslösungen (s. Kap. 5.2) gesagt wurde, ergibt sich jetzt eine quantitative Beschreibung.

$$\text{Henry-Dalton-Gesetz:} \quad \frac{[A] \text{ (Flüssigkeit)}}{p_A \text{ (Gasphase)}} = K$$

p_A = Partialdruck des Gases (in bar)
[A] = Konzentration des Gases im Lösungsmittel (in mol/L)
K = Konstante

Die Konstante K ist temperaturabhängig und sie ist bei einem gegebenen Gas (z. B. O_2) für ein Lösungsmittel (z. B. H_2O) spezifisch.

Das *Henry-Dalton-Gesetz* spielt in der Physiologie bei der Beschreibung des mit der Atmung verbundenen Gasaustausches eine Rolle. Es wird deutlich, dass der O_2-Partialdruck der Atemluft das O_2-Angebot im Blut beeinflusst. Auch der CO_2-Gehalt im Blut wird über die Atmung reguliert. Gleiches gilt für die Konzentration von Fremdgasen, z. B. *Lachgas* (N_2O) als Narkosemittel. Bei einer *Inhalationsnarkose* wird das Fremdgas am Ende wieder ausgeatmet.

> **Taucher leben gefährlich**
>
> Unter *höherem Druck* lösen sich die Gase der Atemluft im Blut *besser* als unter Normaldruck. Dies gilt auch für den nicht stoffwechselaktiven Stickstoff (N_2). Wird der Außendruck plötzlich erniedrigt, bilden die dann überschüssigen Gasanteile (insbesondere N_2) Gasbläschen im Blut, ähnlich wie man es beim Öffnen einer vollen Sprudelflasche für CO_2 beobachten kann. Da bereits wenige Gasblasen im Blut zum Tode führen können *(Gasembolie)*, müssen Taucher **langsam** an die Wasseroberfläche zurückkehren. In der Tiefe ist mehr N_2 im Blut gelöst als unter Normaldruck an der Oberfläche. Zur Vermeidung eventueller Zwischenfälle ersetzt man den Stickstoff der Atemluft für Taucher gern durch das Edelgas *Helium*, von dem sich nur wenig im Blut löst. Die Bläschenbildung bei der Druckentlastung lässt sich so vermindern. Da das Gasgemisch (21% O_2, 79% He) weniger viskos ist, wird es auch als „Kunstluft" bei Asthmatikern verwendet.

5.5 Adsorption an Oberflächen

Adsorption

Gase und Flüssigkeiten oder in Flüssigkeiten gelöste Stoffe werden an der Oberfläche bestimmter Festkörper mehr oder weniger stark festgehalten (adsorbiert). Den Festkörper nennt man **Adsorbens**. Häufige Verwendung finden *Aktivkohle* und *Kieselgel*. Wie viel Fremdstoff ein Adsorbens aufnehmen kann, hängt zunächst von der Art des Adsorbens, der zu adsorbierenden Substanz und ggf. auch von dem Lösungsmittel ab. Als weitere Faktoren kommen hinzu:

1. Die *Größe der Oberfläche:* Je feiner das Adsorbens zermahlen wird, d. h., je kleiner seine *Korngröße* ist, desto mehr Substanz kann pro Gramm Adsorbens adsorbiert werden. Poröse Materialien haben im Gegensatz zu glatten eine vergrößerte Oberfläche und können deshalb mehr Fremdstoffe adsorbieren.
2. Die *Konzentration der zu adsorbierenden Substanz:* Innerhalb gewisser Grenzen wächst die Aufnahmefähigkeit für einen Stoff mit dessen Partialdruck bzw. dessen Konzentration in der Umgebung des Adsorbens. Die Beladung erreicht schließlich jedoch einen Grenzwert (Abb. 5/2).

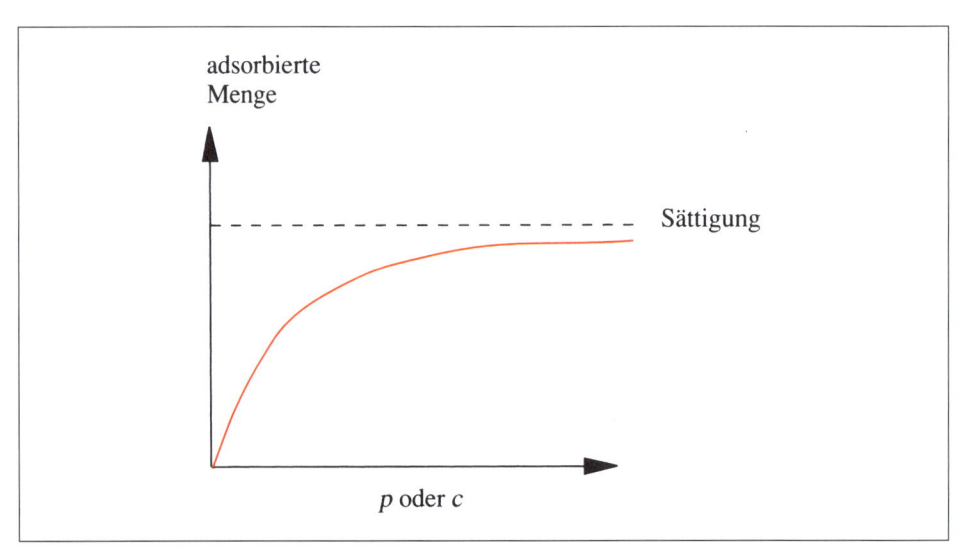

Abb. 5/2 Adsorptions-Isotherme in Abhängigkeit vom Partialdruck *(p)* oder von der Konzentration *(c)* eines zu adsorbierenden Stoffes.

3. Die *Temperatur:* Da sich an der Grenzfläche zum Adsorbens heterogene Gleichgewichte einstellen, ist der gesamte Vorgang temperaturabhängig. Die Aufnahmefähigkeit für einen Stoff *sinkt* mit steigender Temperatur. Bei der Darstellung der Sättigungskurve für einen Adsorptionsvorgang (Abb. 5/2) arbeitet man deshalb *isotherm*, d.h. bei konstanter Temperatur.

Beispiele für Adsorptionsvorgänge sind *Gasmasken* und bestimmte *Filter* zur Reinigung von Wasser, Abgasen oder als Teil von Zigaretten. *Aktivkohle* und *Heilerde* werden bei Magen-Darm-Entzündungen eingesetzt, um belastende Stoffe zu binden. Außerdem spielt die Adsorption bei der *Chromatographie* eine wichtige Rolle (s. Kap. 5.7).

5.6 Gleichgewichte in Gegenwart von Membranen

5.6.1 Diffusion

einfache Diffusion

Lässt man in ein mit Wasser gefülltes Glas ohne umzurühren etwas Tinte tropfen, so bilden sich Schlieren und man beobachtet nach einer Weile eine gleichmäßige Blaufärbung des Wassers. Dieser Farbausgleich ist ein Beispiel für die **einfache** (= passive = freie) **Diffusion**, deren Merkmal der Ausgleich von Konzentrationsunterschieden von Stoffen ist, wobei nur die Eigenbewegung der Teilchen eine Rolle spielt. Einfache Diffusion erfolgt auch dann, wenn zwei verschieden konzentrierte Lösungen des Stoffes A durch eine Membran voneinander getrennt sind, die für den Stoff A und das Lösungsmittel durchlässig ist. Die Moleküle von A wandern von der konzentrierteren Lösung in die weniger konzentrierte entlang des *Konzentrationsgradienten*. Längs des Diffusionsweges ist die Teilchenzahl von A zunächst unterschiedlich, gleicht sich mit der Zeit jedoch aus. Im Gleichgewichtszustand diffundieren in jeder Richtung gleich viele Moleküle durch die Membran.

Die Diffusionsfähigkeit und -geschwindigkeit eines Moleküls hängt u.a. von seiner *Größe*, von der *Viskosität des Lösungsmittels* und von der *Temperatur* ab. Ob eine passive Diffusion durch eine Membran überhaupt möglich ist, hängt außerdem von der *Porengröße* ab. Kleine Moleküle oder Ionen können in der Regel leichter diffundieren als große. Die passive Diffusion ist beim Stoffaustausch einer lebenden Zelle mit der Umgebung eher die Ausnahme. In den Zellen müssen für bestimmte Stoffe häufig Konzentrationen aufrechterhalten werden, die kleiner oder größer sind als in der Umgebung, z.B. ist die Konzentration der $K^{\oplus}$-Ionen in der Zelle größer als außerhalb. *Konzentrationsgradienten* an Membranen sind für eine *lebende* Zelle typisch. Vollständiger Konzentrationsausgleich durch passive Diffusion bedeutet den Tod. Viele Stoffe werden *gegen* einen Konzentrationsgradienten, d.h. unter Aufwendung von Energie, in eine Zelle eingeschleust oder aus ihr herausgebracht, z.B. durch die $K^{\oplus}/Na^{\oplus}$-Pumpen. Diesen Vorgang bezeichnet man als **aktiven Transport**.

5.6.2 Dialyse

Dialyse

Verwendet man eine Membran mit Porengrößen um 10 nm, so wird diese als **semipermeabel** (= halbdurchlässig) bezeichnet, weil kleine Moleküle oder Ionen einschließlich des Lösungsmittels Wasser durch sie hindurchdiffundieren können, große Moleküle wie Proteine, Enzyme etc. jedoch nicht. Dieses Verfahren heißt **Dialyse** und wird im Labor dazu genutzt, aus einer wässrigen Lösung *niedermolekulare* Bestandteile von *hochmolekularen* abzutrennen. Dazu füllt man die Ausgangslösung in einen Beutel, der aus der Dialysemembran besteht, und hängt ihn in reines Lösungsmittel, das man ggf. einige Male erneuert oder das man an der Membran langsam vorbeiströmen lässt. Nach einiger Zeit sind die niedermolekularen Stoffe durch die Membran in die äußere Lösungsmittelphase, das *Dialysat*, diffundiert. Die hochmolekularen Stoffe bleiben innerhalb des Beutels zurück.

> **Die Niere kontrolliert den Flüssigkeitshaushalt**
> Die *Niere* scheidet niedermolekulare Stoffe aus dem Stoffwechsel und überschüssiges Wasser als *Urin* aus. In einem ausgeklügelten System von **Filtration** und **Rückresorption** an *semipermeablen Membranen* hält die Niere Volumen und Zusammensetzung der extrazellulären Flüssigkeit konstant. Dazu passiert das Blut täglich etwa 300-mal die Niere, es

entstehen etwa 150 L Primärharn, der auf 1–2 L reduziert wird. Über die Niere werden nicht nur dem Stoffwechsel entstammende *Schlackenstoffe* (z.B. Harnstoff) ausgeschieden, auch niedermolekulare Arzneistoffe oder Gifte können direkt oder nach Transformation in der Leber den Körper auf diesem Weg verlassen. Bei einem Ausfall beider Nieren muss der Patient in bestimmten Zeitabständen sein Blut mit Hilfe eines *Dialysators* „waschen" lassen. Das Blut wird durch den Dialysator gepumpt, an geeigneten Membranen mit physiologischer Salzlösung „gewaschen" und wieder in den Körper zurückgeführt. Die niedermolekularen Giftstoffe diffundieren in die Salzlösung.

5.6.3 Osmose

Osmose

Unter **Osmose** versteht man die Diffusion von Lösungsmittelmolekülen durch eine semipermeable Membran. Anders als bei der Dialyse ist die Membran nur noch durchlässig für das Lösungsmittel, nicht aber für gelöste Stoffe. Abbildung 5/3 zeigt das Prinzip der Osmose: Aus der linken Kammer wird reines Lösungsmittel in die rechte Kammer strömen, um die dortige Lösung gemäß dem Konzentrationsgradienten zu verdünnen. Durch das Hereinströmen des Lösungsmittels steigt der Lösungsspiegel in der rechten Kammer und durch die aufsteigende Flüssigkeitssäule wird ein Druck p (= *hydrostatischer Druck*) erzeugt. Dieser wiederum erhöht die Tendenz der Wassermoleküle, wieder in die andere Kammer zu strömen, und wirkt somit dem Verdünnungsbestreben entgegen. Im Gleichgewicht ist die Zahl der in beide Richtungen diffundierenden Lösungsmittelmoleküle gleich groß. Der auftretende Druck wird als **osmotischer Druck** (p_{osm}) bezeichnet, für ihn gilt:

$$p_{osm} = [A] \cdot R \cdot T$$

[A] = Konzentration von Stoff A (in mol/L)
R = allgemeine Gaskonstante (8,31 kPa · L · mol^{-1} · K^{-1})
T = absolute Temperatur (in K)

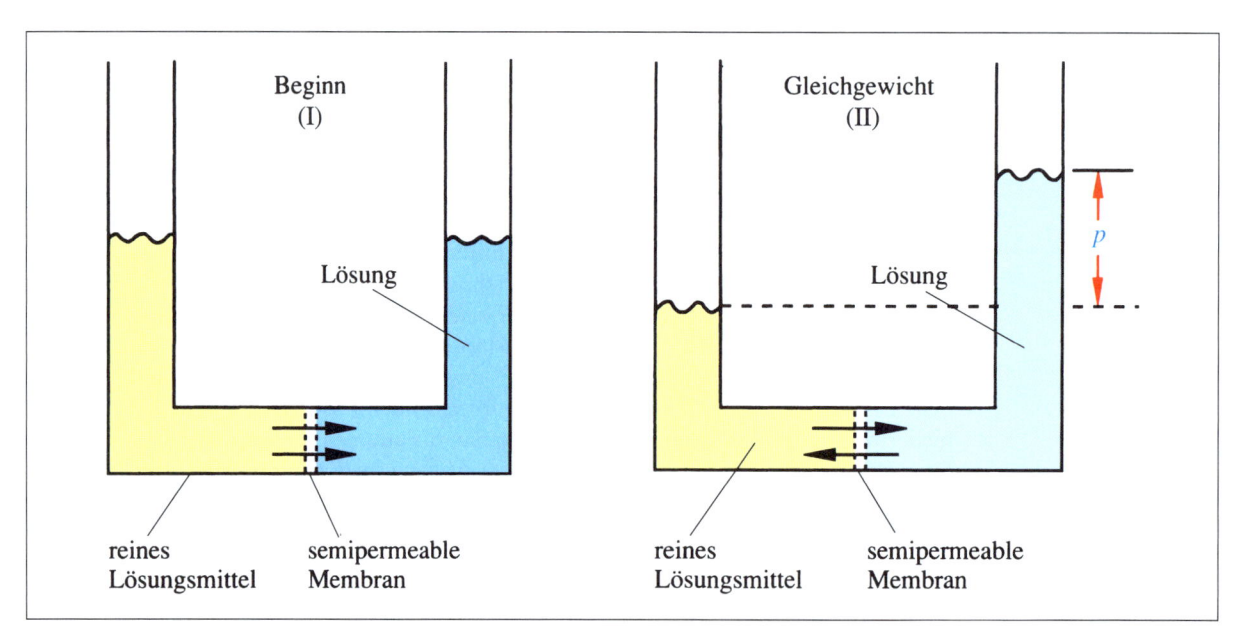

Abb. 5/3 Darstellung der Osmose. Zustand zu Beginn des Experiments (I) und nach Erreichen des Gleichgewichts (II) (⟶ Diffusionsrichtung des Lösungsmittels; p = hydrostatischer Überdruck, der p_{osm} der Lösung entspricht).

5.6 Gleichgewichte in Gegenwart von Membranen

Der osmotische Druck ist von der Teilchenzahl in der Lösung abhängig, nicht jedoch von ihrer Natur (z. B. Größe, Ladungszustand).

Betrachten wir den osmotischen Druck einer wässrigen *Glucoselösung* gegenüber reinem Wasser bei 0 °C, dann erhält man

1. $p_{osm} = 1$ bar (1000 hPa), wenn 1 mol Glucose in 22,4 L H_2O gelöst ist,

2. $p_{osm} = 22{,}7$ bar (22 700 hPa), wenn 1 mol Glucose in 1 L H_2O gelöst ist.

Bei größeren Konzentrationsunterschieden an semipermeablen Membranen bauen sich also vergleichsweise hohe Drücke auf, die eine Membran zum Platzen bringen können. An Erythrozyten (roten Blutkörperchen) kann man dies beobachten. Suspendiert man sie in Wasser, so hat dieses im Vergleich zur Zelllösung einen niedrigeren osmotischen Druck, es ist **hypotonisch**: Die Erythrozyten schwellen durch Aufnahme von Wasser bzw. platzen („*osmotischer Schock*"). Suspendiert man sie hingegen in einer **hypertonischen Lösung**, d. h. einer Lösung mit höherem osmotischem Druck als in der Zelle, so schrumpfen sie durch Abgabe von Wasser. Zur Aufrechterhaltung der normalen Funktionen bedarf es einer **isotonischen** (= gleicher osmotischer Druck) Lösung in der Umgebung.

hypotonisch

hypertonisch

isotonisch

In der Medizin heißt das: Man darf Flüssigkeitsverluste beim Menschen nicht durch reines (= destilliertes) Wasser ausgleichen, denn dabei können osmotische Extremsituationen entstehen, die zum Tode führen. Man verwendet z. B. eine physiologische Kochsalzlösung (0,95 g NaCl in 100 g Wasser).

Der angegebenen Gleichung für den osmotischen Druck kann man entnehmen, dass sich p_{osm} einer Lösung mit steigender *Konzentration* und mit steigender *Temperatur* erhöht. Enthält die Lösung mehrere Stoffe, ist es erforderlich, die Summe der Konzentrationen aller gelösten Teilchen in die Gleichung einzusetzen. Wenn sich aus einem Stoff wie NaCl in der Lösung durch Dissoziation mehrere Teilchen bilden, so erhöht sich der osmotische Druck um den entsprechenden Faktor.

$$NaCl \longrightarrow Na^{\oplus} + Cl^{\ominus}$$

1 mol NaCl (Kochsalz) in 22,4 L Wasser gelöst gibt bei 0 °C einen osmotischen Druck von $p_{osm} = 2$ bar (2000 hPa), weil in der Lösung $Na^{\oplus}$- und $Cl^{\ominus}$-Ionen vorliegen. Das entspricht 2 mol Teilchen.

Ungelöste Stoffe tragen nicht zum osmotischen Druck bei. Da beim Stoffwechsel in der Zelle viele wasserlösliche Endprodukte entstehen, müssen diese aus der Zelle heraustransportiert *oder* in fester Form abgelagert werden, damit der osmotische Druck in der Zelle nicht zu groß wird. Ein Beispiel für derartige Hilfs- und Entgiftungsmaßnahmen sind die in Pflanzenzellen vorkommenden *Oxalatdrusen* (Ablagerungen von Salzen der Oxalsäure).

Osmodiuretika
Bei drohendem Nierenversagen oder bei einem *Hirnödem* (beispielsweise nach einem Schädel-Hirn-Trauma) können Osmodiuretika, wie z. B. der Zuckeralkohol *Mannit* (= *Mannitol*), eingesetzt werden, um unerwünschte Wasseransammlungen zu vermeiden. Diese Substanzen werden in der Niere glomerulär filtriert, aber tubulär nicht rückresorbiert. Beim Hirnödem wird intravenös eine *hypertone* Lösung von Mannitol infundiert, damit das überschüssige Wasser dem *osmotischen Druck* folgend ausgeschieden werden kann und der bedrohliche Hirndruck, der zu Bewusstlosigkeit oder Atemstörungen führt, absinkt.

5.6.4 Donnan-Gleichgewicht

Sind an Verteilungsvorgängen an Membranen auch Ionen beteiligt, wie dies in allen lebenden Systemen der Fall ist, so muss man neben der Tendenz zum Konzentrationsausgleich durch *Diffusion* auch die Bedingung der *Elektroneutralität* berücksichtigen. Abbildung 5/4

5 Heterogene Gleichgewichte

soll diese Situation an einer semipermeablen Membran, die nur für kleinere Ionen ($K^{\oplus}$, $Cl^{\ominus}$) und Wasser durchlässig ist, verdeutlichen. In Abbildung 5/4a ist die Ausgangssituation gezeigt: Lösung I enthält nur $K^{\oplus}$- und $Cl^{\ominus}$-Ionen, Lösung II neben $K^{\oplus}$-Ionen noch negativ geladene Proteinmoleküle ($Prot^{\ominus}$), für die die Membran eine Barriere ist. Auf beiden Seiten der Membran herrscht Elektroneutralität. Jetzt setzt ein Wanderungsprozess ein, der mit der Diffusion von $Cl^{\ominus}$-Ionen aus Lösung I nach Lösung II gemäß dem Konzentrationsgradienten beginnt. Zur Erhaltung der Elektroneutralität müssen $K^{\oplus}$-Ionen nachfolgen, zunächst mit dem $K^{\oplus}$-Konzentrationsgradienten und dann sogar gegen ihn. Die Diffusion von $K^{\oplus}$- und $Cl^{\ominus}$-Ionen erfolgt so lange, bis sich das sog. **Donnan-Gleichgewicht** eingestellt hat. Dies ist erreicht, sobald das Produkt der Ionenkonzentrationen der wanderungsfähigen Ionen auf beiden Seiten der Membran gleich ist (Abb. 5/4b). Auf beiden Seiten herrscht wieder *Elektroneutralität*. Die in Abbildung 5/4 dargelegte Situation gilt für alle lebenden Zellen. Lösung II entspricht dem *intrazellulären* Raum, Lösung I dem *extrazellulären*.

Donnan-Gleichgewicht

$$\text{Donnan-Gleichgewicht:} \quad [K^{\oplus}]_I \cdot [Cl^{\ominus}]_I = [K^{\oplus}]_{II} \cdot [Cl^{\ominus}]_{II}$$

Ein Blick auf Abbildung 5/4 zeigt, dass die Zahl der Teilchen in Lösung I und II unterschiedlich ist. Zu Beginn (a) war sie in Lösung I größer, nach Einstellung des Donnan-Gleichgewichtes (b) ist sie in Lösung II größer. Hier kommt jetzt die *Osmose* ins Spiel. In a) wandern Wassermoleküle aus Lösung II in Lösung I ein, entsprechend entsteht in Lösung I ein osmotischer Druck (s. roter Pfeil). Im Gleichgewicht kehrt sich die Situation um, Lösung II baut jetzt den osmotischen Druck auf. Durch das *osmotische Ungleichgewicht* werden die $K^{\oplus}$-Ionen partiell „genötigt", Lösung II zu verlassen, so dass sich links von der Membran (außen) überschüssige positive Ladung aufbaut, rechts (innen) hingegen negative Ladung durch die Protein-Anionen. Es entsteht ein **Membranpotenzial** ($\Delta\psi$), das sog. *Donnan-Potenzial*, das bei dieser Ladungsverteilung (innen negativ) ein negatives Vorzeichen trägt.

Membranpotenzial

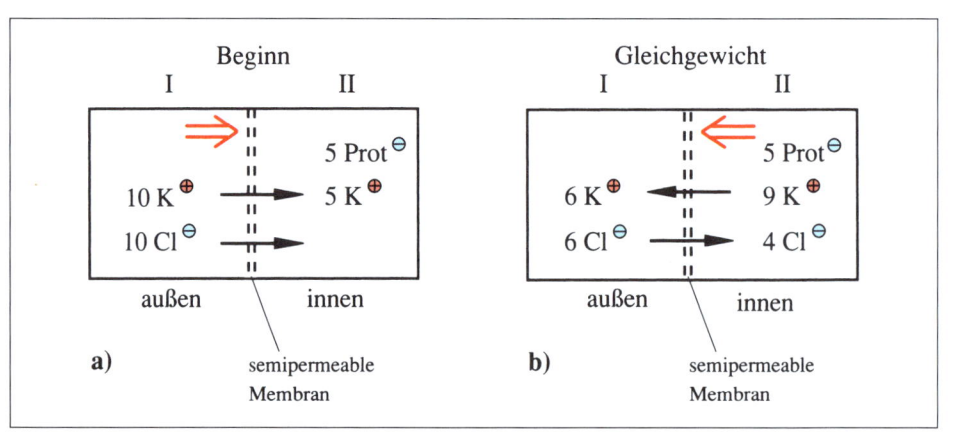

	Beginn			Gleichgewicht	
	I	II		I	II
		5 Prot$^{\ominus}$			5 Prot$^{\ominus}$
	10 K$^{\oplus}$ →	5 K$^{\oplus}$		6 K$^{\oplus}$ ←	9 K$^{\oplus}$
	10 Cl$^{\ominus}$ →			6 Cl$^{\ominus}$ →	4 Cl$^{\ominus}$
	außen	innen		außen	innen
a)		semipermeable Membran	b)		semipermeable Membran

Abb. 5/4 Einstellung eines Donnan-Gleichgewichtes (→ Diffusionsrichtung von Ionen; ⇒ osmotischer Druck); a) Ausgangslage, b) Donnan-Gleichgewicht.

Nervenreizleitung, was ist das?

Es gibt bestimmte Zellen, die auf einen physikalischen oder chemischen Reiz mit einer spezifischen Reaktion, einer *Erregung*, reagieren und diese weiterleiten können. Diese Fähigkeit ist bei den Nervenzellen des Menschen besonders ausgeprägt. Das *Ruhepotenzial* an der Membran beträgt bis zu -100 mV. In den Zellen ist die Konzentration der $K^{\oplus}$-Ionen größer als die der $Na^{\oplus}$-Ionen, außerhalb ist es umgekehrt. Bei der Nervenerregung wird unter dem Einfluss von Neurotransmittern (Übertragerstoffe, die an Nervenendigungen freigesetzt werden) die Permeabilität der Membran für $Na^{\oplus}$-Ionen durch Öffnung von *$Na^{\oplus}$-Kanälen* plötzlich erhöht, das Potenzial bricht zusammen *(Depolarisation)* und kann sich sogar umkehren (positiv innen, negativ außen). Der elektrische Impuls wird weitergeleitet. Das Ruhepotenzial kann sich nach Schließen der Na$^\oplus$-Kanäle durch Öffnen von K$^\oplus$-Kanälen (K$^\oplus$-Ionen strömen mit dem Konzentrationsgradienten aus) wieder aufbauen. Das gestörte Verhältnis der Ionenkonzentration in der Zelle wird durch aktiven Transport (Na$^\oplus$ hinaus, K$^\oplus$ hinein) mit Hilfe der „Na$^\oplus$/K$^\oplus$-Pumpe" wieder ausgeglichen (s. Lehrbücher der Physiologie).

Umwelt–Technik–Alltag Jede Zellmembran ist ein Kunstwerk: Ein wichtiger Schritt bei der Entwicklung des Lebens war die Ausbildung von *Zellmembranen*, die es möglich machten, wässrige Kompartimente zu bilden und voneinander getrennt zu halten. Dadurch können äußere Störungen besser aufgefangen werden. Jede Zellmembran besteht aus **Lipiddoppelschichten** (s. Kap. 17.2), die für den Durchtritt polarer Teilchen eine Barriere darstellen. In die Lipiddoppelschichten sind strukturell flexible **Proteine** integriert, die die Barriere partiell aufheben können. Es existieren *Poren* und *Ionenkanäle*, die z. B. Wasser oder kleinere Ionen durchlassen, es gibt *Carrier*, die Moleküle durch den Lipidteil schleusen, *Transporter* sowie zusätzlich *Rezeptoren* und *Enzyme*, die Transportvorgänge beeinflussen.

Für die Aufrechterhaltung von Zellfunktionen ist es wichtig, dass sich auf beiden Seiten einer Membran Stoffe in *unterschiedlichen Konzentrationen* ansammeln können. Vorgänge wie *Diffusion*, *Osmose* oder *Donnan-Gleichgewicht* spielen an Membranen eine große Rolle mit dem entscheidenden Unterschied, dass sich in lebenden Systemen niemals Gleichgewichte einstellen. Aus der Tendenz, das Gleichgewicht erreichen zu wollen, kann punktuell Energie gewonnen werden, z. B. aus einem *Protonengradienten*, den die *ATPasen* der Atmungskette für die Bildung von ATP nutzen. Ohne erhaltende Maßnahmen, d. h. einen aktiven (energieverbrauchenden) Transport von Stoffen entgegen den Konzentrationsgradienten, bricht das System allerdings rasch zusammen. Wie der kunstvolle Wechsel zwischen Barriere und Durchlässigkeit gesteuert wird, ist keineswegs geklärt, auch wenn die physikalisch-chemischen Gesetze für den Stofftransport schon lange bekannt sind.

5.7 Anwendung auf Trennverfahren

Heterogene Gleichgewichte können zur *Stofftrennung* genutzt werden. Voraussetzung dafür ist, dass sich die Stoffe beim Wechsel zwischen den Phasen nicht zersetzen. Da die Gewinnung reiner Stoffe aus Reaktionsgemischen oder aus komplex zusammengesetztem biologischem Material für die Biologie, Chemie und Medizin von großer Bedeutung ist, sollen wichtige **Trennverfahren** kurz erläutert werden.

Destillation

Destillation Hier werden Flüssigkeiten zum Sieden erhitzt. Der entstehende Dampf wird an einer anderen Stelle der Apparatur abgekühlt (kondensiert), so dass man die zurückgebildete Flüssigkeit separat auffangen kann (Abb. 5/5). Eine Stofftrennung durch Destillation ist möglich, wenn die im Gemisch vorliegenden Stoffe A und B *unterschiedliche Siedepunkte* besitzen. Während der eine Stoff (A) schon siedet und verdampft, reicht der Dampfdruck des anderen (B) dafür noch nicht aus, so dass sein Anteil im Dampf geringer ist. Im Dampf und damit im Kondensat reichert sich der leichter flüchtige Stoff A an, in der zurückbleibenden Flüssigkeit der Stoff B. Sorgt man dafür, dass sich diese Gleichgewichtseinstellung während der Destillation mehrfach wiederholt (z. B. durch Verwendung einer *Kolonne*), wird eine gute Trennung erzielt, die letztlich auf *Dampfdruckunterschieden* beruht. Wenn die Stoffe bei Normaldruck einen sehr hohen Siedepunkt haben, vermindert man den äußeren Druck und erniedrigt so den Siedepunkt (*Vakuumdestillation*).

Sublimation Geht aus einem Stoffgemisch A/B der Stoff A beim Erhitzen aus dem festen in den gasförmigen Zustand über, so kann der gebildete Dampf sich an einer gekühlten Stelle der Apparatur wieder als feste, nun aber reine Substanz niederschlagen. Die Trennung beruht auch hier auf *Dampfdruckunterschieden*.

Gefriertrocknung

Gefriertrocknung Aus wässrigen Lösungen, die schwer flüchtige Stoffe wie z. B. Salze, Aminosäuren oder Proteine enthalten, lässt sich das Wasser auf schonende Weise durch *Ge-*

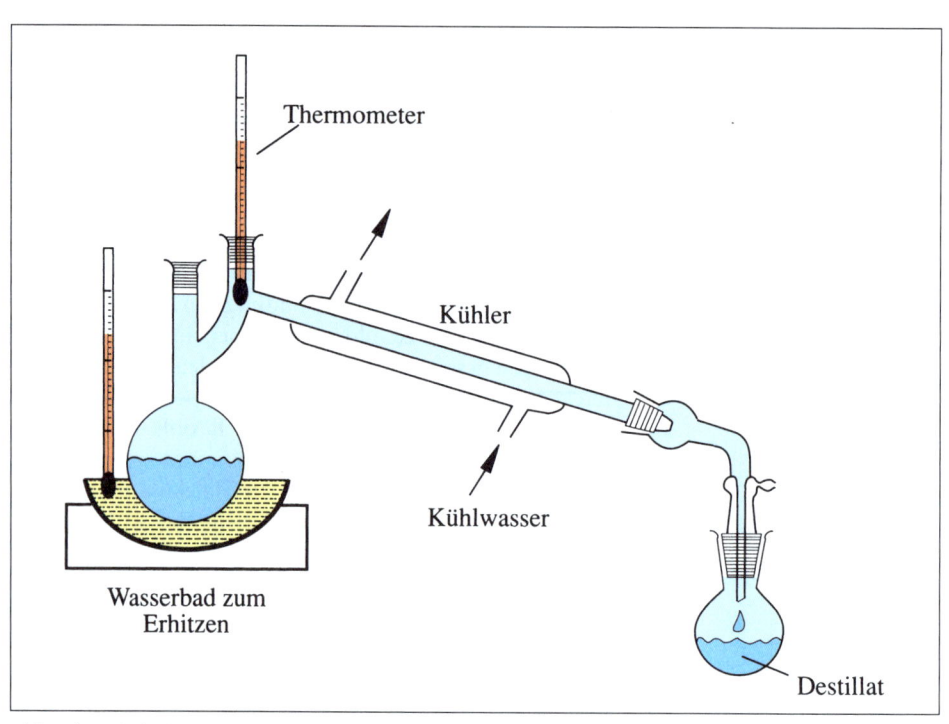

Abb. 5/5 Einfache Destillationsapparatur.

friertrocknung entfernen. Dazu gefriert man die Lösung in einem Glaskolben. Dann legt man ein gutes Vakuum (z. B. 10^{-4} bar = 10 Pa) an. Bei dem niedrigen Druck wird an der Eisoberfläche ständig Wasser verdampft und an stark gekühlten Teilchen der Apparatur wieder als Eis niedergeschlagen, *das Wasser sublimiert* also (s. Abb. 4/8). Beim Verdampfen aus dem Kolben wird der Umgebung Wärme entzogen (Verdampfungswärme, s. Kap. 4.5), so dass das Eis während der Gefriertrocknung gar nicht auftaut, selbst wenn der Kolben bei Raumtemperatur gehalten wird. Am Ende bleiben die schwer flüchtigen Substanzen als trockenes Pulver im Kolben zurück. Man bezeichnet den Rückstand als *Lyophilisat*. Die schwer flüchtigen Stoffe bleiben während des Verdampfungsprozesses gekühlt, so dass man auf diesem Weg auch *thermolabile Biomoleküle* von Wasser befreien kann. Diese Methode ist schonend, sie findet z. B. auch bei der Herstellung von Pulverkaffee Anwendung.

Kristallisation Kristallisation   Hat ein Stoffgemisch A/B in einem Lösungsmittel unterschiedliche Löslichkeiten, so kann man die Stoffe durch Kristallisation trennen. Zunächst bringt man beide Stoffe durch Erwärmen des Lösungsmittels in Lösung. Beim Abkühlen kristallisiert der Stoff mit der geringeren Löslichkeit zuerst aus und kann durch Absaugen über einen Filter oder vorsichtiges Abgießen des Lösungsmittels (= Dekantieren) von der Restlösung abgetrennt werden. Die Trennung beruht auf *Löslichkeitsunterschieden*. Beim Abkühlen kann es passieren, dass die Löslichkeit eines Stoffes längst unterschritten ist, ehe die Kristallisation einsetzt. Es liegt dann eine *übersättigte Lösung* vor, aus der der Stoff nach Bildung eines Kristallisationskeims schlagartig auskristallisiert.

Extraktion Flüssig-Flüssig-Verteilung (Extraktion)   Dieses Verfahren haben wir in Kapitel 5.3 erwähnt. Die Trennung zweier Stoffe beruht darauf, dass diese in einem gegebenen *zweiphasigen Lösungsmittelsystem* unterschiedliche *Verteilungskoeffizienten K* haben. Die vollständige Trennung gelingt schon bei *einer* Verteilung zwischen den flüssigen Phasen, wenn die Differenz der K-Werte sehr groß ist. Bei kleineren Differenzen muss die Verteilung nach Trennung der Phasen jeweils mit frischer Phase mehrfach wiederholt werden (multiplikative Verteilung).

Dialyse Dialyse   Bei diesem Verfahren werden an einer geeigneten semipermeablen Membran aus einer vorgegebenen Lösung niedermolekulare von hochmolekularen Stoffen getrennt

Chromatographie

(s. Kap. 5.6.2), indem man das reine Lösungsmittel außen an der Membran vorbeifließen lässt und dieses die durch die Membran diffundierenden niedermolekularen Stoffe aufnimmt. Bei Patienten mit nicht ausreichender Nierenfunktion wird das Blut auf diese Weise von Schadstoffen gereinigt.

Chromatographie Hier werden Gleichgewichte zwischen zwei Phasen genutzt, von denen eine *fest*, die andere *flüssig* (= **Flüssigkeitschromatographie**) oder *gasförmig* ist (**Gaschromatographie**). Die feste Phase ist unbeweglich *(= stationär)*, die andere ist beweglich *(= mobil)* und durchströmt die stationäre Phase. In der mobilen Phase befinden sich die Stoffe, die getrennt werden sollen: entweder gelöst in einem *Fließmittel* oder als Gase gemischt mit einem *Trägergas*. Insbesondere bei der Flüssigkeitschromatographie gibt es verschiedene Varianten (Tab. 5/1), die heute in jedem chemischen, biochemischen oder klinischen Labor verfügbar sind.

Die Stofftrennung erfolgt bei allen Varianten der Chromatographie nach demselben Prinzip: Die Einzelkomponenten werden aufgrund unterschiedlicher Wechselwirkungen mit der stationären Phase mehr oder weniger stark zurückgehalten. An der stationären Phase stellen sich *Gleichgewichte* zwischen der Lösung und dem Festkörper ein: Unterschiedliche Verteilungskoeffizienten und mehrfache Wiederholung der Gleichgewichtseinstellung führen am Ende zur Trennung. Auch die Länge der Wegstrecke, die sich die mobile Phase in der stationären Phase bewegt, spielt dabei eine Rolle. Die eigentlichen Effekte, auf denen die Trennung beruht, lassen sich wie folgt angeben:

Tab. 5/1 Verschiedene Arten der Chromatographie.

	stationäre Phase	mobile Phase
Flüssigkeitschromatographie (LC)		
1) Säulenchromatographie (SC; Abb. 5/6)	Adsorbenzien: Kieselgel, Aluminiumoxid, Cellulose, RP-Kieselgel	organische Lösungsmittel (auch gemischt mit Wasser)
2) Hochdruck-Flüssigkeitschromatographie (HPLC)	Adsorbenzien wie oben, jedoch in druckfesten Säulen	wie oben, jedoch unter hohem Druck (bis 300 bar)
3) Dünnschichtchromatographie (DC; Abb. 5/7)	Adsorbenzien wie oben, jedoch in dünner Schicht auf Glas oder Alufolie	wie oben
4) Papierchromatographie	saugfähiges Papier	organische Lösungsmittel gemischt mit Wasser
5) Gelchromatographie (= Gelfiltration)	Polysaccharid-Matrix mit Hohlräumen	Wasser oder organische Lösungsmittel
6) Ionenaustauschchromatographie	poröse Polymer-Matrix mit ionischen Gruppen an der Oberfläche	Wasser, wässrige Pufferlösungen, Salzlösungen
7) Affinitätschromatographie	Polymer-Matrix mit Molekülen an der Oberfläche, die nur mit den gesuchten Molekülen eine Wechselwirkung eingehen	Wasser
Gaschromatographie (GC; Abb. 5/8)	Trägermaterial in einer Säule, beladen mit einer hochsiedenden Flüssigkeit, heizbarer Ofen	H_2, He, N_2 oder Ar als Trägergas
Kapillar-GC	hochsiedende Flüssigkeiten als Film in einer Glaskapillare, heizbarer Ofen	wie oben

Heterogene Gleichgewichte

Adsorption

Adsorption (z. B. an Kieselgel; hydrophile Gruppen an der Oberfläche), **hydrophobe Wechselwirkung** (z. B. an RP-Kieselgel, RP = reversed phase; Kieselgel mit hydrophoben Resten an seiner Oberfläche), **Ionenaustausch** (an der Oberfläche einer Polymer-Matrix befinden sich Kationen oder Anionen wie $-NR_3^\oplus$, $-SO_3^\ominus$, $-COO^\ominus$; Ion-Ion-Wechselwirkung in Abhängigkeit vom pH-Wert oder von der Ionenkonzentration der Lösung führt zur Trennung). **Gelfiltration** (poröse Polymer-Matrix mit Hohlräumen, in die kleine Moleküle hineindiffundieren und zurückgehalten werden, während große außen vorbeiwandern; Trennung nach Molekülgröße).

Das chromatographische Verhalten einer Substanz kann als **Reinheitskriterium** oder zu ihrer **Identifizierung** dienen. Ein Stoff, der sich unter verschiedenen Bedingungen nicht auftrennen lässt, ist einheitlich. Ein Stoff, der im direkten Vergleich mit einem bekannten Stoff unter verschiedenen Bedingungen in der Wanderungsgeschwindigkeit überein-

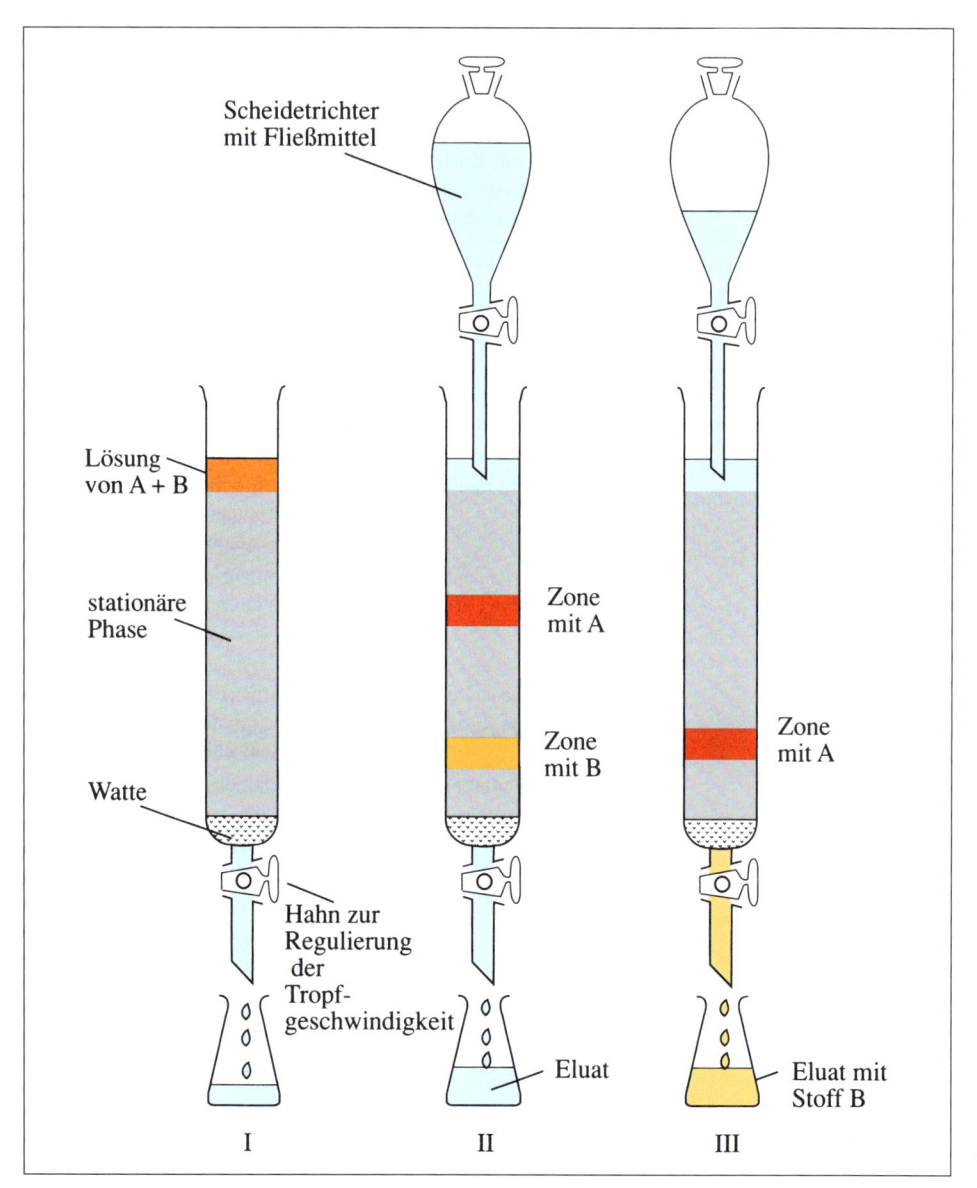

Abb. 5/6 Stofftrennung durch Säulenchromatographie (SC).
I: Stoffgemisch A/B, im Fließmittel gelöst, wird auf die stationäre Phase (in einer Glassäule) aufgegeben.
II: Mit dem Fließmittel (= Elutionsmittel) wird nachgewaschen, A und B trennen sich bei der Wanderung durch die Säule.
III: B ist mit dem Elutionsmittel aus der Säule herausgetropft und befindet sich im Eluat.

5.7 Anwendung auf Trennverfahren

stimmt, ist höchstwahrscheinlich mit dem bekannten Stoff identisch. Auf diesem Grundprinzip basieren analytische und diagnostische Verfahren.

Die chromatographischen Daten, die eine Substanz charakterisieren, sind der **R_f-Wert** (bei der DC) bzw. die **Retentionszeit** (t_r) bei der HPLC oder GC. Der R_f-Wert ist der Quotient aus der Laufstrecke der Substanz und der Laufstrecke des Fließmittels (Abb. 5/7). Der Wert ist dimensionslos und liefert Werte zwischen 0 (der Stoff bleibt am Start hängen) und 1 (der Stoff läuft mit der Laufmittelfront). Die Retentionszeit (in Minuten) ist die Zeit, die ein Stoff benötigt, um durch eine Trennsäule hindurchzuwandern (Abb. 5/8).

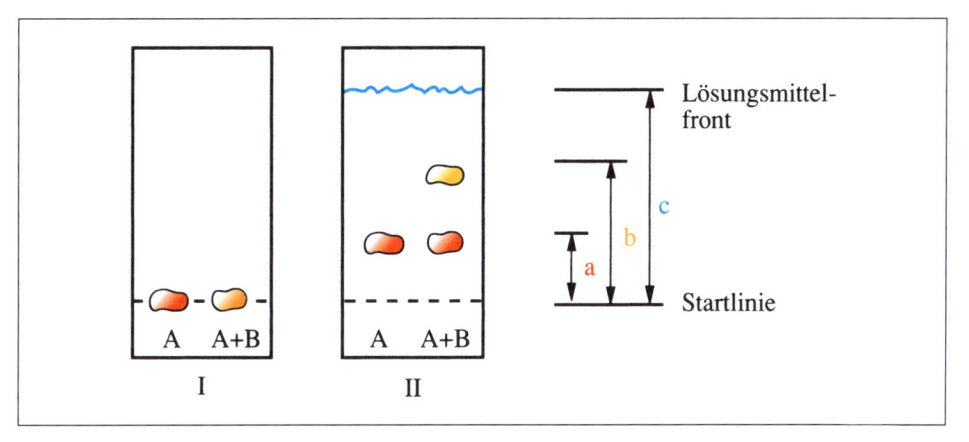

Abb. 5/7 Schematische Zeichnung eines Dünnschichtchromatogramms (DC). (I) Reiner Stoff A und Stoffgemisch sind an der Startlinie aufgetragen. (II) Nach der Entwicklung des DC: a = Laufstrecke von Stoff A, b = Laufstrecke von Stoff B, c = Laufstrecke des Fließmittels, R_f-Wert für A: a/c; R_f-Wert für B: b/c.

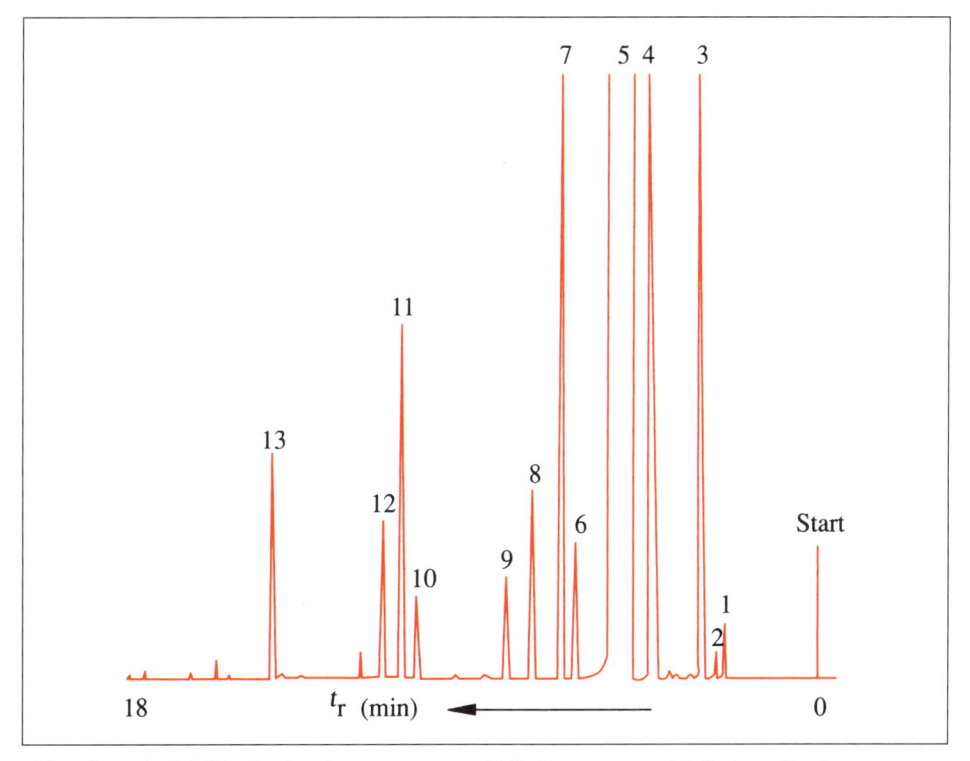

Abb. 5/8 Beispiel für ein Gaschromatogramm (GC). Trennung von käuflichem Kirschwasser (40 Vol.-%). Nur die Komponente 5 ist Ethanol, alles andere sind organische Bestandteile, die beim Gärprozess entstehen [Schomburg, G., Gaschromatographie. VCH Verlag, Weinheim 1987].

Wenn man eine chromatographische Trennung reproduzieren will, müssen die Bedingungen für die Trennung genau bekannt sein und eingehalten werden (z. B. Art des Trägermaterials, Korngröße, Zusammensetzung des Fließmittels, Laufstrecke oder Durchflussgeschwindigkeit des Fließmittels, Temperatur).

Die Dünnschichtchromatographie ist ein *analytisches Verfahren*, man braucht sie zum Identifizieren von Substanzen und für Reinheitskontrollen, z. B. in der Pharmazie und Pharmakologie. Die Chromatogramme werden im UV-Licht betrachtet oder mit chemischen Reagenzien angefärbt, um Substanzen sichtbar zu machen. Schärfere Trennungen und damit zuverlässigere Aussagen über die Reinheit von Substanzen ermöglicht die analytische HPLC. Die Flüssigkeitschromatographie mit größeren Säulen dient der *präparativen Trennung* von Stoffgemischen (s. Abb. 5/6). Im Ergebnis erhält man größere Mengen reiner Substanzen für chemische oder biochemische Zwecke.

Das Fließ- oder Laufmittel wird in diesem Fall auch *Elutionsmittel* genannt, die aus der Säule heraustropfende Flüssigkeit ist das *Eluat*. Bei farbigen Substanzen ist es kein Problem, die Trennung an der stationären Phase mit dem Auge zu beobachten. Bei farblosen Substanzen muss man das Eluat z. B. durch einen *UV-Detektor* laufen lassen, der durch Absorption bei bestimmter Wellenlänge anzeigt, ob ein Stoff im Eluat enthalten ist. Zusätzlich kann man das Eluat auch fortlaufend im Massenspektrometer (MS, s. Kap. 22.5) oder NMR-Gerät (s. Kap. 22.4) untersuchen. Man spricht von gekoppelten Methoden, z. B. LC-, MS, LC-UV oder LC-NMR).

Aufgaben

1. Erklären Sie folgende Bezeichnungen und Begriffe: gesättigte Lösung – Löslichkeit – hydrophil – hydrophob – lipophil – lipophob – Verteilungsgleichgewicht – Nernst-Verteilungsgesetz – Henry-Dalton-Gesetz – Adsorption – Kristallisation – Destillation – Gefriertrocknung – einfache Diffusion – Osmose – Dialyse – hypotonisch – hypertonisch – isotonisch – Donnan-Gleichgewicht – Membranpotenzial – Chromatographie – R_f-Wert – Retentionszeit.
2. Was ist ein *heterogenes Gleichgewicht*? Geben Sie drei Beispiele!
3. Was ist eine *gesättigte*, was eine *übersättigte* Lösung?
4. Wie sind die Begriffspaare *hydrophil/hydrophob* und *lipophil/lipophob* mit den Begriffen *polar/unpolar* verknüpft?
5. Von welchen Faktoren hängt die *Löslichkeit* eines Stoffes ab?
6. Ein Stoff mit $K = 0{,}25$ wird in gleichen Volumina zweier flüssiger Phasen verteilt. Wie viel % des Stoffes befinden sich nach der Gleichgewichtseinstellung in der Oberphase?
7. Beschreiben Sie die *Etherextraktion* zur Abtrennung eines lipophilen, in Wasser gelösten Stoffes! Wie viel % eines Stoffes mit $K = 9$ verbleiben nach zweimaliger *Etherextraktion* in der wässrigen Phase?
8. Von welchen Größen ist die *Löslichkeit eines Gases* in einer Flüssigkeit abhängig?
9. Warum entwickeln sich beim Öffnen einer Sprudelflasche CO_2-Gasblasen?
10. Von welchen Faktoren ist die *Adsorption* eines Stoffes an ein vorgegebenes Adsorbens abhängig?
11. Welches ist der wesentliche Unterschied zwischen *einfacher Diffusion* und *aktivem Transport* an einer Membran?
12. Was ist eine *semipermeable Membran*? Nennen Sie ein Trennverfahren, das sich einer derartigen Membran bedient!
13. Von welchen Größen ist der *osmotische Druck* einer Lösung abhängig?
14. Sie bestimmen den *osmotischen Druck* von drei wässrigen Lösungen: Glucose, Kochsalz und Calcium(II)-chlorid, jeweils 1 molar in reinem Wasser gelöst. Bei welcher Lösung ist p_{osm} am größten, bei welcher am kleinsten und warum?
15. Welche Eigenschaften muss eine Membran haben, damit sich an ihr ein *Donnan-Gleichgewicht* einstellt?
16. Was muss geschehen, damit ein an einer Membran gebildetes *Membranpotenzial* zusammenbricht?
17. Worauf beruht die Stofftrennung bei der *Destillation* und bei der *Kristallisation*?
18. Erklären Sie den Begriff *Sublimation* am Beispiel der *Gefriertrocknung*!
19. Nennen Sie zwei Effekte, die zur Stofftrennung bei der *Chromatographie* führen?
20. Erläutern Sie das Prinzip der *Dünnschichtchromatographie*!
21. Worin besteht der Unterschied zwischen *Flüssigkeits-* und *Gaschromatographie*?

Bedeutung für den Menschen
Heterogene Gleichgewichte

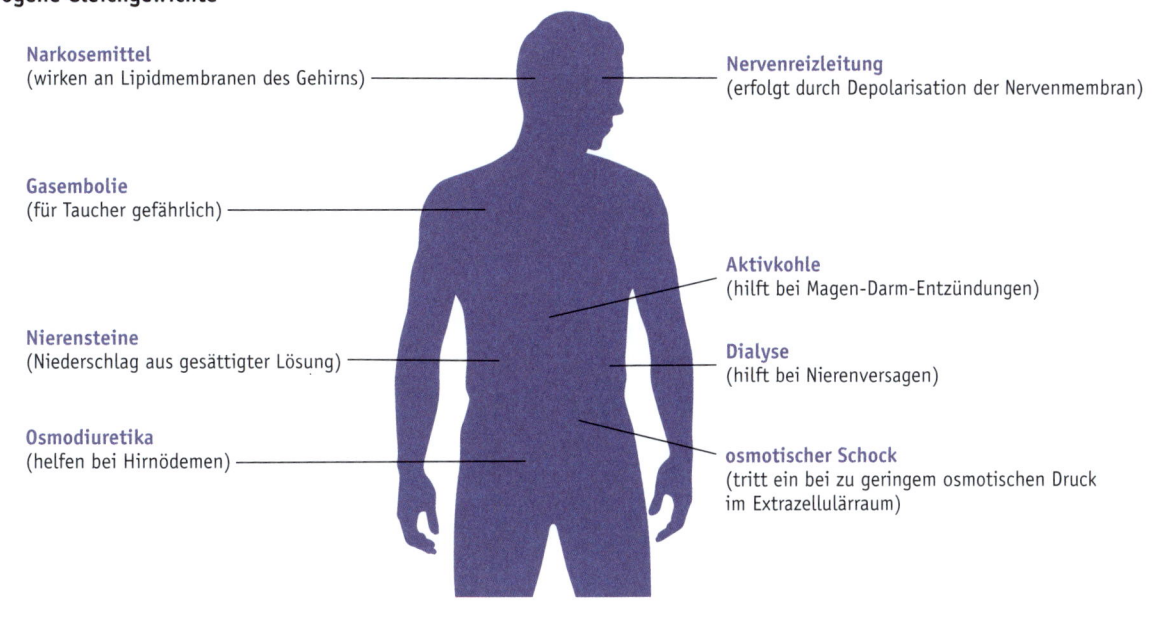

Narkosemittel
(wirken an Lipidmembranen des Gehirns)

Gasembolie
(für Taucher gefährlich)

Nierensteine
(Niederschlag aus gesättigter Lösung)

Osmodiuretika
(helfen bei Hirnödemen)

Nervenreizleitung
(erfolgt durch Depolarisation der Nervenmembran)

Aktivkohle
(hilft bei Magen-Darm-Entzündungen)

Dialyse
(hilft bei Nierenversagen)

osmotischer Schock
(tritt ein bei zu geringem osmotischen Druck im Extrazellulärraum)

6 Chemische Reaktionen

6.1 Definition

Die Stoffe, die die Materie bilden, sind die chemischen Elemente bzw. die aus ihnen hervorgegangenen chemischen Verbindungen. Die Umwandlung von Elementen in Verbindungen und umgekehrt erkennt man daran, dass sich die physikalischen *und* chemischen Eigenschaften der beteiligten Stoffe ändern. Man spricht von **chemischen Reaktionen** oder **chemischen Umsetzungen**. Ihre Beschreibung und die Ableitung der zugehörigen Gesetze stehen im Mittelpunkt der *Chemie*.

> ! Chemische Reaktionen sind Stoffumwandlungen.

Im Bereich der anorganischen Chemie gehen viele chemische Reaktionen von den Elementen und deren Ionen aus. Vier wichtige Reaktionstypen werden exemplarisch genannt: (1), (2) und (4) sind Beispiele für Reaktionen unter Beteiligung von *Ionen*, (3) ist ein Beispiel für die Reaktion von *Elementen*.

1) Säure-Base-Reaktionen: $HCl + NaOH \longrightarrow NaCl + H_2O$
2) Fällungs-Reaktionen: $Ag^{\oplus} + Cl^{\ominus} \longrightarrow AgCl$
3) Redox-Reaktionen: $2\,H_2 + O_2 \longrightarrow 2\,H_2O$
4) Metallkomplex-Reaktionen: $CuSO_4 + 4\,NH_3 \longrightarrow [Cu(NH_3)_4]SO_4$

6.2 Chemische Gleichungen

chemische Gleichung

Edukte
Produkte

Eine chemische Reaktion wird durch eine chemische Gleichung, auch *Reaktionsgleichung* genannt, beschrieben. Vier Beispiele sind oben bei der Nennung der Reaktionstypen aufgeführt. Die Symbole und Formeln der Elemente und Verbindungen, die an einer Reaktion beteiligt sind, werden so aufgeschrieben, dass *links* die Ausgangsstoffe (= **Edukte**) und *rechts* die gebildeten Stoffe (= **Produkte**) stehen. Die Richtung der Reaktionen wird durch einen *Pfeil* markiert. Viele chemische Reaktionen laufen in Lösungsmitteln ab, d.h. in homogener Phase. Solange das Lösungsmittel nicht an der Reaktion teilnimmt, taucht es in der chemischen Gleichung *nicht* auf.

$$2\,H_2 + O_2 \longrightarrow 2\,H_2O + \boxed{\text{Energie}} \quad \text{(Knallgasreaktion)}$$
Wasserstoff Sauerstoff Wasser

Sehen wir uns die Knallgasreaktion genauer an. In Worten ausgedrückt steht da, dass zwei Moleküle *Wasserstoff* und ein Molekül *Sauerstoff* unter Bildung von zwei Molekülen *Wasser* reagieren. Dass bei der Reaktion Energie frei wird, lassen wir zunächst außer Acht. Um die Gleichung richtig zu schreiben, muss man also wissen, dass die bei Raumtemperatur gasförmigen Elemente Wasserstoff und Sauerstoff *molekular* als H_2 bzw. O_2 vorliegen und dass Wasser aus zwei H-Atomen und einem O-Atom besteht. Generell gilt, dass sich die Atome der Elemente im **Verhältnis ganzer Zahlen** vereinigen, im Beispiel Wasser 2:1. In dem Wort „Gleichung" steckt also, dass die Summen der Atome der Elemente auf der linken und rechten Seite gleich sein müssen. Dies ist gleichbedeutend damit, dass die *Summe der Massen* auf beiden Seiten gleich ist.

6 Chemische Reaktionen

Erhaltung der Masse

> ! Bei chemischen Reaktionen ist die Gesamtmasse der Edukte gleich der Gesamtmasse der Produkte (**Erhaltung der Masse**).

Betrachten wir eine Ionengleichung:

$$Ag^{\oplus} + Cl^{\ominus} \longrightarrow AgCl\downarrow$$
Silberion   Chloridion   Silberchlorid

Sie besagt, dass ein Silber- und ein Chloridion zu dem schwerlöslichen Salz *Silberchlorid* reagieren, das aus der wässrigen Lösung als Niederschlag ausfällt, was durch den senkrecht nach unten gerichteten Pfeil am AgCl ausgedrückt wird. Das Zahlenverhältnis der Ionen zueinander ist definiert (1:1). Es muss in diesem Fall nicht nur die *Massenbilanz* links und rechts des Reaktionspfeils übereinstimmen, sondern auch die *Ladungsbilanz*, d.h., die Summe der Ladungen links und rechts muss gleich sein (**Erhaltung der Ladung**).

Erhaltung der Ladung

In welchem Verhältnis die Atome oder Ionen verschiedener Elemente zu einer chemischen Verbindung zusammentreten, bleibt nicht dem Zufall überlassen. Es gehört zum chemischen Grundwissen, dass z.B. *Wasser* die Summenformel H_2O hat, *Ammoniak* NH_3 oder *Kohlendioxid* CO_2.

Mit den Gesetzmäßigkeiten beim Aufbau der Elektronenhülle und bei der Ausbildung von chemischen Bindungen kann man heute verstehen, wie es zu bestimmten Summenformeln kommt, und erklären, dass es z.B. neben CO_2 noch das giftige *Kohlenmonoxid* CO gibt, aber *kein* CO_3 oder CO_4. Herauszufinden, in welchem Zahlenverhältnis die Atome verschiedener Elemente sich zu einer Verbindung zusammenfinden, war anfangs ganz dem *Experiment* überlassen, d.h. der sorgfältigen Bestimmung der Massen- und Ladungsbilanz einer Reaktion. Daraus ergab sich die *Reaktionsgleichung*.

Immer noch werden neue Stoffumwandlungen entdeckt. Dies möge verdeutlichen, dass in der Chemie das Ausprobieren und das Beobachten von Reaktionen sowie die anschließende Analyse der Reaktionsprodukte eine große Rolle spielen. Erklärungen, warum eine Stoffumwandlung so und nicht anders abläuft, gibt es dann häufig erst im Nachhinein. Inzwischen sind jedoch zahlreiche Gesetzmäßigkeiten erkannt und dokumentiert worden, so dass in vergleichbaren Fällen Voraussagen für den Reaktionsverlauf möglich sind. Auch theoretische Berechnungen können dazu angestellt werden.

6.3 Stöchiometrische Berechnungen

Die Reaktionsgleichung als Ergebnis einer experimentell erarbeiteten Stoffumwandlung gibt Auskunft über die Zahlenverhältnisse der Teilchen (Atome, Ionen, Moleküle), die als Edukte eingesetzt und als Produkte hervorgegangen sind. Da jedes Teilchen eine Masse hat und die Summen der Massen links und rechts übereinstimmen müssen, kann man, von der Reaktionsgleichung ausgehend, *Massen* und *Volumina* der beteiligten Stoffe *ausrechnen*. Die für die Quantifizierung wichtigste Rechengröße ist die **Stoffmenge** n mit der Einheit **Mol** (mol) (s. Kap. 1.5, 3.3.6 und 3.4.2): Gleiche Stoffmengen verschiedener Stoffe enthalten die gleiche Anzahl Teilchen. Bei Flüssigkeiten kann man die Masse mit Hilfe der *Dichte* ins Volumen, bei Gasen mit Hilfe des *Molvolumens* (22,4 L, s. Kap. 4.2.2) ins Gasvolumen umrechnen.

Stoffmenge

An der Knallgasreaktion wollen wir **stöchiometrische Berechnungen** (= *chemisches Rechnen*) üben. Die Molekülmassen ergeben sich durch Addition der Atommassen (H = 1, O = 16), die Sie dem Periodensystem entnehmen. Die Edukte sind gasförmig (g), das Produkt ist flüssig (l).

Reaktionsgleichung: $2\,H_2\,(g) + O_2\,(g) \longrightarrow 2\,H_2O\,(l)$
Mol-Angabe: $2\,mol\,H_2$ $1\,mol\,O_2 \longrightarrow 2\,mol\,H_2O$
Massen-Angabe: $4\,g\,H_2$ $32\,g\,O_2 \longrightarrow 36\,g\,H_2O$
Volumen-Angabe: $44{,}8\,L\,H_2$ $22{,}4\,L\,O_2 \longrightarrow 36\,mL\,H_2O$ (= 44,8 L H_2O-Dampf, da 2 mol H_2O entstehen)

6.3 Stöchiometrische Berechnungen

Mit den Angaben lässt sich folgende Aufgabe lösen: Wie viel Gramm bzw. Liter Wasserstoff sind nötig, um 1 g (= 1 mL) *Wasser* herzustellen?

Die Berechnung ist eine Dreisatzaufgabe, in der man das aus der Reaktionsgleichung gegebene Massenverhältnis $H_2:H_2O$ mit dem gesuchten (x:1) vergleicht. Das Molvolumen eines Gases beträgt unter Normalbedingungen 22,4 L.

(Werte aufgrund der Reaktionsgleichung) $\quad \dfrac{g\,H_2}{g\,H_2O} = \dfrac{x\,g\,H_2}{1\,g\,H_2O} \quad$ (Angaben aus der Aufgabe)

Massenberechnung: $\quad \dfrac{4}{36} = \dfrac{x}{1}; \quad x = \dfrac{4}{36} = 0{,}11\ g\,H_2$

Volumenberechnung: $\quad 2\,g\,H_2 \triangleq 22{,}4\,L\,H_2$

$\qquad\qquad\qquad\qquad 0{,}11\,g\,H_2 \triangleq \dfrac{22{,}4}{2} \cdot 0{,}11 = 1{,}23\,L\,H_2$

Ergebnis: Es werden 0,11 g H_2 ($\triangleq$ 1,23 L H_2) benötigt.

In einem zweiten Beispiel soll anhand der oben erwähnten Säure-Base-Reaktion ausgerechnet werden, wie viel Gramm *NaOH* nötig sind, um 10 g *Kochsalz* herzustellen. Bei Salzen gibt es keine Molekülmasse im eigentlichen Sinn, verwendet wird die Formelmasse (s. Kap. 3.3.6).

Reaktionsgleichung: HCl $\quad$ + NaOH $\quad \longrightarrow \quad$ NaCl $\quad$ + H_2O
Mol-Angabe: $\quad$ 1 mol HCl + 1 mol NaOH $\longrightarrow$ 1 mol NaCl + 1 mol H_2O
Massen-Angabe: $\quad$ 36,5 g HCl + 40 g NaOH $\longrightarrow$ 58,5 g NaCl + 18 g H_2O

Für die Berechnung ist wichtig, dass 1 mol NaOH (40 g) zu 1 mol NaCl (58,5 g) führt. Durch Dreisatz lässt sich die erforderliche Menge NaOH errechnen:

$$\dfrac{40\,g\,NaOH}{58{,}5\,g\,NaCl} = \dfrac{x\,g\,NaOH}{10\,g\,NaCl}; \quad \dfrac{40}{58{,}5} = \dfrac{x}{10} \quad x = 6{,}84\,g\,NaOH$$

Ergebnis: Es werden 6,84 g NaOH benötigt.

Viele Stoffumwandlungen laufen in *homogener Lösung* ab. Man gibt die Ausgangsverbindungen in gelöster Form zusammen und analysiert später die Produkte, die entstanden sind. Wenn man wissen will, in welchem Mol-Verhältnis die Stoffe vorgelegen haben, muss man die eingesetzten Volumina der Lösungen und ihre jeweiligen *Konzentrationen* kennen. Zur Verständigung benötigt man ein Konzentrationsmaß. Man benutzt üblicherweise entweder die **Stoffmengenkonzentration** (*c*) oder die **Massenkonzentration**.

Molarität Die Stoffmengenkonzentration, genannt **Molarität** einer Lösung, ist die Anzahl mol eines Stoffes A in 1 L der fertigen Lösung. Die Konzentration, als $c(\mathbf{A})$ oder [A] bezeichnet, wird in mol/L angegeben (entsprechende kleinere Einheiten in: mmol/L [10^{-3} mol/L], μmol/L [10^{-6} mol/L], nmol/L [10^{-9} mol/L]).

Beispiele: *Chlorwasserstoff* (HCl) hat eine Molekülmasse von 36,5 g/mol. 36,5 g HCl in so viel Wasser gelöst, dass genau 1 L Salzsäure entsteht, ergeben eine *1 molare* (Abkürzung: 1 M) Lösung : $c(\mathbf{HCl})$ = [HCl] = 1 mol/L.
Natriumhydroxid (NaOH) hat eine Molekülmasse von 40 g/mol. Löst man 80 g NaOH in so viel Wasser, dass genau 1 L Natronlauge entsteht, erhält man eine *2 molare* (2 M) Lösung: $c(\mathbf{NaOH})$ = [NaOH] = 2 mol/L.

Wenn bezüglich des Lösungsmittels Angaben fehlen, geht man von einer wässrigen Lösung aus.

Chemische Reaktionen

Die Massenkonzentration wird in kg/L (Untereinheiten: g/L, mg/L, µg/L, ng/L) angegeben. Den *Massenanteil* in einer Lösung berechnet man häufig in **Gewichtsprozenten** (w/w). Eine 15%ige Salzsäurelösung bedeutet, dass 15 g HCl in 100 g der Lösung enthalten sind. Bei zwei Flüssigkeiten verwendet man auch den *Volumenanteil* (x mL der Flüssigkeit A in 100 mL Lösung), die Angabe erfolgt dimensionslos (x/100) oder in Volumenprozent (Vol.-% oder v/v).

Beispiel: 100 mL einer wässrigen Alkohollösung, die 3 mL reinen *Alkohol* (= Ethanol, C_2H_5OH) enthält, hat einen Volumenanteil von 0,03 bzw. 3 Vol.-%. Ist die gleiche Menge in 1000 mL Lösung enthalten, so ist der Gehalt 3 ‰ (Promille).

Mithilfe der Dichte von Ethanol (0,79 g/mL), die in Tabellenwerken zu finden ist, lässt sich der Volumenanteil in den Massenanteil umrechnen und mit der Molekülmasse [M_r (Ethanol) = 46] in die Stoffmenge. Die Angabe des Volumenanteils zur Standardisierung einer Lösung hängt stark von den äußeren Bedingungen (Druck, Temperatur) ab, bei Flüssigkeiten treten außerdem beim Mischen Kontraktionseffekte auf, so dass z. B. 30 mL Alkohol und 70 mL Wasser nur knapp 100 mL Alkohollösung geben.

Die Masse *m* eines bekannten Stoffes in g lässt sich wie folgt in seine Stoffmenge *n* in mol umrechnen:

$$\text{Stoffmenge } n \text{ (mol)} = \frac{\text{Masse } m \text{ (g)}}{\text{molare Masse } M_m \text{ (g} \cdot \text{mol}^{-1})}$$

1) Wie viel mol sind 15 g HCl?
   Atommasse von H: 1; Atommasse von Cl: 35,5
   Molare Masse von HCl: M_m (HCl) = 36,5 g/mol

$$n = \frac{m}{M_m}; \quad n = \frac{15 \text{ g}}{36,5 \text{ g} \cdot \text{mol}^{-1}} = 0,41 \text{ mol}$$

Ergebnis: 15 g HCl sind 0,41 mol HCl.

2) Wie viel Gramm NaCl enthält 1 Liter einer 0,3 molaren NaCl-Lösung?
   Molare Formelmasse von NaCl: M_m (NaCl) = 58,5 g/mol

$$0,3 \text{ mol} = \frac{m}{58,5 \text{ g} \cdot \text{mol}^{-1}}; \quad m = 0,3 \cdot 58,5 \text{ g} = 17,55 \text{ g}$$

Ergebnis: 1 Liter einer 0,3 molaren NaCl-Lösung enthält 17,55 g NaCl.

3) Wie viel Gramm NaOH enthalten 100 mL 0,25 M NaOH?
   Molare Masse von NaOH: M_m (NaOH) = 40 g/mol
   100 mL 0,25 M NaOH enthalten n = 0,025 mol NaOH

$$m = 0,025 \cdot 40 \text{ g} = 1 \text{ g}$$

Ergebnis: 100 mL 0,25 M NaOH enthalten 1 g NaOH.

4) Wie viel mol sind 30 mL Alkohol (= Ethanol)?
   Ethanol (C_2H_5OH): M_m (Ethanol) = 46 g/mol
   Dichte Ethanol: 0,79 g/mL
   30 mL · 0,79 g/mL = 23,7 g Ethanol

$$n = \frac{23{,}7\ \text{g}}{46\ \text{g} \cdot \text{mol}^{-1}} = 0{,}52\ \text{mol}$$

Ergebnis: 30 mL Ethanol sind 0,52 mol Ethanol.

Massen- oder Volumenanteile werden häufig auch in *Promille* (‰), *parts per million* (ppm) oder *parts per billion* (ppb) angegeben.

1 ‰ bedeutet 1 g in 10^3 g oder 1 mL in 10^3 mL.
1 ppm bedeutet 1 g in 10^6 g oder 1 mL in 10^6 mL.
1 ppb bedeutet 1 g in 10^9 g oder 1 mL in 10^9 mL.

6.4 Chemisches Gleichgewicht (homogene Gleichgewichte)

homogenes Gleichgewicht

Viele chemische Reaktionen, die in homogener Lösung ablaufen, kommen äußerlich zum Stillstand, obwohl die Ausgangsstoffe (= Edukte) noch nicht verbraucht sind. Das System befindet sich in einem *Gleichgewicht*, das als **homogenes Gleichgewicht** bezeichnet wird. Merkmal der homogenen Gleichgewichte im Gegensatz zu den heterogenen ist, dass die beteiligten Stoffe eine chemische Umwandlung erfahren. Im folgenden Beispiel werden die homogenen Gleichgewichte genauer betrachtet.

Eine Reaktion $A + B \rightleftharpoons C + D$ befindet sich im Gleichgewicht, wenn sich die Konzentrationen von A, B, C und D nicht mehr ändern. Trotzdem ist die Reaktion nicht zum Stillstand gekommen. In dem Maße, wie A und B zu den Produkten C und D reagieren (**Hinreaktion**), zerfallen die Produkte C und D auch wieder in die Edukte A und B (**Rückreaktion**). Man bezeichnet eine derartige Reaktion als Gleichgewichtsreaktion und kennzeichnet dies in der Reaktionsgleichung durch den *Doppelpfeil*. Anders ausgedrückt, die Reaktion von A + B zu C + D ist umkehrbar (= **reversibel**).

reversible Reaktion

Solange lediglich die Edukte A und B vorliegen, kann nur die Hinreaktion ablaufen. Mit zunehmendem Anteil der Produkte C und D gewinnt die Rückreaktion an Bedeutung. Ist der Gleichgewichtszustand erreicht, laufen Hin- und Rückreaktion *gleich schnell* ab, d. h., derselbe Anteil C und D, der entsteht, zerfällt auch wieder. Man spricht deshalb von einem *dynamischen Gleichgewicht*.

Es gibt chemische Reaktionen, bei denen das Gleichgewicht weit auf der Seite der Produkte (Fall a) oder weit auf der Seite der Edukte (Fall b) liegt. Dies kann durch eine unterschiedliche Länge der Doppelpfeile gekennzeichnet werden.

(a) $A + B \overset{\longrightarrow}{\leftarrow} C + D$ (b) $A + B \overset{\rightarrow}{\longleftarrow} C + D$

Wo das Gleichgewicht bei einer bestimmten Reaktion genau liegt, muss in jedem Einzelfall *experimentell* bestimmt werden. Warum es zwischen den Reaktionen Unterschiede gibt, lässt sich erst verstehen, wenn man die zu einer Reaktion gehörenden *Energiegrößen* in die Betrachtung einbezieht (s. Kap. 6.6).

6.5 Massenwirkungsgesetz

Im Gleichgewichtszustand der Reaktion $A + B \rightleftharpoons C + D$ sind die Gleichgewichtskonzentrationen der beteiligten Stoffe konstant, da Hin- und Rückreaktion gleich schnell ablaufen. Das Verhältnis der Konzentrationen der Stoffe führt zu einer für die betrachtete Reaktion spezifischen Konstante, die von der Temperatur und vom Druck abhängt. Der Ausdruck dafür lautet:

Massenwirkungsgesetz

Massenwirkungsgesetz (MWG): $\frac{c(\mathbf{C}) \cdot c(\mathbf{D})}{c(\mathbf{A}) \cdot c(\mathbf{B})} = K$; oder $\frac{[\text{C}] \cdot [\text{D}]}{[\text{A}] \cdot [\text{B}]} = K$

6 Chemische Reaktionen

Gleichgewichts-konstante

In Worten ausgedrückt: Das Produkt der Konzentrationen der Produkte, dividiert durch das Produkt der Konzentrationen der Edukte, ist konstant. Die Konstante K heißt **Gleichgewichtskonstante** (= *Massenwirkungskonstante*) und ist dimensionslos. Ein Zahlenwert $K > 1$ zeigt an, dass die Reaktion auf der Seite der Produkte liegt, bei einem Zahlenwert $K < 1$ überwiegen die Edukte im Gleichgewicht.

Da die Konzentrationen im Zähler und Nenner multipliziert werden, führen stöchiometrische Zahlen in der Reaktionsgleichung dazu, dass diese als Exponenten im MWG erscheinen.

$$a \cdot A + b \cdot B \rightleftharpoons c \cdot C + d \cdot D; \qquad K = \frac{[C]^c \cdot [D]^d}{[A]^a \cdot [B]^b}$$

Prinzip des kleinsten Zwanges

Die Abhängigkeit des chemischen Gleichgewichtes von äußeren Bedingungen wird qualitativ beschrieben durch das **Prinzip des kleinsten Zwanges** (*Prinzip von Le Châtelier*). Ist bei einer Reaktion das Volumen der Produkte kleiner als das der Edukte (Bsp. Ammoniaksynthese: $3 H_2 + N_2 \rightleftharpoons 2 NH_3$), so wird bei einer *Druckerhöhung* das Gleichgewicht zugunsten des Produktes verschoben. Analoges gilt für den Einfluss der Temperatur: Wird bei einer Reaktion Wärme frei, so wird durch *Temperaturerhöhung* (Zufuhr von Wärme) das Gleichgewicht zugunsten der Edukte verschoben. In beiden Fällen versucht das System, durch Verschiebung des chemischen Gleichgewichts dem äußeren Zwang auszuweichen, es stellt sich ein neues Gleichgewicht ein.

Das MWG macht verständlich, dass es nicht ohne Auswirkung auf die anderen Reaktionspartner bleibt, wenn man die Konzentration *eines* der Edukte verändert. *Erhöht* man z. B. [A], so erhöhen sich [C] und [D] entsprechend dem MWG, denn K ist bei gegebener Temperatur konstant. Das Gleichgewicht verschiebt sich zugunsten der Produkte.

Statt durch das Hinzufügen eines Eduktes lässt sich das Gleichgewicht auch durch *Entfernen eines der Produkte* stören. Der Zähler im MWG wird kleiner, entsprechend reagieren die Edukte verstärkt zu den Produkten, bis der Quotient wieder K entspricht. Das Gleichgewicht verschiebt sich zugunsten der Produkte.

Wird ein Produkt ganz aus dem Gleichgewicht entfernt, z. B. weil es als Gas aus dem System entweicht, als unlöslicher Feststoff ausfällt oder in einer Folgereaktion verbraucht wird, kann man die Edukte vollständig in die Produkte verwandeln.

Strenge Gültigkeit besitzt das MWG nur in *verdünnter Lösung* ($c < 0{,}1$ mol/L). Bei höheren Konzentrationen ergeben sich Abweichungen, die auf Wechselwirkungen der Teilchen untereinander zurückzuführen sind. Ihr Reaktionsvermögen nimmt dadurch ab. Anstelle der Konzentration c setzt man die **Aktivität** a ein, die der tatsächlichen wirksamen Konzentration entspricht. Es gilt

Aktivität

$$a = f \cdot c, \text{ wobei } f \leq 1 \text{ ist.}$$

Der *Aktivitätskoeffizient f* hat bei verdünnten Lösungen den Wert 1. Je konzentrierter eine Lösung ist, desto mehr lagern sich Teilchen zusammen, so dass eine geringere Konzentration als die tatsächlich vorhandene nach außen wirksam ist. Die Aktivitäten der Stoffe müssen in jedem Einzelfall experimentell bestimmt werden.

6.6 Energetik chemischer Reaktionen

6.6.1 Allgemeines

Chemische Reaktionen sind Stoffumwandlungen. Dabei verändern sich nicht nur die Eigenschaften der Stoffe, sondern auch ihr *Energieinhalt*. Wichtig zu wissen ist, dass *Energie niemals verloren geht*. Verläuft eine Reaktion unter Abgabe von Energie, so wird diese entweder in einem Produkt „gespeichert" oder an die Umgebung abgegeben. Verbraucht eine Reaktion Energie, so muss diese der Umgebung entzogen werden. Die Energiebilanz einer Reaktion steht somit gleichwertig neben ihrer Stoffbilanz, wobei eine Reaktion *freiwillig* nur

6.6 Energetik chemischer Reaktionen

unter *Energieabgabe* verläuft. Unter Energie darf jedoch nicht nur die Reaktionswärme verstanden werden (s. Kap. 6.6.4). Gerade die Lebensprozesse sind ohne einen Einblick in die Energetik der beteiligten Reaktionen nicht zu verstehen.

Wem die Zusammenhänge in diesem Kapitel neu sind, wird beim ersten Lesen kein vollständiges Verständnis dafür gewinnen. Lassen Sie sich bitte nicht entmutigen, sondern nehmen Sie in der ersten Lese- und Lernphase erst einmal einen Gesamteindruck mit. Nach dem Durcharbeiten des ganzen Buches, nach dem Anhören von Vorlesungen und nach der Erarbeitung von Praktikumsversuchen können Sie dem Kapitel nochmals Ihre Aufmerksamkeit schenken. Wer diesen mühevollen Weg auf sich nimmt, wird mit einem tieferen Verständnis der Natur belohnt und kommt in die Lage zu entdecken, wie überlegen und mit welchen „Tricks" die Natur Reaktionskaskaden entwickelt hat, um die in den Stoffen vorhandene Energie umzuwandeln und maximal auszunutzen.

Erster Hauptsatz

> Energie kann von einer Form in eine andere Form umgewandelt werden, sie kann jedoch weder erschaffen noch vernichtet werden (**Erster Hauptsatz der Thermodynamik**).

Bei den meisten freiwillig ablaufenden Reaktionen wird Energie als *Wärme* frei (**Reaktionswärme**), die unter Umständen direkt mit dem Thermometer gemessen werden kann. Reaktionsenergie kann auch als **elektrische Energie** freigesetzt und genutzt werden: z.B. aus Redox-Reaktionen im Bleiakku. Elektrische Energie wiederum kann chemische Reaktionen antreiben wie bei der *Elektrolyse* (s. Kap. 7.5) oder beim *Aufladen eines Akkus*. Eine dritte Möglichkeit besteht in der Freisetzung von **Licht** bei einer chemischen Reaktion *(Chemilumineszenz)* oder der Verwendung von *Lichtenergie* zum Antreiben einer chemischen Reaktion. Das bekannteste Beispiel hierfür ist die **Photosynthese**, ein Reaktionssystem, das für die Existenz des Lebens auf der Erde absolut notwendig ist: In grünen Pflanzen, Algen und einigen Mikroorganismen werden unter dem Einfluss von Licht Elektronen auf ein höheres Energieniveau angehoben. Nach *Planck* ist die Energie des Lichtes $E = h \cdot \nu$, wobei h das Planck-Wirkungsquantum und ν die Frequenz des Lichtes ist (der Kehrwert von ν multipliziert mit der Lichtgeschwindigkeit c ist die Wellenlänge). Die aufgenommene Energie wird genutzt, um unter Energieverbrauch aus *Wasser* und *Kohlendioxid Glucose* und *Sauerstoff* zu bilden.

$$6\,CO_2 + 6\,H_2O \xrightarrow{h \cdot \nu} C_6H_{12}O_6 + 6\,O_2$$

Kohlendioxid — Wasser — Glucose — Sauerstoff

Kann der Mensch leuchten?

Jeder Mensch kann durch seine geistige Tätigkeit oder sein Sozialverhalten „Licht um sich verbreiten", man bezeichnet seine Äußerungen als „lichtvoll" oder stellt ihn als „leuchtendes" Vorbild hin. Auch das „Licht der Erkenntnis" kann ihm zuteil werden oder er ist einfach ein „heller" Kopf. Was in der Wahrnehmung der Menschen und im Sprachgebrauch längst verankert ist, findet nun auch seine materielle Ergänzung. Mit Instrumenten, die eine ultraschwache Lichtemission messen können, wurde nachgewiesen, dass Lebewesen und auch Lebensmittel eine direkte Eigenstrahlung *(Biophotonen)* aussenden. Das ausgesandte Licht ist kohärent und es gibt messbare Unterschiede in der Lichtqualität, die von der Vitalität dessen, was gemessen wird, abhängen. Man kann dies z.B. für die Qualitätskontrolle von Lebensmitteln verwenden. Ursache und Bedeutung dieser Eigenstrahlung für einen lebenden Organismus sind weitgehend unbekannt. Man vermutet, dass die DNA dabei eine Rolle spielt und der Lichtstoffwechsel letztlich von der Sonne gespeist wird, direkt über Augen und Haut, indirekt über die Nahrung. Die Eigenstrahlung könnte u.a. der interzellulären Kommunikation dienen und so z.B. die Gestaltbildung eines Lebewesens oder das Konstanthalten der Temperatur bei Warmblütern beeinflussen.

6.6.2 Reaktionswärme (= Reaktionsenthalpie)

exotherm
endotherm

Reaktionen, in deren Verlauf Wärme frei wird, bezeichnet man als **exotherm**. Ist Wärmezufuhr erforderlich, liegt eine **endotherme** Reaktion vor. Bei konstantem Druck wird die Reaktionswärme als Differenz der **Enthalpie H** (griech. *enthalpein* = erwärmen) zwischen den Produkten und den Edukten angegeben (ΔH).

> Bei exothermen Reaktionen ist ΔH negativ ($\Delta H < 0$, = Wärmeabgabe),
> bei endothermen Reaktionen ist ΔH positiv ($\Delta H > 0$, = Wärmezufuhr).

Die Enthalpie eines Stoffes ist temperatur- und druckabhängig. Der Wert wird in kJ/mol bei 25 °C (298 K) und Normaldruck (1013 hPa) angegeben (Standardbedingungen). Die Temperaturfestlegung bedeutet, dass bei exothermer Reaktion die ganze Wärme, die abgeführt wird, um die Temperatur bei 25 °C zu halten, die Reaktionswärme ist. Bei endothermer Reaktion ist es die Wärme, die zugeführt werden muss, um die Temperatur bei 25 °C zu halten.

Reaktionsenthalpie

Die Reaktionswärme, auch **Reaktionsenthalpie** (ΔH) genannt, wird häufig zusammen mit der Reaktionsgleichung angegeben. Die Werte sind bei *isotherm* (Temperatur bleibt konstant) und *isobar* (Druck bleibt konstant) geführter Reaktion reproduzierbar und vergleichbar. Die *Enthalpie* ist eine **Zustandsfunktion**, d.h., sie ist nur abhängig vom gegenwärtigen Zustand eines Systems, nicht aber davon, wie dieser Zustand erreicht wurde.

Zustandsfunktion

Das Symbol ΔH^0 (sprich Delta H null) bedeutet, dass die Enthalpieänderung unter den genannten Standardbedingungen bei Umsetzung von einem Mol bestimmt wurde. Für die schon bekannte Knallgasreaktion gibt man die Standardreaktionsenthalpie für die Bildung von 1 mol Wasser an:

$$2\,H_2\,(g) + 1\,O_2\,(g) \longrightarrow 2\,H_2O\,(l) \qquad \Delta H^0 = -286\;kJ \cdot mol^{-1}$$

Da nach der Gleichung 2 mol Wasser entstehen, wird beim Zusammenfügen von 2 mol Wasserstoff und 1 mol Sauerstoff eine Energie von 572 kJ frei. Die verschiedenen Aggregatzustände müssen in der Reaktionsgleichung vermerkt werden: g = gasförmig, l = liquid = flüssig, s = solid = fest. Wasser könnte auch als Wasserdampf entstehen, die Reaktionsenthalpie würde sich dann um die Verdampfungswärme des Wassers ($\Delta H = 40{,}7\;kJ \cdot mol^{-1}$) erniedrigen.

Der Energiegehalt eines Stoffes, vor allem in der organischen Chemie, kann durch Verbrennung mit Sauerstoff bestimmt werden. In einem geschlossenen Behälter *(Kalorimeter)* misst man den Temperaturanstieg und berechnet daraus die **Verbrennungsenthalpie**. In unserem Beispiel entstehen 891 kJ/mol Methan.

$$CH_4\,(g) + 2\,O_2\,(g) \longrightarrow CO_2\,(g) + 2\,H_2O\,(l) \qquad \Delta H^0 = -891\;kJ \cdot mol^{-1}$$
Methan   Sauerstoff   Kohlendioxid   Wasser

In älteren Lehrbüchern findet man als Energieeinheit nicht Joule (1 kJ = 1000 J), sondern Kalorien (1 kcal = 1000 cal). Die Werte lassen sich ohne Mühe ineinander umrechnen (1 cal = 4,18 J). Der Energiebetrag, der benötigt wird, um 1 g Wasser von 14,5 °C auf 15,5 °C zu erwärmen, ist definitionsgemäß 1 cal.

Viele Nahrungsmittel (z. B. auch Glucose) werden im Körper des Menschen zu CO_2 und H_2O „verbrannt".

$$C_6H_{12}O_6\,(s) + 6\,O_2\,(g) \longrightarrow 6\,CO_2\,(g) + 6\,H_2O\,(l) \qquad \Delta H^0 = -2815\;kJ \cdot mol^{-1}$$
Glucose   Sauerstoff   Kohlendioxid   Wasser

6.6 Energetik chemischer Reaktionen

Die experimentell bestimmte Verbrennungsenthalpie gibt also darüber Auskunft, welche Reaktionsenthalpie bei dem analogen Vorgang im Stoffwechsel maximal zur Verfügung steht.

Die Verbrennung erfolgt im Körper natürlich nicht direkt, sondern auf Umwegen über Zwischenprodukte. Die Gesamtenergiebilanz wird dadurch jedoch nicht beeinflusst, da sich die Gesamtreaktionsenthalpie einer über Zwischenstufen verlaufenden Reaktion *additiv* aus den Reaktionsenthalpien der Einzelschritte zusammensetzt *(Satz von Heß)*. Die ΔH^0-Werte dürfen bei aufeinander folgenden Reaktionen addiert bzw. voneinander subtrahiert werden. Dies ermöglicht die Berechnung von Reaktionsenthalpien, die nicht direkt gemessen werden können. Überschüssige Energie, z. B. durch übermäßige Nahrungsaufnahme bei ungenügender Bewegung, führt im Körper nicht zu einer übermäßigen Erwärmung, sondern wird bekanntlich in Form von *Fett* gespeichert. Fette sind *Energievorräte*, die wieder freigesetzt werden, wenn die aufgenommene Nahrung den Energiebedarf nicht deckt (z. B. Nulldiät).

> **Die Wärmeregulation – das A und O für Wohlbefinden und Gesundheit**
>
> Schon vom ersten Augenblick seines Werdens ist der Mensch von einer funktionierenden Wärmeregulation abhängig. Anfangs muss ihm das noch weitgehend abgenommen werden. Im Bauch der Mutter wird er vom gleichmäßig temperierten Fruchtwasser eingehüllt, nach der Geburt sofort in gewärmte Tücher eingewickelt. Im weiteren Heranwachsen erst entwickelt das Kind allmählich die Fähigkeit, seinen Wärmehaushalt selbst zu regulieren. Wärme produzierende biochemische Reaktionen finden in Ruhe zu 70 % im Stoffwechsel des Körperkerns statt, der Rest in den Muskeln der Peripherie. Bei körperlicher Anstrengung kehrt sich das Verhältnis um. Bei niedrigen Außentemperaturen wird reflektorisch außerdem durch das „Kältezittern" für Wärme gesorgt. Unabhängig von körperlicher Bewegung können auch seelische Erlebnisse über den Sympathikus die Wärmebildung im Stoffwechsel innerer Organe und in der Muskulatur veranlassen.
>
> Strukturen im Hypothalamus werden von den Thermorezeptoren über die IST-Temperatur im Körper informiert und versuchen dann über die Hypophyse, das hypothalamische Kreislaufzentrum, Herz, Nebennierenmark und quergestreifte Muskulatur den SOLL-Wert (Normwert rektal bis 37,4 °C) einzustellen und für eine konstante Kerntemperatur zu sorgen. Auch in der Wärmeregulation gibt es einen Tagesrhythmus: morgens steigt die Kerntemperatur an, man fühlt sich wach und frisch, während sie abends wieder absinkt und ein Gefühl der Schläfrigkeit mit sich bringt. Bei Frauen wird der monatliche Verlauf der Kerntemperatur dazu genutzt, die Zeit des Eisprungs zu erkennen.
>
> Dringt ein Krankheitserreger in den menschlichen Organismus ein, so gehört eine Erhöhung der Kerntemperatur (Fieber) zur Abwehrreaktion. Dabei werden in der Regel 41,4 °C nicht überschritten. Diese erhöhten Temperaturen, Ausdruck der Eigenaktivität, tragen wesentlich zur Zerstörung der Erreger und somit zur Überwindung der Krankheit bei.
>
> Die Erfahrung lehrt, dass Therapien besser anschlagen, wenn der Arzt für einen ausgeglichenen Wärmehaushalt Sorge trägt. Der zirkadiane Rhythmus der Wärmeregulation wird bei manchen Erkrankungen aufgehoben, die Fähigkeit zur Temperaturerhöhung schwindet. Dieses Erscheinungsbild findet man z. B. bei Krebskranken. Therapeutisch wird durch eine artefizielle Hyperthermie versucht, dieses Defizit wieder auszugleichen.

6.6.3 Reaktionsentropie

Die **Entropie** S ist ein Maß für die Ordnung eines Systems.

> **!** Die Entropie wächst mit abnehmender Ordnung.

Ein Festkörper hat somit eine geringere Entropie als eine Flüssigkeit und diese eine geringere als ein Gas (s. Kap. 4.1). Füllt man ein Gas unter Druck in eine Gasflasche, so nimmt die Entropie beim Füllen der Druckflasche ab. Eine gefüllte Pressluftflasche ist gewissermaßen ein „**Entropieloch**". Öffnet man die Flasche, so wird die komprimierte Luft so schnell wie möglich entweichen, denn das System strebt nach einem Ausgleich mit der Umgebung, d. h. nach einem Zuwachs an Entropie und damit nach größerer Unordnung. Dies ist z. B. auch die treibende Kraft bei der Diffusion von Teilchen aus einer konzentrierten Lösung in eine weniger konzentrierte bis zum Konzentrationsausgleich (s. Kap. 5.6.1). Dieser Vorgang wird sich freiwillig niemals umkehren, die Entropiezunahme steuert die Richtung eines spontanen Prozesses.

Reaktionsentropie

Die Entropie eines Systems ist eine *Zustandsfunktion* und hat unter definierten Bedingungen einen konstanten Wert. Bei einer chemischen Reaktion verändern die Ausgangsstoffe u.a. auch ihren Ordnungszustand. Im Verlauf der Reaktion tritt fast immer eine Entropieänderung (ΔS) auf, die man auch als **Reaktionsentropie** bezeichnet. Begünstigt ist die Entropiezunahme ($\Delta S > 0$). Man kann also vorhersagen, dass die Reaktionsentropie (ΔS in J · K^{-1} · mol^{-1}) in die Energiebilanz einer Reaktion Eingang finden muss, um die eine Reaktion fördernden oder bremsenden Zustandsänderungen richtig zu beschreiben. ΔS^0 ist die Reaktionsentropie unter Standardbedingungen.

6.6.4 Gibbs' freie Energie

Wenn wir die Frage stellen, warum eine Reaktion freiwillig abläuft und eine andere nicht, kommen wir zu der Aussage, dass eine *Abnahme der Enthalpie* ($\Delta H < 0$) und eine Zunahme der Entropie ($\Delta S > 0$) die **Triebkraft** einer Reaktion begünstigen. Der Anteil der Reaktionsentropie an der Gesamtenergie hängt von der Temperatur ab, entsprechend $T \cdot \Delta S$. Die für die Beurteilung der *Gesamtenergie* wichtige Beziehung lautet:

$$\text{Gibbs-Helmholtz-Gleichung} \qquad \Delta G = \Delta H - T \cdot \Delta S$$

ΔG = Gibbs' freie Energie (kJ · mol^{-1})
ΔH = Reaktionsenthalpie (kJ · mol^{-1})
T = Temperatur (K)
ΔS = Reaktionsentropie (J · K^{-1} · mol^{-1})

Gibb's freie Energie

ΔG (in kJ · mol^{-1}) wird als **Gibbs' freie Reaktionsenthalpie** bezeichnet. Andere Lehrbücher sprechen auch von „*freier Reaktionsenthalpie*" oder einfach nur von „*Gibbs' freier Energie*". Wir verwenden gemäß dem Gegenstandskatalog nachfolgend den letzten Ausdruck, weil „*Gibbs' freie Energie*" einprägsamer auf die Gesamtenergie einer Reaktion hinweist.

Die Zustandsfunktion ist *G*: Bei einer Reaktion wird die Änderung der Zustandsfunktion (ΔG) betrachtet. ΔG gibt die *maximale* Arbeit an, die bei einer chemischen Reaktion geleistet werden kann bzw. aufgewendet werden muss, damit die Reaktion eintritt. Eine Reaktion, die Arbeit zu leisten vermag ($\Delta G < 0$), läuft freiwillig ab, sie ist **exergon**. Muss bei einer Reaktion Arbeit aufgewendet werden ($\Delta G > 0$), bezeichnet man sie als **endergon**. Mit anderen Worten:

exergon
endergon

> ❗ ΔG ist ein Maß für die Triebkraft einer Reaktion.

Während sich ΔG auf beliebige Konzentrationen der Reaktionen bezieht, ist ΔG^0 bei einer Reaktion die Änderung von Gibbs' freier Energie unter Standardbedingungen (298 K, 1013 hPa, molarer Umsatz).

Für die Knallgasreaktion ergibt sich:

$$2\,H_2\,(g) + 1\,O_2\,(g) \longrightarrow 2\,H_2O\,(l) \qquad \begin{array}{l} \Delta H^0 = -286 \text{ kJ/mol} \\ \Delta G^0 = -237 \text{ kJ/mol} \end{array}$$

Die Reaktion ist – wie wir schon wissen – exotherm und, da sie freiwillig abläuft, exergon. Aus den thermodynamischen Daten kann man ferner ablesen, dass die Reaktionsentropie bei dieser Reaktion negativ ist, der Ordnungszustand des Systems also im Verlauf zunimmt. $\Delta G^0 = \Delta H^0 - T\Delta S^0$; $-237 = -286 - T\Delta S^0$. Der Entropieterm muss positiv werden (+ 49 kJ · mol^{-1}), was nur geht, wenn $\Delta S^0 < 0$. Obwohl die Zunahme der Ordnung dem Ablauf der Reaktion entgegenwirkt, ist die *Knallgasreaktion exergon*, da hier die Reaktionsenthalpie den Ausschlag gibt.

Für den Stoffwechsel spielt Gibbs' freie Energie der Knallgasreaktion eine wichtige Rolle. Die Reaktion läuft in der Zelle nicht in der angegebenen Form ab. Vielmehr bleibt der Wasserstoff bei vielen aufeinander folgenden Einzelschritten zunächst an organische Verbindungen gebunden. Die Bildung von Wasser erfolgt erst als *letzte Teilreaktion*. Die Energie wird somit nicht schlagartig frei, sondern in kleinen Teilbeträgen. Auch an einem Wasserfall baut man keine Mühle, während ein Fluss mit der gleichen Höhendifferenz viele Mühlräder antreibt.

geschlossenes System

Voraussetzung für die Gültigkeit der Gibbs-Helmholtz-Gleichung ist eine reversible, isotherm und isobar geführte Reaktion innerhalb eines **geschlossenen Systems**, d.h., die umgebenden Wände sind für die Edukte und Produkte undurchlässig, für Energie jedoch durchlässig. Die Gleichung veranschaulicht, dass eine *negative* Reaktionsenthalpie und eine *positive* Reaktionsentropie die Triebkraft einer Reaktion erhöhen. Reaktionen, die diese thermodynamischen Merkmale aufweisen, laufen bei allen Temperaturen *spontan* (= freiwillig) ab. Mit zunehmender Temperatur gewinnt das Entropieglied an Bedeutung. Es gibt auch Beispiele, wo eine Reaktion Wärme verbraucht ($\Delta H > 0$), aber dennoch freiwillig abläuft, weil eine starke Abnahme der Ordnung eintritt. Dies ist z. B. beim Lösen von Salzen in Wasser zu beobachten (s. Kap. 7).

6.6.5 Gibbs' freie Energie und chemisches Gleichgewicht

ΔG ist ein Maß für die Triebkraft einer Reaktion, die Zahlenwerte können positiv oder negativ sein. Betrachten wir wieder die Gleichgewichtsreaktion

$$A + B \rightleftharpoons C + D.$$

Wenn wir von A und B ausgehen (Hinreaktion), läuft die Reaktion freiwillig ab ($\Delta G_{Hin} < 0$), bis das Gleichgewicht erreicht ist, $A + B \longrightarrow C + D$. Nehmen wir reines C und D, so werden sich diese bis zum Erreichen des Gleichgewichts in die Edukte A und B zurückverwandeln

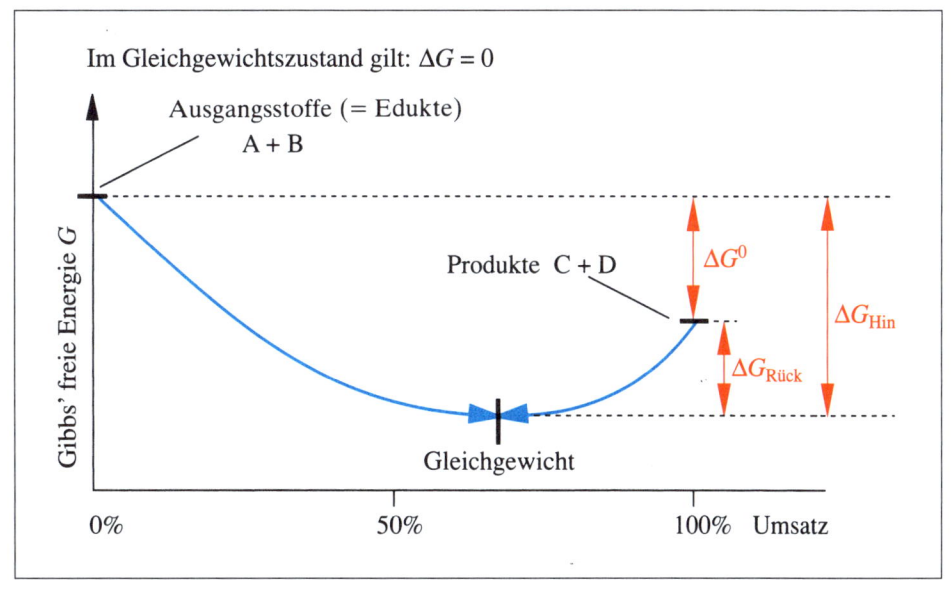

Abb. 6/1 Energiediagramm einer Gleichgewichtsreaktion, die unter Standardbedingungen exergon verläuft. Aufgetragen wird G gegen den Stoffumsatz. Es wird deutlich, dass die Ausgangsstoffe A + B nicht vollständig zu den Produkten C + D reagieren können. Die Reaktion erreicht am Energieminimum das Gleichgewicht.

Chemische Reaktionen

(Rückreaktion), d. h., am Anfang ist auch bei der Rückreaktion $\Delta G_{Rück} < 0$, A + B ⟵ C + D. Bis zum Erreichen des Gleichgewichts nimmt das ΔG der Reaktionslösung fortlaufend ab und erreicht im Gleichgewicht ein Minimum, es gilt $\Delta G = 0$ (Abb. 6/1), was besagt, dass keine Triebkraft zur Veränderung des Systems mehr besteht. A + B ⇌ C + D ($\Delta G = 0$).

Es wird deutlich, dass die Ausgangsstoffe A + B nicht vollständig zu den Produkten C + D reagieren können. Die Reaktion erreicht am Energieminimum das Gleichgewicht. Nicht verwechseln darf man die ΔG-Werte, die bis zur Einstellung eines Gleichgewichts tatsächlich auftreten, mit den ΔG^0-Werten einer Reaktion. ΔG^0 beschreibt die Energie, die frei wird oder aufzuwenden ist, wenn die Edukte im Standardzustand vollständig in die Produkte im Standardzustand übergehen (100% Umsatz). ΔG hängt von den tatsächlichen Konzentrationsverhältnissen der an der Reaktion beteiligten Stoffe in der Reaktionslösung ab. Es ergibt sich:

$$\Delta G = \Delta G^0 + R \cdot T \cdot \ln \frac{[C] \cdot [D]}{[A] \cdot [B]}$$

ΔG und ΔG^0 in kJ · mol^{-1}
R = allgemeine Gaskonstante (8,31 J · K^{-1} · mol^{-1})
T = Temperatur (K)

Im *Gleichgewichtszustand*, wenn $\Delta G = 0$, gilt $0 = \Delta G^0 + R \cdot T \cdot \ln K$, und daraus ergibt sich

$$\Delta G^0 = - R \cdot T \cdot \ln K$$

Hier handelt es sich um die *thermodynamische Ableitung* des Massenwirkungsgesetzes, denn Gibbs' freie Energie ist eine thermodynamische Größe. ΔG^0 ist für jede Reaktion eine konstante Größe. Wenn Produkte und Edukte im Standardzustand sind (1 M), so ist $K = 1$, $\Delta G^0 = 0$. Bei $\Delta G^0 < 0$ liegt das Gleichgewicht mehr auf der Seite der Produkte. Bei $\Delta G^0 > 0$ überwiegen die Edukte im Gleichgewicht (Tab. 6/1).

Tab. 6/1 Beziehungen zwischen ΔG^0 und K (bei 25 °C).

K	10^2	10^1	1	10^{-1}	10^{-2}
ΔG^0 (kJ/mol)	−11,4	−5,7	0	5,7	11,4

Man hat nun die Möglichkeit, für eine Reaktion entweder die Gleichgewichtskonstante K experimentell zu bestimmen und mit ihr ΔG^0 zu berechnen oder umgekehrt: ΔG^0 mit Hilfe der Gibbs-Helmholtz-Gleichung aus den experimentell bestimmten thermodynamischen Werten zu errechnen, um die Gleichgewichtskonstante K zu erhalten. Da thermodynamische Größen additiv sind, kann man selbst bei unbekannten Reaktionen den Umsatz errechnen (sofern die thermodynamischen Standardgrößen der beteiligten Stoffe auf anderem Weg bekannt geworden sind). Man muss dann nicht einmal ein Experiment durchführen.

6.7 Gekoppelte Reaktionen

Es gibt viele Beispiele für Reaktionen, bei denen ein Stoff A zu B umgesetzt wird und dieser sofort zu einem dritten Stoff C weiterreagiert.

Teilreaktion 1:	A ⇌ B
Teilreaktion 2:	B ⇌ C
Gesamtreaktion:	A ⇌ C

gekoppelte Reaktion

Die Reaktionen sind miteinander *gekoppelt*. Sofern Gleichgewichtsreaktionen vorliegen, kann man auf jede Teilreaktion das MWG anwenden. Löst man beide Ausdrücke nach [B] auf und setzt diese gleich, erhält man K_{ges}.

$$K_1 = \frac{[B]}{[A]}; [B] = K_1 \cdot [A] \qquad K_2 = \frac{[C]}{[B]}; [B] = \frac{[C]}{K_2} \qquad K_1 \cdot K_2 = \frac{[C]}{[A]} = K_{ges}$$

K_{ges} ist das Produkt der Gleichgewichtskonstanten der Teilreaktionen. Man kann die miteinander gekoppelten Teilreaktionen zur Gesamtreaktion zusammenziehen. Der Stoff B taucht dann in der Gleichung nicht mehr auf.

Die Kopplung von Systemen wird bedeutsam, wenn Teilreaktion 1 z. B. einen kleinen K_1-Wert hat, also wenig B bereitstellt. Hat nun Teilreaktion 2 einen großen K_2-Wert, so wird der Stoff B unter Bildung von C weitgehend aus dem Gleichgewicht entfernt. Entsprechend dem Gleichgewicht von Teilreaktion 1 wird B laufend nachgeliefert. Obwohl der K_1-Wert klein ist, läuft die Gesamtreaktion trotzdem von A nach C.

Da die Gleichgewichtslage einer Reaktion in direktem Zusammenhang mit der ihr innewohnenden *Triebkraft* (ΔG^0) steht, können wir die thermodynamischen Größen ΔG^0 addieren.

Teilreaktion 1:	A ⇌ B	$\Delta G_1^0 = +10$ kJ/mol
Teilreaktion 2:	B ⇌ C	$\Delta G_2^0 = -55$ kJ/mol
Gesamtreaktion:	A ⇌ C	$\Delta G_{ges}^0 = -45$ kJ/mol

Wie die Teilgleichungen sind auch die thermodynamischen Größen additiv. Dies bedeutet:

> Durch Kopplung der endergonen Teilreaktion 1 mit der stark exergonen Teilreaktion 2 wird auch die Gesamtreaktion exergon.

Entscheidend ist, dass die Summe der ΔG^0-Werte der Teilreaktionen negativ ist ($\Delta G^0 < 0$). Letztlich wird die Energie von der Teilreaktion 2 auf die Teilreaktion 1 übertragen. Diese Art gekoppelter Reaktionen sind ein im Stoffwechsel der lebenden Zelle vielfach genutztes Prinzip (s. Kap. 17.4).

6.8 Fließgleichgewichte

geschlossenes System

Das MWG und der mit ihm verbundene ΔG^0-Wert einer Gleichgewichtsreaktion gelten nur für **geschlossene Systeme** und bei eingestelltem Gleichgewicht. Charakteristisch für ein geschlossenes System ist, dass kein Stoffaustausch mit der Umgebung stattfindet. Wenn sich für die Reaktion A ⇌ B das Gleichgewicht eingestellt hat, wird dieses ohne Energieänderung ($\Delta G = 0$) aufrechterhalten.

> Geschlossenes System
> A ⇌ B
>
> Im Gleichgewicht gelten:
>
> $K = \dfrac{[B]}{[A]}$
>
> $\Delta G = 0; \Delta G^0 = -R \cdot T \cdot \ln K$
> Hin- und Rückreaktion laufen gleich schnell ab.

offenes System

Geschlossene Systeme kommen bei Lebewesen praktisch nicht vor, d.h., bei Gleichgewichtsreaktionen kommt es gar nicht zur Gleichgewichtseinstellung, die Systeme sind in komplexer Weise gekoppelt. Für den Stoffwechsel charakteristisch ist, dass **offene Systeme** vorliegen, d.h., dass die Zellen im Stoff- *und* Energieaustausch mit der Umgebung stehen.

6 Chemische Reaktionen

Fließgleichgewicht

Betrachten wir die Reaktionsfolge A ⟶ B ⟶ C. Dabei wird A aufgenommen und zu B umgewandelt, B wird in C überführt und ausgeschieden. Erfolgen die Teilreaktionen gleich schnell, wird die Konzentration von B konstant bleiben. Es liegt wiederum ein dynamisches Gleichgewicht vor, das jedoch nichts mit dem thermodynamischen Gleichgewicht des geschlossenen Systems zu tun hat: Es findet ständig eine Umsetzung von A nach C statt, es fließt also Substanz durch das System. Man bezeichnet ein solches System als **Fließgleichgewicht**. Für [B] ist ein *stationärer Zustand* (engl. *steady state*) erreicht worden. Als besonderes Merkmal mag gelten, dass das Fließgleichgewicht nur durch Zufuhr von Energie aufrechterhalten werden kann. Ferner können solche Systeme Arbeit leisten und sind regulierbar.

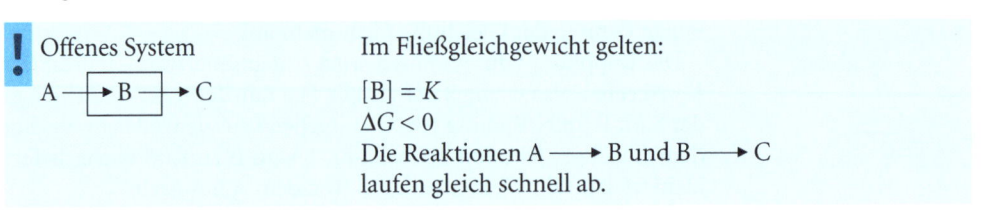

> **!** Offenes System
>
> A ⟶ ⟶ B ⟶ ⟶ C
>
> Im Fließgleichgewicht gelten:
>
> $[B] = K$
> $\Delta G < 0$
> Die Reaktionen A ⟶ B und B ⟶ C laufen gleich schnell ab.

> **⚕ Gleichgewicht oder Fließgleichgewicht: Was braucht der Mensch?**
>
> **Offene Systeme**, die Materie und Energie mit der Umgebung austauschen, charakterisieren Lebewesen, die *Nahrung* aufnehmen, *Stoffwechselendprodukte* ausscheiden und dabei *Arbeit* leisten sowie *Wärme* erzeugen. *Gibbs' freie Energie* ist der Schlüssel für ein Verständnis des Energiehaushalts eines Lebewesens.
>
> Thermodynamisch betrachtet haben Nährstoffe eine hohe Enthalpie und niedrige Entropie, während Stoffwechselendprodukte niedrige Enthalpien und hohe Entropien aufweisen. Die aus den Umwandlungsprozessen der Nährstoffe verfügbare Energie ermöglicht die Lebensäußerungen eines Organismus und hält den für das Leben notwendigen hohen Ordnungszustand aufrecht. Charakteristisch ist, dass alle stofflichen Prozesse weit vom Gleichgewicht entfernt sind oder partiell irreversibel ablaufen. **Gleichgewichtseinstellung bedeutet den Tod eines Lebewesens.**
>
> Nun folgt ein Gedankenschritt, der für das Verständnis lebender Systeme wichtig ist: Auch wenn sich ein System *nicht* im Gleichgewicht befindet und sich auch *nicht* auf dieses zubewegt, unterliegt allein der Fluss von Materie und Energie den Gesetzen der Thermodynamik und kann Arbeit leisten. Das Schlüsselwort lautet: **Fließgleichgewicht**. Es bedeutet, dass die Stoffflüsse in einem System konstant sind, so dass sich das System im zeitlichen Verlauf äußerlich nicht verändert. Bei Lebewesen ist der Energiefluss immer *bergab* gerichtet ($\Delta G < 0$). Vergleichen Sie den Zustand mit einem Forellenteich, der einen bestimmten Wasserstand hat, weil genau so viel Wasser abfließt, wie an anderer Stelle zufließt. Stoppen Sie den Zufluss, sinkt der Wasserstand und für die Forellen wird der Platz knapp. Verstopfen Sie den Abfluss, läuft der Forellenteich über. Ähnliches gilt z. B. für die *Glucosekonzentration* im Blut, die nur in bestimmten Grenzen (4,4–6,6 mmol/L) schwanken darf. Bei Diabetes-Kranken wird der Glucosespiegel *ohne* Insulinbehandlung zu hoch, was andere Stoffwechselprozesse stört und Organschäden zur Folge hat. Wird *zu viel* Insulin verabreicht, sinkt der Blutzuckerspiegel sehr rasch, was zur Bewusstlosigkeit führen kann. Beim gesunden Menschen wird Glucose abgebaut oder in Glykogendepots eingelagert *(Abfluss)* und bei Bedarf aus der Nahrung, aus den Depots oder durch Gluconeogenese nachgeliefert *(Zufluss)*.
>
> Paradox ist, dass das *seelische Gleichgewicht* des Menschen kein stoffliches Äquivalent im Körper hat. Seelische und geistige Prozesse in ihren unterschiedlichen Qualitäten entziehen sich der thermodynamischen Kontrolle, hier gelten andere Gesetze.

Aufgaben

1. Erklären Sie folgende Bezeichnungen und Begriffe: chemische Gleichung – Edukt – Produkt – Erhaltung der Masse – Erhaltung der Ladung – Stoffmenge – Molarität – homogenes Gleichgewicht – reversible Reaktion – Massenwirkungsgesetz (MWG) – Gleichgewichtskonstante – Prinzip des kleinsten Zwanges – endotherm – exotherm – Reaktionsenthalpie – Reaktionsentropie – Gibbs' freie Energie – Gibbs-Helmholtz-Gleichung – exergon – endergon – gekoppelte Reaktion – Fließgleichgewicht – geschlossenes System – offenes System – Zustandsfunktion.
2. Worauf muss beim Aufstellen einer chemischen Gleichung geachtet werden?
3. Geben Sie für die folgende Reaktion die *Molekülzahlen* x, y und z an!

$$x\,CO_2 + y\,H_2O \longrightarrow C_3H_6O_3 + z\,O_2$$

4. Geben Sie für die folgende Reaktion die *Molekülzahlen* x und y an!

$$H_2SO_4 + x\,NaOH \longrightarrow Na_2SO_4 + y\,H_2O$$

5. Wie viel NaOH (in g) müssen Sie nach folgender Gleichung umsetzen, um 20 g NaBr zu erhalten?

$$HBr + NaOH \longrightarrow NaBr + H_2O$$

6. Wie viel Gramm H_2SO_4 enthält 1 L einer 0,5 M Lösung?
7. Wenn 1,3‰ (w/v) Ethanol (Molmasse 46 g/mol) im *Blut* gefunden werden, wie viel mL Ethanol (Dichte: 0,79 g/mL) sind in 1 L Blut enthalten? Wie viel mol sind das?
8. Wenn Sie für eine Gleichgewichtsreaktion (A + B $\rightleftharpoons$ C + D) eine Gleichgewichtskonstante $K = 10^{-5}$ finden, was bedeutet dies für die Konzentrationen der beteiligten Stoffe und den ΔG^0-Wert?
9. Wie können Sie ein *Gleichgewicht* zugunsten der *Produkte* verschieben?
10. Wann spielen „Aktivitäten" eine Rolle?
11. Nennen Sie drei *Energieformen*, die bei chemischen Reaktionen eine Rolle spielen können?
12. Welches sind die Standardbedingungen für die Bestimmung von ΔH^0-Werten?
13. Wer hat bei 0 °C die größere *Entropie*: Eis oder flüssiges Wasser?
14. Nimmt die Entropie bei der *Ammoniaksynthese* ($N_2 + 3\,H_2 \rightleftharpoons 2\,NH_3$) zu oder ab?
15. Für die Reaktion von Ameisensäure (HCOOH):

$$HCOOH\,(l) \longrightarrow CO_2\,(g) + H_2\,(g)$$

    gelten $\Delta H^0 = 15{,}7$ kJ/mol; $\Delta S^0 = 0{,}215$ kJ · mol^{-1} · K^{-1}. Verläuft die Zersetzung von Ameisensäure bei 25 °C endergon oder exergon?
16. Ist es denkbar, dass eine Reaktion mit *positiver Reaktionsenthalpie* freiwillig abläuft?
17. Was gilt für K und ΔG, wenn sich bei der Reaktion

$$2\,A + B_2 \rightleftharpoons 2\,AB$$

    das Gleichgewicht eingestellt hat?
18. Geben Sie für folgende Teilreaktionen die *Gesamtreaktion* an!

$$A + B \rightleftharpoons C + D$$
$$D + B \rightleftharpoons C + E$$

    Formulieren Sie das MWG für die Teilreaktionen und geben Sie K_{ges} an!
19. Wie errechnet man bei gekoppelten Reaktionen ΔG^0_{ges}?
20. Worin unterscheiden sich *offene* und *geschlossene* Systeme? Wo würden Sie den Menschen einordnen?
21. Worin unterscheiden sich *Fließgleichgewichte* von *thermodynamischen Gleichgewichten*?

7 Salzlösungen

7.1 Bedeutung

Verbindungen, die im festen Zustand aus *Ionen* aufgebaut sind, heißen **Salze** (s. Kap. 3.3.5). Ein besonderes Merkmal der Salze ist ihre Neigung zur Kristallisation. In den oberen Erdschichten gibt es viele Salze, die in ganz unterschiedlichen Kristallformen und Farben in Erscheinung treten und von den Menschen für verschiedene Zwecke gesucht, bearbeitet und verwendet werden. Auch der Kalk der Alpen oder der Marmor, aus dem wertvolle Kunstwerke gemeißelt wurden, haben eine Salzbasis ($CaCO_3$). Für den Menschen hat das *Steinsalz* (Natriumchlorid, Kochsalz) große Bedeutung, das in Lagerstätten (Salzstöcken) gefunden wird. Für die Lebensprozesse bedeutsam sind die Salze jedoch nur in gelöster Form *(Salzlösungen)*, wobei hier in Bezug auf das Lösungsmittel nur vom *Wasser* die Rede ist.

Die Zufuhr von Salzen mit der Nahrung ist für den Menschen *essenziell*, denn bei Stoffwechselprozessen werden Salze über die Nieren und die Haut (Schwitzen) ausgeschieden. Menge und Art verschiedener Ionen im Salzangebot müssen dem Bedarf entsprechen. Ein Überangebot an Salz oder eine falsche Zusammensetzung führt zu *Salzvergiftungen*. Mit Meerwasser als alleinigem Trinkwasser hat der Mensch keine Überlebenschance.

Im Gegensatz zu den organischen Bestandteilen der Nahrung werden die Salze im menschlichen Körper nicht auf- oder abgebaut, sondern sie passieren ihn, wobei in den verschiedenen Körper- und Zellflüssigkeiten ein Fließgleichgewicht bezüglich der Salzanteile aufrechterhalten werden muss. Ohne Salzanteile können Lebensprozesse nicht ablaufen.

7.2 Vorgänge beim Lösen von Salzen

7.2.1 Dissoziation

Beim Lösen eines Salzes werden durch den Dipolcharakter des Wassers (s. Kap. 3.4.9) die elektrostatischen Anziehungskräfte zwischen den Ionen im Ionengitter an der Oberfläche des Kristalls abgeschwächt. Die Wassermoleküle schieben sich zwischen die Anionen und Kationen. Diese Trennung der Ionen beim Lösungsvorgang bezeichnet man als **Dissoziation**. Der Teil des Salzes, der sich im Wasser gelöst hat, ist *vollständig* dissoziiert. Salze sind damit **starke Elektrolyte** (s. Kap. 7.5). Die Auswirkung der Dissoziation auf den *osmotischen Druck* einer Lösung wurde schon besprochen (s. Kap. 5.6.3).

Dissoziation
Elektrolyte
Gitterenergie

Für das Aufbrechen des Ionengitters wird Energie benötigt, die **Gitterenergie** (ΔH_U). Dem dafür angegebenen Wert liegt die Vorstellung zugrunde, dass die aus dem festen (s) Salz freigesetzten Ionen zunächst gasförmig (g) gedacht werden, also ohne Wechselwirkung untereinander und mit anderen Molekülen. Die Werte für die Gitterenergie einzelner Salze hängen von der Größe und Ladung der Ionen ab. Je größer die Ladung und je kleiner der Radius der Ionen ist, desto größer ist die Gitterenergie, die für die Trennung der Ionen aufzuwenden ist.

Natriumchlorid: $NaCl\,(s) \longrightarrow Na^{\oplus}\,(g) + Cl^{\ominus}\,(g)$ $\Delta H_U = +788\ kJ/mol$

Kaliumchlorid: $KCl\,(s) \longrightarrow K^{\oplus}\,(g) + Cl^{\ominus}\,(g)$ $\Delta H_U = +701\ kJ/mol$

Calcium(II)-chlorid: $CaCl_2\,(s) \longrightarrow Ca^{2\oplus}\,(g) + 2\,Cl^{\ominus}\,(g)$ $\Delta H_U = +2146\ kJ/mol$

7.2.2 Hydratation von Ionen

Hydratation

Die Anionen und Kationen des Salzes liegen in wässriger Lösung nicht frei vor, sondern werden von Wassermolekülen, die sich entsprechend der Ladung des Ions ausrichten, eingehüllt. Es treten *Ion-Dipol-Wechselwirkungen* auf, die Ionen werden *hydratisiert*. Der Vorgang heißt **Hydratation**.

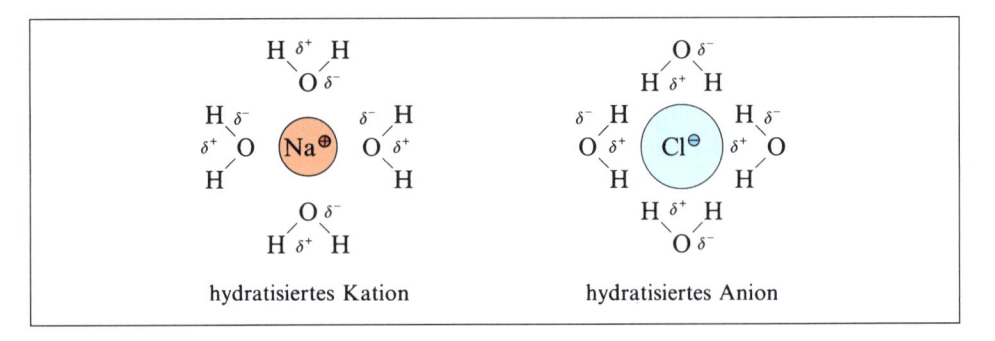

hydratisiertes Kation   hydratisiertes Anion

Die Zahl der Wassermoleküle, die sich um ein Ion herum anlagern, beträgt oft *vier* oder *sechs* und variiert mit der Größe und Ladung der Ionen sowie mit der Temperatur. Bei gleicher Ladung bauen kleinere Ionen eine größere **Hydrathülle** auf als größere. Wegen dieser Schwankungen ist es nicht sinnvoll, die Hydrathülle stöchiometrisch anzugeben. Man markiert lediglich durch den Index „**aq**" am Ion (lat. *aqua* = Wasser), dass ein Ion hydratisiert vorliegt. Oft wird auch auf die „aq"-Markierung verzichtet, man setzt dies als bekannt voraus.

$$KCl\,(s) \xrightarrow{H_2O} K^{\oplus}_{aq} + Cl^{\ominus}_{aq} \qquad CaCl_2\,(s) \xrightarrow{H_2O} Ca^{2\oplus}_{aq} + 2\,Cl^{\ominus}_{aq}$$

Hydratationsenthalpie

Bei der Hydratation von Ionen wird Energie frei, die **Hydratationsenthalpie** (ΔH_H). Man stellt sich das so vor, dass aus den gasförmig gedachten Ionen (s. Kap. 7.2.1) gelöste, hydratisierte Ionen werden.

$$K^{\oplus}\,(g) + Cl^{\ominus}\,(g) \longrightarrow K^{\oplus}_{aq} + Cl^{\ominus}_{aq} \qquad \Delta H_H = -684\ \text{kJ/mol}$$

Der Energiegewinn hängt von der Größe und Ladung des jeweiligen Ions ab, d. h., wenn die Hydrathülle größer wird, steigt die Hydratationsenthalpie ausgehend vom nicht hydratisierten Ion, entsprechend sind die Werte beim $Na^{\oplus}$ größer als beim $K^{\oplus}$ und beim $Mg^{2\oplus}$ größer als beim $Ca^{2\oplus}$ (s. Tab. 7/1).

Ionenradius

Durch die Ausbildung einer Hydrathülle vergrößert sich der nach außen wirksame Radius der Teilchen. Während der Ionenradius bei den „nackten" Alkali-Ionen mit steigender Ordnungszahl zunimmt, zeigen die hydratisierten Ionen ein gegenläufiges Verhalten.

Teilchenradius

Ionen: $Li^{\oplus} < Na^{\oplus} < K^{\oplus}$

Hydratisierte Ionen: $Li^{\oplus}_{aq} > Na^{\oplus}_{aq} > K^{\oplus}_{aq}$

Tab. 7/1 Ionenradius und Hydratationsenthalpie (ΔH_H).

Ion	Radius (pm = 10^{-12} m)	ΔH_H (kJ/mol)
$Li^{\oplus}$	60	−508
$Na^{\oplus}$	95	−398
$K^{\oplus}$	133	−308
$Mg^{2\oplus}$	65	−1908
$Ca^{2\oplus}$	97	−1577
$Cl^{\ominus}$	181	−376

7.2 Vorgänge beim Lösen von Salzen

Die Größe der Teilchen beeinflusst ihre Beweglichkeit im intra- und extrazellulären Raum, was insbesondere für die Diffusion oder beim Transport durch die Poren einer Membran Bedeutung hat. Zum Beispiel sind hydratisierte Na-Ionen ($Na_{aq}^{\oplus}$) größer als hydratisierte $K^{\oplus}$-Ionen ($K_{aq}^{\oplus}$) was zur Folge hat, dass $K_{aq}^{\oplus}$ bestimmte Membranporen noch passieren kann, während $Na_{aq}^{\oplus}$ für die Poren zu groß ist und zurückgehalten wird. Die Größenverhältnisse kehren sich um, wenn die Alkali-Ionen ihre Hydrathülle abstreifen, was Energie erfordert. Der Vorgang bewirkt, dass sich die Selektivität für den Transport durch Membranporen mit bestimmtem Durchmesser umdreht, also das kleinere $Na^{\oplus}$ passieren kann, während das größere $K^{\oplus}$ zurückgehalten wird.

Bei einigen Kationen der Übergangsmetalle liegt die Zahl der Wassermoleküle in der Hydrathülle genau fest, weil die Wassermoleküle nicht nur durch eine Ion-Dipol-Wechselwirkung festgehalten werden, sondern kovalente Bindungsanteile zwischen dem Sauerstoffatom des Wassers und dem Metall-Ion hinzukommen. In diesem Fall liegen **Aquokomplexe** vor (s. Kap. 10). Man erkennt dies in der Praxis meist daran, dass die hydratisierten Kationen eine andere Farbe haben als die „nackten" Kationen. Die eckige Klammer markiert hier, dass ein Komplex vorliegt.

$$[Cu(H_2O)_4]^{2\oplus} SO_4^{2\ominus} \xrightarrow{-4\,H_2O} CuSO_4$$

Aquokomplex (blassblau)   Kupfer(II)-sulfat (wasserfrei) (farblos)

Das Aussalzen von Proteinen

Aus der starken Tendenz von Ionen, sich mit einer Hydrathülle zu umgeben, leitet sich ein Fällungsverfahren ab, das man als „**Aussalzen**" bezeichnet. Versetzt man z. B. Blutplasma mit einer gesättigten Ammoniumsulfatlösung, dann fällt „**Albumin**", ein Protein des Blutplasmas, aus. Die unvollständig hydratisierten Ionen des Ammoniumsulfats entziehen dem Albumin seine Hydrathülle, die vergleichsweise locker gebunden ist. Dadurch wird Albumin unlöslich und kann abgetrennt werden. Dieser Vorgang ist reversibel, d. h., das gefällte Albumin lässt sich bei Zugabe von Wasser wieder auflösen und besitzt dieselben Eigenschaften wie vorher. Aussalzen ist ein gängiges Verfahren zur Reinigung von Proteinen.

Salze als Abführmittel

Bittersalz ($MgSO_4$) und *Glaubersalz* ($Na_2SO_4 \cdot 10\,H_2O$) wirken abführend, wenn man z. B. 10–20 g in *gewebsisotoner* Lösung einnimmt. Die Salze sind schwer resorbierbar. Da der *osmotische Druck* ausgeglichen ist, bleibt das Wasser der Salzlösung weitgehend im Darm und spült diesen durch. Verwendet man die Salze gar in *hypertonen* Lösungen, wird Wasser aus dem Gewebe in den Darm abgegeben, der Effekt verstärkt sich. Beide Salze dürfen auf keinen Fall länger angewendet werden, weil es unerwünschte Nebenwirkungen geben kann.

7.2.3 Lösungsenthalpie

Beim Lösen eines Salzes in Wasser kann sich die Lösung erwärmen (exothermer Vorgang) oder abkühlen (endothermer Vorgang). Dies hängt davon ab, ob die Gitterenergie ΔH_U des Salzes größer oder kleiner ist als die Hydratationsenthalpien der Ionen. Man definiert die **Lösungsenthalpie** (ΔH_L, Lösungswärme). Dazu bildet man die Bilanz aus ΔH_U und ΔH_H, die Werte können Tabellen entnommen werden.

Beispiel 1: $KCl \xrightarrow{H_2O} K_{aq}^{\oplus} + Cl_{aq}^{\ominus}$

$\Delta H_U (KCl) =$	701 kJ/mol	Gitterenergie
$\Delta H_H (K^{\oplus}) =$	−308 kJ/mol	Hydratationsenthalpie
$\Delta H_H (Cl^{\ominus}) =$	−376 kJ/mol	Hydratationsenthalpie
$\Delta H_L (KCl) =$	+17 kJ/mol	Lösungsenthalpie

Beispiel 2: $CaCl_2 \xrightarrow{H_2O} Ca^{2\oplus}_{aq} + 2\ Cl^{\ominus}_{aq}$

$\Delta H_U (CaCl_2)$ =	2146 kJ/mol	Gitterenergie
$\Delta H_H (Ca^{2\oplus})$ =	− 1577 kJ/mol	Hydratationsenthalpie
$\Delta H_H (2 \times Cl^{\ominus})$ =	− 752 kJ/mol	Hydratationsenthalpie
$\Delta H_L (CaCl_2)$ =	− 183 kJ/mol	Lösungsenthalpie

Beim Lösen von 1 mol Kaliumchlorid wird eine schwache Abkühlung eintreten, beim Lösen von 1 mol Calciumchlorid erwärmt sich die Lösung deutlich. Geht man hingegen von *wasserhaltigem* Calciumchlorid ($CaCl_2 \cdot 6\ H_2O$) aus, tritt beim Lösen in Wasser eine Abkühlung ein, weil die Hydratationsenthalpie jetzt kleiner als die Gitterenergie ist. Das Kristallwasser ist schon ein Teil der Hydrathülle.

Ionenverteilung im Körper

Die Salze, die der Mensch benötigt, werden gelöst aufgenommen, verteilt und ausgeschieden. Die beteiligten Ionen liegen hydratisiert vor, ihre Verteilung im Körper ist jedoch keineswegs gleich. Vergleichen wir die mineralischen Ionen *(Elektrolyte)*, dann enthält z.B. *Blutplasma* sehr viel mehr $Na^\oplus$ als $K^\oplus$ und mehr $Ca^{2\oplus}$ als $Mg^{2\oplus}$. Bei den Anionen überwiegen $Cl^\ominus$ und $HCO_3^\ominus$ (Tab. 7/2). Die Anteile der Ionen im Blutplasma entsprechen in etwa denen des Meerwassers, ein interessanter Befund, der Hinweise auf die Evolution des Lebens auf der Erde geben kann. Im Innern von Körperzellen *(Intrazellulärraum)* hingegen ist die Ionenverteilung genau umgekehrt, bei den Kationen überwiegen $K^\oplus$ und $Mg^{2\oplus}$. Das Kochsalz (NaCl) im eigentlichen Sinne spielt im Zentrum der Lebensprozesse nur eine untergeordnete Rolle. Es beeinflusst vornehmlich den *Wasserhaushalt*, den *Blutdruck* und das *Nervensystem*.

Die Unterschiede in der Ionenverteilung sind Teil der Differenzierung und Spezialisierung der Zellen höher organisierter Lebewesen. Die Konzentrationsunterschiede werden durch *aktiven*, d.h. Energie verbrauchenden *Transport* der Ionen durch die Zellmembran aufrechterhalten. Dies gilt insbesondere für $Na^\oplus$ und $K^\oplus$ bei der *Nervenreizleitung* im Nervengewebe. Trotz der Unterschiede in der Ionenverteilung bleibt festzuhalten, dass der *osmotische Druck* in den Zellen und in der umgebenden Körperflüssigkeit gleich ist und dass sich positive und negative Ladungen innen wie außen in etwa ausgleichen. Auch gilt, dass der *Elektrolythaushalt* immer mit dem *Wasserhaushalt* des Körpers Hand in Hand geht.

Tab. 7/2 Anteil von Ionen mineralischer Natur in Körperflüssigkeiten (Angaben in mmol/L).

			Blutplasma	Intrazellulärraum
Kationen:	$Na^\oplus$	Natrium-Ion	143	10
	$K^\oplus$	Kalium-Ion	5	155
	$Mg^{2\oplus}$	Magnesium(II)-Ion	0,8	15
	$Ca^{2\oplus}$	Calcium(II)-Ion	2,5	< 1
Anionen:	$Cl^\ominus$	Chlorid-Ion	103	8
	$HCO_3^\ominus$	Hydrogencarbonat-Ion	25	10
	$H_2PO_4^\ominus/HPO_4^{2\ominus}$	Hydrogenphosphat-Ionen	1	50
	$SO_4^{2\ominus}$	Sulfat-Ion	0,5	10

Lithiumsalze helfen bei manisch-depressiven Erkrankungen

Lithium (Li) steht im Periodensystem über dem Natrium. $Li^\oplus$-Ionen kommen u. a. im Meerwasser und in einigen Mineralwässern als Spurenelement vor. Es ist für $Li^\oplus$ im normalen Stoffwechsel keine Funktion bekannt. In kleiner Menge sind Lithiumsalze unbedenklich, die Normwerte im Blutplasma betragen 0,4–6,3 μmol/L, in hohen Dosen wirken Lithiumsalze toxisch.

In der Hand des Arztes dienen Lithiumsalze (z. B. Li_2CO_3) zur Prophylaxe *affektiver Psychosen* und zur Therapie *manischer Phasen*. Bei einer individuellen Dosierung darf der Serumspiegel 1,0–1,2 mmol/L nicht übersteigen. Die Wirkung beruht darauf, dass $Li^{\oplus}$ zusammen mit $Na^{\oplus}$ durch die Zellmembran transportiert, aber schlechter als $Na^{\oplus}$ wieder herausgepumpt wird, d. h., es reichert sich z. B. in den Nervenzellen an und beeinflusst u. a. die Bildung von *Neurotransmittern*. Die Verdrängung von $Na^{\oplus}$-Ionen durch die ähnlichen, aber im normalen Stoffwechsel bedeutungslosen $Li^{\oplus}$-Ionen hilft dem Menschen, sein *psychisches Gleichgewicht* wiederherzustellen. Durch die Zufuhr gesteigerter Mengen Kochsalz lässt sich $Li^{\oplus}$ wieder „auswaschen".

7.3 Löslichkeitsprodukt

Beim Studieren des Lösungsverhaltens von Salzen stellt man fest, dass es *leicht lösliche* (z. B. Alkali- und Erdalkalihalogenide) und *schwer lösliche Salze* (z. B. Silberhalogenide, Schwermetallsulfate und -sulfide) gibt. Zur quantitativen Erfassung der Löslichkeit hat man das **Löslichkeitsprodukt** (L_p) definiert, das sich aus dem Massenwirkungsgesetz (MWG) ableiten lässt.

Eine gesättigte Salzlösung, die mit dem festen Bodenkörper des Salzes in Kontakt steht, ist ein typisches Beispiel für ein *dynamisches, heterogenes Gleichgewicht* (s. Kap. 5.2). Ständig gehen aus dem Bodenkörper Ionen in Lösung und gleichzeitig scheiden sich Ionen aus der Lösung am Festkörper wieder ab (Abb. 7/1).

$$BaSO_4 \xrightarrow{H_2O} Ba^{2\oplus}_{aq} + SO^{2\ominus}_{4\,aq}$$

Bariumsulfat   Bariumion   Sulfat

$$\frac{[Ba^{2\oplus}] \cdot [SO_4^{2\ominus}]}{[BaSO_4]} = K$$

gesättigte wässrige Ionen-Lösung

fester Bodenkörper des Salzes

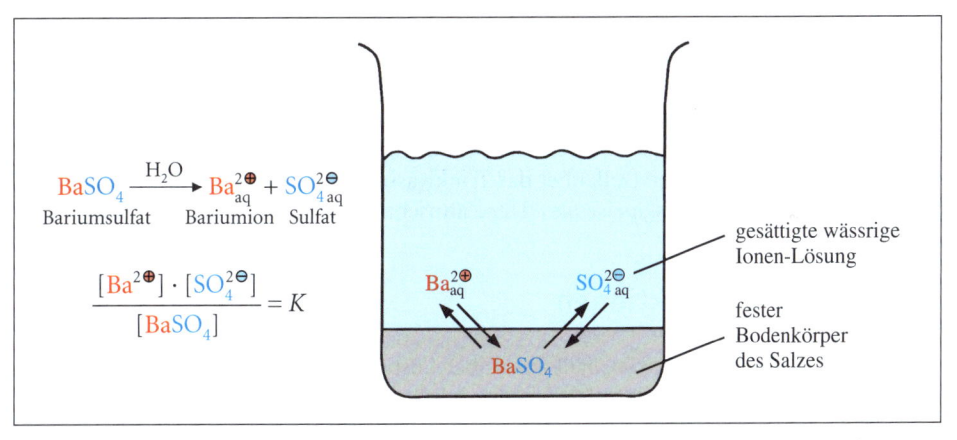

Abb. 7/1 Heterogenes Gleichgewicht zwischen gesättigter Salzlösung und festem Bodenkörper (hier: Bariumsulfat).

Da festes Salz als Bodenkörper vorhanden ist, bleibt seine Konzentration konstant und wird gleich 1 mol/L gesetzt. Übrig bleibt dann das Produkt der Konzentrationen der gelösten Ionen. Dieses ist für ein bestimmtes Salz bei gegebener Temperatur eine Konstante und wird als **Löslichkeitsprodukt** (L_p) bezeichnet. Die eckigen Klammern stehen für die Konzentration der Ionen in mol/L. Das Löslichkeitsprodukt für $BaSO_4$ beträgt 10^{-10} mol²/L². Je kleiner das Löslichkeitsprodukt L_p, desto geringer ist die Löslichkeit des Salzes.

Löslichkeitsprodukt

Wir wollen jetzt bestimmen, wie groß die Konzentration an $Ba^{2\oplus}$ in einer gesättigten Lösung von Bariumsulfat ist.

$L_p = [Ba^{2\oplus}] \cdot [SO_4^{2\ominus}] = 10^{-10}$ mol²/L²   da $[Ba^{2\oplus}] = [SO_4^{2\ominus}]$, gilt

$[Ba^{2\oplus}]^2 = 10^{-10}$ mol²/L²

$[Ba^{2\oplus}] = 10^{-5}$ mol/L

Also weiß man, dass in einer gesättigten Bariumsulfatlösung 10^{-5} mol/L Bariumsulfat gelöst vorliegen. Mit Hilfe der Molmasse von $BaSO_4$ (233 g/mol) ergibt sich, dass in einem Liter $233 \cdot 10^{-5}$ g = 2,33 mg $BaSO_4$ gelöst sind. Da eine gesättigte Lösung vorliegt, gibt dieser Wert die Löslichkeit von $BaSO_4$ an (s. Kap. 5.2).

Bariumsulfat wird in der Medizin als **Röntgenkontrastmittel** für Untersuchungen des Verdauungstraktes genutzt *(Bariumbrei)*. Ba^{2+}-Ionen sind zwar giftig (s. Kap. 2.5), wegen der geringen Löslichkeit des Salzes besteht jedoch keine Gefahr.

Für Salze verschiedener Zusammensetzung lautet das Löslichkeitsprodukt wie folgt:

Salz: AB (z. B. AgCl)　　　　　A_2B (z. B. Ag_2S)　　　　　AB_2 (z. B. CaF_2)

$L_p = [A^{\oplus}] \cdot [B^{\ominus}]$ mol²/L²　　$L_p = [A^{\oplus}]^2 \cdot [B^{2\ominus}]$ mol³/L³　　$L_p = [A^{2\oplus}] \cdot [B^{\ominus}]^2$ mol³/L³

$L_p(AgCl) = 2 \cdot 10^{-10}$ mol²/L²　　$L_p(Ag_2S) = 6 \cdot 10^{-51}$ mol³/L³　　$L_p(CaF_2) = 4 \cdot 10^{-11}$ mol³/L³

Nierensteine
Der Elektrolythaushalt wird über die Niere reguliert, d. h., überschüssige Ionen werden im Harn ausgeschieden. In der Niere können vorübergehend höher konzentrierte Salzlösungen oder gar übersättigte Lösungen von Salzen entstehen. Schutzstoffe im Harn verhindern, dass Salze ausfallen oder auskristallisieren. Fehlen die Schutzstoffe, kommt es zur Nierensteinbildung (Konkrementbildung). Nierensteine können z. B. aus *Calciumoxalat* (Ca^{2+} $^{\ominus}OOC-COO^{\ominus}$), *Calciumphosphat* ($Ca_3(PO_4)_2$) oder *Magnesiumammoniumphosphat* ($MgNH_4PO_4$) bestehen. Therapeutisch beseitigt man Nierensteine durch Auflösen, Zertrümmerung oder Operation.

Knochen- und Zahnbildung
Den Einbau von schwer löslichen Salzen in das Körpergewebe bezeichnet man als Mineralisation. *Hydroxyapatit* (3 $Ca_3(PO_4)_2 \cdot Ca(OH)_2$), ein komplexes Salz aus Calciumphosphat und Calciumhydroxid, ist mit einem Anteil von über 50% am Aufbau des menschlichen Skeletts und der Zähne beteiligt und macht etwa 90% der Mineralsubstanzen des Körpers aus. Insbesondere bei den Zähnen wird ein Teil der OH-Gruppen im Hydroxyapatit durch Fluorid-Ionen ($F^{\ominus}$) zum *Fluorapatit* (3 $Ca_3(PO_4)_2 \cdot CaF_2$) ausgetauscht. Für diesen Prozess müssen kleinere $F^{\ominus}$-Mengen ständig mit der Nahrung aufgenommen werden (z. B. über das Trinkwasser, durch Verwendung von Meersalz oder durch angereichertes Speisesalz). Der Zahnschmelz ist die härteste Körpersubstanz.

7.4 Fällungs-Reaktionen

Fällungs-Reaktion

Ein Salz fällt aus seiner Lösung aus, sobald das Produkt der Ionenkonzentrationen größer als das Löslichkeitsprodukt wird. Dies kann man gezielt für *Fällungs-Reaktionen* nutzen, in deren Verlauf sich schwerlösliche Niederschläge bilden. Die unterschiedliche Löslichkeit von Salzen wird in der analytischen Chemie ausgenutzt, um aus einer Salzlösung durch Zugabe geeigneter Fremdionen, die mit einer Ionensorte ein schwer lösliches Salz bilden, diese Ionensorte selektiv auszufällen. Der auftretende Niederschlag dient als **qualitativer Nachweis** einer Ionensorte oder kann durch Auswiegen häufig auch zur *quantitativen Bestimmung* des Ionen-Anteils in der Lösung herangezogen werden. Das Entfernen einer Ionensorte durch Ausfällen gelingt nahezu vollständig, wenn man mit einem Überschuss an *Fällungsmittel* arbeitet.

Niederschlag

Gibt man zu einer angesäuerten Lösung, die $Cl^{\ominus}$-Ionen enthält (z. B. NaCl), eine *Silbernitratlösung*, dann bildet sich ein farbloser, am Licht dunkler werdender Niederschlag, der aus *Silberchlorid* besteht.

$$NaCl + AgNO_3 \xrightarrow{H^{\oplus}} AgCl\downarrow + NaNO_3$$
Natriumchlorid　Silbernitrat　　Silberchlorid　Natriumnitrat

Man schreibt häufig nur die Ionen auf, auf die es bei der Bildung des Niederschlags ankommt, und lässt die nicht beteiligten Ionen weg.

$$Ag^{\oplus} + Cl^{\ominus} \longrightarrow AgCl\downarrow \qquad Lp = 1{,}8 \cdot 10^{-10} \text{ mol}^2/\text{L}^2$$

Die Fällung von schwer löslichem Silberchlorid kann also wahlweise zum qualitativen Nachweis von $Ag^{\oplus}$- oder $Cl^{\ominus}$-Ionen in unbekannten Salzlösungen verwendet werden. Die Masse der Niederschläge gibt Auskunft darüber, wie viel $Ag^{\oplus}$ oder $Cl^{\ominus}$ in einer unbekannten Salzlösung enthalten ist (quantitative Bestimmung). Der gebildete Niederschlag gibt sich zweifelsfrei als AgCl zu erkennen, wenn er sich *in verdünnter Ammoniaklösung* wieder auflöst.

$$\underset{\text{Silberchlorid}}{AgCl} + \underset{\text{Ammoniak}}{2\,NH_3} \longrightarrow \underset{\text{Diamminsilber-Komplex}}{[Ag(NH_3)_2]^{\oplus}} + Cl^{\ominus}$$

$Ba^{2\oplus}$-Ionen lassen sich durch Zugabe einer Natriumsulfatlösung nachweisen, $SO_4^{2\ominus}$-Ionen durch Zugabe einer Bariumchloridlösung: In beiden Fällen entsteht schwer lösliches Bariumsulfat als farbloser Niederschlag. Dieser Bariumsulfatniederschlag löst sich *nicht* in Ammoniaklösung, was die Unterscheidung von AgCl ermöglicht.

$$\underset{\text{Bariumchlorid}}{BaCl_2} + \underset{\text{Natriumsulfat}}{Na_2SO_4} \longrightarrow \underset{\text{Bariumsulfat}}{BaSO_4\downarrow} + \underset{\text{Natriumchlorid}}{2\,NaCl}$$

$$Ba^{2\oplus} + SO_4^{2\ominus} \longrightarrow BaSO_4\downarrow \qquad Lp = 10^{-10} \text{ mol}^2/\text{L}^2$$

Schwefelwasserstoff bildet mit vielen Schwermetall-Ionen (z. B. $Ag^{\oplus}$, $Pb^{2\oplus}$, $Cu^{2\oplus}$) schwer lösliche, farbige *Sulfide*.

$$\underset{\text{Bleichlorid}}{PbCl_2} + \underset{\text{Schwefelwasserstoff}}{H_2S} \longrightarrow \underset{\text{Bleisulfid}}{PbS\downarrow} + \underset{\text{Salzsäure}}{2\,HCl}$$

$$Pb^{2\oplus} + S^{2\ominus} \longrightarrow PbS\downarrow \qquad Lp = 10^{-28} \text{ mol}^2/\text{L}^2$$

7.5 Elektrolyse

Elektrolyte

Da Salzlösungen frei bewegliche Ionen enthalten, leiten sie den elektrischen Strom durch *Ionenwanderung*. Solche Systeme werden als **Elektrolyte** bezeichnet. Salzlösungen sind starke Elektrolyte, weil die gelöste Substanz vollständig in Ionen zerfällt (dissoziiert). Die elektrische Leitfähigkeit einer Salzlösung nimmt mit steigender Konzentration ab, da die freie Beweglichkeit der Ionen geringer wird. Die Leitfähigkeit von Salzlösungen ist kleiner als die für Metalle. Dies gilt ebenso für die *Salzschmelzen*, die auch den elektrischen Strom leiten.

Ionenwanderung
Kathode

Taucht man in eine wässrige Kupfer(II)-chlorid-Lösung Elektroden, die aus einem Elektronen-leitenden Material (Edelmetalle, Graphit) bestehen, und legt eine genügend hohe Gleichspannung an, so beobachtet man im äußeren Draht einen Stromfluss, der anzeigt, dass eine Redoxreaktion stattfindet. Der Stromkreis schließt sich durch eine *Ionenwanderung* in der Lösung (Abb. 7/2). Die Kationen ($Cu^{2\oplus}$) wandern zur *Kathode* und nehmen dort Elektronen auf. An der Elektrode scheidet sich metallisches Kupfer ab.

Salzlösungen

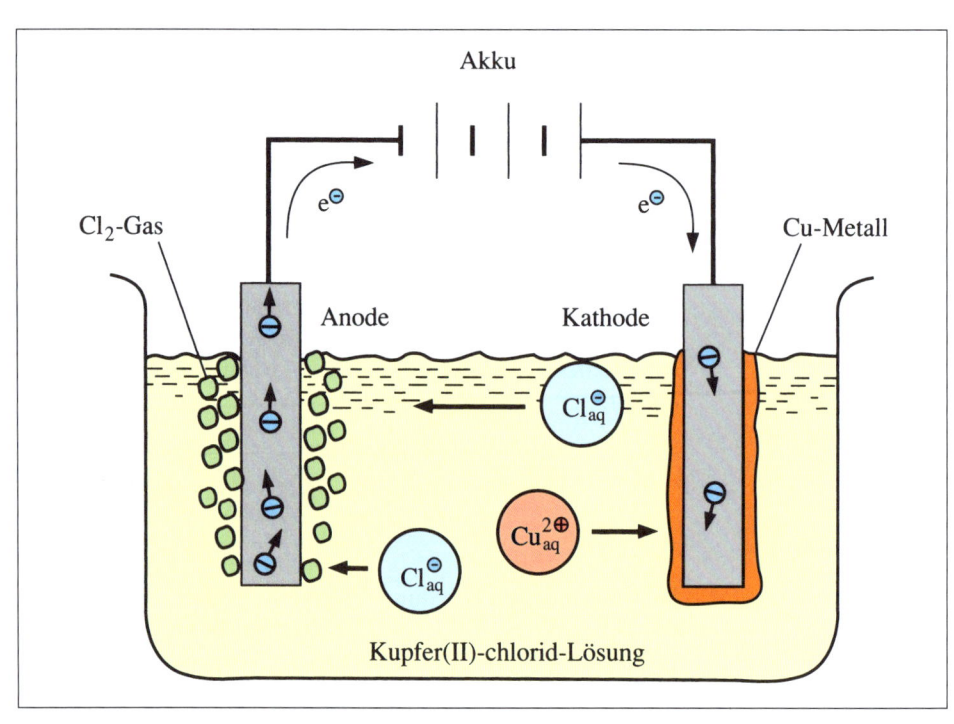

Elektrolyse

Abb. 7/2 Elektrolyse einer Kupfer(II)-chlorid-Lösung.

$$Cu_{aq}^{2\oplus} \xrightarrow{+ 2e^{\ominus}} Cu \quad \textit{(kathodische Reduktion)}$$

Anode

Die Anionen ($Cl^{\ominus}$) wandern zur *Anode* und werden dort zu Chloratomen entladen, die Chlormoleküle bilden. Chlor entweicht an der Anode als Gas:

$$2\,Cl_{aq}^{\ominus} \xrightarrow{- 2e^{\ominus}} Cl_2\uparrow \quad \textit{(anodische Oxidation)}$$

In der Bilanz lautet die Elektrolyse-Reaktion:

$$Cu_{aq}^{2\oplus} + 2\,Cl_{aq}^{\ominus} \longrightarrow Cu + Cl_2\uparrow \quad \textit{(Redoxreaktion)}$$

Die Reaktion erfordert Energie, die als *elektrische Energie* bereitgestellt wird. Es handelt sich um eine endergone Redoxreaktion (s. Kap. 9).

Umwelt–Technik–Alltag Elektrolysen in der Chemietechnik: Elektrolysen haben große technische Bedeutung. Bei der *Chloralkali-Elektrolyse* z. B. werden aus einer NaCl-Lösung die Grundchemikalien *Chlor, Natriumhydroxid* und *Wasserstoff* gewonnen. In der *Schmelzflusselektrolyse* wird das Metall *Aluminium* aus Aluminiumoxid hergestellt, das in geschmolzenem *Kryolith* ($Na_3[AlF_6]$) bei 950 °C gelöst vorliegt. Ferner kann man Metalle durch eine Elektrolyse reinigen oder unedle Metalle z. B. mit einem Silberüberzug versehen (versilbern).

7

Ionenwanderung im Wurzelkanal

Eine Wurzelkanalbehandlung ist die Voraussetzung, um auch „tote" Zähne, d.h. solche, deren Nerv abgestorben ist, im Gebiss zu erhalten. Bei unsachgemäßer Behandlung können sich im Zahn oder an der Zahnwurzel Entzündungsherde bilden, die – wenn sie unentdeckt bleiben – Toxine in den Körper abgeben und so chronische Schäden hervorrufen. Wichtig bei der Behandlung des Wurzelkanals *(Endodontie)* sind die Aufbereitung, die Desinfektion und die Füllung. Die Aufbereitung der Hauptwurzelkanäle erfolgt mechanisch unter Verwendung spezieller biegsamer, meist konischer Feilen und Bohrer mit bis zu 0,35 mm Stärke, wobei das Erreichen des Kanalendes *(apikales Delta)* genau gemessen werden kann. Durch Spülung der aufbereiteten Kanäle z. B. mit 2- bis 5%iger Natriumhypochlorit-Lösung (NaOCl) oder 3%iger Wasserstoffperoxid-Lösung (H_2O_2) werden Dentinspäne ausgeschwemmt, Gewebereste aufgelöst und Bakterien eliminiert. Zur nachhaltigen Desinfektion nicht nur der Kanäle, sondern auch der Nebenkanäle bis in das apikale Delta werden Calciumhydroxid-Pasten ($Ca(OH)_2$, wässrig oder mit Glycerin) eingesetzt. Die bei der Dissoziation entstehenden $Ca^{2\oplus}$- und $OH^{\ominus}$-Ionen (pH = 12,5) diffundieren vom Hauptkanal aus in die anderen Bereiche.

Alternativ verwendet man heute auch eine wässrige Kupfer-Calciumhydroxid-Paste, die unter anderem Hydroxocuprat-Ionen $[Cu(OH)_4]^{2\ominus}$ enthält. Legt man an den Wurzelkanal ein elektrisches Feld an (15 V pro cm, 5 mA), indem die Kathode ($\ominus$-Pol) als Nadelelektrode in der Paste im Kanal steckt und die Anode ($\oplus$-Pol) als Wangenelektrode angebracht ist, so wandert das kupferhaltige Anion rasch in Richtung apikales Delta und durchdringt auch die Nebenkanäle. Diese *Ionophorese* wird dreimal im Abstand von einigen Tagen jeweils fünf Minuten durchgeführt. In Abhängigkeit von pH-Wert des Milieus bildet sich aus dem löslichen Anion fein verteiltes Kupferhydroxid $Cu(OH)_2$, das etwa 100fach stärker desinfiziert als Calciumhydroxid. Durch das sog. *Depotphorese-Verfahren* kann eine permanente Sterilität im gesamten apikalen Delta erreicht werden.

Aufgaben

1. Erklären Sie folgende Bezeichnungen und Begriffe: Anionen – Kationen – Anode – Kathode – Dissoziation – Gitterenergie – Hydratation – Hydratationsenthalpie – Lösungsenthalpie – Ionenradius – Ionenwanderung – Elektrolyt – Elektrolyse – Löslichkeitsprodukt – Fällungs-Reaktion – Niederschlag.
2. Was ist ein Salz?
3. Vergleichen Sie die Salze KBr und CaF_2.
   Wie heißen die Salze? Wie lautet die *Dissoziationsgleichung* beim Lösen der Salze in Wasser? Welches der beiden Salze hat die größere *Gitterenergie* und warum?
4. Was versteht man unter „*Aussalzen*"?
5. In welcher Weise verändert ein Ion durch die *Hydratation* seine Eigenschaften?
6. Wie viel NaCl enthält eine physiologische Kochsalzlösung?
7. Wann ist das Auflösen eines Salzes in Wasser ein *exothermer*, wann ein *endothermer* Vorgang?
8. Formulieren Sie das *Löslichkeitsprodukt* für CaF_2!
9. Das Löslichkeitsprodukt von $CaCO_3$ (Kalk, Marmor) beträgt $4,8 \cdot 10^{-9}$ mol^2/L^2. Wie viel mol bzw. mg $CaCO_3$ lösen sich in 1 L Wasser?
10. Es gibt Salze, die sich unter Abkühlung auflösen. Warum findet ein derartiger Vorgang überhaupt statt?
11. In einer angesäuerten Lösung sind gleiche Mengen NaCl, NaBr und NaI enthalten (10^{-2} mol/L). Sie tropfen langsam eine Silbernitratlösung hinzu. Welches Salz fällt zuerst aus und warum?
    Formulieren Sie die *Fällungs-Reaktion*!

Salz	L_p (mol^2/L^2)
AgCl	10^{-10}
AgBr	10^{-13}
AgI	10^{-16}

Salzlösungen

12. Welche $Pb^{2\oplus}$-Konzentration erhalten Sie nach einer Fällung mit *Iodid-Ionen* einer 0,1 M Lösung? $L_p(PbI_2) = 10^{-8}$ mol³/L³.
13. Warum löst sich $BaSO_4$ nicht in verdünnter Ammoniaklösung?
14. Welche Systeme zeigen *elektrische Leitfähigkeit*?
    a) Festes NaCl, b) Schmelze von NaCl bei 801 °C, c) 0,1 M NaCl-Lösung.
15. Welche Reaktionen laufen bei der *Chloralkali-Elektrolyse* an der *Anode* und *Kathode* ab?
16. Warum sollte man bei Gewitter nicht baden gehen?
17. Welche beiden Metallkationen findet man bevorzugt im Zellinneren (Cytoplasma)?
18. Warum können beim gesunden Menschen in der Niere vorübergehend übersättigte Salzlösungen auftreten, ohne dass es zur Nierensteinbildung kommt?
19. Wie kann man Nierensteine beseitigen?
20. Was muss bei jeder Wurzelkanalbehandlung unbedingt erreicht werden und warum?

Bedeutung für den Menschen

Salze, Salzlösungen

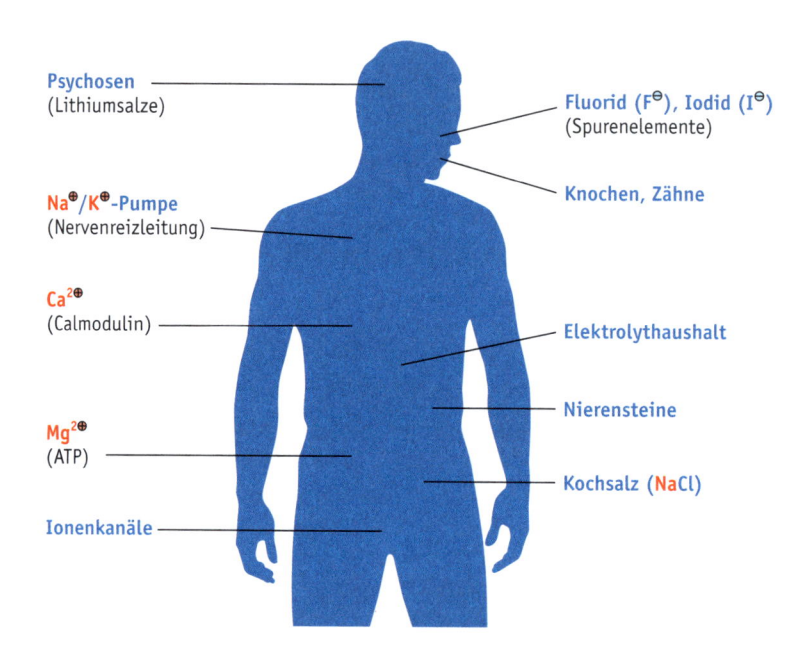

- Psychosen (Lithiumsalze)
- $Na^\oplus/K^\oplus$-Pumpe (Nervenreizleitung)
- $Ca^{2\oplus}$ (Calmodulin)
- $Mg^{2\oplus}$ (ATP)
- Ionenkanäle
- Fluorid ($F^\ominus$), Iodid ($I^\ominus$) (Spurenelemente)
- Knochen, Zähne
- Elektrolythaushalt
- Nierensteine
- Kochsalz (NaCl)

8 Säuren und Basen

8.1 Einführung

In der Chemie wurden die Stoffe zunächst entsprechend ihren Eigenschaften geordnet, die sich mit den Sinnen erfassen oder in Experimenten beobachten ließen. Alltäglich vorkommende Stoffe, die beispielsweise bei Zitronen oder saurer Milch den sauren Geschmack hervorrufen, erhielten die Bezeichnung „**Säure**" (Citronensäure, Milchsäure). Der bittere oder seifige Geschmack von Seifenlaugen führte zur Bezeichnung „*Lauge*". Später wählte man stattdessen den Begriff „**Base**". Vermischt man Basen mit Säuren, so bilden sich Salze: Säuren und Basen verlieren ihre typischen Eigenschaften.

Die Begriffsbildungen im Säure-Base-Geschehen begannen 1774 mit den Verbrennungsversuchen von *A. Lavoisier*, der die Abläufe quantifizierte, d. h. mit der Waage untersuchte. Es ließ sich zeigen, dass bei der Verbrennung von Pflanzenmaterial (z. B. Holz) *Gas* und *Asche* entstehen. Leitet man das Gas in Wasser, so reagiert es *sauer*; gibt man die Asche in Wasser, entsteht eine Lauge, die *alkalisch* reagiert (arab. *al-kaelie* = Lauge). Der Sauerstoff, der bei der Verbrennung hinzukommt, wurde Oxygen (gr. *oxys* = scharf, *oxon* = Essig) genannt, der Sauerstoff war der *Säurebildner*. Das entstehende Gas war *Kohlendioxid* (CO_2), das in Wasser *Kohlensäure* bildet, die Lauge enthielt u. a. *Kaliumhydroxid* (KOH). Das bei der Neutralisation gebildete Salz (*Kaliumcarbonat*, K_2CO_3, Pottasche) war auch im Verbrennungstopf (Pott) zu finden (engl. *potassium* = Kalium).

Säuren und Basen sind komplementär zueinander, sie entstehen beim Verbrennen aus einer *neutralen* Pflanzensubstanz (z. B. Holz) und bilden beim Zusammenführen *(Neutralisation)* eine neue Einheit, das *Salz*.

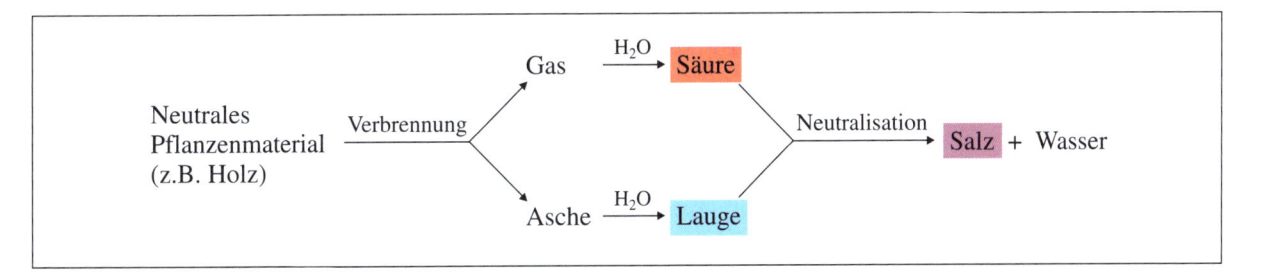

Die Beschreibung von Phänomenen auf der Basis von Experimenten charakterisiert die Vorgehensweise in der Chemie. Erst im Nachhinein versucht man, umfassende Definitionen und allgemeine Gesetze zu formulieren. In diesem Kapitel konzentrieren wir uns darauf, die chemischen Eigenschaften von Säuren und Basen zu beschreiben. Dabei spielen auch quantitative Zusammenhänge eine Rolle, da die Verschiebung von Säure-Base-Gleichgewichten in Physiologie und Biochemie immer auch an die Änderung von Messdaten (z. B. pH-Wert, Pufferkapazität) gekoppelt ist, die in der Praxis zu beachten sind.

> **Säure-Base-Haushalt**
> Ein ausgewogener *Säure-Base-Haushalt* ist für das körperliche Wohlbefinden von großer Bedeutung. Säuren und Basen schaffen die Voraussetzung für den reibungslosen Ablauf verschiedener Körperfunktionen, z. B. benötigen *Enzyme* für ihre Arbeit ein bestimmtes pH-Umfeld. Ist der Säure-Base-Haushalt gestört, so beobachtet man in den meisten Fällen eine *Übersäuerung*, die unterschiedliche Ursachen haben kann. Stress und falsche Ernäh-

8 Säuren und Basen

rung sind die häufigsten Faktoren. Der Körper hat die Möglichkeit, über die **Lunge** (Abatmen von CO_2), die **Niere** (Ausscheidung von $H^{\oplus}$-Ionen) und die **Leber** (Harnstoffzyklus, Glutamin-Synthese) den Säure-Base-Haushalt zu regulieren. Liegt eine Beeinträchtigung der Lungenfunktion vor, die zu einer Übersäuerung des Blutes führt, spricht man von einer *respiratorischen Azidose*, kommt die Störung aus dem Stoffwechsel, handelt es sich um eine *metabolische Azidose*. Eine zu starke Alkalisierung des Blutes führt entsprechend zu *Alkalosen*.

8.2 Säure-Base-Definitionen

Dissoziation

Wässrige Lösungen von Säuren und Basen leiten den elektrischen Strom. Die gelösten Stoffe sind **Elektrolyte** (s. Kap. 7.5), d.h., in der Lösung liegen **Ionen** vor. Diese Ionen bilden sich bei Säuren und Basen meist erst unter dem Einfluss des Wassers, man bezeichnet diesen Vorgang als **Dissoziation**. Anders als bei den Salzen kommt es hier bei der Dissoziation zur Aufspaltung kovalenter Bindungen.

Chlorwasserstoff dissoziiert in wässriger Lösung in *Wasserstoff-Ionen* (= Protonen, $H^{\oplus}$) und *Chlorid-Ionen* ($Cl^{\ominus}$), die jeweils hydratisiert sind:

$$HCl \text{ (gasförmig)} \longrightarrow H^{\oplus}_{aq} + Cl^{\ominus}_{aq} \quad \text{(Salzsäure)}$$

Natriumhydroxid dissoziiert in *Natrium-Ionen* ($Na^{\oplus}$) und *Hydroxid-Ionen* ($OH^{\ominus}$), die jeweils hydratisiert sind:

$$NaOH \text{ (fest)} \longrightarrow Na^{\oplus}_{aq} + OH^{\ominus}_{aq} \quad \text{(Natronlauge)}$$

Hydroxid-Ionen

Aus den Dissoziationsvorgängen wird sichtbar, dass *Säuren* **Protonen** ($H^{\oplus}$) und *Basen* **Hydroxid-Ionen** ($OH^{\ominus}$) freisetzen. Diese Beschreibung reicht für eine Definition jedoch nicht aus. Eine wässrige Ammoniaklösung z.B. reagiert basisch, obwohl Ammoniak keine $OH^{\ominus}$-Ionen enthält:

$$\underset{\text{Ammoniak}}{NH_3} + \underset{\text{Wasser}}{H_2O} \longrightarrow \underset{\text{Ammonium-Ion}}{NH_4^{\oplus}} + \underset{\text{Hydroxid-Ion}}{OH^{\ominus}}$$

Brönsted-Definition

Brönsted stellte fest: Für die Betrachtung von Säuren und Basen ist es hilfreich, das Lösungsmittel (z.B. Wasser) einzubeziehen. Er erkannte, dass das Auftreten und die Weitergabe von Protonen ein wesentliches Merkmal dieser Vorgänge ist. Die **Brönsted-Definition** ist:

> **Säuren** geben Protonen ab, sie sind **Protonendonatoren**.
> **Basen** nehmen Protonen auf, sie sind **Protonenakzeptoren**.

Protolyse

Bei chemischen Reaktionen gibt es keine freien Protonen. Wenn ein Stoff Protonen abgibt, muss ein anderer zugegen sein, der diese Protonen aufnimmt. Säure-Base-Reaktionen sind **Protonenübertragungs-Reaktionen** (= *Protolyse-Reaktionen*). In wässriger Lösung nehmen Wassermoleküle die Protonen auf.

Hydronium-Ion

$$H_2O + H^{\oplus} \longrightarrow H_3O^{\oplus} \quad \text{(Hydronium-Ion)}$$

Im $H_3O^{\oplus}$-Ion ist der Sauerstoff dreibindig, es wird wie alle Ionen durch weitere Wassermoleküle hydratisiert ($H_3O^{\oplus}_{aq}$). Bevorzugt treten drei Wassermoleküle hinzu, so dass ein

$H_9O_4^{\oplus}$-Ion entsteht. Wir bezeichnen im Folgenden das $H_3O^{\oplus}$-Ion als **Hydronium-Ion** und lassen die weitere Hydratisierung unberücksichtigt.

In diesem Kapitel werden alle Moleküle oder Ionen, die in einem Dissoziationsgleichgewicht oder in einer Säure-Base-Reaktion Protonen abgeben, also nach Brönsted **Säuren** sind, **durch rote Schrift gekennzeichnet**, **Basen** entsprechend **durch blaue Schrift**. Diese Farbkennzeichnung gilt nicht für die Beschreibungen der Sachverhalte im laufenden Text.

8.3 Konjugierte Säure-Base-Paare, Ampholyte

Die Dissoziation einer Säure oder Base in Wasser ist eine *Protonenübertragungs-Reaktion*. Sowohl Protonenaufnahme wie -abgabe sind *reversibel* und verlaufen sehr schnell, es stellen sich Gleichgewichte ein.

$$HCl + H_2O \rightleftharpoons H_3O^{\oplus} + Cl^{\ominus}$$
Säure A Base B   Säure B   Base A

konjugierte Säure-Base-Paare

Der eine Reaktionspartner (HCl) ist der *Protonendonator* (Säure A), der andere (H_2O) zwangsläufig der *Protonenakzeptor* (= Base B). Auf der rechten Seite der Gleichung ist das $H_3O^{\oplus}$-Ion die Säure, es kann bei der Rückreaktion ein Proton abgeben (= Säure B), und das $Cl^{\ominus}$-Ion entsprechend eine Base (= Base A). Man bezeichnet $Cl^{\ominus}$ auch als *konjugierte* Base der Säure HCl und $H_3O^{\oplus}$ als *konjugierte* Säure der Base H_2O. $HCl/Cl^{\ominus}$ und $H_3O^{\oplus}/H_2O$ sind **konjugierte** (= korrespondierende, einander zugeordnete) **Säure-Base-Paare** (lat. *conjugere* = verbinden).

Ganz allgemein gilt für Säuren (HA):

Dissoziationsgleichgewicht	konjugierte Säure-Base-Paare
$HA + H_2O \rightleftharpoons H_3O^{\oplus} + A^{\ominus}$ Säure Wasser Anion	$HA/A^{\ominus}$ und $H_3O^{\oplus}/H_2O$

mehrprotonige Säuren

Es gibt Säuren (Tab. 8/1), die bei der Dissoziation in Wasser mehr als ein Proton abgeben können und entsprechend **zweiprotonig** (z.B. Schwefelsäure und Kohlensäure) oder **dreiprotonig** (z.B. Phosphorsäure) sind. Bei mehrprotonigen Säuren existieren mehrere Dissoziationsstufen, die man nacheinander formuliert.

1. Stufe $H_2SO_4 + H_2O \rightleftharpoons H_3O^{\oplus} + HSO_4^{\ominus}$
Säure A   Base B   Säure B   Base A

konjugierte Säure-Base-Paare: $H_2SO_4/HSO_4^{\ominus}$ und $H_3O^{\oplus}/H_2O$

2. Stufe $HSO_4^{\ominus} + H_2O \rightleftharpoons H_3O^{\oplus} + SO_4^{2\ominus}$
Säure A   Base B   Säure B   Base A

konjugierte Säure-Base-Paare: $HSO_4^{\ominus}/SO_4^{2\ominus}$ und $H_3O^{\oplus}/H_2O$

8 Säuren und Basen

In der 1. Stufe ist Schwefelsäure die Säure und Hydrogensulfat die konjugierte Base. In der 2. Stufe ist Hydrogensulfat die Säure und Sulfat die konjugierte Base. Das Hydrogensulfat kann also sowohl Säure als auch Base sein.

Tab. 8/1 Namen und Formeln wichtiger Säuren und ihrer Anionen.

Säure	Summenformel	Strukturformel	Protonigkeit	Anionen	
Chlorwasserstoff (Salzsäure)	HCl	H–Cl	einprotonig	$Cl^{\ominus}$	Chlorid
Salpetersäure	HNO_3	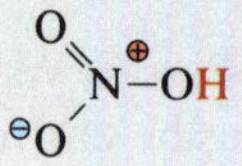 O=N(⊕)(–O⁻)–OH		$NO_3^{\ominus}$	Nitrat
Essigsäure	$C_2H_4O_2$	CH_3–COOH		CH_3–COO$^{\ominus}$	Acetat
Blausäure	HCN	H–C≡N		$CN^{\ominus}$	Cyanid
Schwefelsäure	H_2SO_4	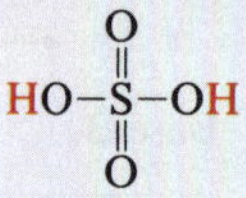 HO–S(=O)(=O)–OH	zweiprotonig	$HSO_4^{\ominus}$ $SO_4^{2\ominus}$	Hydrogensulfat Sulfat
Schwefelwasserstoff	H_2S	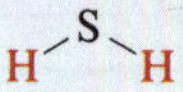 H–S–H		$HS^{\ominus}$ $S^{2\ominus}$	Hydrogensulfid Sulfid
Kohlensäure	H_2CO_3	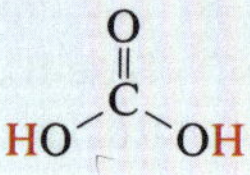 HO–C(=O)–OH		$HCO_3^{\ominus}$ $CO_3^{2\ominus}$	Hydrogencarbonat Carbonat
Oxalsäure	$C_2H_2O_4$	COOH–COOH		$COO^{\ominus}$–$COO^{\ominus}$	Oxalat
Phosphorsäure	H_3PO_4	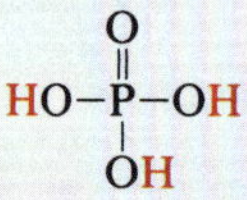 HO–P(=O)(OH)–OH	dreiprotonig	$H_2PO_4^{\ominus}$ $HPO_4^{2\ominus}$ $PO_4^{3\ominus}$	Dihydrogenphosphat (primäres Phosphat) Hydrogenphosphat (sekundäres Phosphat) Phosphat (tertiäres Phosphat)

Bei der Dissoziation von Säuren in Wasser reagiert das Wasser als Base, in Gegenwart der Base Ammoniak jedoch als Säure entsprechend dem schon bekannten Dissoziationsgleichgewicht.

$$NH_3 + H_2O \rightleftharpoons OH^{\ominus} + NH_4^{\oplus}$$

Base B   Säure A   Base A   Säure B

konjugierte Säure-Base-Paare: $NH_4^{\oplus}/NH_3$ und $H_2O/OH^{\ominus}$

Für Basen der allgemeinen Formel B, wobei B mindestens ein freies Elektronenpaar besitzen muss, gilt:

Dissoziationsgleichgewicht	konjugierte Säure-Base-Paare
$B + H_2O \rightleftharpoons BH^{\oplus} + OH^{\ominus}$	$BH^{\oplus}/B$ und $H_2O/OH^{\ominus}$

Alle Säureanionen, die durch Aufnahme von Protonen wieder zur Säure werden, und die Alkali- und Erdalkalioxide, bei denen $O^{2\ominus}$ die Base ist und zu $OH^{\ominus}$ wird, sind Basen. Hier-

8.3 Konjugierte Säure-Base-Paare, Ampholyte

bei handelt es sich nicht um eine Dissoziation, sondern um eine Reaktion des Oxids mit dem Wasser.

$$Na_2O + H_2O \rightleftharpoons 2\,Na^{\oplus} + 2\,OH^{\ominus}$$

$$CaO + H_2O \rightleftharpoons Ca^{2\oplus} + 2\,OH^{\ominus}$$

Die basischen Alkali- und Erdalkalihydroxide lassen sich auch in fester Form isolieren. Sie dissoziieren in Wasser wie folgt:

$$NaOH \xrightleftharpoons{H_2O} Na^{\oplus} + OH^{\ominus} \qquad Ca(OH)_2 \xrightleftharpoons{H_2O} Ca^{2\oplus} + 2\,OH^{\ominus}$$

Natriumhydroxid — Calciumhydroxid

Die eigentliche Base ist hier das $OH^{\ominus}$-Ion, das als Protonenakzeptor zur Verfügung steht.

Die Brönsted-Definition gilt nicht nur für wässrige Lösungen, sondern allgemein für Säure-Base-Reaktionen:

$$HA + B \rightleftharpoons BH^{\oplus} + A^{\ominus}$$

Säure A — Base B — Säure B — Base A

Voraussetzung ist, dass die Säure Protonen an eine Base abgeben kann. Die Base hingegen muss mindestens ein freies Elektronenpaar besitzen, an das sich ein Proton anlagern kann.

Wir haben bei der Dissoziation von Säuren und Basen gesehen, dass Wasser gegenüber HCl als Base, gegenüber NH_3 als Säure reagiert: Es ist *amphoter*.

Ampholyt

! Stoffe mit amphoteren Eigenschaften heißen **Ampholyte.**

Wie das Wasser im Einzelfall reagiert, hängt vom Reaktionspartner ab. Stößt es auf einen Stoff mit einer größeren *Protonendonator-Stärke* als es selbst, reagiert es als Base. Gegenüber der Base Ammoniak überwiegt seine eigene Donatorstärke: Wasser reagiert als Säure. Wenn man die Richtung von Säure-Base-Reaktionen vorhersagen möchte, muss man die Protonendonator-Stärke messen.

! **Beispiele für Ampholyte:** H_2O, $HSO_4^{\ominus}$, $HS^{\ominus}$, $HCO_3^{\ominus}$, $H_2PO_4^{\ominus}$, $HPO_4^{2\ominus}$

Eine besondere Gruppe amphoterer Verbindungen sind die Aminosäuren, die in *einem* Molekül die saure COOH-Gruppe und die basische NH_2-Gruppe enthalten. Aminosäuren liegen nicht in der Neutralform vor, in wässriger Lösung bildet sich durch Protolyse überwiegend das **Zwitter-Ion.** Dieses ist der eigentliche *Ampholyt*. Das Zwitter-Ion kann Protonen aufnehmen, und wird zum Kation, oder abgeben, und wird zum Anion (s. Kap. 19).

Aminosäure (allgemeine Formel)

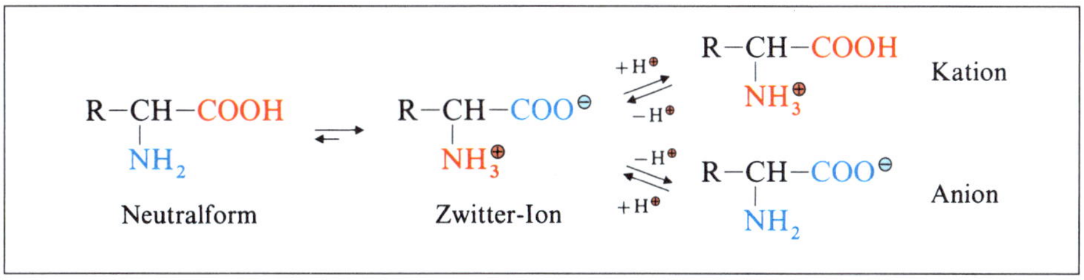

$$\underset{\text{Neutralform}}{R-CH(NH_2)-COOH} \rightleftharpoons \underset{\text{Zwitter-Ion}}{R-CH(NH_3^{\oplus})-COO^{\ominus}} \xrightleftharpoons[\phantom{-H^{\oplus}}]{} \underset{\text{Kation}}{R-CH(NH_3^{\oplus})-COOH} \;/\; \underset{\text{Anion}}{R-CH(NH_2)-COO^{\ominus}}$$

8.4 Autoprotolyse des Wassers, pH-Wert

Wasser ist ein Ampholyt. In geringem, aber durchaus messbarem Umfang reagiert es in folgender Weise mit sich selbst:

$$H_2O + H_2O \rightleftharpoons H_3O^{\oplus} + OH^{\ominus}$$

Autoprotolyse

Diese **Autoprotolyse** *(Eigendissoziation)* bewirkt eine geringe Leitfähigkeit, die auch bei reinem Wasser beobachtet wird und die auf die Anwesenheit von Ionen zurückzuführen ist. Wasser stellt gleichzeitig Säure und Base, wobei das Gleichgewicht der Reaktion sehr weit auf der linken Seite liegt. Das Massenwirkungsgesetz (MWG) lautet:

$$K = \frac{[H_3O^{\oplus}] \cdot [OH^{\ominus}]}{[H_2O]^2}$$

Da Wasser im Überschuss vorliegt, ist seine Konzentration (1 L ≙ 55,6 mol) bei einer geringen Eigendissoziation praktisch konstant. Deshalb kann dieser Wert mit der Gleichgewichtskonstanten K zusammengezogen werden.

$$K \cdot [H_2O]^2 = K_w = [H_3O^{\oplus}] \cdot [OH^{\ominus}] = 10^{-14} \text{ mol}^2/\text{L}^2 \qquad \text{(bei 22 °C)}$$

Die neue Konstante K_w entspricht dem sog. **„Ionenprodukt"** des Wassers bei einer bestimmten Temperatur.

In neutraler Lösung liegen $H_3O^{\oplus}$ und $OH^{\ominus}$ in gleicher Konzentration vor. Es gilt:

$$[H_3O^{\oplus}] \cdot [OH^{\ominus}] = K_w = 10^{-14} \text{ mol}^2/\text{L}^2$$

$$[H_3O^{\oplus}] = [OH^{\ominus}] = \sqrt{K_w} = 10^{-7} \text{ mol/L}$$

In saurer Lösung überwiegt die Konzentration an $H_3O^{\oplus}$, in basischer die an $OH^{\ominus}$. Solange die Lösungen verdünnt sind, gilt das Ionenprodukt des Wassers (K_w): Wenn man $[H_3O^{\oplus}]$ kennt, lässt sich $[OH^{\ominus}]$ berechnen und umgekehrt.

Beträgt z. B. $[OH^{\ominus}] = 10^{-5}$ mol/L, so errechnet sich:

$$[H_3O^{\oplus}] \cdot 10^{-5} = 10^{-14} \text{ mol}^2/\text{L}^2; \quad [H_3O^{\oplus}] = \frac{10^{-14}}{10^{-5}} = 10^{-9} \text{ mol/L}$$

Die Konzentration an Hydroniumionen ($H_3O^{\oplus}$) oder Hydroxidionen ($OH^{\ominus}$) lässt sich bei allen verdünnten wässrigen Lösungen als Maß für die **Azidität** bzw. **Basizität** einer Lösung verwenden. Da es unübersichtlich ist, Zehnerpotenzen mit negativer Hochzahl zu multiplizieren oder zu dividieren, wurde der negative dekadische Logarithmus der Hydroniumionen-Konzentration als **pH-Wert** definiert (lat. *pondus hydrogenii*).

pH-Wert

> ! $\text{pH} = -\log_{10} [H_3O^{\oplus}] = -\lg [H_3O^{\oplus}]$

Dieser mathematische Trick ermöglicht es nun, einfache Zahlen zu addieren bzw. zu subtrahieren, wenn man quantitative Aussagen über die Azidität oder Basizität einer Lösung machen will und in analoger Weise den pOH-Wert definiert (pOH = $-\log_{10} [OH^{\ominus}]$).

pOH-Wert

Auf das Ionenprodukt des Wassers angewandt ergibt sich:

> ! $K_w = [H_3O^{\oplus}] \cdot [OH^{\ominus}] = 10^{-14} \text{ mol}^2/\text{L}^2; \qquad \text{pH} + \text{pOH} = 14$

In dem Rechenbeispiel weiter oben war $[OH^{\ominus}] = 10^{-5}$ mol/L vorgegeben, was nun pOH = 5 entspricht. Der pH-Wert ergibt sich wie folgt: pH = 14 − pOH = 14 − 5 = 9.

8.4 Autoprotolyse des Wassers, pH-Wert

> **! Rechnen mit Logarithmen**
> Bei der Quantifizierung von Säure-Base-Reaktionen rechnet man mit *Logarithmen*. Der Logarithmus zur Basis 10 wird üblicherweise mit lg abgekürzt. Durch die Anwendung von Logarithmen *vereinfachen* sich die Rechenoperationen: Aus dem Produkt zweier Zahlen wird die Summe ihrer Logarithmen, aus dem Quotienten die Differenz der Logarithmen. Bei einer Potenz wird die Hochzahl mit dem Logarithmus der Basis multipliziert. Hier einige Umformungen:
>
> **Produkt:** $x \cdot y$; $\lg(x \cdot y) = \lg x + \lg y$ **Quotient:** $\frac{x}{y}$; $\lg\left(\frac{x}{y}\right) = \lg x - \lg y$
>
> **Potenz:** x^2; $\lg(x^2) = 2 \cdot \lg x$; 10^{-2}; $\lg(10^{-2}) = -2 \cdot \lg 10 = -2$
>
> **Negativer Logarithmus:** 10^{-2}; $-\lg 10^{-2} = 2 \cdot \lg 10 = 2$
>
> $\frac{x}{y}$; $-\lg\left(\frac{x}{y}\right) = -(\lg x - \lg y) = \lg y - \lg x = \lg \frac{y}{x}$

Die Hydroniumionen-Konzentration $[H_3O^\oplus]$ oder $c(H_3O^\oplus)$ wird in manchen Lehrbüchern auch als Wasserstoffionen-Konzentration ($[H^\oplus]$ oder $c(H^\oplus)$) bezeichnet. Da in wässriger Lösung keine freien Protonen vorkommen, verwenden wir in diesem Buch durchgängig $[H_3O^\oplus]$.

Auf der Basis der Hydroniumionen-Konzentration lässt sich die gängige **pH-Skala** aufstellen, die von pH = 0 ($[H_3O^\oplus] = 10^0$ mol/L = 1 mol/L) bis pH = 14 $[H_3O^\oplus] = 10^{-14}$ mol/L) reicht. Über das Ionenprodukt des Wassers kommt man zur gegenläufigen **pOH-Skala** (Tab. 8/2). Am Neutralpunkt (neutrale Lösungen) gilt pH = pOH = 7. Durch die logarithmische Beziehung, die dem pH-Wert zugrunde liegt, bedeutet eine pH-Änderung um 1,0, dass sich die Hydroniumionen-Konzentration um den Faktor 10 erhöht oder erniedrigt hat (Beispiel 1). Eine Konzentrationsänderung um den Faktor 2 (ausgehend von 10^{-7} mol/L) verändert den pH-Wert nur um 0,3 (Beispiel 2).

Beispiel 1: $[H_3O^\oplus] = 10^{-6}$ mol/L **Beispiel 2:** $[H_3O^\oplus] = 2 \cdot 10^{-7}$ mol/L
pH = 6 pH = $-\lg 2 - \lg 10^{-7} = -0,3 + 7 = 6,7$

Auch negative pH-Werte sind denkbar, und zwar sobald $[H_3O^\oplus] > 1$ mol/L wird.

Beispiel: $[H_3O^\oplus] = 10^2$ mol/L; pH = $-\lg 10^2 = -2 \cdot \lg 10 = -2$

Tab. 8/2 pH- und pOH-Skalen.

$[H_3O^\oplus]$ in mol/L	pH-Wert	pOH-Wert	$[OH^\ominus]$ in mol/L
$10^0 = 1$	0	14	10^{-14}
	saure Lösungen		
10^{-4}	4	10	10^{-10}
10^{-7}	7 — $[H_3O^\oplus] = [OH^\ominus]$ — 7		10^{-7}
10^{-10}	10	4	10^{-4}
	basische Lösungen		
10^{-14}	14	0	$10^0 = 1$

8 Säuren und Basen

Die quantitativen Aussagen in diesem Kapitel beziehen sich immer auf verdünnte Lösungen ($[H_3O^\oplus] < 10^{-1}$ mol/L). Bei konzentrierten Lösungen ist $c(H_3O^\oplus)$ durch die *Aktivitäten* $a(H_3O^\oplus)$ zu ersetzen gemäß der Beziehung $a(H_3O^\oplus) = f \cdot c(H_3O^\oplus)$, wobei für den Aktivitätskoeffizienten (f) gilt: $0 < f \le 1$. Wir betrachten hier nur verdünnte Lösungen und rechnen weiterhin mit den Konzentrationen. Aktivitätskoeffizienten müsste man, falls sie gebraucht werden, Tabellenwerken entnehmen.

8.5 Stärke von Säuren und Basen

Die *Protonendonator-Stärke* einer Säure dokumentiert sich in wässriger Lösung darin, wie vollständig die Protonenübertragung auf das Wasser abläuft. Bei Basen kommt es darauf an, in welchem Umfang sie Protonen, die vom Wasser kommen, binden. Um die **Stärke** einer Säure (HA) oder Base (B) zu definieren, wendet man das MWG auf die jeweiligen Dissoziationsgleichgewichte an. K ist die Gleichgewichtskonstante.

$$HA + H_2O \rightleftharpoons H_3O^\oplus + A^\ominus \qquad B + H_2O \rightleftharpoons BH^\oplus + OH^\ominus$$

$$K = \frac{[H_3O^\oplus] \cdot [A^\ominus]}{[HA] \cdot [H_2O]} \qquad K = \frac{[BH^\oplus] \cdot [OH^\ominus]}{[B] \cdot [H_2O]}$$

Da sich die Konzentration an H_2O durch die Dissoziation in verdünnter Lösung kaum verändert, wird $[H_2O]$ in die Konstante einbezogen.

$$K_s = \frac{[H_3O^\oplus] \cdot [A^\ominus]}{[HA]} \qquad K_b = \frac{[BH^\oplus] \cdot [OH^\ominus]}{[B]}$$

K_s = Säurekonstante K_b = Basenkonstante

Findet man für die **Säurekonstante** (K_s) einen *großen Wert*, so liegt das Dissoziationsgleichgewicht weit *rechts*, die Säure ist stark.

Kleine Säurekonstanten (K_s-Werte) deuten auf eine schwache Säure hin. Bildet man den negativen dekadischen Logarithmus der K_s- und K_b-Werte, so ergibt sich:

pK_s-Wert, pK_b-Wert

$$pK_s = -\lg K_s \qquad pK_b = -\lg K_b$$

Der pK_s- bzw. pK_b-Wert ist das übliche Maß für die Stärke von Säuren bzw. Basen. Kleine oder negative pK_s-Werte zeigen an, dass die Säure stark ist, große Werte, dass sie schwach ist (s. Tab. 8/3).

Der pK_s-Wert einer Säure und der pK_b-Wert ihrer konjugierten Base hängen in wässriger Lösung wie folgt zusammen:

$$pK_s + pK_b = 14$$

Beispiel: Betrachten wir *Ammoniak*, das wir zunächst als Base kennen gelernt haben.

$$NH_3 + H_2O \rightleftharpoons NH_4^\oplus + OH^\ominus$$

$$K_b = \frac{[NH_4^\oplus][OH^\ominus]}{[NH_3]} = 1{,}6 \cdot 10^{-5}; \qquad pK_b = 4{,}8$$

8.5 Stärke von Säuren und Basen

Geht man bei der Formulierung des Dissoziationsgleichgewichtes von der konjugierten Säure $NH_4^\oplus$ aus, ergibt sich:

$$NH_4^\oplus + H_2O \rightleftharpoons H_3O^\oplus + NH_3$$

$$K_s = \frac{[H_3O^\oplus][NH_3]}{[NH_4^\oplus]} = 6,3 \cdot 10^{-10}; \qquad pK_s = 9,2$$

Die erkennbare Beziehung der Werte erlaubt es, dass in den Tabellenwerken (s. Tab. 8/3) auch für Basen pK_s-Werte angegeben werden können.

Bei **mehrprotonigen Säuren** (Schwefelsäure, Kohlensäure, Phosphorsäure, s. Tab. 8/1) sind für jede Dissoziationsstufe die pK_s-Werte anzugeben. Dabei fällt auf, dass das erste Proton immer leichter als das zweite und dieses leichter als ein drittes abgegeben wird ($pK_{s1} < pK_{s2} < pK_{s3}$). Aus einem ungeladenen Molekül lässt sich ein Proton wegen der geringeren elektrostatischen Anziehungskräfte leichter herauslösen als aus einem Anion.

1. Stufe $\quad H_2SO_4 + H_2O \rightleftharpoons H_3O^\oplus + HSO_4^\ominus \qquad pK_{s1} = -3$

2. Stufe $\quad HSO_4^\ominus + H_2O \rightleftharpoons H_3O^\oplus + SO_4^{2\ominus} \qquad pK_{s2} = 1,9$

Tab. 8/3 pK_s-Werte einiger Säure-Base-Paare bei 25 °C.

Säurecharakter	pK_s	Säure/konj. Base	
stark	−6	$HCl/Cl^\ominus$	Chlorwasserstoff/Chlorid
	−3	$H_2SO_4/HSO_4^\ominus$	Schwefelsäure/Hydrogensulfat
	−1,7	$H_3O^\oplus/H_2O$	Hydronium-Ion/Wasser
	−1,3	$HNO_3/NO_3^\ominus$	Salpetersäure/Nitrat
mittelstark	1,9	$HSO_4^\ominus/SO_4^{2\ominus}$	Hydrogensulfat/Sulfat
	2,0	$H_3PO_4/H_2PO_4^\ominus$	Phosphorsäure/Dihydrogenphosphat
schwach	4,8	$CH_3COOH/CH_3COO^\ominus$	Essigsäure/Acetat
	6,4	$CO_2/HCO_3^\ominus$	Kohlendioxid/Hydrogencarbonat
	7,1	$H_2S/SH^\ominus$	Schwefelwasserstoff/Hydrogensulfid
	7,2	$H_2PO_4^\ominus/HPO_4^{2\ominus}$	Dihydrogenphosphat/Hydrogenphosphat
sehr schwach	9,2	$NH_4^\oplus/NH_3$	Ammonium-Ion/Ammoniak
	9,4	$HCN/CN^\ominus$	Blausäure/Cyanid
	10,4	$HCO_3^\ominus/CO_3^{2\ominus}$	Hydrogencarbonat/Carbonat
	12,3	$HPO_4^{2\ominus}/PO_4^{3\ominus}$	Hydrogenphosphat/Phosphat
	15,7	$H_2O/OH^\ominus$	Wasser/Hydroxid-Ion

(Zunahme der Säurestärke ↑)

Zu Tabelle 8/3 sind einige Anmerkungen erforderlich:

1) Die Säuren sind von oben nach unten in abnehmender Protonendonator-Stärke geordnet. Mineralsäuren wie Salzsäure oder Schwefelsäure sind *wesentlich stärker* als z. B. Essigsäure oder Blausäure.
2) Starke Säuren reagieren mit Wasser praktisch vollständig zu $H_3O^\oplus$ und der konjugierten Base. $H_3O^\oplus$ ist in solchen Lösungen die eigentliche Säure, d. h., es gibt in Wasser keine stärkere Säure als $H_3O^\oplus$. Die pK_s-Werte für HCl und H_2SO_4 wurden in einem anderen Lösungsmittel bestimmt. Umgekehrt gibt es in Wasser keine stärkere Base als $OH^\ominus$.

3) Kombiniert man Säure-Base-Paare mit verschiedenen pK_s-Werten in einer Reaktionslösung, so gibt die stärkere Säure (kleinerer pK_s-Wert) Protonen an die konjugierte Base des Paares mit geringerer Protonendonator-Stärke ab. Wir betrachten die Umsetzung von Säuren mit Salzen:

Beispiel 1: HCl + $CH_3COO^{\ominus}Na^{\oplus}$ ⟶ $Na^{\oplus}Cl^{\ominus}$ + CH_3COOH
Salzsäure Natriumacetat Natriumchlorid Essigsäure

Beispiel 2: H_2SO_4 + $CaCO_3$ ⟶ $CaSO_4$ + H_2CO_3
Schwefelsäure Calciumcarbonat Calciumsulfat Kohlensäure
⇅
$CO_2\uparrow$ + H_2O

Im Beispiel 1 wird *Essigsäure* gebildet, im Beispiel 2 *Kohlensäure*, die nicht stabil ist und weiter zu Wasser und Kohlendioxid (Gasentwicklung) zerfällt. Die zugrunde liegende Regel lautet:

> Die stärkere Säure (kleinerer pK_s-Wert) verdrängt die schwächere aus ihrem Salz. Der Protonenfluss geht immer von der stärkeren Säure zum Anion der schwächeren Säure.

Säuren und Laugen rufen Verätzungen hervor

Konzentrierte Säuren und Basen rufen auf der Haut oder Schleimhaut *lokale Verätzungen* hervor. Die häufigsten Unfälle passieren mit Eisessig, Salzsäure, Schwefelsäure, Salpetersäure, Alkalilaugen und konzentrierter Ammoniaklösung. Die Verätzungen können zu *Nekrosen* und *Narben mit Keloidbildung* führen. Säuren bilden an den betroffenen Stellen *Ätzschorf*, eine sog. Koagulationsnekrose, Basen hingegen verflüssigen das Gewebe und bilden eine Kolliquationsnekrose. Äußerliche Verätzungen mit Säuren und Basen (Haut, Augen) **müssen sofort mit Wasser ausgiebig gespült werden**. Die weitere Behandlung gleicht der bei Verbrennungen. Bei oraler Aufnahme von Säuren oder Basen darf man **kein Erbrechen auslösen**. Empfohlen werden das sofortige Trinken von 300 mL Wasser und eine Schockbekämpfung. Die sofortige klinische Weiterbehandlung ist in jedem Fall angeraten.

8.6 Berechnung von pH-Werten

8.6.1 Starke Säuren

Starke Säuren (pK_s < −1) sind in wässriger Lösung praktisch vollständig dissoziiert. Aus jedem Molekül einer Säure HA bildet sich ein Teil $H_3O^{\oplus}$ und ein Teil $A^{\ominus}$.

$$HA + H_2O \rightleftharpoons H_3O^{\oplus} + A^{\ominus}$$

Die Konzentration an Hydroniumionen, die den pH-Wert bestimmt, ist genauso groß wie die Konzentration an Säure, die zu Beginn der Reaktion vorlag: $[H_3O^{\oplus}] = c(\textbf{Säure})$.

starke Säure/Base

> **pH-Wert für starke Säuren und Basen:**
> pH = − lg c(**Säure**)   pOH = − lg c(**Base**);   pH = 14 − pOH

8.6 Berechnung von pH-Werten

Der pH-Wert der folgenden Lösungen berechnet sich wie folgt:

Beispiele:
0,1 M Salzsäure: $c(\mathbf{HCl}) = 0{,}1$ mol/L; pH $= -\lg 10^{-1} = 1$
0,2 M Salzsäure: $c(\mathbf{HCl}) = 0{,}2$ mol/L; pH $= -\lg 0{,}2 = 0{,}7$
10^{-3} M Salzsäure: $c(\mathbf{HCl}) = 10^{-3}$ mol/L; pH $= -\lg 10^{-3} = 3$
0,1 M Natronlauge: $c(\mathbf{NaOH}) = 0{,}1$ mol/L; pOH $= -\lg 10^{-1} = 1$; pH $= 14 - 1 = 13$

Verdünnt man Salzsäure oder Natronlauge bis auf 10^{-7} M (pH = 7), dann greift beim weiteren Verdünnen die Eigendissoziation des Wassers: Einen pH-Wert *größer als 7* kann es beim Verdünnen einer Säure nicht geben, ebenso wenig kann beim Verdünnen einer Base der pH-Wert *kleiner als 7* werden. Mit anderen Worten: Für eine 10^{-9} M Salzsäure ergibt sich pH = 7.

8.6.2 Schwache Säuren

Schwache Säuren sind in Wasser nicht vollständig dissoziiert, es überwiegt im Gleichgewicht der *undissoziierte Anteil*. Dies bedeutet, dass die Hydroniumionen-Konzentration im Vergleich zu einer gleich konzentrierten starken Säure *kleiner*, der pH-Wert entsprechend *größer* ist.

$$\mathrm{HA} + \mathrm{H_2O} \rightleftharpoons \mathrm{H_3O}^\oplus + \mathrm{A}^\ominus$$
$$[s] - [x] \qquad\qquad [x] \quad\; [x]$$

[s] = c(**Säure**) = Konzentration an Säure zu Beginn der Reaktion
[x] = Konzentration des dissoziierten Anteils

Da aus jedem Molekül HA ein Teil $\mathrm{H_3O}^\oplus$ und ein Teil $\mathrm{A}^\ominus$ hervorgehen, sind deren Konzentrationen gleich. Der dissoziierte Anteil [x] fehlt jedoch an der Ausgangskonzentration [s], es bleibt [s] − [x].

Für die Säurekonstante K_s einer schwachen Säure ergibt sich:

$$K_s = \frac{[\mathrm{H_3O}^\oplus] \cdot [\mathrm{A}^\ominus]}{[\mathrm{HA}]} = \frac{[x] \cdot [x]}{[s]-[x]} = \frac{[x]^2}{[s]-[x]} = \frac{[\mathrm{H_3O}^\oplus]^2}{[s]-[x]}$$

Bei einer *schwachen Säure* verändert sich die Ausgangskonzentration so wenig, dass man die Änderung vernachlässigen kann: $[s] - [x] \approx [s]$.
Es folgt:

$$K_s = \frac{[\mathrm{H_3O}^\oplus]^2}{c(\textbf{Säure})}; \qquad [\mathrm{H_3O}^\oplus] = \sqrt{K_s \cdot c(\textbf{Säure})}$$

Von dieser Gleichung wird der negative dekadische Logarithmus gebildet.

schwache Säure/Base		
!	**pH-Wert für schwache Säuren:**	pH $= \frac{1}{2}(\mathrm{p}K_s - \lg c(\textbf{Säure}))$
	pH-Wert für schwache Basen:	pH $= 14 - \mathrm{pOH} = 14 - \frac{1}{2}(\mathrm{p}K_b - \lg c(\textbf{Base}))$

Der pH-Wert der folgenden Lösungen berechnet sich wie folgt:

Beispiel 1: 0,1 M Essigsäure (pK_s = 4,8)
Die Essigsäure hat eine Konzentration von 10^{-1} mol/L. Durch Einsetzen in die Gleichung für schwache Säuren ergibt sich:

$$pH = \frac{1}{2}(4,8 - \lg 10^{-1}) = \frac{1}{2}(4,8 + 1) = 2,9$$

Beispiel 2: 0,01 M Ammoniaklösung (pK_s = 9,2)
Da Ammoniak eine schwache Base ist, muss der angegebene pK_s-Wert in den pK_b-Wert umgerechnet werden: pK_b = 14 − pK_s = 14 − 9,2 = 4,8.
Die Ammoniaklösung hat eine Konzentration von 10^{-2} mol/L.
Durch Einsetzen in die Gleichung ergibt sich:

$$pH = 14 - \frac{1}{2}(4,8 - \lg 10^{-2}) = 14 - \frac{1}{2}(4,8 + 2) = 10,6$$

---

§ Lebensmittel beeinflussen den Säure-Base-Haushalt

Bei Lebensmitteln entscheidet *nicht* der pH-Wert, den diese aufweisen, darüber, wie sie den *Säure-Base-Haushalt* des Menschen beeinflussen. Es kommt vielmehr darauf an, ob bei der Metabolisierung neben den üblichen Säuren des Stoffwechsels auch *Basenanteile* entstehen, die einer *Übersäuerung* vorbeugen. Man weiß heute, dass z. B. fast alle Gemüse, Obst, Milch und Kartoffeln in diesem Sinne *basenreich* sind. Auf der anderen Seite stehen Lebensmittel wie z. B. Fleisch, Wurst, Fisch, Getreideprodukte, Schokolade, Kaffee, Tee und Alkohol, die den Körper durch *Säurebildung* belasten und Auslöser für einige *chronische Erkrankungen* sein können (z. B. Nierensteine, Müdigkeit, Pilzinfektionen, Rheuma, Gicht). Die *Entmineralisierung* der Knochen droht, wenn ein ständiger Überschuss an Säuren im Gewebe fortlaufend abgefangen werden muss. Therapeutisch kommt je nach Ursache der Übersäuerung z. B. eine *substituierende Infusionstherapie* oder eine spezielle *Diät* in Frage. Viel trinken und auf ausgewogene Ernährung achten sind wirkungsvolle Vorbeugemaßnahmen.

Der Stoffwechsel der Lebensmittel führt in dieselbe **Polarität** (Säuren und Basen), wie sie in Kapitel 8.1 für die Verbrennung von Pflanzenmaterial gezeigt wurde. Während bei der Verbrennung die frei werdenden Kräfte *(Licht und Wärme)* verpuffen, dienen sie im Stoffwechsel der *Erhaltung des Lebens* und fördern beim Menschen die *geistige Tätigkeit*. Für Letztere spielt gerade der **Salzbildungsprozess**, der eine Ausgewogenheit von Säuren und Basen im Stoffwechsel erfordert, eine große Rolle. Die Salzbildung hängt jedoch nicht nur vom *Säure-Base-Haushalt*, sondern auch vom *Wasserhaushalt* ab, und die Verdichtung der Salzkomponenten darf, bis auf die Knochen- und Zahnbildung, nicht so weit voranschreiten, dass es zur Kristallisation kommt.

8.7 Messung von pH-Werten

Das Messen und Einstellen von pH-Werten ist in der Chemie, Biochemie und Medizin von großer Bedeutung. Die pH-Bereiche, die man bei einigen Nahrungsmitteln und Körperflüssigkeiten findet, sind in Tabelle 8/4 zusammengestellt.
Für die pH-Messung stehen zwei Methoden zur Verfügung:

1) Messung pH-abhängiger Potenziale mit Hilfe eines **pH-Meters**, das mit einer Glaselektrode oder einer pH-abhängigen Redoxelektrode verbunden ist (s. Kap. 9.12.2).
2) Messung mit Hilfe von **Indikatoren**.

Indikatoren (HInd) sind schwache organische Säuren oder Basen, die ihre Farbe ändern, wenn sie mit Säuren (Protonendonatoren) oder Basen (Protonenakzeptoren) in Berührung kommen.

8.7 Messung von pH-Werten

Tab. 8/4 pH-Bereiche in verschiedenen Nahrungsmitteln und Körperflüssigkeiten.*

Flüssigkeit	pH	Flüssigkeit	pH
0,1 M HCl	1	Speichel	6,4
Magensaft	0,8–1,5	Wasser	7,0
Zitronensaft	2,2–2,4	Gallensaft	7,0–7,2
Essig	2,4–3,4	Blut	7,37–7,43
Sauerkraut, Wein	3,8	Pankreassaft	7,7
Schweiß	4,0–6,8	Seifenlauge	8–10
Tomatensaft	4,0–4,4	Magnesiumhydroxid	9–10
Kaffee (schwarz)	5,0–5,1	0,1 M NH_3-Lösung	11,1
Urin	5,5–7,5	0,1 M NaOH	13
Milch	6,3–6,6		

* Die pH-Werte der Körperflüssigkeiten unterliegen natürlichen Schwankungen.

$$\text{HInd} + H_2O \rightleftharpoons H_3O^\oplus + \text{Ind}^\ominus$$
$$\text{Indikatorsäure} \qquad\qquad \text{Indikator-Anion}$$

Anwendung des MWG: $K_{Ind} = \dfrac{[H_3O^\oplus] \cdot [\text{Ind}^\ominus]}{[\text{HInd}]}$ (K_{Ind} ist die Dissoziationskonstante für die Indikatorsäure)

aufgelöst nach $[H_3O^\oplus]$: $[H_3O^\oplus] = K_{Ind} \cdot \dfrac{[\text{HInd}]}{[\text{Ind}^\ominus]}$

Daraus der negative dekadische Logarithmus:

$$\text{pH} = pK_{Ind} - \lg \frac{[\text{HInd}]}{[\text{Ind}^\ominus]}$$

Lackmus, ein Pflanzenfarbstoff, wird beispielsweise in Säuren rot und in Basen blau. Ist die Konzentration des roten Lackmus (= HInd) gleich der des blauen ($\text{Ind}^\ominus$), so gibt es eine Mischfarbe. In diesem Fall ist pH = pK_{Ind}, d.h., die Mischfarbe bildet sich bei einem pH-Wert, der vom pK_{Ind}-Wert des Indikators abhängt. pK_{Ind} bezeichnet man deshalb auch als *Umschlagspunkt*. Da Mischfarben mit dem Auge schlecht auszumachen sind, beschränkt man sich auf die optische Wahrnehmung der reinen Farben von HInd und $\text{Ind}^\ominus$. Jeder Indikator hat einen **Umschlagsbereich**, der sich wie folgt angeben lässt:

Indikator-Umschlagsbereich

! Umschlagsbereich: pH = $pK_{Ind} \pm 1$

Der Grenzwert ± 1 bedeutet, dass der Farbumschlag für das Auge erst dann deutlich ist, wenn die Konzentration von HInd 10-mal größer ist als für $\text{Ind}^\ominus$ und umgekehrt. In Tabelle 8/5 sind gebräuchliche Indikatoren aufgelistet. Man kann sich für bestimmte Umschlagsbereiche einen Indikator auswählen.

Mit einem einzelnen Indikator gelingt die pH-Bestimmung nur sehr ungenau. Die Farbänderung von Lackmus zeigt lediglich an, dass die Lösung bei Rotfärbung pH < 5 hat und bei Blaufärbung > 7. In der Praxis werden mit Indikatormischungen imprägnierte Papierstreifen eingesetzt, die z. T. unterschiedliche Felder aufweisen. Dieses **Indikatorpapier** (auch Indikatorstreifen), das sog. *Universalindikatoren* enthält, taucht man in die zu messende Lösung. Das Papier oder einzelne Felder nehmen eine Farbe entsprechend dem pH-Wert an. Durch Farbvergleiche an Hand einer mitgelieferten Farbskala liest man den pH-Wert ab. Die Bestimmungen sind bei großem Messbereich des Indikatorpapiers (pH = 0–14) nur

pH-Papier

Tab. 8/5 Gebräuchliche pH-Indikatoren.

Indikator	Umschlagsbereich (pH)	Farbe im Sauren	Farbe im Basischen
Methylorange	3–5	rot	gelb
Methylrot	4–6	rot	gelb
Lackmus	5–7	rot	blau
Bromthymolblau	6–8	gelb	blau
Phenolphthalein	8–10	farblos	rot
Thymolphthalein	9,4–10,6	farblos	blau

auf 1 pH-Einheit genau, bei Spezialpapieren auf 0,3 pH-Einheiten. Verwendet wird dieses Verfahren z. B., um bei Körperflüssigkeiten (Tab. 8/4) und in chemischen oder biochemischen Reaktionslösungen eine ungefähre Vorstellung vom pH-Wert zu gewinnen.

Umwelt–Technik–Alltag **Pflanzenfarbstoffe als Indikatoren:** Viele Pflanzenfarbstoffe sind pH-Indikatoren (Lackmus, Kornblume, Rotkohl). Der Farbstoff der Kornblume (Anthocyanidin) ist nur in alkalischem Milieu blau. Er ist jedoch auch in den Blütenblättern der Rosen enthalten. Da dort ein saures Milieu herrscht, sind rote Farben für Rosen typisch. Da der pH-Wert in den Blütenblättern äußerlich, d. h. über den pH-Wert im Boden, nicht beeinflussbar ist, gibt es keine roten Kornblumen und keine blauen Rosen, es sei denn, man verändert die Pflanzen genetisch in ihren Eigenschaften.

8.8 Neutralisation

Neutralisation

Bei der Reaktion äquimolarer Mengen *Salzsäure* und *Natronlauge* heben sich deren Säure-Base-Eigenschaften auf. Die Protonen der Säure werden von der Base aufgenommen. Den Vorgang bezeichnet man als **Neutralisation**.

$$HCl + NaOH \longrightarrow NaCl + H_2O$$
Säure Base Salz Wasser

Da die Reaktion in Wasser abläuft, sollte man sie als Ionengleichung formulieren:

$$H_3O^{\oplus} + Cl^{\ominus} + Na^{\oplus} + OH^{\ominus} \longrightarrow Na^{\oplus} + Cl^{\ominus} + 2\,H_2O$$

Aus dem Anion der Säure und dem Kation der Base entsteht in diesem Fall *Kochsalz*, dessen Ionen in Wasser dissoziiert und hydratisiert vorliegen. Erst wenn man das Wasser verdampft, bleibt das feste Salz zurück.

Die Neutralisationsreaktion, die das Zusammenführen von Säuren und Basen beschreibt, besteht darin, dass **Hydroniumionen** und **Hydroxidionen** zu weitgehend undissoziiertem, neutralem **Wasser** zusammentreten.

$$H_3O^{\oplus} + OH^{\ominus} \rightleftharpoons 2\,H_2O \qquad \Delta H^0 = -57{,}3 \text{ kJ/mol}$$

Neutralisations-enthalpie

Bei der Neutralisation wird *Wärme* frei (**Neutralisationsenthalpie**). Der Enthalpiewert ist **unabhängig** davon, ob man eine starke oder schwache Säure mit Hydroxidlösung neutralisiert.

Allzu viel ist ungesund

Die Magendrüsen bilden pro Tag etwa 2–3 L *Magensaft*, eine nahezu blutisotone **Salzsäure** mit einem pH-Wert von 0,8–1,5. Die Salzsäure bereitet die Nahrungseiweiße für die Verdauung vor. Ihre Freisetzung ist ein metabolisches Meisterstück, weil ungewöhnlich hohe Konzentrationsgradienten aufrechterhalten werden müssen. Entsprechend aufwändig ist die Regulation dieses Prozesses. Durch *Stress* und *Ernährungseinflüsse* kommt es zu einer Übersäuerung des Magens *(Sodbrennen, Gastritis)*. **Antazida** sind Substanzen, die die Magensäure neutralisieren und/oder adsorbieren. Verwendet werden *Magnesium-* und *Aluminiumhydroxid*, die in Wasser schlecht löslich sind und langsam mit der Salzsäure reagieren, oder *Magnesium-Aluminium-Silikathydrat*, das zugleich neutralisiert und adsorbiert. Die Bedeutung von *Calciumcarbonat* und *Natriumhydrogencarbonat* ist wegen der raschen CO_2-Entwicklung und anderer Nebenwirkungen zurückgegangen. Andere Arzneimittel greifen direkt in die Salzsäurebildung ein. Alle Präparate haben jedoch Nebenwirkungen.

8.9 pH-Wert von Salzlösungen

Fügt man äquimolare Mengen Salzsäure und Natronlauge zusammen, hat die entstehende *Kochsalzlösung* am Ende einen pH-Wert von 7, sie reagiert *neutral*. Dies ist jedoch keine notwendige Bedingung für eine Neutralisationsreaktion.

> Salzlösungen, die aus der Neutralisation einer **starken Säure** mit einer **starken Base** entstanden sind, verhalten sich **neutral** (pH = 7).

Davon abweichende pH-Werte zeigen Salzlösungen, die durch Umsetzung einer **schwachen Säure** mit einer **starken Base** entstanden sind (Tab. 8/6). Äquimolare Mengen Essigsäure und Natronlauge reagieren im Zuge einer Neutralisation zu Natriumacetat und Wasser. Der pH-Wert der Lösung ist hier jedoch **nicht neutral**, sondern schwach alkalisch (pH > 7).

$$CH_3COOH + NaOH \longrightarrow CH_3COO^{\ominus} + Na^{\oplus} + H_2O$$
$$\text{Essigsäure} \quad \text{Natronlauge} \quad\quad \text{Natriumacetat} \quad\quad\quad \text{Wasser}$$

Dies hängt damit zusammen, dass die Acetationen als *mittelstarke konjugierte Base* in gewissem Umfang mit *undissoziierter, schwacher Essigsäure* im Gleichgewicht stehen, d. h., Acetationen übernehmen in geringem Umfang Protonen vom Wasser.

$$CH_3COO^{\ominus} + H_2O \rightleftharpoons CH_3COOH + OH^{\ominus}$$

Die Protonenübertragung führt zu einer Erhöhung der $OH^{\ominus}$-Konzentration gegenüber der für reines Wasser. Die hydratisierten $Na^{\oplus}$-Ionen der starken Base NaOH zeigen keine Reaktion mit dem Wasser.

Ähnlich ist es, wenn eine **starke Säure** mit einer **schwachen Base** zum Salz reagiert. Die Lösung reichert sich mit $H_3O^{\oplus}$-Ionen an, reagiert also sauer (pH < 7), wie das Beispiel *Ammoniumchlorid* (NH_4Cl) zeigt. Die hydratisierten $Cl^{\ominus}$-Ionen geben mit dem Wasser keine Protonenübertragungsreaktion, während sich bei den $NH_4^{\oplus}$-Ionen folgendes Gleichgewicht einstellt:

$$NH_4^{\oplus} + H_2O \rightleftharpoons H_3O^{\oplus} + NH_3$$

8 Säuren und Basen

Tab. 8/6 pH-Reaktion der wässrigen Lösung einiger Salze.

	Salz	pH-Reaktion	
Ammoniumchlorid	NH_4Cl	sauer	pH < 7
Natriumchlorid	NaCl	neutral	pH = 7
Natriumbromid	NaBr	neutral	pH = 7
Natriumsulfat	Na_2SO_4	neutral	pH = 7
Natriumhydrogencarbonat	$NaHCO_3$	basisch	pH > 7
Natriumcarbonat	Na_2CO_3	basisch	pH > 7
Natriumacetat	CH_3COONa	basisch	pH > 7

Die *Neutralisation* führt zu Salz und Wasser. Der Begriff ist im Hinblick auf den pH-Wert der entstehenden Salzlösungen irreführend, denn der pH-Wert kann sehr deutlich vom *Neutralpunkt* (pH = 7) abweichen (Tab. 8/6). **Neutralisation** bedeutet somit lediglich, dass **äquimolare Mengen Säure und Base** zur Reaktion gebracht wurden.

8.10 Säure-Base-Titration

8.10.1 Titrationskurven

! Die allmähliche Zugabe einer Base zu einer Säure *(Alkalimetrie)* oder umgekehrt einer Säure zu einer Base *(Azidimetrie)* bezeichnet man als **Titration**.

Titrationskurve

Versetzt man 10 mL einer 0,1 M HCl (**starke Säure:** Anfangs-pH-Wert = 1) nacheinander mit jeweils 1 mL 0,1 M NaOH, bestimmt nach jeder Zugabe den pH-Wert und trägt die gefundenen Werte gegen das Volumen (mL) der zugegebenen NaOH graphisch auf, so erhält man eine **Titrationskurve** (Abb. 8/1). Am Anfang liegt überwiegend Salzsäure vor, die Zugabe von NaOH wirkt sich zunächst nur wenig auf den pH-Wert aus. Wenn 90% der vorgelegten Säure verbraucht sind, hat sich der pH-Wert erst von 1 auf 2 verändert, bei 99%

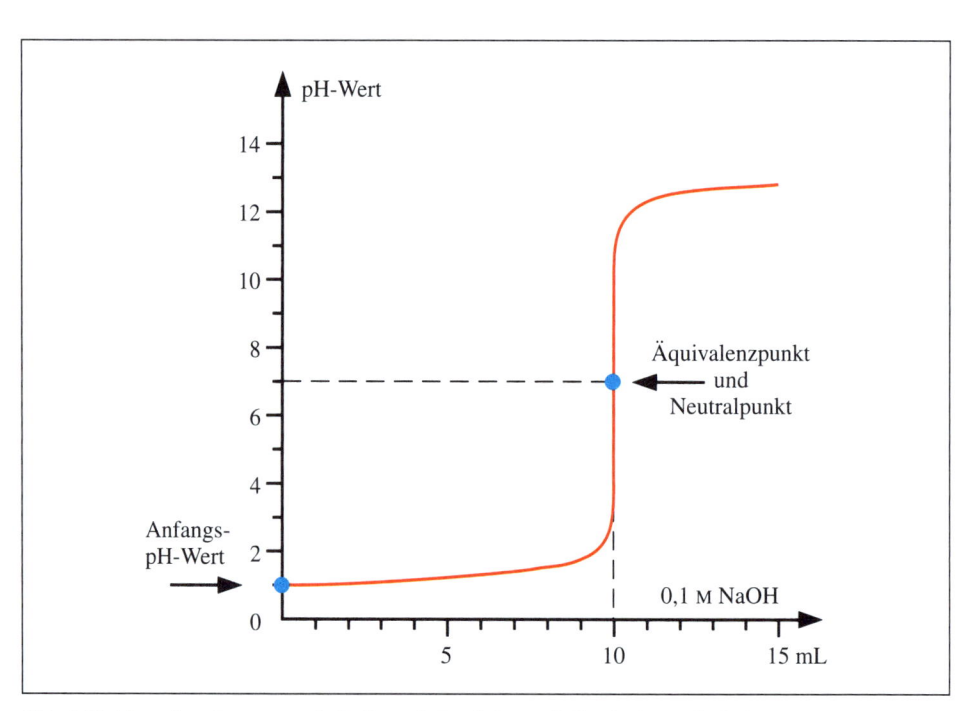

Abb. 8/1 Titrationskurve von Salzsäure (10 mL 0,1 M HCl mit 0,1 M NaOH).

Äquivalenzpunkt
Neutralpunkt

von 1 auf 3. Es folgt ein Bereich, in dem die Zugabe sehr kleiner Mengen Natronlauge (z. B. ein Tropfen) einen großen „pH-Sprung" verursacht (senkrechter Kurvenast). Sind genau 10 mL 0,1 M NaOH verbraucht worden, hat man den **Äquivalenzpunkt** (Ä) erreicht, der in unserem Beispiel bei pH = 7 liegt (s. Kap. 8.9), also mit dem **Neutralpunkt** (definitionsgemäß bei pH 7) zusammenfällt. Bei weiterer Zugabe von Natronlauge bestimmt diese den pH-Wert der Lösung.

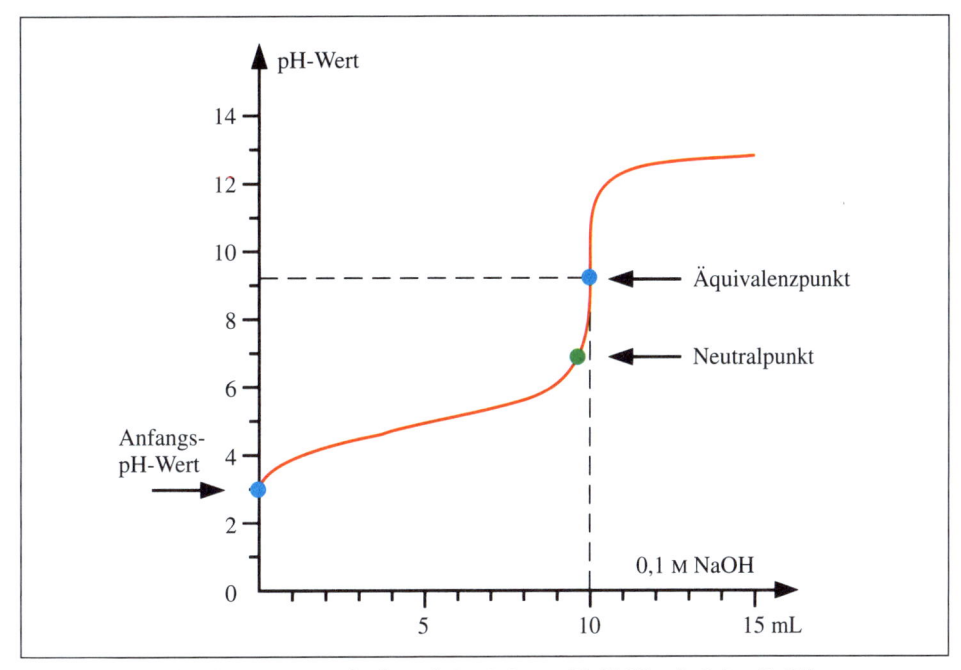

Abb. 8/2 Titrationskurve von Essigsäure (10 mL 0,1 M CH$_3$COOH mit 0,1 M NaOH).

Wird eine **schwache Säure** (z. B. 10 mL 0,1 M Essigsäure, Anfangs-pH-Wert = 2,9) analog mit 0,1 M NaOH titriert, dann hat die Titrationskurve einen etwas anderen Verlauf (Abb. 8/2). Der Äquivalenzpunkt liegt bei pH = 9,2, fällt also *nicht* mit dem Neutralpunkt zusammen. Charakteristisch für schwache Säuren ist ferner, dass der „pH-Sprung" am Äquivalenzpunkt nicht so drastisch ausfällt. In analoger Weise kann man natürlich auch eine **schwache Base** mit einer starken Säure titrieren, die Titrationskurve beginnt dann im alkalischen Bereich, am Äquivalenzpunkt ist der pH-Wert < 7, liegt also im sauren pH-Bereich.

8.10.2 Gehaltsbestimmung durch Titration

Titrationsmittel

Die bei einer Titration zugegebene Säure oder Base bezeichnet man als **Titrationsmittel**, dessen Konzentration (z. B. in mol/L) bekannt sein muss. Wenn es gelingt, bei der ablaufenden Neutralisationsreaktion den Äquivalenzpunkt zu bestimmen, ist es möglich, aus der bis dahin verbrauchten Menge Titrationsmittel den *Gehalt an Säure bzw. Base* in einer vorgegebenen Lösung zu berechnen. Das Erreichen des Äquivalenzpunktes wird durch den Farbumschlag eines **Indikators** (Tab. 8/5) sichtbar gemacht. Bei der Auswahl des Indikators muss man beachten, dass sein *Umschlagsbereich* in dem pH-Bereich des senkrecht abfallenden Kurvenastes liegt. Für die Titration einer starken Säure (z. B. HCl, Abb. 8/1) mit NaOH sind mehrere Indikatoren geeignet (z. B. *Methylorange*), bei der schwachen Säure Essigsäure (Abb. 8/2) kommt praktisch nur *Phenolphthalein* (Umschlagsbereich: pH 8,2–10) in Frage. Mit *Methylorange* (Umschlagsbereich: pH = 3–5) würde der Farbumschlag **vor** Erreichen des Äquivalenzpunktes eintreten, die Gehaltsbestimmung wäre fehlerhaft.

Indikator

Titriert man die oben genannten Säuren (HCl oder Essigsäure) mit 0,1 M NaOH (Gehalt: 0,1 mol/L), dann braucht man bei der Titration lediglich das Volumen der zugegebenen Natronlauge zu messen und weiß zu jedem Zeitpunkt, welcher Menge NaOH (in mol) dies entspricht.

Beispiel 1: Magensaft enthält **Salzsäure**. Verbraucht eine vorgelegte Lösung mit Magensaft, dessen Gehalt an HCl unbekannt ist, bis zum Äquivalenzpunkt 20 mL 0,1 M NaOH, dann wurden 0,002 mol (= 2 mmol) NaOH hinzugefügt. Da Säure und Base in äquimolaren Mengen reagieren, lagen folglich auch 0,002 mol (= 2 mmol) HCl in der Magensaftprobe vor.

Will man wissen, wie viel mg HCl dies sind, benötigt man die Molmasse von HCl (36,5 g/mol). Für 2 mmol HCl errechnen sich 73 mg HCl.

Beispiel 2: Die vorgegebene Lösung, deren Gehalt bestimmt werden soll, enthält jetzt **Schwefelsäure**. Für die quantitative Bestimmung muss man wissen, dass 1 mol der zweiprotonigen H_2SO_4 insgesamt 2 mol Hydroniumionen bildet. Werden bis zum Äquivalenzpunkt wiederum genau 20 mL 0,1 M NaOH verbraucht, dann müssen 2 mmol $H_3O^{\oplus}$-Ionen vorgelegen haben, die aus 1 mmol H_2SO_4 (Molmasse: 98 g/mol) entstanden sind. Die vorgegebene Lösung enthält somit 98 mg H_2SO_4.

$$H_2SO_4 + 2\,NaOH \longrightarrow Na_2SO_4 + 2\,H_2O$$

Bei mehrprotonigen Säuren bzw. mehrbasigen Hydroxiden muss man bei der Berechnung des Gehalts einer Lösung aufgrund einer Titration einen Faktor berücksichtigen, der der Zahl der abspaltbaren Protonen bzw. Hydroxidionen entspricht, z. B. den Faktor 2 bei der Schwefelsäure (s. o.). Um dies nicht zu vergessen oder zu verwechseln, verwendet man auch **Normallösungen** (Abk. N). Eine 1 N Schwefelsäure enthält in einem Liter so viel H_2SO_4, wie ihrer **Äquivalentmasse** in Gramm entspricht. Die Äquivalentmasse ist die Molmasse geteilt durch die Anzahl der abspaltbaren Protonen. Für Schwefelsäure gilt $\frac{98}{2}$ = 49 g. Der Gehalt dieser Lösung (49 g/L) entspricht der **Äquivalentkonzentration** (früher Normalität), die sich auch wie folgt angeben lässt: $c(\frac{1}{2}H_2SO_4)$ = 1 mol/L. Bei einprotonigen Säuren (z. B. HCl) haben 1 M HCl oder 1 N HCl denselben Gehalt. Gleiches gilt für 1 M oder 1 N NaOH. Der Vorteil der Normallösungen ist, dass gleiche Volumina gleich normaler Lösungen sich vollständig neutralisieren. Die Normallösungen für Säuren und Basen geraten jedoch zunehmend außer Gebrauch.

8.11 Pufferlösungen

8.11.1 Bedeutung für den Stoffwechsel

Betrag und Konstanz des pH-Wertes im Zytoplasma einer Zelle oder in bestimmten Körperflüssigkeiten wie z. B. dem Blut (pH = 7,4) sind lebenswichtig. Der pH-Wert beeinflusst z. B. die *Aktivität von Enzymen*, an deren Aufbau Aminosäuren mit sauren und basischen Gruppen beteiligt sind (s. Kap. 19). Im Stoffwechsel laufen viele Reaktionen ab, bei denen Protonen freigesetzt oder verbraucht werden. Dies birgt die Gefahr in sich, dass pH-Änderungen im jeweiligen Milieu eintreten. Zellflüssigkeiten müssen daher in der Lage sein, stoffwechselbedingte „pH-Stöße" abzufangen (= zu puffern).

8.11.2 Puffersubstanzen und ihre Wirkung

Pufferlösung

> **Pufferlösungen** enthalten Stoffe (= *Puffersubstanzen*), die dafür sorgen, dass sich bei Zugabe von Säuren oder Basen der pH-Wert einer Lösung nur *wenig* verändert.

Bei dieser Betrachtung spielen das Volumen und die Konzentration der Pufferlösung und die Menge an zugegebener Säure oder Base natürlich eine wichtige Rolle.
Geeignete Puffersubstanzen sind:
1) Das Gemisch aus einer **schwachen Säure** und der konjugierten Base dieser Säure (z. B. Essigsäure/Natriumacetat);
2) Das Gemisch aus einer **schwachen Base** und der konjugierten Säure dieser Base (z. B. Ammoniak/Ammoniumchlorid).

8.11 Pufferlösungen

Acetat-Puffer

Spricht man von einem äquimolaren 0,2 M **Acetat-Puffer**, dann bedeutet dies, dass in 1 L einer wässrigen Pufferlösung 0,1 mol Essigsäure und 0,1 mol Natriumacetat enthalten sind. Was passiert nun, wenn diese Lösung „pH-Stößen" ausgesetzt wird?

Werden $H_3O^{\oplus}$-Ionen herangeführt (Gleichung 1), übernimmt das Acetat Protonen und bildet undissoziierte Essigsäure. Treten $OH^{\ominus}$-Ionen hinzu (Gleichung 2), entziehen diese der Essigsäure Protonen, es bilden sich Acetationen.

Gleichung 1: $\quad H_3O^{\oplus} + CH_3COO^{\ominus} \longrightarrow CH_3COOH + H_2O$

Gleichung 2: $\quad OH^{\ominus} + CH_3COOH \longrightarrow CH_3COO^{\ominus} + H_2O$

In beiden Fällen entsteht neutrales Wasser, daneben entweder Essigsäure oder deren Anion, die beide ohnehin schon in der Lösung vorhanden sind. Die Zunahme der Konzentration des einen oder anderen Bestandteils in der Pufferlösung wirkt sich auf den pH-Wert jedoch nur wenig aus.

Was hier für den Acetat-Puffer ausgeführt wurde, lässt sich auf alle Pufferlösungen anwenden. Man muss jeweils schauen, welcher Bestandteil in einem System Protonen aufnimmt und welcher Protonen abgibt.

Beispiel: Wie puffert der Ammoniak-Puffer ($NH_4^{\oplus}/NH_3$) eine Säurezugabe ab?

$$H_3O^{\oplus} + NH_3 \longrightarrow NH_4^{\oplus} + H_2O$$

8.11.3 Puffergleichung

Um die Pufferwirkung des Acetat-Puffers *quantitativ* zu erfassen, wenden wir das MWG auf das Dissoziationsgleichgewicht der Essigsäure an (s. Kap. 8.5).

$$K_s = \frac{[H_3O^{\oplus}] \cdot [CH_3COO^{\ominus}]}{[CH_3COOH]} ; \quad \text{umgestellt:} \quad [H_3O^{\oplus}] = K_s \cdot \frac{[CH_3COOH]}{[CH_3COO^{\ominus}]}$$

Nach Bildung des negativen dekadischen Logarithmus erhält man:

$$pH = pK_s - \lg \frac{[CH_3COOH]}{[CH_3COO^{\ominus}]} ; \quad \text{umgestellt:} \quad pH = pK_s + \lg \frac{[CH_3COO^{\ominus}]}{[CH_3COOH]}$$

Aus der Gleichung wird deutlich, dass der pH-Wert der Pufferlösung vom pK_s-Wert der Essigsäure *und* von dem Verhältnis der Konzentration der Puffersubstanzen (Essigsäure/Acetat) abhängt.

Die für den Acetat-Puffer abgeleitete Gleichung lässt sich analog für jedes andere Puffersystem ($HA/A^{\ominus}$) anwenden. Im Zähler des Quotienten steht die Brönsted-Base, im Nenner die Brönsted-Säure des Systems. Daraus ergibt sich die **Puffergleichung** nach Henderson-Hasselbalch in folgender allgemeiner Form:

Puffergleichung

> **Henderson-Hasselbalch-Gleichung** $\quad pH = pK_s + \lg \frac{[konjugierte\ Base]}{[Säure]}$

Die Puffergleichung, auf den *Ammoniak-Puffer* angewendet, lautet: $pH = 4,8 + \lg \frac{[NH_3]}{[NH_4^{\oplus}]}$

Die Konzentration des Anions bzw. des Kations in den Gleichungen entspricht der jeweiligen Salzkonzentration: $[A^{\ominus}]$ = [Salz] bzw. $[NH_4^{\oplus}]$ = $[NH_4Cl]$

Zurück zum Acetat-Puffer (Essigsäure: pK_s = 4,8). Liegen konjugierte Base (= Acetat) und Säure (= Essigsäure) in gleicher Konzentration vor, so ist ihr Konzentrationsverhältnis gleich 1. Der Logarithmus von 1 ist gleich 0. In der Puffergleichung entfällt in diesem Fall der logarithmische Teil, es gilt $pH = pK_s$ = 4,8. Ist das Konzentrationsverhältnis ungleich 1, bewirkt erst ein zehnfacher Überschuss des einen Partners über den anderen eine pH-Wert-Änderung um eine pH-Einheit.

8.11.4 Pufferkapazität

Verdünnt man einen 0,2 M Acetat-Puffer (pH = 4,8) mit Wasser um den Faktor 10, dann liegt ein 0,02 M Acetat-Puffer vor. Das Konzentrationsverhältnis der Puffersubstanzen hat sich nicht geändert, auch die verdünnte Pufferlösung besitzt pH = 4,8. In dem genannten Konzentrationsbereich gilt:

! Der pH-Wert einer Pufferlösung bleibt beim Verdünnen konstant.

Was hat sich beim Verdünnen geändert?
Dazu betrachten wir jeweils 1 L der 0,2 M bzw. der 0,02 M Acetat-Pufferlösung und geben zu jeder 10 mL 1 M HCl, was 0,01 mol HCl entspricht. Da die Protonen der Salzsäure vom Acetat abgefangen werden, verringert sich dessen Konzentration um 0,01 mol ([Acetat] = 0,1 – 0,01 = 0,09). Entsprechend steigt die Konzentration der Essigsäure um 0,01 mol an ([Essigsäure] = 0,1 + 0,01 = 0,11). Für die 0,2 M Pufferlösung errechnet sich:

$$pH = pK_s + \lg \frac{[Acetat]}{[Essigäure]} ; \qquad pH = 4{,}8 + \lg \frac{0{,}09}{0{,}11} = 4{,}8 + \lg 0{,}818 = 4{,}713$$

Der pH-Wert ändert sich nur sehr wenig (weniger als 0,1), die zugesetzte Salzsäure wird sehr gut gepuffert. Bei der 0,02 M Acetat-Pufferlösung überführt die zugesetzte HCl das gesamte Acetat (0,01 mol) der Pufferlösung in Essigsäure, sodass am Ende eine ungefähr 0,02 M Essigsäure vorliegt mit pH = 3,25. Mit anderen Worten: Diese Pufferlösung konnte die zugeführte HCl nicht abpuffern, die Pufferkapazität reichte nicht aus, die Säure hat den Puffer „erschlagen".

Pufferkapazität

! Gleiche Volumina verschieden konzentrierter Pufferlösungen unterscheiden sich in ihrer **Pufferkapazität**.

Die Pufferkapazität ist charakterisiert durch diejenige Menge einer Säure oder Base, die gebraucht wird, um den pH-Wert von 1 L der Pufferlösung um eine Einheit auf der pH-Skala zu verändern.

Beispiel: 1 L 0,2 M Acetat-Puffer ist gegeben.
Zugabe von 81,8 mL der 1 M HCl entsprechend 0,0818 mol HCl (= 3 g HCl)
führt zu folgendem pH-Wert: $pH = 4{,}8 + \lg \frac{0{,}0182}{0{,}1818} = 3{,}8$.

8.11.5 pH-Optimum und Pufferbereich

pH-Optimum

Die Puffereigenschaften einer Pufferlösung sind optimal, wenn der Anteil der Puffersubstanzen äquimolar ist, wenn also pH = pK_s gilt. An diesem sog. **pH-Optimum** ist die Pufferkapazität gegenüber Säuren oder Basen gleich gut. Entfernt man sich von diesem pH-Wert, bleibt die Pufferwirkung eine Weile erhalten, ist jedoch entweder gegenüber Säuren oder gegenüber Basen nicht mehr optimal.

! Einsatzbereich von Pufferlösungen: pH = $pK_s \pm 1$

In der Praxis muss man bei Pufferlösungen vorher wissen, welcher pH-Wert konstant gehalten werden soll. Dann kann man in Tabellenwerken nachsehen und anhand der pK_s-Werte von Säuren und Basen (s. Tab. 8/3) geeignete Puffersubstanzen auswählen. Die benötigte Pufferkapazität bestimmt die Konzentration und das Volumen der Pufferlösung.
Betrachten wir nochmals die Titrationskurve der Essigsäure (Abb. 8/3). Der **Äquivalenzpunkt** am senkrechten Kurvenast und der **Neutralpunkt** sind markiert. Nach Zugabe von 0,5 Mol-Äquivalenten NaOH ist die Hälfte der vorgelegten Essigsäure in Natriumacetat umgewandelt worden. In der Grafik ist das bei 5 mL 0,1 M NaOH der Fall. In der Titrationslösung gilt [Essigsäure] = [Natriumacetat]. Gemäß der Puffergleichung entspricht der

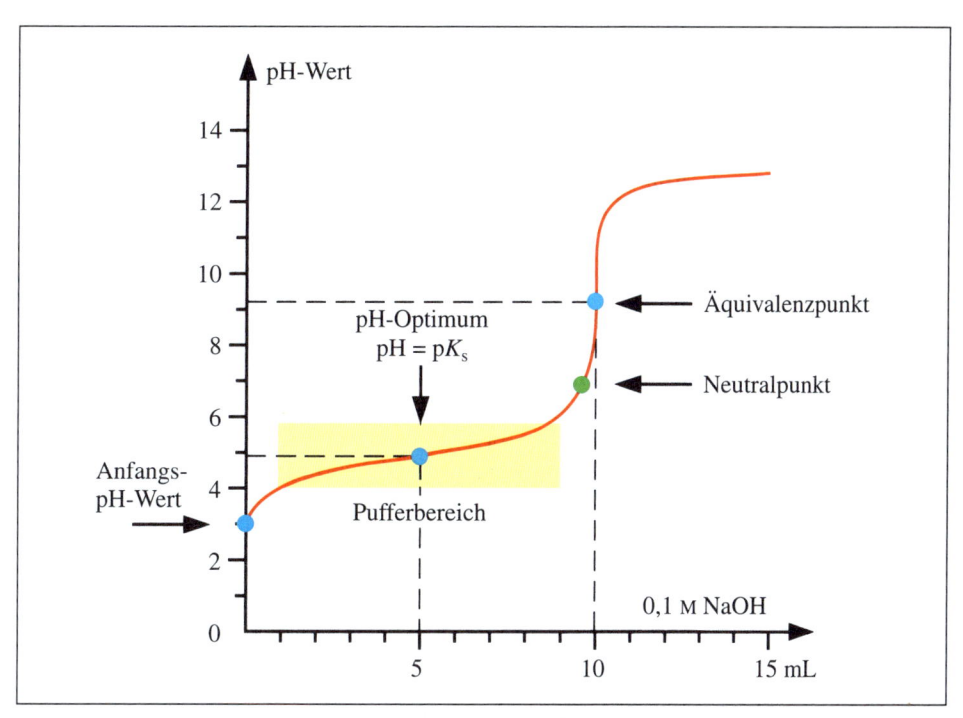

Abb. 8/3 Titrationskurve von 10 mL einer 0,1 M Essigsäure mit NaOH als Titrationsmittel (Markierung des Pufferbereichs).

pH-Wert dem pK_s-Wert (4,8) der Essigsäure. Wir sehen ferner, dass die Titrationskurve in diesem Bereich mehr waagerecht verläuft, d.h., bei Zugabe von NaOH ändert sich der pH-Wert der Lösung nur wenig. Genau dies zeichnet eine Pufferlösung aus. Man kann also ohne Mühe in der Titrationskurve den **Pufferbereich** ($pK_s \pm 1$) markieren. Titrationskurven lassen sich experimentell ermitteln, pK_s-Wert und Pufferbereich können daraus abgelesen werden.

8.11.6 Phosphat-Puffer

Für die dreiprotonige *Phosphorsäure* gibt es drei **Dissoziationsstufen**:

$$\underset{\text{Phosphor-säure}}{H_3PO_4} \underset{-H^+}{\overset{+H^+}{\rightleftarrows}} \underset{\text{Dihydrogen-phosphat}}{H_2PO_4^-} \underset{-H^+}{\overset{+H^+}{\rightleftarrows}} \underset{\text{Hydrogen-phosphat}}{HPO_4^{2-}} \underset{-H^+}{\overset{+H^+}{\rightleftarrows}} \underset{\text{Phosphat}}{PO_4^{3-}}$$

Die Titrationskurve der Phosphorsäure (Abb. 8/4) lässt die drei Dissoziationsstufen deutlich erkennen. Für jede Stufe gibt es nach dem Verbrauch der entsprechenden Mol-Äquivalente NaOH einen Äquivalenzpunkt (senkrechter Kurvenast). Bei der 3. Stufe ist dieser nicht mehr so ausgeprägt, weil man in den pH-Bereich des Titrationsmittels 0,1 M NaOH (pH = 13) hineinkommt. Im Hinblick auf die Pufferbereiche der Phosphorsäure muss man feststellen, dass H_3PO_4 selbst schon eine mittelstarke Säure und PO_4^{3-} eine starke Base ist, d.h., die Titrationskurve ist im Anfangs- und Endbereich eher mit der von starken Säuren bzw. Basen vergleichbar (pK_s-Werte, s. Tab. 8/3). Man findet deshalb nach Zugabe von 0,5 bzw. 2,5 Äquivalenten NaOH keine Wendepunkte, die für einen Pufferbereich typisch sind. Anders liegt der Fall nach Zugabe von 1,5 Äquivalenten NaOH (pH = pK_{s2}). Um den pH-Wert von 7,2 herum befindet sich ein typischer *Pufferbereich*. Aus der Phosphorsäure und ihren Salzen lässt sich damit in der Praxis nur ein Puffersystem aufbauen, z.B. durch

8 Säuren und Basen

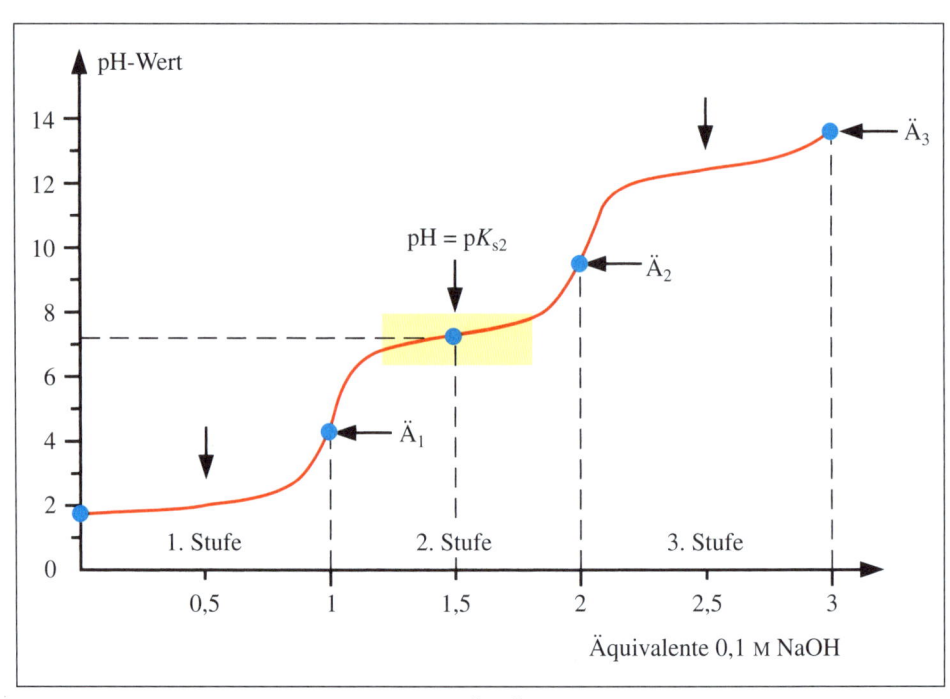

Abb. 8/4 Titrationskurve der Phosphorsäure (Ä = Äquivalenzpunkt).

Phosphat-Puffer die Verwendung von **NaH$_2$PO$_4$/Na$_2$HPO$_4$** als Puffersubstanzen. Das Anion des ersten Salzes (H$_2$PO$_4^{\ominus}$) stellt die Säure, das des zweiten Salzes (HPO$_4^{2\ominus}$) die Base. Das pH-Optimum liegt bei pH = 7,2, d. h., dieses Puffersystem ist für alle Zellflüssigkeiten von Bedeutung. Die Puffergleichung hierfür lautet:

$$\text{pH} = 7{,}2 + \lg \frac{[\text{HPO}_4^{2\ominus}]}{[\text{H}_2\text{PO}_4^{\ominus}]}$$

Ein 0,1 M Natriumphosphat-Puffer (pH = 7,2) enthält in 1 L Pufferlösung je 0,05 mol Natrium-dihydrogenphosphat (primäres Natriumphosphat) und Dinatrium-hydrogenphosphat (= sekundäres Natriumphosphat).

8.11.7 Kohlensäure-Puffer

Das Gas **Kohlendioxid** (CO$_2$), das Endprodukt bei der Verbrennung organischer Verbindungen, löst sich recht gut in Wasser, das dann schwach sauer reagiert. In einer ersten Gleichgewichtsreaktion bildet sich die zweiprotonige **Kohlensäure** (H$_2$CO$_3$), die in einer zweiten Reaktion dissoziiert.

(1) $\quad$ CO$_2$ + H$_2$O $\rightleftharpoons$ H$_2$CO$_3$ $\qquad$ pK = 3,1

(2) $\quad$ H$_2$CO$_3$ + H$_2$O $\rightleftharpoons$ H$_3$O$^{\oplus}$ + HCO$_3^{\ominus}$ $\qquad$ pK_{s1} = 3,3

(Gesamt) $\quad$ CO$_2$ + 2 H$_2$O $\rightleftharpoons$ H$_3$O$^{\oplus}$ + HCO$_3^{\ominus}$ $\qquad$ pK_s = 6,4
$\qquad\qquad\qquad\qquad\qquad\qquad$ Hydrogencarbonat

Der pK_s-Wert der ersten Reaktion zeigt an, dass das Gleichgewicht weit links liegt, d. h., CO$_2$ ist überwiegend physikalisch gelöst, es existieren nur wenige H$_2$CO$_3$-Moleküle. Die erste Reaktion ist mit der zweiten gekoppelt, man darf die Teilreaktionen zur Gesamtreaktion zusammenziehen und die pK-Werte addieren (s. Kap. 6.7). Im Ergebnis erweist sich das CO$_2$/H$_2$O-System als **schwache Säure**.

8.11 Pufferlösungen

Kohlensäure-Puffer

Aus CO_2 und Natriumhydrogencarbonat ($NaHCO_3$) lässt sich ein Puffersystem mit einem pH-Optimum bei pH = 6,4 (25 °C) aufbauen. Man spricht hier vom **Kohlensäure-Puffer**. Die Puffergleichung lautet:

$$pH = 6{,}4 + \lg \frac{[HCO_3^{\ominus}]}{[CO_2]}$$

Im Blut ist der Kohlensäure-Puffer daran beteiligt, den pH-Wert bei 7,4 konstant zu halten. Bei diesem pH-Wert beträgt das Konzentrationsverhältnis der Puffersubstanzen 10:1.

bei 25 °C: $\quad \dfrac{[HCO_3^{\ominus}]}{[CO_2]} = \dfrac{10}{1}; \quad pH = 6{,}4 + \lg \dfrac{10}{1} = 7{,}4$

pK_s-Werte sind temperaturabhängig. Bei Körpertemperatur (37 °C) beträgt er für dieses System statt 6,4 nur 6,1. Um den Blut-pH-Wert (7,4) zu erreichen, beträgt das Konzentrationsverhältnis der Puffersubstanzen:

bei 37 °C: $\quad \dfrac{[HCO_3^{\ominus}]}{[CO_2]} = \dfrac{20}{1}; \quad pH = 6{,}1 + \lg \dfrac{20}{1} = 7{,}4$

Es liegt also ein Überschuss an Hydrogencarbonat vor, und der Puffer wirkt bevorzugt gegen $H_3O^{\oplus}$-Ionen, die im Stoffwechsel reichlich entstehen. Da CO_2 ein Gas ist, hängt seine Konzentration vom Partialdruck (p_{CO_2}) ab (s. Kap. 5.4). Das gebildete CO_2 wird in der Lunge mit der Atemluft abgegeben. Der Partialdruck und damit auch das Puffersystem werden durch die Atmung rasch und wirkungsvoll reguliert. Überschüssiges CO_2 kann abgeatmet werden. Dadurch werden letztendlich $H_3O^{\oplus}$-Ionen beseitigt.

$$H_3O^{\oplus} + HCO_3^{\ominus} \longrightarrow CO_2\uparrow + 2\,H_2O$$

Hydronium-Ion Hydrogencarbonat Kohlendioxid Wasser

Der Kohlensäure-Puffer ist ein „offenes Puffersystem", weil eine Komponente über die Gasphase entfernt werden kann. Auf der anderen Seite wird CO_2, ein Stoffwechsel-Endprodukt, von den Zellen im Austausch gegen Sauerstoff an das Blut abgegeben, sodass die Konzentrationen von $HCO_3^{\ominus}$ und CO_2 im Blut weitgehend konstant bleiben.

> **Pufferkapazität des Blutes**
>
> Der pH-Wert des Blutes beträgt pH = 7,4 mit einer natürlichen Schwankungsbreite von ± 0,03. Größere Schwankungen führen zu Krankheitsbildern, mehr als ± 0,3 sind letal. Im Blut sind drei Puffersysteme wirksam, deren Kapazität und Regulation eine Rolle spielen. Den Hauptanteil an der Pufferkapazität hat der **Proteinpuffer**, der im Wesentlichen durch das *Albumin* im Blutplasma und das *Hämoglobin* der Erythrozyten bestimmt wird. Das für die Regulation wichtigste System ist der **Kohlensäure-Puffer** ($CO_2/HCO_3^{\ominus}$). Er wird als offenes System über die Atmung geregelt. Einen dritten, kleineren Anteil bildet der **Phosphat-Puffer**. Die genannten Proteine liegen bei pH = 7,4 als Anionen vor *(Proteinat)*, sind also Pufferbasen, ebenso wie *Hydrogencarbonat*, das die sog. *Alkalireserve* bildet. Es sind insbesondere die aus dem Stoffwechsel kommenden *Säureäquivalente*, denen der Blutpuffer gewachsen sein muss. Ist die Regulation gestört, kommt es rasch zu *metabolischen Azidosen* (pH < 7,37).

8 Säuren und Basen

> ### ⚕ Im Notfall hilft eine Plastiktüte
> Eine über den Bedarf hinaus gesteigerte Atemtätigkeit (**Hyperventilation**), ausgelöst z. B. durch Angst- oder Schmerzzustände, hat eine Senkung des CO_2-Partialdrucks in den *Lungenalveolen* und im *arteriellen Blut* unter den Normwert von 5,3 kPa zur Folge. Dies führt zu einem Anstieg des pH-Wertes im arteriellen Blut, was man als **respiratorische Alkalose** (pH > 7,43) bezeichnet. Symptome dafür sind z. B. Schwindel, Angstzustände und Muskelkrämpfe. Im akuten Fall kann durch *Vorhalten einer Plastiktüte* die Rückatmung von CO_2 erreicht und damit dem Patienten rasch geholfen werden.

Aufgaben

1. Erklären Sie folgende Bezeichnungen und Begriffe: Brönsted-Definition – starke Säure/Base – schwache Säure/Base – Dissoziation – Hydronium-Ion – Hydroxid-Ion – konjugierte Säure-Base-Paare – mehrprotonige Säure – pH-Wert – pOH-Wert – pK_s-Wert – pK_b-Wert – Neutralisation – pH-Papier – Neutralisationsenthalpie – Ampholyt – Autoprotolyse – Titrationskurve – Titrationsmittel – Äquivalenzpunkt – Neutralpunkt – Indikator – Indikator-Umschlagsbereich – Pufferlösung – Puffergleichung – pH-Optimum – Pufferkapazität – Acetat-Puffer – Phosphat-Puffer – Kohlensäure-Puffer.
2. Was sind nach Brönsted *Säuren* und *Basen*? Nennen Sie je zwei Beispiele!
3. Was versteht man unter „Protolyse"?
4. Schreiben Sie die drei *Dissoziationsstufen* der *Phosphorsäure* auf und kennzeichnen Sie für jedes Dissoziationsgleichgewicht die *konjugierten Säure-Base-Paare*!
5. Welche Gleichung gilt für die drei Säurekonstanten (K_{s1}, K_{s2}, K_{s3}) der Dissoziationsstufen der Phosphorsäure?
6. Nennen Sie drei *Ampholyte*!
7. Was ist das *Ionenprodukt* des Wassers, welchen Wert hat es und wie lautet es bei Verwendung von pH und pOH?
8. Für eine wässrige Lösung findet man: $[H_3O^\oplus] = 10^{-5}$ mol/L. Welcher pH- bzw. pOH-Wert liegt vor? Was bedeutet pH = 0?
9. Wie sind der pK_s- bzw. pK_b-Wert beim $NH_4^\oplus/NH_3$ definiert? Wie hängen sie zusammen?
10. Geben Sie die Reaktionsgleichung für die Umsetzung von Na_2S mit HCl bzw. KCN mit H_2SO_4 an! Benennen Sie die Edukte und Produkte. Warum laufen die Reaktionen ab?
11. Welches ist die konjugierte Säure von a) H_2O, b) NH_3, c) $H_2PO_4^\ominus$?
12. Rechenaufgaben:
    a) Welchen *pH-Wert* haben 0,01 M HCl bzw. 0,05 M H_2SO_4?
    b) Wie viel *molar* ist eine *Salzsäure* mit pH = 4 bzw. eine *Natronlauge* mit pH = 12?
    c) Welchen *pH-Wert* hat 0,1 M *Ameisensäure* (HCOOH, pK_s = 3,8) bzw. eine 0,1 M *Ammoniaklösung* (pK_b = 4,8)?
    d) Wie viel *molar* ist eine *Essigsäure* mit pH = 3,4 (pK_s = 4,8)?
13. Was ist ein *Indikator*? Wie ist sein *Umschlagsbereich* definiert?
14. Formulieren Sie die Reaktionsgleichung für die vollständige *Neutralisation* von Phosphorsäure mit Kaliumhydroxid!
15. Bei der *Neutralisation* von 1 M HCl mit 1 M NaOH *erwärmt* sich die Lösung fühl- und messbar. Nimmt man statt HCl 1 M Essigsäure, ist die Erwärmung sehr gering. Begründen Sie den Unterschied!
16. Warum reagiert die wässrige Lösung von *Kaliumcarbonat* basisch?
17. Worin unterscheiden sich die *Titrationskurven* von Salzsäure und Essigsäure?
18. Welche Konzentration haben 25 mL *Salpetersäure* (HNO_3), wenn für die Neutralisation 32 mL einer 0,018 M KOH-Lösung verbraucht wurden?
19. Wie viel Gramm *Schwefelsäure* enthalten 100 mL einer 0,1 M Lösung? Wie viel Gramm *Phosphorsäure* enthält 1 L 0,1 N Lösung?
20. Wie viel Gramm *Ammoniak* sind zur *Neutralisation* von 1 g *Schwefelsäure* notwendig?
21. Wenn Sie eine 0,1 M Pufferlösung (pH = 5,6) um den Faktor 10 verdünnen, wie groß ist der pH-Wert dann?
22. In 1 L eines *Acetat-Puffers* liegen 0,1 mol Natriumacetat und 0,5 mol Essigsäure (pK_s = 4,8) vor. Wie viel *molar* ist der Puffer? Welchen *pH-Wert* hat dieser Puffer? Welchen pH-Wert hat dieser Puffer nach Zugabe von 40 mL 0,1 M NaOH?
23. Bei einem *Ammoniak-Puffer* (pK_b = 4,8) beträgt das Konzentrationsverhältnis von Ammoniak zu Ammoniumchlorid 1:10. Welchen *pH-Wert* hat die Lösung?

24. Die zweite Dissoziationsstufe der Phosphorsäure ($pK_{s2} = 7{,}2$) erlaubt den Aufbau eines Puffersystems. Was müssen Sie tun?
25. Welche Puffersysteme enthält das Blut? Welcher pH-Wert muss wie genau konstant gehalten werden?
26. Sie benötigen einen etwa 0,2 M Puffer bei pH = 6,9. Welche *Puffersubstanzen* würden Sie nehmen? Welche Mengen (in Gramm) müssten Sie für 100 mL Pufferlösung einwiegen?
27. Warum ist der *Kohlensäure-Puffer* für den Menschen so bedeutsam?
28. Welches ist die *stärkste Säure* im Körper des Menschen und wo befindet sie sich?
29. Durch welche Organe wird der *Säure-Base-Haushalt* des Menschen reguliert?
30. Warum sollte der Mensch eine Übersäuerung seines Stoffwechsels vermeiden?

Bedeutung für den Menschen
Säuren und Basen

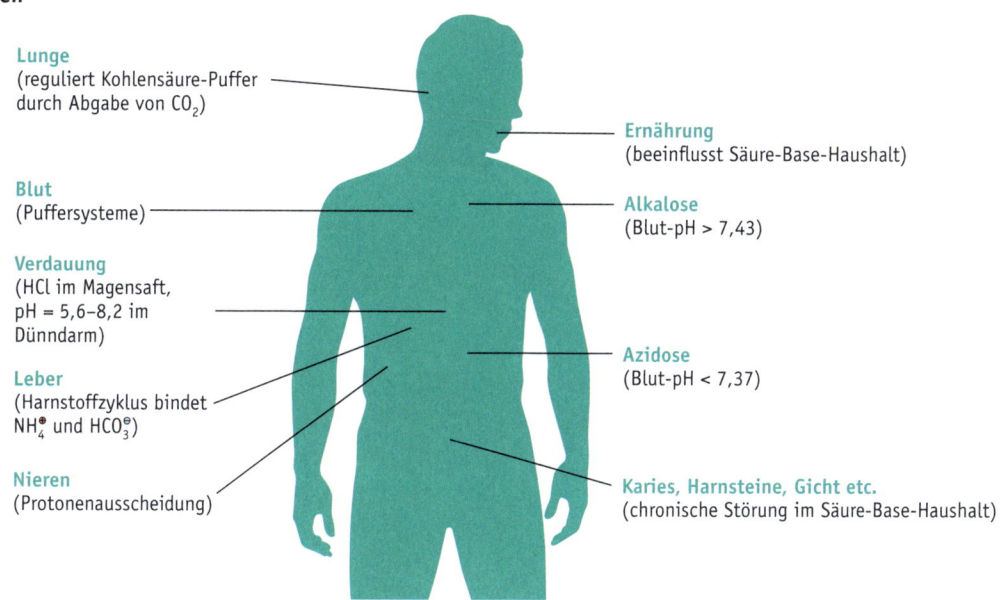

Lunge (reguliert Kohlensäure-Puffer durch Abgabe von CO_2)

Ernährung (beeinflusst Säure-Base-Haushalt)

Blut (Puffersysteme)

Alkalose (Blut-pH > 7,43)

Verdauung (HCl im Magensaft, pH = 5,6–8,2 im Dünndarm)

Leber (Harnstoffzyklus bindet $NH_4^{\oplus}$ und $HCO_3^{\ominus}$)

Azidose (Blut-pH < 7,37)

Nieren (Protonenausscheidung)

Karies, Harnsteine, Gicht etc. (chronische Störung im Säure-Base-Haushalt)

9 Oxidation und Reduktion

9.1 Elektronenübergänge bestimmen chemische Prozesse

Die *Valenzelektronen* bestimmen die chemischen Eigenschaften eines Elementes. Wir haben bei der Ionenbildung (s. Kap. 3.3) gesehen, dass aus der Valenzschale Elektronen abgegeben werden können und dabei *Kationen* entstehen oder dass Elektronen in die Valenzschale aufgenommen werden, was zu *Anionen* führt. Ein Beispiel dafür war die spontane Reaktion der Elemente Natrium und Chlor zum Salz Natriumchlorid.

$$2\,Na + Cl_2 \longrightarrow 2\,NaCl$$

Die Wanderungstendenz von Elektronen zwischen den Atomen verschiedener Elemente bestimmt hier das Reaktionsverhalten. Nun sind Elektronen etwas ganz und gar Unanschauliches. Man kann sie nicht sehen. Wenn sie sich bewegen, lassen sich nur die Auswirkungen beobachten, der Elektronenfluss als solcher ist mit den Sinnen nicht wahrnehmbar. Wenn z. B. ein Eisennagel verrostet, dann sehen Sie am Anfang den blanken Nagel und am Ende den rotbraunen Rost auf seiner Oberfläche. Heute weiß man, dass bei diesem Prozess Elektronenübergänge vom Eisen (Fe) zum Sauerstoff (O_2) stattfinden.

$$\underset{\text{Eisen}}{4\,Fe} + \underset{\text{Sauerstoff}}{3\,O_2} \longrightarrow \underset{\text{Eisen(III)-oxid}}{2\,Fe_2O_3}$$

Starten Sie mit einer Batterie (Bleiakku) Ihr Auto, dann beziehen Sie die Energie, die den Anlasser antreibt, aus einem chemischen Prozess, bei dem sich bestimmte Chemikalien durch Elektronenübergänge verändern. Diese Elektronen fließen von einem Pol des Akkus zum Anlasser und von dort zurück zum anderen Pol, was nur so lange geht, bis die energieliefernden Chemikalien verbraucht sind, dann muss der Akku wieder aufgeladen werden.

$$\underset{\text{Blei}}{Pb} + \underset{\text{Blei(IV)-oxid}}{PbO_2} + 2\,H_2SO_4 \longrightarrow \underset{\text{Blei(II)-sulfat}}{2\,PbSO_4} + 2\,H_2O + \boxed{\text{Energie}}$$

Oder wenn Sie Sauerstoff einatmen, dann wird dieser benötigt, um im Stoffwechsel Nahrungsbestandteile (z. B. Glucose) in Kohlendioxid und Wasser zu verwandeln. Auch diesem Prozess liegen Elektronenübergänge zu Grunde, aus denen der Körper Energie gewinnt.

$$\underset{\text{Glucose}}{C_6H_{12}O_6} + \underset{\text{Sauerstoff}}{6\,O_2} \longrightarrow \underset{\text{Kohlendioxid}}{6\,CO_2} + \underset{\text{Wasser}}{6\,H_2O} + \boxed{\text{Energie}}$$

Spontan erfolgende Elektronenübergänge sind mit einem *Elektronenfluss* verbunden, aus dem in geeigneter Anordnung *Energie* gewonnen werden kann. Die Beschreibung solcher Prozesse und wie sie in Natur und Technik genutzt werden, ist Gegenstand dieses Kapitels. Vor allem soll auch die Frage beantwortet werden, warum die Elektronen unter bestimmten Bedingungen freiwillig (spontan), d. h. unter Energieabgabe, fließen und in anderen Fällen nicht. Mit anderen Worten: Warum verwandelt sich Rost niemals von selbst wieder in Eisen und Sauerstoff zurück, warum muss ein verbrauchter Akku wieder aufgeladen werden und warum bedarf die Verwandlung von Kohlendioxid und Wasser in Glucose des Sonnenlichtes als Energiequelle (Photosynthese)?

Oxidation und Reduktion

9.2 Definitionen

Ursprünglich bezeichnete man einen Prozess, bei dem ein Stoff mit Sauerstoff reagiert, als **Oxidation** (lat. *oxygenium* = Sauerstoff). Alle *Verbrennungen* gehören dazu, es entstehen Oxide. Magnesium z. B. verbrennt mit Sauerstoff unter Licht- und Wärmeentwicklung zur Ionenverbindung Magnesiumoxid, das $Mg^{2\oplus}$- und $O^{2\ominus}$-Ionen enthält.

Oxidation eines Metalls:
$$2\,Mg + O_2 \longrightarrow 2\,MgO$$
Magnesium   Sauerstoff   Magnesium(II)-oxid

Wurde umgekehrt aus einem Metalloxid, z. B. beim Erhitzen, das Metall freigesetzt, so sprach man von **Reduktion** (lat. *reducere* = zurückführen). Die Reduktion ist somit die Umkehr der Oxidation.

Reduktion eines Metalloxids:
$$2\,HgO \xrightarrow{400\,°C} 2\,Hg + O_2$$
Quecksilber(II)-oxid   Quecksilber   Sauerstoff

Die genaue Analyse dieser Prozesse ergab, dass sie auf **Elektronenübergängen** basieren und dass es viele ähnliche Vorgänge gibt, bei denen gar kein Sauerstoff beteiligt ist, wie Sie weiter oben bei der Kochsalzbildung gesehen haben. Mit diesem Wissen kann die Verbrennung von Magnesium zu Magnesium(II)-oxid in zwei Teilreaktionen zerlegt werden.

Teilreaktion Oxidation: $\quad 2\,Mg \longrightarrow 2\,Mg^{2\oplus} + 4\,e^{\ominus}$
Teilreaktion Reduktion: $\quad O_2 + 4\,e^{\ominus} \longrightarrow 2\,O^{2\ominus}$

Gesamtreaktion: $\quad 2\,Mg + O_2 \longrightarrow 2\,MgO$

Magnesium geht unter Abgabe von Elektronen in $Mg^{2\oplus}$ über, Magnesium wird **oxidiert**. Sauerstoff geht unter Aufnahme von Elektronen in $O^{2\ominus}$ über, Sauerstoff wird **reduziert**.

In gleicher Weise betrachten wir jetzt auch die Bildung von Kochsalz: Natrium wird zu $Na^{\oplus}$ oxidiert, Chlor zu $Cl^{\ominus}$ reduziert.

Teilreaktion Oxidation: $\quad 2\,Na \longrightarrow 2\,Na^{\oplus} + 2\,e^{\ominus}$
Teilreaktion Reduktion: $\quad Cl_2 + 2\,e^{\ominus} \longrightarrow 2\,Cl^{\ominus}$

Gesamtreaktion: $\quad 2\,Na + Cl_2 \longrightarrow 2\,NaCl$

Aus den beiden Beispielen lassen sich die Definitionen für die betrachteten Vorgänge ableiten:

Oxidation/Reduktion

> **Bei Elektronentransfer-Reaktionen gilt:**
> Oxidation ist die Abgabe von Elektronen, Reduktion ist die Aufnahme von Elektronen.

Ein Oxidations- oder Reduktionsprozess tritt niemals allein auf. Wenn ein Partner da ist, der Elektronen abgibt, muss ein anderer Partner Elektronen aufnehmen, beide Partner verändern sich entsprechend, es tritt eine Stoffumwandlung ein. Wegen der notwendigen Kopplung bezeichnet man einen Vorgang, der unter Elektronenübertragung verläuft, als **Redoxreaktion**. Zu jeder Redoxreaktion gehören korrespondierende Redoxpaare (z. B. $Mg/Mg^{2\oplus}$ oder $2Cl^{\ominus}/Cl_2$).

Wie bei allen chemischen Reaktionen müssen auch bei Redoxreaktionen die Ladungs- und Massenbilanz zwischen Edukten und Produkten ausgeglichen sein. Für die Bilanzierung einer Reaktionsgleichung gilt:

> **Summe der abgegebenen Elektronen = Summe der aufgenommenen Elektronen**

9.2 Definitionen

Dies lässt sich gut veranschaulichen, wenn man die Teilreaktionen der Oxidation und der Reduktion durch eine geeignete Schreibweise miteinander koppelt. Im Fall unserer Beispiele ergibt sich:

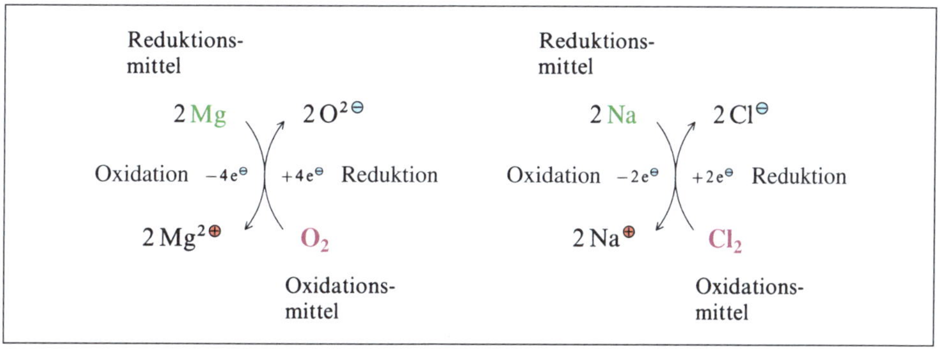

$$\text{Reduktionsmittel}$$

$$2\,Mg \quad\quad 2\,O^{2\ominus} \quad\quad\quad 2\,Na \quad\quad 2\,Cl^{\ominus}$$

$$\text{Oxidation} \;-4e^{\ominus} \;\;\; +4e^{\ominus}\;\text{Reduktion} \quad\quad \text{Oxidation}\;-2e^{\ominus}\;\;\;+2e^{\ominus}\;\text{Reduktion}$$

$$2\,Mg^{2\oplus} \quad\quad O_2 \quad\quad\quad\quad\quad 2\,Na^{\oplus} \quad\quad Cl_2$$

$$\text{Oxidationsmittel} \quad\quad\quad\quad\quad\quad \text{Oxidationsmittel}$$

Oxidationsmittel

Reduktionsmittel

In unseren Beispielen sind Sauerstoff bzw. Chlor **Oxidationsmittel** (lila gekennzeichnet). Es sind die Partner, die einen anderen Stoff oxidieren und dabei selbst reduziert werden. Anders betrachtet, sind Magnesium bzw. Natrium die **Reduktionsmittel** (grün gekennzeichnet), sie reduzieren einen anderen Stoff und werden dabei selbst oxidiert.

> Oxidationsmittel = Elektronenakzeptor, wird selbst reduziert
> Reduktionsmittel = Elektronendonator, wird selbst oxidiert

Desinfektion ist unverzichtbar

In Schwimmbädern ist die Gefahr besonders groß, dass Krankheitserreger übertragen werden. Um pathogene Bakterien, Viren, Pilze und Protozoen abzutöten, verwendet man Desinfektionsmittel, in vielen Fällen sind dies starke *Oxidationsmittel*. Eingesetzt werden z. B. **Chlor** (Cl_2) oder **Ozon** (O_3). Beide Gase sind in hoher Konzentration *Atemgifte*, wirken in untoxischer Verdünnung jedoch immer noch zuverlässig *keimtötend*. Chlor löst sich in Wasser und bildet in einem Gleichgewicht geringe Anteile Salzsäure und hypochlorige Säure, es findet eine *Disproportionierung* statt. Hypochlorige Säure zerfällt in Salzsäure und aktiven Sauerstoff, der letztlich die Desinfektion bewirkt.

$$Cl_2 + H_2O \rightleftharpoons HCl + HClO$$
Chlor $\quad\quad\quad$ Salzsäure $\;$ hypochlorige Säure

$$HClO \longrightarrow HCl + \boxed{O}$$
$\quad\quad\quad\quad\quad\quad\quad$ aktiver Sauerstoff

$$O_3 \longrightarrow O_2 + \boxed{O}$$

Zur Desinfektion offener Wunden sind z. B. **Wasserstoffperoxid** (H_2O_2) oder violettes **Kaliumpermanganat** ($KMnO_4$) geeignet, die beide im Kontakt mit Blut oder Gewebe aktiven Sauerstoff bilden. Das Mittel der Wahl ist jedoch **Iod**. In alkoholischer Lösung (Iodtinktur) oder in Wasser, unter Zugabe von Kaliumiodid gelöst, wird es eingepinselt. Um Nebeneffekte wie die Braunfärbung des Gewebes zu vermeiden, nimmt man heute Polymere (Iodophore), die 0,5–3% komplex gebundenes Iod enthalten. Bei Schilddrüsenerkrankungen (Hyperthyreose) darf Iod nicht verwendet werden.

9 Oxidation und Reduktion

9.3 Umkehrbarkeit von Redox-Teilreaktionen

Wenn Eisen verrostet, wird es durch den Luftsauerstoff oxidiert. Weil die Reaktion sehr langsam abläuft, erwärmt sich der Nagel nicht, es findet eine „kalte Verbrennung" statt.

Teilreaktion Oxidation: $\quad 4\,Fe \longrightarrow 4\,Fe^{3+} + 12\,e^{-}$
Teilreaktion Reduktion: $\quad 3\,O_2 + 12\,e^{-} \longrightarrow 6\,O^{2-}$

Gesamtreaktion: $\quad 4\,Fe + 3\,O_2 \longrightarrow 2\,Fe_2O_3$

Im Hochofen gewinnt man durch Reduktion aus Eisenoxiden (Eisenerz) metallisches Eisen. Das *Reduktionsmittel* ist in diesem Fall *Kohlenmonoxid* (CO), das Fe^{3+} bei hohen Temperaturen reduziert und selbst zu Kohlendioxid oxidiert wird. Die Elektronen wandern vom Kohlenstoff im CO zum Fe^{3+}, der Sauerstoff ist nicht beteiligt, er wechselt lediglich vom Eisen zum Kohlenmonoxid.

$$Fe_2O_3 + 3\,CO \longrightarrow 2\,Fe + 3\,CO_2$$

Blicken wir auf das Redoxpaar Fe/Fe^{3+}, so wird deutlich, dass diese Teilreaktion umkehrbar ist. Von links nach rechts wird Fe^{3+} zu Eisen reduziert, von rechts nach links wird Eisen zu Fe^{3+} oxidiert.

$$Fe^{3+} + 3\,e^{-} \rightleftharpoons Fe$$

In welcher Richtung die Reaktion freiwillig abläuft, hängt von der **Oxidations-** bzw. **Reduktionskraft** des Partners ab.

Ein anderes Beispiel für die Umkehrbarkeit von Redox-Teilprozessen ergibt sich aus den folgenden beiden Reaktionen:

$$Zn + 2\,HCl \longrightarrow ZnCl_2 + H_2\uparrow$$
Zink   Salzsäure   Zinkchlorid   Wasserstoff

$$2\,H_2 + O_2 \longrightarrow 2\,H_2O$$
Wasserstoff   Sauerstoff   Wasser

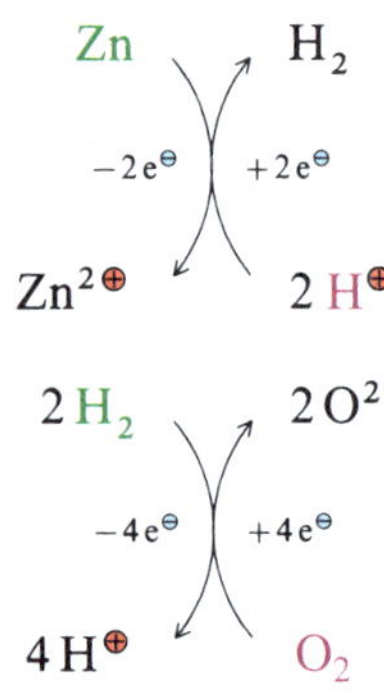

$Zn \xrightarrow{-2e^{-}} Zn^{2+}$; $2\,H^{+} \xrightarrow{+2e^{-}} H_2$

$2\,H_2 \xrightarrow{-4e^{-}} 4\,H^{+}$; $O_2 \xrightarrow{+4e^{-}} 2\,O^{2-}$

In der ersten Reaktion wird *Zink* unter dem Einfluss einer starken Säure oxidiert, während die *Protonen* der Säure zu Wasserstoff reduziert werden, der als Gas entweicht. Die Elektronen fließen vom Zink zu den H^{+}-Ionen. Chlorid ist an der Redoxreaktion nicht beteiligt.

Knallgasreaktion
Bei der zweiten Reaktion, der Knallgasreaktion, wird *Wasserstoff* durch *Sauerstoff* als Oxidationsmittel zu H^{+} oxidiert. Die Elektronen fließen vom Wasserstoff zum Sauerstoff. Der umkehrbare Redox-Teilprozess lautet:

$$2\,H^{+} + 2\,e^{-} \rightleftharpoons H_2$$

9.4 Elektronenfluss zwischen Redoxpaaren

oxidierte/reduzierte Form

Die Redox-Teilreaktionen werden nachfolgend so aufgeschrieben, dass links die oxidierte Form (= *Ox*) und rechts die reduzierte Form (= *Red*) steht. Bei dieser Schreibweise fließen die Elektronen freiwillig (d.h. unter Energieabgabe) von rechts oben nach links unten (**Bergab-Regel**). Für einige der oben genannten Beispiele ergibt sich folgendes Bild:

Ox		Red	Ox		Red
$2\,Mg^{2\oplus} + 4\,e^{\ominus}$	$\rightleftarrows$	$2\,Mg$	$Zn^{2\oplus} + 2\,e^{\ominus}$	$\rightleftarrows$	Zn
$O_2 + 4\,e^{\ominus}$	$\rightleftarrows$	$2\,O^{2\ominus}$	$2\,H_3O^{\oplus} + 2\,e^{\ominus}$	$\rightleftarrows$	$H_2 + 2\,H_2O$
$2\,Na^{\oplus} + 2\,e^{\ominus}$	$\rightleftarrows$	$2\,Na$	$4\,H^{\oplus} + 4\,e^{\ominus}$	$\rightleftarrows$	$2\,H_2$
$Cl_2 + 2\,e^{\ominus}$	$\rightleftarrows$	$2\,Cl^{\ominus}$	$O_2 + 4\,e^{\ominus}$	$\rightleftarrows$	$2\,O^{2\ominus}$

Der blaue Pfeil gibt die Richtung des Elektronenüberganges an. Links unten steht jeweils das *Oxidationsmittel*, rechts oben das *Reduktionsmittel*. Anders ausgedrückt: Die oxidierte Form *(Ox)* des unten stehenden Redoxpaares hat eine stärkere *Oxidationskraft*, zieht also die Elektronen vom oben stehenden Redoxpaar auf sich. Oder andersherum: Die reduzierte Form *(Red)* des oben stehenden Redoxpaares hat eine stärkere *Reduktionskraft*, gibt also seine Elektronen an das untere Redoxpaar ab.

9.5 Aufstellen von Redoxgleichungen

9.5.1 Oxidationsstufen als Hilfsgröße

Wie wir bei der Reaktion von Natrium mit Chlor gesehen haben, ändern die Reaktionspartner ihren Ladungszustand. Mit anderen Worten: Man kann bei den Reaktionspartnern eine Änderung der **Oxidationsstufe** feststellen.

Bei der Oxidation nimmt die Oxidationsstufe eines Atoms oder Ions zu (wird positiver).

Beispiel: $Na \longrightarrow Na^{\oplus} + e^{\ominus}$ Oxidationsstufe: $0 \longrightarrow +1$

Bei der Reduktion nimmt die Oxidationsstufe eines Atoms oder Ion ab (wird negativer).

Beispiel: $Cl_2 + 2\,e^{\ominus} \longrightarrow 2\,Cl^{\ominus}$ Oxidationsstufe: $0 \longrightarrow -1$

Wie kommt man nun zur Oxidationsstufe für Elemente, einfache Ionen, komplexe Ionen und Moleküle?

Oxidationsstufe

Die **Oxidationsstufe** (auch *Oxidationszahl* oder *Wertigkeit*) ist eine Hilfsgröße. Die Atome von Elementen haben die Oxidationsstufe null, bei einfachen Ionen entspricht die Oxidationsstufe der Ladung des Ions. Man setzt die Oxidationsstufe als kleine Ziffer mit entsprechendem Vorzeichen über das Elementsymbol.

Elemente:	$\overset{0}{Cl_2}, \overset{0}{Zn}, \overset{0}{H_2}$	Oxidationsstufe = 0
Einfache Ionen:	$\overset{-2}{S^{2\ominus}}, \overset{-1}{Cl^{\ominus}}, \overset{+2}{Zn^{2\oplus}}, \overset{+3}{Fe^{3\oplus}}$	Oxidationsstufe = Ladung

Bei komplexen Ionen müssen sich die Oxidationsstufen der enthaltenen Elemente zur Ladung des Ions ergänzen. Dabei besitzt Sauerstoff in der Regel die Oxidationsstufe –2, Wasserstoff +1. Mit diesen Festlegungen lässt sich die Oxidationsstufe des Elementes, das außerdem enthalten ist, angeben.

Beispiele für komplexe Ionen:

$$\overset{+5}{N}O_3^{\ominus} \quad \overset{+6}{S}O_4^{2\ominus} \quad H\overset{+5}{P}O_4^{2\ominus}$$

Nitrat Sulfat Hydrogenphosphat

Berechnung: Sulfat enthält vier O-Atome mit je –2, was zusammen –8 ergibt. Da Sulfat zweifach negativ geladen ist, errechnet sich für den Schwefel die Oxidationsstufe +6.

Bei Molekülen, die aus Atomen verschiedener Elemente bestehen, setzt man für Sauerstoff und Wasserstoff wieder die Werte –2 bzw. +1 und kann die Oxidationsstufe des zusätzlich enthaltenen Elementes berechnen, denn die Ladung muss insgesamt ausgeglichen sein.

Beispiele für Moleküle:

$$\overset{-3}{N}H_3 \quad \overset{+2}{N}O \quad \overset{-4}{C}H_4 \quad \overset{+2}{C}O \quad \overset{+4}{C}O_2$$

Die Beispiele zeigen, dass einzelne Elemente *verschiedene* Oxidationsstufen haben können, was von der jeweiligen Verbindung abhängt. *Stickstoff* z. B. hat die Oxidationsstufe – 3 im Ammoniak, + 2 im Stickstoffmonoxid und + 5 im Nitrat. Für den *Kohlenstoff* gehen die Oxidationsstufen von –4 im Methan bis + 4 im Kohlendioxid, für Kohlenmonoxid gilt + 2. Weitere Beispiele von Oxidationsstufen biochemisch wichtiger Elemente entnehmen Sie bitte Tabelle 9/1. Anzumerken ist hier, dass Wasserstoff in **Hydriden** (z.B. Natriumhydrid, NaH) die Oxidationsstufe –1 hat ($H^{\ominus}$ = Hydrid-Ion) und dass Sauerstoff in **Peroxiden** (z.B. Wasserstoffperoxid, H_2O_2) ebenfalls die Oxidationsstufe –1 besitzt. *Metalle* haben immer positive Oxidationsstufen. In der Regel erhält immer der elektronegativere Bindungspartner die Elektronen zugeteilt und hat die negative Oxidationsstufe.

Hydrid-Ion

Tab. 9/1 Oxidationsstufen biochemisch wichtiger Elemente. Bei Molekülen und komplexen Ionen bezieht sich die Angabe nicht auf H (+ 1) oder O (– 2), sondern auf das jeweilig andere Atom.

Oxidationsstufe	Ionen oder Moleküle
– 4	CH_4
– 3	NH_3
– 2	$O^{2\ominus}$, $S^{2\ominus}$
– 1	$F^{\ominus}$, $Cl^{\ominus}$, $I^{\ominus}$, $H^{\ominus}$ (Hydrid-Ion), $O_2^{2\ominus}$ (Peroxid-Ion)
+ 1	$H^{\oplus}$, $Na^{\oplus}$, $K^{\oplus}$, N_2O
+ 2	$Mg^{2\oplus}$, $Ca^{2\oplus}$, $Cu^{2\oplus}$, $Zn^{2\oplus}$, $Co^{2\oplus}$, $Fe^{2\oplus}$, CO, NO
+ 3	$Fe^{3\oplus}$, $Co^{3\oplus}$, $Fe^{3\oplus}$, $NO_2^{\ominus}$ (Nitrit)
+ 4	CO_2, SO_2
+ 5	$NO_3^{\ominus}$, $PO_4^{3\ominus}$, $HPO_4^{2\ominus}$
+ 6	$SO_4^{2\ominus}$, $CrO_4^{2\ominus}$ (Chromat)
+ 7	$MnO_4^{\ominus}$ (Permanganat)

Was kann man mit den Oxidationsstufen nun anfangen? Wollen Sie z. B. Ammoniak (NH_3) in Nitrat ($NO_3^{\ominus}$) überführen, dann ändert sich die Oxidationsstufe des Stickstoffs von – 3 nach + 5, sie wird positiver, d. h., Sie müssen den Stickstoff oxidieren. Umgekehrt kommen Sie vom Kohlendioxid (CO_2) zu Methan (CH_4) durch eine Änderung von + 4 nach – 4, was eine Reduktion des Kohlenstoffs erfordert. Detailliertere Beispiele folgen jetzt.

9.5.2 Beispiele für Redoxgleichungen

Bei jedem Beispiel aus der Redox-Chemie steht am Anfang die Angabe, welche Stoffe miteinander reagieren und welche Produkte dabei entstehen. Sie wollen jetzt eine vollständige Reaktionsgleichung aufstellen, wie gehen Sie vor?

Schritt A: Sie schreiben die Formeln der *Edukte* und *Produkte* auf und geben für alle Partner die **Oxidationsstufen** an.

9.5 Aufstellen von Redoxgleichungen

Schritt B: Sie entnehmen den *Änderungen der Oxidationsstufen* zwischen Edukten und Produkten, welches Edukt oxidiert und welches reduziert wurde. Sie schreiben jetzt die **Teilreaktionen** für die *Oxidation* und die *Reduktion* auf. Falls erforderlich, wählen Sie Faktoren, damit die Zahl der abgegebenen Elektronen gleich der Zahl der aufgenommenen ist.

Schritt C: Bilden Sie aus den Teilreaktionen die **Gesamtreaktion**.

Schritt D: Ergänzen Sie weitere Bestandteile der Reaktionslösung, die nicht an der Redoxreaktion teilgenommen haben, aber zum Ladungsausgleich oder für die Gesamt-Bilanz erforderlich sind, zur **vollständigen Reaktionsgleichung**.

Beispiel 1: Zink reagiert mit HCl zu Zink(II)-chlorid und Wasserstoff.

A: $\overset{0}{Zn}$, $\overset{+1\;-1}{HCl}$, $\overset{+2\;-1}{ZnCl_2}$, $\overset{0}{H_2}$

B: $Zn \longrightarrow Zn^{2\oplus} + 2\,e^{\ominus}$ (Oxidation)
$2\,H^{\oplus} + 2\,e^{\ominus} \longrightarrow H_2$ (Reduktion)

C: $Zn + 2\,H^{\oplus} \longrightarrow Zn^{2\oplus} + H_2\uparrow$ (Gesamtreaktion)

D: $Zn + 2\,HCl \longrightarrow ZnCl_2 + H_2\uparrow$ (vollständige Reaktionsgleichung)

Beispiel 2: Kaliumiodid reagiert mit Chlor zu Kaliumchlorid und Iod.

A: $\overset{+1\;-1}{KI}$, $\overset{0}{Cl_2}$, $\overset{+1\;-1}{KCl}$, $\overset{0}{I_2}$

B: $2\,I^{\ominus} \longrightarrow I_2 + 2\,e^{\ominus}$ (Oxidation)
$Cl_2 + 2\,e^{\ominus} \longrightarrow 2\,Cl^{\ominus}$ (Reduktion)

C: $2\,I^{\ominus} + Cl_2 \longrightarrow I_2 + 2\,Cl^{\ominus}$ (Gesamtreaktion)

D: $2\,KI + Cl_2 \longrightarrow I_2 + 2\,KCl$ (vollständige Reaktionsgleichung)

Chlor hat eine stärkere Oxidationskraft als Iod. Diese Eigenschaft verläuft bei den Halogenen parallel zur *Elektronegativität* (s. Kap. 3.3.3), Chlor ist elektronegativer als Iod und entreißt $I^{\ominus}$ die Elektronen. Demzufolge ist *Fluor* das stärkste Oxidationsmittel in der Reihe der Halogene und eines der stärksten Oxidationsmittel überhaupt.

Beispiel 3: Eisen(III)-chlorid und Kaliumiodid reagieren zu Eisen(II)-chlorid und Iod.

A: $\overset{+3\;-1}{FeCl_3}$, $\overset{+1\;-1}{KI}$, $\overset{+2\;-1}{FeCl_2}$, $\overset{0}{I_2}$

B: $2\,I^{\ominus} \longrightarrow I_2 + 2\,e^{\ominus}$ (Oxidation)
$Fe^{3\oplus} + e^{\ominus} \longrightarrow Fe^{2\oplus} \;\big|\cdot 2$ (Reduktion)

C: $2\,Fe^{3\oplus} + 2\,I^{\ominus} \rightleftharpoons I_2 + 2\,Fe^{2\oplus}$ (Gesamtreaktion)

D: $2\,FeCl_3 + 2\,KI \rightleftharpoons I_2 + 2\,FeCl_2 + 2\,KCl$ (vollständige Reaktionsgleichung)

Bei dieser Reaktion stellt sich ein Gleichgewicht ein, was in den unteren beiden Gleichungen berücksichtigt wird. Die Umsetzung läuft nicht vollständig von links nach rechts. Entfernt man das entstehende **Iod**, z.B. durch *Extraktion* mit organischen Lösungsmitteln, aus dem Gleichgewicht, so gelingt es, alles $Fe^{3\oplus}$ zu $Fe^{2\oplus}$ zu reduzieren. Dies ist ein Beispiel dafür, dass bei Redoxreaktionen wie bei allen Gleichgewichtsreaktionen die Konzentrationen der Redoxpartner eine Rolle spielen.

Stickstoffoxide machen Karriere

Lachgas (N_2O, Distickstoffoxid) wird im Gemisch mit Sauerstoff als Inhalationsnarkotikum eingesetzt. Es wirkt stark analgetisch, schwach narkotisch und nicht muskelrelaxierend. Es flutet rasch an und ab und hat kaum Nebenwirkungen.

Bei der Suche nach einem zellulären Signalgeber für die *Vasodilatation* (Gefäßerweiterung) z.B. der Arterien entdeckte man **Stickstoffmonoxid** (NO). Es erwies sich als uni-

9 Oxidation und Reduktion

> verseller, kurzlebiger *Botenstoff*, der in verschiedenen Geweben mit Hilfe des Enzyms *NO-Synthase* (NOS) aus der Aminosäure Arginin in Gegenwart von Luftsauerstoff und unter Beteiligung verschiedener, z. T. eisenhaltiger Coenzyme bereitgestellt wird. Das *Gehirn* enthält mehr NOS als jedes andere Gewebe, d. h., NO ist für die Funktion des zentralen Nervensystems essenziell. *Leukozyten* produzieren NO als Bestandteil ihres toxischen Arsenals zur Abwehr bakterieller Infektionen, und bei *Angina pectoris* lässt sich mit NO-bildenden Medikamenten (z. B. *Nitroglycerin*) der Blutfluss durch den Herzmuskel steigern.

9.6 Elektrochemische Zelle (Daniell-Element)

Taucht man einen *Zinkstab* in eine *Kupfer(II)-sulfatlösung*, so scheidet sich auf der Zinkoberfläche metallisches *Kupfer* als dunkler Niederschlag ab. Außerdem stellt man bei einer Analyse der Lösung fest, dass $Zn^{2\oplus}$-*Ionen* in Lösung gegangen sind. Es hat eine Redoxreaktion stattgefunden:

$$\overset{0}{Zn} + \overset{+2}{Cu^{2\oplus}} \longrightarrow \overset{+2}{Zn^{2\oplus}} + \overset{0}{Cu}$$

Das Sulfat nimmt an der Reaktion nicht teil, es besorgt den Ladungsausgleich in der Lösung. Die Teilreaktionen lauten:

Teilreaktion Oxidation:	$Zn^{2\oplus} + 2\,e^{\ominus} \longleftarrow Zn$
Teilreaktion Reduktion:	$Cu^{2\oplus} + 2\,e^{\ominus} \longrightarrow Cu$

Die Elektronen fließen vom Zink zum $Cu^{2\oplus}$, Zink wird oxidiert, $Cu^{2\oplus}$ reduziert. Die Redoxreaktion läuft zwischen einem *Metall* und einem *Metallion* ab, und zwar nur in der angegebenen Richtung freiwillig. Taucht man umgekehrt einen Kupferstab in eine Zinksulfatlösung, erfolgt *keine* Umsetzung.

Wir wollen die Redox-Teilsysteme nun räumlich voneinander trennen. Dazu tauchen wir ein Metallblech *(Elektrode)* in eine Lösung der zugehörigen Metallionen, es entsteht eine *Halbzelle*.

Halbzelle

In Abbildung 9/1 enthält ein Becherglas eine 1 M $ZnSO_4$-Lösung, in die ein Zinkblech als Elektrode eintaucht. In einem zweiten Becherglas taucht ein Kupferblech in eine 1 M $CuSO_4$-Lösung. Verbindet man die Elektroden der beiden Halbzellen mit einem Draht, erfolgt **keine** Reaktion. Jede Elektronenverschiebung nach rechts würde bedeuten, dass die rechte Halbzelle sich gegenüber der linken negativ auflädt. Dies ist wegen der Elektroneutralität, die für alle chemischen Systeme gilt, nicht möglich.

Salzbrücke

Jetzt bringen wir die beiden Halbzellen über eine „*Salzbrücke*" in Kontakt (Abb. 9/2). Dabei handelt es sich um ein U-Rohr, das z. B. eine K_2SO_4-Lösung enthält und an den Enden durch Watte oder einen porösen Tonverschluss, den Ionen passieren können, vor dem Auslaufen geschützt ist. Sofort setzt im äußeren Draht ein Stromfluss ein, es wandern Elektronen von der Zinkelektrode zur Kupferelektrode. Der *äußere Ladungstransport* wird in der Lösung durch *Ionenwanderung* ausgeglichen, die über Salzbrücken erfolgt. An der *Zinkelektrode* werden unter Abgabe von Elektronen $Zn^{2\oplus}$-Ionen frei, deren Ladung durch Anionen ($SO_4^{2\ominus}$) ausgeglichen wird, die über die Salzbrücke zuwandern. An der *Kupferelektrode* scheiden sich $Cu^{2\oplus}$-Ionen unter Aufnahme von Elektronen als Kupfer ab. Der Verlust von Kationen in dieser Halbzelle muss durch Abwanderung von Anionen ($SO_4^{2\ominus}$) über die Salzbrücke ausgeglichen werden. In diesem System aus zwei Halbzellen ist die Zinkelektrode die *Anode* (Ort der Elektronenabgabe, Minuspol), sie zieht in der Halbzelle Anionen ($SO_4^{2\ominus}$) an, an ihr läuft eine Oxidation ab. Die Kupferelektrode ist die *Kathode* (Ort der Elektronenaufnahme, Pluspol), sie zieht in der Halbzelle Kationen an, an ihr läuft eine Reduktion ab. Die Zinkelektrode wird dabei leichter, weil $Zn^{2\oplus}$ in die Lösung übergeht. Die Kupferelektrode wird schwerer, weil $Cu^{2\oplus}$ sich als Kupfer niederschlägt.

Elektrode

9.6 Elektrochemische Zelle (Daniell-Element)

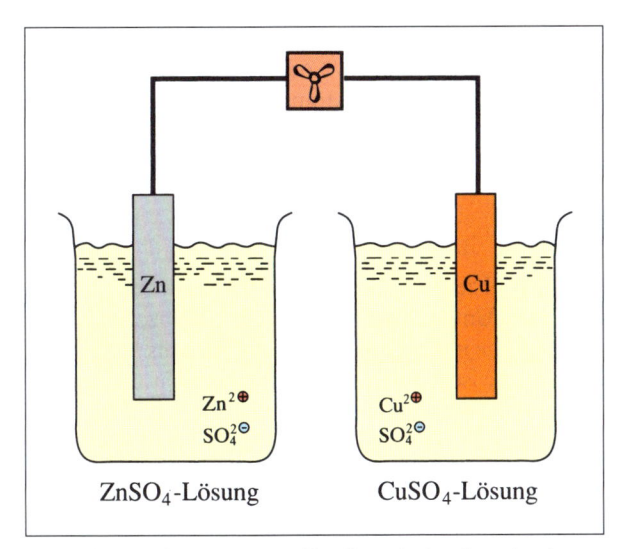

Abb. 9/1 Zwei getrennte Halbzellen sind außen durch einen Draht verbunden. Es fließen keine Elektronen. Der Elektromotor steht.

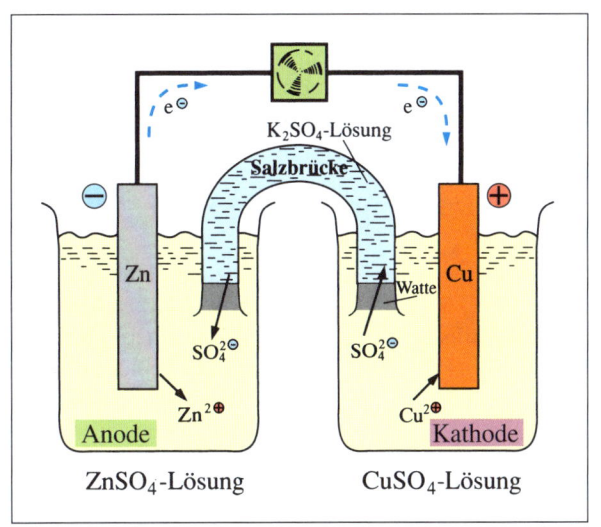

Abb. 9/2 Elektrochemische Zelle: Zwei Halbzellen haben über eine Salzbrücke Kontakt. Im äußeren Draht setzt ein Elektronenfluss ein. Der Elektromotor läuft.

elektrochemische Zelle

Mit Hilfe der Salzbrücke ist aus den Halbzellen eine elektrochemische Zelle geworden, die sich dadurch auszeichnet, dass der im äußeren Draht fließende Strom elektrische Arbeit leisten kann (z. B. einen Elektromotor antreiben). Der Elektronenfluss in der angegebenen Richtung verläuft freiwillig, d. h. unter Abgabe von Energie. Die elektrochemische Zelle $Zn/Zn^{2+}//Cu^{2+}/Cu$ wird auch *Daniell-Element* genannt. Der Aufbau kann wie in Abbildung 9/2 sein oder auch in einem Gefäß, in dem man die Halbzellen durch eine poröse Trennwand *(Diaphragma)* voneinander trennt (Abb. 9/3).

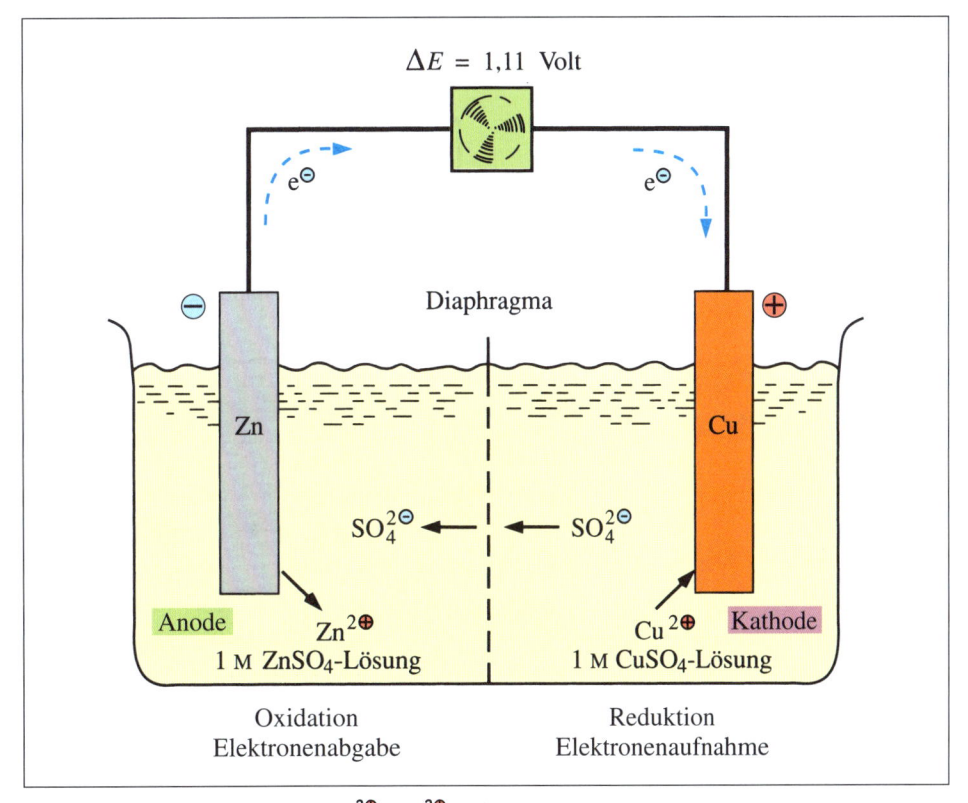

Abb. 9/3 Daniell-Element ($Zn/Zn^{2+}//Cu^{2+}/Cu$).

9 Oxidation und Reduktion

Beachten Sie bei der Verwendung der Begriffe Anode und Kathode, ob Sie das Innere der Stromquelle betrachten wie in den Abbildungen 9/2 und 9/3 oder ob Sie die Stromquelle nutzen, z. B. bei der Elektrolyse (s. Kap. 7.5, Abb. 7/2). Der Minuspol der Stromquelle wird bei der Elektrolyse zur Kathode, der Pluspol zur Anode.

9.7 Elektromotorische Kraft (EMK)

Potenzialdifferenz

Voraussetzung dafür, dass zwischen zwei Halbzellen im äußeren Draht Elektronen fließen, die elektrische Arbeit leisten, ist ein „Niveau-Unterschied" zwischen den Halbzellen. Dieser drückt sich in einer **Potenzialdifferenz** aus, die in elektrochemischen Zellen als *Spannungsdifferenz* (ΔE) gemessen werden kann, die zwischen den Elektroden herrscht. In der Versuchsanordnung der Abbildungen 9/2 und 9/3 beträgt die Spannung $\Delta E = 1{,}11$ Volt.

Kombiniert man die $Cu/Cu^{2\oplus}$-Halbzelle mit einer $Ag/Ag^{\oplus}$-Halbzelle (Abb. 9/4), dann fließen die Elektronen von der Kupferelektrode zur Silberelektrode. Die Redoxgleichung und die Redox-Teilreaktionen lauten:

$$Cu + 2\,Ag^{\oplus} \rightleftharpoons Cu^{2\oplus} + 2\,Ag \qquad \begin{array}{c} Cu^{2\oplus} + 2\,e^{\ominus} \rightleftharpoons Cu \\ Ag^{\oplus} + e^{\ominus} \rightleftharpoons Ag \end{array}$$

Die Spannung zwischen den Elektroden beträgt $\Delta E = 0{,}46$ Volt.

Im Daniell-Element (Abb. 9/3) wandern die Elektronen vom Zink zum $Cu^{2\oplus}$, in der Kupfer/Silber-Zelle (Abb. 9/4) vom Kupfer zum $Ag^{\oplus}$. Einmal ist $Cu^{2\oplus}$ das Oxidationsmittel (wird selbst reduziert), im anderen Fall ist Kupfer das Reduktionsmittel (wird selbst oxidiert). Ob die *Oxidationskraft* oder die *Reduktionskraft* einer Halbzelle zum Tragen kommt, hängt von dem Partnersystem in der anderen Halbzelle ab. Es gilt:

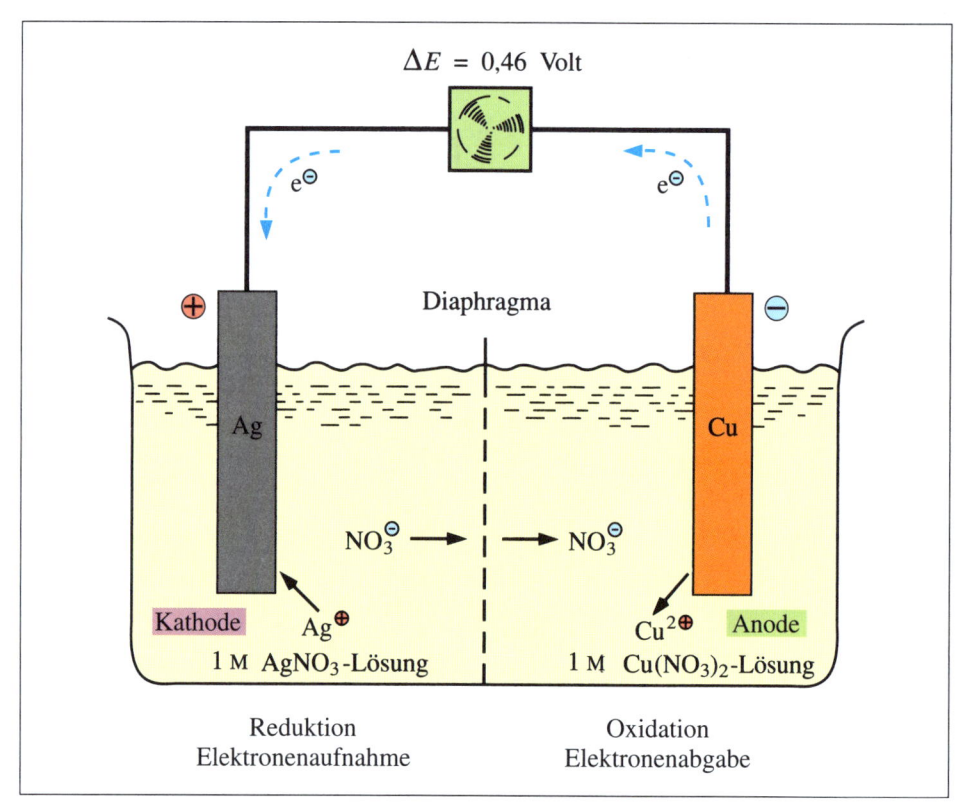

Abb. 9/4 Kupfer/Silber-Zelle ($Cu/Cu^{2\oplus}//Ag^{\oplus}/Ag$).

> Metalle unterscheiden sich in der Donatorstärke (Reduktionskraft), Metallionen in der Akzeptorstärke (Oxidationskraft).

elektromotorische Kraft

Die Spannung ΔE zwischen den beiden Elektroden einer elektrochemischen Zelle entspricht der **elektromotorischen Kraft** (EMK) der Zelle. Die maximale Arbeit, die sich aus einer bei konstantem Druck und konstanter Temperatur ablaufenden chemischen Reaktion gewinnen lässt, ist ein Maß für die Änderung von Gibbs' freier Energie (ΔG, s. Kap. 6.6.4) des Systems. Es gilt:

$$\Delta G = -z \cdot F \cdot \Delta E$$

z = Zahl der übertragenen Elektronen
$F = 96485\ C \cdot mol^{-1}$ (Faraday-Konstante)
ΔE in Volt; ΔG in kJ/mol

Nur bei negativen ΔG-Werten ist eine Reaktion exergon, läuft also spontan (freiwillig) ab. Bei Redoxreaktionen muss die Potenzialdifferenz ΔE positiv sein, damit ΔG negativ wird.

Stoffwechselenergie als Stromquelle

In jüngster Zeit ist eine Mini-Batterie entwickelt worden, die nur mit Körperflüssigkeiten läuft, d.h. im Körper permanent einsatzbereit ist. Der erzeugte Strom kann Sensoren betreiben, die den Gesundheitszustand überwachen, z.B. bei der Diabetes-Kontrolle. Die Biokraftstoffzelle muss in Kontakt mit Glucose-haltiger Körperflüssigkeit stehen und produziert den Strom aus der Glucose-Sauerstoff-Reaktion. Die Zelle besteht aus zwei Kohlenstoff-Fasern, die beide über Enzym-Polymerschichten mit **Glucoseoxidase** ummantelt sind. Auf einer Seite entzieht das Enzym der Glucose Elektronen *(Oxidation)*, die über die äußere Verbindung zur anderen Elektrode wandern, wo die Elektronen durch das Enzym an den gelösten Sauerstoff angelagert werden *(Reduktion)*. Solche Zellen müssen klein sein und bei der Temperatur, dem Säuregehalt und der Salzkonzentration des Blutes arbeiten.

9.8 Elektrodenpotenziale

Halbzellen verschiedener Metalle unterscheiden sich in ihrem Potenzial. Dies hängt u. a. ab von der *Elektronenkonfiguration* der Metallatome, vom Aufbau des Metallgitters und von der Hydratation der Ionen in der wässrigen Lösung, die die Elektrode umgibt, d. h., jedes Metall verhält sich etwas anders. An der Metalloberfläche (Grenzfläche), dort, wo Metall und Metallionen in Kontakt stehen, spielen sich lokale Elementarprozesse ab, die zu einem für jedes Metall charakteristischen Elektrodenpotenzial führen. Dies kann partiell *positiv* sein, wenn sich an der Metalloberfläche Metallionen aus der Lösung an das Metallgitter anlagern, oder partiell *negativ*, wenn Metallionen das Metallgitter verlassen. Das absolute Potenzial einer Halbzelle lässt sich jedoch nicht bestimmen, weil man nur *Potenzialdifferenzen* messen kann. Aus diesem Grund wurde eine *Referenz-Halbzelle* (= **Bezugselektrode**) definiert, deren Potenzial man willkürlich gleich Null setzt. Dieser Kniff erlaubt es, für sämtliche Halbzellen ein Potenzial anzugeben, das letztlich die Potenzialdifferenz $\Delta E = E_2 - E_1$ zur Bezugselektrode darstellt.

Elektrodenpotenzial

Normalwasserstoffelektrode

Die Bezugshalbzelle ist die **Normalwasserstoffelektrode**. Sie besteht aus einer Platinelektrode, die bei 25 °C (= 298 K) in eine Säurelösung mit $c(H_3O^{\oplus}) = 1$ mol/L (pH = 0) eintaucht und von Wasserstoffgas bei 1013 hPa Druck umspült wird (Abb. 9/5 und 9/6). Die Redox-Teilreaktion, deren Gleichgewicht sich an der Platinoberfläche einstellt, lautet:

$$2\ H_3O^{\oplus} + 2\ e^{\ominus} \rightleftharpoons H_2 + 2\ H_2O \qquad E^0 = 0{,}00\ \text{Volt (Bezugssystem)}$$

9 Oxidation und Reduktion

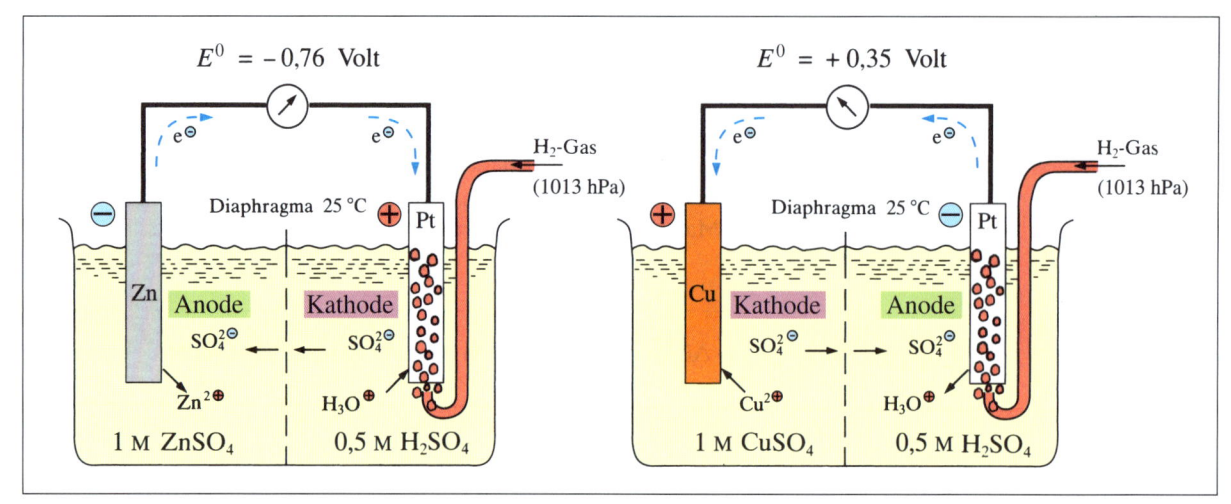

Abb. 9/5 Normalwasserstoffelektrode in Verbindung mit einer Standard-Zinkelektrode.

Abb. 9/6 Normalwasserstoffelektrode in Verbindung mit einer Standard-Kupferelektrode.

Bringt man diese Bezugs-Halbzelle mit anderen Halbzellen in Kontakt, dann kann der Elektronenfluss im äußeren Draht in zwei Richtungen erfolgen.

Fall 1 (Abb. 9/5): Die Elektronen fließen von der anderen Halbzelle *zur* Normalwasserstoffelektrode (z. B. vom Zn zum H_3O^+), das Potenzial erhält ein **negatives** Vorzeichen. Es entstehen Zn^{2+}-Ionen und Wasserstoff.

$Zn^{2+} + 2\,e^- \rightleftharpoons Zn$	(Zink-Halbzelle)	$E^0 = -0{,}76$ V
$2\,H_3O^+ + 2\,e^- \rightleftharpoons H_2 + 2\,H_2O$	(Bezugs-Halbzelle)	$E^0 = 0{,}00$ V

Fall 2 (Abb. 9/6): Die Elektronen fließen *von* der Normalwasserstoffelektrode zur anderen Halbzelle (z. B. vom H_2 zum Cu^{2+}), das gemessene Potenzial erhält ein **positives** Vorzeichen. Es entstehen metallisches Kupfer und H_3O^+-Ionen.

$2\,H_3O^+ + 2\,e^- \rightleftharpoons H_2 + 2\,H_2O$	(Bezugs-Halbzelle)	$E^0 = 0{,}00$ V
$Cu^{2+} + 2\,e^- \rightleftharpoons Cu$	(Kupfer-Halbzelle)	$E^0 = +0{,}35$ V

Normalpotenzial

Das gemessene Potenzial E einer beliebigen Halbzelle ist u. a. von der Konzentration der Metallionen in der Elektrodenlösung abhängig. Will man verschiedene Halbzellen vergleichen, ist es nötig, für jede Halbzelle das **Normalpotenzial** (E^0) zu definieren. Dazu muss die Metallelektrode unter Standardbedingungen (1013 hPa, 25 °C) in eine 1 molare (1 M) Metallsalzlösung eintauchen und man bestimmt die Potenzialdifferenz zur Normalwasserstoffelektrode. Die E^0-Werte sind charakteristische Konstanten für ein Redoxpaar und zugleich ein Maß für die Oxidations- bzw. Reduktionskraft eines Redoxpaares. Bei den oben genannten Beispielen wurden die E^0-Werte schon angegeben.

9.9 Spannungsreihe

Für sämtliche Redoxpaare, d. h. nicht nur für die Metall/Metallion-Systeme, sondern auch für solche unter Beteiligung von Nichtmetallen (z. B. $H_2/2\,H^+$, $2\,Cl^-/Cl_2$) bis hin zu organischen Redoxsystemen (z. B. Hydrochinon/Chinon), lassen sich die Normalpotenziale be-

9.9 Spannungsreihe

Spannungsreihe

stimmen. In der **elektrochemischen Spannungsreihe** (Tab. 9/2) schreibt man die Redoxpaare nach ihren Normalpotenzialen geordnet untereinander. Oben steht das Redoxpaar mit dem negativsten E^0-Wert, seine reduzierte Form hat die höchste Reduktionskraft. Nach unten hin werden die E^0-Werte immer positiver. Ganz unten steht das Redoxpaar, dessen oxidierte Form die höchste Oxidationskraft besitzt. Dies ist das Element Fluor (F_2).

Mit Hilfe der Spannungsreihe lassen sich *Vorhersagen* machen, welche Redoxreaktionen spontan (= freiwillig) ablaufen. Wir wollen uns dies an Hand der schon besprochenen elektrochemischen Zellen (Abb. 9/3 und 9/4) exemplarisch verdeutlichen. Die drei genannten Redoxpaare reihen sich in der Spannungsreihe wie folgt untereinander:

Ox		**Red**	E^0
Zn^{2+} + $2\,e^-$	$\rightleftharpoons$	Zn	–0,76 V
Cu^{2+} + $2\,e^-$	$\rightleftharpoons$	Cu	+0,35 V
Ag^{+} + e^-	$\rightleftharpoons$	Ag	+0,81 V

Ox = oxidierte Form; *Red* = reduzierte Form

Das angegebene Potenzial E^0 mit seinen Vorzeichen bezieht sich immer auf den **Reduktionsprozess** einer umkehrbaren Teilreaktion:

$$\text{oxidierte Form} + z\,e^- \longrightarrow \text{reduzierte Form}$$

Reduktionspotenzial

In den Tabellen findet man stets das **Reduktionspotenzial**. Man muss die reversiblen Teilreaktionen von links nach rechts lesen, damit das Vorzeichen für E^0 stimmt.

Die Elektronen fließen freiwillig von oben rechts nach unten links (Bergab-Regel), d.h. von der reduzierten Form *(Red)* des Redoxpaares mit negativerem E^0-Wert zur oxidierten Form *(Ox)* des Redoxpaares mit positiverem E^0-Wert. Die Potenzialdifferenz für das Daniell-Element ($Zn/Zn^{2+}//Cu^{2+}/Cu$) ergibt sich aus der Differenz der E^0-Werte:

$$\Delta E = E_{\text{Kathode}} - E_{\text{Anode}} = E^0_{\text{Cu}} - E^0_{\text{Zn}} = 0{,}35 - (-0{,}76) = 1{,}11\;\text{Volt}$$

Entsprechend errechnet sich für die Kupfer/Silber-Zelle:

$$\Delta E = E^0_{\text{Ag}} - E^0_{\text{Cu}} = 0{,}81 - 0{,}35 = 0{,}46\;\text{Volt}$$

Man kann damit bei beliebig kombinierten Redoxpaaren nicht nur vorhersagen, welcher Partner als Oxidationsmittel und welcher als Reduktionsmittel reagiert, sondern kann bei Einhaltung der Standardbedingungen auch sagen, welche elektromotorische Kraft (ΔE) zur Verfügung steht. Diese ist der Änderung an Gibbs' freier Energie proportional, d.h., wie viel Arbeit das System bei molarem Umsatz maximal leisten kann, ergibt sich aus der Beziehung $\Delta G = -z \cdot F \cdot \Delta E$. Nur eine positive Potenzialdifferenz ΔE signalisiert, dass eine Redoxreaktion freiwillig abläuft (ΔG negativ).

Unedle Metalle stehen oberhalb des Wasserstoffs in der Spannungsreihe (negatives Normalpotenzial). Sie können Elektronen an H_3O^+-Ionen abgeben und sich somit in starken Säuren unter Wasserstoffentwicklung lösen (z.B. Zn, Fe, s. Tab. 9/2). Solche Metalle haben eine *ausgeprägte Reduktionskraft*. Metalle, die unterhalb des Wasserstoffs stehen, besitzen eine schwächere Reduktionskraft, ihre Kationen hingegen sind eher Oxidationsmittel. Je nach E^0-Wert spricht man von **Halbedel-** oder **Edelmetallen**.

9 Oxidation und Reduktion

Tab. 9/2 Spannungsreihe (Reduktionspotenziale) für die im Text erwähnten Redoxpaare. (*Ox* = oxidierte Form, *Red* = reduzierte Form).

Ox		Red	E^0 (Volt)
geringe Oxidationskraft		*hohe Reduktionskraft*	
$Na^{\oplus}$	$+\ e^{\ominus} \rightleftarrows$	Na	−2,71
$Mg^{2\oplus}$	$+\ 2\,e^{\ominus} \rightleftarrows$	Mg	−2,40
$Zn^{2\oplus}$	$+\ 2\,e^{\ominus} \rightleftarrows$	Zn	−0,76
$Fe^{2\oplus}$	$+\ 2\,e^{\ominus} \rightleftarrows$	Fe	−0,44
$2\,H_3O^{\oplus}$	$+\ 2\,e^{\ominus} \rightleftarrows$	$H_2 + 2\,H_2O$	0,00
$Cu^{2\oplus}$	$+\ 2\,e^{\ominus} \rightleftarrows$	Cu	+0,35
I_2	$+\ 2\,e^{\ominus} \rightleftarrows$	$2\,I^{\ominus}$	+0,58
$Chinon + 2\,H_3O^{\oplus}$	$+\ 2\,e^{\ominus} \rightleftarrows$	$Hydrochinon + 2\,H_2O$	+0,70
$Fe^{3\oplus}$	$+\ e^{\ominus} \rightleftarrows$	$Fe^{2\ominus}$	+0,77
$Ag^{\oplus}$	$+\ e^{\ominus} \rightleftarrows$	Ag	+0,81
$Hg^{2\oplus}$	$+\ 2\,e^{\ominus} \rightleftarrows$	Hg	+0,86
$O_2 + 4\,H_3O^{\oplus}$	$+\ 4\,e^{\ominus} \rightleftarrows$	$2\,H_2O_2 + 4\,H_2O$	+1,23
Cl_2	$+\ 2\,e^{\ominus} \rightleftarrows$	$2\,Cl^{\ominus}$	+1,36
F_2	$+\ 2\,e^{\ominus} \rightleftarrows$	$2\,F^{\ominus}$	+2,86
hohe Oxidationskraft		*geringe Reduktionskraft*	

9.10 Nernst-Gleichung

Halbzellen, die nicht den Standardbedingungen entsprechen, haben ein Potenzial E, das von E^0 verschieden ist. E hängt von der Konzentration an oxidierter Form (*Ox*) und reduzierter Form (*Red*) in der Elektrodenlösung ab. Die mathematische Beziehung, die dies beschreibt, ist die *Nernst-Gleichung*.

$$E = E^0 + \frac{R \cdot T}{z \cdot F} \ln \frac{[Ox]}{[Red]}$$

R = Gaskonstante
T = Temperatur (in K)
z = Zahl der übertragenen $e^{\ominus}$
F = Faraday-Konstante

Arbeitet man bei 25 °C, zieht die Gaskonstante R und die Faraday-Konstante F zusammen und wandelt den natürlichen in den dekadischen Logarithmus um, dann erhält man den Faktor 0,06. Die Gleichung vereinfacht sich zu:

Nernst-Gleichung

$$\text{Nernst-Gleichung} \quad E = E^0 + \frac{0{,}06}{z} \lg \frac{[Ox]}{[Red]} \quad \text{Volt}$$

Die Nernst-Gleichung ermöglicht also, den Einfluss der Konzentrationen eines Redoxpaares auf das Redoxpotenzial einer Halbzelle anzugeben. Kombiniert man zwei Halbzellen, die von den Standardkonzentrationen abweichen, berechnet man zunächst das Potenzial E der Halbzellen mit Hilfe der Nernst-Gleichung und dann das wirksame Potenzial ΔE.

Betrachten wir eine Zn/Zn$^{2\oplus}$-Halbzelle mit einer 0,1 M Zinksulfatlösung, dann errechnet sich das Potenzial E dieser Halbzelle wie folgt:

$$E_{Zn/Zn^{2\oplus}} = -0{,}76 + \frac{0{,}06}{z} \lg \frac{[Zn^{2\oplus}]}{[Zn]} \text{ Volt}$$

Bei Metallen setzt man [Red] = 1, also gilt in unserem Beispiel [Zn] = 1. Es ergibt sich:

$$E_{Zn/Zn^{2\oplus}} = -0{,}76 + 0{,}03 \lg [Zn^{2\oplus}] = -0{,}76 - 0{,}03 = -0{,}79 \text{ V}$$

Durch Verdünnen der Metallsalzlösung (1 mol auf 0,1 mol) wird das Potenzial der Halbzelle im Vergleich zum Normalpotenzial ($E^0 = -0{,}76$ V) *negativer*, die Reduktionskraft des Zinks nimmt *zu*. Anders ausgedrückt: Bringt man zwei gleiche Halbzellen in Kontakt, die sich lediglich in der Konzentration der Metallsalzlösungen im Elektrodenraum unterscheiden, dann bildet sich zwischen diesen Halbzellen ein Potenzial aus, und es können Elektronen fließen, bis sich die Metallsalzkonzentrationen in den beiden Halbzellen ausgeglichen haben und ΔE zu Null wird. **Konzentrationsgradienten** z. B. längs einer Membran sind ein Energiepotenzial, aus dem elektrische oder chemische Energie gewonnen werden kann.

Auch beim Daniell-Element (Abb. 9/3) fließen die Elektronen nicht beliebig lange von der Zink- zur Kupferelektrode, irgendwann ist das Element „erschöpft" (= *entladen*), der Elektronenfluss kommt zum Stillstand. Die Änderung der Potenziale der Halbzellen lässt sich wie folgt beschreiben:

$$E_1 = -0{,}76 + \frac{0{,}06}{2} \lg [Zn^{2\oplus}] \qquad E_2 = +0{,}35 + \frac{0{,}06}{2} \lg [Cu^{2\oplus}]$$

$$\Delta E = E_{Kathode} - E_{Anode} = E_2 - E_1$$

An der Zinkelektrode nimmt die Konzentration an Zn$^{2\oplus}$ zu, das Potenzial E_1 wird mit der Zeit positiver. An der Kupferelektrode nimmt die Konzentration an Cu$^{2\oplus}$ ab, E_2 wird negativer. Die Potenzialdifferenz ΔE wird zunehmend kleiner und schließlich zu Null. Zwischen den Halbzellen hat sich ein Gleichgewicht eingestellt. Mit der Beziehung $\Delta G = -z \cdot F \cdot \Delta E$ ergibt sich $\Delta G = 0$. Die Triebkraft der Redoxreaktion ist erloschen (s. Kap. 6.6.5). Man sieht nochmals, dass ΔG und ΔE direkt proportional sind.

Legt man an eine elektrochemische Zelle, die das Gleichgewicht erreicht hat, einen Gleichstrom mit ausreichender Spannung an, so kann man die Umkehrung der vorher freiwillig abgelaufenen Redoxreaktion unter Zuführung von Energie erzwingen und das Potenzial der Halbzellen und damit die ursprüngliche Potenzialdifferenz wieder aufbauen. Die Zelle wird *aufgeladen*. Dies gelingt beispielsweise bei Batterien und Akkus.

9.11 Redox- und Säure-Base-Reaktionen im Vergleich

Es gibt eine auffällige *Parallelität* zwischen Redox- und Säure-Base-Reaktionen (Tab. 9/3). Bei beiden werden *Elementarteilchen* übertragen, einmal **Elektronen**, einmal **Protonen**. Die Elektronen bei den Redoxreaktionen entstammen den Valenzelektronen des einen Partners und gehen in die Valenzschale des anderen Partners über. Ein Proton bei einer Säure-Base-Reaktion wird frei, indem es die bindenden Elektronen in der Valenzschale des Donators zurücklässt. Das Proton lagert sich an ein Valenzelektronenpaar des Akzeptors an. In beiden Fällen wird das *Prinzip chemischer Reaktionen* deutlich: Die Eigenschaften der Stoffe ändern sich aufgrund von Umordnungen in der *Elektronenhülle* der Reaktionspartner.

Tab. 9/3 Vergleich zwischen Redox- und Säure-Base-Reaktionen.

Redoxreaktion		Säure-Base-Reaktion
$e^\ominus$	übertragene Elementarteilchen	$H^\oplus$
Reduktionsmittel	Donator	Säure
Oxidationsmittel	Akzeptor	Base
E, E^0	Donatorstärke	pH, pK_s
$E = E^0 + \dfrac{0{,}06}{z} \lg \dfrac{[Ox]}{[Red]}$	Konzentrationsabhängigkeit der Donatorstärke	$pH = pK_s + \lg \dfrac{[Base]}{[Säure]}$
(Nernst-Gleichung)		(Puffergleichung)

9.12 pH-Abhängigkeit von Redoxpotenzialen

9.12.1 Normalpotenziale bei pH = 7

Es gibt Redoxpaare, bei denen die Bildung der oxidierten Form mit der Freisetzung von Protonen einhergeht, die sich an Wasser zum $H_3O^\oplus$ anlagern. In diesen Fällen ist das Potenzial der Halbzelle u.a. auch von der Hydroniumionen-Konzentration, d.h. vom pH-Wert der Lösung, abhängig. Am deutlichsten ist dies bei der Wasserstoffelektrode selbst zu erkennen.

$$2\,H_3O^\oplus + 2\,e^\ominus \rightleftharpoons H_2 + 2\,H_2O$$

Bei Anwendung der Nernst-Gleichung ergibt sich für das Potenzial E:

$$E_{H_2/H^\oplus} = 0 + \dfrac{0{,}06}{2} \lg \dfrac{[H_3O^\oplus]^2}{[H_2O]^2 \cdot [H_2]}\ \text{Volt}$$

Die Konzentration von H_2O ist praktisch konstant und in E^0 enthalten, formal wird sie gleich 1 gesetzt. Für die Konzentration des Wasserstoffs, sofern man bei Normaldruck (1013 hPa) arbeitet, gilt $[H_2] = 1$. Es bleibt

$$E_{H_2/H^\oplus} = 0 + \dfrac{0{,}06}{2} \lg [H_3O^\oplus]^2 = 0{,}06 \lg [H_3O^\oplus],$$

da $pH = -\lg[H_3O^\oplus]$, gilt:

$$\boxed{E_{H_2/H^\oplus} = -0{,}06\,pH\ \text{Volt}}$$

Bei pH = 0 liegt die Normalwasserstoffelektrode vor ($E^0 = 0$ V), bei den üblichen pH-Werten in der lebenden Zelle (pH = 7) errechnet sich

$$E_{H_2/H^\oplus} = -0{,}42\ \text{V}.$$

Die Reduktionskraft des Wasserstoffs ist bei pH = 7 stärker als in einem sauren Milieu.

In der Biochemie ist es sinnvoll, die Redoxpotenziale auf pH = 7 zu beziehen. Die Normalpotenziale werden umgerechnet ($E^0 - 0{,}42$) und als $E^{0\prime}$-Werte tabelliert. Diese unterscheiden sich von den E^0-Werten (Tab. 9/2) nur, wenn $H_3O^\oplus$-Ionen in die Gleichung für das Redoxpaar eingehen.

Ein zweites Beispiel ist die Sauerstoff-Halbzelle in wässriger Lösung ($E^0 = +1{,}23$ V).

$$O_2 + 4\,H_3O^\oplus + 4\,e^\ominus \rightleftharpoons 2\,H_2O + 4\,H_2O$$

$$E_{O^{2\ominus}/O_2} = 1{,}23 + \dfrac{0{,}06}{4} \lg \dfrac{[O_2][H_3O^\oplus]^4}{[H_2O]^6}\ \text{Volt}$$

9.12 pH-Abhängigkeit von Redoxpotenzialen

Die Trennung der sechs Wassermoleküle auf der rechten Seite soll kenntlich machen, dass nur zwei der Bereitstellung von $O^{2\ominus}$ für die Oxidation dienen, während vier benötigt werden, um die frei werdenden Protonen aufzunehmen. Arbeitet man bei Normaldruck ($[O_2] = 1$) und setzt die Wasserkonzentration gleich 1, so gilt

$$E_{O^{2\ominus}/O_2} = 1{,}23 + \frac{0{,}06}{4} \lg [H_3O^\oplus]^4 = 1{,}23 + 0{,}06 \lg [H_3O^\oplus]$$

$$E_{O^{2\ominus}/O_2} = 1{,}23 - 0{,}06 \text{ pH}; \qquad E^{0'} = +0{,}81 \text{ V}$$

Die Oxidationskraft des „klassischen" Oxidationsmittels Sauerstoff ist in saurem Milieu stärker als im basischen.

9.12.2 pH-Bestimmung durch Potenzialmessung

Die pH-Abhängigkeit von Redoxpotenzialen kann zur Messung von pH-Werten benutzt werden. Im einfachsten Fall müsste man die Lösung mit einer *Wasserstoffelektrode* gegen das Potenzial einer Normalwasserstoffelektrode vermessen. Ein anderes Beispiel ist die **Chinhydron-Elektrode**. Das verwendete Redoxpaar Hydrochinon/Chinon stammt aus der organischen Chemie, wir verwenden es hier ohne Strukturformel (s. Kap. 15). Wenn Hydrochinon und Chinon in gleicher Konzentration vorliegen, spricht man von Chinhydron.

$$\boxed{\text{Chinon}} + 2\,H_3O^\oplus + 2\,e^\ominus \rightleftharpoons \boxed{\text{Hydrochinon}} + 2\,H_2O \qquad E^0 = +0{,}70 \text{ V}$$

Anwendung der Nernst-Gleichung führt zu folgendem Potenzial:

$$E = E^0 + \frac{0{,}06}{2} \lg \frac{[\text{Chinon}][H_3O^\oplus]^2}{[\text{Hydrochinon}]} \text{ Volt}$$

$$E = E^0 + 0{,}03 \lg \frac{[\text{Chinon}]}{[\text{Hydrochinon}]} + 0{,}06 \lg [H_3O^\oplus]$$

$$E = E^0 + 0{,}03 \lg \frac{[\text{Chinon}]}{[\text{Hydrochinon}]} - 0{,}06 \text{ pH} \quad \text{Volt}$$

Taucht eine inerte Platinelektrode in eine Messlösung, die Chinon und Hydrochinon in gleicher Konzentration enthält, dann ist das Potenzial der Halbzelle nur noch vom pH-Wert der Messlösung abhängig. Bringt man diese Halbzelle mit einer Bezugselektrode in Kontakt, deren Potenzial bekannt ist, ergibt sich aus der Potenzialdifferenz der pH-Wert.

Glaselektrode

Heute werden pH-Messungen überwiegend mit der **Glaselektrode** ausgeführt. Hier wird nicht auf ein pH-abhängiges Redoxpaar zurückgegriffen, sondern auf dünne Membranen spezieller Glassorten, an denen ein Potenzial entsteht, wenn die Membran innen und außen von Lösungen mit unterschiedlichem pH-Wert benetzt wird. Hält man innen den pH-Wert durch eine Pufferlösung konstant und bringt innen eine geeignete *Ableitelektrode* (z. B. Ag/AgCl) in Membrannähe an, so kann man mit Hilfe einer äußeren *Bezugselektrode*, die mit in die Messlösung eintaucht und deren Potenzial nicht pH-abhängig ist, das Potenzial an der Glasmembran abgreifen. Die innere Ableitelektrode reagiert also auf die pH-Änderung an der äußeren Membranseite und leitet das entstehende Potenzial weiter. Nach Eichung ist die gemessene Potenzialdifferenz dem pH-Wert der Messlösung proportional. Die heute verwendeten **Einstabmessketten** enthalten die eigentliche Glaselektrode und die Bezugselektrode (Kalomel-Elektrode: Hg/Hg_2Cl_2 in KCl-Lösung) in einem Bauelement (Abb. 9/7).

pH-Bestimmungen, die auf der Messung von Potenzialdifferenzen beruhen, sind sehr viel genauer ($\pm\,0{,}01$ pH-Einheiten) als solche mit Hilfe von Indikatoren (s. Kap. 8.7).

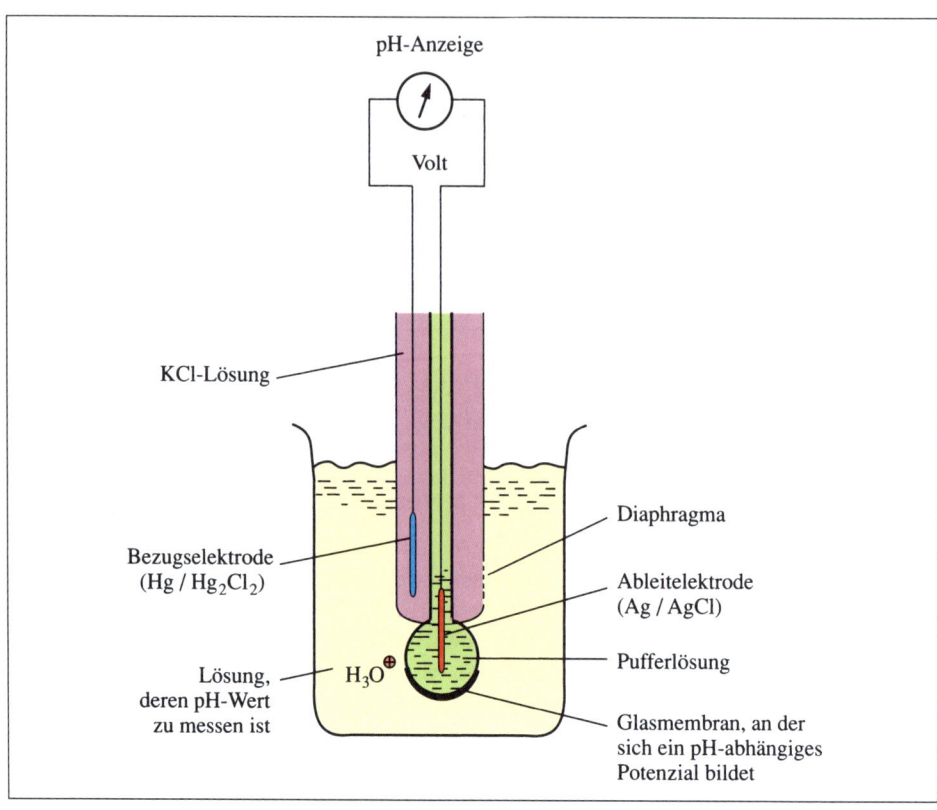

Abb. 9/7 Glaselektrode zur Messung von pH-Werten (Einstabmesskette).

9.13 Knallgasreaktion und Atmungskette

Knallgasreaktion

Bei allen Lebewesen, die Sauerstoff zur Energieversorgung benötigen, wird die Energie aus dem Potenzialgefälle der **Knallgasreaktion** gewonnen. Die Potenzialdifferenz unter Standardbedingungen beträgt $\Delta E = 1{,}23$ V. Mit diesem Wert lässt sich die Energie berechnen, die bei der Bildung von 1 mol Wasser frei wird:

$$\Delta G^{0'} = -z \cdot F \cdot \Delta E^{0'} = -2 \cdot 96{,}5 \cdot 1{,}23 = -237 \text{ kJ/mol}$$

Die Knallgasreaktion ($H_2 + \frac{1}{2} O_2 \longrightarrow H_2O$) hat eine große Triebkraft, eine Mischung der Gase Wasserstoff und Sauerstoff explodiert beim Zünden. Bei pH = 7 spielt sich diese Reaktion zwischen den Potenzialen $-0{,}42$ V und $+0{,}81$ V ab. Wasserstoff kommt in der Zelle allerdings nicht frei vor, sondern wird von organischen Substraten z. B. auf $NAD^{\oplus}$ (Nicotinamid-adenin-dinucleotid) übertragen. Das entstehende $NADH$ ist der eigentliche Elektronendonator in der *Atmungskette*, die in den Mitochondrien, den „Kraftwerken" der Zelle, abläuft. Das Redoxpaar $NADH/NAD^{\oplus}$ hat das negativste Normalpotenzial ($E^{0'} = -0{,}32$ V). Vom NADH wandern die Elektronen über mehrere Redoxpaare, die hier nicht weiter erläutert werden, zum Sauerstoff (Abb. 9/8).

Atmungskette

Es ergibt sich folgende Reaktionsgleichung:

$$NADH + H^{\oplus} + \tfrac{1}{2} O_2 \longrightarrow NAD^{\oplus} + H_2O$$

Die Potenzialdifferenz, die die Elektronen durchlaufen, beträgt $\Delta E^{0'} = 1{,}13$ V, daraus ergibt sich für zwei Elektronen aus dem NADH $\Delta G^{0'} = -2 \cdot 96{,}5 \cdot 1{,}13 = -218$ kJ mol^{-1}. Der „Trick" der Natur besteht darin, dass die Elektronen von NADH nicht direkt auf den Sauerstoff übertragen werden, sondern **stufenweise** über verschiedene Redoxsysteme. Dadurch wird

9.13 Knallgasreaktion und Atmungskette

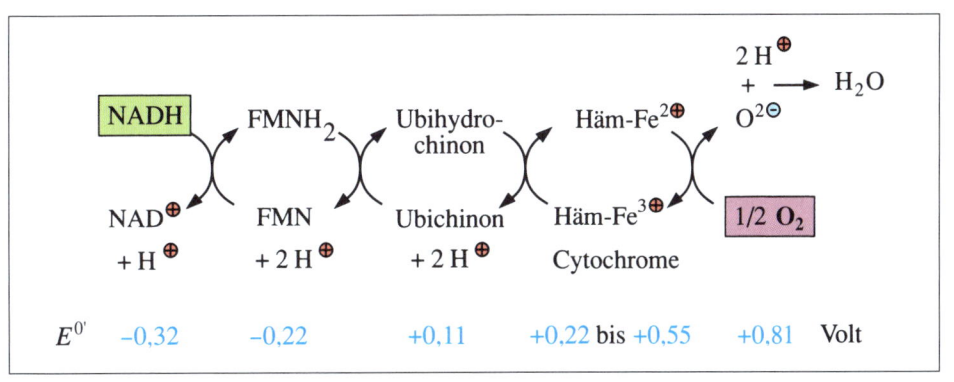

	NADH		FMNH$_2$		Ubihydro-chinon		Häm-Fe^{2+}		2 H$^+$ + O^{2-} → H$_2$O
	NAD$^+$ + H$^+$		FMN + 2 H$^+$		Ubichinon + 2 H$^+$		Häm-Fe^{3+} Cytochrome		1/2 O$_2$
$E^{0'}$	−0,32		−0,22		+0,11		+0,22 bis +0,55		+0,81 Volt

Abb. 9/8 Schema des Elektronenflusses in der Atmungskette vom NADH zum Sauerstoff. Es gibt bei einzelnen Redoxreaktionen ein- oder zwei-Elektronenübertragungen. Im zweiten Fall werden natürlich 2 mol des Redoxpaares benötigt, um 1 mol NADH zu oxidieren. $E^{0'}$ = Normalpotenzial des Systems bei pH = 7, FMN = Flavinmononucleotid

auch die Energie, die zunächst in einen Protonengradienten an der inneren Mitochondrienmembran umgewandelt wird, portionsweise frei. Bei der Oxidation von 1 mol NADH werden ungefähr 3 mol **ATP** (Adenosin-triphosphat) gebildet. ATP ist für den Stoffwechsel eine Art „Energiespeicher" (s. Kap. 11.1).

$$\text{ADP} + \text{P}_i + \text{H}^+ \longrightarrow \text{ATP} + \text{H}_2\text{O} \qquad \Delta G^0 = +30{,}5 \text{ kJ} \cdot \text{mol}^{-1}$$

Adenosin-diphosphat   Phosphat   Adenosin-triphosphat

Power für die Zellen

Die **Mitochondrien**, halbautonome Zellorganellen mit eigener DNA und RNA, sind die Kraftwerke der Zelle. Man vermutet heute, dass die Mitochondrien ehemals *Bakterien* waren, die in frühe einzellige Lebensformen einwanderten und ihre Fähigkeiten zur Verfügung stellten *(Endosymbionten-Hypothese)*. In den Mitochondrien wird das aus Kohlenhydraten und Fettsäuren gebildete *Acetyl-Coenzym A* zu CO_2 und Wasser oxidiert und die frei werdende Reduktionskraft (NADH) genutzt, um **ATP** zu bilden, den universellen Energieträger der Zellen. Die Mitochondrien „bändigen" gewissermaßen die stark exergone *Knallgasreaktion*.

Die Elektronen des im *NADH* gebundenen Wasserstoffs wandern über die *Elektronentransportkette* zum Sauerstoff, wobei die stufenweise frei werdende Energie zum Aufbau eines *Protonengradienten* an der inneren Mitochondrienmembran genutzt wird. Dieser Protonengradient treibt dann die ATP-Synthese. Tritt ein Mangel an Sauerstoff (Hypoxie) auf, so ist dies an funktionellen und morphologischen Veränderungen der Mitochondrien rasch zu erkennen. Solche Beeinträchtigungen verursachen einen *ATP-Mangel*, der zu *Myopathien* (z. B. am Herzen) führen kann.

Verschiedene degenerative Erkrankungen (z. B. *Parkinson-Syndrom, Alzheimer-Krankheit*) gehen mit oxidativen Schädigungen der Mitochondrien einher. Man macht hierfür reaktive Sauerstoffspezies (z. B. $O_2^{-\bullet}$) verantwortlich, die bei einer unvollständigen Reduktion des Sauerstoffs in der mitochondrialen Atmungskette entstehen. Die *freien Radikale*, die nur unzureichend durch körpereigene *Antioxidanzien* abgefangen werden, lösen Degenerations- und Alterungsprozesse aus.

Oxidation und Reduktion

Aufgaben

1. Erklären Sie folgende Bezeichnungen und Begriffe: Oxidation – Reduktion – Oxidationsmittel – Reduktionsmittel – oxidierte Form – reduzierte Form – Redoxpaar – Oxidationsstufe – elektrochemische Zelle – Salzbrücke – Halbzelle – Elektrode – elektromotorische Kraft – Potenzialdifferenz – Elektrodenpotenzial – Normalwasserstoffelektrode – Normalpotenzial – Spannungsreihe – Reduktionspotenzial – Nernst-Gleichung – Glaselektrode – Einstabmesskette – Knallgasreaktion – Atmungskette – Verbrennung – Hydrid-Ion.
2. Formulieren Sie die Umsetzung von *Eisen* mit *Schwefelsäure* zu $FeSO_4$ und markieren Sie das *Oxidations-* und das *Reduktionsmittel*.
3. Welche *Redoxpaare* spielen bei der Umsetzung von *Natrium* mit *Chlor* eine Rolle? Markieren Sie die Richtung der Elektronenübertragung sowie jeweils *oxidierte* und *reduzierte* Form der Redoxpaare.
4. Schreiben Sie die *Knallgasreaktion* in der gekoppelten Schreibweise.
5. Geben Sie ein Beispiel dafür an, dass Redox-Teilreaktionen *umkehrbar* sind.
6. Geben Sie die Oxidationsstufen des Chlors im Hypochlorit (ClO^-) und Perchlorat (ClO_4^-) an.
7. Verdünnte Salpetersäure (HNO_3) reagiert mit Kupfer zu Cu^{2+} und Stickstoffoxid (NO). Stellen Sie die Gleichung für die Gesamtreaktion auf.
8. Zwischen getrennten Halbzellen können Sie *keine* Potenzialdifferenz messen. Dies gelingt erst, wenn Sie die Halbzellen mit einem „*Salzschlüssel*" verbinden. Warum?
9. Wie fließen die Elektronen im *Daniell-Element*?
10. Wie sind *Gibbs' freie Energie* und die *EMK* einer elektrochemischen Zelle verknüpft?
11. Wie bestimmt man das *Normalpotenzial* einer Cu/Cu^{2+}-Elektrode (Betrag und Vorzeichen)?
12. Wie kann man *Metalle* aufgrund ihrer E^0-Werte einteilen?
13. Was würden Sie erwarten, wenn ein Patient in seinem Mund direkt neben einer Amalgamfüllung eine Goldkrone trägt?
14. Wie kann man mit Hilfe der Spannungsreihe vorhersagen, ob eine Redoxreaktion *spontan* (= freiwillig) abläuft oder nicht?
15. Prüfen Sie, ob folgende Ausgangsstoffe miteinander reagieren (Spannungsreihe s. Tab. 9/2) und formulieren Sie ggf. die Reaktionsgleichung: a) Natrium und Wasser, b) Eisen und Kupfer(II)-sulfatlösung, c) Silber und Iod.
16. Wofür benötigt man die *Nernst-Gleichung*?
17. Welches Potenzial hat eine *Silberelektrode*, die in eine 0,01 M Silbernitratlösung eintaucht?
18. Gibt es bei gleichartigen Halbzellen ein Potenzial, wenn sich die Elektronenlösungen in ihrer *Konzentration* unterscheiden?
19. Wann kommt eine zunächst spontan ablaufende Redox-Reaktion zum Stillstand?
20. Welches Potenzial hat eine *Wasserstoffelektrode* bei pH = 4?
21. Bei welchen Redoxpaaren unterscheidet sich der $E^{0'}$-Wert vom E^0-Wert?
22. Wie lässt sich der *pH-Wert* einer Lösung bestimmen?
23. Was ist eine *Glaselektrode*?
24. Welche Energie steht zur Verfügung, wenn 1 mol Elektronen eine *Potenzialdifferenz* von $\Delta E = 1$ Volt durchlaufen?
25. Welches ist die Energiequelle für die ATP-Bildung?

Bedeutung für den Menschen
Oxidation – Reduktion

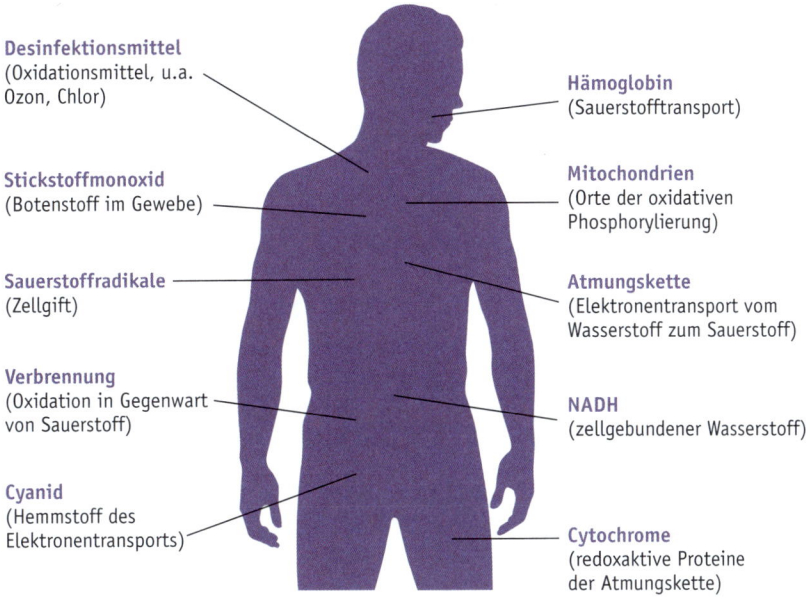

Desinfektionsmittel
(Oxidationsmittel, u.a. Ozon, Chlor)

Stickstoffmonoxid
(Botenstoff im Gewebe)

Sauerstoffradikale
(Zellgift)

Verbrennung
(Oxidation in Gegenwart von Sauerstoff)

Cyanid
(Hemmstoff des Elektronentransports)

Hämoglobin
(Sauerstofftransport)

Mitochondrien
(Orte der oxidativen Phosphorylierung)

Atmungskette
(Elektronentransport vom Wasserstoff zum Sauerstoff)

NADH
(zellgebundener Wasserstoff)

Cytochrome
(redoxaktive Proteine der Atmungskette)

10 Metallkomplexe

Bei den Elementen des Periodensystems gibt es zahlenmäßig mehr *Metalle* als *Nichtmetalle*. Im Körper des Menschen ist es genau umgekehrt, der Massenanteil der Nichtmetalle beträgt mehr als 90% (s. Kap. 2.5). Bei den Metallen im Körper sind der Viererblock der Hauptgruppenelemente Natrium, Kalium, Magnesium und Calcium sowie die *Nebengruppenelemente* der 4. Periode (z. B. Mangan, Eisen, Cobalt, Kupfer und Zink) bedeutsam. Letztere bezeichnet man auch als *Spurenelemente* (s. Kap. 2.5).

In Technik und Industrie spielen die *Reinmetalle* und ihre *Legierungen* eine große Rolle (s. Kap. 3.2), im Stoffwechsel des Menschen gibt es *keine* Reinmetalle, die Metalle sind Bestandteil von Verbindungen, d. h., sie liegen als positiv geladene Metallionen vor, z. B. in Salzen (s. Kap. 3.3 und Kap. 7). Um die Bedeutung der Nebengruppenelemente (= Übergangsmetalle) zu verstehen, reicht die Salzbetrachtung jedoch nicht aus. Die Ionen dieser Elemente werden ganz überwiegend in sog. **Metallkomplexe** eingebunden, entfalten ihre Funktion gewissermaßen im Innenraum organischer Moleküle. Jedes Metallion hat dabei im Stoffwechsel seine eigene Handschrift. Um diese Zusammenhänge besser verstehen zu können, widmen wir den Metallkomplexen ein eigenes Kapitel.

10.1 Koordinative Bindung

Moleküle oder Ionen, deren Elektronenschalen nicht vollständig aufgefüllt sind und denen zum Erreichen einer Edelgaskonfiguration z. B. ein Elektronenpaar fehlt, haben eine *Elektronenlücke*. Auf der anderen Seite gibt es Moleküle oder Ionen, deren Elektronenschalen voll besetzt sind und die über *freie Elektronenpaare* verfügen. Kommen ein Molekül mit Elektronenlücke, ein *Akzeptor*, und ein Molekül mit freien Elektronen, ein *Donator*, zusammen, so bildet sich zwischen ihnen eine Elektronenpaarbindung aus. Dieses Bindungsprinzip wurde von *Lewis* erkannt, man bezeichnet den *Akzeptor* als **Lewis-Säure**, den *Donator* als **Lewis-Base**. Das bindende Elektronenpaar stammt in diesem Fall nur von einem Partner. Ein Beispiel ist die Reaktion von Bortrifluorid mit Ammoniak.

Lewis-Säure
Lewis-Base

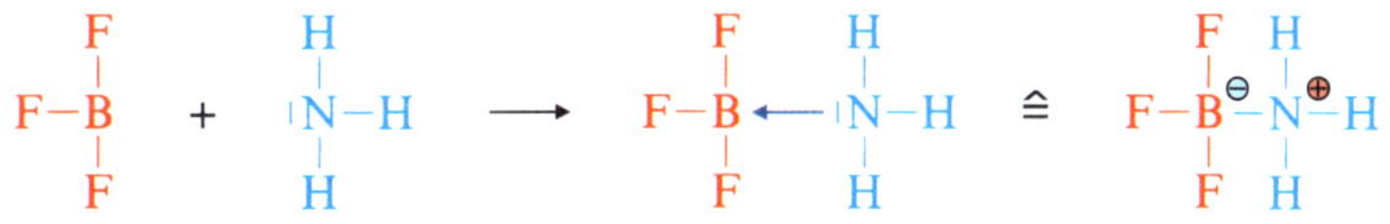

Bortrifluorid   Ammoniak   Der Pfeil steht
(Akzeptor)   (Donator)   für eine sich
Lewis-Säure   Lewis-Base   ausbildende Bindung.

Nach dem gleichen Schema erfolgt auch die Anlagerung eines Protons an Ammoniak oder Wasser, d. h., das Proton ist die *Lewis-Säure*, es weist eine Elektronenlücke auf. Ammoniak und Wasser sind *Lewis-Basen*, sie verfügen über ein freies Elektronenpaar. Diese Beispiele zeigen, dass das *Lewis-Konzept* auch die Säure-Base-Definition nach *Brönsted* (s. Kap. 8.2) integrieren kann, was hier nicht weiter ausgearbeitet wird. Wir verwenden das Lewis-Konzept jetzt, um die Bildung von Metallkomplexen zu beschreiben.

10 Metallkomplexe

$$H^{\oplus} + |NH_3 \longrightarrow NH_4^{\oplus} \qquad H^{\oplus} + \overset{H}{\underset{H}{O}} \longrightarrow H_3O^{\oplus}$$

Ammonium-Ion   Hydronium-Ion

Zentral-Ion
Liganden

Metallkomplexe enthalten ein zentrales Metall-Kation (**Zentral-Ion**) und drum herum mehrere Moleküle und/oder Anionen, die sog. **Liganden**. Das Zentral-Ion weist eine *Elektronenlücke* auf, es ist die *Lewis-Säure* (Akzeptor). Die Liganden füllen, jeder mit einem Elektronenpaar, die Elektronenlücke auf, sie sind *Lewis-Basen* (Donatoren). Die entstehende Bindung wird durch einen *Pfeil* vom freien Elektronenpaar des Liganden (Donator) zum Zentral-Ion (Akzeptor) markiert und als **koordinative Bindung** bezeichnet.

koordinative Bindung

$$Me^{n\oplus} + 4\,|L \longrightarrow [Me(L)_4]^{n\oplus} \qquad\qquad L|\rightarrow Me^{n\oplus} \leftarrow |L \text{ (mit L oben und unten)}$$

! Bei der **koordinativen Bindung** stammen beide Bindungselektronen vom Liganden.

Die Beschreibung der Qualität der koordinativen Bindung ist schwierig, weil sie *elektrostatische* und *kovalente* Anteile aufweist, es gibt mehrere Theorien dazu. Die koordinative Bindung ist in Abhängigkeit vom Zentral-Ion und von den Liganden unterschiedlich fest, was sich in der *Stabilität* der jeweiligen Metallkomplexe niederschlägt. In unserem Beispiel lagert sich ein Metallion mit vier ungeladenen Ligandenmolekülen (L) zusammen. Der entstehende Metallkomplex ist somit auch ein Kation, seine Ladung muss durch Anionen in der Lösung ausgeglichen werden.

10.2 Aufbau von Metallkomplexen

Wie gezeigt, enthalten Metallkomplexe ein Zentral-Ion und eine bestimmte Anzahl Liganden. Die Partner werden durch koordinative Bindungen zusammengehalten, was man durch eine eckige Klammer dokumentiert. Diese eckige Klammer dient hier **nicht** der Kennzeichnung einer Konzentration.

Alle Metallionen können Komplexe bilden. Wie ausgeprägt diese Tendenz ist und wie stabil die Komplexe sind, hängt von der Stellung des Metalls im Periodensystem, d. h. von seiner Elektronenkonfiguration, und von der Elektronenpaar-Donatorfähigkeit der Liganden ab. Besonders gute Akzeptoren sind Kationen von Nebengruppenelementen, weil diese häufig Elektronenlücken nicht nur in der Schale der Valenzelektronen, sondern auch in einer inneren Elektronenschale aufweisen, z. B. bei den 3d-Orbitalen (s. Kap. 2.4). Zu nennen sind: $Fe^{2\oplus}/Fe^{3\oplus}$, $Co^{2\oplus}/Co^{3\oplus}$, $Zn^{2\oplus}$, $Cu^{2\oplus}$, $Mn^{2\oplus}$ oder $Cr^{3\oplus}$.

Liganden

Als **Liganden** treten *Anionen* oder *Moleküle* auf, die über ein freies Elektronenpaar verfügen. Beispiele sind in Tabelle 10/1 aufgeführt. Auch organische Moleküle können Liganden sein, sofern sie z. B. einen polaren Rest mit einem Stickstoff-, Sauerstoff- oder Schwefelatom enthalten. Die koordinative Bindung geht bei größeren Molekülen dann von dem Atom aus, das gegenüber einem bestimmten Zentral-Ion der stärkste Elektronendonator ist. Bei den Liganden *Cyanid* und *Kohlenmonoxid* wird die koordinative Bindung, die einer σ-Bindung ähnelt, durch Anteile einer π-Bindung ergänzt, deren Elektronen vom Zentral-Ion stammen. Dieser Effekt erklärt, warum diese Liganden besonders stark an Übergangsmetallionen gebunden werden und deshalb eine Sonderstellung einnehmen.

10.2 Aufbau von Metallkomplexen

Tab. 10/1 Beispiele von Anionen oder Molekülen, die Liganden in Metallkomplexen sein können.

Anionen:			
$F^\ominus$ (Fluorid)	$Cl^\ominus$ (Chlorid)	$I^\ominus$ (Iodid)	
$^\ominus C\equiv N$ (Cyanid)	$^\ominus S-C\equiv N$ (Rhodanid)		
$OH^\ominus$ (Hydroxid)	$RS^\ominus$ (Thiolat)	$R-COO^\ominus$ (Carboxylat)	

Moleküle:			
NH_3 (Ammoniak)	$R-NH_2$ (Amin)		
H_2O (Wasser)	$R-OH$ (Alkohol)	$R-O-R$ (Ether)	O_2 (Sauerstoff)
$^\ominus C\equiv O^\oplus$ (Kohlenmonoxid)			

Koordinationszahl Die Zahl der Liganden-Bindungsplätze am Zentral-Ion wird **Koordinationszahl** genannt. Sie ist von der Art der Liganden sowie von der Elektronenkonfiguration des Zentral-Ions abhängig. Es sind Metallkomplexe mit Koordinationszahlen von 2 bis 12 bekannt. Am häufigsten kommen die Koordinationszahlen 2, 4 und 6 vor. Die Koordinationszahl steht in *keinem* Zusammenhang mit der Ladung des Zentral-Ions.

Wenn ein Zentral-Ion und eine bestimmte Anzahl Liganden zusammentreten, entsteht ein definierter Komplex, der sich in seinen Eigenschaften von den Ausgangsverbindungen unterscheidet, z. B. in der Farbe oder auch darin, dass sich die Ausgangsverbindungen nicht mehr direkt nachweisen lassen. Um das Neue zu dokumentieren, setzt man den Metallkomplex in eckige Klammern.

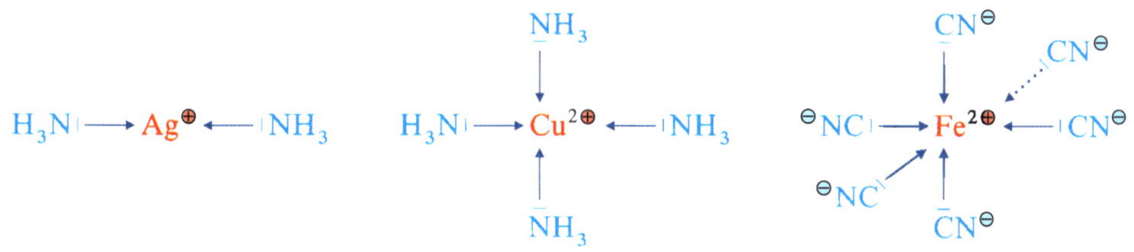

$[Ag(NH_3)_2]^\oplus$
Diamminsilber(I)-Ion

$[Cu(NH_3)_4]^{2\oplus}$
Tetramminkupfer(II)-Ion

$[Fe(CN)_6]^{4\ominus}$
Hexacyanoferrat(II)-Ion

Gesamtladung Die **Gesamtladung** eines Metallkomplexes errechnet sich aus den Ladungen der Bausteine. Sind die Liganden neutral, entspricht die Gesamtladung der positiven Ladung des Zentral-Ions. Anionen als Liganden können die Ladung des Zentral-Ions kompensieren oder übertreffen. Es können so ungeladene Komplexe oder Komplex-Anionen entstehen, letztere bilden mit normalen Kationen Salze. Als Beispiele sind die verschiedenen Metallkomplexe aufgeführt, die *Eisen(II)-* oder *Eisen(III)-salze* mit *Kaliumcyanid* bilden.

$FeCl_2 + 6\ KCN \longrightarrow K_4[Fe(CN)_6] + 2\ KCl$
Kaliumhexacyanoferrat(II)   (= gelbes Blutlaugensalz)

$FeCl_3 + 6\ KCN \longrightarrow K_3[Fe(CN)_6] + 3\ KCl$
Kaliumhexacyanoferrat(III)   (= rotes Blutlaugensalz)

Durch Kombination von $Fe^{2\oplus}$ und $Fe^{3\oplus}$ im Komplex erhält man lösliches *Berliner Blau*: $K[Fe^{II}(Fe^{III}(CN)_6)]$

10 Metallkomplexe

Platin in der Krebstherapie

Diammindichloroplatin(II) ist ein quadratisch planarer Metallkomplex mit $Pt^{2\oplus}$ als Zentral-Ion. Von diesem Platinkomplex gibt es *cis/trans*-Isomere entsprechend der Anordnung der Liganden zueinander.

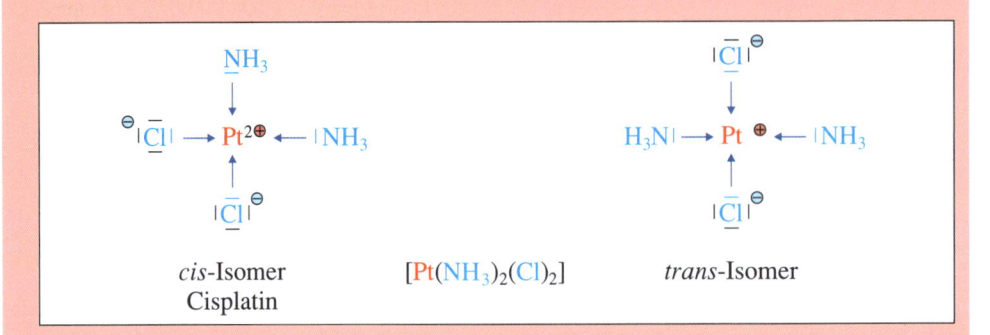

cis-Isomer [Pt(NH$_3$)$_2$(Cl)$_2$] *trans*-Isomer
Cisplatin

Cisplatin wird als *Zytostatikum* bei verschiedenen Krebserkrankungen klinisch eingesetzt. Das neutrale Molekül diffundiert in das Zytoplasma der Zellen und hydrolysiert dort (Ligandenaustausch) partiell zu $[Pt(NH_3)_2(H_2O)Cl]^{\oplus}$ und $[Pt(NH_3)_2(H_2O)_2]^{2\oplus}$. Die entstandenen Kationen binden an die DNA und reagieren mit Guanin am N-7 (Ligandenaustausch). Cisplatin hat erhebliche Nebenwirkungen wie z. B. Nierenversagen, Gehörschäden und starkes Erbrechen.

10.3 Chelatkomplexe

Chelator

In den bisherigen Beispielen hatte jeder Ligand nur ein Donator-Atom. Es gibt organische Moleküle, die *mehrere* Donator-Atome aufweisen und mit diesen an dasselbe Zentral-Ion herantreten. Der Ligand ist dann „mehrzähnig" und heißt **Chelator** (griech. *chele* = Krebsschere), das entstehende Teilchen ist ein **Chelatkomplex**. Das allgemeine Bauprinzip wird bei einem Zentral-Ion mit der Koordinationszahl 4 für einen zwei- und einen vierzähnigen Chelator gezeigt:

Chelatkomplexe

Zweizähnige Chelatoren sind z. B. *Ethylendiamin* (Abkürzung „en") oder das Anion *(Glycinat)* der Aminosäure *Glycin*. Mit $Cu^{2\oplus}$ bilden sie die folgenden Chelatkomplexe, deren Gesamtladung im ersten Beispiel +2, im zweiten 0 beträgt.

Chelatkomplexe entstehen bevorzugt, wenn der Ring, den das Zentral-Ion mit dem Chelator bildet, *5- oder 6-gliedrig* ist. Solche Ringe sind nicht gespannt und damit energetisch begünstigt. In den Beispielen liegen 5-gliedrige Ringe vor.

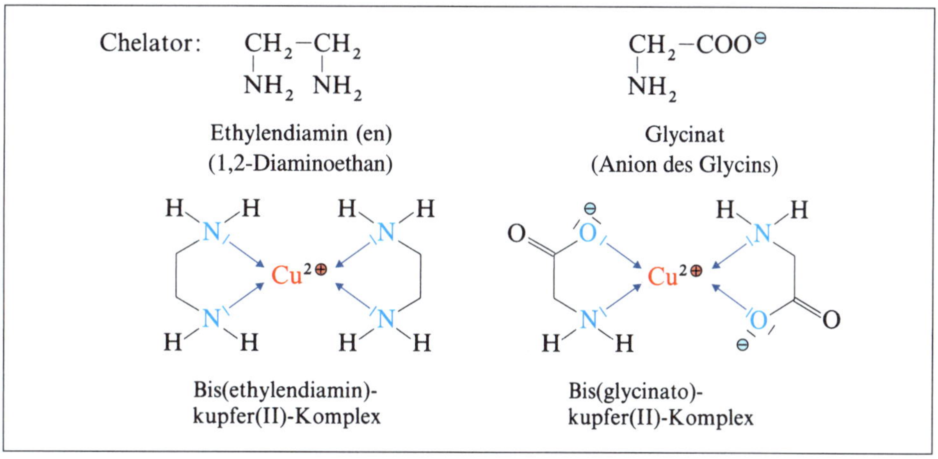

10.4 Reaktionen mit Metallkomplexen

Chelator:

CH₂—CH₂
 | |
NH₂ NH₂

Ethylendiamin (en)
(1,2-Diaminoethan)

CH₂—COO⁻
 |
NH₂

Glycinat
(Anion des Glycins)

Bis(ethylendiamin)-kupfer(II)-Komplex

Bis(glycinato)-kupfer(II)-Komplex

EDTA

Ein auch in der Medizin vielfältig verwendeter Chelator (s. Kap. 10.6) für zweiwertige Metallionen in wässriger Lösung ist **EDTA** (= *Ethylendiamintetraessigsäure*). EDTA wird als Dinatriumsalz eingesetzt. Bei pH = 7 liegt es als *Dianion* vor (EDTA$^{2\ominus}$). Unter dem Einfluss des Metallions geht EDTA$^{2\ominus}$ unter Abgabe von zwei Protonen in das *Tetraanion* (EDTA$^{4\ominus}$), einen sechszähnigen Chelator, über. Mit Ca$^{2\oplus}$ z. B. bildet EDTA$^{4\ominus}$ einen Chelatkomplex (Abb. 10/1), dessen Gesamtladung −2 ist. Beim Übergang von EDTA$^{2\ominus}$ in EDTA$^{4\ominus}$ werden Protonen frei, die den pH-Wert der Lösung ins Saure verschieben und damit der Komplexbildung entgegenwirken. Um die Metallionen vollständig mit EDTA zu komplexieren, verwendet man deshalb zweckmäßigerweise eine schwach alkalische Pufferlösung.

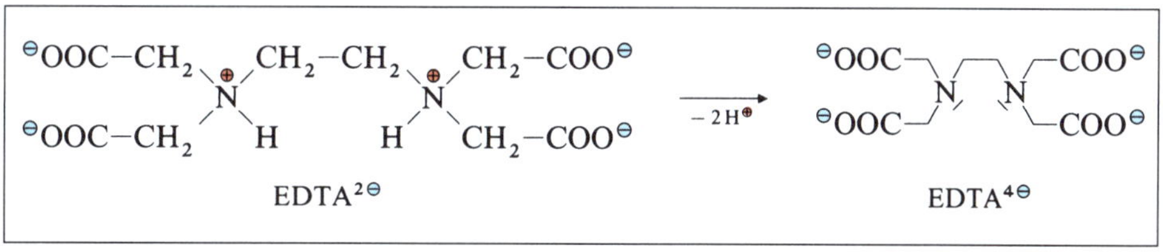

EDTA$^{2\ominus}$ →(−2H⁺)→ EDTA$^{4\ominus}$

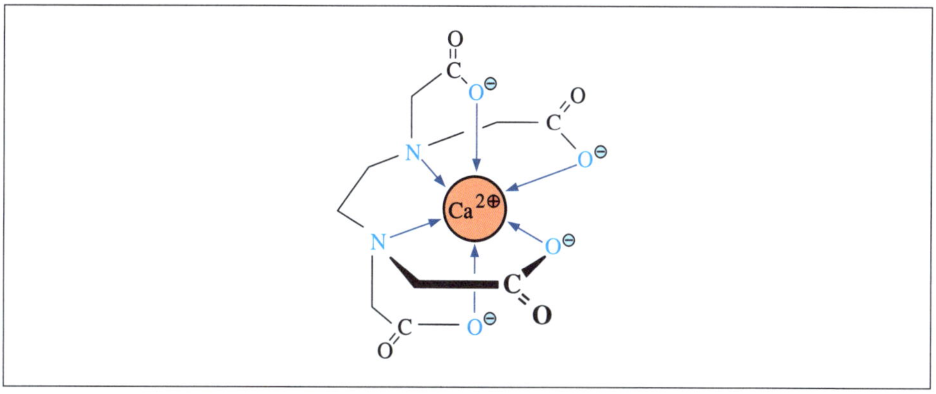

Abb. 10/1 Oktaedrische Form des Chelatkomplexes [Ca(EDTA)]$^{2\ominus}$.

10.4 Reaktionen mit Metallkomplexen

10.4.1 Liganden-Austauschreaktionen

Metallionen in wässriger Lösung sind hydratisiert. Zwischen dem Kation und den Wassermolekülen tritt eine Ion-Dipol-Wechselwirkung auf (s. Kap. 7.2.2). Bei vielen Metallionen, insbesondere denen der Erdalkali- und Übergangsmetalle, kann man die Wassermoleküle aufgrund eines Anteils an koordinativer Bindung auch als Liganden ansehen und dement-

Metallkomplexe

Aquokomplex

sprechend **Aquokomplexe** formulieren. Aquokomplexe sind hydratisierte Metallionen mit einer festgelegten Anzahl von Wassermolekülen.

$$\text{Aquokomplexe:} \quad [Co(H_2O)_6]^{2\oplus} \quad [Cu(H_2O)_4]^{2\oplus} \quad [Fe(H_2O)_6]^{3\oplus}$$

Lässt man Metallionen in wässriger Lösung $[Me(H_2O)_x]^{n\oplus}$ mit geeigneten Liganden reagieren, so werden in den jeweiligen Aquokomplexen die Liganden Wasser ganz oder teilweise gegen andere Liganden (L) ausgetauscht. Es findet eine **Liganden-Austauschreaktion** (= Metallkomplex-Reaktion) statt.

Liganden-Austausch

$$[Me(H_2O)_x]^{n\oplus} + x\,L \longrightarrow [Me(L)_x]^{n\oplus} + x\,H_2O$$

Beispiele für Liganden-Austauschreaktionen sind:

$$[Cu(H_2O)_4]^{2\oplus} + 4\,NH_3 \longrightarrow [Cu(NH_3)_4]^{2\oplus} + 4\,H_2O$$
blassblau → tiefblau

$$[Fe(H_2O)_6]^{3\oplus} + 2\,SCN^{\ominus} \longrightarrow [Fe(H_2O)_4(SCN)_2]^{\oplus} + 2\,H_2O$$
gelb → rot

Bei vielen Metallionen der Übergangsmetalle ist die Verstärkung des Anteils an koordinativer Bindung im Komplex mit einer auffälligen Farbänderung verbunden.

Alle Metallkomplexe, also auch die Aquokomplexe, sind ihrerseits in wässriger Lösung zusätzlich hydratisiert. Man kann im Umfeld der Kationen koordinativ gebundene Wassermoleküle und Hydratwasser unterscheiden. Blaues Kupfer(II)-sulfat ($CuSO_4 \cdot 5\,H_2O$) oder grünes Eisen(II)-sulfat ($FeSO_4 \cdot 7\,H_2O$) enthalten 4 bzw. 6 koordinierte Wassermoleküle und eines zusätzlich (sog. Hydratwasser), wenn sie auskristallisieren.

Auch die Reaktion von Chelatoren mit Metallionen sind Liganden-Austauschreaktionen, der Chelator EDTA$^{4\ominus}$ setzt sechs Moleküle eines anderen Liganden (hier Wasser) frei:

$$[Ca(H_2O)_6]^{2\oplus} + EDTA^{4\ominus} \longrightarrow [Ca(EDTA)]^{2\ominus} + 6\,H_2O$$

10.4.2 Stabilität von Metallkomplexen

Bildungskonstante
Zerfallskonstante

Reaktionen, die zu Metallkomplexen führen, sind Gleichgewichtsreaktionen, auf die sich das Massenwirkungsgesetz anwenden lässt. Man unterscheidet die **Bildungskonstante** K_k oder die **Zerfallskonstante** K_z ($K_z = 1/K_k$). Aus Übersichtsgründen werden die folgenden Gleichgewichte ohne Einbeziehung von Wassermolekülen formuliert:

$$Cu^{2\oplus} + 4\,NH_3 \rightleftharpoons [Cu(NH_3)_4]^{2\oplus} \qquad K_k = \frac{[[Cu(NH_3)_4]^{2\oplus}]}{[Cu^{2\oplus}][NH_3]^4} = 0{,}2 \cdot 10^{14}$$

Tetramminkupfer(II)-Ion

$$Fe^{2\oplus} + 6\,CN^{\ominus} \rightleftharpoons [Fe(CN)_6]^{4\ominus} \qquad K_k = \frac{[[Fe(CN)_6]^{4\ominus}]}{[Fe^{2\oplus}][CN^{\ominus}]^6} = 10^{33}$$

Hexacyanoferrat(II)-Ion

An der Größe der Gleichgewichtskonstanten sieht man, dass in ammoniakalischer Lösung eine große Tendenz besteht, den **Tetramminkupfer(II)**-Komplex zu bilden. Säuert man die Lösung z. B. mit Schwefelsäure an, wird NH_3 (Bildung von $NH_4^{\oplus}$) aus dem Gleichgewicht entfernt, der Kupferkomplex zerfällt wieder. Gleiches geschieht bei Zugabe von Na_2S, hier wird

Cu$^{2\oplus}$ aus dem Gleichgewicht entfernt, weil sich schwerlösliches CuS ($L_p = 10^{-40}$ mol^2/L^2) bildet. Der Kupferkomplex ist **labil**. Die Komplexbildung von Fe$^{2\oplus}$ mit Cyanid liegt entsprechend der Gleichgewichtskonstanten weit auf der rechten Seite. Dieser Eisenkomplex zerfällt beim Ansäuern oder bei Sulfid-Zugabe jedoch nicht wieder oder besser ausgedrückt: Er zerfällt nur sehr, sehr langsam. Solche Metallkomplexe bezeichnet man als **inert**.

Bei vielen Komplexreaktionen stellt sich das Gleichgewicht für den Ligandenaustausch sehr rasch ein, sodass die Bildungskonstante ausreicht, um vorherzusagen, welcher Komplex bevorzugt entsteht, wenn verschiedene Liganden nebeneinander vorliegen. Der Begriff **„Stabilität"** kennzeichnet eine *thermodynamische Größe*. Nun gibt es aber auch Metallkomplexe, bei denen der Ligandenaustausch, unabhängig von der Gleichgewichtslage, sehr langsam erfolgt. Ein Beispiel dafür ist:

Stabilität

$$[\text{Co(NH}_3)_6]^{3\oplus} + 6\,\text{H}_3\text{O}^{\oplus} \longrightarrow [\text{Co(H}_2\text{O)}_6]^{3\oplus} + 6\,\text{NH}_4^{\oplus} \qquad K_z = 10^{22}$$

Hexammincobalt(III)-Ion

Obwohl der Komplex in saurer Lösung nicht existieren dürfte, bleibt er in verdünnter Säure wochenlang bestehen. Der *Hexammincobalt(III)*-Komplex ist unter den gewählten Bedingungen zwar thermodynamisch instabil, aber in der Praxis *inert*, d.h., er verändert sich nicht. Es reicht somit nicht aus, nur die Gleichgewichtslage zu betrachten, man muss auch die *Austauschgeschwindigkeit* der Liganden, eine *kinetische Größe* (s. Kap. 12.7.2), im Auge haben.

10.4.3 Chelat-Effekt

Chelatkomplexe haben im Vergleich zu Komplexen mit einzähnigen Liganden eine *größere Bildungskonstante* und sind damit **stabiler**.

$$[\text{Ni(H}_2\text{O)}_6]^{2\oplus} + 6\,\text{NH}_3 \longrightarrow [\text{Ni(NH}_3)_6]^{2\oplus} + 6\,\text{H}_2\text{O} \qquad K_k = 2 \cdot 10^9$$

$$[\text{Ni(H}_2\text{O)}_6]^{2\oplus} + 3\,\text{en} \longrightarrow [\text{Ni(en)}_3]^{2\oplus} + 6\,\text{H}_2\text{O} \qquad K_k = 3{,}8 \cdot 10^{17}$$

Chelat-Effekt

Diese Tatsache ist auf die bei der Komplexbildung mit einem Chelator verbundene *Entropiezunahme* zurückzuführen und wird als **„Chelat-Effekt"** bezeichnet. Vom Hexaaquokomplex ausgehend, werden im ersten Beispiel sechs gleichartige Ligandenmoleküle gegeneinander ausgetauscht. Am Ordnungszustand des Systems ändert sich dabei wenig. Im zweiten Beispiel werden 6 Wassermoleküle frei und 3 Ethylendiamin-Moleküle gebunden. Die Zahl der *frei beweglichen* Teilchen und damit die *Unordnung* (Entropie) des Systems *nehmen zu*. Eine Reaktion wird bei Entropiezunahme (ΔS^0 positiv) stärker *exergon*, weil Gibbs' freie Energie (ΔG^0), die Auskunft über die Triebkraft gibt, einen Entropieterm hat. Größere Triebkraft ist gleichbedeutend mit einer Verschiebung des Gleichgewichts nach rechts (s. Kap. 6.6). Die Reaktionsenthalpie (ΔH^0) ist in beiden Fällen etwa gleich.

$$\Delta G^0 = \Delta H^0 - T \cdot \Delta S^0; \qquad \Delta G^0 = -RT \cdot \ln K_k \qquad (K_k = \text{Bildungskonstante})$$

Der Chelat-Effekt wird umso größer, je mehr Donator-Atome ein Chelator hat. Dies erklärt die hohe Stabilität vieler EDTA-Komplexe, denn der Chelator EDTA$^{4\ominus}$ hat sechs Donator-Atome, die sechs Koordinationsstellen am Metallion besetzen (s. Abb. 10/1).

10.5 Durch Komplexbildung beeinflusste Eigenschaften von Metallionen

Farbe

Besonders auffällig ist, dass viele Metallionen der Übergangsmetalle, die in Wasser als Aquokomplexe vorliegen, nach einem Ligandenaustausch ihre **Farbe** charakteristisch verändern. Dies hängt damit zusammen, in welchem Umfang die Liganden mit ihren freien Elektronenpaaren freie Orbitale des Zentral-Ions besetzen und – energetisch gesehen – den Abstand zwischen besetzten und unbesetzten Orbitalen im Zentral-Ion verändern. Die Farbe hängt mit der Energie zusammen, die benötigt wird, um Elektronen anzuregen, d.h. vorübergehend in höher liegende, unbesetzte Orbitale anzuheben. Zum Beispiel ist Kupfer(II) in wässriger Lösung blassblau, nach Zugabe von Ammoniak entsteht der tiefblaue Tetramminkupfer(II)-Komplex.

Löslichkeit

Durch die Komplexbildung erhält das Zentral-Ion eine Hülle, durch die sich der Teilchenradius gegenüber dem „nackten" Ion vergrößert. Die Hülle beeinflusst die **Löslichkeit** des Zentral-Ions bzw. seine **Wanderungsgeschwindigkeit** bei der Diffusion. Es gibt Chelatoren (z.B. *Kronenether*), die dafür sorgen, dass Alkalisalze sich in unpolaren organischen Lösungsmitteln (z.B. Chloroform oder Benzol) besser lösen als in Wasser. Das Kation wird von dem Chelator eingehüllt (Abb. 10/2), geht in die organische Phase über und zieht das Anion zum Ladungsausgleich mit (s. Kap. 13.2.3). Beide Ionen besitzen dann keine Hydrathülle mehr. Wenn Anionen Liganden in Metallkomplexen sind, wird die Ladung des Zentral-Ions überdeckt. Dies beeinflusst ebenfalls die Löslichkeit, insbesondere, wenn die Gesamtladung des Komplexes Null wird.

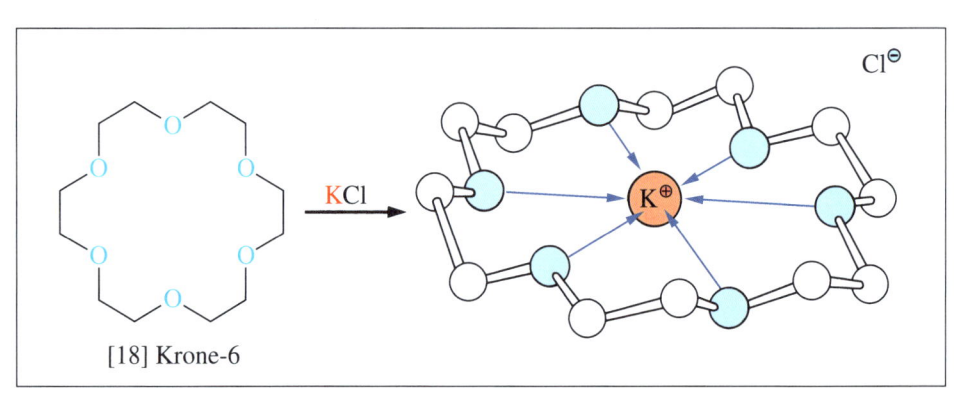

Abb. 10/2 Chelatkomplex von [18]Krone-6 mit $K^{\oplus}$.

Redoxpotenzial

Durch die Komplexbildung kann sich auch das **Redoxpotenzial** des Zentral-Ions verändern. Geht man vom $Co^{2\oplus}$-Ion aus (Hexaaquokomplex), so tauscht dieses in ammoniakalischer Lösung die Liganden gegen Ammoniak aus zum *Hexamminkobalt(II)*-Komplex, dessen Redoxpotenzial so viel negativer geworden ist, dass er leicht durch Luftsauerstoff zum *Hexamminkobalt(III)*-Komplex aufoxidiert wird. Anders ausgedrückt: In wässriger Lösung ist Kobalt in Gegenwart von Luftsauerstoff zweiwertig ($Co^{2\oplus}$), in Gegenwart geeigneter Liganden in Metallkomplexen jedoch dreiwertig ($Co^{3\oplus}$).

$[Co(NH_3)_6]^{2\oplus} \rightleftharpoons [Co(NH_3)_6]^{3\oplus} + e^{\ominus}$ $E^0 = +0{,}11$ Volt
Hexammincobalt(II)-Ion   Hexammincobalt(III)-Ion

$4\,H_2O + 2\,H_2O \rightleftharpoons O_2 + 4\,H_3O^{\oplus} + 4\,e^{\ominus}$ $E^0 = +1{,}23$ Volt

$[Co(H_2O)_6]^{2\oplus} \rightleftharpoons [Co(H_2O)_6]^{3\oplus} + e^{\ominus}$ $E^0 = +1{,}81$ Volt
Hexaaquocobalt(II)-Ion   Hexaaquocobalt(III)-Ion

10.6 Bedeutung von Chelatkomplexen

Die Ionen der biochemisch wichtigen *Übergangsmetalle* (s. Tab. 2/4, S. 19) werden wegen ihrer Fähigkeit benötigt, im Stoffwechsel *Metallkomplexe* zu bilden. Sie sind häufig Zentral-Ion in einem *Chelatkomplex*. Dabei gibt es für jedes Metallion eigene (= passende) Chelatoren, die einen *Hohlraum* geeigneter Größe aufweisen. Auch funktionelle Gruppen von *Proteinen* können als Liganden auftreten. Die Koordinationszahlen einiger wichtiger Ionen sind:

$Fe^{2\oplus}/Fe^{3\oplus}$ (6) $Zn^{2\oplus}$ (4) $Cu^{2\oplus}$ (4) $Co^{2\oplus}/Co^{3\oplus}$ (6) $Mg^{2\oplus}$ (6)

Metalloenzymen

Viele Enzyme enthalten im aktiven Zentrum ein Metallion, das koordinativ gebunden ist und sich am katalytischen Prozess einer Stoffumwandlung beteiligt. Zu diesen sog. **Metalloenzymen** gehören eine Reihe von *Hydrolasen* (Peptidasen, Esterasen und Phosphatasen), die z. B. $Zn^{2\oplus}$ benötigen, das die zu hydrolysierende Gruppe für den Angriff des Wassers aktiviert. Bei anderen Metalloenzymen ist das komplexierte Metallion *redoxaktiv* und kann Elektronen aufnehmen oder abgeben.

Hämoglobin

Von großer Bedeutung für den Sauerstofftransport im Blut ist das **Hämoglobin**, der rote Blutfarbstoff. Es hat eine Molmasse von 64 500 Da und besteht aus vier Proteinketten mit je einem Molekül *Häm*. Dieses ist ein Chelatkomplex eines vierzähnigen Tetrapyrrol-Systems (= *Porphyrin*) mit einem $Fe^{2\oplus}$-Ion. Vier Koordinationsstellen des Zentral-Ions werden von den N-Atomen der *Pyrrolringe* besetzt. Da zwei Pyrrolringe jeweils ein Proton abgegeben haben und als Anion vorliegen, gleichen diese die Ladung aus. Die fünfte Koordinationsstelle des Zentral-Ions wird von einem *Histidinrest* der Proteinkette eingenommen und an die sechste wird **Sauerstoff** reversibel angelagert (Abb. 10/3). Ein Molekül Hämoglobin kann somit vier Moleküle Sauerstoff (O_2) in den Alveolen der Lunge aufnehmen und im Gewebe wieder abgeben.

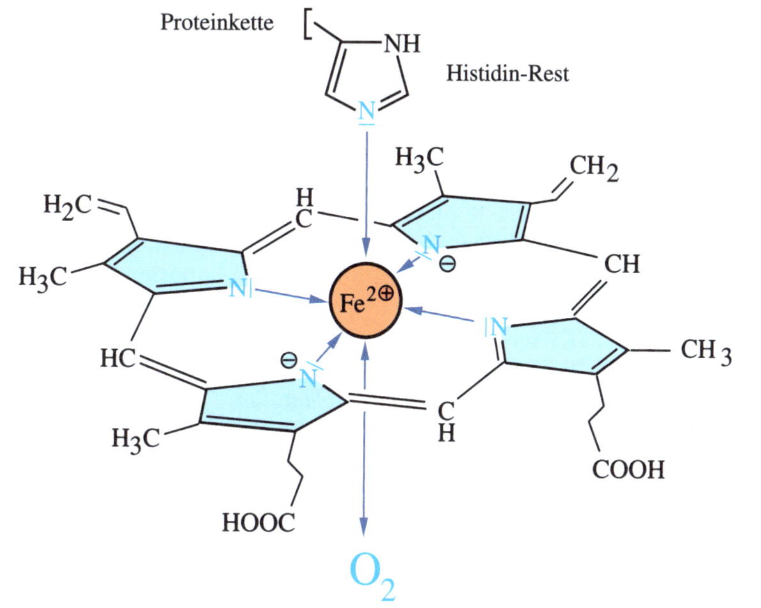

Abb. 10/3 Struktur des Häms mit den zusätzlichen Liganden im Hämoglobin (Histidin der Proteinkette und Sauerstoff).

Durch die Beladung mit Sauerstoff verändert das Hämoglobin seine Farbe, das Rot des Blutes wird heller. Außerdem wird das Hämoglobin durch eine Änderung seiner Raumstruktur etwas *acider*, es tritt jedoch *kein* Wechsel in der Wertigkeit des Eisens ein, dieses bleibt zweiwertig.

Kohlenmonoxid (CO, s. Tab. 10/1) ist ein starkes Atemgift, weil es mit einer etwa 100fach höheren Affinität als Sauerstoff an das $Fe^{2\oplus}$-Ion des Häms bindet und damit den Sauerstofftransport stört. Die Bindung von Kohlenmonoxid an das Zentral-Ion ist keine reine koordinative Bindung, weil Elektronen des Zentral-Ions über diesen Liganden delokalisiert werden. Neben der σ-Bindung entsteht zusätzlich eine partielle π-Bindung zwischen Zentral-Ion und Ligand.

Weitere Beispiele für Chelatkomplexe (Cytochrome, Vitamin B_{12}, Chlorophyll) finden Sie in Kapitel 21.2.

Entgiftung

Behandelt man lebende Organismen mit *nicht-natürlichen Chelatoren*, binden diese mehr oder weniger stark die vorhandenen Metallionen. Dies kann zum Absterben der Organismen führen. Bei Metallvergiftungen hingegen können die giftigen Metallionen (z.B. $Pb^{2\oplus}$, $Hg^{2\oplus}$, $Cd^{2\oplus}$) durch geeignete Chelatoren zur Ausscheidung gebracht werden (**Entgiftung**). Ein anderes Anwendungsfeld für synthetische Chelatoren gibt es bei Blutuntersuchungen. Die Blutgerinnung, die nur in Gegenwart von *freien $Ca^{2\oplus}$-Ionen* abläuft, kann außerhalb des Körpers durch Zugabe von *Citrat* oder *EDTA* unterbunden werden.

Gift oder Bote

Stickstoffmonoxid (NO) fungiert trotz seiner hohen Toxizität als Botenstoff und bewirkt eine Vasodilatation (s. S. 129). Gleiches gilt überraschenderweise auch für **Kohlenmonoxid** (CO). Der Mensch produziert täglich etwa 3–6 cm^3 CO. Diese endogene Produktion kann unter pathologischen Bedingungen noch erheblich ansteigen. Erhöhte CO-Werte sind im Atem messbar und geben Hinweise auf Krankheiten (z.B. Asthma, zystische Fibrose, Diabetes). Die Hauptquelle für CO im Körper ist der Abbau des Häms aus dem Blutfarbstoff Hämoglobin durch die Häm-Oxygenase, ein Enzym, dessen Wirkung man bei der Verfärbung eines Hämatoms von blaurot über grün nach gelb sehen kann. Der Hauptwirkungsbereich von CO ist das Herz-Kreislauf-System, es reguliert u.a. den Blutdruck unter Stressbedingungen und die Abstoßung von Organtransplantaten. Die Untersuchungen von CO als Botenstoff stehen erst ganz am Anfang.

Morbus Wilson

Diese vererbbare **Kupferspeicherkrankheit** fällt vor allem durch eine fortschreitende *Leberzirrhose*, aber auch durch *psychische Veränderungen* infolge von Kupferablagerungen im Zentralnervensystem (Stammganglien) auf. Bei Erstmanifestation der Krankheit sind die Patienten zwischen 5 und 24 Jahre alt. Der primäre Defekt liegt in den Leberzellen, die normale Kupferausscheidung über die Galle ist gestört. Bei fast allen Patienten ist außerdem das kupferbindende α_2-Globulin *Coeruloplasmin* im Serum vermindert, wodurch sich die intrazelluläre Kupferkonzentration erhöht, was zu Zellschädigungen führt. Im Auge der Patienten ist charakteristischerweise ein gelbbrauner *Kornealring* zu sehen, der Kayser-Fleischer-Ring. Unbehandelt sterben die Patienten an dieser Erkrankung. Die Therapie besteht in lebenslanger Gabe von *kupferbindenden Chelatoren* (z.B. **Penicillamin**) oder in einer *Lebertransplantation*.

Aufgaben

1. Erklären Sie folgende Bezeichnungen und Begriffe: koordinative Bindung – Metallkomplex – Zentral-Ion – Ligand – Koordinationszahl – Gesamtladung – Chelator – Chelatkomplex – EDTA – Liganden-Austauschreaktion – Aquokomplex – Zerfallskonstante – Bildungskonstante – Komplex-Stabilität – labile/inerte Metallkomplexe – Chelat-Effekt.
2. Nennen Sie drei Anionen und drei Moleküle, die als *Liganden* in einem *Metallkomplex* in Frage kommen!
3. Geben Sie für die Komplexe $[Fe(H_2O)_4(SCN)_2]^{\oplus}$ und $[Au(CN)_4]^{\ominus}$ die *Koordinationszahl* und die *Ladung* des Zentral-Ions an!
4. Geben Sie ein Beispiel für einen *Chelator*!
5. Formulieren Sie die allgemeine Strukturformel für einen 1:1-Chelatkomplex mit einem *dreizähnigen Chelator*!
6. Welche *Koordinationszahl* haben $Fe^{2\oplus}$, $Co^{3\oplus}$, $Cu^{2\oplus}$ und $Zn^{2\oplus}$ vorzugsweise?
7. Um $Ca^{2\oplus}$ mit EDTA zu komplexieren, muss man auf den pH-Wert der Lösung achten. Arbeitet man in saurem oder schwach alkalischem Milieu? Begründen Sie die Antwort!
8. Silberchlorid löst sich in Ammoniaklösung. Dabei entsteht der *Diamminsilber(I)-Komplex*. Formulieren Sie die Reaktionsgleichung!
9. $[Zn(NH_3)_4]^{2\oplus}$ und $[Zn(CN)_4]^{2\ominus}$ haben folgende Bildungskonstanten: $K_k = 10^{10}$ bzw. 10^{18}. Wenn Sie zu einer ammoniakalischen Zinksulfatlösung Kaliumcyanid geben, welcher Komplex entsteht bevorzugt? Formulieren Sie die Reaktionsgleichung!
10. Formulieren Sie das chemische Gleichgewicht und das Massenwirkungsgesetz für den *Zerfall* der in Aufgabe 9 genannten Metallkomplexe. Welchen Wert hat die *Zerfallskonstante*?
11. Warum kann ein thermodynamisch instabiler Komplex trotzdem beständig sein?
12. Suchen Sie in diesem Buch die Formel für *Penicillamin* und formulieren Sie den Chelatkomplex mit $Cu^{2\oplus}$. Der Chelator ist zweizähnig, die Ligandenatome sind Stickstoff und Schwefel, Letzterer nach Deprotonierung.
13. Nennen Sie drei *Eigenschaften* eines Metallions, die sich durch Komplexbildung ändern können, und geben Sie je ein Beispiel!
14. Lesen Sie nochmals die Angaben zum *Hämoglobin* auf S. 153 und berechnen Sie den *Eisengehalt* in % (Atommasse Fe: 56).
15. Warum ist *Kohlenmonoxid* giftig?

Organische Chemie

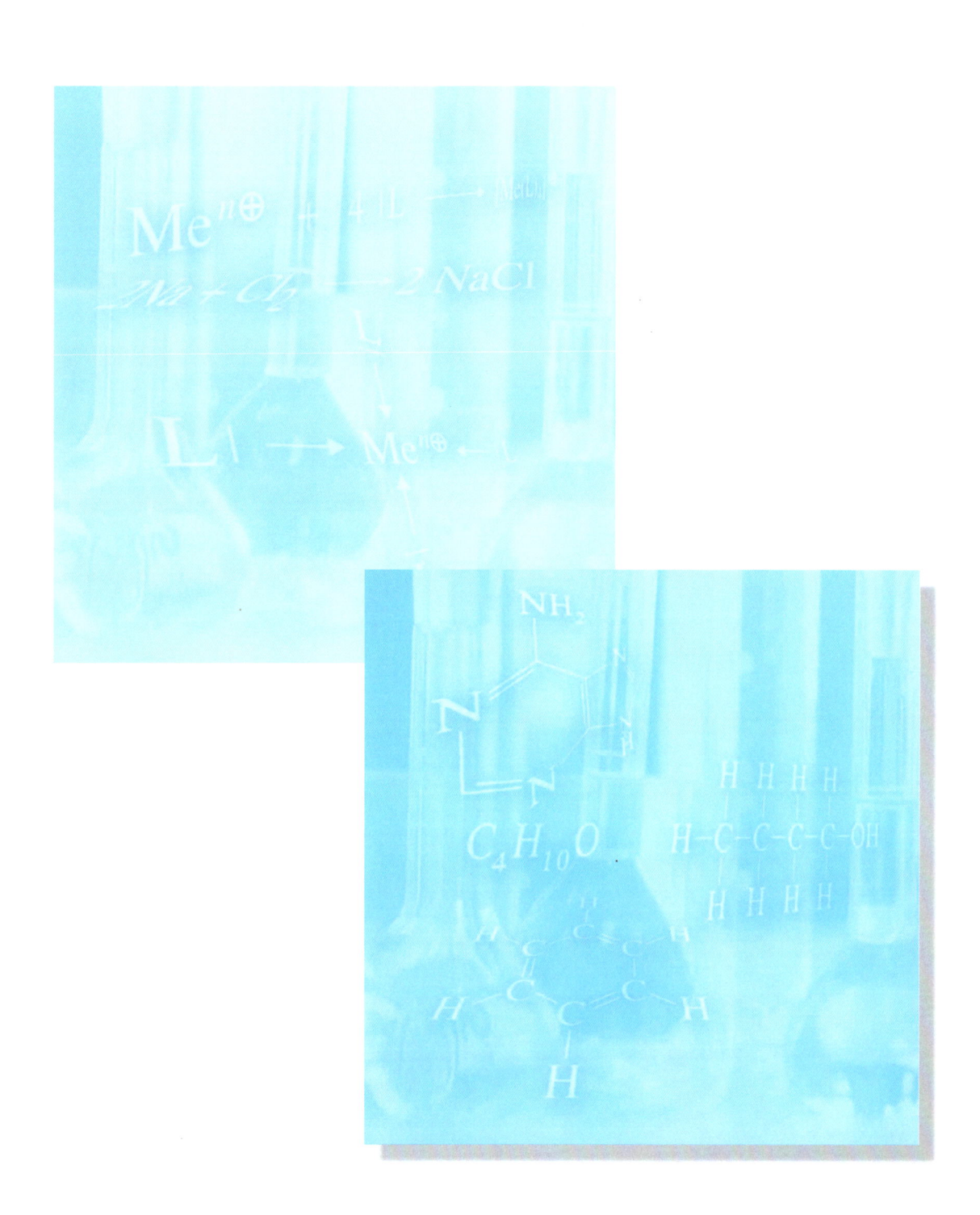

11 Einführung und Überblick

11.1 Vier Grundelemente

Bisher haben wir uns Gesetzmäßigkeiten, Strukturen und Eigenschaften ganz verschiedener Stoffe erarbeitet, nun wenden wir uns gezielt der Organischen Chemie zu. Das bedeutet, wir studieren Verbindungen, die sich vom Element **Kohlenstoff** ableiten und zusätzlich die Elemente **Wasserstoff**, **Sauerstoff** und/oder **Stickstoff** zu ihrem Aufbau benötigen. 98% der organischen Substanz heutiger Lebewesen bestehen aus diesen vier Elementen. Mit weitem Abstand folgen Phosphor, Schwefel und verschiedene Spurenelemente (s. Kap. 2.5).

Grundelemente

Aus den vier **Grundelementen** aufgebaute organische Verbindungen bilden die Strukturen der Organismen und sind Träger der Funktionen allen Lebens nach erstaunlich allgemein gültigen Prinzipien, die für Mikroorganismen, Pflanzen und Tiere bis hin zum Menschen gleichermaßen gelten. Zum Beispiel speichert das von allen Lebewesen benötigte ATP (**Adenosintriphosphat**) Energie in Form von Phosphorsäureanhydrid-Bindungen (rot markiert) und gibt die Energie durch Spaltung dieser Bindung wieder ab. Ein anderes Beispiel ist das Coenzym A (CoA-SH), das an den Schwefel unter Verbrauch von ATP Säurereste binden kann, z. B. Essigsäure, und diese so aktiviert (**Acetyl-Coenzym A**).

Die Umwandlung organischer Verbindungen hat ganz wesentlich mit der *Chemie des Kohlenstoffs* zu tun. Die Vielzahl organischer Verbindungen lässt sich damit erklären, dass

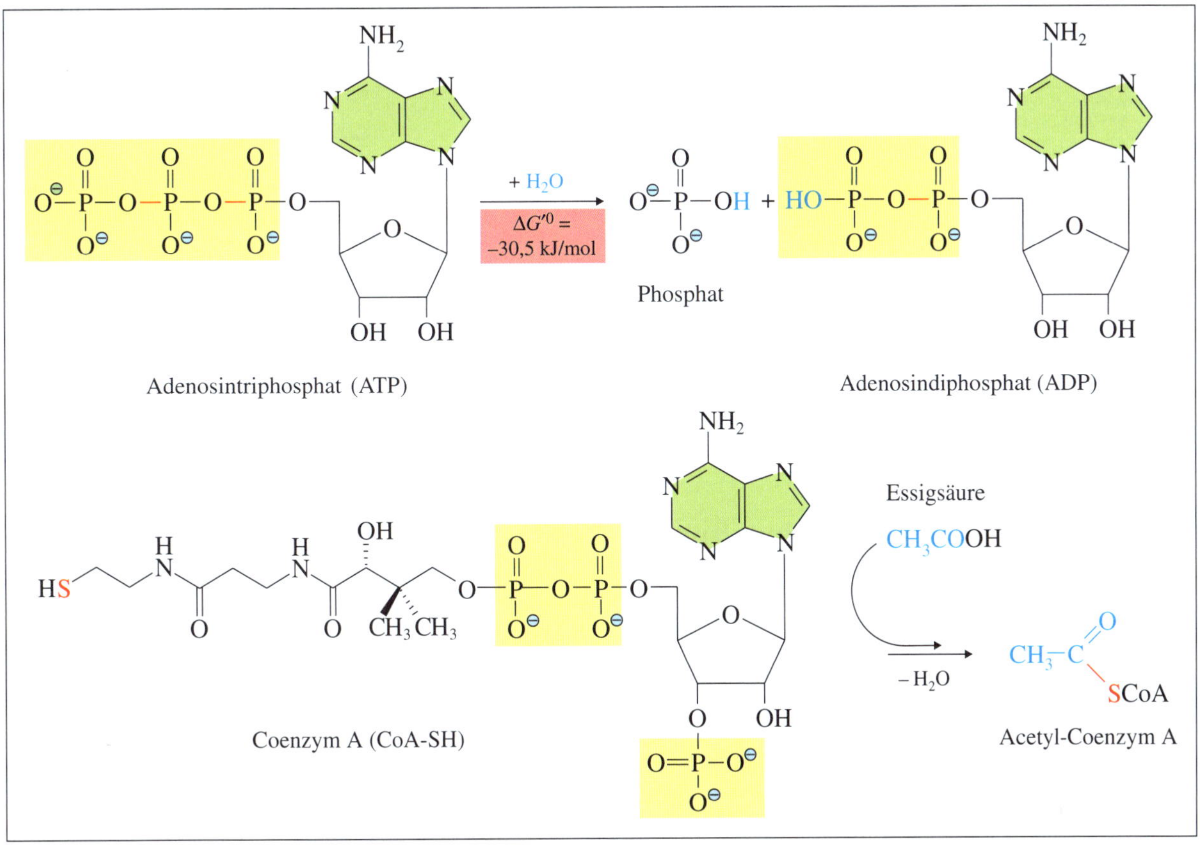

Einführung und Überblick

Kohlenstoff *strukturbildend* ist. Wie bei keinem anderen Element des Periodensystems können Kohlenstoffatome untereinander und zu anderen Elementen wie Wasserstoff, Stickstoff, Sauerstoff oder Schwefel kovalente Bindungen ausbilden. Diese Vielfalt aufzuschlüsseln ist Aufgabe der nachfolgenden Kapitel. Dabei werden wir insbesondere organische Moleküle mit biochemischer Bedeutung besprechen und medizinische Zusammenhänge herstellen.

11.2 Zur Definition

Ende des 18. Jahrhunderts bezeichnete man Verbindungen mineralischer Natur als **anorganisch** und solche, die nur in lebenden Organismen entstehen bzw. vorkommen, als **organisch**. Die Grenze war wie ein Dogma und es schien ausgeschlossen, dass sich anorganische Verbindungen außerhalb von Lebewesen, z. B. im Reagenzglas eines Chemikers, in organische umwandeln. Vor diesem Hintergrund muss man die bahnbrechende Arbeit *Friedrich Wöhlers* sehen. Beim Erhitzen von Ammoniumcyanat, einer anorganischen Verbindung, entsteht etwas Neues. Wöhler wies 1828 nach, dass es sich hierbei um **Harnstoff** handelt, der mit Harnstoff aus natürlichen Quellen identisch ist.

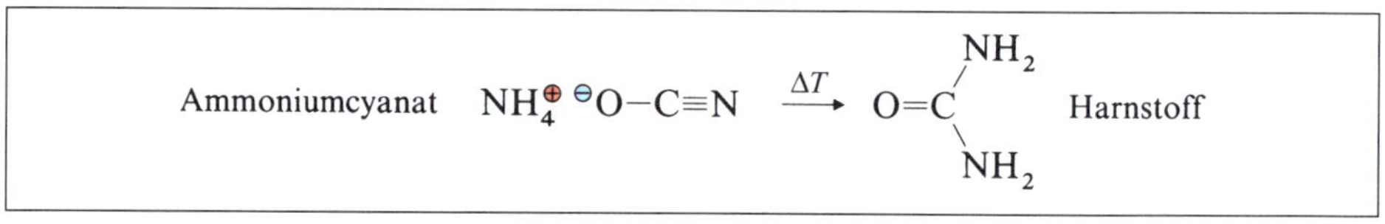

Harnstoff

$$\text{Ammoniumcyanat} \quad NH_4^{\oplus} \; {}^{\ominus}O-C\equiv N \xrightarrow{\Delta T} O=C\begin{smallmatrix}NH_2\\NH_2\end{smallmatrix} \quad \text{Harnstoff}$$

Diese Entdeckung wirkte wie eine Befreiung im Denken und kann als Geburtsstunde der *Organischen Chemie* und der *Biochemie* bezeichnet werden. Seitdem sind viele Millionen organischer Verbindungen synthetisch im Reagenzglas hergestellt worden, darunter solche, die auch in der Natur vorkommen, wie *Aminosäuren* und *Peptide*, *Kohlenhydrate*, *Fette*, *Nucleotide* als Bausteine der Erbsubstanz, *Vitamine* oder *Hormone*, aber auch viele, die es in der Natur nicht gibt, z. B. Arzneistoffe wie *Aspirin* oder die *Sulfonamide*, oder Kunststoffe wie *Polyethylen* oder *Perlon*.

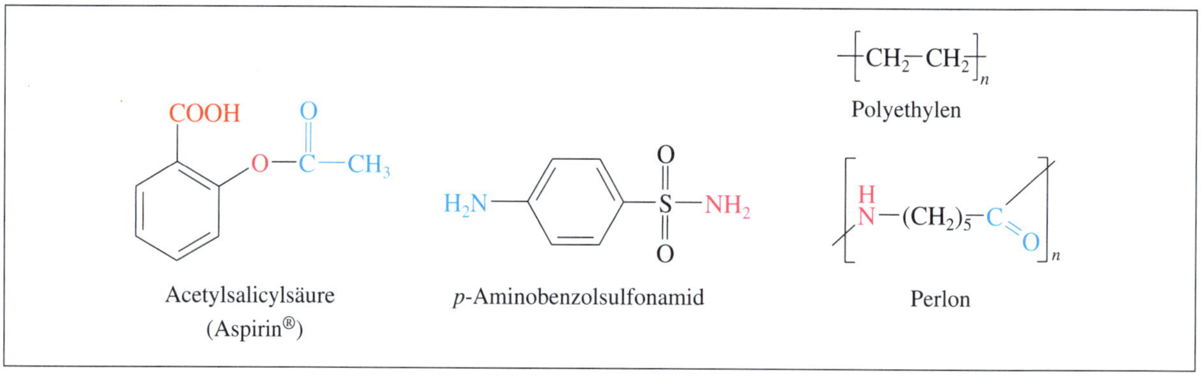

Acetylsalicylsäure (Aspirin®)   *p*-Aminobenzolsulfonamid   Polyethylen   Perlon

11.3 Hinweise zur chemischen Bindung

11.3.1 Bindungen am Kohlenstoff

Für den Einstieg in die Organische Chemie benötigen wir *Kenntnisse über die chemische Bindung*. Es wird daher empfohlen, vor der weiteren Lektüre das Kapitel 3.4 zu wiederholen.

Der vierbindige Kohlenstoff z. B. im Methan (CH_4) ist sp^3-**hybridisiert**: Die vier von ihm ausgehenden Atombindungen weisen in die Ecken eines Tetraeders. Die sp^3-hybridisierten C-Atome können untereinander **einfache Atombindungen** (σ-Bindungen) bilden. C-Atome sind um die C–C-Einfachbindung frei drehbar.

σ-Bindung

11.3 Hinweise zur chemischen Bindung

π-Bindung

Zwischen zwei C-Atomen kann sich auch eine **Doppelbindung** ausbilden, die sich aus einer σ- und einer π-**Bindung** zusammensetzt. Die Orbitale der π-Bindung sind räumlich so angeordnet, dass die beteiligten *sp²*-hybridisierten C-Atome sich nicht mehr frei gegeneinander drehen können (Aufhebung der freien Drehbarkeit, s. Abb. 3/10). Die π-Bindung ist nicht ganz so fest und leichter polarisierbar, d.h. reaktionsfähiger als eine σ-Bindung.

Heteroatome

Ausgehend von den einfachsten organischen Verbindungen, die nur Kohlenstoff und Wasserstoff enthalten, bezeichnet man alle anderen Elemente als **Heteroatome**. Dazu gehören im Bereich der Biomoleküle insbesondere **Sauerstoff** und **Stickstoff**, aber auch Schwefel und Phosphor. Normalerweise bilden C-Atome zu den Heteroatomen Einfachbindungen, zum Sauerstoff und Stickstoff können es auch Doppelbindungen sein. Beim Stickstoff sind sogar Dreifachbindungen (z. B. Blausäure: H–C≡N) möglich.

> *sp³*-hybridisiertes C-Atom: –C–N<   –C–O–   –C–S–
>
> *sp²*-hybridisiertes C-Atom: >C=N–   >C=O

Verglichen mit den C–C-Bindungen unterscheiden sich Atombindungen unter Beteiligung von Heteroatomen deutlich. C–C-Bindungen sind wie C–H-Bindungen nicht polarisiert, da die aneinander gebundenen Atome gleiche oder sehr ähnliche Elektronegativität besitzen. Sauerstoff und Stickstoff sind jedoch elektronegativer als Kohlenstoff. Dies bedeutet, dass die Bindungselektronen nicht mehr symmetrisch zwischen den Atomen verteilt sind, sondern stärker zum Heteroatom hingezogen werden. Die Polarisierung der Atombindung wird durch die Zeichen δ^+ und δ^- an den entsprechenden Atomen markiert.

> Polarisierte Atombindung: $\overset{\delta^+}{-C}-\overset{\delta^-}{O}-$ $\overset{\delta^+}{-C}-\overset{\delta^-}{N}<$

Bei *Reaktionen* an organischen Molekülen spielt die *polarisierte Atombindung* eine wichtige Rolle. Immer dort, wo eine Polarisierung auftritt, können entgegengesetzt geladene, polarisierte oder polarisierbare Teilchen angreifen und eine bestehende Bindung verändern. Es findet eine chemische Reaktion statt. Der gebogene Pfeil in den Formelbildern kennzeichnet den Angriff bzw. die Verschiebung eines Elektronenpaares bei einer Reaktion. Mit anderen Worten: Es gibt Elektronenpaardonatoren und Elektronenpaarakzeptoren, die im chemischen Prozess aufeinander stoßen und eine Neuordnung der Atombindungen, d.h. eine Stoffumwandlung, induzieren. Die senkrechten und waagerechten Striche am OH⁻-Ion kennzeichnen ein freies Elektronenpaar.

> HO⁻ + CH₃–I → HO–CH₃ + I⁻
>
> HO⁻ + >C=O → HO–C–O⁻

Radikale

Alternativ kann eine Atombindung auch durch Trennung des bindenden Elektronenpaares zerfallen. In diesem Fall entstehen sehr reaktive **Radikale** (Kap. 12.3).

> –C–C– → –C• + •C–
>
> **Radikale**

Die freien Bindungen an den Kohlenstoffatomen deuten an, dass dort beliebige Reste stehen können, z. B. Wasserstoffatome, Alkylgruppen und andere.

11.3.2 Kohlenstoff ist einzigartig

Eine interessante Frage ist, warum das Element Kohlenstoff zum Träger des Lebens wurde und z. B. nicht das in der 14. Gruppe des Periodensystems darunter stehende Silicium (Si), das ebenfalls vier Valenzelektronen aufweist und sehr viel häufiger in der Erdrinde vorkommt (Massenanteile: Si ca. 26%, C ca. 0,1%). Die Antwort ergibt sich aus der Tatsache, dass die Bindung von Siliciumatomen untereinander wesentlich schwächer ist als die C–C-Bindung. Außerdem sind die Bindungsenergien von Silicium mit anderen Elementen (H, O, N) so unterschiedlich, dass keine stabilen Strukturen zustande kommen. Zum Beispiel ist die Si–H-Bindung um etwa 100 kJ/mol schwächer als die C–H-Bindung, hingegen die Si–O-Bindung deutlich stärker als die C–O-Bindung, d. h., Silicium ist in der Natur einseitig auf die Si–O-Bindungen (Quarz, Silikate) orientiert. Als Folge der Unterschiede in den Bindungsstärken reagieren Siliciumwasserstoffe spontan mit Luftsauerstoff, während es bei den Kohlenwasserstoffen erst einer „Zündung" bedarf, bevor diese verbrennen. Dieser Umstand macht die Kohlenwasserstoffverbindungen vor unkontrollierten Reaktionen weitgehend „sicher".

Die Bindungsenergien am Kohlenstoff sind vergleichsweise ähnlich, unabhängig, ob C, H, O oder N gebunden ist. So können am Kohlenstoff unter Mitwirkung der anderen Elemente ganz verschiedene Reaktionen ablaufen. Dieses Zusammenspiel ist einzigartig, weil es sich unter den Bedingungen auf der Erde regulieren und gestalten lässt. Nur der Kohlenstoff kann die Strukturvielfalt und die Umwandlungen gewährleisten, die jede lebende Zelle prägen. Stofflicher Ausgangspunkt für die Entwicklung des Lebens auf der Erde waren nach heutigem Wissen u. a. die Kohlenstoffverbindungen Methan (CH_4), Kohlendioxid (CO_2) und Blausäure (HCN). Ein weiter Weg, wenn man sich klar macht, dass der Mensch auf der Basis der heute existierenden Substanzen und biochemischen Umwandlungsprozesse sein Ich-Bewusstsein und seine Denkkraft entfaltet. Im Kohlenstoff steckt ein Geheimnis, das in besonderer Weise motiviert, sich mit ihm zu beschäftigen.

11.4 Funktionelle Gruppen

Organische Verbindungen, deren Kohlenstoffatome andere Bindungspartner als Wasserstoff tragen, können formal so entstehen, dass eines oder mehrere H-Atome durch andere Atome oder Atomgruppen *substituiert* (ersetzt) werden (Tab. 11/1). So veränderte Kohlenstoffatome beeinflussen die physikalischen Eigenschaften einer Verbindung sehr stark und sind Zentren erhöhter chemischer Reaktivität.

funktionelle Gruppen

> ❗ Spezielle Gruppen, die den Charakter einer organischen Verbindung prägen, bezeichnet man als **funktionelle Gruppen**. Sie geben einer Substanzfamilie den Namen.

Bei den Alkanen (s. Kap. 12) fehlen in diesem Sinne funktionelle Gruppen, sie sind entsprechend reaktionsträge. Ganz anders verhalten sich die Alkene, die eine oder mehrere olefinische Doppelbindungen aufweisen.

Durch die funktionellen Gruppen lassen sich viele organische Verbindungen systematisch erfassen, diese Systematik erleichtert die Übersicht und vereinfacht das Lernen, auch sind Voraussagen auf die Eigenschaften unbekannter Verbindungen möglich. Die Organische Chemie ist in weiten Teilen die Chemie der funktionellen Gruppen, die an einem Kohlenstoffgerüst stehen. Deshalb sind die nachfolgenden Kapitel dieses Buches nach funktionellen Gruppen geordnet, die den verschiedenen Klassen organischer Verbindungen zugrunde liegen. Wichtige biochemische Verbindungen weisen zwei und mehr verschiedene funktionelle Gruppen auf, wodurch sich erstaunliche Eigenschaften ergeben.

11.4 Funktionelle Gruppen

Tab. 11/1 Familien organischer Verbindungen. An den freien Bindungen können H-Atome oder beliebige organische Reste hängen.

C-Atom, an dem substituiert wird	Beispiele für funktionelle Gruppen			
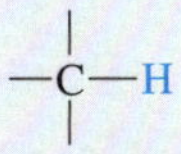 —C—H	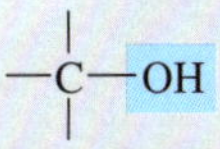 —C—OH **Alkohole**	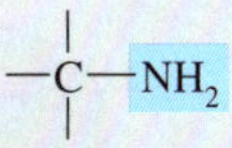 —C—NH₂ **Amine**	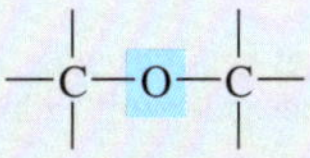 —C—O—C— **Ether**	
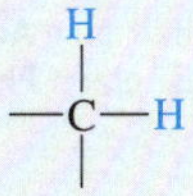 —C—H (mit 1 H)	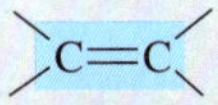 C=C **Alkene** (olefinische Doppelbindung)	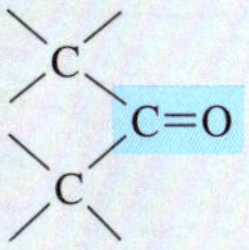 C=O **Ketone**	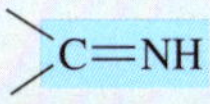 C=NH **Imine**	
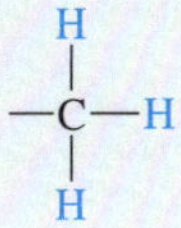 —C—H (mit 2 H)	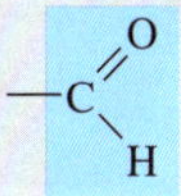 —C(=O)H **Aldehyde**	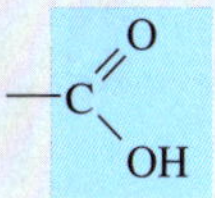 —C(=O)OH **Carbonsäuren**	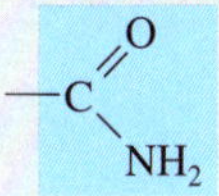 —C(=O)NH₂ **Amide**	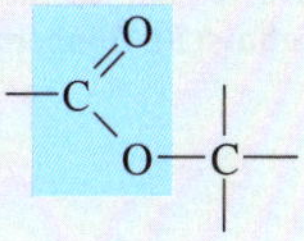 —C(=O)O—C— **Ester**

Beispiele:

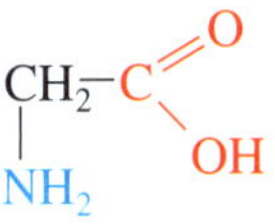

- Aminosäure Glycin: CH₂(NH₂)—C(=O)OH
- Glycerinaldehyd-3-phosphat: CH₂—CH—C(=O)H mit O—P(=O)(O⁻)(O⁻) und OH
- Adrenalin

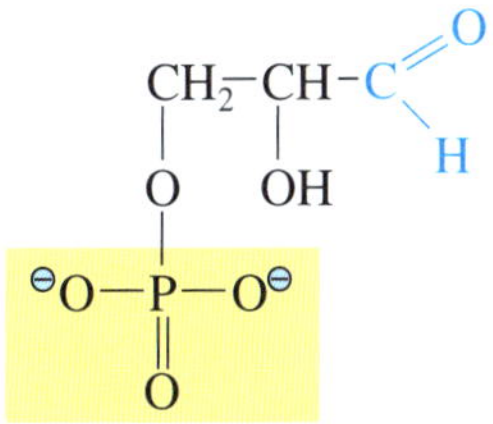

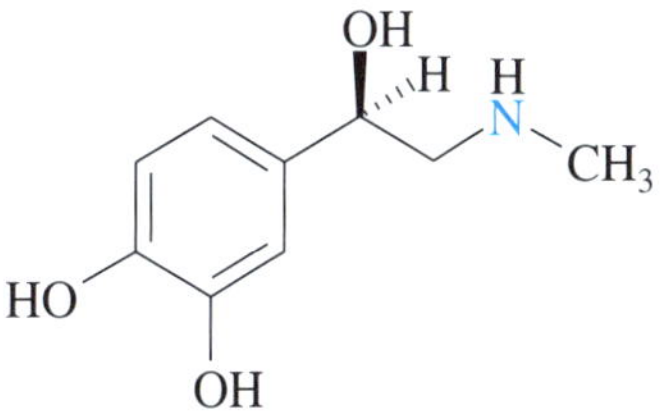

Es gibt für solche Verbindungen übergeordnete Familien, die im Namen keine oder unvollständige Hinweise auf bestimmte funktionelle Gruppen enthalten (z. B. Peptide, Kohlenhydrate, Lipide, Catecholamine). Wir entwickeln mit Ihnen die Strukturzusammenhänge in steigender Komplexität. Wenn Sie die Kapitel in der vorgegebenen Reihenfolge bearbeiten, erhalten Sie eine gut geordnete Übersicht und können so am Ende komplexe Moleküle wie Vitamin B_{12} (s. S. 344) mit „chemischen Augen" lesen.

Aufgaben

1. Erklären Sie folgende Bezeichnungen und Begriffe: Grundelemente organischer Verbindungen – Harnstoff – σ-Bindung – π-Bindung – sp^3-hybridisiertes C-Atom – sp^2-hybridisiertes C-Atom – Heteroatome – polarisierte Atombindung – Radikale – funktionelle Gruppen.

Einführung und Überblick

Bedeutung für den Menschen
Beispiele für funktionelle Gruppen

Die Hypophyse produziert das Peptidhormon **Vasopressin**, das auf Niere und Blutgefäße wirkt. Es enthält **Amidgruppen** und eine **Disulfidbrücke**.

Das **Hämoglobin** des Blutes benötigt einen eisenhaltigen **Porphyrinring**, um Sauerstoff zu binden.

Im **Fettgewebe** sind Carbonsäuren und Glycerin durch **Estergruppen** verknüpft.

Das **Glykogen** der Muskeln besteht aus Glucosebausteinen in α-**glykosidischer Bindung**.

Das Sexualhormon **Testosteron** enthält eine **Keto-** und eine **Alkoholgruppe** sowie eine **olefinische Doppelbindung**.

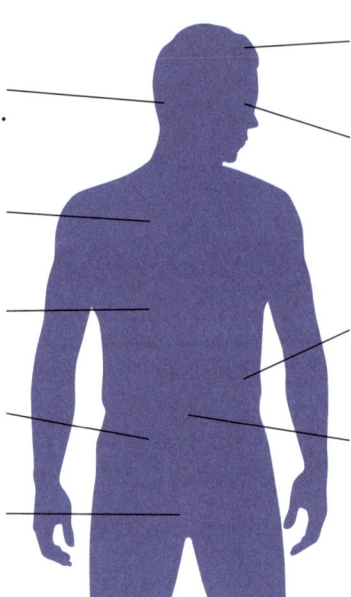

Das Protein α-**Keratin** des Haares enthält **Amidgruppen**.

Für den Sehvorgang wird **Retinal** benötigt mit einer **Aldehydgruppe** und mehreren **olefinischen Doppelbindungen**.

Das im Nebennierenmark gebildete **Adrenalin** enthält eine **Alkohol-** und eine **Aminogruppe** sowie einen **Phenolbaustein**.

Die **Enzyme** des Verdauungstraktes sind Proteine. Sie spalten u. a. **Amid-** und **Estergruppen**.

12 Kohlenwasserstoffe

12.1 Alkane

Kohlenwasserstoffe

Man nennt Verbindungen, die nur aus Kohlenstoff- und Wasserstoffatomen aufgebaut sind, **Kohlenwasserstoffe**. Sie werden aus Erdöl und Erdgas gewonnen, dienen als Energiequelle und haben als Rohstoff für die Synthese organischer Verbindungen große wirtschaftliche Bedeutung, z. B. Lösungsmittel, Kunststoffe, Detergenzien oder Arzneimittel. Unser Lebensstandard wäre ohne sie nicht zu halten. Wir wollen diese Verbindungen verhältnismäßig gründlich anschauen, weil sich an ihnen wichtige Begriffe, Definitionen und Schreibweisen erläutern lassen, die später auf komplexe biochemisch relevante Moleküle anzuwenden sind.

12.1.1 Summenformel und Struktur

Alkane

Alkane, auch als *gesättigte oder aliphatische Kohlenwasserstoffe* bezeichnet, enthalten ausschließlich C–C- und C–H-Einfachbindungen (σ-Bindungen). Jedes Kohlenstoffatom ist mit vier anderen Atomen verbunden, die Molekülorbitale (sp^3-Orbitale) zeigen in die Ecken eines Tetraeders und bilden einen Winkel von 109,5° (s. Kap. 3.4).

Summenformel

Die drei einfachsten Alkane sind **Methan** (CH_4), **Ethan** (C_2H_6) und **Propan** (C_3H_8). Mit weiteren Alkanen bilden sie eine *homologe Reihe*, für die die **allgemeine Summenformel** C_nH_{2n+2} gilt.

homologe Reihe

! Eine homologe Reihe liegt vor, wenn aufeinander folgende Verbindungen sich durch ein gleich bleibendes Strukturelement unterscheiden.

Bei den Alkanen handelt es sich dabei um eine CH_2-Gruppe *(Methylengruppe)*, die jeweils dazukommt. n entspricht der Gesamtzahl der C-Atome, die ein Kohlenwasserstoff enthält.

Strukturformel

Die bisher benutzte **Summenformel** reicht bei organischen Verbindungen nicht aus, um eine Substanz eindeutig zu charakterisieren. Besser geeignet ist die **Strukturformel**. Hier steht für jedes bindende Elektronenpaar zwischen zwei Atomen ein Bindestrich. Häufig

Tab. 12/1 Name, Summenformel und Siedepunkt der *n*-Alkane bis C_8.

Name	Summenformel	Siedepunkt (°C) bei Normaldruck
Methan	CH_4	– 162
Ethan	C_2H_6	– 89
Propan	C_3H_8	– 42
n-Butan	C_4H_{10}	0
n-Pentan	C_5H_{12}	36
n-Hexan	C_6H_{14}	69
n-Heptan	C_7H_{16}	98
n-Octan	C_8H_{18}	126
	C_nH_{2n+2} (allgemeine Summenformel)	

Kohlenwasserstoffe

werden die C–H-Bindungen nicht mitgeschrieben, sondern nur die C–C-Bindungen durch einen Bindestrich markiert. Die Strukturformel wird dadurch vereinfacht.

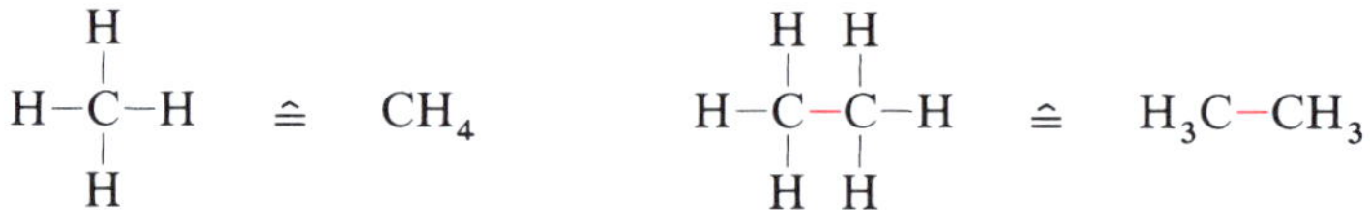

$$H-\underset{\underset{H}{|}}{\overset{\overset{H}{|}}{C}}-H \triangleq CH_4 \quad \text{Methan} \qquad H-\underset{\underset{H}{|}\underset{H}{|}}{\overset{\overset{H}{|}\overset{H}{|}}{C-C}}-H \triangleq H_3C-CH_3 \quad \text{Ethan}$$

Für Methan, Ethan und Propan ist die Summenformel eindeutig; es gibt nur eine Strukturformel, auf die die Summenformel passt. Ein Winkel in der Kette verändert die Struktur nicht. Wegen der tetraedrischen Symmetrie der sp^3-C-Atome beschreiben die nachfolgenden Formeln ein und dasselbe Molekül.

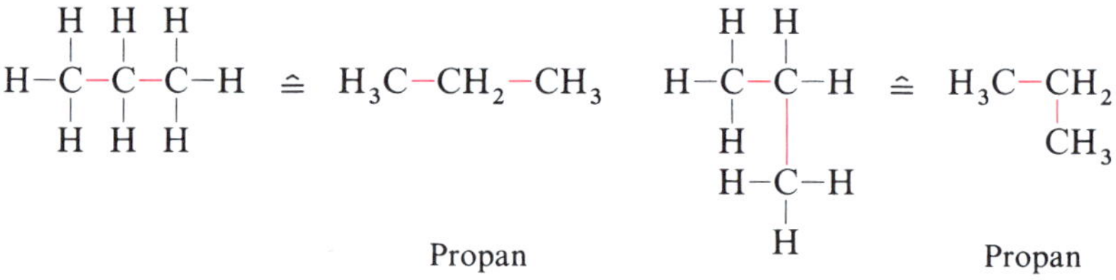

[Strukturformeln von Propan in zwei Darstellungen]

Konstitutionsformel — Beim Butan existieren zu der Summenformel C_4H_{10} zwei Strukturformeln (auch als **Konstitutionsformeln** bezeichnet): das geradkettige *n*-**Butan** und das verzweigte **Isobutan** (= 2-Methyl-propan). Durch die Verzweigung unterscheiden sich die Formeln in Art und Zahl der Strukturbausteine. Isobutan enthält z. B. keine CH_2-Gruppe, dafür jedoch drei CH_3- und eine CH-Gruppe.

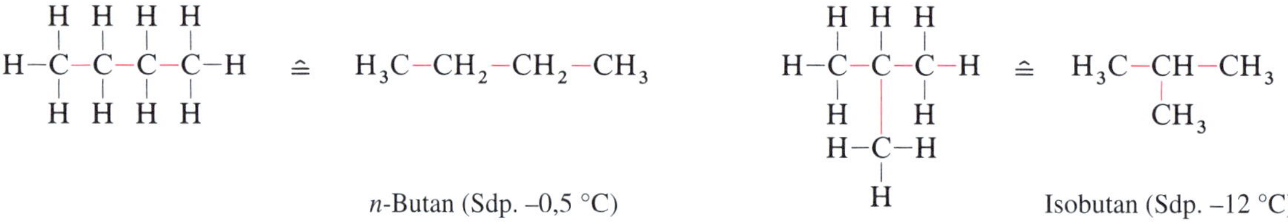

[Strukturformeln: *n*-Butan (Sdp. –0,5 °C) und Isobutan (Sdp. –12 °C)]

Konstitutionsisomere — ❗ Man nennt Verbindungen, die die *gleiche* Summenformel, aber unterschiedliche Strukturformeln besitzen, Konstitutionsisomere.

Sie unterscheiden sich in ihren physikalischen Eigenschaften, wie z. B. dem Siedepunkt. Mit zunehmender C-Atom-Zahl der Alkane wächst die Zahl der Konstitutionsisomeren sehr rasch.

Summenformel	C_3H_8	C_4H_{10}	C_5H_{12}	C_6H_{14}	C_7H_{16}	C_8H_{18}
Zahl der Isomeren	1	2	3	5	9	18

Beim Vergleich von zwei vorgegebenen Strukturformeln können leicht Zweifel auftreten, ob es sich um Konstitutionsisomere handelt. Man sucht daher in der Formel zuerst die längste Kette von C-Atomen und vergleicht Zahl, Art und Stellung einzelner Bausteine (z. B. CH_3-, CH_2-, CH-Gruppen).

12.1.2 Nomenklatur

Organische Verbindungen sollten systematisch benannt werden. Nach den Regeln der *International Union of Pure and Applied Chemistry* (IUPAC) geht man von den unverzweigten Alkanen aus (Tab. 12/1). Bei verzweigten Alkanen gibt der Kohlenwasserstoff, der die *längste unverzweigte* Kette bildet, der Verbindung den Stammnamen. Dieser wird durch die Benennung der Kohlenwasserstoffreste, die statt eines H-Atoms an der Kette stehen, ergänzt. Kohlenwasserstoffreste heißen allgemein **Alkylsubstituenten**, ihr Name leitet sich vom zugrunde liegenden Kohlenwasserstoff ab, indem die Endung „-an" durch „-yl" ersetzt wird. So wird aus dem Methan (CH_4) *Methyl* ($-CH_3$), aus dem Ethan (C_2H_6) *Ethyl* ($-C_2H_5$) usw.

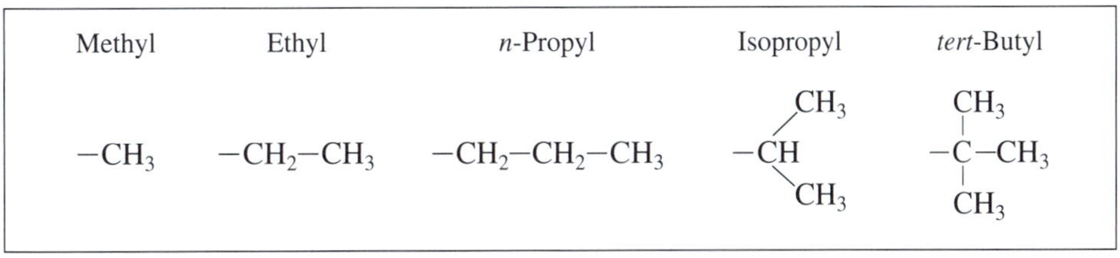

Methyl	Ethyl	n-Propyl	Isopropyl	tert-Butyl
$-CH_3$	$-CH_2-CH_3$	$-CH_2-CH_2-CH_3$	$-CH(CH_3)_2$	$-C(CH_3)_3$

Ein Kohlenstoffatom (blau markiert) wird je nach Anzahl der C-Atome, mit denen es direkt verbunden ist, als **primär, sekundär, tertiär** oder **quartär** bezeichnet.

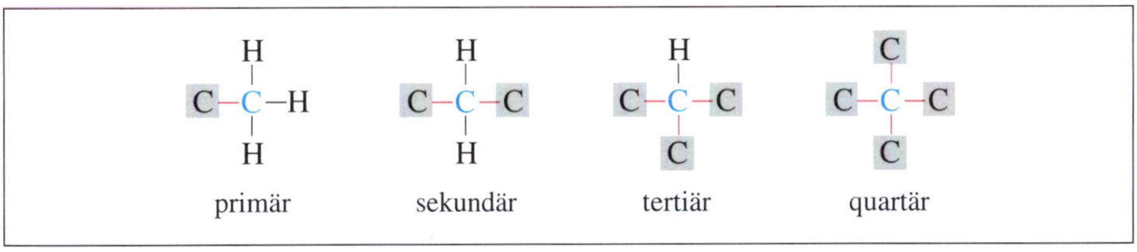

primär — sekundär — tertiär — quartär

Nomenklatur

Bei der **Benennung eines Kohlenwasserstoffs** sind folgende Regeln zu beachten (in den folgenden Formeln werden die H-Atome zur Vereinfachung nicht mitgezeichnet):

1. Suchen Sie die längste durchgehende Kette von Kohlenstoffatomen heraus und geben Sie der Verbindung den Stammnamen nach der Zahl der C-Atome dieser Kette.

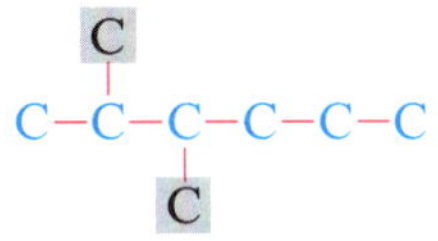

   die längste Kette hat 6 C-Atome (C_6), der Stammname ist **Hexan**

2. Nummerieren Sie die Kette so, dass die alkylsubstituierten C-Atome die niedrigsten Zahlen erhalten.

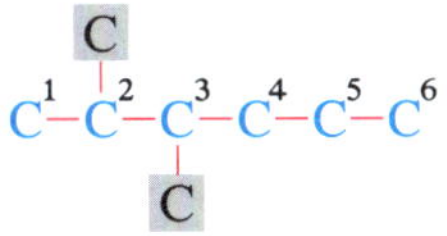

   Alkylgruppen in Position 2 und 3 (nicht in 4 und 5 bei Bezifferung von rechts nach links)

3. Die Position des Substituenten wird durch die Nummer des betreffenden C-Atoms der Hauptkette bezeichnet.

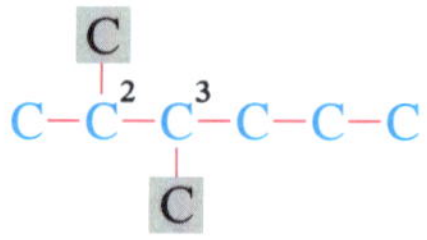

$$
\begin{array}{c}
C\phantom{{}^3-C-C-C}\\
|\phantom{{}^3}\\
C-C^2-C^3-C-C-C\\
|\phantom{{}^3-C-C-C}\\
C
\end{array}
$$

4. Wenn die gleiche Alkylgruppe mehrfach als Seitenkette auftritt, wird durch die Vorsilbe di-, tri-, tetra- usw. angezeigt, wie oft die Alkylgruppe im Molekül vorhanden ist.

5. Unterschiedliche Alkylsubstituenten werden in alphabetischer Reihenfolge genannt.

Die oben stehende Verbindung heißt demnach **2,3-Dimethylhexan**.

Weitere Nomenklaturbeispiele sollen helfen, die Regeln anzuwenden und verschiedene Schreibweisen kennen zu lernen. Häufig wird bei der Darstellung einer Kohlenwasserstoffkette auf die explizite Darstellung der C- und H-Atome verzichtet. Bei dieser **Skelettschreibweise** muss man wissen, dass Linienenden und Winkelecken jeweils ein C-Atom symbolisieren, das die bis zur Vierbindigkeit notwendige Zahl H-Atome trägt.

Beispiele:

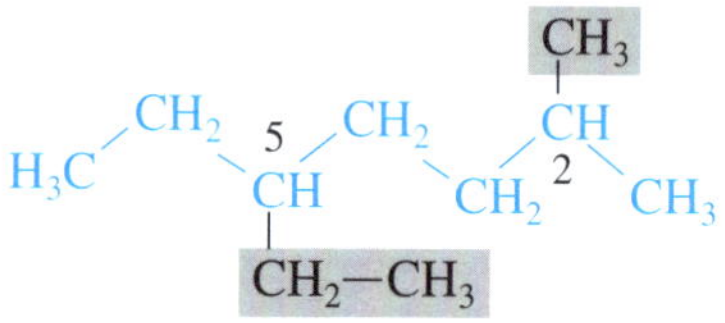

5-Ethyl-2-methylheptan

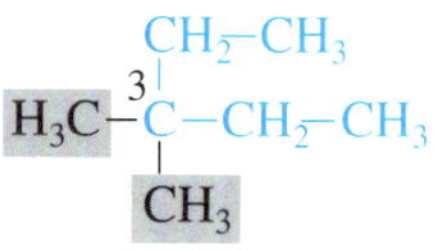

3,3-Dimethylpentan

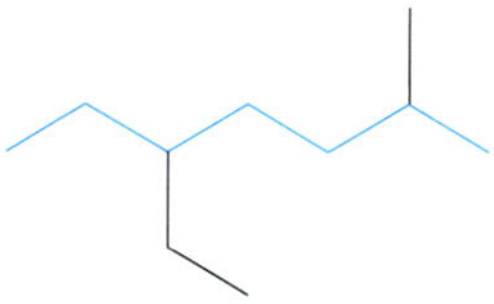

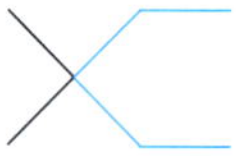

12.1.3 Molekülmodelle

Die Strukturformeln, die wir benutzen, lassen sich relativ rasch zu Papier bringen (Abb. 12/1a). Sie haben aber den Nachteil, dass sie nicht die *dreidimensionale* (raumerfüllende) Struktur der Moleküle wiedergeben. Eine erste Alternative ist die **Keilstrich-Formel** (Abb. 12/1b), die versucht, die räumliche Anordnung auf dem Papier darzustellen. Dabei stellen ausgefüllte Keile Bindungen dar, die aus der Papierebene nach vorne ragen, gestrichelte Linien weisen hinter die Papierebene. Zum Lesen und Zeichnen braucht man ein gutes räumliches Vorstellungsvermögen. Gerade für Anfänger und im Fall komplexer Moleküle ist es vorteilhaft, auf Molekülmodelle zurückzugreifen. Dazu gibt es Bausätze, die sich im Konzept der Modellbildung sowie in Größe, Material und Preis unterscheiden. Die beiden Modelltypen haben je nach Fragestellung Vor- und Nachteile:

1. *Kugelstab-Modelle* (Abb. 12/1c) machen die räumliche Lage der Atome, die Anordnung der Bindungen und die Bindungswinkel deutlich.
2. *Kalotten-Modelle* (Abb. 12/1d) deuten die räumliche Lage der Atome an, die Raumerfüllung der einzelnen Gruppen sowie die Orbitalausdehnung einzelner Bindungen.

Lassen Sie sich Molekülmodelle im Unterricht zeigen. Preiswerte Bausätze sind im Buchhandel erhältlich. Sie können – zu Hause eingesetzt – zum Verständnis der Organischen Chemie, der Biochemie und später der Pharmakologie beitragen.

12.1 Alkane

a H   b   H
   | |
H—C—H   H⟍C⟋H
   | |
   H   H

Strukturformel   Keilstrich-Formel

c   d

Kugelstab-Modell   Kalotten-Modell

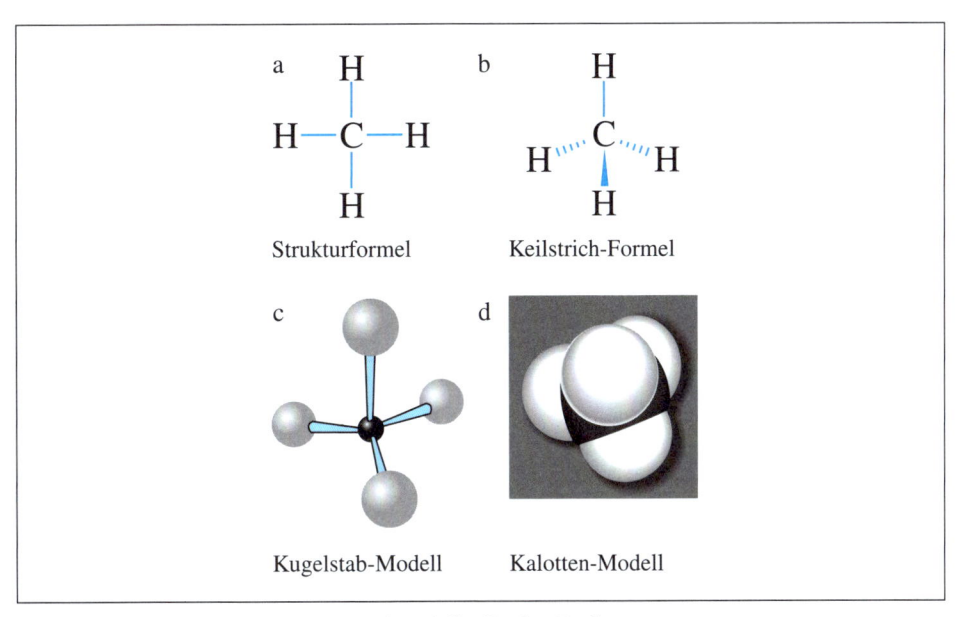

Abb. 12/1 Verschiedene Formeln und Modelle für das Methan.

12.1.4 Konformationsisomere

Konformere

Betrachten wir erneut das *Ethan*. Es leitet sich vom Methan formal dadurch ab, dass ein H-Atom durch eine Methylgruppe ersetzt ist. Zur Struktur gibt es keine Alternative. Die C–C-Bindung (σ-Bindung) ist jedoch rotationssymmetrisch, wir können in Gedanken eine Methylgruppe festhalten und die andere drehen. Die Rotation erfordert sehr wenig Energie und findet bei Raumtemperatur ständig statt. Es existieren verschiedene *rotationsisomere* Anordnungen für das Ethan-Molekül. Jedes einzelne *Rotationsisomer*, auch **Konformer** genannt, spiegelt eine bestimmte räumliche Anordnung der H-Atome an den beiden C-Atomen wider. Mit Hilfe von Molekülmodellen wird dies sichtbar. Zur Beschreibung der Konformationsisomere auf dem Papier bedient man sich der **Keilstrich-Formeln**, der **Sägebock-Schreibweise** oder der **Newman-Projektion** (Abb. 12/2).

Die *Sägebock-Schreibweise* ist eine vereinfachte perspektivische Darstellung des Kugelstab-Modells. Man schaut schräg auf die C–C-Bindungsachse, das C-Atom links liegt weiter vorn. Beim Betrachten braucht man eine gewisse Raumvorstellung.

Bei der *Newman-Projektion* blickt man von vorn auf ein C-Atom des Moleküls in Richtung der C–C-Achse. Die C–H-Bindungen des vorderen C-Atoms sind bis zur Mitte eines Kreises gezeichnet, die C–H-Bindungen des hinteren, verdeckten C-Atoms nur bis zum Rand des Kreises.

Konformation

Die *gestaffelte* Konformation ist etwas energieärmer und damit stabiler als die *ekliptische* Konformation. Das rührt hauptsächlich daher, dass die H-Atome des vorderen und hinteren C-Atoms sich so weit wie möglich voneinander entfernen. Der Grund dafür ist eine quantenmechanische Wechselwirkung, die Theoretiker als *Hyperkonjugation* bezeichnen. Sie wirkt zwischen besetzten und unbesetzten σ-Orbitalen der benachbarten CH-Bindungen. In der ekliptischen Konformation sind sich die H-Atome näher, die Wechselwirkung ist schwächer als in der gestaffelten Konformation. Es ist eine Besonderheit der Konformere, dass man sie nicht voneinander trennen und als Einzelsubstanzen fassen kann. Bei jeder Rotation der C–C-Bindung, die mehrere tausendmal pro Sekunde erfolgt, treten fortlaufend alle denkbaren Konformationen auf, wobei die gestaffelte Konformation im zeitlichen Mittel überwiegt (Anteil > 99%).

Bei größeren Molekülen, wie z. B. dem *n*-Butan (H_3C–CH_2–CH_2–CH_3) können weitere Konformere auftreten. In der Newman-Projektion blicken wir auf die beiden mittleren C-Atome und erkennen zwei gestaffelte und eine ekliptische Konformation. Die Größe der Substituenten (hier CH_3 und H) spielt bei der Stabilisierung einzelner Konformere eine wichtige Rolle. Die gestaffelte *anti*-Konformation ist am energieärmsten und überwiegt damit im Gleichgewicht.

12 Kohlenwasserstoffe

Keilstrich-Formel

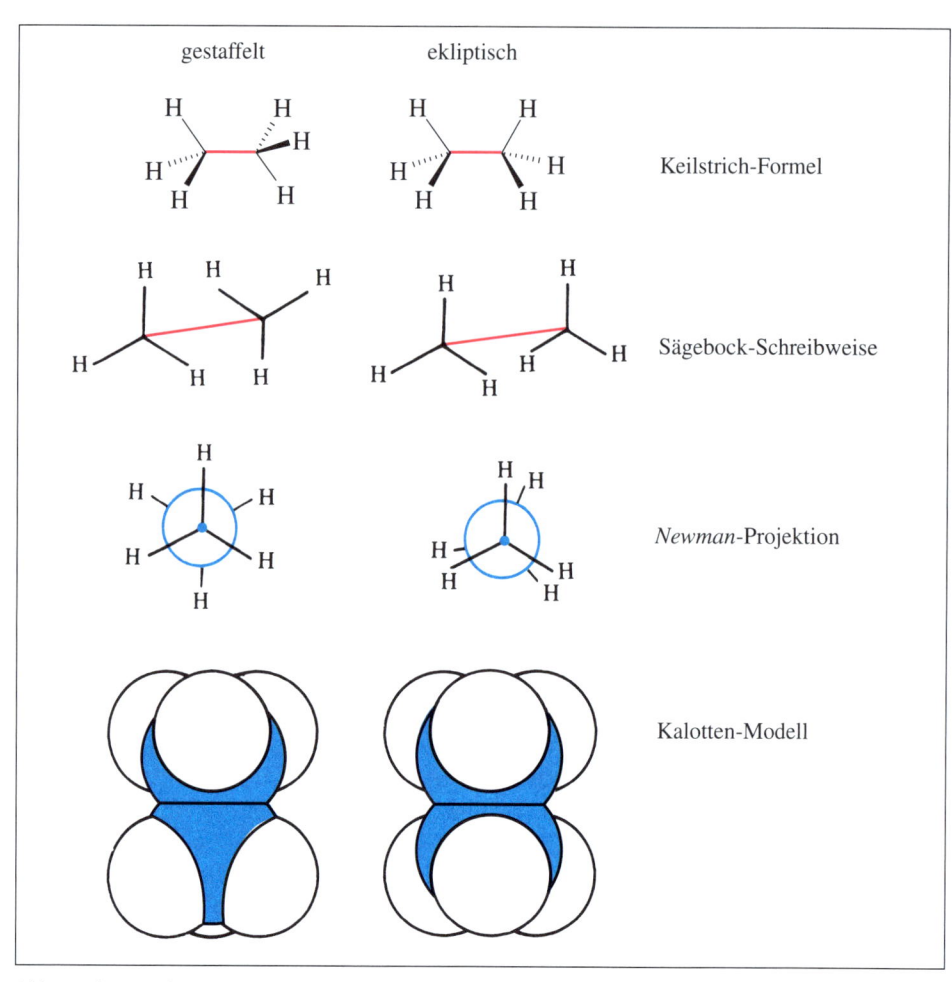

Abb. 12/2 Konformere des Ethans.

Konformere

gestaffelt
anti
(geringster Energieinhalt)

gestaffelt
gauche

ekliptisch
(höchster Energieinhalt)

Von der Seite gesehen, sieht die C-Atom-Kette des *n*-Butans in der *anti*-Konformation gewinkelt aus. Da sich diese Konformation in einer längeren Kohlenwasserstoffkette für jede C–C-Bindung bevorzugt einstellt, bildet sich die sog. **Zickzack-Kette** aus. Dies hat zur Folge, dass längere Kohlenwasserstoffreste sich nicht aufknäulen, sondern eine gestreckte räumliche Anordnung aufweisen.

n-Butan
anti-Konformation

n-Decan
(*Zickzack*-Konformation)

12.1.5 Physikalische Eigenschaften

In Kohlenwasserstoffen sind nur *unpolare* Atombindungen wirksam, dies beeinflusst die Löslichkeit der Stoffe. Allgemein gilt, dass sich organische Verbindungen in verschiedenen Lösungsmitteln umso besser lösen, je mehr sich Eigenschaften und Struktur von Substanz und Lösungsmittel (= Solvens) gleichen. Bringt man Flüssigkeiten zusammen, gilt dasselbe Prinzip, man spricht dann jedoch davon, dass die Flüssigkeiten miteinander mischbar *(homogenes System)* oder nicht mischbar sind *(heterogenes System)*. Kohlenwasserstoffe lösen sich in unpolaren organischen Lösungsmitteln wie z. B. Tetrachlorkohlenstoff, Diethylether, Benzol oder Cyclohexan, nicht aber in Wasser. Man bezeichnet Kohlenwasserstoffe deshalb auch als **lipophil** oder **hydrophob**. Umgekehrt werden Verbindungen, die sich gut in Wasser lösen, **hydrophil** genannt (s. Kap. 5.2).

lipophil/hydrophob

Van-der-Waals-Kräfte

Die Wechselwirkungen zwischen den unpolaren Kohlenwasserstoffmolekülen sind nur schwach und von kurzer Reichweite. Man bezeichnet sie als **Van-der-Waals-Kräfte**. Sie wirken nur dort, wo Moleküle einander berühren, also an ihrer Oberfläche. Innerhalb einer homologen Reihe sind die zwischenmolekularen Kräfte deshalb umso größer, je größer das Molekül und damit seine Oberfläche ist. Erwartungsgemäß steigen Siedepunkte mit der Anzahl der Kohlenstoffatome, da beim Sieden die zwischenmolekularen Kräfte in einer Flüssigkeit überwunden werden müssen. Die vier kleinsten *n*-Alkane sind bei Raumtemperatur Gase (s. Tab. 12/1), bis C_{20} sind sie flüssig, oberhalb C_{20} sind sie fest.

Umwelt-Technik-Alltag Bedeutung der Alkane: Hauptquellen für die Alkane sind Erdgas (C_1–C_4) und Erdöl. Aus Letzterem werden die Kohlenwasserstoffe nach ihren Siedepunkten durch stufenweise (fraktionierte) Destillation in den Raffinerien abgetrennt. Petrolether (C_5–C_7), Benzin (C_7–C_{12}), Dieselöl (C_{15}–C_{18}) und Paraffin (C_{20}–C_{30}) sind Mischungen aus Alkanen.

Kohlenwasserstoffe sind leichter als Wasser (Dichte < 1 g/cm³), schwimmen also bei Tankerunfällen etc. auf der Wasseroberfläche. In die Umwelt gelangt, sind sie für die Natur eine extreme Belastung und werden nur langsam von Mikroorganismen abgebaut.

Das Methan selber ist nicht nur Hauptbestandteil des Erdgases, es entsteht auch beim Wachstum anaerober Bakterien z. B. auf dem Grund von Reisfeldern und Sümpfen (Sumpfgas) sowie im Verdauungstrakt von Wiederkäuern. Jede Kuh gibt täglich bis zu 300 L Methan in die Atmosphäre ab. Durch Reisanbau und Rinderhaltung steigt der Methangehalt der Atmosphäre und trägt erheblich zum *Treibhauseffekt* auf der Erde bei.

Ein anderes Phänomen ist hinsichtlich der Energievorräte der Erde und des Weltklimas von großer Bedeutung. Methan wird unter Druck und bei tiefen Temperaturen (< 5 °C) in hoher Dichte in ein Gitter von Wassermolekülen eingelagert. Es entsteht ein farbloser Festkörper, das sog. *Methanhydrat*. Dieses zerfällt unter Normalbedingungen in seine Bestandteile und lässt sich entzünden. 1 m³ festes Methanhydrat setzt unter Normalbedingungen 168 m³ Methangas frei, das von methanbildenden Archaebakterien stammt. Man findet Methanhydrate z. B. in Permafrostregionen der Erde und auf dem Meeresgrund (ab 500 m Tiefe), z. T. in dicken Schichten. Ob und wie sich diese riesigen Methan-Lagerstätten nutzen lassen, bleibt zu klären. Durch Erwärmung freigesetzt, würde sich der Treibhauseffekt der Erdatmosphäre dramatisch verstärken.

12 Kohlenwasserstoffe

> **Paraffine**
> In der Medizin werden Paraffine, die unverdaulich sind, als Darmgleitmittel eingesetzt, außerdem sind sie Bestandteil von Salben und Cremes. Sie tragen zum Hautschutz bei und erleichtern die Aufnahme von Wirkstoffen durch die Haut. Vaseline z. B., eine hautverträgliche Salbengrundlage, besteht aus einem Paraffingemisch.

Aufgaben

1. Erklären Sie folgende Bezeichnungen und Begriffe: Kohlenwasserstoffe – Alkane – Summenformel – homologe Reihe – Strukturformel – Konstitutionsformel – Konstitutionsisomere – Konformation – Konformere – lipophil/hydrophob – van-der-Waals-Kräfte – Nomenklatur – Keilstrichformel.
2. Geben Sie die Strukturformeln der drei Konstitutionsisomere des Pentans (C_5H_{12}) an und benennen Sie diese nach den IUPAC-Regeln.
3. Welche Struktur hat der Kohlenwasserstoff 2,2,4-Trimethylpentan *(Isooctan)*, der als Standard für die „Klopffestigkeit" des Benzins dient (reines Isooctan hat die *Oktanzahl* 100)?
4. Geben Sie drei weitere Konstitutionsisomere des Octans an und benennen Sie diese.
5. Siedet Isooctan höher oder tiefer als *n*-Octan? Warum?
6. Lassen sich einzelne Konformationsisomere des *n*-Butans isolieren? Die Antwort bitte begründen.
7. Warum bilden *n*-Alkane gestreckte Ketten in der *Zickzack*-Konformation?
8. Warum hängt der Siedepunkt einer Verbindung vom äußeren Luftdruck ab?
9. *n*-Hexan und Wasser sind bei Raumtemperatur Flüssigkeiten. Mischt man beide, bilden sich zwei Phasen. Warum?
10. Wie unterscheidet sich Benzin von Dieselöl?

12.2 Cycloalkane

12.2.1 Struktur

Cycloalkane

Cycloalkane leiten sich formal von den *n*-Alkanen ab, indem an den Kettenenden ein H-Atom entfernt wird und die Enden über eine neue C–C-Bindung einen Ring schließen. Man benennt cyclische Kohlenwasserstoffe nach der Zahl der C-Atome im Ring und setzt vor den Namen des Alkans die Vorsilbe „**cyclo**". Auch Cycloalkane bilden eine homologe Reihe, deren *allgemeine Summenformel* C_nH_{2n} lautet. In der vereinfachten Skelett-Beschreibung entspricht jede Ecke im Ring einer CH_2-Gruppe.

Cyclopropan (C_3H_6)   Cyclopentan (C_5H_{10})   Cyclohexan (C_6H_{12})

Im **Cyclopropan** weichen die Bindungswinkel der σ-Bindungen stark vom Tetraederwinkel ab. Der Ring ist stark gespannt. Die normale sp^3-Hybridisierung der C-Atome ist gestört. Mit zunehmender Ringgröße nähern sich die Bindungswinkel dem normalen Tetraederwinkel von 109,5°. Beim **Cyclohexan**, dem wichtigsten Cycloalkan, ist dies verwirklicht, der Sechsring ist spannungsfrei, allerdings ist das Molekül nicht eben gebaut. Beim Aufbau der Moleküle mit Molekülmodellen wird dies deutlich.

12.2.2 Konformation des Cyclohexans

Cyclohexan kann verschiedene Konformationen einnehmen, ohne dass sich die Größe der Bindungswinkel verändert. Die energetisch günstigste Konformation ist die *Sesselform* (**A**), weniger günstig ist die *Wannenform* (**B**). Dazwischen gibt es zahlreiche Übergänge.

Konformation Sesselform, Wannenform

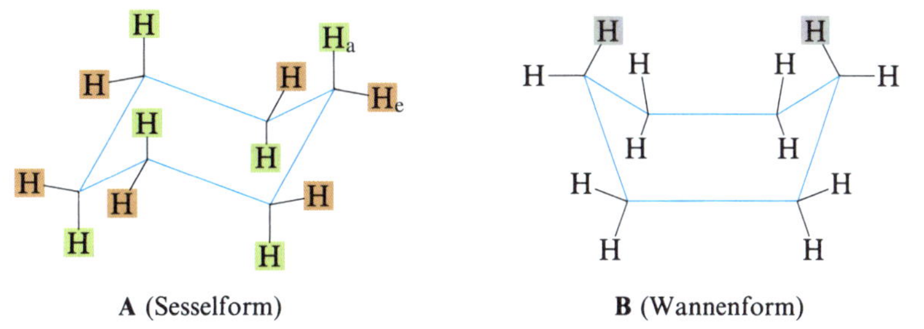

A (Sesselform)   **B (Wannenform)**

Konformere des Cyclohexans

axial/äquatorial

In der Sesselform trägt jedes C-Atom ein senkrecht nach oben bzw. unten zeigendes H-Atom. Man bezeichnet diese H-Atome als *axial (a)* und die an jedem C-Atom seitlich am Ring stehenden als *äquatorial (e)*. Am Molekülmodell wird deutlich, warum die Sesselform energetisch günstiger ist als die Wannenform: In der Sesselform haben C- und H-Atome den größtmöglichen Abstand, während sich in der Wannenform einige H-Atome so nahe kommen, dass Abstoßungskräfte wirksam werden. Der Energieunterschied beträgt etwa 25 kJ/mol.

Eine Besonderheit des Cyclohexanringes liegt darin, dass bei Raumtemperatur eine Sesselform in eine andere Sesselform „umklappen" kann. Dazu sind lediglich Drehungen um C–C-Einfachbindungen erforderlich. Klappen Sie z. B. bei einem Molekülmodell zunächst ein Ende des Ringes herunter, so erhalten Sie eine Wanne, anschließend die andere Ecke hoch, so entsteht wieder ein Sessel.

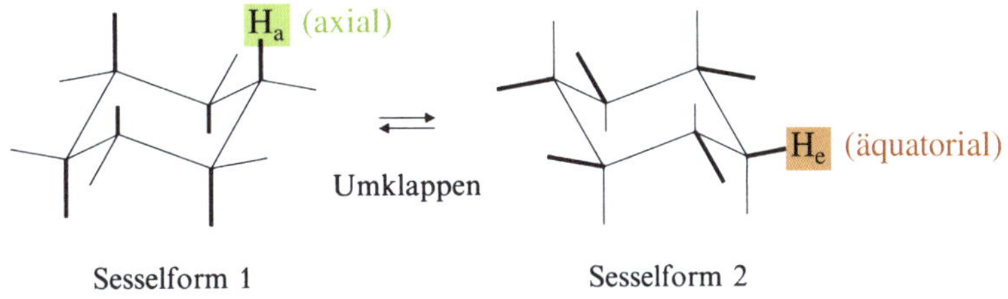

H_a (axial) H_e (äquatorial)

Umklappen

Sesselform 1   Sesselform 2

Nach dem Umklappen von einer Sesselform in die andere sind aus allen axialen H-Atomen äquatoriale und umgekehrt aus allen äquatorialen H-Atomen axiale geworden.

12.2.3 Cyclohexanderivate

Trägt ein C-Atom des Cyclohexans einen Substituenten, z. B. eine Methylgruppe, so überwiegt im Gleichgewicht das Konformer mit äquatorialer Methylgruppe. Nur so lassen sich zwischen den axialen H-Atomen und dem axialen Methylrest abstoßende Wechselwirkungen vermeiden.

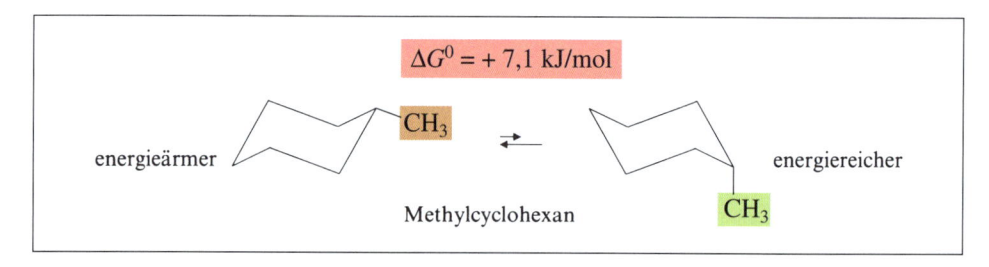

Kohlenwasserstoffe

$\Delta G^0 = +7{,}1$ kJ/mol

energieärmer — Methylcyclohexan — energiereicher

cis/trans-Isomerie (Cycloalkane)

Vom 1,2-Dimethyl-cyclohexan existieren zwei Isomere. Es begegnet uns eine neue Art der Isomerie, die *cis-trans*-Isomerie der Cyclohexanderivate.

$\Delta G^0 = +8{,}4$ kJ/mol $\Delta G^0 = 0$

trans-1,2-Dimethylcyclohexan   *cis*-1,2-Dimethylcyclohexan

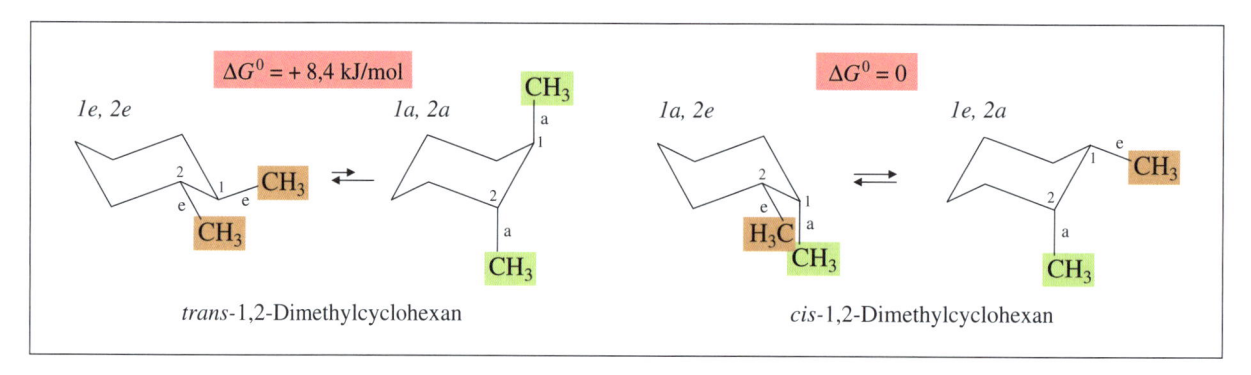

Im *trans*-Isomer liegt ein Substituent oberhalb und einer unterhalb einer hypothetischen Ringebene. Man erkennt dies an den beiden äquatorial stehenden Methylgruppen (*1e, 2e*) und besser noch im anderen Konformer, wo beide Methylgruppen axial sind (*1a, 2a*). Im *cis*-Isomer weisen die Methyle auf dieselbe Ringseite, jeweils eine der Methylgruppen steht äquatorial, die andere axial (*1a, 2e* bzw. *1e, 2a*).

Von diesen Stereoisomeren existieren wiederum zahlreiche Konformere. Normalerweise überwiegt die Sesselform. Es ist das Konformer am energieärmsten, das die *maximale* Anzahl äquatorialer Substituenten bzw. die *größten* Substituenten in äquatorialer Stellung aufweist.

Die beiden sechsgliedrigen Ringe des **Decalins** bevorzugen wie das Cyclohexan die Sessel-Konformation. Aufgrund der *cis-trans*-Isomerie der Cyclohexanderivate gibt es jedoch zwei Möglichkeiten, die beiden Ringe zu verknüpfen.

1. **trans:** Beide Bindungen sind äquatorial (e, e); entsprechend stehen die H-Atome an der Verknüpfungsstelle axial.
2. **cis:** Eine Bindung ist axial, eine äquatorial (a, e); entsprechend sind die H-Atome an der Verknüpfungsstelle *cis*-ständig. Das Molekül bildet einen Winkel.

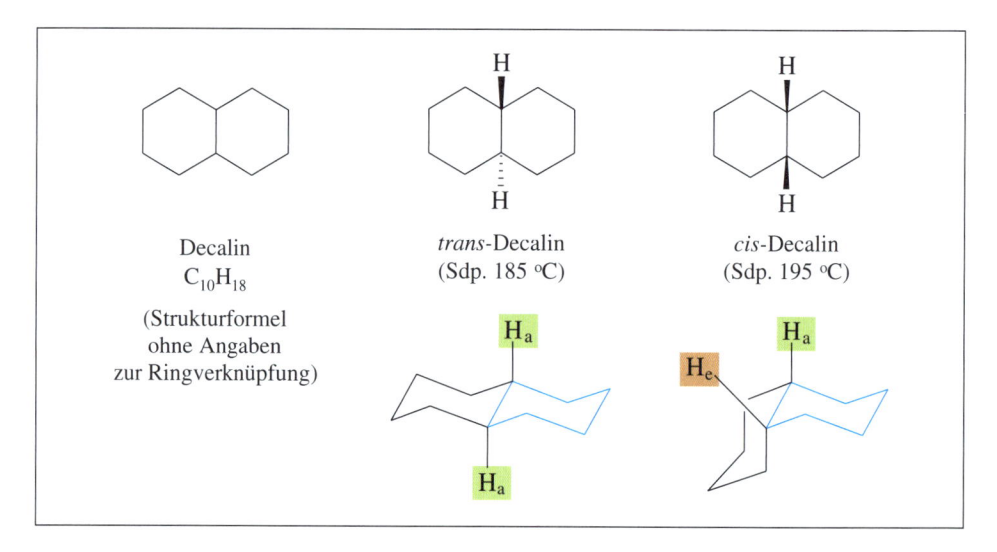

Decalin
$C_{10}H_{18}$

(Strukturformel ohne Angaben zur Ringverknüpfung)

trans-Decalin (Sdp. 185 °C)

cis-Decalin (Sdp. 195 °C)

cis- und *trans-*Decalin kommen im Erdöl vor, sie unterscheiden sich deutlich in ihren physikalischen Eigenschaften.

Aufgaben

1. Erklären Sie folgende Bezeichnungen und Begriffe: Cycloalkane – Konformation – Sesselform, Wannenform – axial, äquatorial – *cis/trans-*Isomerie (Cycloalkane).
2. Welche Struktur hat *Cyclobutan*?
3. Klappen Sie die abgebildeten Cyclohexanderivate in die andere Sesselform um und zeichnen Sie das entstehende Konformer. Welches Konformer ist *energieärmer*? Kennzeichnen Sie am Molekül b primäre, sekundäre und tertiäre C-Atome.
4. Sind auch bei den Cyclopentanderivaten *cis/trans-*Isomere denkbar?
5. Beim Mischen von Cyclohexan mit Wasser bilden sich zwei Phasen. Warum? Welches ist die Oberphase?
6. Geben Sie die Strukturformeln an von Cycloheptan und 1,2-Dimethylcyclopentan. Gibt es bei Letzterem *cis/trans-*Isomere?

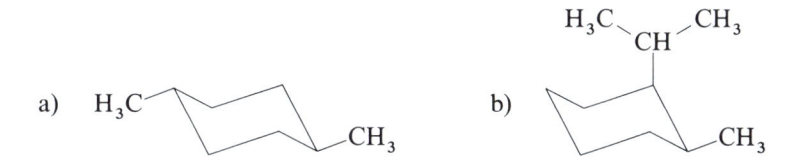

12.3 Reaktionen der Alkane

12.3.1 Homolytischer/heterolytischer Bindungsbruch

Radikal

Alkane verhalten sich gegenüber den meisten chemischen Reagenzien sehr *reaktionsträge*. Eine Ausnahme ist, dass niedere Alkane wie Erdgas oder Benzin sich an der Luft leicht entzünden lassen und solche Alkan/Luft-Gemische explodieren können.

Die wichtigsten Reaktionen der Alkane werden leichter verständlich, wenn man sich klar macht, dass die unpolaren C–C- bzw. C–H-Bindungen vorwiegend *homolytisch* brechen. Ein **homolytischer Bindungsbruch** bedeutet, dass bei jedem Partner ein Elektron aus dem ehemals bindenden Elektronenpaar verbleibt. Die Teilchen, die dabei auftreten, haben ein ungepaartes Valenzelektron, das man durch einen Punkt am zugehörigen Atom markiert. Solche Teilchen bezeichnet man als **Radikale**, sie sind sehr reaktiv. In diesem Sinn sind das Wasserstoffatom und das Chloratom Radikale. Das Sauerstoff-Molekül der Luft reagiert als Biradikal.

H•	|C̄l|•	•Ō–Ō•
H-Atom	Cl-Atom	O_2-Molekül (Biradikal)

Im Gegensatz zum homolytischen steht der *heterolytische* Bindungsbruch. Hier verbleibt das bindende Elektronenpaar bei einem der Bindungspartner, als Folge treten *Ionen* auf. Wir werden diesen Reaktionstyp später genau kennen lernen.

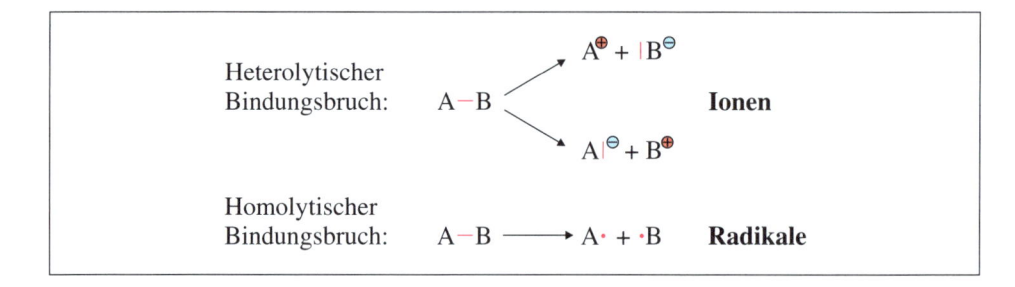

Kohlenwasserstoffe

$$
\begin{array}{ll}
\text{Heterolytischer} \\
\text{Bindungsbruch:} & A-B \quad \nearrow\;\; A^{\oplus} + |B^{\ominus} \\
& \qquad\qquad \searrow\;\; A|^{\ominus} + B^{\oplus}
\end{array} \quad \textbf{Ionen}
$$

$$
\text{Homolytischer Bindungsbruch:} \quad A-B \longrightarrow A\cdot + \cdot B \qquad \textbf{Radikale}
$$

12.3.2 Radikalische Substitution

Alkane und Chlor (Cl_2) sind nebeneinander beständig. Beim Belichten mit UV-Licht oder Erhitzen findet hingegen eine explosionsartige Umsetzung statt. Als Produkte werden einfach und mehrfach chlorierte Kohlenwasserstoffe gefunden. So entsteht z. B. aus Methan zunächst Chlormethan und daraus über zwei weitere Zwischenstufen schließlich Tetrachlormethan.

$$CH_4 + Cl_2 \xrightarrow{\text{UV-Licht oder Hitze}} CH_3Cl + HCl$$

Methan → Chlormethan (Methylchlorid)

Dichlormethan (Methylenchlorid)   Trichlormethan (Chloroform)   Tetrachlormethan (Tetrachlorkohlenstoff)

Substitution

Allgemein ausgedrückt wird ein H-Atom im Kohlenwasserstoff durch ein Chloratom *ersetzt*, es entsteht ein *Chloralkan*. Die Reaktion ist vom Typ her eine radikalische **Substitution** (lat. *substituere* = ersetzen), deren Ablauf (**Reaktionsmechanismus**) wir genauer ansehen wollen.

Im UV-Licht *dissoziieren* einige Chlormoleküle durch homolytischen Bindungsbruch in Chloratome (**1**), die als Radikale sehr reaktiv sind. Ein Chlorradikal greift das Kohlenwasserstoffmolekül an, entreißt ihm ein H-Atom und bildet stabilen Chlorwasserstoff (HCl) sowie ein Alkylradikal (**2**). Das Alkylradikal kann nun mit einem Chlormolekül (Cl_2) reagieren: ein Chloratom binden und das zweite Chloratom als Radikal freisetzen (**3**).

radikalische Halogenierung

Radikalkettenreaktion bei der radikalischen Chlorierung:

(1) $|\overline{Cl}-\overline{Cl}| \xrightarrow{\text{UV-Licht}} 2\,|\overline{Cl}\cdot$ Kettenstart

(2) $R-H + |\overline{Cl}\cdot \longrightarrow R\cdot + H-\overline{Cl}|$ Kettenfortpflanzungsschritte

(3) $R\cdot + |\overline{Cl}-\overline{Cl}| \longrightarrow R-\overline{Cl}| + |\overline{Cl}\cdot$

12.3 Reaktionen der Alkane

Man erkennt, dass ein einmal gebildetes Cl-Radikal die Bildung vieler Chloralkan-Moleküle bewirken kann. In den Schritten (**2**) und (**3**) wird das Cl-Radikal stets wieder regeneriert, die Kette pflanzt sich fort. Mögliche Kettenabbrüche sind die Reaktion von zwei Radikalen miteinander *(Rekombination)*.

Rekombination:

$$R\cdot \; + \; Cl\cdot \longrightarrow R-Cl$$
$$R\cdot \; + \; R\cdot \longrightarrow R-R$$
$$Cl\cdot \; + \; Cl\cdot \longrightarrow Cl-Cl$$

Kettenabbruchreaktionen

Die **radikalische Halogenierung** von Alkanen läuft für die Halogene Fluor, Chlor, Brom und Iod unterschiedlich ab. Wir können dies besser verstehen, wenn wir ein *Energiediagramm* für den Reaktionsschritt (**2**) aufzeichnen. Die Ordinate erfasst Gibbs' freie Energie G. Die Abszisse wird als *Reaktionskoordinate* bezeichnet und meint das Fortschreiten einer Reaktion im zeitlichen Nacheinander. Im konkreten Beispiel für den ersten Kettenschritt (**2**) der Alkan-Chlorierung gibt die Reaktionskoordinate an, wie weit die H–Cl-Bindung ausgebildet ist.

Übergangszustand

Ausgangsverbindungen (Edukte) und Produkte unterscheiden sich im Energiehaushalt ($\Delta G < 0$). Im Verlauf der Reaktion wird ein energiereicher **Übergangszustand** (ÜZ) durchlaufen, in dem die R–H-Bindung teilweise gelöst und die H–Cl-Bindung teilweise ausgebildet ist. Die Energie, die zum Erreichen des Übergangszustands benötigt wird, bezeichnet man als **Gibbs' freie Aktivierungsenergie** $\Delta G^{\#}$ (Abb. 12/3).

Aktivierungsenergie

Im Fall der **radikalischen Chlorierung** von Alkanen ist die Aktivierungsenergie $\Delta G^{\#}$ für die Bildung verschiedener Radikale sehr ähnlich. Bei der Reaktion von Propan zu Chlorpropan entscheidet zunächst der *statistische* Effekt über das Produktverhältnis bei der Erstchlorierung. Im Propan z. B. gibt es sechs H-Atome an primären C-Atomen und zwei an einem sekundären. Folglich bildet sich etwa dreimal mehr 1-Chlorpropan als 2-Chlorpropan. Dieses Produktverhältnis wird bei 600 °C erreicht. Bei Raumtemperatur entsteht mehr 2-Chlorpropan, weil die Reaktivität der H-Atome am sekundären C-Atom etwas größer ist als an den primären C-Atomen, die Radikalbildung dort also leichter erfolgt. Die *Selektivität* der Produktbildung ist jedoch nicht sehr hoch.

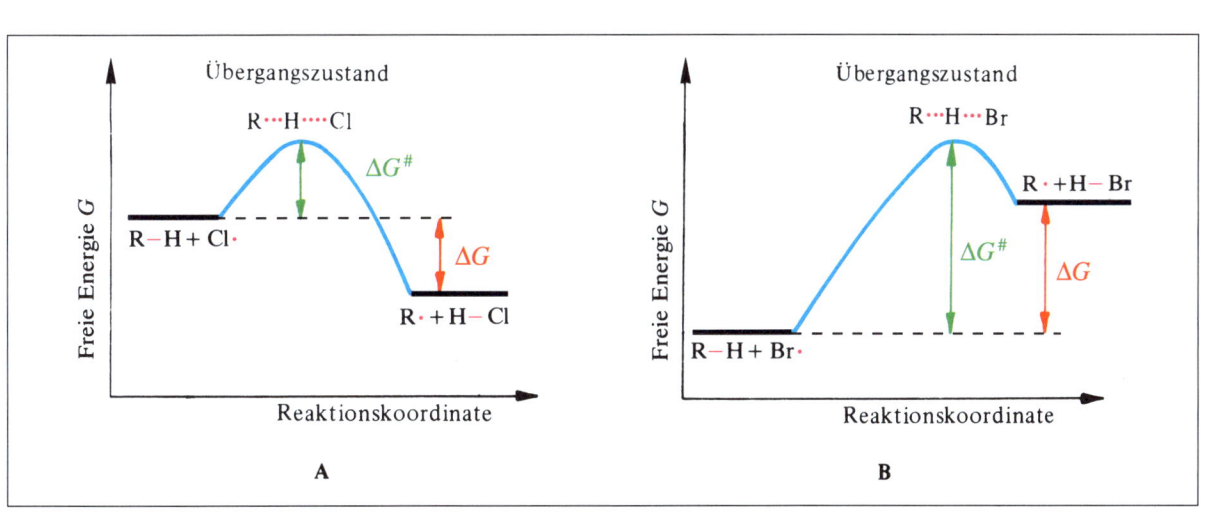

Abb. 12/3 Energiediagramm für die Freisetzung eines Alkylradikals unter der Einwirkung eines Chloratoms (A) bzw. eines Bromatoms (B).

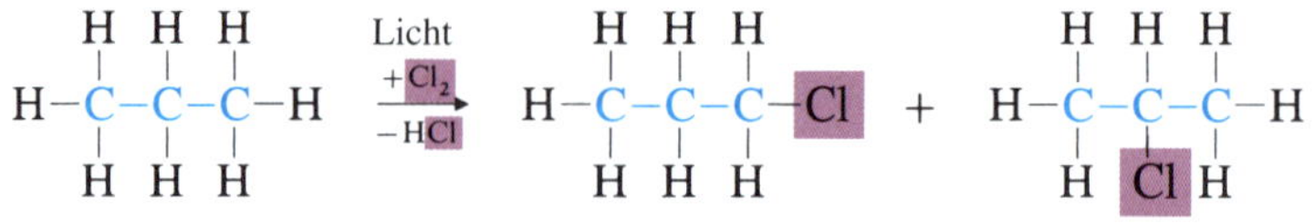

Kohlenwasserstoffe

$$H_3C-CH_2-CH_3 \xrightarrow[-HCl]{Licht, +Cl_2} H_3C-CH_2-CH_2Cl + H_3C-CHCl-CH_3$$

1-Chlorpropan   2-Chlorpropan

Produktverhältnis bei 25 °C: 43 : 57
bei 600 °C: 3 : 1

Anders liegt der Fall bei der **radikalischen Bromierung** von Alkanen. Hier ist der erste Kettenfortpflanzungsschritt (2) meist stark endergon, da die gebildete H–Br-Bindung schwächer als die gelöste C–H-Bindung (Abb. 12/3) und die freie Aktivierungsenergie $\Delta G^{\#}$ wesentlich größer ist. Dies bedeutet, dass Unterschiede bei der Bildung verschiedener Radikale deutlich hervortreten. Man beobachtet, dass sich die stabilen tertiären Radikale bevorzugt vor sekundären und die sekundären sich eher als primäre oder Methylradikale bilden. Ein Bromatom substituiert damit *selektiv* zuerst H-Atome an tertiären Kohlenstoffatomen, aus Isobutan entsteht 2-Brom-2-methylpropan (*tert*-Butylbromid).

(2)   Br• + R–H ⟶ H–Br + R•

(3)   R• + Br–Br ⟶ R–Br + Br•

Bildungstendenz und Stabilität von Kohlenstoff-Radikalen:

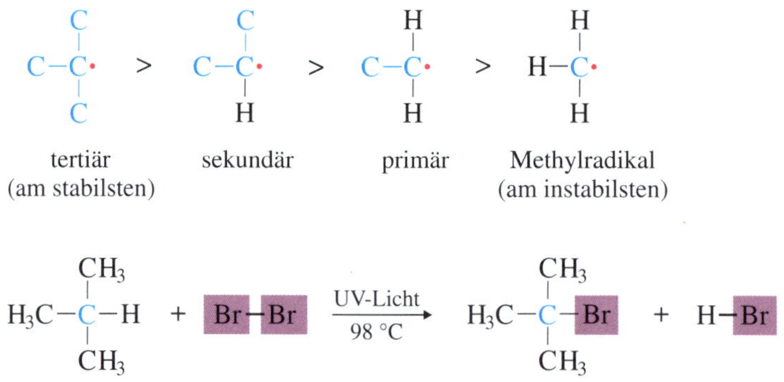

C₃C–C• > C₂HC–C• > CH₂–C•H > H–C•H₂

tertiär   sekundär   primär   Methylradikal
(am stabilsten)   (am instabilsten)

$$H_3C-CH(CH_3)-H + Br-Br \xrightarrow[98\ °C]{UV\text{-}Licht} H_3C-C(CH_3)_2-Br + H-Br$$

Radikalfänger

Eine Radikalbildung nach Gleichung (2) der Kettenreaktion durch ein Iodatom ist energetisch so ungünstig, dass es eine radikalische Iodierung nicht gibt. Iod kann deshalb als **Radikalfänger** auftreten, was zum Kettenabbruch führt. Einmal entstandene Iodatome können nur rekombinieren. Es gibt jedoch andere Wege, auch Iodalkane herzustellen (s. Kap. 13.5.1).

Halogenalkane

Generell lassen sich Halogenalkane (alte Bezeichnung: Alkylhalogenide) mit allen Halogenen auf chemischem Wege aufbauen (synthetisieren).

Cl• + I–I ⟶ Cl–I + I•
I• + I• ⟶ I–I

12.3.3 Halogenalkane

> **Chlorethan und Halothan**
> Halogenierte Kohlenwasserstoffe kommen in der Natur nicht vor. Dennoch werden diese synthetisch hergestellten Verbindungen vielfältig genutzt. Chlorethan (Sdp. 12 °C) dient als Vereisungsmittel, z.B. bei Sportverletzungen oder kleinen chirurgischen Eingriffen und Halothan (2-Brom-2-Chlor-1,1,1-trifluorethan, Sdp. 50 °C) wirkt bei 0,5 Vol.-% in der Atemluft stark narkotisch und ist als Inhalationsnarkotikum im Einsatz.

Umwelt-Technik-Alltag Chlorierte Kohlenwasserstoffe: Chlorierte Kohlenwasserstoffe (CKW) finden z.B. als Lösungsmittel Verwendung (Dichlormethan CH_2Cl_2, Trichlormethan $CHCl_3$) oder als Insektizide (Lindan, DDT). Viele dieser Verbindungen sind toxisch oder haben wegen ihrer schlechten Abbaubarkeit Langzeit-Nebenwirkungen. Der Einsatz von DDT ist z.B. in Deutschland untersagt, da diese lipophile Verbindung über verschiedene Nahrungsketten ins Fettgewebe des Menschen gelangt und sich z.B. in der Muttermilch anreichert.

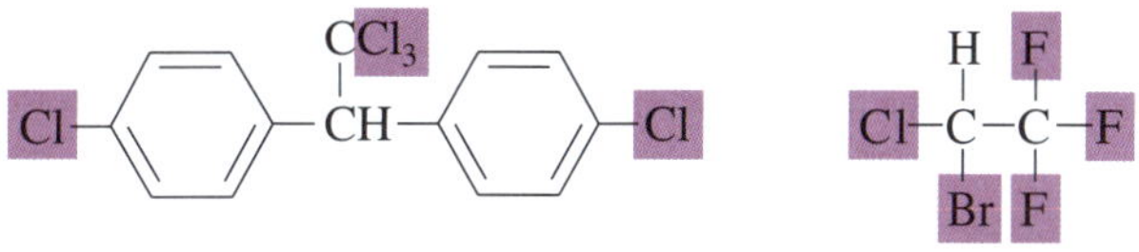

DDT
(Dichlor-diphenyl-trichlorethan)

Halothan

FCKW

Besonderes Aufsehen haben Fluorchlorkohlenwasserstoffe (FCKWs) erregt. Substanzen wie z.B. Frigen (CF_2Cl_2, Sdp. –30 °C) wurden lange Jahre als Treibgase bei Spraydosen, zur Herstellung geschäumter Kunststoffe oder als Kältemittel in Kühlaggregaten eingesetzt, bis man erkannte, dass sie zur Zerstörung der Ozonschicht in der Stratosphäre beitragen. FCKWs sind sehr reaktionsträge; sie steigen langsam in der Atmosphäre auf, bis sie in den oberen Schichten unter der Einwirkung von Sonnenlicht Chlorradikale freisetzen, die in einer Kettenreaktion das Ozon (O_3) in Luftsauerstoff (O_2) verwandeln.

$$Cl\cdot + O_3 \longrightarrow ClO\cdot + O_2$$

$$ClO\cdot + O_3 \longrightarrow Cl\cdot + 2\,O_2$$

Durch den Abbau der Ozonschicht gelangt das kürzerwellige Sonnenlicht (UV-B, 280–320 nm) verstärkt bis zur Erdoberfläche. Beim Aufenthalt im Freien steigt das Hautkrebsrisiko sehr stark an und es ist ein erhöhter Sonnenschutz für die Haut erforderlich. Man versucht heute, FCKWs durch teilfluorierte Kohlenwasserstoffe zu ersetzen, z.B. CF_3–CFH_2.

12.3.4 Oxidation der Alkane

Verbrennung

Eine wichtige Reaktion der Alkane ist ihre **Verbrennung** mit einem Überschuss an Sauerstoff zu Kohlendioxid (CO_2) und Wasser. Auch diese Reaktion läuft radikalisch ab. Es werden erhebliche Mengen Energie als Wärme frei (Verbrennungswärme), die man direkt verwendet (Heizung) oder in andere Energieformen umwandelt. Wärmeträger ist letztlich der an Kohlenstoff gebundene Wasserstoff, der bei der Reaktion mit Sauerstoff Energie freisetzen kann. Die Reaktionsenthalpie ΔH^0 ist stark negativ.

Die Verbrennung von *Methan* als Hauptbestandteil des Erdgases lässt sich wie folgt formulieren:

$$CH_4 + 2\,O_2 \longrightarrow CO_2 + 2\,H_2O \qquad \Delta H^0 = -891 \text{ kJ/mol}$$

Der Kohlenstoff wechselt dabei seine Oxidationsstufe von −4 (vollständig reduziert) nach +4 (vollständig oxidiert).

Die Verbrennung von *n*-Hexan lautet:

$$2\,C_6H_{14} + 19\,O_2 \longrightarrow 12\,CO_2 + 14\,H_2O \qquad \Delta H^0 = -4166 \text{ kJ/mol}$$

Daraus ergibt sich für die Verbrennung der Alkane eine allgemeine Formel:

$$2\,C_nH_{2n+2} + (3n+1)\,O_2 \longrightarrow 2n\,CO_2 + (2n+2)\,H_2O + \boxed{\text{Wärme}}$$

Umwelt–Technik–Alltag Ottomotor und Radikale: Die Tendenz zur Radikalbildung ist für den Verbrennungsprozess wichtig. Beim Ottomotor sieht man, dass diese bei verzweigten Kohlenwasserstoffen (z. B. Isooctan, Oktanzahl 100) größer ist als bei geradkettigen (z. B. *n*-Heptan, Oktanzahl 0). Dies drückt sich in der sog. „Klopffestigkeit" aus. Zusatzstoffe, welche die Radikalbildung begünstigen, fördern den Prozess, d. h., sie erhöhen die Klopffestigkeit, was in einer erhöhten Oktanzahl seinen Ausdruck findet.

Autoxidation

Antioxidanzien schützen vor Radikalen
Ein weniger heftig radikalisch ablaufender Oxidationsprozess ist die Autoxidation, durch die z. B. Fett an der Luft ranzig wird. Im Verlauf bilden sich Hydroperoxide, die radikalisch zerfallen und so eine Kettenreaktion auslösen.

$$R-H + \cdot\overline{O}-\overline{O}\cdot \longrightarrow R\cdot + \cdot\overline{O}-\overline{O}H \longrightarrow R-\overline{O}-\overline{O}H \longrightarrow R-\overline{O}\cdot + \cdot\overline{O}H$$

Radikale   Alkyl-hydroperoxid   Radikale

Um die unkontrollierte Radikalbildung in Nahrungsmitteln zu vermeiden, setzt man Antioxidantien zu (z. B. Vitamin E), die hoch reaktive Radikale in weniger reaktive umwandeln. Auch im menschlichen Körper gibt es solche Schutzmechanismen, z. B. durch die Vitamine C und E. Reaktive Radikale sind gefährlich, weil sie Mutationen und folglich Krebs auslösen können.

Umwelt–Technik–Alltag Fossile Brennstoffe und Treibhauseffekt: Die fossilen Brennstoffe (Erdgas, Erdöl, Kohle) sind aus organischem Material entstanden. Die in diesen Rohstoffen „gebundene" Energie ist über Jahrmillionen gespeicherte *Sonnenenergie,* die im Assimilationsprozess der grünen Pflanzen für den Aufbau organischer Substanzen nutzbar gemacht wurde und auch bei der Umwandlung in die heutige Form der Rohstoffe erhalten blieb. Die vollständige Verbrennung dieser Energieträger würde so viel CO_2 freisetzen, dass der Treibhauseffekt der Erdatmosphäre stark zunehmen müsste. Dies würde eine globale Erwärmung mit nicht kalkulierbaren Folgen für das Leben auf der Erde bewirken.

Aufgaben

1. Erklären Sie folgende Bezeichnungen und Begriffe: Substitution – Radikal – radikalische Halogenierung – Kettenreaktion – Radikalfänger – Übergangszustand – Aktivierungsenergie – Halogenalkane – FCKW – Verbrennung – Autoxidation.
2. Welche Formel hat das Ethylradikal?
3. Bei der einfachen Chlorierung von 2-Methylbutan können mehrere Konstitutionsisomere des Monochlorderivates entstehen. Welche? Welches der Konstitutionsisomere wird bei 25 °C bevorzugt gebildet?
4. Wie viele *Konstitutionsisomere* des Chlorcyclohexans gibt es? Welche Konformation überwiegt?
5. Das Insektizid Lindan ist ein Hexachlorcyclohexan mit einem Chlorrest an jedem C-Atom. Zeichnen Sie das Molekül in der Sesselform, in der jeweils drei benachbarte Chlorreste axial bzw. äquatorial stehen.
6. Warum sind Kohlenstoff- oder Sauerstoffradikale für Lebewesen gefährlich?
7. Warum ist Iod ein Radikalfänger?
8. Formulieren Sie die Reaktionsgleichung für die Verbrennung von Cyclohexan. Ist die Verbrennungswärme größer oder kleiner als beim *n*-Hexan? Begründen Sie Ihre Entscheidung.
9. Wodurch wird die Ozonschicht der Erde zerstört?
10. Welche Strukturformel hat Ozon?

12.4 Alkene

12.4.1 Konstitution und Nomenklatur

Alkene
Olefine

Alkene (Olefine) sind Kohlenwasserstoffe, die mindestens eine C=C-Doppelbindung enthalten. Es liegen **ungesättigte Kohlenwasserstoffe** vor, deren **allgemeine Summenformel** C_nH_{2n} ist. Beim Buten gibt es erstmals zwei Möglichkeiten, die Doppelbindung zu positionieren. 1-Buten und 2-Buten sind Konstitutionsisomere. Die Konstitutionsisomere des Pentens sind in der Skelettschreibweise dargestellt. Für Cycloalkene gilt die allgemeine Summenformel C_nH_{2n-2}.

$CH_2=CH_2$	$H_3C-CH=CH_2$	$H_3C-CH_2-CH=CH_2$	$H_3C-CH=CH-CH_3$
Ethen	Propen	1-Buten	2-Buten
C_2H_4	C_3H_6	C_4H_8	C_4H_8
Cyclopenten	Cyclohexen	1-Penten	2-Penten
C_5H_8	C_6H_{10}	C_5H_{10}	C_5H_{10}

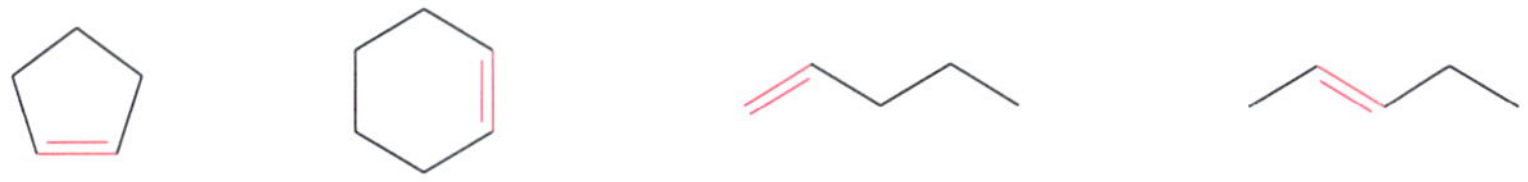

Bei der *Benennung der Alkene* geht man vom Namen des entsprechenden Alkans aus und ersetzt die Endsilbe „-an" durch „-en". Bei verzweigten Ketten verfährt man wie bei den Alkanen. Die Position der Doppelbindung in der Kette wird durch eine Ziffer vor dem **Stammnamen** markiert, indem man die C-Atome der Kette von einem Ende her durchnummeriert. Dabei soll das C-Atom, von dem die Doppelbindung ausgeht, eine möglichst *kleine* Ziffer erhalten. Als Trivialnamen tauchen auch Bezeichnungen wie *Ethylen* oder *Propylen* auf. Hier wurde im Alkan die Endsilbe „-an" durch „-ylen" ersetzt.

$$H_3\overset{1}{C}-\overset{2}{C}H=\overset{3}{C}H-\overset{4}{C}H_2-\overset{5}{C}H_2-\overset{6}{C}H_3$$

2-Hexen

$$\overset{6}{C}H_3-\overset{5}{C}H-\overset{4}{C}H_2-\overset{3}{C}=\overset{2}{C}H-\overset{1}{C}H_3$$
             | |
            CH_3 CH_3

3,5-Dimethyl-2-hexen

12 Kohlenwasserstoffe

Olefine

Umwelt-Technik-Alltag Ethen ist ein Pflanzenhormon: Die Bezeichnung **Olefine** bedeutet nichts anderes als „Ölbildner", da Ethen, das kleinste Alken, eine ölige Substanz bildet, wenn es mit Chlor reagiert. Ethen ist ein Pflanzenhormon, das die Samenkeimung, die Blütenentwicklung und das Reifen der Früchte beeinflusst. So sorgt Ethen dafür, dass Bananen oder Tomaten reifen. In der Tierwelt spielen Alkene als Pheromone eine bedeutende Rolle. Sie tragen bei Insekten zur Signalübermittlung zwischen einzelnen Tieren einer Population bei.

12.4.2 Geometrische Isomerie

geometrische Isomere

cis/trans-Isomerie (Alkene)

Z/E-Isomere

Die **C=C-Doppelbindung** besteht aus einer σ-*Bindung*, deren Orbital sich rotationssymmetrisch um die Kernverbindungslinie erstreckt, und einer π-*Bindung*, die durch Überlappen der beiden einfach besetzten *p*-Orbitale der beteiligten C-Atome entsteht und die freie Drehbarkeit um diese verhindert. Die π-*Bindung* müsste für eine Drehung vorübergehend aufgehoben werden. Aus diesem Grund gibt es, sobald die C-Atome der Doppelbindung verschiedene Substituenten tragen, zwei verschiedene Moleküle, die auch **geometrische Isomere** genannt werden (Abb. 12/4). 2-Buten ($H_3C–CH=CH–CH_3$) existiert in der *cis*-Form und in der *trans*-Form, die sich in ihren Eigenschaften unterscheiden. Eine Umwandlung der *cis/trans*-Isomere ineinander gelingt nur unter Energiezufuhr (z. B. Licht oder Wärme). Das *trans*-Isomer ist wegen der geringeren abstoßenden Wechselwirkung der Substituenten etwas energieärmer als das *cis*-Isomer. Um auch bei komplizierten Molekülen zu einer eindeutigen Bezeichnung zu kommen, hat man die älteren Begriffe „*cis*" und „*trans*" durch „*Z*" (zusammen) und „*E*" (entgegen) ersetzt und Regeln für die Anwendung aufgestellt, auf deren Darstellung wir hier verzichten. Die geometrische Isomerie ist eine Untergruppe der **Konfigurationsisomerie** (s. Kap. 18). Die Molekülstruktur im Bereich der C=C-Doppelbindung ist planar, was durch die Keilstrich-Schreibweise verdeutlicht wird. Die π-*Bindung* steht senkrecht zur trigonalen Bindungsebene.

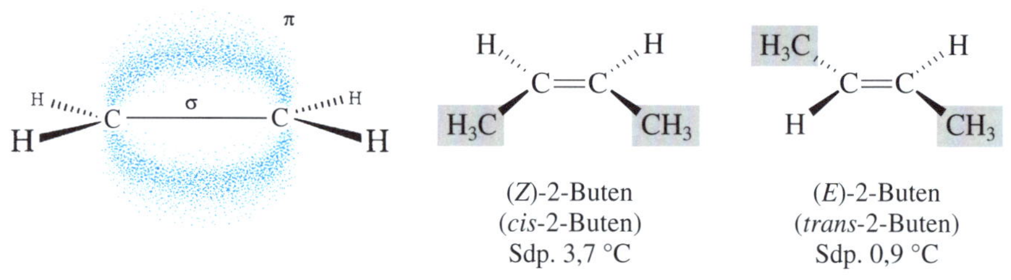

(*Z*)-2-Buten
(*cis*-2-Buten)
Sdp. 3,7 °C

(*E*)-2-Buten
(*trans*-2-Buten)
Sdp. 0,9 °C

Abb. 12/4 Darstellung der Geometrie einer C=C-Doppelbindung sowie der *cis*- und *trans*-Isomere von 2-Buten.

12.4.3 Additions-Reaktionen

Additions-Reaktion

Für die Reaktivität der Alkene ist die π-Bindung der C=C-Doppelbindung verantwortlich. Die bevorzugte Reaktion ist die **Addition**, d. h., ein Reagenz (X-Y) lagert sich unter Aufhebung der π-Bindung an die C-Atome der Doppelbindung an und überführt die **ungesättigte** in eine **gesättigte** Verbindung.

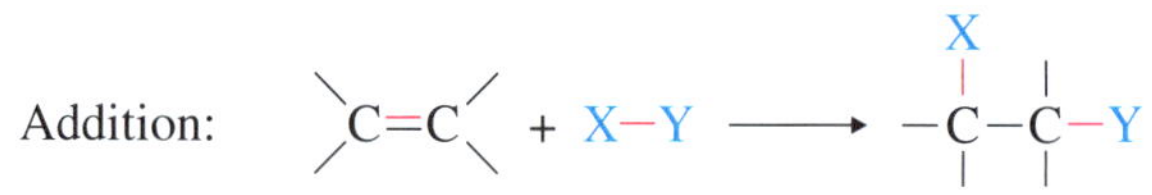

Addition: $\quad \mathrm{>C=C<} + X–Y \longrightarrow -\overset{X}{\underset{|}{C}}-\overset{|}{\underset{|}{C}}-Y$

12.4 Alkene

Tab. 12/2 Additions-Reaktionen an Alkenen.

Alken	Reagenz	(Katalysator)	Produkt	Substanzklasse (Produkt)	Reaktionstyp
⟩C=C⟨	H–H (Wasserstoff)	(Pd) →	–C(H)–C(H)–	Alkan	Hydrierung
⟩C=C⟨	Br–Br (Brom)	→	–C(Br)–C(Br)–	1,2-Dibromalkan	Bromierung
⟩C=C⟨	H–X (Halogenwasserstoff) (X = I, Br, Cl)	→	–C(H)–C(X)–	Halogenalkan	Hydrohalogenierung
⟩C=C⟨	H–OH (Wasser)	(H⊕) →	–C(H)–C(OH)–	Alkohol	Hydratisierung

Von der Energiebilanz her werden eine σ-Bindung (im Reagenz) und die π-Bindung (vom Alken) gespalten, hingegen entstehen zwei σ-Bindungen (im Produkt) neu. Da die π-Bindung schwächer ist als die σ-Bindung, ergibt sich in der Regel ein Energiegewinn, der diese Reaktion begünstigt. Beispiele für wichtige Additions-Reaktionen an der C=C-Doppelbindung enthält Tabelle 12/2. Die Reaktionen werden nachfolgend erläutert.

Durch die Form der π-Orbitale ist die Elektronendichte in bestimmten Raumbezirken vergleichsweise hoch. Die Orbitale können sich einem elektronensuchenden Reaktionspartner zuwenden und eine lockere Bindung ausbilden (**π-Komplex**). Das ursprüngliche π-Orbital des Alkens ist dann zum Reagenz hin deformiert. Teilchen, die Elektronen suchen, sind *elektrophil*, häufig fehlen ihnen zwei Elektronen für eine stabile Elektronenkonfiguration.

π-Komplex

Elektrophil

> ! **Elektrophile** sind z. B. das Proton (H⊕), das Brom-Kation (Br⊕), Bortrifluorid (BF$_3$) oder Aluminiumtrichlorid (AlCl$_3$), aber auch zur Komplexierung befähigte Ionen der Übergangsmetalle (z. B. Ag⊕, Hg$^{2⊕}$) können π-Komplexe bilden. Elektrophile sind Elektronenpaarakzeptoren *(Lewis-Säuren)*.

Addition von Chlorwasserstoff

Ein π-Komplex zwischen einem Alken und einem Proton, das z. B. aus Chlorwasserstoff (HCl) stammt, wandelt sich so um, dass das Proton kovalent an eines der beiden C-Atome gebunden wird und das andere C-Atom die Elektronenlücke und die positive Ladung trägt. Ein Teilchen mit positiv geladenem C-Atom heißt *Carbenium-Ion*. Das protonierte Alken (Carbenium-Ion) ist auf dieser Stufe nun seinerseits ein Elektrophil und empfängt ein Elektronenpaar vom Chlorid-Ion für eine kovalente Bindung. Es entsteht das stabile Additionsprodukt.

Carbenium-Ion

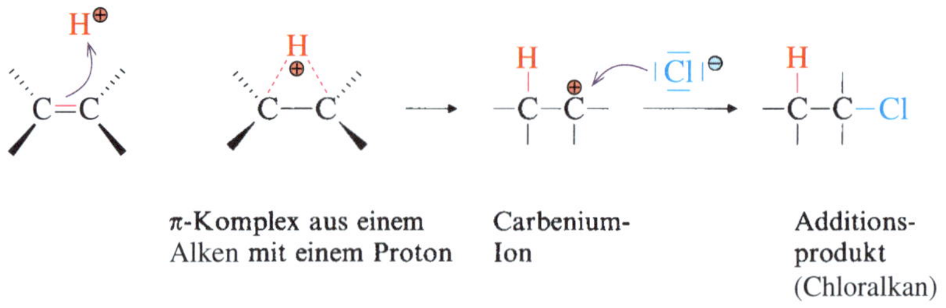

Kohlenwasserstoffe

Nucleophil

Den letzten Schritt kann man so beschreiben: Das Chlorid greift mit einem freien Elektronenpaar das positiv geladene C-Atom an. Das Reagenz Cl$^\ominus$ ist ein **Nucleophil** (= Elektronenpaardonator). Die Bezeichnungen „Elektrophil" (rot) und „Nucleophil" (blau) kennzeichnen eine Polarität, die auftritt, wenn an einer Reaktion Ionen oder Dipolmoleküle beteiligt sind. Nucleophil und Elektrophil verknüpfen sich durch eine σ-Bindung, deren Elektronenpaar das Nucleophil mitbringt. Häufig wird die Richtung, die dieses Elektronenpaar nimmt, durch einen gebogenen Pfeil markiert, der vom Nucleophil ausgeht, also vom Elektronenpaardonator zum Elektronenpaarakzeptor führt.

Addition von Wasser

Die Addition von Wasser an eine C=C-Doppelbindung wird auch als **Hydratisierung** bezeichnet und ist biochemisch wichtig. Die Reaktion läuft im Reagenzglas nicht freiwillig ab, die Acidität des Wassers reicht nicht aus, um ein Alken zu protonieren. Fügt man jedoch geringe Mengen einer starken Säure (z. B. Schwefelsäure) als *Katalysator* zu, so protoniert diese einige der Alken-Moleküle. Das gebildete Carbenium-Ion wird vom Nucleophil Wasser angegriffen und bildet einen protonierten Alkohol, der im letzten Schritt ein Proton verliert. Es wird deutlich, dass sich die Protonen nicht verbrauchen. Die Reaktion wiederholt sich, bis alle Alken-Moleküle umgesetzt sind.

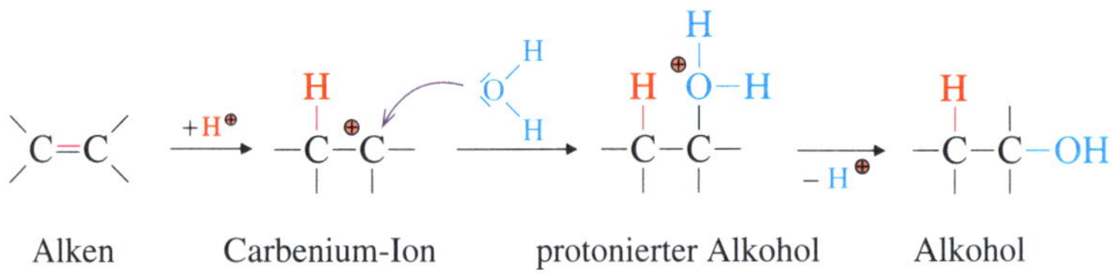

Bei *unsymmetrischen* Alkenen sind zwei Richtungen für die Addition des Wassers denkbar. Welche Richtung bevorzugt wird, hängt davon ab, welches der als Zwischenprodukt gebildeten Carbenium-Ionen energieärmer ist.

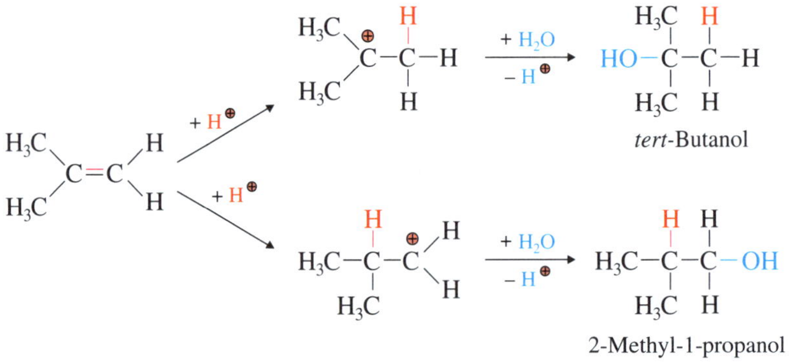

Man beobachtet, dass Alkylreste an einem positiv geladenen C-Atom die Ladung besser stabilisieren als H-Atome. Folglich bilden sich Kationen an tertiären C-Atomen leichter als an sekundären oder primären. In unserem Beispiel entsteht aus 2-Methyl-1-propen bevorzugt *tert*-Butanol. Mit anderen Worten, das Nucleophil greift das höher substituierte C-Atom an (*Markovnikov-Regel*).

trans-Addition von Brom

Die Addition *symmetrischer* Reagenzien an eine C=C-Doppelbindung ist zunächst weniger einsichtig. Man beobachtet jedoch, dass Brom (Br_2) in einem inerten Lösungsmittel (z. B. CH_2Cl_2) mit Alkenen sehr rasch zu 1,2-Dibromalkanen reagiert. Diese Reaktion dient zum analytischen Nachweis von Alkenen, denn die rotbraune Bromlösung entfärbt sich in Gegenwart von Alkenen. Was passiert hier im Einzelnen?

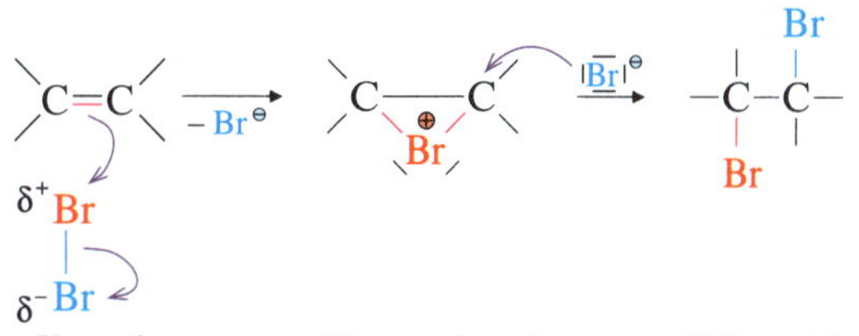

Unter der Einwirkung der π-Elektronen des Alkens wird das Brom-Molekül polarisiert (π-Komplex) und heterolytisch gespalten. Das $Br^{\oplus}$ bildet mit den C-Atomen einen Dreiring, der als *Bromonium-Ion* bezeichnet wird. $Br^{\ominus}$ greift diesen Dreiring von der Rückseite her an einem der C-Atome nucleophil an und verdrängt das $Br^{\oplus}$ mit seinem Elektronenpaar von diesem C-Atom. Es entsteht das farblose Dibromid.

Die Brom-Addition (Bromierung) ist eine ***trans*-Addition**, was bedeutet, dass die beiden eintretenden Brom-Substituenten von entgegengesetzten Seiten an die C-Atome herankommen. Dies spielt bei unsymmetrisch substituierten Alkenen und bei Cycloalkenen eine Rolle, weil von zwei bei der Addition denkbaren Isomeren nur eines entsteht; im Fall des Cyclohexens das *trans*-1,2-Dibrom-cyclohexan. Nach der Addition stehen die Bromatome zunächst beide axial, der Cyclohexanring klappt dann jedoch in das energieärmere Konformer (beide Brom-Atome äquatorial) um.

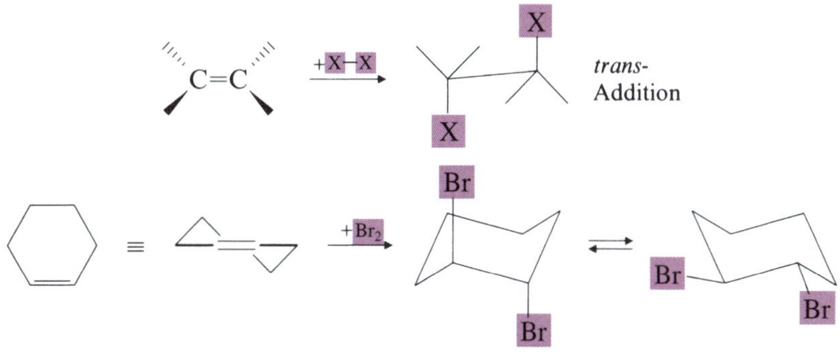

cis-Addition von Wasserstoff

Die Anlagerung von Wasserstoff (H_2) an eine C=C-Doppelbindung heißt **Hydrierung** und ist eine stark exotherme und exergone Reaktion, deren Enthalpie-Änderung ΔH^0 **Hydrierwärme** genannt wird.

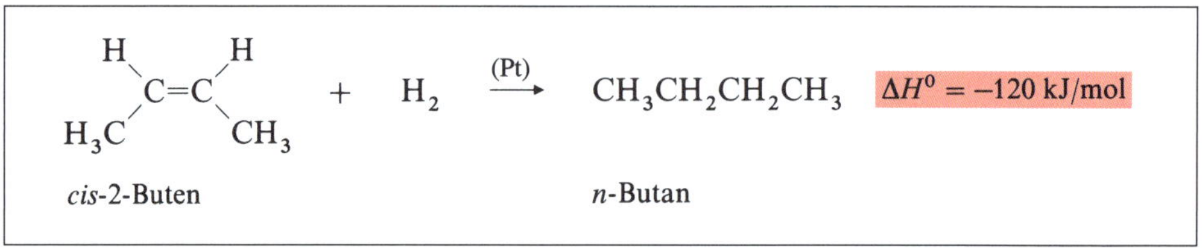

$$\text{cis-2-Buten} + H_2 \xrightarrow{(Pt)} CH_3CH_2CH_2CH_3 \quad \Delta H^0 = -120 \text{ kJ/mol}$$

(cis-2-Buten → n-Butan)

Obwohl thermodynamisch begünstigt, laufen Hydrierungen nicht von allein ab, die erforderliche freie Aktivierungsenergie $\Delta G^{\#}$ ist zu groß. Man verwendet fein verteilte Edelmetall-Katalysatoren z. B. aus *Platin* (Pt), *Palladium* (Pd) oder *Nickel* (Ni). Diese aktivieren den Wasserstoff an ihrer Oberfläche. Beide H-Atome treten von einer Seite an die C-Atome der Doppelbindung, es findet eine *cis*-**Addition** statt. Dies führt vom 1,2-Dimethylcyclohexen zum *cis*-1,2-Dimethylcyclohexan.

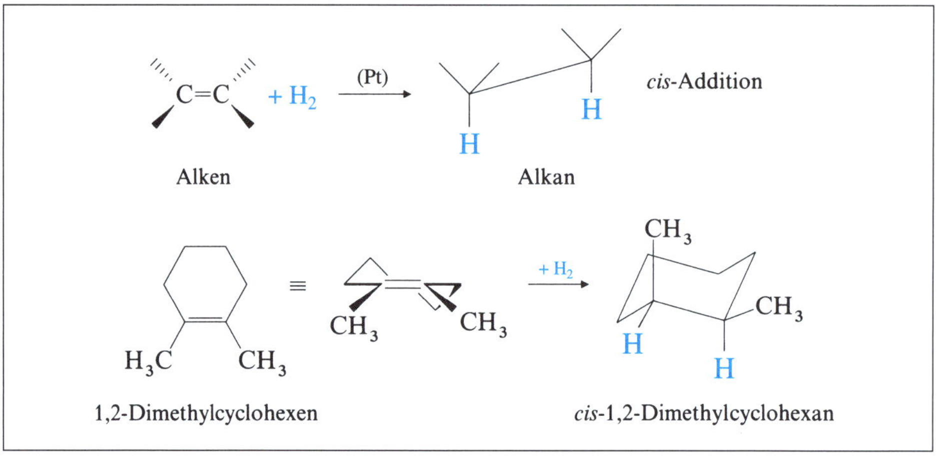

12.4.4 Bildung von Alkenen durch Eliminierung

Eliminierungs-Reaktion

Die vorangehend besprochenen Additions-Reaktionen lassen sich im Prinzip alle umkehren. Man erhält dabei aus gesättigten Verbindungen unter Abspaltung von Substituenten Alkene. Man bezeichnet derartige Reaktionen als **Eliminierung**.

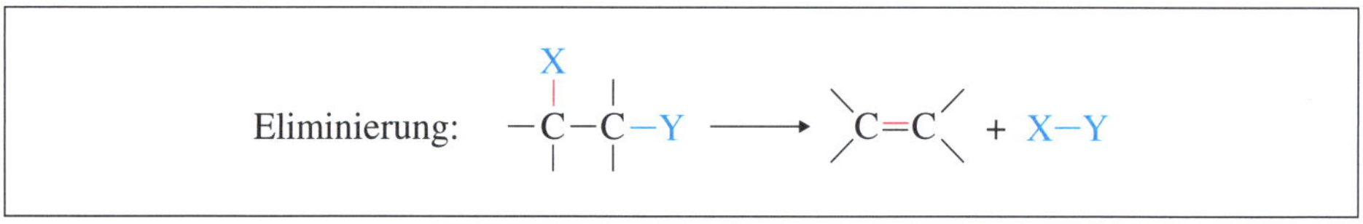

$$\text{Eliminierung:} \quad -\underset{|}{\overset{X}{C}}-\underset{|}{\overset{|}{C}}-Y \longrightarrow \hspace{0.2cm} C=C \hspace{0.2cm} + \hspace{0.2cm} X-Y$$

Dehydrierung
Dehydratisierung

Im Rahmen der besprochenen Beispiele wird aus einem *Alkan* durch **Dehydrierung** (Abspaltung von Wasserstoff) oder aus einem *Alkohol* durch **Dehydratisierung** (Abspaltung von Wasser) ein *Alken*. Beide Reaktionen bedürfen eines *Katalysators:* fein verteilte Edelmetalle bei der Dehydrierung und Säuren bei der Dehydratisierung. Vom Mechanismus her verläuft alles in Umkehr der Additions-Reaktion, mit anderen Worten: Alkohol und Alken sind in einer Gleichgewichtsreaktion miteinander verbunden.

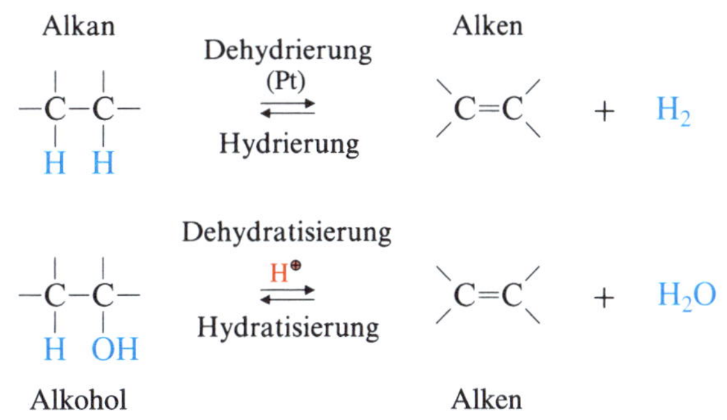

12.4 Alkene

$$\text{Alkan} \quad \xrightleftharpoons[\text{Hydrierung}]{\text{Dehydrierung (Pt)}} \quad \text{Alken}$$

$-\underset{H}{\overset{|}{C}}-\underset{H}{\overset{|}{C}}- \quad \rightleftarrows \quad \mathrm{C=C} \quad + \quad H_2$

$-\underset{H}{\overset{|}{C}}-\underset{OH}{\overset{|}{C}}- \quad \xrightleftharpoons[\text{Hydratisierung}]{\text{Dehydratisierung } H^{\oplus}} \quad \mathrm{C=C} \quad + \quad H_2O$

Alkohol — Alken

12.4.5 Diene und Polyene

Diene

Verbindungen mit zwei Doppelbindungen heißen *Alkadiene* oder auch kurz *Diene*. Vor den Stammnamen gesetzte Ziffern geben die Lage der Doppelbindungen in der Kette an; auch hier ist die Bezifferung so zu beginnen, dass die Ziffern möglichst niedrig sind.

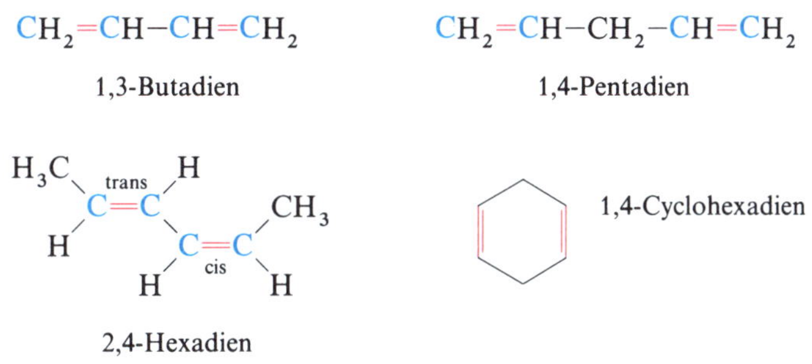

$CH_2=CH-CH=CH_2$ $CH_2=CH-CH_2-CH=CH_2$

1,3-Butadien   1,4-Pentadien

2,4-Hexadien (trans/cis)   1,4-Cyclohexadien

konjugierte Doppelbindungen

Verbindungen wie das 1,3-Butadien enthalten Doppelbindungen, die mit Einfachbindungen alternieren. Man spricht von **konjugierten Doppelbindungen**. Sind hingegen Doppelbindungen durch mehrere Einfachbindungen voneinander getrennt, bezeichnet man sie als *isolierte Doppelbindungen*. Ein Beispiel dafür ist das 1,4-Pentadien.

Bei Verbindungen mit konjugierten Doppelbindungen (Beispiel: 1,3-Butadien) wird auch zwischen den sp^2-C-Atomen, die nur einfach verbunden sind, eine zusätzliche Bindung wirksam, so dass die π-Elektronen der Molekülorbitale im Prinzip über alle vier C-Atome *delokalisiert* sind. Solche Systeme sind *energieärmer*, also stabiler als solche mit zwei isolierten Doppelbindungen.

Diese Besonderheit konjugierter Diene drückt sich z.B. darin aus, dass Brom sich nicht nur an eine der beiden Doppelbindungen addiert (1,2-Addition, *kinetische Kontrolle*), sondern auch ein 1,4-Additionsprodukt entsteht (*thermodynamische Kontrolle*, s. Kap. 12.7.1).

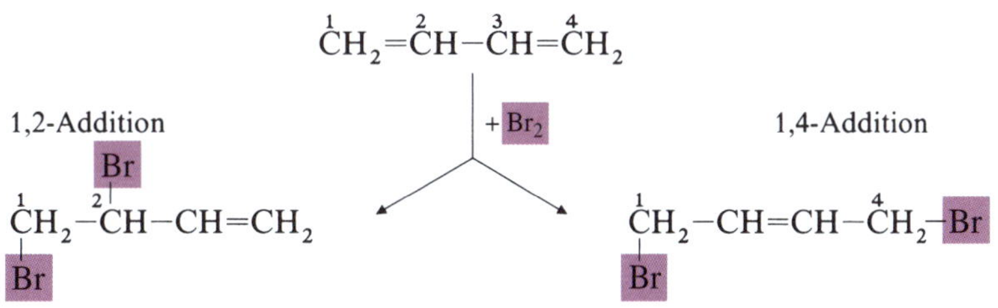

$\overset{1}{C}H_2=\overset{2}{C}H-\overset{3}{C}H=\overset{4}{C}H_2$

$+ Br_2$

1,2-Addition: $\overset{1}{C}H_2-\overset{2}{C}H-CH=CH_2$ mit Br an C1 und C2

1,4-Addition: $\overset{1}{C}H_2-CH=CH-\overset{4}{C}H_2-Br$ mit Br an C1 und C4

Eine 1,4-Addition findet auch beim Aufbau des *Polyisoprens* aus Isopren (= 2-Methyl-1,3-butadien) statt. Bei der **Polymerisation** werden wiederholt die 1,4-Enden der Bausteine verknüpft. Die verbleibende Doppelbindung kann *trans-* oder *cis-*konfiguriert sein.

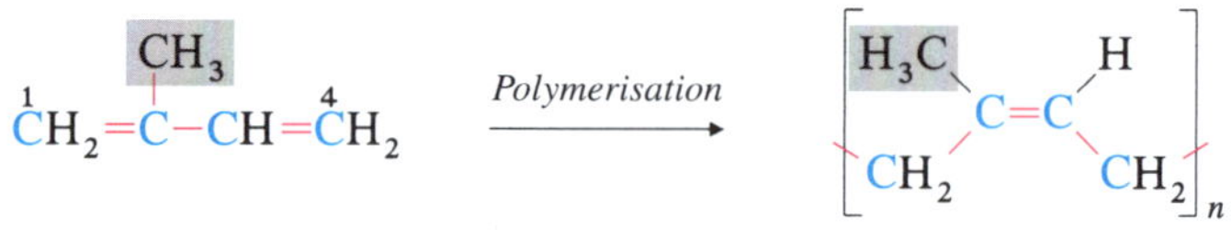

$$\overset{1}{C}H_2=\underset{CH_3}{C}-CH=\overset{4}{C}H_2 \xrightarrow{Polymerisation} \left[\underset{CH_2}{\overset{H_3C}{\diagdown}}C=C\underset{CH_2}{\overset{H}{\diagup}} \right]_n$$

Isopren   cis-Polyisopren (natürlicher Kautschuk)

Natürlicher **Kautschuk** (= *cis*-Polyisopren) enthält fast ausschließlich *cis*-(= *Z*)-Doppelbindungen. Synthetisches Polyisopren, das z. T. *trans*-konfigurierte Doppelbindungen enthält, unterscheidet sich in wesentlichen Eigenschaften vom Kautschuk. Erst seit 1955 gelingt die gezielte Synthese von *cis*-Polyisopren aus Isopren. Die Produkte sind mit dem Natur-Kautschuk identisch. Synthetische Polymere wie Polyethylen (PE), Polyvinylchlorid (PVC) oder Teflon werden allgemein als **Kunststoffe** bezeichnet. Man gewinnt sie durch **Polymerisation** einfacher Alkene (Ethen, Vinylchlorid, Tetrafluorethen).

$$n\ H_2C=CH_2 \longrightarrow -[CH_2-CH_2]_n-$$
Ethen   Polyethylen (PE)

$$n\ H_2C=\underset{Cl}{CH} \longrightarrow -[CH_2-\underset{Cl}{CH}]_n-$$
Vinylchlorid   Polyvinylchlorid (PVC)

$$n\ F_2C=CF_2 \longrightarrow -[CF_2-CF_2]_n-$$
Tetrafluorethen   Teflon

Terpene

Polyen

Isopren wird Ihnen als Baustein vieler anderer Naturstoffe, z. B. der Steroide und Terpene, wieder begegnen. Als Beispiel sei hier das in Pflanzen (Möhre, Aprikose) weit verbreitete, gelbrote *β*-**Carotin** genannt, das als Vorstufe des Vitamins A Bedeutung hat. Es ist ein Polyen mit elf konjugierten Doppelbindungen, die alle *trans*-konfiguriert sind (*all-trans*). *β*-Carotin ist als Kohlenwasserstoff sehr lipophil. Durch oxidative Spaltung der durch einen Pfeil markierten olefinischen Doppelbindung entsteht Vitamin A.

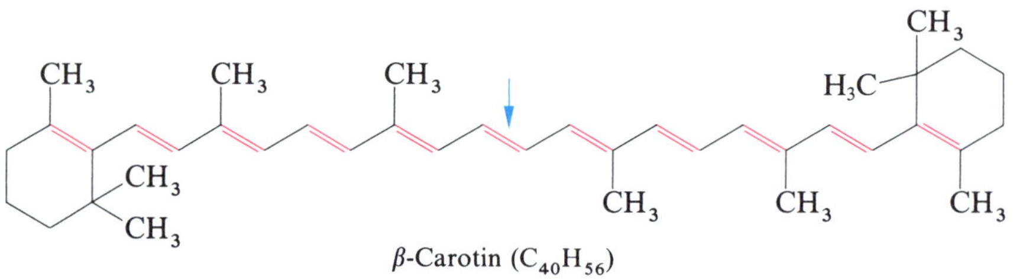

β-Carotin ($C_{40}H_{56}$)

12.4 Alkene

Aufgaben

1. Erklären Sie folgende Bezeichnungen und Begriffe: Alkene – Nucleophil/Elektrophil – Diene – Olefine – Carbenium-Ion – geometrische Isomere – konjugierte Doppelbindungen – *cis/trans*-Isomerie (Alkene) – Eliminierungsreaktion – Polyene – *Z-/E*-Isomere – Additionsreaktion – Dehydrierung – Terpene – Dehydratisierung – Polymerisation.
2. Zeichnen Sie folgende Moleküle: 2-Methyl-1-buten, 3-Ethyl-2-penten, 1,3-Dimethylcyclohexen, 5-Methyl-1,4-hexadien.
3. Zeichnen und benennen Sie alle Isomere, die vom Kohlenwasserstoff mit der Summenformel C_5H_{10} denkbar sind.
4. Formulieren Sie die *cis/trans*-Isomere von 3-Hexen!
5. Warum lassen sich die *cis/trans*-Isomere des 2-Butens, nicht aber die Konformeren des *n*-Butans isolieren?
6. Was entsteht bei der säurekatalysierten Addition von Wasser an a) Ethen, b) Propen und c) Cyclohexen?
7. Was entsteht bei der Hydrierung von Cyclohexen?
8. Welche Formel hat 1,3,5-Hexatrien? Sind seine Doppelbindungen konjugiert?
9. Was versteht man unter *Hydrierwärme*?
10. Warum ist die Addition von Wasserstoff an eine Doppelbindung eine *cis*- und keine *trans*-Addition?
11. Formulieren Sie die Reaktionsgleichung der Verbrennung von 2-Buten!
12. *Squalen* ist eine Biosynthese-Vorstufe der Steroide und wird aus Isopren aufgebaut. Wie viele Isopren-Einheiten enthält das abgebildete Squalen? Welche Summenformel hat Squalen? Markieren Sie in der Formel die enthaltenen *Isopren-Einheiten*! Beziffern Sie dazu die C-Atome der Isopren-Einheiten jeweils von 1 bis 4! Fällt Ihnen etwas auf?

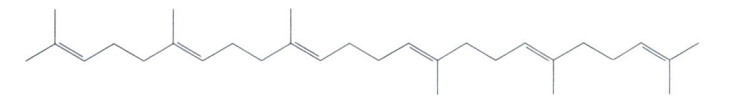

$$CH_2=\underset{\underset{CH_3}{|}}{C}-CH=CH_2 \quad \text{(Isopren)}$$

Bedeutung für den Menschen

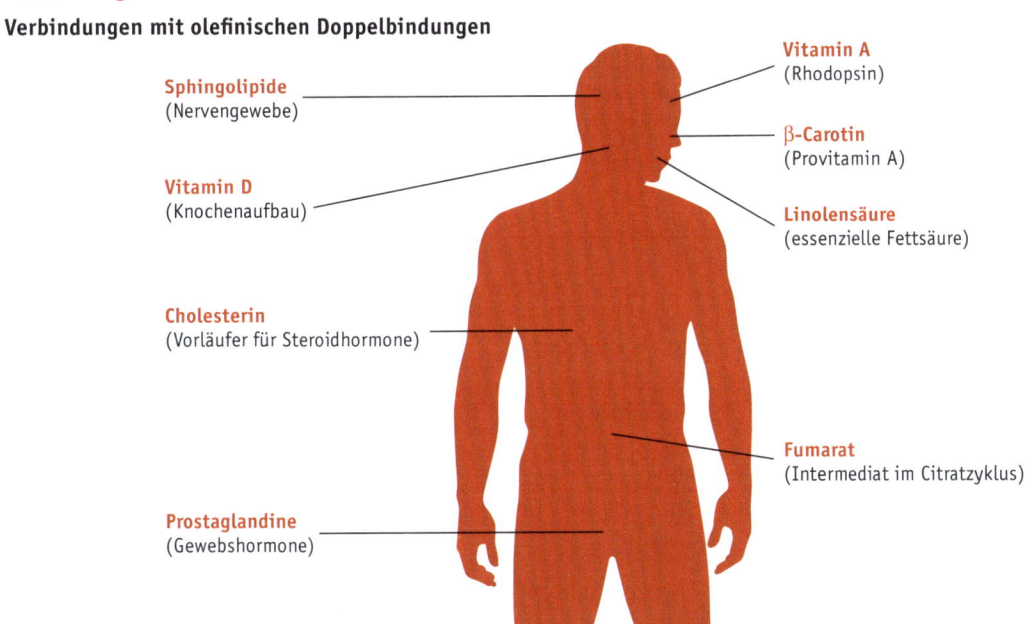

Verbindungen mit olefinischen Doppelbindungen

Sphingolipide (Nervengewebe)

Vitamin A (Rhodopsin)

β-Carotin (Provitamin A)

Vitamin D (Knochenaufbau)

Linolensäure (essenzielle Fettsäure)

Cholesterin (Vorläufer für Steroidhormone)

Fumarat (Intermediat im Citratzyklus)

Prostaglandine (Gewebshormone)

12.5 Alkine

Alkine sind ungesättigte Kohlenwasserstoffe, die als funktionelle Gruppe eine C≡C-**Dreifachbindung** enthalten. Dies wird im Namen der Verbindung durch die Endung „**-in**" dokumentiert. Der einfachste Vertreter ist das **Ethin** (Acetylen). Es folgen Propin, Butin usw., die allgemeine Summenformel lautet C_nH_{2n-2}.

$$\text{H}-\text{C}\equiv\text{C}-\text{H} + 2\,\text{H}_2 \xrightarrow{\text{(Pt)}} \text{C}_2\text{H}_6$$
$$\text{Ethin} \hspace{5em} \text{Ethan}$$

Die C≡C-Dreifachbindung setzt sich aus einer σ-Bindung und zwei π-Bindungen zusammen, die von den *sp*-hybridisierten C-Atomen ausgehen. Das Ethin ist linear gebaut. Alkine reagieren mit Elektrophilen ähnlich wie die Alkene im Zuge von Additions-Reaktionen, die zweifach erfolgen können, z. B. entsteht durch vollständige Hydrierung aus Ethin das Ethan. Ethin wird als Schweißgas benutzt, weil es beim Verbrennen mit reinem Sauerstoff Flammentemperaturen bis 3000 °C erzeugen kann. In der Natur gibt es nur wenige Beispiele für Verbindungen mit C≡C-Dreifachbindungen, einige gegen Krebs wirksame Naturstoffe sind bekannt.

12.6 Aromaten (Arene)

In der Chemie ist es zweckmäßig, die organischen Verbindungen in zwei große Klassen einzuteilen, in *aliphatische* und *aromatische* Verbindungen. Die Bezeichnungen aliphatisch (fettartig) und aromatisch (wohlriechend) haben allerdings ihre ursprüngliche Bedeutung eingebüßt.

Zu den **Aliphaten** zählen alle Verbindungen, die wir bisher besprochen haben: Alkane, Cycloalkane, Alkene und Cycloalkene. **Aromaten** sind das Benzol und ihm verwandte Verbindungen.

Benzol

Benzol (engl. *benzene*) ist seit 1825 bekannt, doch erst 1865 konnte *A. Kekulé* die richtige Formel vorschlagen. Benzol sieht zunächst wie ein cyclisches Hexatrien aus. Beim Vergleich der Hydrierwärmen von offenkettigem 1,3,5-Hexatrien und Benzol stellt man jedoch fest, dass Benzol wesentlich weniger Wärme freisetzt, als für die Hydrierung von drei Doppelbindungen zu erwarten wäre. Dies bedeutet, dass das Benzol energieärmer ist als das offenkettige Trien.

12.6.1 Molekülbau und Mesomerie des Benzols

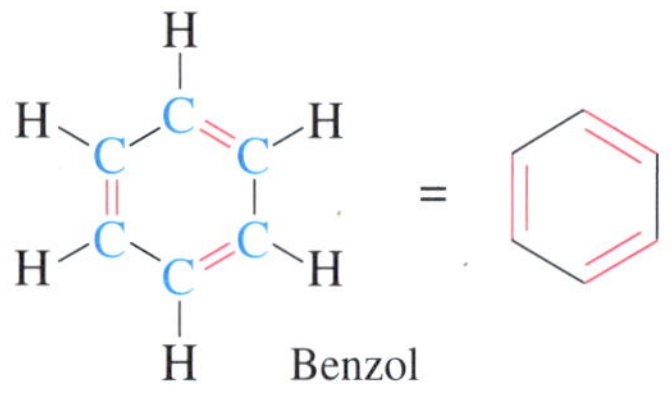

Alle sechs C-Atome des Benzols sind sp^2-hybridisiert und liegen in einer Ebene. Die sechs einfach besetzten *p*-Orbitale dieser C-Atome stehen senkrecht zu dieser Ebene, überlappen und bilden π-Molekül-Orbitale, die mit insgesamt sechs Elektronen besetzt sind und zu einer völlig gleichmäßigen Elektronenverteilung oberhalb und unterhalb des Sechsrings führen (Abb. 12/5). Die in einem Ring *delokalisierten* **π-Elektronen** führen nach einer Regel von *E. Hückel* (**Hückel-Regel**) immer dann zu einem energiearmen Molekül mit aromatischen Eigenschaften, wenn sich (4n + 2) π-Elektronen auf alle Ringatome verteilen können. Im Fall des Benzols (n = 1) sind dies sechs π-Elektronen.

Hückel-Regel

12.6 Aromaten (Arene)

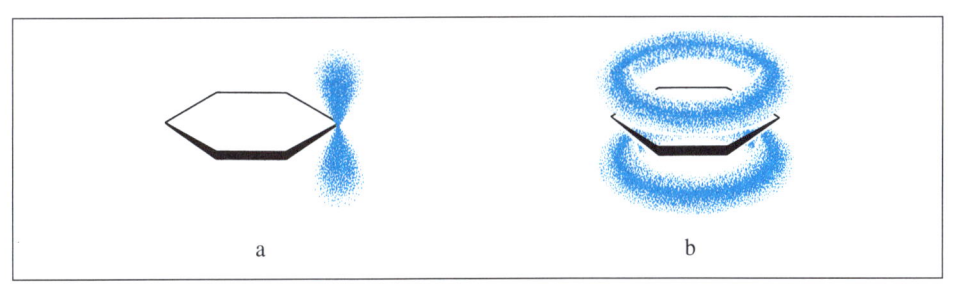

Abb. 12/5 Benzolring mit *p*-Atom-Orbital eines *sp²*-C-Atoms (a) und mit den π-Molekül-Orbitalen (b), die aus den *p*-Atom-Orbitalen aller C-Atome gebildet werden.

Als Folge der Delokalisierung der π-Elektronen gibt es im Benzol keine Doppel- und Einfachbindungen mehr. Der Sechsring ist *symmetrisch* und alle C–C-Bindungen sind *gleich lang* (0,139 nm) und damit kürzer als C–C-Einfachbindungen (0,154 nm) und länger als normale C=C-Doppelbindungen (0,133 nm). Man erfasst die Besonderheit des Benzols, indem man zwei Formeln aufschreibt, die sich lediglich in der Verteilung der Doppelbindungen unterscheiden. Die tatsächliche Elektronenverteilung liegt *zwischen* dem, was die Formeln ausdrücken; dies wird durch den Pfeil markiert, der auf beiden Seiten eine Spitze hat und *kein* Gleichgewicht zwischen zwei existierenden Molekülarten ausdrückt. Oft wird der Einfachheit halber nur eine der Formeln gezeichnet. Eine ebenfalls gebräuchliche Schreibweise für das Benzol ist ein Sechsring mit einem Kreis in der Mitte. Ein Sechsring ohne zusätzliche Angaben ist die Formel für das Cyclohexan.

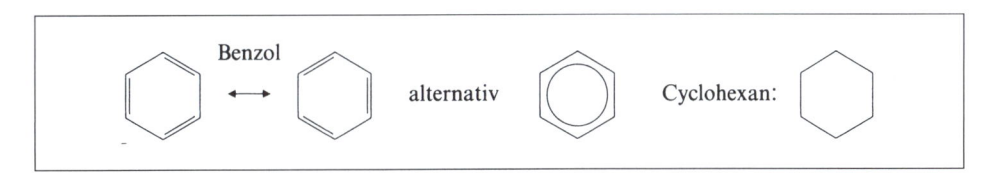

Mesomerie

Man hat für Systeme mit delokalisierten π-Elektronen den Begriff „**Mesomerie**" bzw. „**Resonanz**" geprägt und bezeichnete die Strukturformeln, die dies ausdrücken sollen, als **mesomere Grenzformeln** (= Resonanzstrukturen). Zur Mesomerie befähigte Systeme sind aufgrund von Besonderheiten ihrer Molekülorbitale energieärmer als Verbindungen, bei denen keine Mesomerie möglich ist. Aromaten nehmen durch die cyclische Konjugation dabei eine Sonderstellung ein. Der Energiebetrag, der das Benzol vom offenkettigen Trien unterscheidet, heißt *Mesomerieenergie* (= Resonanzenergie) und macht etwa 150 kJ/mol aus.

Umwelt-Technik-Alltag **Benzol ist hydrophob und toxisch:** Benzol (Sdp. 80,1 °C) wird bei der Kohle- und Erdölverarbeitung gewonnen. Durch Zusatz von Benzol kann man die Qualität von Benzin verbessern. Es kommt als Kohlenwasserstoff in der belebten Natur nicht vor, im Gegenteil, es ist schon beim Einatmen der Dämpfe oder wenn es als Flüssigkeit auf die Haut gelangt, sehr toxisch. Benzol ist im Wasser nur geringfügig löslich, also sehr hydrophob.

Benzol als Baustein
Der substituierte Benzolring kommt als Baustein in verschiedenen Biomolekülen und Arzneimitteln vor. Im menschlichen Körper wird der aromatische Sechsring bis auf eine Ausnahme nicht eigenständig aufgebaut, sondern gelangt über die Nahrung in den Körper, vornehmlich durch die essenziellen aromatischen Aminosäuren. Lediglich die **Östrogene**, Steroidhormone mit einem substituierten Benzolring im Gerüst, entstehen im Körper aus **Testosteron** durch das Enzym Aromatase. Benzolringe können Träger bestimmter funktioneller Gruppen sein (wie z. B. im **Adrenalin, Dopamin, Vitamin E**) und werden dadurch rezeptorwirksam oder tragen durch hydrophobe Wechselwirkungen zwischen aromatischen Ringen zur Stabilisierung komplexer Proteinstrukturen bei. **Benzolsulfon-**

Kohlenwasserstoffe

säuren sind die Basis für die als **Sulfonamide** bezeichneten Chemotherapeutika. **2,4,6-Trinitrotoluol** (TNT) ist ein Sprengstoff. **Benzpyren** ist ein pentacyclischer aromatischer Kohlenwasserstoff, der sehr stark Krebs erzeugend (karzinogen) wirkt. Er entsteht immer in kleinen Spuren, wenn organische Verbindungen unvollständig verbrennen, z. B. findet man Benzpyren im Zigarettenrauch, in Autoabgasen und in auf Holzkohle gegrilltem Fleisch.

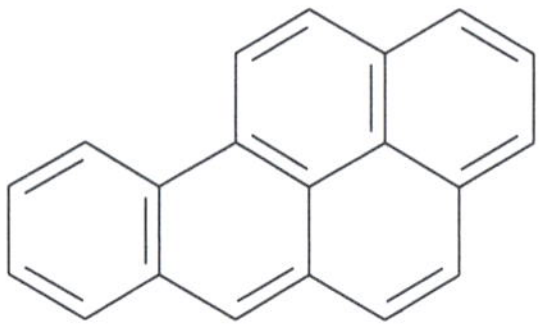

Benzpyren

12.6.2 Reaktionen des Benzols

elektrophile aromatische Substitution

Die typische Reaktion der Aromaten ist die **elektrophile aromatische Substitution**. Ein H-Atom wird durch ein anderes Atom oder einen Rest ersetzt. Der aromatische Charakter des Rings bleibt erhalten. Das angreifende Reagenz ist ein *Elektrophil* ($E^\oplus$), aus dem Aromaten wird ein *Proton* ($H^\oplus$) abgespalten.

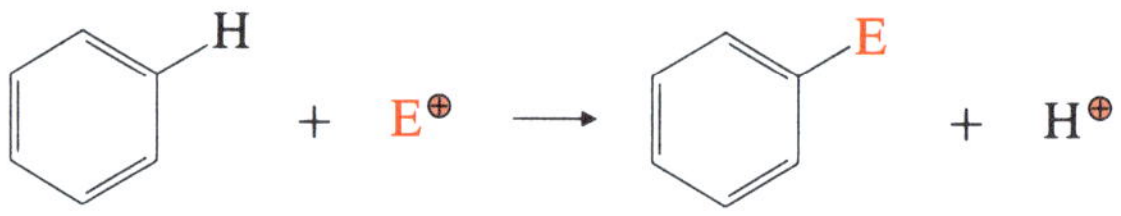

C₆H₅–H + $E^\oplus$ → C₆H₅–E + $H^\oplus$

elektrophile aromatische Substitution am Benzol

Auf diese Weise können ganz verschiedene Reste *(funktionelle Gruppen)* in das Benzol eingeführt werden, wie nachfolgende Beispiele zeigen.

Bromierung

C₆H₆ + Br₂ ($Br^\oplus$) —(Fe)→ C₆H₅–Br + HBr

Brombenzol

Nitrierung

C₆H₆ + HNO₃ ($NO_2^\oplus$) —konz. H₂SO₄→ C₆H₅–NO₂ + H₂O

Nitrobenzol

Sulfonierung

C₆H₆ + SO₃ ⇌ (konz. H₂SO₄) C₆H₅–SO₃H

Benzolsulfonsäure

Alkylierung

C₆H₆ + CH₃Cl ($CH_3^\oplus$) —(AlCl₃)→ C₆H₅–CH₃ + HCl

Toluol

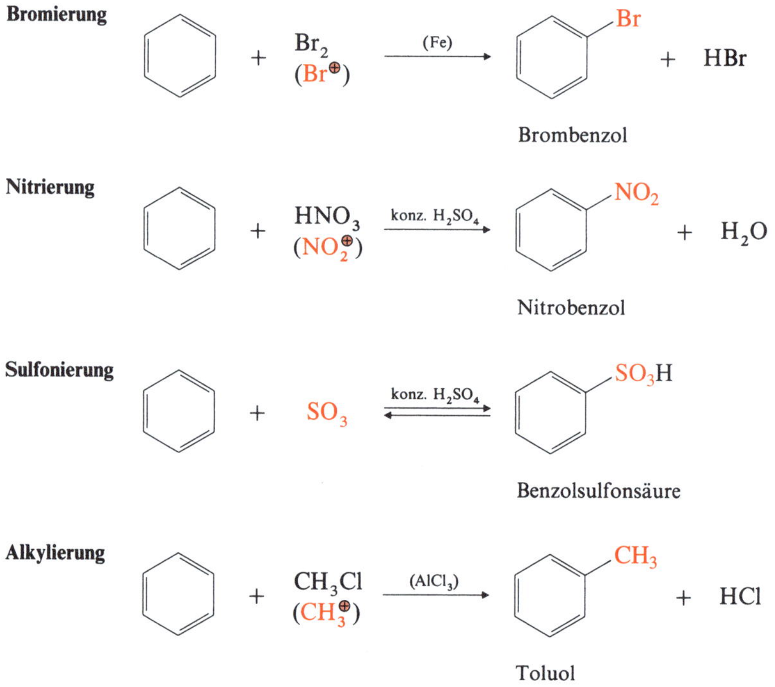

12.6 Aromaten (Arene)

Elektrophil

Sulfonierung

Das den Benzolring jeweils angreifende Elektrophil steht unter dem Reagenz in Klammern, es wird während der Reaktion – häufig erst mit Hilfe eines Katalysators – freigesetzt. Bei der Sulfonierung ist das Elektrophil SO_3 (Anhydrid der Schwefelsäure) neutral und übernimmt nach der Bindung an den Aromaten das abgespaltene Proton. Diese Reaktion ist reversibel. **Sulfonsäuren** sind Derivate der Schwefelsäure und wie diese stark sauer und wasserlöslich.

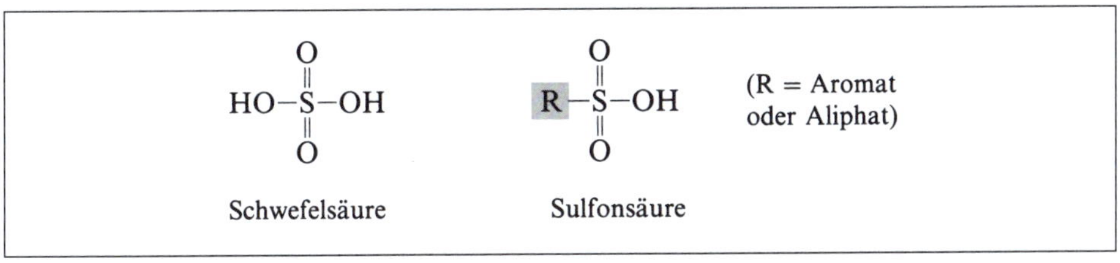

Naphthalin

Vom zweikernigen Aromat **Naphthalin** ausgehend entstehen bei der Sulfonierung Konstitutionsisomere (α- und β-Naphthalinsulfonsäure).

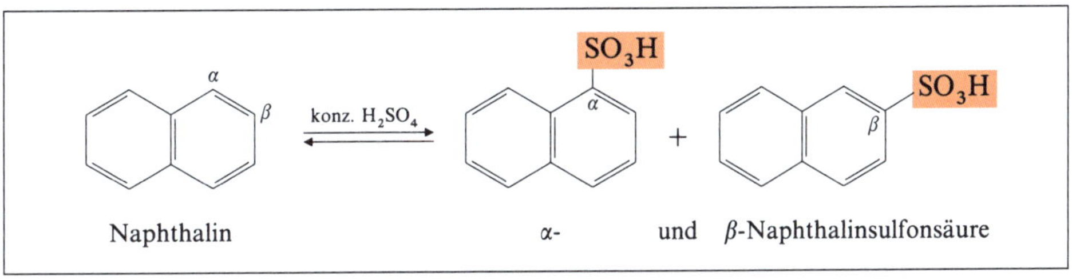

ortho-, meta- und *para*-Stellung

Befindet sich schon ein Substituent am Benzolring, dann wird die Stellung des zweiten Substituenten relativ zum ersten als *ortho* (*o*), *meta* (*m*) oder *para* (*p*) bezeichnet.

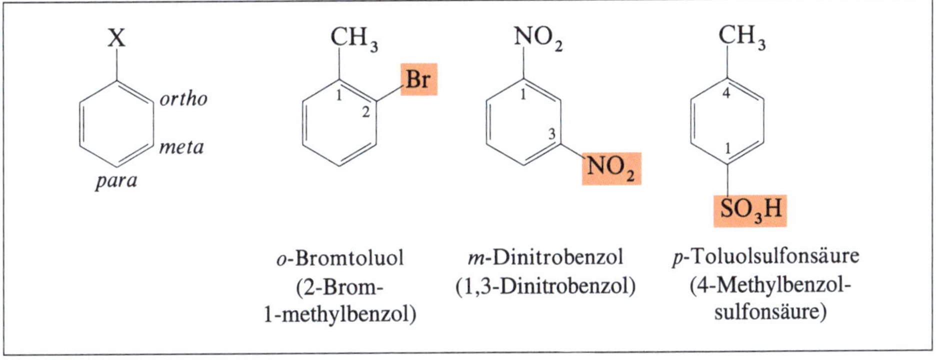

Phenylrest

Benzylrest

Bei mehr als zwei Substituenten am Ring werden die C-Atome von 1 bis 6 nummeriert und Zahlen vor die Substituenten gesetzt. Wird der Benzolring selbst als Substituent aufgefasst, bezeichnet man die C_6H_5-Einheit als „**Phenyl**" bzw. aromatische Reste allgemein als „**Arylreste**" (im Gegensatz zu Alkylresten). Geht man vom gemischten Kohlenwasserstoff Toluol aus, kann dieses einen *Arylrest* bilden (Substitution am Ring) oder einen *Alkylrest* (Substitution am aliphatischen CH_3). Letzterer trägt den Trivialnamen „**Benzyl**".

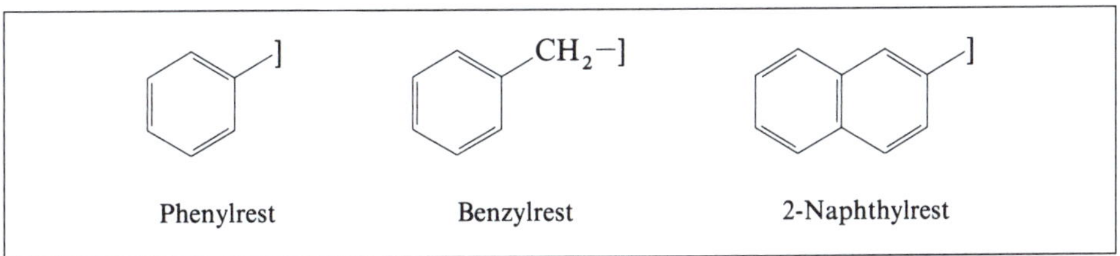

12.6.3 Einzelschritte der elektrophilen aromatischen Substitution

Bromierung

Den Mechanismus der *elektrophilen aromatischen Substitution* wollen wir am Beispiel der **Bromierung** in Gegenwart von Eisen genauer ansehen. Dabei sollen zwei Fragen beantwortet werden: Welche Rolle spielt das Eisen und warum findet am Aromaten eine Substitution und keine Addition statt? Die Einzelschritte der Reaktion haben folgendes Aussehen:

1. Bildung des eigentlichen Katalysators *Eisen(III)-bromid* durch Redoxreaktion von Eisen und Brom.

$$2\ Fe + 3\ Br_2 \longrightarrow 2\ FeBr_3$$

Elektrophil

2. Bildung des *Elektrophils* $Br^\oplus$ durch heterolytische Spaltung des Brom-Moleküls in Gegenwart von $FeBr_3$. $FeBr_3$ weist am Eisen eine Elektronenlücke auf (Lewis-Säure) und übernimmt deshalb ein Nucleophil wie z.B. $Br^\ominus$.

$$Br-Br + FeBr_3 \longrightarrow Br^\oplus + FeBr_4^\ominus$$

3. Angriff des Elektrophils $Br^\oplus$ auf das π-System des Benzols und Ausbildung einer *σ-Bindung* mit einem Ring-C-Atom. Der entstehende *σ-Komplex* ist mesomeriestabilisiert, d.h., die positive Ladung ist auf die Ring-C-Atome wie angegeben verteilt. Der *σ-Komplex* ist bei dieser Reaktion eine nachweisbare *Zwischenstufe*.

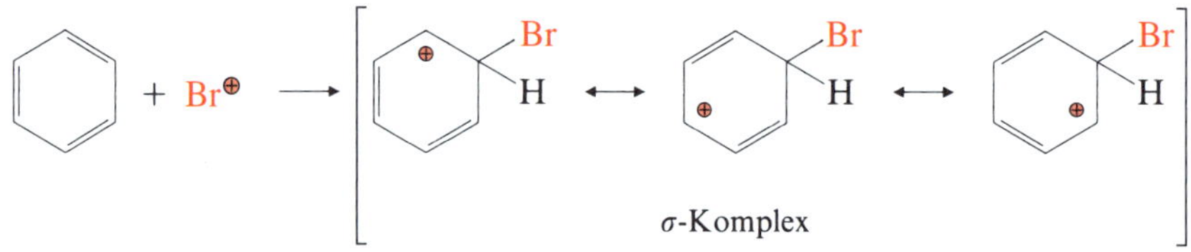

4. Abspaltung eines Protons vom einzigen tetraedrischen C-Atom im *σ-Komplex* unter Rückbildung des stabilen Benzolrings. Damit ist das H-Atom der Ausgangsverbindung durch ein Br-Atom substituiert worden.

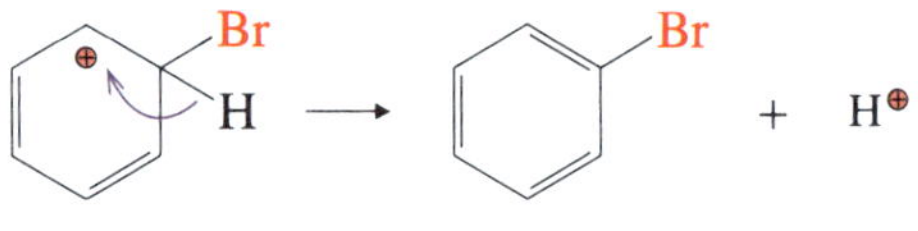

Brombenzol

Die Elektronen der C–H-Bindungen im *σ-Komplex* werden gebraucht, um den Aromaten zu bilden. Dieser Teilschritt verläuft unter erheblichem Energiegewinn und ist deshalb gegenüber dem nucleophilen Angriff eines $Br^\ominus$ auf den *σ*-Komplex bevorzugt.

5. Freisetzung von *Bromwasserstoff*, Rückbildung des Katalysators:

$$H^\oplus + FeBr_4^\ominus \longrightarrow HBr + FeBr_3$$

Vergleich Brom-Addition und Brom-Substitution

Bei der Bromierung entsteht somit eine starke Säure (HBr), die sich in Wasser gelöst durch pH-Messung und Titration nachweisen lässt. Dadurch kann man die aromatische *Substitution* von der Brom-*Addition* an ein Alken experimentell unterscheiden. Üblicherweise verläuft die Substitution langsamer, die Reaktionslösung muss erwärmt werden.

12.6 Aromaten (Arene)

Die Substitutions-Reaktionen mit anderen Elektrophilen lassen sich in ganz ähnlicher Weise formulieren. Es ist nicht wichtig, die Einzelschritte im Gedächtnis zu behalten, lediglich das *Prinzip der Reaktion* sollten Sie verstehen.

Aufgaben

1. Erklären Sie folgende Bezeichnungen und Begriffe: Benzol – Mesomerie – Hückel-Regel – elektrophile, aromatische Substitution – Elektrophil – Katalysator – Sulfonierung – Alkylierung – *ortho*-, *meta*-, *para*-Stellung – Phenyl- und Benzylrest – Naphthalin.
2. Ordnen Sie folgende Verbindungen nach ihrem *Energieinhalt*:
   a) Trien mit konjugierten Doppelbindungen, b) Trien mit isolierten Doppelbindungen, c) Benzol. Begründen Sie die Reihefolge.
3. Ist die Verbrennungswärme (ΔH^0) von Hexatrien oder Benzol größer? Begründung?
4. Ist *Cyclopentadien* ein Aromat? Erklären Sie die Antwort.
5. Welche Voraussetzungen müssen erfüllt sein, damit ein Kohlenwasserstoff mesomerie-stabilisiert ist?
6. Zeichnen Sie die Formel aller möglichen Konstitutionsisomere von 1-Brom-4-Chlorbenzol, *m*-Chlortoluol und Xylol (= Dimethylbenzol).
7. Wodurch unterscheidet sich die Brom-Addition an ein Olefin von der Brom-Substitution am Aromaten?
8. Formulieren Sie die Reaktionsgleichung für die Sulfonierung von Naphthalin! Bedenken Sie, dass Konstitutionsisomere entstehen können.
9. Welche Formel haben
   a) 2,4-Dinitro-fluorbenzol
   b) 2,4,6-Trinitrotoluol (TNT)
   c) Benzylchlorid
   d) Vinylbenzol (= Styrol)?
10. Welchen *Substitutionstyp* haben die Benzolringe im DDT (s. Kap. 12.3.3)?
11. Was ist ein *Elektrophil*? Nennen Sie Beispiele.
12. Bei der elektrophilen aromatischen Substitution wird als Zwischenstufe ein σ-*Komplex* gebildet. Ist er energiereicher oder energieärmer als das Ausgangsprodukt?
13. Nennen Sie eine aromatische Aminosäure!
14. Wie verhält sich Benzol, wenn Sie es mit Wasser vermischen?

Bedeutung für den Menschen
Aromatische Verbindungen

Sulfonamide, Aspirin (Arzneimittel)

Thyroxin (Hormon der Schilddrüse)

Serotonin, Dopamin (Neurotransmitter)

Vanille, Anis (Aromastoffe)

Tocopherol, Folsäure (Vitamine)

Phenylalanin (essenzielle Aminosäure)

Östrogene (Sexualhormon)

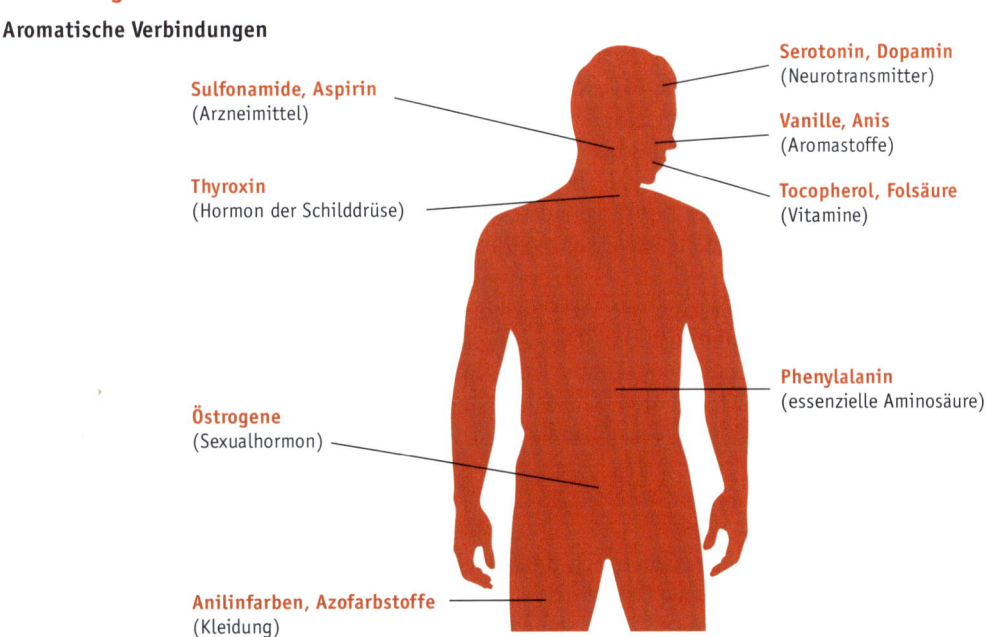

Anilinfarben, Azofarbstoffe (Kleidung)

12.7 Thermodynamik und Kinetik chemischer Reaktionen

Chemische und vor allem biochemische Reaktionen sind komplexe, in mehreren Schritten ablaufende Stoffumwandlungen. Um zu verstehen, was bei einer Reaktion passiert, reicht es nicht aus, nur die Strukturformeln und Eigenschaften der Ausgangsstoffe (Edukte) und der Produkte anzugeben. Es interessiert auch die Frage, *wie* eine Reaktion abläuft. Sind der Reaktionsweg und die Reaktionsbedingungen bekannt, können wir in gleich gelagerten Fällen voraussagen, welche Produkte aus bestimmten Ausgangsstoffen entstehen, und man kann steuernd eingreifen, um das *Produktverhältnis* zu beeinflussen.

12.7.1 Thermodynamik (Energetik)

Die Frage, warum eine Reaktion überhaupt abläuft, lässt sich mit Hilfe von Energiebetrachtungen beantworten. Reaktionen, bei denen Energie frei wird ($\Delta G < 0$), laufen freiwillig (spontan) ab; man bezeichnet sie als **exergon** (s. Kap. 6). Da Atombindungen in organischen Molekülen gelöst und andere neu geknüpft werden, kommt es auf die Gesamtenergiebilanz an.

exergon
endergon

> $\Delta G < 0$ **exergon**   (Reaktion läuft freiwillig ab)
> $\Delta G > 0$ **endergon**   (Reaktion läuft nicht freiwillig ab)

Gibbs' freie Energie

Die Änderung von Gibbs' freier Energie unter Standardbedingungen (ΔG^0) hängt zusammen

- mit der Änderung der Bindungsstärken, was sich im ΔH^0-Wert (Enthalpie, Reaktionswärme) niederschlägt, und
- mit der Änderung des Ordnungszustandes ΔS^0 (Entropie) des Systems.
$\Delta G^0 = \Delta H^0 - T \Delta S^0$

Viele chemische Reaktionen sind *Gleichgewichtsreaktionen*, d. h., sie sind reversibel. Hat sich das Gleichgewicht eingestellt, ändern sich die Konzentrationen der Produkte und der Ausgangsstoffe nicht mehr, weil die Reaktionsgeschwindigkeiten für die Hin- und Rückreaktion gleich sind. Es liegt ein dynamisches Gleichgewicht vor. Jede Reaktion entwickelt sich so, dass der Gesamtenergiegehalt der beteiligten Stoffe ein Minimum erreicht, im Gleichgewicht ist $\Delta G = 0$ (s. Kap. 6). Es gilt dann

$$\Delta G^0 = -R \cdot T \cdot \ln K$$

Diese Situation liegt häufig vor, was bedeutet, dass es zu keiner vollständigen Umsetzung der Ausgangsstoffe kommt. Können aus denselben Ausgangsstoffen verschiedene Produkte entstehen und entspricht das beobachtete Produktverhältnis dem **im Gleichgewicht**, dann bezeichnet man die Reaktion als **thermodynamisch-kontrolliert**. Mit anderen Worten: unter thermodynamischer Kontrolle entstehen bei einer reversiblen Reaktion die stabileren, energieärmeren Produkte bevorzugt (vgl. auch Kap. 6.6).

Thermodynamik

> Die **Thermodynamik** einer Reaktion beschreibt die Änderung der Energiezustände der Moleküle während der Reaktion. Daraus ergibt sich die Triebkraft einer Reaktion, ausgedrückt als Änderungen von **Gibbs' freier Energie** (ΔG). Bei Gleichgewichtsreaktionen steht die Triebkraft mit den Konzentrationen in Beziehung, die die Ausgangsstoffe (Edukte) und die Produkte nach Erreichen des Gleichgewichtes aufweisen.

12.7.2 Kinetik

Es gibt Reaktionen, bei denen sich unter mehreren möglichen Produkten bevorzugt diejenigen bilden, die weniger stabil (d. h. energiereicher) sind als andere. Dies ist von der Thermodynamik her nicht zu verstehen, findet aber seine Erklärung, wenn die energie-

12.7 Thermodynamik und Kinetik chemischer Reaktionen

reicheren Produkte *schneller* entstehen als die anderen. Reaktionen, die in ihrem Produktverhältnis unterschiedliche Geschwindigkeiten bei der Stoffumwandlung widerspiegeln, bezeichnet man als **kinetisch-kontrolliert**.

Kinetik

> Die **Kinetik** befasst sich mit den Geschwindigkeiten chemischer Reaktionen. Sie beschreibt, wie sich die Konzentrationen der Ausgangsstoffe bzw. der Produkte zeitabhängig ändern. Die Reaktionsgeschwindigkeit (RG) einer Reaktion hängt von **Gibbs' freier Aktivierungsenergie** ($\Delta G^{\#}$) ab.

Bei einer Reaktion A $\longrightarrow$ B kann die Reaktionsgeschwindigkeit (RG) z.B. durch die Abnahme (= negatives Vorzeichen) der Konzentration des Ausgangsstoffes A, ausgedrückt als Änderung der Konzentration A $\triangleq$ d[A] pro Zeiteinheit (dt), beschrieben werden oder durch die Zunahme (positives Vorzeichen) der Konzentration des Produktes B pro Zeiteinheit:

$$\mathrm{RG} = -\frac{\mathrm{d}[A]}{\mathrm{d}t} \quad \text{bzw.} \quad \mathrm{RG} = \frac{\mathrm{d}[B]}{\mathrm{d}t} \quad (\mathrm{mol} \cdot \mathrm{L}^{-1} \cdot \mathrm{s}^{-1})$$

Statt d[A] wird vielfach auch dc(**A**) geschrieben.

Übergangszustand

Die Reaktion von A nach B läuft über einen **Übergangszustand** (ÜZ), der eine höhere freie Energie G besitzt als A bzw. B (Abb. 12/6). Kann der Ausgangsstoff A unter den gegebenen Reaktionsbedingungen auch in ein Produkt C umgewandelt werden, das von B verschieden ist (A $\longrightarrow$ C), *dann entscheidet die jeweils erforderliche frei Aktivierungsenergie darüber, welches Produkt bevorzugt, d. h. schneller als das andere, gebildet wird*. Für beide Reaktionen sind die Energiediagramme angegeben (Abb. 12/6). In unserem Beispiel wird bevorzugt B entstehen, weil der Reaktionsweg zu B das kleinere $\Delta G^{\#}$ **und** die größere Triebkraft (ΔG stärker negativ) aufweist im Vergleich zur Reaktion von A nach C.

Gibbs' freie Aktivierungsenergie

Bleiben wir bei der Reaktion A $\longrightarrow$ B. Hier hängt die Reaktionsgeschwindigkeit nur von der Konzentration des Ausgangsstoffes A ab, es liegt ein **unimolekularer** Prozess zugrunde. Man spricht in diesem Fall von einer **Reaktion erster Ordnung**. Der Proportionalitätsfaktor k ist die Geschwindigkeitskonstante der Reaktion (Einheit: s^{-1}).

Reaktion erster Ordnung

$$\mathrm{RG} = -\frac{\mathrm{d}[A]}{\mathrm{d}t} = k \cdot [A] \longrightarrow t_{1/2} = \frac{\ln 2}{k} = \frac{0{,}693}{k}$$

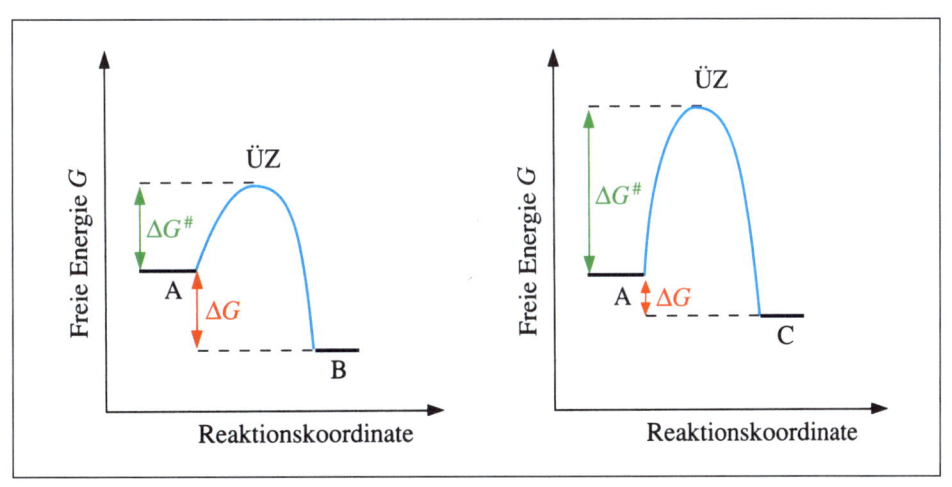

Abb. 12/6 Energiediagramme der Reaktionen A $\longrightarrow$ B und A $\longrightarrow$ C (ÜZ = Übergangszustand, $\Delta G^{\#}$ = Gibbs' freie Aktivierungsenergie, ΔG = Gibbs' freie Reaktionsenergie).

12 Kohlenwasserstoffe

> ! Eine Reaktion erster Ordnung hat eine konstante **Halbwertszeit** ($t_{1/2}$). Es ist diejenige Zeit, in der die Hälfte der ursprünglich vorhandenen Moleküle (beim Kernzerfall: Atome) reagiert hat.

Bei der Reaktion vom Typ A + B ⟶ C + D reagieren zwei verschiedene Ausgangsstoffe zu zwei verschiedenen Produkten. Der Übergangszustand entsteht durch die Zusammenstöße von A und B, einen **bimolekularen** Prozess. Es ergibt sich die folgende Beziehung:

$$RG = -\frac{d[A]}{dt} = -\frac{d[B]}{k} = k \cdot [A] \cdot [B]$$

Reaktion zweiter Ordnung

Man spricht hier von einer **Reaktion zweiter Ordnung**, weil die RG von der *Konzentration beider Ausgangsstoffe abhängt*. Dieser Fall kommt in der organischen Chemie häufig vor. Jede Reaktion hat ihre charakteristische Geschwindigkeitskonstante k (Einheit: $L \cdot mol^{-1} \cdot s^{-1}$).

Auch bei der Reaktion A + B ⟶ C + D kann das *Zeitgesetz erster Ordnung* gelten, wenn A eine Zwischenstufe A* durchläuft, die *langsam* entsteht, aber sehr rasch mit B zu den Produkten weiterreagiert (s. S_N1-Reaktion, Kap. 13.5.2). Man kann verallgemeinern, dass der **langsamste Schritt in einer Reaktionskette** die Gesamtreaktionsgeschwindigkeit einer Reaktion bestimmt. Wenn die Geschwindigkeitskonstanten der Teilreaktionen angegeben sind, kann man den **geschwindigkeitsbestimmenden** Schritt leicht erkennen.

Reaktion pseudo-erster Ordung

Wenn bei der Reaktion A + B ⟶ C + D der Reaktionspartner B im Überschuss vorhanden ist, so dass sich seine Konzentration im Laufe der Zeit – verglichen mit der Konzentration von A – kaum ändert, bedeutet dies, dass die Konzentration von B *keinen* Einfluss auf die Reaktionsgeschwindigkeit hat. Man spricht in diesem Fall von einer Reaktion **pseudo-erster Ordnung**, da man unter den Versuchsbedingungen ein Zeitgesetz erster Ordnung erhält. Dies gilt für alle hydrolytischen Spaltungen organischer Moleküle, bei denen Wasser als Lösungsmittel verwendet wird (z. B. säurekatalysierte Esterhydrolyse, hydrolytische Spaltung von Saccharose).

Generell gilt, dass die Reaktionsgeschwindigkeit **temperaturabhängig** ist. Höhere Temperaturen *beschleunigen* eine Reaktion, weil die kinetische Energie der Moleküle anwächst. Damit wächst der Anteil an Molekülen, der die benötigte freie Aktivierungsenergie $\Delta G^{\#}$ mitbringt. Eine Erfahrungsregel lautet: Eine Temperaturerhöhung um 10 °C bewirkt eine Zunahme der Reaktionsgeschwindigkeit um den Faktor 2–4 (RGT-Regel; Reaktionsgeschwindigkeit-Temperatur-Regel).

Bei einer reversiblen Reaktion sind im Gleichgewicht Hin- und Rückreaktion gleich schnell. Der Quotient der Geschwindigkeitskonstanten k_{hin} und $k_{rück}$ ist dann konstant und entspricht der Gleichgewichtskonstanten K. Hier handelt es sich um die kinetische Ableitung des Massenwirkungsgesetzes (MWG). Da die Geschwindigkeitskonstanten temperaturabhängig sind, gilt dies auch für die Gleichgewichtskonstante. Normalerweise werden die Werte bei 25 °C (= 298 K) angegeben.

$$A + B \xrightleftharpoons[k_{rück}]{k_{hin}} C + D; \quad \frac{k_{hin}}{k_{rück}} = \frac{[C] \cdot [D]}{[A] \cdot [B]} = K$$

12.7.3 Katalyse

Reaktionen organischer Verbindungen laufen in der Regel langsam ab, im Gegensatz etwa zu den Ionen-Reaktionen der Anorganischen Chemie, wo z. B. $Ag^{\oplus}$-Ionen, die auf $Cl^{\ominus}$-Ionen treffen, sofort schwerlösliches AgCl bilden. Ursache dieses Unterschieds ist, dass bei Reaktionen organischer Moleküle Atombindungen gelöst werden müssen, ehe neue Atombindungen geknüpft werden können, dabei wird ein energiereicher **Übergangszustand** (ÜZ) durchlaufen. Ein Energiediagramm verdeutlicht dies (s. Kap. 12.3.2). Oft

12.7 Thermodynamik und Kinetik chemischer Reaktionen

kann die notwendige freie Aktivierungsenergie $\Delta G^{\#}$ durch einfaches Erhitzen zugeführt werden.

Den Ablauf jeder Reaktion bestimmen zwei Größen: eine *thermodynamische*, die sich in der Änderung von Gibbs' freier Energie (ΔG) niederschlägt (Produktverteilung), und eine *kinetische*, die von der Aktivierungsenergie abhängig ist. Es gibt nun Reaktionen, die zwar thermodynamisch möglich sind ($\Delta G^0 < 0$), aber selbst beim Erhitzen nur sehr langsam oder gar nicht ablaufen, weil $\Delta G^{\#}$ zu groß ist. Hier hilft ein **Katalysator**.

Wir haben schon Reaktionen kennen gelernt, die einen Katalysator benötigen, z. B. die Hydrierung von Alkenen oder die säurekatalysierte Addition von Wasser an ein Alken. Welche Rolle spielt ein *Katalysator*?

Katalysator

Ein **Katalysator** *erniedrigt* die freie Aktivierungsenergie $\Delta G^{\#}$ und *beschleunigt* so die Reaktion. Bei Gleichgewichtsreaktionen gilt dies für Hin- und Rückreaktion *gleichermaßen*. *Unbeeinflusst* bleiben Gibbs' freie Energie ΔG und damit verbunden die Gleichgewichtslage. Der Gleichgewichtszustand wird lediglich rascher erreicht. Hervorzuheben ist ferner, dass Katalysatoren sich nicht verbrauchen und deshalb auch nicht im Endprodukt erscheinen. Unter ihrem Einfluss ändert sich jedoch häufig der Reaktionsweg, was das Energiediagramm (Abb. 12/7) schematisch verdeutlicht.

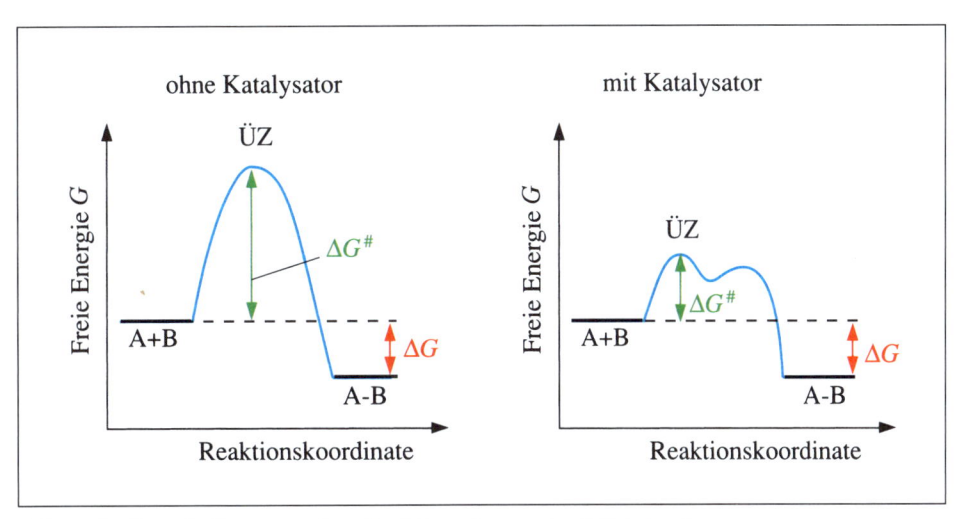

Abb. 12/7 Energiediagramm einer Reaktion ohne und mit Katalysator.

Der Begriff „**Katalyse**" wurde 1835 von *J. J. Berzelius* geprägt, und man vermutete schon damals, dass in lebenden Organismen Tausende von katalytischen Prozessen ablaufen. Erst 1877 führte man für Katalysatoren biologischen Ursprungs den Begriff *Enzym* ein.

Enzym

Man darf im Übrigen von einem Katalysator nichts *Unmögliches* verlangen. Unmöglich ist z. B., dass energieverbrauchende Prozesse (*endergone Reaktionen*) mit Hilfe eines Katalysators plötzlich freiwillig (spontan) ablaufen. Liegt ein Gleichgewicht auf der Seite der Ausgangsverbindungen, gelingt die Reaktion auch mit Katalysator nur dann, wenn laufend eines der Produkte aus dem Gleichgewicht entfernt wird (z. B. durch Extraktion, Destillation oder Ausfällen eines Produktes). Die Natur löst bei physiologischen Reaktionen dieses Problem dadurch, dass eines der Produkte einer *endergonen* Reaktion in einer zweiten *exergonen* Reaktion sofort weiter umgesetzt wird. Ist die *Gesamtenergiebilanz* beider Reaktionen *negativ*, läuft der Vorgang freiwillig ab (*gekoppelte Reaktionen*, s. Kap. 6.7). Es sind Biokatalysatoren (Enzyme), die bewirken, dass einfach und kompliziert gebaute organische Moleküle (Substrate) im menschlichen Körper gezielt und ohne Nebenreaktionen verändert werden. Je nach Enzym findet man unter physiologischen Bedingungen eine Beschleunigung einzelner Reaktionen um den Faktor $10^5 - 10^{17}$.

12.7.4 Enzymkinetik

Enzyme sind faszinierende Moleküle. Kinetische Messungen an ihnen helfen, sie zu verstehen. Dies wiederum ist wichtig, z. B. für klinische Diagnosen oder um Wirkstoffe zur Beseitigung von Enzymdefekten zu entwickeln.

Ein Enzym (E) bindet reversibel ein Substrat (S) unter Bildung eines Enzym/Substrat-Komplexes (ES). Im katalytischen Zentrum des Enzyms wird das Substrat in das Produkt (P) umgewandelt, das sich vom Enzym ablöst.

$$E + S \underset{k_{-1}}{\overset{k_1}{\rightleftarrows}} ES \overset{k_2}{\longrightarrow} P + E$$

Will man die zeitabhängige Änderung der Konzentration von ES bestimmen, so nimmt man die Differenz der Geschwindigkeiten der Teilreaktionen.

Gleichung (1): $$\frac{d[ES]}{dt} = k_1 [E] \cdot [S] - k_{-1} [ES] - k_2 [ES]$$

Fließgleichgewicht

Unter physiologischen Bedingungen liegt das Substrat im Vergleich zum Enzym in der Regel im Überschuss vor, das bedeutet, dass die Konzentration von ES annähernd konstant bleibt, bis das Substrat aufgebraucht ist. Während der Zeit wird ES genauso schnell gebildet, wie es abreagiert. Es liegt ein **Fließgleichgewicht** (engl. *steady state*) vor (s. Kap. 6.8). In erster Näherung gilt $d[ES]/dt = 0$.

Reaktion nullter Ordnung

Eine andere Folge des Substratüberschusses ist die Beobachtung, dass die Geschwindigkeit der enzymatischen Umsetzung von der Substratkonzentration unabhängig wird, weil alle Enzymmoleküle mit Substrat gesättigt sind. Es ergibt sich eine konstante maximale Reaktionsgeschwindigkeit v_{max}. Bezüglich des Substrates liegt eine **Reaktion nullter Ordnung** vor.

Durch Umformen der Gleichung (1) unter den genannten Annahmen (s. Lehrbücher der Biochemie) kann man die Anfangsgeschwindigkeit v_o einer enzymatischen Reaktion wie folgt angeben:

$$v_o = \frac{v_{max} \cdot [S]}{K_M + [S]} \quad \text{(Michaelis-Menten-Gleichung)}$$

Michaelis-Konstante K_M

Hierin bedeutet K_M die sog. Michaelis-Konstante. K_M ist die Substratkonzentration, bei der die Reaktionsgeschwindigkeit die Hälfte von v_{max} erreicht. Im Fall $K_M = [S]$ gilt $v_o = v_{max}/2$.

Mit v_o ist die Geschwindigkeit der Enzymreaktion bei steigender Substratkonzentration gemeint, bevor v_{max} erreicht wird. K_M und v_{max} sind für ein Enzym unter definierten Bedingungen wie z. B. pH-Wert, Temperatur, gegebener Enzymkonzentration charakteristisch und können experimentell bestimmt werden. Ein Enzym mit kleinem K_M erreicht seine maximale katalytische Wirkung schon bei niedriger Substratkonzentration, es hat eine hohe Affinität zum Substrat (Beispiel: Acetylcholin-Esterase mit $K_M = 9{,}5 \cdot 10^{-5}$ mol L^{-1}).

Die kinetischen Parameter eines Enzyms liefern ein Maß für seine katalytische Effizienz. Man definiert die katalytische Konstante k_{kat} eines Enzyms, die auch als Wechselzahl (engl. *turnover number*) bezeichnet wird. Sie gibt an, wie oft ein Enzym eine bestimmte Reaktion pro Sekunde ermöglicht, wenn das Enzym mit Substrat gesättigt ist (Acetylcholin-Esterase: $k_{kat} = 1{,}4 \cdot 10^4$ s^{-1}).

12.7 Thermodynamik und Kinetik chemischer Reaktionen

⚕ Jedes Enzym hat seine eigene Kinetik
Durch die kinetischen Daten erhält jedes Enzym erst sein eigenes „Gesicht". Es ist ein Merkmal der Lebensprozesse, dass die kinetischen Daten über äußere Parameter regulierbar sind und dem Bedarf angepasst werden können. Viele Krankheiten finden ihren Ausdruck in veränderten kinetischen Daten von sog. Schlüsselenzymen oder darin, dass die verfügbare Menge solcher Enzyme nicht stimmt.

⚕ Unterschiedliche Alkoholwirkungen
Bei manchen Asiaten führt der Genuss selbst kleiner Mengen Alkohol zu Gesichtsrötungen, gesteigertem Puls und Verhaltensänderungen, die bei Europäern erst bei größeren Genussmengen auftreten. Normalerweise wird der Alkohol im Körper durch Umwandlung in Essigsäure „entschärft", wobei Acetaldehyd als Zwischenprodukt auftritt und viele der Alkohol-Symptome hervorruft. Die mitochondriale Aldehyddehydrogenase, die für Acetaldehyd einen kleinen K_M-Wert hat, hält die Acetaldehydkonzentration niedrig. Dieses Enzym fehlt bei den Asiaten. Sie verfügen nur über die zytosolische Aldehyddehydrogenase mit hohem K_M-Wert, was nach Alkoholgenuss rasch zu einer hohen Acetaldehyd-Konzentration im Blut führt (s. Kap. 13.1.5).

Aufgaben

1. Erklären Sie folgende Bezeichnungen und Begriffe: exergon, endergon – Gibbs' freie Energie – Thermodynamik – Kinetik – Gibbs' freie Aktivierungsenergie – Katalysator – Übergangszustand – Reaktion nullter, erster, pseudo-erster, zweiter Ordnung – Enzym – Fließgleichgewicht – Michaelis-Menten-Gleichung – Michaelis-Konstante K_M.
2. Ordnen Sie nachfolgende Aufgaben bzw. Begriffe den Bereichen *Kinetik* und *Thermodynamik* zu! a) Gibbs' freie Energie, b) exergon, c) Reaktion zweiter Ordnung, d) Geschwindigkeitskonstante.
3. Bei der *Sulfonierung* von Naphthalin entstehen α- und β-Naphthalinsulfonsäuren (s. Kap. 12.6.2). Es ergeben sich folgende Produktverhältnisse:
   Reaktionstemperatur 40 °C: $\alpha : \beta = 96 : 4$; 160 °C: $\alpha : \beta = 15 : 85$
   Erwärmt man reine α-Naphthalinsulfonsäure in Schwefelsäure auf 150 °C, findet man nach einiger Zeit wiederum $\alpha : \beta = 15 : 85$. Bei welcher Temperatur ist die Sulfonierung *thermodynamisch-*, bei welcher *kinetisch-kontrolliert*. Ist die Sulfonierung *reversibel* (Begründung)?
4. Definieren bzw. erklären Sie „Reaktionsgeschwindigkeit" und „Geschwindigkeitskonstante"!
5. Die Umwandlung von *cis*-2-Buten in *trans*-2-Buten durch Erwärmen ist eine Reaktion erster Ordnung. Formulieren Sie das *Zeitgesetz*!
6. Durch welche Größen lässt sich die *Reaktionsgeschwindigkeit* beeinflussen?
7. Bei der Reaktionskette $A \xrightarrow{k_1} B \xrightarrow{k_2} C \xrightarrow{k_3}$ gilt $k_2 < k_1 < k_3$. Welches ist der *geschwindigkeitsbestimmende* Schritt der Reaktionskette?
8. Woran würden Sie erkennen, ob ein Stoff, den Sie einem Reaktionsgemisch zusetzen, ein *Katalysator* ist?
9. Wie beeinflusst ein *Katalysator* die *Gleichgewichtskonstante* einer Gleichgewichtsreaktion?
10. Gibbs' freie Energie einer Reaktion beträgt $\Delta G^o = -21$ kJ/mol und Gibbs' freie Aktivierungsenergie der Hinreaktion $\Delta G^{\#} = +37$ kJ/mol. Wie groß ist die Aktivierungsenergie der Rückreaktion? Zeichnen Sie zur Beantwortung der Frage ein Energiediagramm!
11. Die Aktivierungsenergien zweier Reaktionen betragen 23 bzw. 70 kJ/mol. Wenn unter gleichen Bedingungen gemessen wird, welche Reaktionsgeschwindigkeit ist höher?
12. Lassen sich Übergangszustand und Zwischenprodukte einer enzymatischen Reaktion isolieren?

13 Verbindungen mit einfachen funktionellen (

13.1 Alkanole und Phenole

13.1.1 Allgemeines

Hydroxygruppe
Alkanol

Nun wenden wir uns organischen Verbindungen zu, die Kohlenstoff und Wasserstoff und zusätzlich Sauerstoff als Heteroatom enthalten. Ersetzt man in einem gesättigten Kohlenwasserstoff (Alkan) ein H-Atom durch eine OH-Gruppe (= **Hydroxygruppe**), erhält man ein **Alkanol**, ausgehend von einem aromatischen Kohlenwasserstoff ein **Phenol**. Zur Benennung der Alkanole fügt man an den Namen des Alkans die Endsilbe „-ol". Alkanole bezeichnet man auch als *Alkohole*.

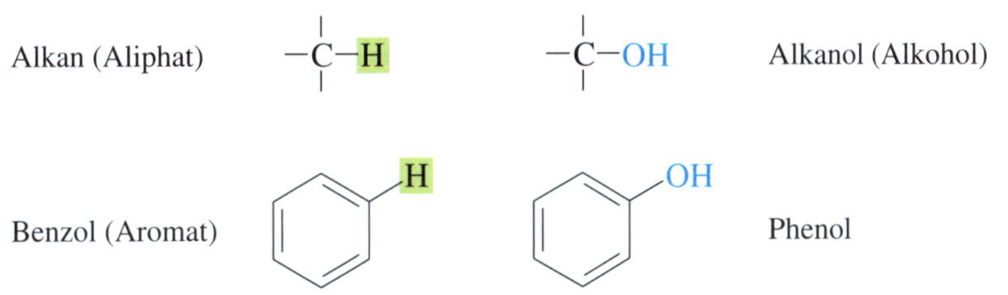

Alkanole und *Phenole* kann man sich auch so entstanden denken, dass im Wassermolekül ein H-Atom durch einen organischen Rest ersetzt wurde. Gewinkelter Bau und Dipolcharakter gelten entsprechend auch im Bereich der *Hydroxygruppe*. Das O-Atom trägt zwei freie Elektronenpaare, es ist gegenüber dem benachbarten H-Atom und dem organischen Rest negativ polarisiert. Entsprechend verleiht die Hydroxygruppe den Verbindungen im Vergleich zu den Kohlenwasserstoffen andere physikalische und chemische Eigenschaften.

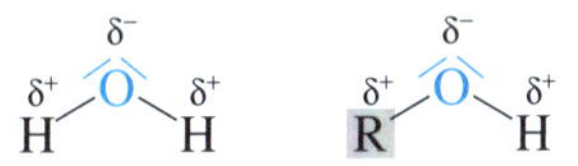

13.1.2 Klassifizierung und Nomenklatur

Das einfachste Alkanol ist **Methanol** (= Methylalkohol, CH_3OH), es folgt **Ethanol** (= Ethylalkohol, C_2H_5OH), das als Endprodukt der alkoholischen Gärung allgemein bekannt ist. Beim Propan gibt es zwei Positionen, an denen die Hydroxygruppe gebunden sein kann: am Ende (***n*-Propanol**) oder in der Mitte (**Isopropanol**). Diese Alkohole besitzen dieselbe Summenformel, jedoch unterschiedliche Strukturformeln, es sind Konstitutionsisomere (s. Kap. 12.1.1).

Beim Butanol erhöht sich die Zahl der Konstitutionsisomere auf vier, drei sind in der Tabelle 13/1 angegeben. Vergleicht man sie, so steht die Hydroxygruppe jeweils an einem sp^3-C-Atom, das primär (*n*-Butanol), sekundär (*sek*-Butanol) oder tertiär (*tert*-Butanol) sein kann. Entsprechend dieser Strukturdetails unterscheidet man **primäre, sekundäre** und

primärer, sekundärer, tertiärer Alkohol

Verbindungen mit einfachen funktionellen Gruppen

tertiäre Alkohole. In der allgemeinen Schreibweise ergibt sich folgendes Bild (R = Kohlenwasserstoffreste):

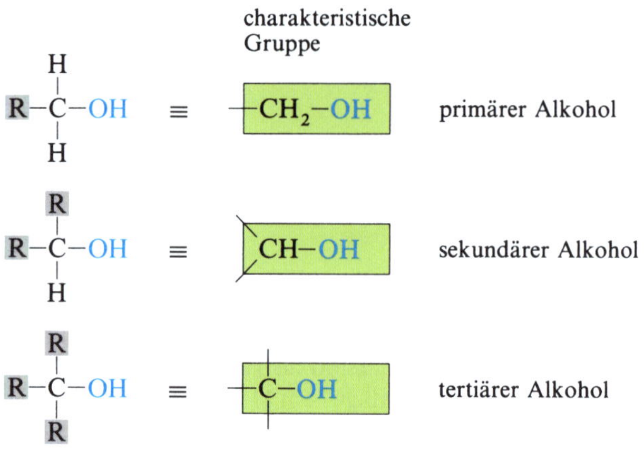

		charakteristische Gruppe	
R–CH₂–OH (R–C(H)(H)–OH)	≡	–CH₂–OH	primärer Alkohol
R–CH(R)–OH	≡	CH–OH	sekundärer Alkohol
R–C(R)(R)–OH	≡	C–OH	tertiärer Alkohol

(R–C-OH Darstellungen mit H bzw. R als weitere Substituenten)

Tab. 13/1 Einfache Alkanole (Alkohole).

Summen-formel	Struktur	Vereinfachte Struktur	Name
CH_4O	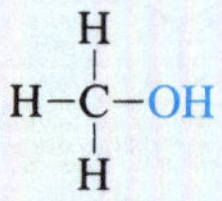 H–C(H)(H)–OH	CH_3-OH	Methanol
C_2H_6O	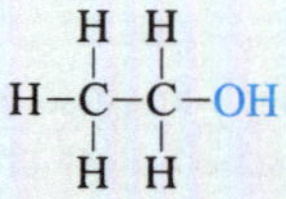 H–C(H)(H)–C(H)(H)–OH	CH_3-CH_2-OH	Ethanol
C_3H_8O	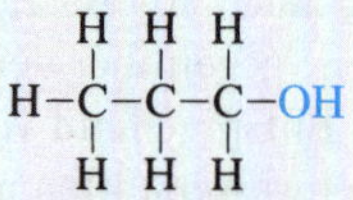 H–C(H)(H)–C(H)(H)–C(H)(H)–OH	$CH_3-CH_2-CH_2-OH$	n-Propanol (= 1-Propanol)
C_3H_8O	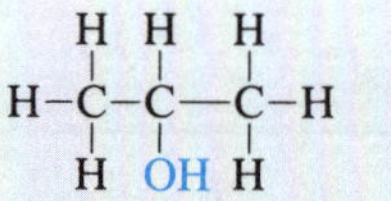 H–C(H)(H)–C(H)(OH)–C(H)(H)–H	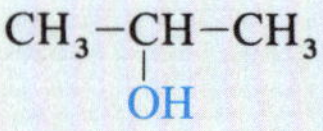 $CH_3-CH(OH)-CH_3$	Isopropanol (= 2-Propanol)
$C_4H_{10}O$	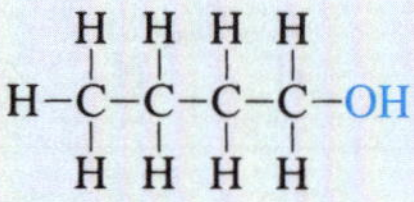 H–C(H)(H)–C(H)(H)–C(H)(H)–C(H)(H)–OH	$CH_3-CH_2-CH_2-CH_2-OH$	n-Butanol (= 1-Butanol)
$C_4H_{10}O$	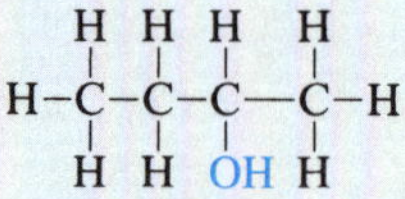 H–C(H)(H)–C(H)(H)–C(H)(OH)–C(H)(H)–H	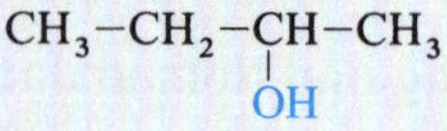 $CH_3-CH_2-CH(OH)-CH_3$	sek-Butanol (= 2-Butanol)
$C_4H_{10}O$	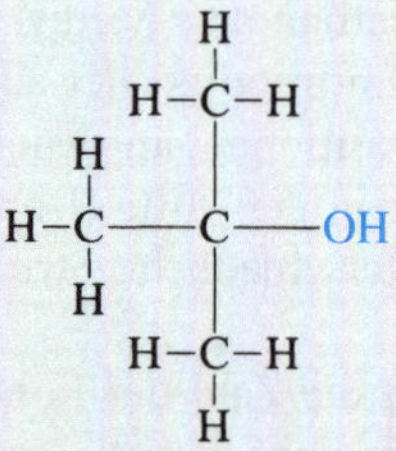 H–C(CH₃)(CH₃)–OH mit CH₃-Gruppen	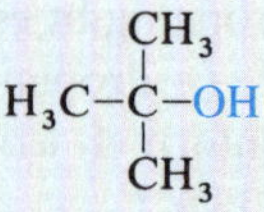 $H_3C-C(CH_3)(CH_3)-OH$	tert-Butanol (= 2-Methyl-2-propanol)

$C_nH_{2n+2}O$ (allgemeine Summenformel)

13.1 Alkanole und Phenole

Die Stellung der Hydroxygruppe in der C-Atom-Kette wird nach der IUPAC-Nomenklatur durch eine vor den Namen gesetzte Ziffer angegeben. Die Bezifferung der Kette (rechts oder links beginnend) ist so vorzunehmen, dass das C-Atom mit der OH-Gruppe eine möglichst kleine Zahl erhält. Liegt eine verzweigte C-Atom-Kette vor, verfährt man wie bei den Kohlenwasserstoffen. Die längste Kette gibt der Verbindung den Namen und trägt die Endsilbe „**-ol**". Die Position der OH-Gruppe kennzeichnet die vorgestellte Ziffer. Verzweigungen der Kette werden unter Angabe der Ziffer des C-Atoms, von dem die Verzweigung ausgeht, vor den Stammnamen gesetzt. *tert*-Butanol erhält somit den systematischen Namen *2-Methyl-2-propanol*.

Die Reste R der primären, sekundären und tertiären Alkohole können auch Aromaten sein oder Ringe bilden:

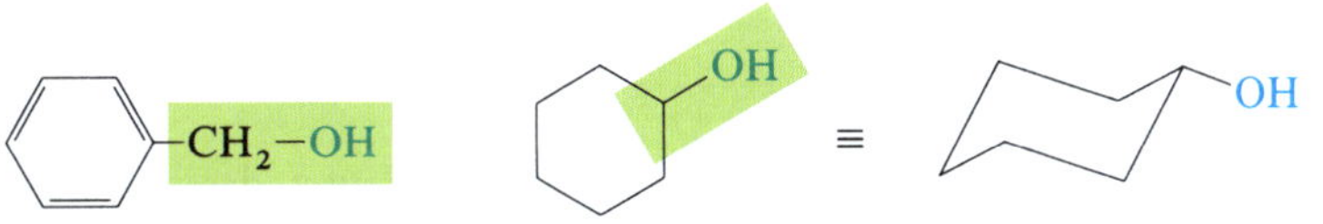

Benzylalkohol (primärer Alkohol)   Cyclohexanol (sekundärer Alkohol)

Phenol

Bei den Phenolen ist die Hydroxygruppe *unmittelbar am aromatischen Kern* gebunden. Die einfachste Verbindung, das **Phenol** (= Hydroxybenzol), gibt der Reihe den Namen. Vom *Naphthalin* kommt man zum **Naphthol** (= Hydroxynaphthalin), wobei man die beiden möglichen Isomere mit dem Präfix α bzw. β kennzeichnet.

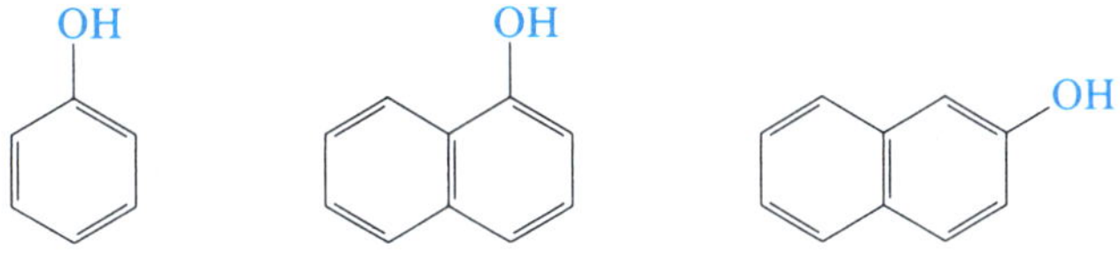

Phenol   α-Naphthol   β-Naphthol

13.1.3 Eigenschaften und Reaktionen

Siedepunkte

Die niederen Alkanole (mit bis zu 10 C-Atomen) sind bei Raumtemperatur Flüssigkeiten, die eine geringere Dichte als Wasser aufweisen. Vergleicht man die *Siedepunkte* von Methanol oder Ethanol mit dem eines Kohlenwasserstoffs vergleichbarer Molmasse, dann ergeben sich erhebliche Abweichungen (Tab. 13/2). Methanol siedet 154 °C höher als Ethan, Ethanol 120 °C höher als Propan. Zwischen Phenol und Toluol beträgt die Differenz 71 °C.

Tab. 13/2 Vergleiche der Siedepunkte von Alkanolen und Kohlenwasserstoffen.

Verbindung	Formel	Molmasse (g/mol)	Siedepunkt (°C)	
Methanol	CH_3-OH	32	65	154 °C Differenz
Ethan	CH_3-CH_3	30	−89	
Ethanol	CH_3-CH_2-OH	46	78	120 °C Differenz
Propan	$CH_3-CH_2-CH_3$	44	−42	
Phenol	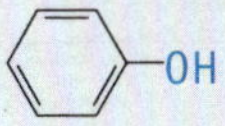 ⌬–OH	94	182	71 °C Differenz
Toluol	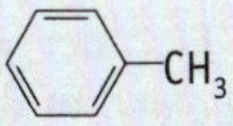 ⌬–CH$_3$	92	111	

Wasserstoffbrücken-bindung

Die Unterschiede erklären sich aus der Tatsache, dass Alkohol- bzw. Phenol-Moleküle untereinander **Wasserstoffbrücken** ausbilden und sich dadurch zu höhermolekularen Assoziaten zusammenlagern, so wie es vom Wasser bekannt ist (s. Kap. 4.6).

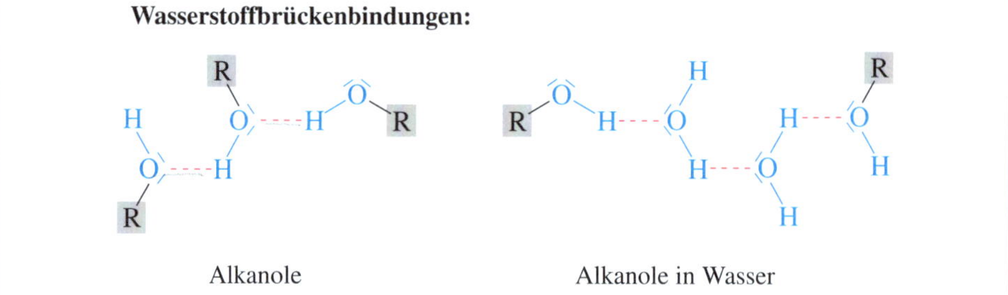

Wasserstoffbrückenbindungen:

Alkanole — Alkanole in Wasser

Der Anstieg des Siedepunktes bedeutet, dass mehr Energie für den Verdampfungsvorgang benötigt wird. Pro Wasserstoffbrückenbindung sind dies ca. 21 kJ/mol zusätzlich. Innerhalb der homologen Reihe der n-Alkanole ($C_nH_{2n+2}O$) nimmt der Siedepunkt mit jeder hinzukommenden CH_2-Gruppe gleichmäßig um etwa 20 °C zu, entsprechend dem Anstieg der Molmasse.

Löslichkeit

Wasserstoffbrückenbindungen sind nicht nur zwischen Alkohol- oder Phenol-Molekülen möglich, sondern auch von diesen zu Wassermolekülen. Beim Methanol, Ethanol und den Propanolen bestimmt die *hydrophile OH-Gruppe* das Lösungsverhalten der Moleküle, man findet vollständige Mischbarkeit mit Wasser. Bei längerer C-Atom-Kette gewinnt der *lipophile (= hydrophobe) Kohlenwasserstoffrest* an Bedeutung, das Lösungsverhalten der Moleküle ändert sich. n-Butanol löst sich nur noch begrenzt in Wasser (8,0 g/100 mL) und bildet, sobald die wässrige Lösung gesättigt ist, zwei Phasen; die höheren Alkohole werden zunehmend schlechter wasserlöslich. Man kann dennoch sagen, dass jede OH-Gruppe einer Verbindung einen Kontakt zur wässrigen Umgebung ermöglicht und außerdem für polare Wechselwirkungen, z. B. bei Enzymen oder Rezeptoren, genutzt werden kann.

lipophil/hydrophob

Alkanole sind Säuren und Basen

amphoter

Der **amphotere Charakter** des Wassers gilt im Prinzip auch für Alkanole. In Gegenwart starker Säuren lagert sich ein Proton an eines der freien Elektronenpaare an. Es entsteht ein *Alkyloxonium-Ion*, der Alkohol hat als Base reagiert. Alkanole sind allerdings sehr schwache Basen. Umgekehrt ist die Abspaltung eines Protons aus der Hydroxygruppe eines Alkohols möglich. Die *Acidität* von Methanol (pK_s = 15,5) entspricht etwa der des Wassers, Alkanole sind also sehr schwache Säuren.

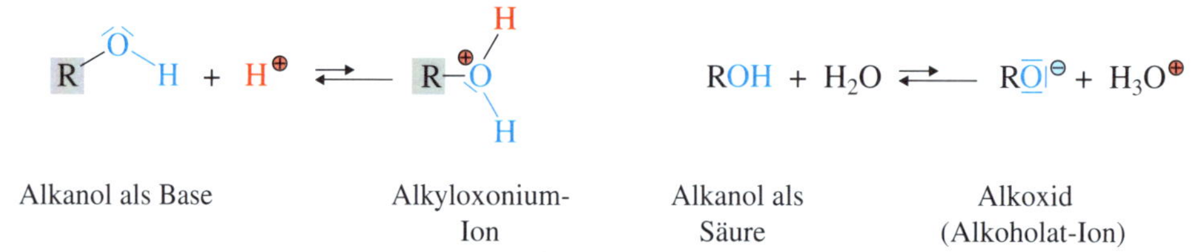

R–OH + H$^\oplus$ ⇌ R–OH$_2^\oplus$ ROH + H$_2$O ⇌ RO$^\ominus$ + H$_3$O$^\oplus$

Alkanol als Base — Alkyloxonium-Ion — Alkanol als Säure — Alkoxid (Alkoholat-Ion)

Versetzt man Methanol jedoch mit metallischem Natrium, dann reduziert dies die abgespaltenen Protonen zu Wasserstoff (H_2), der als Gas entweicht. Zurück bleibt das Salz *Natriummethoxid (= Natriummethanolat)*. In dieser Umsetzung ist die Säure/Base-Reaktion (**1**) mit einer Redoxreaktion (**2**) gekoppelt. Alkoxide sind ihrerseits starke Basen.

13.1 Alkanole und Phenole

$$
\begin{aligned}
&(1) \quad 2\ CH_3OH \longrightarrow 2\ CH_3\overline{\underline{O}}|^{\ominus} + 2\ H^{\oplus} \quad &&\text{(Säure/Base-Reaktion)} \\
&(2) \quad 2\ H^{\oplus} + 2\ Na \longrightarrow 2\ Na^{\oplus} + H_2 \quad &&\text{(Redoxreaktion)} \\
&\quad\quad\, 2\ CH_3OH + 2\ Na \longrightarrow 2\ Na^{\oplus} + 2\ CH_3O^{\ominus} + H_2 \quad &&\text{(Gesamtprozess)}
\end{aligned}
$$

Phenol ist eine Säure

Während Cyclohexanol wie Methanol eine sehr schwache Säure ist, weist Phenol eine deutlich höhere Acidität auf (pK_s = 10) auf und lässt sich mit wässriger Natronlauge neutralisieren. Das gebildete Salz, *Natriumphenolat (= Natriumphenoxid)*, ist wie viele Salze gut wasserlöslich, während sich Phenol selbst weniger löst (9,3 g in 100 mL H_2O). Aufgrund seines pK_s-Wertes kann Phenol als schwache Säure eingeordnet werden.

Neutralisation von Phenol:

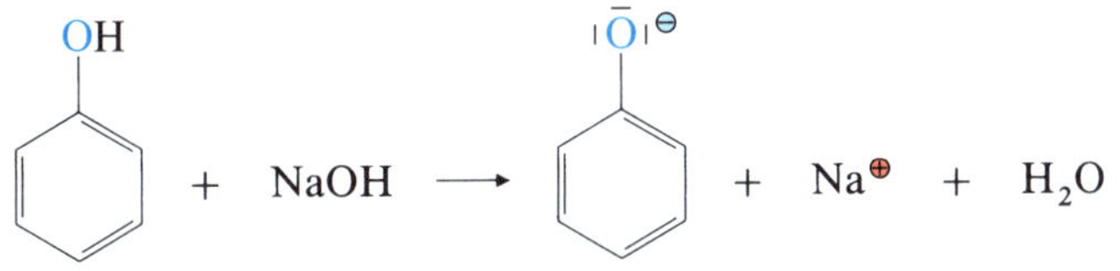

C$_6$H$_5$OH + NaOH ⟶ C$_6$H$_5$O$^{\ominus}$ + Na$^{\oplus}$ + H_2O

Phenolat-Ion

Im Phenolat-Ion ist die negative Ladung nicht nur am Sauerstoffatom lokalisiert, sondern verteilt sich auch über den Phenylrest. Man spricht davon, dass das Anion *mesomeriestabilisiert* ist (s. Kap. 12.6.1).

Mesomerie

! Moleküle, in denen sich die Ladung auf mehrere Atome verteilen kann *(Mesomerie)*, sind energieärmer als solche, in denen die Ladung an einem Atom lokalisiert ist.

Der Gewinn an Mesomerieenergie begünstigt die Anionen-Bildung, das Phenol ist acider als eine vergleichbare Verbindung, deren Anion keine Möglichkeit zur *Mesomerie* hat. Die vier für das Phenolat-Ion angegebenen **Grenzformeln** besitzen als Einzelmoleküle *keine* Realität, sie deuten lediglich an, dass sich die Ladung in der angegebenen Weise verteilt.

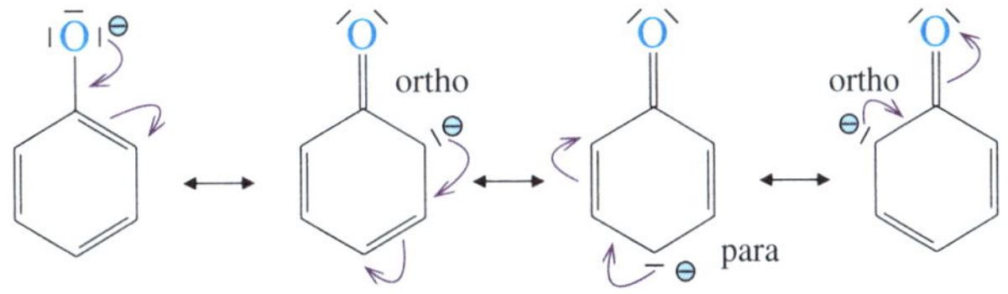

Mesomerie des Phenolat-Ions (ortho, para)

Elektrophile aromatische Substitution des Phenols

Ähnlich wie das Phenolat-Ion ist das Phenol selbst auch mesomeriestabilisiert. Ein freies Elektronenpaar des Sauerstoffatoms verschiebt sich in den Phenylrest, dadurch erhält man Grenzformeln, bei denen in *ortho*- bzw. *para*-Stellung zur OH-Gruppe ein freies Elektronenpaar und damit eine negative Ladung auftaucht, während das O-Atom eine positive Ladung trägt. Man sagt, dass die OH-Gruppe einen positiven **mesomeren Effekt** (+M-Effekt) ausübt, durch den die *ortho*- und *para*-Stellungen bevorzugt von Elektrophilen angegriffen werden.

mesomerer Effekt

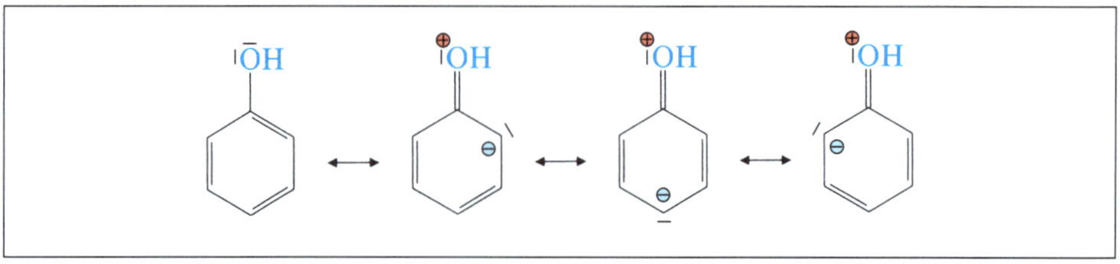

Durch die höhere Ladungsdichte in *ortho*- und *para*-Stellung wird die freie Aktivierungsenergie $\Delta G^{\#}$ der Reaktion für den Angriff eines Elektrophils herabgesetzt. Deshalb ist die *elektrophile Substitution* (vgl. Kap. 12.6.3) am Phenol gegenüber der Reaktion am Benzol erleichtert. Als Beispiel sei die Bromierung genannt, die beim Phenol *ohne Katalysator* und gleich dreimal abläuft. Die OH-Gruppe *dirigiert* die neuen Substituenten in die *ortho*- bzw. *para*-Stellung am Phenylrest.

elektrophile Substitution

Phenol + 3 Br₂ → 2,4,6-Tribromphenol + 3 HBr

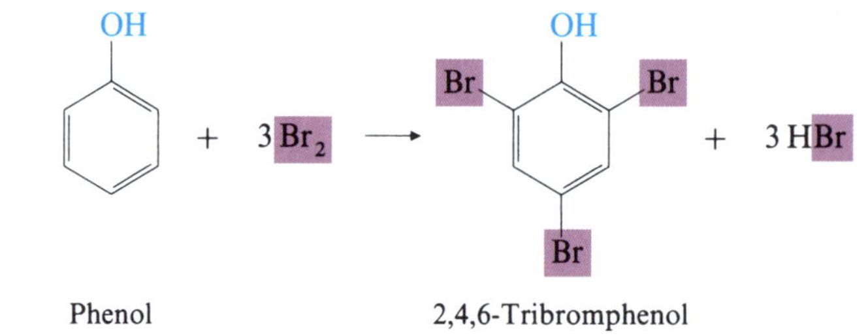

Oxidation von Alkanolen

Primäre und sekundäre Alkohole können mit geeigneten Oxidationsmitteln (chemisch oder enzymatisch) zu **Aldehyden** bzw. **Ketonen** oxidiert werden. Durch diese Reaktion wird die ursprüngliche funktionelle Gruppe verändert, die entstehenden Verbindungen haben andere Eigenschaften (s. Kap. 14.3).

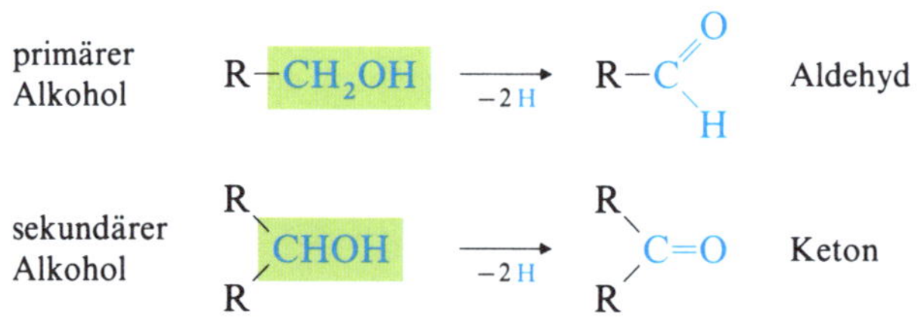

primärer Alkohol: R–CH₂OH →(−2 H) R–CHO Aldehyd

sekundärer Alkohol: R₂CHOH →(−2 H) R₂C=O Keton

Generell ist die milde Oxidation eines Alkohols nur möglich, wenn das C-Atom, an dem die OH-Gruppe steht, noch mindestens ein H-Atom trägt. Bei *tertiären* Alkoholen ist dies nicht der Fall, sie sind unter vergleichbaren Bedingungen nicht oxidierbar.

Dehydratisierung von Alkanolen

Dehydratisierung

Die Reaktion von Alkoholen mit Mineralsäuren führt bei erhöhter Temperatur zur Abspaltung von Wasser. Dieser Prozess ist eine *Eliminierung*, die in diesem Fall als **Dehydratisierung** bezeichnet wird. Aus dem Alkohol entsteht ein **Alken**. Diese Reaktion ist reversibel, d. h., die Addition von Wasser an ein Alken, die *Hydratisierung* (s. S. 178), ist die Rückreaktion.

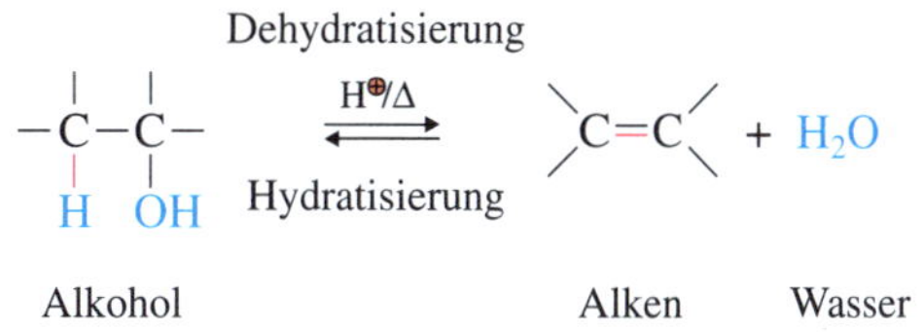

13.1 Alkanole und Phenole

$$-\underset{H}{\overset{|}{C}}-\underset{OH}{\overset{|}{C}}- \;\underset{\text{Hydratisierung}}{\overset{H^{\oplus}/\Delta \;\text{Dehydratisierung}}{\rightleftharpoons}}\; \overset{}{C}=\overset{}{C} + H_2O$$

Alkohol Alken Wasser

Die Mineralsäure ist bei der Dehydratisierung der *Katalysator*. Die Reaktion beginnt mit der Protonierung der OH-Gruppe zum *Alkyloxonium-Ion*, aus dem Wasser leicht abgespalten wird. Es entsteht ein Carbenium-Ion, das sich unter Abgabe eines Protons stabilisiert.

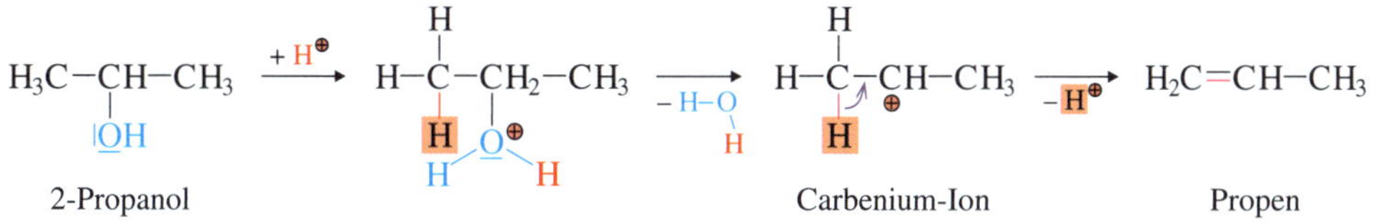

$H_3C-CH-CH_3$ $\xrightarrow{+H^{\oplus}}$ ... $\xrightarrow{-H_2O}$ Carbenium-Ion $\xrightarrow{-H^{\oplus}}$ $H_2C=CH-CH_3$

2-Propanol Carbenium-Ion Propen

13.1.4 Mehrwertige Alkanole und Phenole

In einer Kohlenwasserstoffkette kann im Prinzip jedes C-Atom eine Hydroxygruppe tragen. Vom Ethan ausgehend kommt man über das Ethanol zum **Ethylenglycol** (1,2-Ethandiol), vom Propan über isomere Propanole und Propandiole zum **Glycerin** (engl. *glycerol*, 1, 2, 3-Propantriol). Bei längeren C-Ketten entstehen Polyole, die wie alle Verbindungen dieser Reihe durch die Häufung *hydrophiler Gruppen* gut wasserlöslich sind.

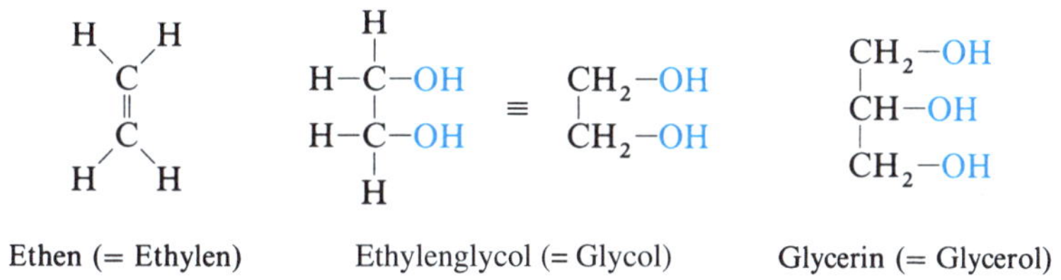

Ethen (= Ethylen) Ethylenglycol (= Glycol) Glycerin (= Glycerol)

mehrwertige Alkohole Die Zahl der OH-Gruppen im Molekül bestimmt die *Wertigkeit* des Alkohols, was nicht mit der Wertigkeit (= Oxidationsstufe) der Elemente in verschiedenen Verbindungen verwechselt werden darf. **Glycol** ist der einfachste *zweiwertige* Alkohol und wird z. B. als Frostschutzmittel verwendet. **Glycerin**, der einfachste *dreiwertige* Alkohol, ist Bestandteil der Neutralfette im Gewebe und der Glycerophospholipide der Zellmembran.

Zu nennen sind ferner D-**Sorbit**, das als Zuckerersatzstoff Verwendung findet (s. Kap. 20), und *myo*-**Inosit** (= Inositol), dessen Triphosphat (IP_3) bei der zellulären Signalübermittlung eine Rolle spielt. Beides sind *sechswertige* Alkohole, denen ein Hexan- bzw. Cyclohexangerüst zugrunde liegt.

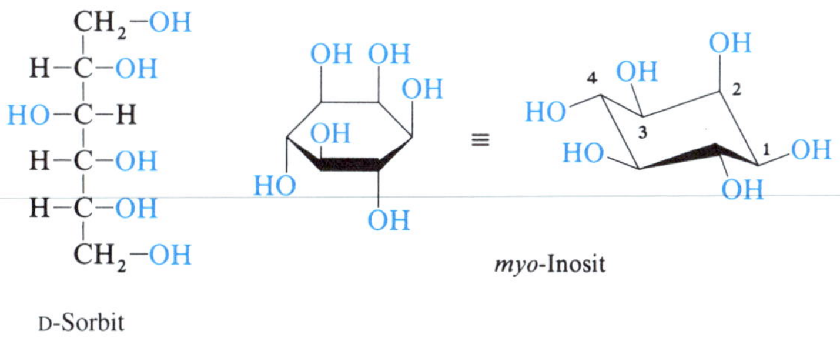

D-Sorbit *myo*-Inosit

Ganz entsprechend existieren auch zwei- bzw. mehrwertige Phenole. Vom Phenol ausgehend kann eine zweite OH-Gruppe die *ortho-*, *meta-* oder *para-*Stellung einnehmen. Die zugehörigen Verbindungen sind *Brenzkatechin*, *Resorcin* und *Hydrochinon*.

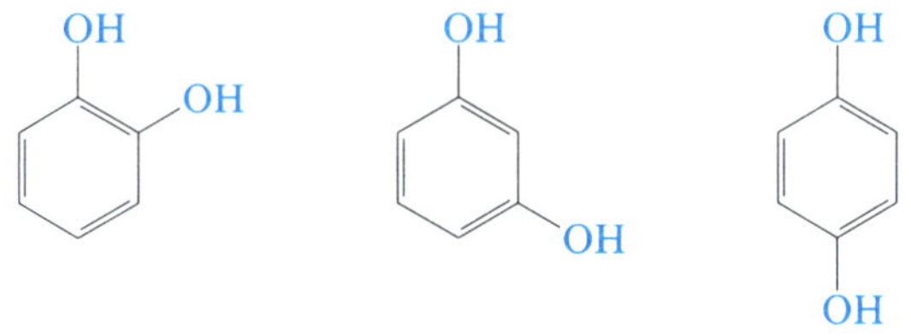

1,2-Dihydroxybenzol (Brenzkatechin)   1,3-Dihydroxybenzol (Resorcin)   1,4-Dihydroxybenzol (Hydrochinon)

13.1.5 Wo spielen Alkanole eine Rolle?

Niedere Alkohole

Methanol (Holzgeist) entsteht bei der Destillation von Holz in Abwesenheit von Luftsauerstoff. Heute gewinnt man es großtechnisch durch katalytische Hydrierung von Kohlenmonoxid unter Druck. In Deutschland werden so bis zu 1 000 000 t Methanol jährlich hergestellt.

$$CO + 2 H_2 \xrightarrow[(Cu/ZnO/Cr_2O_3)]{250\,°C,\ 5-10\ MPa} CH_3OH$$

Methanol wird als Lösungsmittel (Lacke, Polituren) und für die Gewinnung von Formaldehyd zur Kunststoffherstellung verwendet. Es ist eine leicht brennbare Flüssigkeit und kommt auch als Benzin-Ersatz für Verbrennungsmotoren in Frage *(Methanol-Auto)*.

> **Methanol ist ein starkes Gift**
> Methanol führt schon in geringer Menge zu Vergiftungen, ca. 30 mL sind tödlich. Neben Rauscherscheinungen tritt eine Beeinträchtigung der Sehfähigkeit bis hin zur *Erblindung* ein. Ursache für die Degeneration des Sehnervs sind *Formaldehyd* und *Ameisensäure*, die durch metabolische Oxidation entstehen. Ameisensäure führt außerdem zu einer *Azidose*. Zur Therapie einer Methanolvergiftung setzt man eine hohe Dosis Ethanol ein. Es hat eine höhere Affinität zum Enzym *Alkoholdehydrogenase* (ADH) und hemmt die Oxidation von Methanol kompetitiv, sodass mehr Zeit verbleibt, das Methanol über die Lunge oder den Urin auszuscheiden.
>
> $$H-CH_2OH \xrightarrow[-2\,H]{ADH} HCHO \xrightarrow[-2\,H]{+\,H_2O} HCOOH$$
> Methanol   Formaldehyd   Ameisensäure

Ethanol (Weingeist) entsteht als Endprodukt bei der *alkoholischen Gärung* von Glucose durch Mikroorganismen (Hefen).

$$C_6H_{12}O_6 \xrightarrow{Hefe} 2\ C_2H_5OH + 2\ CO_2$$
Glucose   Ethanol   Kohlendioxid

13.1 Alkanole und Phenole

Dieser Prozess ist dem Menschen seit Jahrtausenden bekannt, die Aufklärung der *Glykolyse* und der Einzelschritte bei der Ethanolbildung gehört zu den großen Leistungen der Biochemie im 20. Jahrhundert.

Durch *Gärprozesse* kann man Ethanol nur bis zu einem Gehalt von 15 Vol.-% anreichern, die produzierenden Organismen bringen sich durch das gebildete Ethanol selbst um. Ein höherer Ethanolgehalt lässt sich erreichen, wenn man die Gärlösung destilliert, was in der Spirituosenindustrie „*brennen*" heißt. Das so gewonnene Ethanol enthält auch bei sorgfältigem Arbeiten immer noch ca. 4% Wasser, da 96%iges Ethanol niedriger siedet (78,15 °C, *azeotropes Gemisch*) als reines Ethanol (78,30 °C). Will man wasserfreies Ethanol (**absoluten Alkohol**) erhalten, muss man das Restwasser mit Trockenmitteln (z. B. CaO) binden. Ethanol für Genusszwecke wird mit einer hohen Steuer belegt. Um Missbrauch auszuschließen, wird das technische Ethanol durch schwer abtrennbare Zusätze (z. B. Pyridin oder Kohlenwasserstoffe) ungenießbar gemacht *(„vergällt")*.

Für Industriezwecke (150 000 t pro Jahr) wird Ethanol durch Hydratisierung von Ethen in Gegenwart von Phosphorsäure bei 300 °C gewonnen. Auch Ethanol versucht man als Benzinersatz zu nutzen.

$$CH_2=CH_2 + H_2O \xrightarrow{H_3PO_4/300\ °C} CH_3-CH_2OH$$

Ethen — Ethanol

Ethanol ist giftig und macht süchtig

Die letale Ethanolkonzentration liegt bei ca. 4‰ (4 mg/mL im Blut). Die Giftwirkung äußert sich in zunehmender Euphorie, Enthemmung, Desorientierung, Sprachstörungen sowie verminderter Urteilskraft und führt im fortgeschrittenen Stadium zum Koma. Ethanol erweitert die Blutgefäße und erzeugt deshalb ein Wärmegefühl, obwohl die Körpertemperatur eher absinkt. Die Zufuhr von ca. 60 g Ethanol pro Tag über einen längeren Zeitraum führt zur Abhängigkeit (Alkoholismus) mit der Folge erheblicher Schäden der Leber und des Nerven-/Sinnessystems. Eine Flasche Wein, 2 L Bier oder 2–3 Gläser Whisky entsprechen dieser Menge. Schon ein Viertel der Menge reicht, um den Alkoholspiegel des Bluts auf über 0,5‰ zu bringen. Ethanol wird schnell aus dem Magen und oberen Dünndarm resorbiert und in der Leber enzymatisch über *Acetaldehyd* in *Essigsäure (Acetat)* umgewandelt. Der Ethanolabbau erfolgt linear (ca. 7–10 g pro Stunde) und ist durch die erforderliche Nachlieferung eines Coenzyms (NAD⊕) limitiert. Die eigentliche toxische Wirkung geht vom primär entstehenden Acetaldehyd aus. Ethanol kann außerdem zur Krebsentstehung beitragen, es ist ein *Kokarzinogen*.

$$CH_3-CH_2OH \xrightarrow[-2H]{ADH} CH_3-CHO \xrightarrow[-2H]{+H_2O} CH_3-COOH$$

Ethanol — Acetaldehyd — Essigsäure

Ethanol wirkt als 70%ige wässrige Lösung keimtötend, es ist somit ein gutes Desinfektionsmittel und wird auch zur Konservierung z. B. von Früchten (Rumtopf) verwendet.

Cholesterin und Östradiol

Steran

Cholesterin (engl. *cholesterol*) ist ein *Steroid* und enthält das dafür typische tetracyclische Ringsystem. Das Grundgerüst ist der Kohlenwasserstoff *Steran*. Die Sechsringe werden durch A, B und C gekennzeichnet, der Fünfring durch D. Die Bezifferung der C-Atome zeigt die Formel.

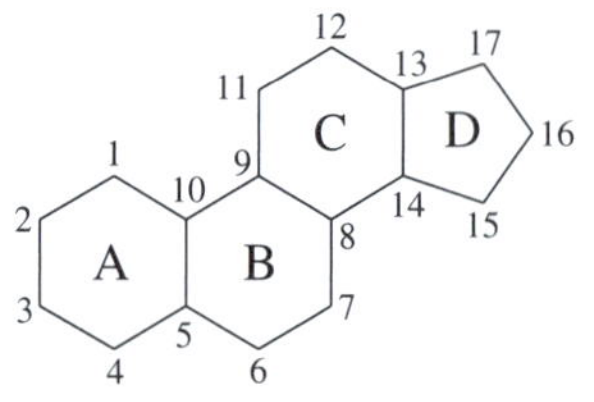

13 Verbindungen mit einfachen funktionellen Gruppen

Steran $C_{17}H_{28}$

cis/trans-Verknüpfung (Steroide)

Im tetracyclischen Grundgerüst können die Ringe, wie beim Decalin gezeigt (Kap. 12.2.3), *cis* oder *trans* verknüpft sein. In den natürlichen *Steroiden* sind die Ringe B/C und C/D immer *trans* verknüpft. Für die Verknüpfung der Ringe A/B gibt es beide Möglichkeiten. Unter Anfügen von Methylgruppen an C-10 und C-13 des Sterans und einer Kohlenwasserstoffkette R an C-17 ergeben sich die Steroid-Grundgerüste, die als Keilstrichformel und in der Sesselform-Schreibweise angegeben sind. Letztere verdeutlicht den Molekülbau besser und zeigt, dass das Molekül bei der A/B-*cis*-Verknüpfung einen Winkel bildet. Substituenten oder H-Atome, die oberhalb der Ebene der Ringe liegen, werden als *β-Substituenten* bezeichnet, die unterhalb als *α-Substituenten*. Beide Grundgerüste enthalten zwei β-Methylgruppen, die sog. angularen Methylgruppen (lat. *angulus* = Winkel). Das Wasserstoffatom an C-5 ist in der linken Formel 5α- und in der rechten 5β- orientiert. Dieser kleine Unterschied definiert zwei Familien von Steroiden mit völlig unterschiedlichen Eigenschaften. Zur 5α-Reihe gehören viele *Steroid-Hormone*, zur 5β-Reihe die *Gallensäuren*, die in der Lage sind, Fette zu emulgieren.

Steroid-Grundgerüste:

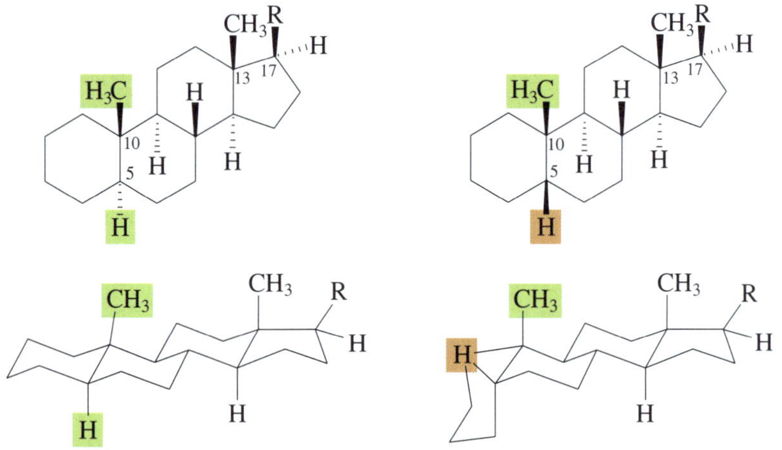

Ringe A/B-*trans*-verknüpft (5α-Reihe)

Ringe A/B-*cis*-verknüpft (5β-Reihe)

Cholesterin

Cholesterin (engl. cholesterol) ist das bekannteste Steroid und am weitesten verbreitet. Es kommt in fast allen Geweben vor. Cholesterin ist ein sekundärer Alkohol mit einer β-ständigen OH-Gruppe an C-3, zusätzlich enthält es an C-5/C-6 eine olefinische Doppelbindung, die leicht mit Brom reagiert (Addition, s. Kap. 12.4.3). Die Ringe B/C und C/D sind *trans*-verknüpft. Durch die Doppelbindung gibt es bei den Ringen A/B keine *cis/trans*-Isomerie mehr. Für die C_8-Seitenkette an C-17 ist die Zickzack-Konformation angegeben. Beim Cholesterin überwiegen die lipophilen Eigenschaften, es gehört zu den **Lipiden**.

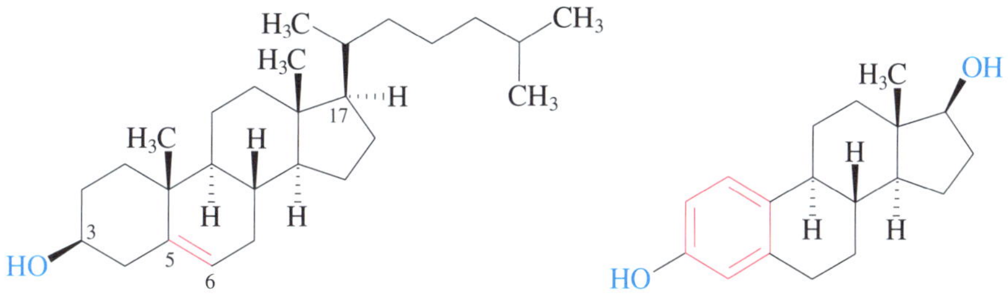

13.1 Alkanole und Phenole

Cholesterin

Östradiol

Östradiol

Es gibt mehr als 100 verschiedene Steroide, die sich alle vom Cholesterin ableiten, z. B. auch das Hormon **Östradiol** (auch Estradiol), das u.a. an der Regulierung des weiblichen Menstruationszyklus beteiligt ist. Ring A wurde unter Abspaltung der angularen Methylgruppe an C-10 aromatisiert, entsprechend ist die OH-Gruppe an C-3 jetzt phenolisch. Ferner fehlt die C_8-Seitenkette, stattdessen findet man eine sekundäre β-OH-Gruppe an C-17.

Cholesterin und Arteriosklerose

Cholesterin ist deshalb so bekannt, weil seine Ablagerung in den Blutgefäßen zu Arteriosklerose und als Folge zu Herz-Kreislauf-Erkrankungen (z. B. Herzinfarkt) führen kann. Cholesterin ist in vielen Nahrungsmitteln enthalten (z. B. Eigelb), sodass es leicht zu einem Überangebot kommt. Der menschliche Körper enthält 200–300 g Cholesterin in verschiedenen Geweben. Cholesterin zirkuliert im Blut und wird durch *Lipoproteine* in Lösung gehalten. **LDL** (engl. *low density lipoprotein*) transportiert Cholesterin von der Leber, dem Hauptort der Biosynthese, in andere Gewebe, wo es z. B. in Steroidhormone oder Gallensäuren umgewandelt oder als Membranbaustein gebraucht wird. LDL gibt Cholesterin an der Membran der Zellen ab. **HDL** (engl. *high density lipoprotein*) ist ein „Cholesterinfänger", es transportiert überschüssiges Cholesterin z. B. von Membranoberflächen zurück in die Leber. Höhere HDL-Werte gehen mit einem niedrigeren Risiko einher, eine koronare Herzerkrankung auszubilden. Dagegen sind hohe Konzentrationen von LDL im Blut unerwünscht, weil es zu Cholesterinablagerungen kommen kann, vor allem wenn die Cholesterinweitergabe von LDL an die Zellen gestört ist. Therapeutisch versucht man in solchen Fällen, den Serum-Cholesterinspiegel durch eine Diät oder durch Verabreichung von Hemmstoffen der Cholesterinbiosynthese zu senken.

Vitamine mit OH-Gruppen

Vitamin D_3, ein sekundärer Alkohol, kommt im Fischleberöl reichlich vor. **Vitamin E**, ein Phenol, ist in Pflanzenölen enthalten. Beide sind fettlöslich. Vitamin D_3 entsteht beim Menschen aus 7-Dehydrocholesterin in der Haut im Zuge einer lichtabhängigen Reaktion. Die eigentliche Wirkform ist 1,25-Dihydroxycholecalciferol, ein dreiwertiger Alkohol, der in Niere und Leber aus Cholecalciferol entsteht. In der aktiven Form reguliert Vitamin D_3 den Blutcalciumspiegel und gewährleistet den Aufbau funktionstüchtiger Knochen.

Vitamin E ist ein Radikalfänger (Antioxidans) und schützt u.a. ungesättigte Fettsäuren in Membranlipiden oder Lipoproteinen (z. B. LDL) vor einer Peroxidbildung. Es enthält eine Hydrochinonstruktur, die auf einer Seite als Ether in eine Isopren-Seitenkette (s. Kap. 12.4.5) eingebunden ist.

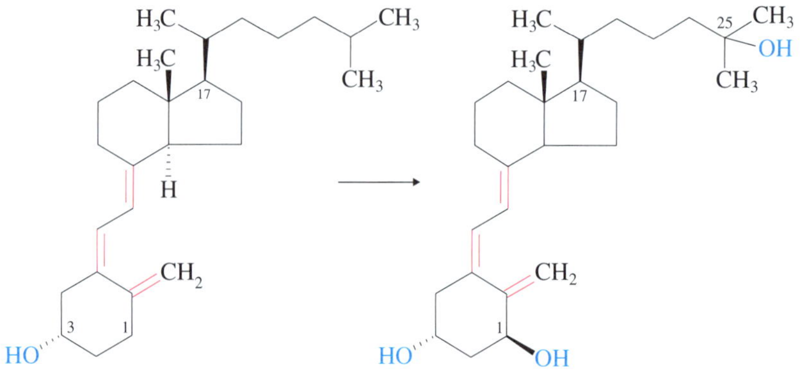

13 Verbindungen mit einfachen funktionellen Gruppen

Cholecalciferol
(Vitamin D₃)

1,25-Dihydroxycholecalciferol
(Calcitriol, „aktives D₃-Hormon")

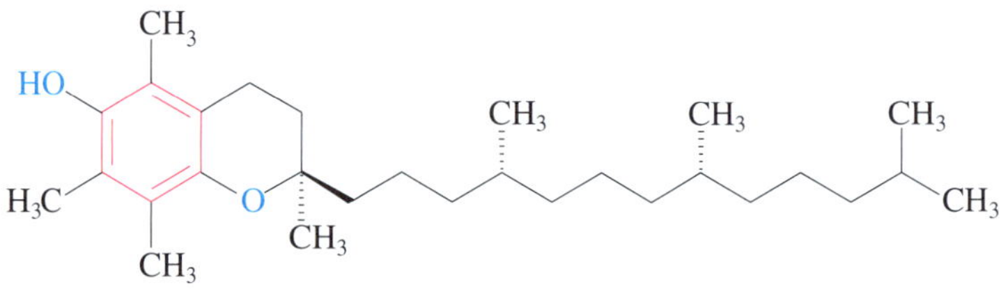

Vitamin E (α-Tocopherol)

Aufgaben

1. Erklären Sie folgende Bezeichnungen und Begriffe: Alkanole (Alkohole) – amphoter – *cis/trans*-Verknüpfung (Steroide) – Dehydratisierung – elektrophile Substitution – Hydroxygruppe – lipophil/hydrophob – mehrwertige Alkohole – Mesomerie – Phenole – primärer, sekundärer, tertiärer Alkohol – Steran – Steroid – Wasserstoffbrückenbindung.
2. Vom *Butanol* existiert ein viertes Konstitutionsisomer, das in Tabelle 13/1 fehlt.
   Geben Sie seine Struktur an, seinen systematischen Namen und formulieren Sie sein Oxidationsprodukt!
3. Welche Struktur hat *1-Octanol*? Wie schätzen Sie seine Wasserlöslichkeit ein?
4. Zeichnen Sie die Formeln und klassifizieren Sie folgende Alkanole als primär, sekundär oder tertiär:
   a) 5-Chlor-4-methyl-2-hexanol
   b) 2,2-Dimethylcyclobutanol
   c) 1,2,4-Butantriol
5. Ein Inhaltsstoff des Thymians ist *Thymol* (2-Isopropyl-5-methylphenol), und einer des Pfefferminzöls heißt *Menthol* (2-*trans*-Isopropyl-5-*cis*-methylcyclohexanol). Geben Sie die Strukturformeln an!
6. Formulieren Sie die Umsetzung von Ethanol mit Natrium und benennen Sie die Reaktionsprodukte!
7. Formulieren Sie die Umsetzung von *Hydrochinon* mit 2 Mol-Äquivalenten NaOH!
8. Ordnen Sie folgende Verbindungen nach Acidität: *Phenol, Cyclohexanol, Salzsäure*.
9. Was entsteht, wenn Sie *Glycerin* an einer der primären Alkoholgruppen oxidieren (Formel, Namen)?
10. Siedet *n-Butanol* höher oder niedriger als *tert-Butanol*? Begründen Sie die Antwort.
11. Formulieren Sie die Dehydratisierung des *Cyclohexanols*! Wie heißt das Reaktionsprodukt?
12. Warum ist Methanol giftig?
13. Wie sind die Ringe B/C und C/D im Cholesterin verknüpft?
14. Formulieren Sie das Reaktionsprodukt von *Cholesterin* mit Brom (2 Isomere) und beschreiben Sie die Unterschiede!
15. *7-Dehydrocholesterin* entsteht aus Cholesterin durch Abspaltung von zwei H-Atomen (Dehydrierung). Geben Sie die Formel an! Wie könnte aus 7-Dehydrocholesterin beim Belichten Vitamin D₃ entstehen?

Bedeutung für den Menschen

Alkohole

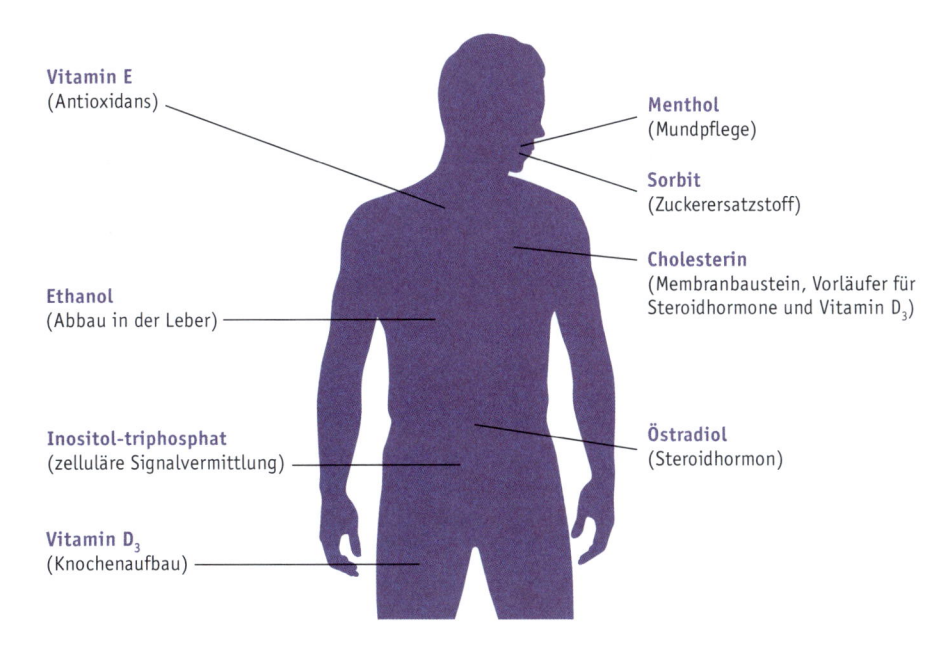

- **Vitamin E** (Antioxidans)
- **Ethanol** (Abbau in der Leber)
- **Inositol-triphosphat** (zelluläre Signalvermittlung)
- **Vitamin D₃** (Knochenaufbau)
- **Menthol** (Mundpflege)
- **Sorbit** (Zuckerersatzstoff)
- **Cholesterin** (Membranbaustein, Vorläufer für Steroidhormone und Vitamin D_3)
- **Östradiol** (Steroidhormon)

13.2 Ether

13.2.1 Nomenklatur und Eigenschaften

Sind beide H-Atome des Wassers durch Kohlenwasserstoffreste ersetzt, so gelangt man zur Substanzklasse der *Ether*.

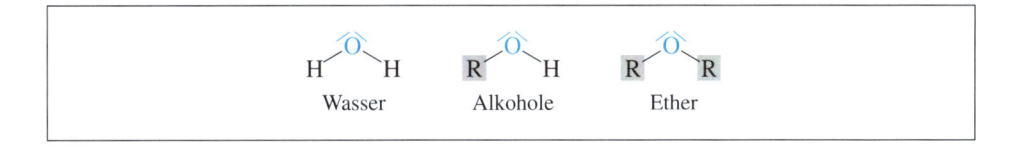

H—O—H   R—O—H   R—O—R
Wasser   Alkohole   Ether

Alkoxyalkane

Aliphatische Ether werden bei der Namensgebung als Alkane mit einem Alkoxy-Substituenten behandelt (**Alkoxyalkane**). In der älteren Literatur werden Ether nach den am O-Atom hängenden Resten bezeichnet oder tragen Trivialnamen. Das Sauerstoffatom bildet mit Einfachbindungen eine Brücke zwischen C-Atomen, die zu aliphatischen oder aromatischen Gruppen gehören können. Es gibt symmetrische und unsymmetrische Ether. Ether sind Konstitutionsisomere der Alkanole mit entsprechender Anzahl C-Atome (z. B. 1-Butanol/Ethoxyethan).

symmetrische, unsymmetrische Ether

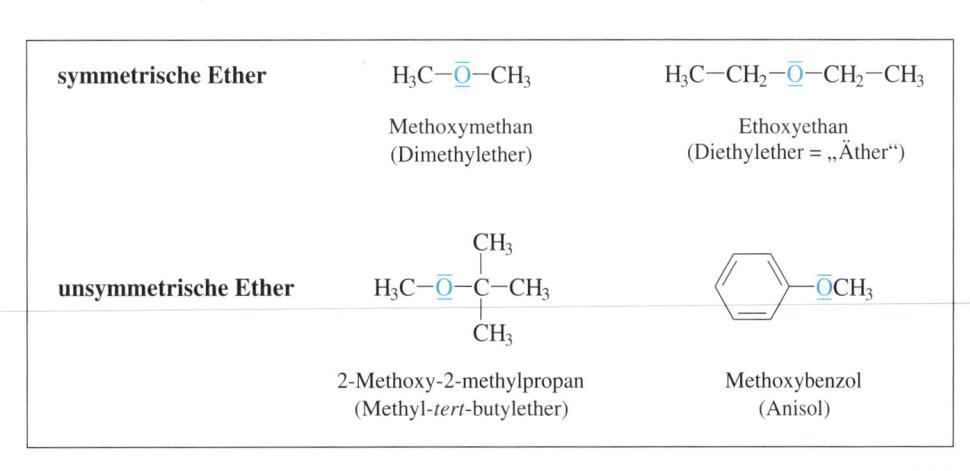

symmetrische Ether

$H_3C-O-CH_3$ $H_3C-CH_2-O-CH_2-CH_3$
Methoxymethan   Ethoxyethan
(Dimethylether)   (Diethylether = „Äther")

unsymmetrische Ether

$H_3C-O-C(CH_3)_2-CH_3$ Ph—OCH_3
2-Methoxy-2-methylpropan   Methoxybenzol
(Methyl-*tert*-butylether) (Anisol)

Verbindungen mit einfachen funktionellen Gruppen

Methoxygruppe

Ether, die sich vom Methanol ableiten, enthalten den Rest –OCH$_3$ (**Methoxygruppe**). Die Methylierung einer Hydroxygruppe zur Methoxygruppe ist enzymatisch durch ein „*aktives Methyl*" möglich (s. Kap. 13.3.2), deshalb besitzen manche Naturstoffe dieses Strukturelement.

$$R-OH \xrightarrow{\text{„aktives Methyl"}} R-OCH_3$$

Auch cyclische Ether sind bekannt. Die Ringe enthalten außer C-Atomen auch Sauerstoff und gehören damit zu den Heterocyclen (vgl. Kap. 21).

cyclische Ether

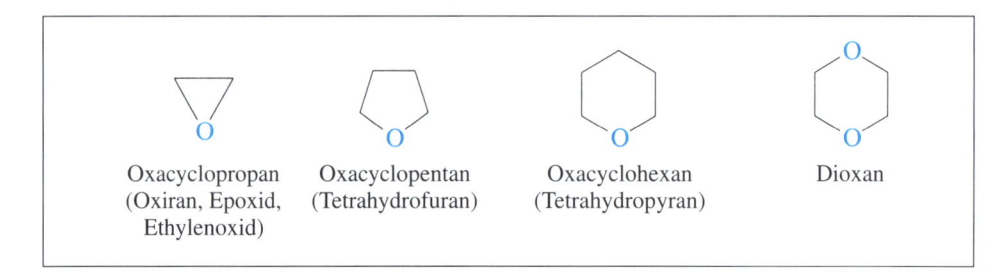

Oxacyclopropan (Oxiran, Epoxid, Ethylenoxid)   Oxacyclopentan (Tetrahydrofuran)   Oxacyclohexan (Tetrahydropyran)   Dioxan

Da Ether keine Wasserstoffbrückenbindungen ausbilden, liegen ihre Siedepunkte *unter* denen isomerer Alkanole und ähnlich denen von Alkanen mit vergleichbarer Molmasse (s. Tab. 13/3). Ether sind meist *nicht* mit Wasser mischbar, so bilden Diethylether und alle höheren Ether mit Wasser zwei Phasen. Lediglich Dimethylether oder Dioxan sind hier Ausnahmen.

Inhalationsnarkotika

Äther (= Diethylether) wurde früher viel als Narkosemittel verwendet, weil eine Äthernarkose ohne großen apparativen Aufwand zu erreichen ist und Äther eine große Narkosebreite besitzt, d.h. der Patient bei einer Überdosierung nicht unmittelbar gefährdet wird. Entdeckt wurden seine Eigenschaften 1846 von einem Zahnarzt in den USA.
3–4 Vol.-% Ether in der Atemluft sind erforderlich, um die narkotische und muskelrelaxierende Wirkung zu erreichen und aufrechtzuerhalten. Wegen der Explosionsgefahr von Äther/Luft-Mischungen und postnarkotischem Erbrechen verwendet man heute nicht brennbare halogenierte Äther wie z.B. **Isofluran** oder, um den Chloranteil zu vermeiden, **Sevofluran**. Beides sind farblose Flüssigkeiten mit hohem Dampfdruck, die sich durch rasches An- und Abfluten auszeichnen.

Isofluran   Sevofluran

Weitere Narkosemittel im klinischen Einsatz sind **Halothan** (s. Kap. 12.3.3), **Lachgas** (N$_2$O) und **Xenon**. Oft werden mehrere der Substanzen gemeinsam eingesetzt. Die Verbindungen verteilen sich zwischen Atemluft und Blut, werden wegen ihrer Lipophilie an neuronale Membranen angelagert und ändern deren physikalisch-chemische Eigenschaften. Xenon bietet viele Vorteile und ist sehr umweltfreundlich. Weil eine Xenon-Narkose über die Atemluft zu teuer ist, wird es in gelöster Form (Fettemulsion) neuerdings intravenös appliziert.

13.2 Ether

Tab. 13/3 Vergleich der Siedepunkte.

Name	Formel	Molmasse (g/mol)	Siedepunkt (°C)
n-Butanol	$CH_3CH_2CH_2CH_2-OH$	74	118
Diethylether	$CH_3CH_2-O-CH_2CH_3$	74	35
n-Pentan	$CH_3CH_2CH_2CH_2CH_3$	72	36

Umwelt–Technik–Alltag Ether mit Giftwirkung: Ether-Strukturelemente finden sich auch in Herbiziden und Umweltgiften: **2,4,5-Trichlorphenoxyessigsäure** ist Bestandteil von „*Agent Orange*", das im Vietnamkrieg als Entlaubungsmittel eingesetzt wurde. **Nitrofen** ist ein Kontaktherbizid für den Einsatz im Gemüse- und Blumenanbau, darf heute jedoch wegen seiner Krebs erzeugenden Wirkung nicht mehr verwendet werden. **Dioxin** ist ein Umweltgift, das bei Verbrennungsvorgängen von Kohlenstoffverbindungen in Gegenwart von Chlorverbindungen oder bei der technischen Synthese von Chlorphenolen entsteht. Dioxin ist für den Menschen nicht tödlich, verursacht jedoch u.a. schwere Haut- und Leberschäden. Die Giftwirkung der genannten Verbindungen ist nicht auf den Etheranteil, sondern auf die enthaltenen Chlorphenol-Bausteine zurückzuführen.

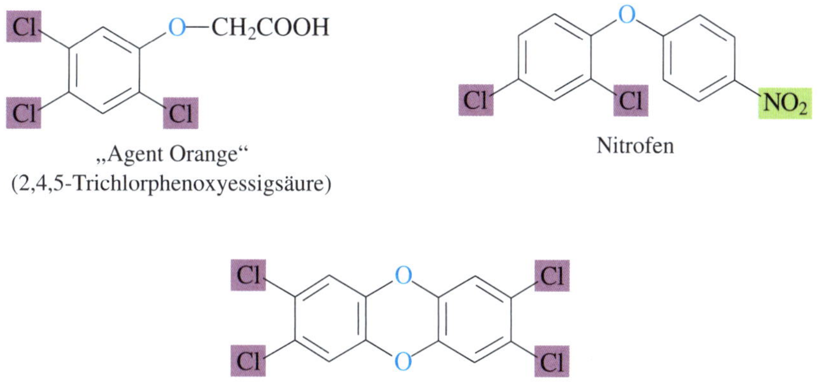

„Agent Orange"
(2,4,5-Trichlorphenoxyessigsäure)

Nitrofen

Dioxin („Seveso-Gift")

13.2.2 Reaktionen

In Gegenwart starker Säuren lagert sich ein Proton an das negativ polarisierte O-Atom an. Das gebildete *Dialkyloxonium-Ion* ist eine starke Säure, Ether selbst sind schwache Basen.

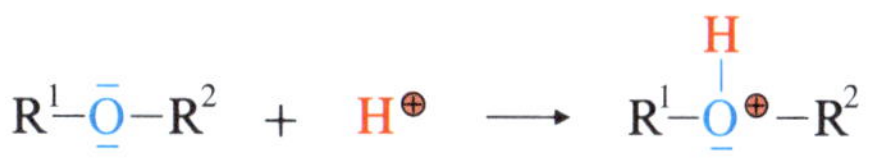

$$R^1-\overset{..}{\underset{..}{O}}-R^2 \;+\; H^\oplus \;\longrightarrow\; R^1-\underset{..}{\overset{H}{O^\oplus}}-R^2$$

Ether → Dialkyloxonium-Ion

Die Darstellung von Ethern gelingt durch Abspaltung von Wasser aus zwei Molekülen eines primären oder sekundären Alkohols in Gegenwart katalytischer Mengen von Schwefelsäure. Im Fall von Ethanol muss man bis auf 130 °C erhitzen. Mit dieser Methode lassen sich nur *symmetrische Ether* darstellen. Bei höherer Temperatur (> 180 °C) wird Wasser eliminiert, es entsteht Ethen (s. Kap. 12.4.4).

Verbindungen mit einfachen funktionellen Gruppen

$$CH_3CH_2O-H + HO-CH_2CH_3 \xrightarrow[-H_2O]{H_2SO_4/130\,°C} CH_3CH_2-O-CH_2CH_3$$

Ethanol — Ethanol — Diethylether

Will man *unsymmetrische Ether* aufbauen, so gelingt dies durch Umsetzung eines *Alkoxids* mit einem *Iodalkan*.

$$R^1-O^{\ominus}\;Na^{\oplus} + R^2-I \longrightarrow R^1-O-R^2 + Na^{\oplus} + I^{\ominus}$$

Natriumalkoxid — Iodalkan — Dialkylether (Alkoxyalkan) — Natriumiodid

Ether sind vergleichsweise reaktionsträge. Einige reagieren jedoch nach einem radikalischen Mechanismus mit Luftsauerstoff zu **Hydroperoxiden** und **Peroxiden**, die in fester Form explosiv sind. Zur Vermeidung der Peroxidbildung werden Ether in braunen Flaschen aufbewahrt und mit *Antioxidantien* versetzt.

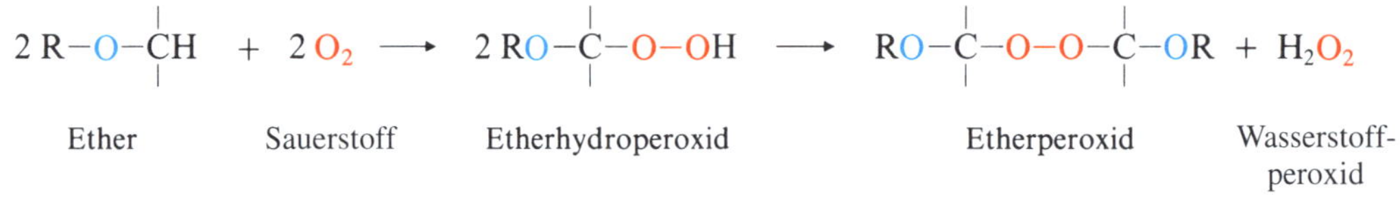

$$2\,R-O-CH + 2\,O_2 \longrightarrow 2\,RO-C-O-OH \longrightarrow RO-C-O-O-C-OR + H_2O_2$$

Ether — Sauerstoff — Etherhydroperoxid — Etherperoxid — Wasserstoffperoxid

Nucleophil

Oxacyclopropane (Oxirane, Epoxide) sind wegen des gespannten Dreirings sehr reaktiv und werden unter Säurekatalyse leicht von einem *Nucleophil* angegriffen. Nucleophile sind Teilchen, die mit einem freien Elektronenpaar ein Kohlenstoffatom angreifen können. Ist Wasser das Nucleophil, entsteht ein 1,2-Diol. Da der Angriff des Wassers von der Rückseite erfolgt, ist das Diol *trans*-konfiguriert. Epoxide haben alkylierende Eigenschaften, sie wirken kanzerogen.

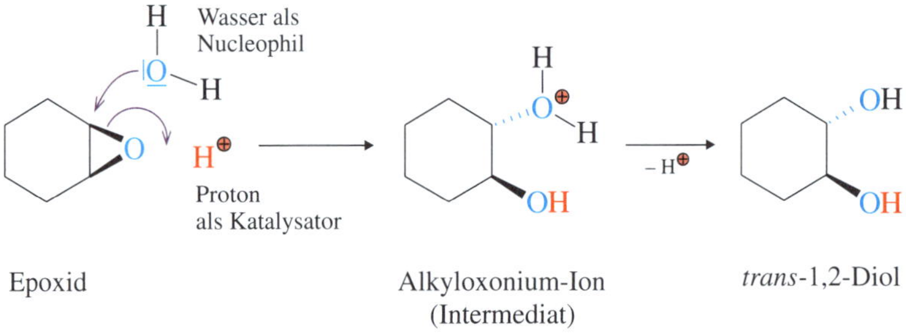

Epoxid — Alkyloxonium-Ion (Intermediat) — *trans*-1,2-Diol

☤ Benzpyren und Krebs

Die Reaktion an einem reaktiven Epoxid spielt beim Krebs erzeugenden **Benzpyren** eine Rolle (s. Kap. 12.6.1), das z. B. im Zigarettenrauch enthalten ist. Es wird durch Oxygenasen zu einem **Diolepoxid** „aktiviert", das von einer nucleophilen Aminogruppe (–NH$_2$) der DNA (Desoxyribonucleinsäure) am Epoxid angegriffen und kovalent mit ihr verknüpft wird. Die DNA ist dann alkyliert, als Folge kann eine gesunde Zelle zu einer Krebszelle entarten.

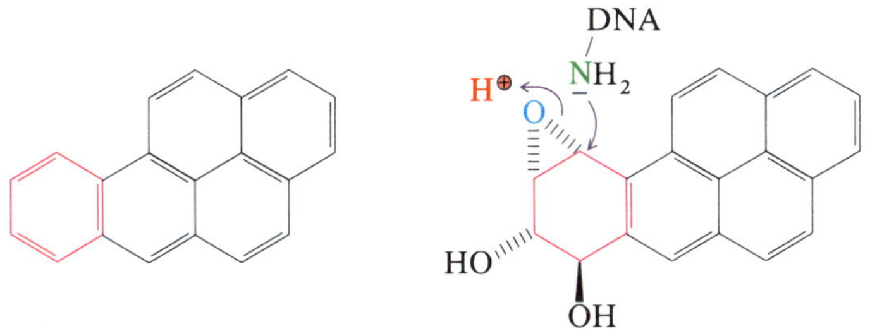

13.2 Ether

| Benzpyren | Diolepoxid | kovalente Verknüpfung mit DNA |

13.2.3 Kronenether

Es gibt cyclische Ether mit mehreren Ethergruppen im Molekül. Die sog. **Kronenether** bauen sich aus 1,2-Ethandiol-Einheiten auf und besitzen ungewöhnliche Lösungseigenschaften in Bezug auf Alkalisalze. Ihren Namen verdanken sie ihrer kronenähnlichen Struktur und sie werden als [X]Krone-Y bezeichnet, wobei X die Gesamtzahl der Atome im Ring und Y die Zahl der Sauerstoffatome im Ring angibt.

Kronenether

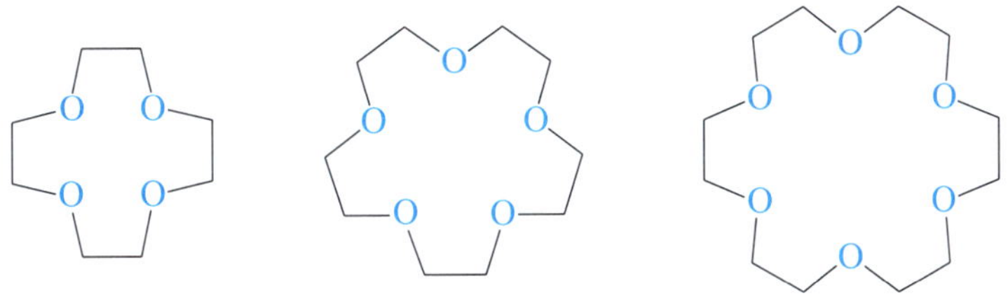

[12]Krone-4   [15]Krone-5   [18]Krone-6

Kronenether sind lipophile Verbindungen, d. h., sie lösen sich in organischen Lösungsmitteln. Sie haben die Fähigkeit, Alkali-Ionen wie z. B. Li$^\oplus$, Na$^\oplus$ oder K$^\oplus$ zu komplexieren. Diese Kationen werden wie in einem Käfig eingebunden, indem sie mit den freien Elektronenpaaren der negativ polarisierten Ethersauerstoffatome eine Ion-Dipol-Wechselwirkung ausbilden. Die nach innen gerichteten Sauerstoffatome des Kronenethers hüllen das Kation ein, der Gesamtkomplex ist einfach positiv geladen und extrem lipophil. Die hydrophilen Eigenschaften des Kations werden auf diese Weise „maskiert" (s. Kap. 10.5). Man kann so z. B. das violette Kaliumpermanganat (KMnO$_4$) mit [18]Krone-6 in Benzol auflösen, was ohne den Kronenether nicht gelingt.

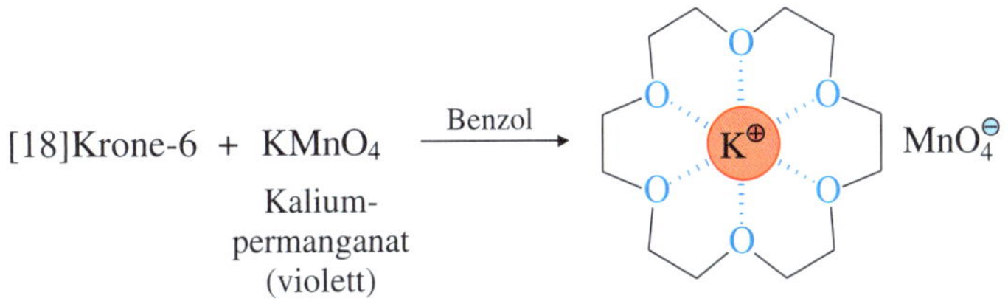

[18]Krone-6 + KMnO$_4$ $\xrightarrow{\text{Benzol}}$ [K$^\oplus$ im Kronenether] MnO$_4^\ominus$

Kalium-
permanganat
(violett)

„violettes Benzol"
(als Salz in Benzol löslich)

Welcher Kronenether welches Kation komplexiert, hängt vom Durchmesser des Kations und von der Größe des Hohlraums im Kronenether ab. [12]Krone-4 bindet Li$^\oplus$, [15]Krone-5 bindet Na$^\oplus$ und [18]Krone-6 bindet K$^\oplus$. Kronenether sind *Phasentransfer-Katalysatoren*,

13 Verbindungen mit einfachen funktionellen Gruppen

sie ermöglichen in unserem Beispiel, dass Kaliumpermanganat als Oxidationsmittel in benzolischer Lösung reagieren kann, was ohne [18]Krone-6 nicht möglich ist.

> **Wirt-Gast-Beziehung**
> Kronenether sind ein einfaches Modell für die *molekulare Erkennung*, die es sonst nur bei den wesentlich komplexer gebauten Enzymen gibt. Ein Wirt (hier Kronenether) erkennt einen zu ihm passenden Gast (hier Alkali-Ion), es bildet sich ein **Wirt-Gast-Komplex**, der z. B. für Studien zum Ionentransport durch Zellmembranen genutzt werden kann. Dieses Prinzip haben Chemiker der Natur abgelauscht. Es gibt sog. *Polyether-Antibiotika* (z. B. Nonactin, Monensin), deren Wirkung auf einer Störung des Ionentransportes beruht.

Aufgaben

1. Erklären Sie folgende Bezeichnungen und Begriffe: Alkoxyalkane – Dialkylether – symmetrische, unsymmetrische Ether – Methoxygruppe – Peroxid – cyclische Ether – Nucleophil – Kronenether.
2. Zeichnen Sie die Strukturformeln für 4-Ethoxyphenol, 2-Propoxybutan, Dibutylether!
3. Aus welchen Alkoholen ist der nachfolgende Ether (Diethylenglycol-dimethylether) aufgebaut?
   $H_3C–O–CH_2–CH_2–O–CH_2–CH_2–O–CH_3$
4. Welche Strukturisomere der Formel C_2H_6O gibt es?
5. Formulieren Sie den Ether, der unter Wasserabspaltung aus 2-Propanol in Gegenwart von Schwefelsäure (130 °C) entsteht! Was passiert bei 180 °C?
6. Formulieren Sie die Reaktion von Natriumphenolat und Iodmethan! Wie heißt das Reaktionsprodukt?
7. Formulieren Sie das Etherperoxid des Diethylethers!
8. 2-Methoxy-2-methylpropan ist ein Ether, den man dem Benzin zusetzt, um die Klopffestigkeit von Ottomotoren zu erhöhen. Warum bringt das Vorteile?
9. Wenn Sie auf einem Labortisch eine offene Flasche mit Diethylether stehen haben und 3 m entfernt auf demselben Tisch eine Kerze brennt, entzündet sich der Ether nach einigen Minuten. Warum?
10. Nennen Sie bitte mindestens drei Inhalationsnarkotika!

13.3 Thiole und Thioether

13.3.1 Nomenklatur und Eigenschaften

Thiole, Thioether

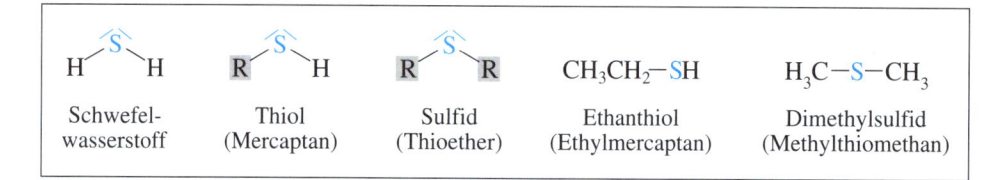

Schwefel (griech. *theion*) steht in der 16. Gruppe des Periodensystems direkt unter dem Sauerstoff und ist in der Oxidationsstufe –2 wie dieser zweibindig. Das S-Atom ist jedoch größer und weniger elektronegativ. Dem Wasser (H_2O) entspricht der Schwefelwasserstoff (H_2S). Ersetzt man in diesem die H-Atome durch organische Reste, erhält man **Thiole** (auch *Mercaptane* genannt) bzw. **Thioether** (auch *Sulfide* genannt). Konkrete Beispiele sind **Ethanthiol** bzw. **Dimethylsulfid**.

H–S–H	R–S–H	R–S–R	$CH_3CH_2–SH$	$H_3C–S–CH_3$
Schwefel-wasserstoff	Thiol (Mercaptan)	Sulfid (Thioether)	Ethanthiol (Ethylmercaptan)	Dimethylsulfid (Methylthiomethan)

An den Namen des Alkans wird die Endsilbe „**-thiol**" angehängt. Die SH-Gruppe heißt auch Mercapto-Gruppe, weil sie das Quecksilber (lat. *Mercurius*) einfängt (lat. *capere*), d. h. chemisch gesehen, dass Thiole mit Quecksilberionen (Hg^{2+}) feste Komplexe bilden. Die Bezeichnung Sulfid für die Thioether ist irreführend, weil die Salze des Schwefelwasserstoffs auch Sulfide heißen, z. B. Na_2S = Natriumsulfid.

13.3 Thiole und Thioether

$$2\ CH_3CH_2S-H + Hg^{2\oplus} \longrightarrow [CH_3CH_2\overline{\underline{S}}|^{\ominus} \rightarrow Hg^{2\oplus} \leftarrow {}^{\ominus}|\overline{\underline{S}}CH_2CH_3] + 2\ H^{\oplus}$$
Ethanthiol   Quecksilberkomplex

Thiolat

Die S–H-Bindung der Thiole ist schwächer als die O–H-Bindung der Alkohole und außerdem nur wenig polarisiert. Thiole bilden deshalb nur schwache Wasserstoffbrückenbindungen und sieden deutlich niedriger als vergleichbare Alkohole (Ethanthiol/Ethanol: 37/78 °C). Die SH-Gruppe ist acider als die alkoholische OH-Gruppe und in dieser Eigenschaft etwa den Phenolen vergleichbar (R–SH: $pK_s = 9–12$, abhängig vom Rest R). Als Erklärung kann dienen, dass im **Thiolat** die negative Ladung auf dem Schwefelatom besser delokalisiert ist als im entsprechenden Alkoholat auf dem kleineren Sauerstoffatom.

$$CH_3CH_2CH_2-\overline{\underline{S}}H + NaOH \longrightarrow CH_3CH_2CH_2-\overline{\underline{S}}|^{\ominus}\ Na^{\oplus} + H_2O$$
Propanthiol   Natriumpropanthiolat

Umwelt–Technik–Alltag Schwefelverbindungen berühren den Geruchssinn: Niedermolekulare Thiole und Thioether besitzen einen widerwärtigen Geruch. Der nordamerikanische Skunk z. B. versprüht bei Gefahr u. a. 3-Methyl-1-butanthiol, um sich gegen Feinde zu wehren. Mischt man dem geruchlosen Erdgas 1 ppb Ethanthiol oder 2-Methyl-2-propanthiol bei (1 Molekül auf 10^9 Methanmoleküle), so kann man das unerwünschte Austreten von Gas sofort riechen und ein Leck in der Gasleitung lokalisieren. Auch der Geruch, der beim Schneiden von Zwiebeln oder Knoblauch auftritt, ist auf niedere Thiole und Thioether zurückzuführen. Schwarzer Tee und Kaffee geben sich durch schwefelhaltige Aromastoffe zu erkennen. Allerdings ist ihr Anteil sehr gering und es liegen Gemische vor, sodass der Geruchssinn in diesem Fall angenehm berührt wird. Ein unangenehmer Geruch einer Substanz kann bei hoher Verdünnung dieser Substanz angenehm werden.

13.3.2 Reaktionen

Oxidation von Thiolen

Disulfid

Ein wesentlicher Unterschied zwischen Thiolen und Alkoholen liegt im Verhalten gegenüber *Oxidationsmitteln*. Bei Alkoholen wird das Kohlenstoffatom oxidiert. Bei Thiolen wird der Schwefel oxidiert, zuerst ist die SH-Bindung betroffen. Milde Oxidationsmittel (z. B. Iod) überführen zwei Moleküle des Thiols unter *Dehydrierung* in ein **Disulfid**. Diese Reaktion ist wie alle Redoxreaktionen reversibel. Stärkere Oxidationsmittel wie z. B. Kaliumpermanganat ($KMnO_4$) oxidieren Methanthiol zur **Methansulfonsäure**.

Oxidation (Dehydrierung)

Angriff am C-Atom

$$\underset{H}{\overset{|}{-}\underset{|}{C}-}O-H \xrightarrow{-2\,H} \underset{|}{\overset{|}{-}C}=O$$
Alkohol   Keton

Angriff am Schwefel

$$2\ \underset{H}{\overset{|}{-}\underset{|}{C}-}S-H \xrightarrow{-2\,H} \underset{H}{\overset{|}{-}\underset{|}{C}-}S-S-\underset{H}{\overset{|}{-}\underset{|}{C}-}$$
Thiol   Disulfid

$$2\ RS-H \underset{-2\,H}{\overset{+2\,H}{\rightleftarrows}} RS-SR$$
   Reduktion / Oxidation
Thiol   Disulfid

$$H_3C-SH \xrightarrow{KMnO_4} H_3C-\overset{O}{\underset{O}{\overset{\|}{\underset{\|}{S}}}}-OH$$
Methanthiol   Methansulfonsäure

Verbindungen mit einfachen funktionellen Gruppen

Disulfidbrücken

Viele Peptide enthalten freie SH-Gruppen. Durch Oxidation können sich **Disulfidbrücken** innerhalb einer Peptidkette oder zwischen zwei Peptidketten bilden. Eine intramolekulare Disulfidbrücke stabilisiert eine bestimmte Raumgestalt der Peptidkette (s. Kap. 19.2.5) und ist für die richtige Funktion des Proteins essenziell. Man kann sagen, dass der Schwefel den Proteinen eine höher geordnete Struktur verleiht.

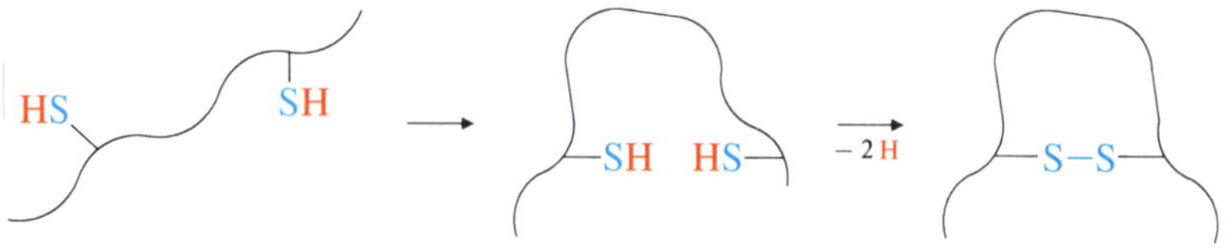

Peptidkette mit zwei SH-Gruppen → veränderte Faltung der Peptidkette −2 H→ Fixierung der Faltung durch eine Disulfidbrücke

Radikalfänger

Thiole sind gute *Radikalfänger*. Die entstehenden Thiyl-Radikale sind vergleichsweise wenig reaktiv und rekombinieren zu Disulfiden. Bei Verstrahlungsunfällen wird mit SH-Gruppen-haltigen Substanzen therapiert. Dabei werden für den Körper gefährliche, sehr reaktive Radikale „entschärft", möglichst bevor sie durch unkontrollierte Reaktionen an der DNA Mutationen auslösen.

R^1· + R^2—SH ⟶ R^1—H + R^2—S·

Alkylradikal (reaktiv) Thiol Thiylradikal (wenig reaktiv)

Oxidation von Thioethern

Thioether (Sulfide) sind – im Gegensatz zu den Ethern – oxidierbar. Das Schwefelatom nimmt ein oder zwei Sauerstoffatome auf. **Dimethylsulfoxid** z. B. ist ein wenig toxisches Lösungsmittel, das gleichermaßen hydrophile und lipophile Substanzen löst.

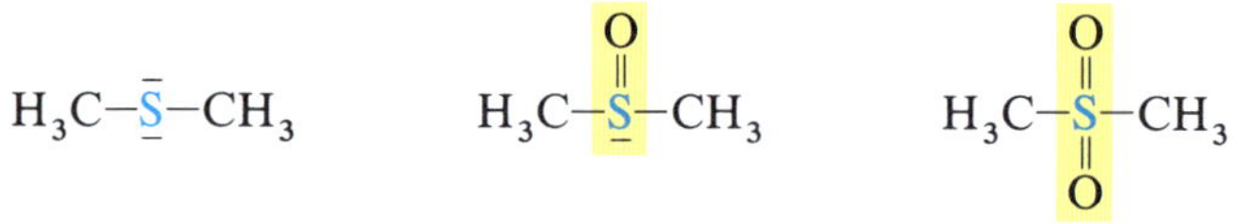

H_3C—S—CH_3 H_3C—S(=O)—CH_3 H_3C—S(=O)(=O)—CH_3

Dimethyl*sulfid*   Dimethyl*sulfoxid* (DMSO)   Dimethyl*sulfon*

Sulfoniumsalze

Durch Behandlung eines Thioethers mit Iodmethan entsteht ein Sulfoniumsalz. In diesem ist die Methylgruppe am Schwefel aktiviert *(„aktives Methyl")* und kann andere funktionelle Gruppen als *Elektrophil* ($CH_3^{\oplus}$) angreifen und methylieren. Sulfoniumsalze spielen bei enzymatischen Methylierungen eine Rolle.

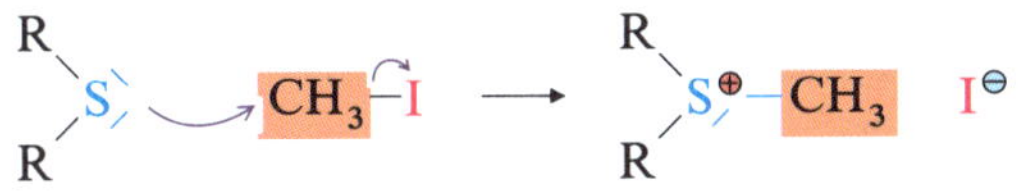

13.3 Thiole und Thioether

Thioether → Sulfoniumsalz („aktives Methyl")

Schwefel hat viele Funktionen

Nach den vier Grundelementen (C, H, O, N) kommt auch dem Schwefel im Stoffwechsel große Bedeutung zu. Der reduzierte Schwefel ist zwar kovalent, aber vergleichsweise locker gebunden, z. B. im Eiweiß, das durch ihn „organisiert" wird (Disulfidbrücken). Bei der Denaturierung von Eiweiß (Hitze, Fäulnis) entstehen rasch übel riechende Produkte bis hin zum Schwefelwasserstoff, der nach faulen Eiern stinkt.

Wichtige schwefelhaltige Moleküle bzw. Bausteine im menschlichen Körper sind:
- **Coenzym A** (enthält eine SH-Gruppe, verbindet sich an dieser mit Essigsäure zu Acetyl-Coenzym A),
- **Liponsäure** (enthält ein cyclisches Disulfid, ist an Redoxprozessen im Citratcyclus beteiligt),
- **Cystein** (ist Aminosäurebaustein vieler Peptide und Proteine, bildet Disulfidbrücken, um Proteinstrukturen zu stabilisieren),
- **Methionin** (ist Aminosäurebaustein von Proteinen, als S-Adenosyl-Methionin überträgt es Methylgruppen).

Umwelt-Technik-Alltag

Alle schwefelhaltigen Systeme sind bei Schwermetallbelastungen durch Umwelteinflüsse (z. B. Salze von Cadmium, Quecksilber oder Blei in der Nahrungskette) in ihrer Funktion besonders gefährdet.

Die Wirkungen des Schwefels kann man bei bestimmten Pflanzeninhaltsstoffen sehen. Knoblauch z. B. setzt beim Pressen Enzyme frei, die aus schwefelhaltigen Vorstufen z. B. das Allicin bilden. Im **Allicin** ist ein Schwefelatom der Disulfidbrücke zum Sulfoxid oxidiert worden. Allicin hat antibakterielle Wirkungen, d. h., es schützt vor Infektionskrankheiten. Außerdem werden durch die schwefelhaltigen Inhaltsstoffe des Knoblauchs altersbedingte Gefäßkrankheiten günstig beeinflusst und der Körper gleichmäßiger durchwärmt.

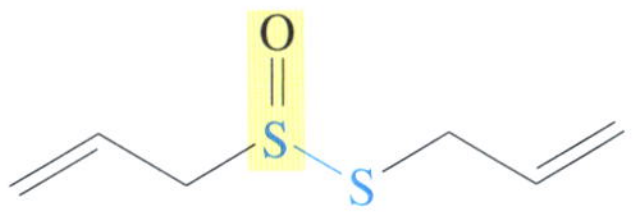

Allicin

Aufgaben

1. Erklären Sie folgende Bezeichnungen und Begriffe: Thiol (Mercaptan) – Thioether (Sulfid) – Thiolat – Radikalfänger – Disulfid – Disulfidbrücke – Sulfonium-Ion.
2. Formulieren Sie die Umsetzung von *Thiophenol* mit NaOH!
3. Benennen Sie die folgenden Verbindungen:

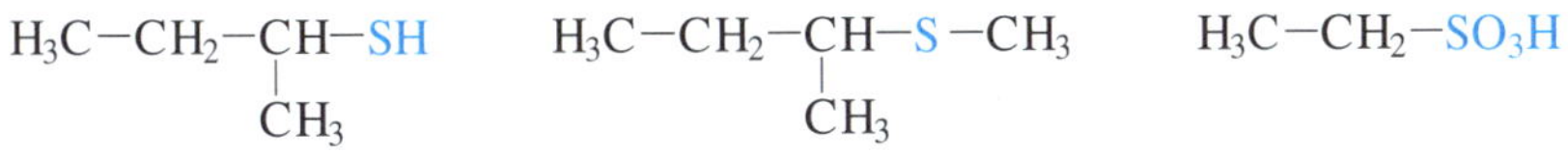

$H_3C-CH_2-CH(CH_3)-SH$ $H_3C-CH_2-CH(CH_3)-S-CH_3$ $H_3C-CH_2-SO_3H$

Aufgaben

4. Formulieren Sie die folgenden Reaktionsgleichungen:
   a) Milde Oxidation von 2-Propanthiol
   b) Reduktion von Diethyldisulfid
   c) Reaktion von 1-Propanthiol mit $Hg^{2\oplus}$
5. *Dimercaprol* ist ein Gegengift (Antidot) bei Quecksilbervergiftungen. Formulieren Sie den Komplex, der mit $Hg^{2\oplus}$ entsteht! Das wichtigste Antidot bei Metallvergiftungen ist Dimercaptopropansulfonsäure (DMPS). Geben Sie seine Struktur an!

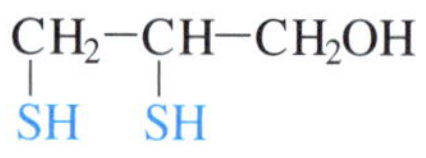

$$CH_2-CH-CH_2OH$$
$$||$$
$$SHSH$$

6. Formulieren Sie das Reduktionsprodukt des folgenden cyclischen Disulfids, das in der Liponsäure enthalten ist!

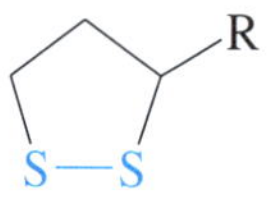

7. Senfgas wurde im Ersten Weltkrieg als Kampfgas eingesetzt. Es bildet durch intramolekulare Substitution ein Sulfoniumsalz, das leicht von einem Nucleophil ($Nu^{\ominus}$) angegriffen wird. Formulieren Sie die Reaktion.

$$Cl-CH_2-CH_2-S-CH_2-CH_2-Cl$$

8. Cysteamin (2-Mercaptoethylamin) ist ein guter Radikalfänger. Formulieren Sie, wie Cysteamin mit Radikalen reagiert und wozu es wird?

$$HS-CH_2-CH_2-NH_2$$

13.4 Amine

Nun wenden wir unsere Aufmerksamkeit den *Aminen* zu, organischen Verbindungen, die Stickstoff als Heteroatom enthalten. Hier fällt auf, dass vergleichsweise einfache Moleküle physiologisch wichtige Funktionen haben oder Bausteine für komplexere Moleküle in der Zelle sind und so zu einer Funktion beitragen. Die biologische Aktivität der Amine betrifft die *Regulation* (*Adrenalin* erhöht z.B. den Blutdruck) oder Vorgänge im Nerven-/Sinnessystem (*Dopamin* ist ein Neurotransmitter).

13.4.1 Klassifizierung und Nomenklatur

Im gewinkelt gebauten Ammoniak bilden die H-Atome die Basis einer Pyramide, in deren Spitze das N-Atom mit seinem freien Elektronenpaar steht. Ersetzt man die H-Atome nacheinander durch organische Reste, kommt man über die *primären* zu den *sekundären* und *tertiären* Aminen. Die Klassifizierung erfolgt hier anders als bei den Alkanolen. Bei den Aminen kennzeichnet man den Substitutionstyp am N-Atom, bei den Alkanolen den des zur OH-Gruppe benachbarten C-Atoms.

13.4 Amine

primäres, sekundäres, tertiäres Amin

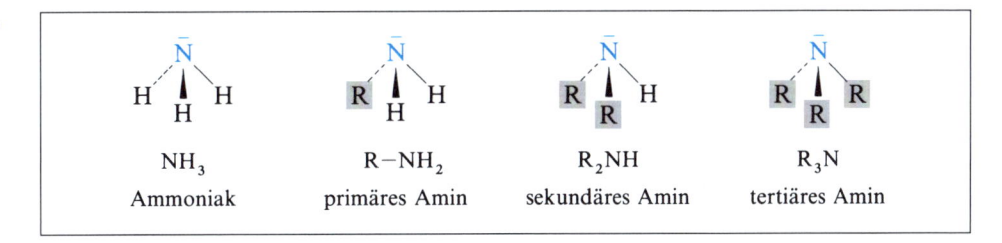

N mit H, H, H	N mit R, H, H	N mit R, R, H	N mit R, R, R
NH_3	$R-NH_2$	R_2NH	R_3N
Ammoniak	primäres Amin	sekundäres Amin	tertiäres Amin

Die Nomenklatur für die Amine ist nicht einheitlich. Viele Trivialnamen beruhen auf der Bezeichnung „**Alkylamin**". Systematischer wird es, wenn man die aliphatischen Amine als *Alkanamine* ansieht, also an den Namen des Alkans die Endsilbe „**-amin**" anhängt. Die NH_2-Gruppe wird als **Aminogruppe** bezeichnet. *Piperidin* und *Nicotin* sind Beispiele für N-Heterocyclen, die erst im Kapitel 21 genauer besprochen werden. Sie sind auch als Amine zu klassifizieren.

Primäre Amine [$-\overline{N}H_2$]:

- $H_3C-\overline{N}H_2$ — Methylamin (Methanamin)
- Phenyl$-\overline{N}H_2$ — Anilin (Benzolamin)
- $(H_3C)_3C-\overline{N}H_2$ — *tert*-Butylamin (2-Methyl-2-propanamin)

Sekundäre Amine [$-\overline{N}H-$]:

- $H_3C-\overline{N}H-CH_3$ — Dimethylamin (*N*-Methylmethanamin)
- Phenyl$-\overline{N}H-CH_3$ — *N*-Methylanilin
- Piperidin

Tertiäre Amine [$-\overline{N}-$]:

- $H_3C-\overline{N}(CH_3)-CH_3$ — Trimethylamin (*N,N*-Dimethylmethanamin)
- Phenyl$-\overline{N}(CH_3)_2$ — *N,N*-Dimethylanilin
- Nicotin

13.4.2 Basizität

Amine sind wie Ammoniak *Basen* und können ein Proton an das freie Elektonenpaar anlagern. In wässriger Lösung gilt folgendes Gleichgewicht, aus dem sich der K_b-Wert bzw. der pK_b-Wert ($pK_b = -\log K_b$) ableiten lässt.

$$R-\overline{N}H_2 + H_2O \rightleftharpoons R-\overset{\oplus}{N}H_3 + OH^{\ominus}$$

$$K_b = \frac{[RNH_3^{\oplus}][OH^{\ominus}]}{[RNH_2]}$$

Je kleiner der pK_b-Wert, desto größer ist die Basizität des Amins. Durch einfache Alkylsubstitution *verstärkt* sich die Basizität des Amins gegenüber Ammoniak. Der Methylrest z.B. erhöht die Elektronendichte am N-Atom, während ein Arylrest sie deutlich absenkt. *Anilin* ist eine vergleichsweise schwache Base.

Amin	K_b	pK_b	Ammonium-Ion	pK_s
$\overline{N}H_3$	$1{,}8 \cdot 10^{-5}$	4,76	$NH_4^{\oplus}$	9,24
$H_3C-\overline{N}H_2$	$4{,}6 \cdot 10^{-4}$	3,38	$H_3C-NH_3^{\oplus}$	10,62
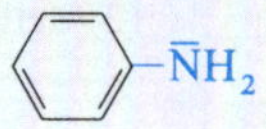 Ph$-\overline{N}H_2$	$4{,}3 \cdot 10^{-10}$	9,37	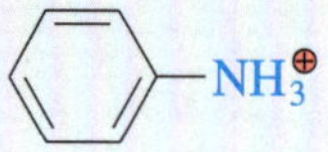 Ph$-NH_3^{\oplus}$	4,63

Grundsätzlich kann man statt der Basizität des Amins auch die Acidität der konjugierten Säure, des *Ammonium-Ions*, betrachten und für diese den K_s-Wert bzw. pK_s-Wert angeben.

$$R-NH_3^{\oplus} + H_2O \rightleftharpoons R-NH_2 + H_3O^{\oplus}; \quad K_s = \frac{[RNH_2][H_3O^{\oplus}]}{[RNH_3^{\oplus}]}$$

pK_s- und pK_b-Wert hängen in wässriger Lösung über die Beziehung pK_s + pK_b = 14 zusammen, d.h. pK_s = 14 − pK_b.

13.4.3 Salzbildung

Hydrochlorid

Neutralisiert man ein Amin, z.B. Methylamin mit Salzsäure, und verdampft das Wasser, dann erhält der Rückstand das Salz *Methylammoniumchlorid*, das auch als **Hydrochlorid** des Methylamins bezeichnet wird.

$$H_3C-\overline{N}H_2 + HCl \longrightarrow H_3C-NH_3^{\oplus}Cl^{\ominus}$$
Methylamin $\qquad\qquad$ Methylammoniumchlorid

Durch starke Basen (z.B. NaOH) lässt sich aus dem Hydrochlorid das Amin wieder freisetzen. Die Salzbildung gilt für primäre, sekundäre und tertiäre Amine in gleicher Weise.

$$H_3C-NH_3^{\oplus}Cl^{\ominus} + NaOH \longrightarrow H_3C-\overline{N}H_2 + Na^{\oplus}Cl^{\ominus} + H_2O$$

Versetzt man ein tertiäres Amin mit Iodmethan, dann verdrängt das N-Atom mit seinem freien Elektronenpaar das Iod als I$^{\ominus}$ aus dem Iodmethan und bindet die Methylgruppe durch eine Atombindung. Es findet eine Substitution statt. Es entsteht ein **quartäres Ammoniumsalz**, das gut wasserlöslich ist. Aus diesem lässt sich mit Basen (z. B. AgOH) kein freies Amin, sondern nur das ebenfalls hydrophile quartäre Ammoniumhydroxid gewinnen.

quartäres Ammonium-Ion

$$R-\underset{R}{\overset{R}{N}}| \quad \boxed{CH_3-I} \longrightarrow R-\underset{R}{\overset{R}{N^{\oplus}}}-\boxed{CH_3} \quad I^{\ominus} \quad \xrightarrow[-AgI]{+AgOH} \quad R-\underset{R}{\overset{R}{N^{\oplus}}}-\boxed{CH_3} \quad OH^{\ominus}$$

quartäres Ammoniumsalz

13.4.4 Beispiele für Amine

Viele physiologisch wichtige Amine enthalten verschiedene funktionelle Gruppen, von denen jede für sich zu den Eigenschaften einer Verbindung beiträgt. Die funktionellen Gruppen in den Beispielen haben Sie in den vorigen Kapiteln kennen gelernt. Die enzymatische Methylierung am Stickstoff des *Ethanolamins* führt in drei Schritten zum **Cholin**, das Baustein des *Lecithins* der Zellmembran und des Neurotransmitters *Acetylcholin* ist.

$$\underset{\text{Ethanolamin}}{\overset{CH_2-CH_2}{\underset{OH \quad NH_2}{}}} \qquad \underset{\text{Cholin}}{HO-CH_2-CH_2-\overset{CH_3}{\underset{CH_3}{N^{\oplus}}}-CH_3 \quad OH^{\ominus}} \qquad \underset{\text{Cysteamin}}{\overset{CH_2-CH_2}{\underset{SH \quad NH_2}{}}}$$

Dopamin: HO-Phenyl(OH)-CH$_2$-CH$_2$-NH$_2$

Adrenalin: HO-Phenyl(OH)-CH(OH)-CH$_2$-NH-CH$_3$

Nutzen und Schaden liegen dicht beieinander

Dopamin

Dopamin wird in der Notfallmedizin häufig bei Schockzuständen mit Nierenversagen eingesetzt. Bei niedriger Dosierung werden die Nierengefäße erweitert, während eine höhere Dosierung positiv inotrop und vasokonstriktorisch wirkt. Beim Parkinson-Syndrom ist Dopamin im Striatum, einem Teil des extrapyramidal-motorischen Systems des Großhirns, vermindert.

Adrenalin

Adrenalin findet als Notfallmedikament bei Kammerflimmern und Asystolie Verwendung. Es bewirkt über adrenerge Rezeptoren des Sympathikus z. B. eine Erhöhung des Blutdrucks und der Herzfrequenz/-kontraktilität (positiv chrono-/inotrop). Seine vasokonstriktorische Wirkung wird z. B. in Verbindung mit einem Lokalanästhetikum genutzt, damit das Anästhetikum länger am Applikationsort verbleibt.

Amphetamin

Amphetamine *(Psychostimulanzien)* zählen zu den indirekt wirkenden Sympathomimetika, d.h., sie lösen eine Freisetzung von Catecholaminen (z. B. Dopamin, Adrenalin) aus und wirken dadurch anregend. In der Drogenszene oder als Dopingmittel geht von ihnen wegen des Suchtpotenzials eine große Gefahr aus. Die Designerdroge **Ecstasy** steigert die Leistungsbereitschaft sowie das Harmoniegefühl und führt bei Überdosierung zu Krämpfen bis zum Schock mit Nierenversagen. Bei wiederholtem Gebrauch wird das serotonerge System im Gehirn irreversibel geschädigt, d.h., Ecstasy wirkt neurotoxisch. Es ist ein Rauschgift wie **Mescalin**, das aus einem mexikanischen Kaktus gewonnen wird.

Ecstasy

Methylphenidat

Ein gegenüber den Amphetaminen abgewandeltes Derivat, das **Methylphenidat** (Ritalin®), wird in großem Umfang bei Schulkindern (ab 6 Jahre, überwiegend Jungen) einge-

13 Verbindungen mit einfachen funktionellen Gruppen

setzt, die eine *Aufmerksamkeits-Defizit-Hyperaktivitäts-Störung* (ADHS, „Zappelphilipp-Syndrom") aufweisen. Das Arzneimittel fällt unter das Betäubungsmittelgesetz, macht aber offenbar nicht süchtig, weil es nur die präsynaptische Wiederaufnahme von Dopamin hemmt, nicht dessen sprunghafte Freisetzung aus dem Speicher. Die chemische Disziplinierung von Kindern, die eigentlich andere Hilfen benötigen, ist umstritten, denn die Behandlung ist nicht kausal, sondern nur symptomatisch und es müssen viele Nebenwirkungen (z. B. Appetitlosigkeit) in Kauf genommen werden. Auch kann niemand ausschließen, dass bei längerer Einnahme Langzeitschäden auftreten, die schwer zu objektivieren sind, weil sie ggf. Gehirnfunktionen betreffen, die in Verhaltensmuster einmünden.

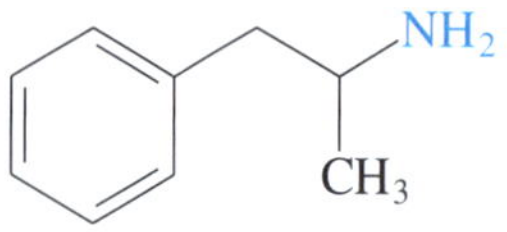

Amphetamin

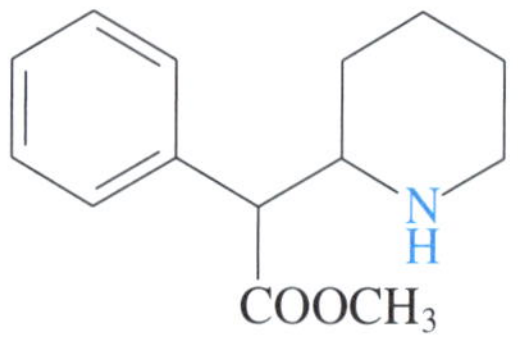

Methylphenidat

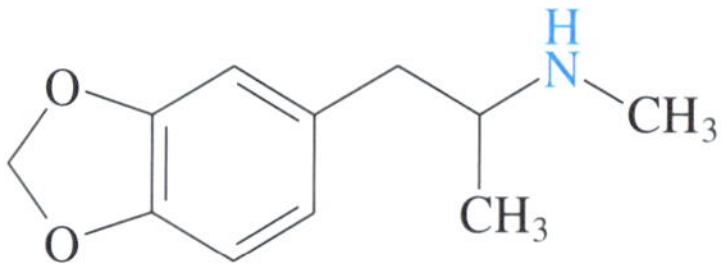

Ecstasy

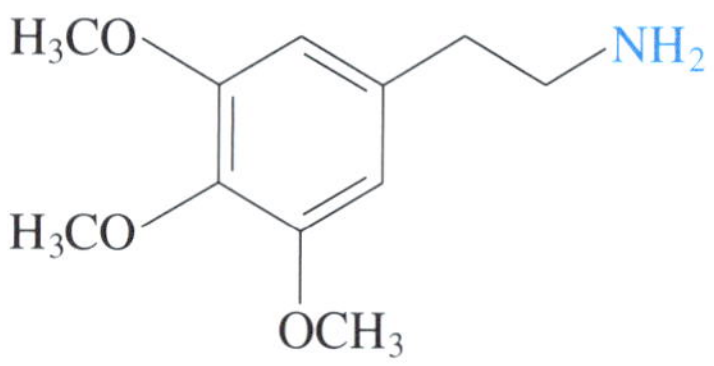

Mescalin

Aufgaben

1. Erklären Sie folgende Bezeichnungen und Begriffe: primäre, sekundäre, tertiäre Amine – quartäres Ammonium-Ion – Hydrochlorid – Adrenalin.
2. Bezeichnen Sie die funktionellen Gruppen des *Adrenalins*!
3. Klassifizieren Sie folgende Verbindungen:

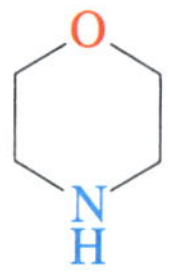

   Morpholin 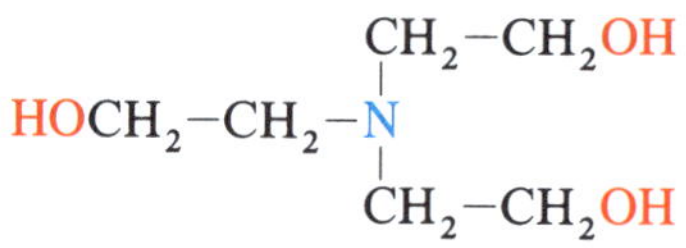   Triethanolamin 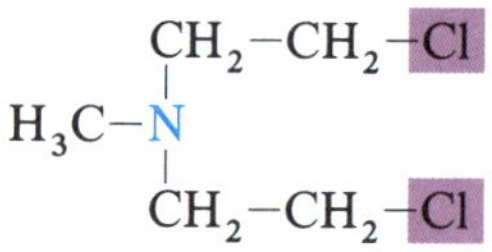   Stickstoff-Lost (N-Lost)

4. Formulieren Sie alle denkbaren Konstitutionsisomere mit der Summenformel C_3H_9N!
5. Lösen Sie Ethylamin bei pH = 7 und bei pH = 2 in Wasser. Wie liegt es jeweils vor?
6. Welchen Grundkörper haben Dopamin, Adrenalin und Ecstasy gemeinsam?
7. Formulieren Sie die Salzbildung von *Triethanolamin* mit Salzsäure!
8. Für *Tris(hydroxymethyl)-methanamin* (Abk. *Tris*) gilt $pK_b = 6$. Ist das Amin stärker oder schwächer basisch als Ammoniak?

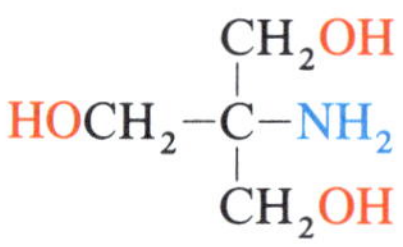

13.5 Nucleophile Substitution

9. Vorstehende Verbindung findet als Puffersubstanz in Verbindung mit ihrem Hydrochlorid Verwendung („*Tris*"-Puffer). Bei welchem pH-Wert liegt das pH-Optimum des Puffers? Welches Konzentrationsverhältnis haben die Pufferbestandteile bei diesem pH-Wert?
10. Warum ist Anilin schwächer basisch als Ammoniak? (Hinweis: Die Mesomerie-Stabilisierung erfolgt ähnlich dem Phenol.)

Bedeutung für den Menschen

Amine

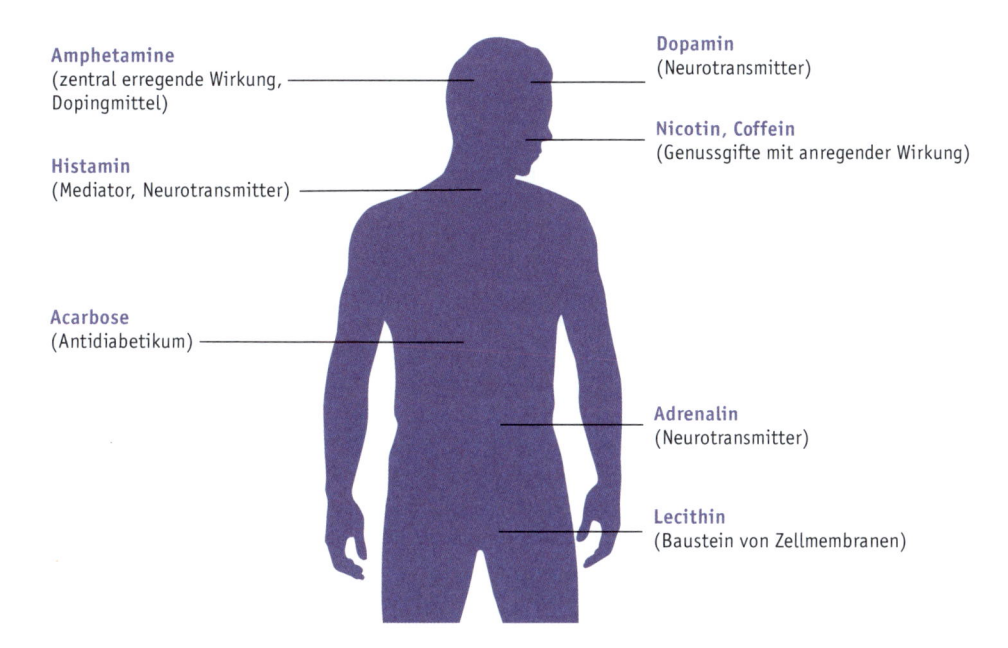

- **Amphetamine** (zentral erregende Wirkung, Dopingmittel)
- **Histamin** (Mediator, Neurotransmitter)
- **Acarbose** (Antidiabetikum)
- **Dopamin** (Neurotransmitter)
- **Nicotin, Coffein** (Genussgifte mit anregender Wirkung)
- **Adrenalin** (Neurotransmitter)
- **Lecithin** (Baustein von Zellmembranen)

13.5 Nucleophile Substitution

13.5.1 Begriffe und Beispiele

Im vorhergehenden Kapitel haben wir Reaktionen kennen gelernt, bei denen ein Reagenz, das ein Atom mit einem freien Elektronenpaar enthält, mit diesem an das sp^3-C-Atom eines Substrates herantritt und dort einen Substituenten verdrängt. Das Substrat enthält eine polarisierte Atombindung und ist so für diesen Angriff vorbereitet.

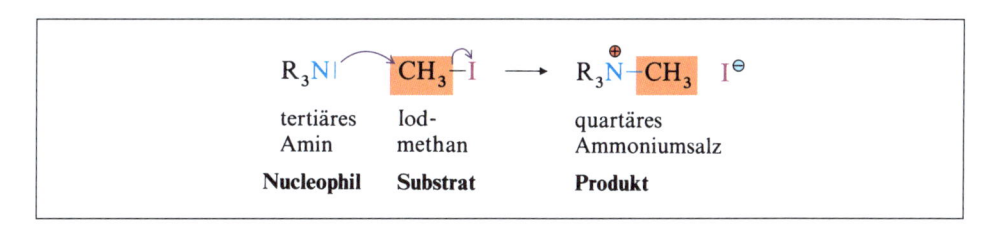

$$R_3N| \quad CH_3-I \longrightarrow R_3\overset{\oplus}{N}-CH_3 \quad I^{\ominus}$$

tertiäres Amin	Iodmethan		quartäres Ammoniumsalz
Nucleophil	**Substrat**		**Produkt**

Nucleophil
Abgangsgruppe

Das angreifende Reagenz wird *Nucleophil* genannt (s. Kap. 12.4.3), die austretende Gruppe *Abgangsgruppe*. Die ganze Reaktion bezeichnet man als *nucleophile* Substitution, weil im Substrat das Iod durch R_3N ersetzt wird. Das Reagenz drückt ein Elektronenpaar in ein sp^3-Orbital des C-Atoms hinein, wodurch eine neue Atombindung entsteht, während die Abgangsgruppe ihr bindendes Elektronenpaar mitnimmt.

Die Richtung des Elektronenangriffs bzw. der Elektronenverschiebung wird durch gebogene Pfeile markiert. Die Pfeilspitze weist auf das Atom, das angegriffen wird bzw. ein

13 Verbindungen mit einfachen funktionellen Gruppen

Tab. 13/4 Nucleophile Substitution mit Anion-Nucleophilen (Nu$^\ominus$).

Nucleophil	Substrat		Produkt	Substanzklasse
HO$^\ominus$	+ R$_3$C–X	$\xrightarrow{-X^\ominus}$	R$_3$C–OH	Alkanol
R'O$^\ominus$	+ R$_3$C–X	$\xrightarrow{-X^\ominus}$	R$_3$C–OR'	Ether
HS$^\ominus$	+ R$_3$C–X	$\xrightarrow{-X^\ominus}$	R$_3$C–SH	Thiol
I$^\ominus$	+ R$_3$C–X	$\xrightarrow{-X^\ominus}$	R$_3$C–I	Iodalkan

Elektronenpaar aufnimmt. Die „*Pfeil*"-Schreibweise ist ein nützliches Instrument, um ohne lange Worte einen Reaktionsverlauf zu verdeutlichen.

Die *nucleophile Substitution* ist ein wichtiger Reaktionstyp bei der Umsetzung organischer Moleküle. Wir verallgemeinern diese Reaktion nun und geben das Substrat als R$_3$C–X vor (R = H und/oder Alkyl- bzw. Arylreste, X = Abgangsgruppe). Den Tabellen 13/4 und 13/5 können Sie entnehmen, mit welchen nucleophilen Reagenzien Produkte welcher Substanzklasse entstehen.

Ist das Nucleophil ein Anion (Nu$^\ominus$) und wird die Abgangsgruppe als Anion (X$^\ominus$) abgespalten, dann sind Substrat wie Produkt ungeladen (Tab. 13/4).

$$\mathrm{Nu}^\ominus + \mathrm{R_3C-X} \xrightarrow{-X^\ominus} \mathrm{R_3C-Nu}$$

Treten ungeladene Moleküle als Nucleophil auf, so sind dies in den genannten Beispielen (Tab. 13/5) Dipolmoleküle, die ein Proton abspalten können (Nu–H). Verdrängt Nu–H die Abgangsgruppe als Anion (X$^\ominus$), dann ist das zunächst gebildete Reaktionsprodukt ein Kation, das unter Abgabe eines Protons das ungeladene Produkt liefert (Tab. 13/5).

$$\mathrm{Nu-H} + \mathrm{R_3C-X} \xrightarrow{-X^\ominus} \mathrm{R_3C-Nu}^\oplus\text{–H} \xrightarrow{-H^\oplus} \mathrm{R_3C-Nu}$$

Tab. 13/5 Nucleophile Substitution mit ungeladenen Nucleophilen (Nu–H).

Nucleophil	Substrat		Zwischenprodukt		Produkt	Substanzklasse
H$_2$O	+ R$_3$C–X	$\xrightarrow{-X^\ominus}$	R$_3$C–O$^\oplus$(H)(H)	$\xrightarrow{-H^\oplus}$	R$_3$C–OH	Alkanol
ROH	+ R$_3$C–X	$\xrightarrow{-X^\ominus}$	R$_3$C–O$^\oplus$(H)(R)	$\xrightarrow{-H^\oplus}$	R$_3$C–O–R	Ether
RNH$_2$	+ R$_3$C–X	$\xrightarrow{-X^\ominus}$	R$_3$C–N$^\oplus$(H)(H)(R)	$\xrightarrow{-H^\oplus}$	R$_3$C–NH–R	sek. Amin
R$_2$NH	+ R$_3$C–X	$\xrightarrow{-X^\ominus}$	R$_3$C–N$^\oplus$(H)(R)(R)	$\xrightarrow{-H^\oplus}$	R$_3$C–NR$_2$	tertiäres Amin

Ein dritter Fall ist denkbar, dass nämlich die Abgangsgruppe X durch die Anlagerung eines Protons aktiviert wird und erst dann z. B. von einem Anion-Nucleophil (Nu$^\ominus$) verdrängt werden kann. Dies läuft in der Praxis auf eine Säurekatalyse der Reaktion hinaus.

$$\overline{Nu}^\ominus + R_3C-X^\oplus-H \xrightarrow[-XH]{} R_3C-Nu$$

13.5.2 Uni- und bimolekulare Reaktion

Vergleicht man die Reaktionsgeschwindigkeiten (RG) nucleophiler Substitutionen, dann findet man Unterschiede, die vom Substrat abhängen.

A. Die *Reaktion* ist *2. Ordnung*, d. h., ihre Geschwindigkeit hängt sowohl von der Konzentration des Substrates wie auch der des Nucleophils ab.

B. Die *Reaktion* ist *1. Ordnung*, ihre Geschwindigkeit hängt nur von der Konzentration des Substrates ab.

Wie sieht für diese beiden Fälle nun der Reaktionsmechanismus am sp^3-Atom des Substrates (R_3C-X) genauer aus?

Übergangszustand
Im Fall **A** nähert sich das Nucleophil mit seinem freien Elektronenpaar dem sp^3-C-Atom des Substrates von der Rückseite her, d. h. der der Abgangsgruppe gegenüberliegenden Seite. Bei dieser Annäherung wird ein *Übergangszustand* durchlaufen, bei dem Nucleophil und Abgangsgruppe *gleichermaßen* am C-Atom hängen. In dem Maße, wie die Abgangsgruppe mit ihrem Bindungselektronenpaar das C-Atom verlässt, entsteht eine neue Atombindung.

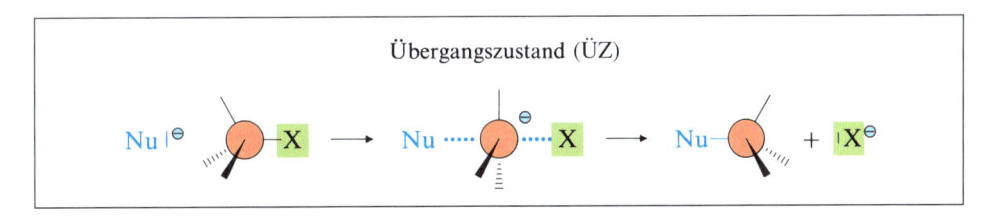

Übergangszustand (ÜZ)

Die Orbitale am Substrat lassen sich mit einem Regenschirm vergleichen, der im Wind umklappt. Es liegt am Ende wieder die Tetraedergeometrie eines sp^3-C-Atoms vor. Das Energiediagramm macht deutlich, dass bei dieser Reaktion *keine* stabilen Zwischenstufen entstehen. Substrat und Nucleophil werden gleichermaßen benötigt, um die freie Aktivierungsenergie $G^\#$ für diese Reaktion aufzubringen (Abb. 13/1A). Der ganze Prozess, der konzertiert abläuft, wird als **bimolekulare nucleophile Substitution** (S_N2-Reaktion) bezeichnet. S steht für Substitution, N für nucleophil und 2 für bimolekular.

S_N2-Reaktion

Carbenium-Ion
Im Fall **B** ist dies anders. Im ersten Schritt verlässt die Abgangsgruppe das sp^3-C-Atom (Dissoziation). Es bildet sich ein *Ionenpaar* aus Kation (*Carbenium-Ion*, sp^2-hybridisiert)

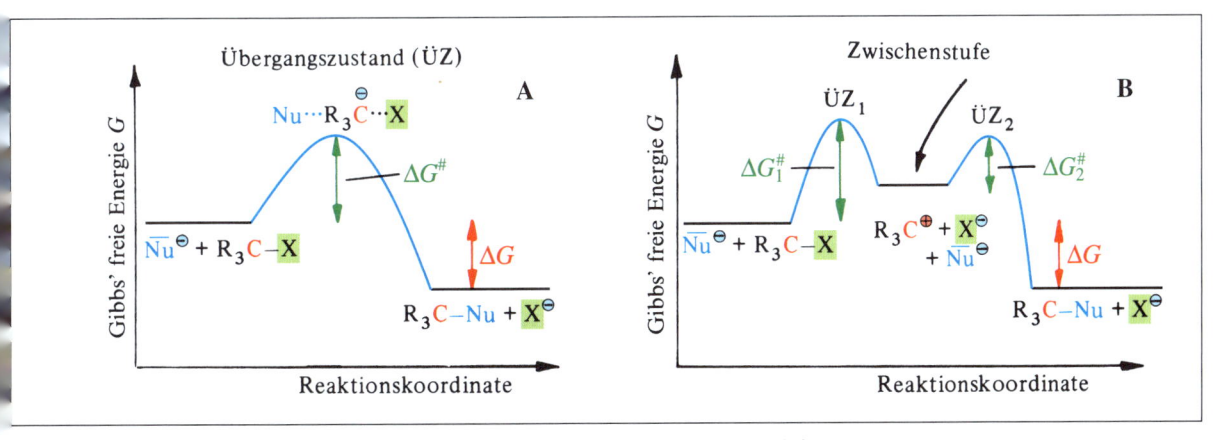

Abb. 13/1 Energiediagramm einer S_N2-Reaktion (A) und einer S_N1-Reaktion (B).

13 Verbindungen mit einfachen funktionellen Gruppen

und Anion ($X^\ominus$). Die Ionen werden durch Lösungsmittelmoleküle mehr oder weniger weit auseinander gedrängt und solvatisiert, d. h., sie sind eine nachweisbare Zwischenstufe der Reaktion. Das *Carbenium-Ion* wird vom Nucleophil angegriffen und ins Produkt überführt. Der geschwindigkeitsbestimmende Schritt dieser Reaktion ist die anfängliche Dissoziation des Substrates, alles andere läuft rasch ab und fällt nicht ins Gewicht. Hier liegt eine **unimolekulare nucleophile Substitution (S_N1-Reaktion)** vor. Das Energiediagramm macht deutlich, dass eine Zwischenstufe real existiert (Abb. 13/1 **B**).

S_N1-Reaktion

$$R_3C-X \xrightarrow{\text{langsam}} R_3C^\oplus + X^\ominus \quad \text{(Dissoziation)}$$
$$R_3C^\oplus + \overline{Nu}^\ominus \xrightarrow{\text{schnell}} R_3C-Nu$$

Nucleophilie

Die Tendenz zum nucleophilen Angriff, die **Nucleophilie**, ist bei einzelnen Nucleophilen unterschiedlich. Man erhält relative Größen, indem man feststellt, welches Nucleophil unter gleich bleibenden Versuchsbedingungen rascher mit einem Substrat reagiert als ein anderes Nucleophil. Damit ist die *Nucleophilie* eine kinetische Größe. Für die Beispiele der Tabellen ergibt sich folgende Reihenfolge, d. h., links steht jeweils das stärkste Nucleophil:

$$HS^\ominus > I^\ominus > RO^\ominus > OH^\ominus \quad \text{bzw.} \quad RNH_2 > ROH > H_2O$$

Die Reaktionsgeschwindigkeit wird auch von der *Abgangsgruppe* beeinflusst. Sie verlässt das C-Atom mit ihrem Elektronenpaar umso leichter, je besser dieses bzw. die negative Ladung stabilisiert werden kann.

$$-I > -\overset{\oplus}{O}H_2 > -Cl$$

Ob eine nucleophile Substitution nach S_N2 (Fall **A**) oder S_N1 (Fall **B**) abläuft, hängt u. a. von der Struktur des Substrates und vom Lösungsmittel ab. Je höher substituiert das sp^3-C-Atom ist, an dem die Reaktion erfolgt, desto leichter bildet sich ein Carbenium-Ion, d. h., ein System R_3C-X reagiert eher nach S_N1.

Polare, protische ($H^\oplus$ abgebende) Lösungsmittel wie z. B. Methanol oder Wasser begünstigen eine S_N1-Reaktion, weil sie die Ionen der Zwischenstufe besser solvatisieren können. Polare, aprotische Lösungsmittel wie z. B. Aceton, Acetonitril (CH_3-CN) oder Dimethylsulfoxid begünstigen S_N2-Reaktionen.

Aufgaben

1. Erklären Sie folgende Bezeichnungen und Begriffe: nucleophile Substitution – Nucleophil – Abgangsgruppe – S_N2-Reaktion – Übergangszustand – Carbenium-Ion – S_N1-Reaktion – Nucleophilie.
2. Wie könnte man experimentell feststellen, ob eine nucleophile Substitution nach S_N2 oder S_N1 abläuft?
3. Welche Produkte entstehen bei der erschöpfenden Methylierung von Ammoniak mit Iodmethan?
4. Welches der beiden Halogenalkane wird mit $OH^\ominus$ bevorzugt nach S_N1 reagieren? Welches Lösungsmittel würden Sie nehmen?
Wie heißt das Reaktionsprodukt?

$$H_3C-CH_2-CH_2-CH_2-Br \qquad H_3C-\underset{\underset{CH_3}{|}}{\overset{\overset{CH_3}{|}}{C}}-Br$$

5. Formulieren Sie die Umsetzung von Natrium-ethoxid (Natriummethanolat) mit Iodethan! Wie heißt das Reaktionsprodukt? Welches ist hier das Nucleophil, welches die Abgangsgruppe?
6. Nucleophile sind auch Basen. Warum erlaubt die Basizität eines Nucleophils keine zuverlässige Aussage über dessen Nucleophilie?

14 Aldehyde und Ketone

Das charakteristische Strukturmerkmal von Aldehyden und Ketonen ist die **Carbonylgruppe** mit einer Kohlenstoff-Sauerstoff-Doppelbindung. Bei Aldehyden trägt das Kohlenstoffatom der Carbonylgruppe mindestens ein H-Atom, bei Ketonen zwei organische Reste, die über Kohlenstoffatome an das Carbonyl-C-Atom gebunden sind.

Aldehyd, Keton

Carbonylgruppe — Aldehyd — Keton

R, R' = Alkyl- oder Arylreste

Aldehyde und Ketone spielen in der Chemie und Biochemie eine wichtige Rolle, z. B. als Aromastoffe, als Vitamine, als Hormone, bei Zuckern und im Zuckerstoffwechsel. Dies hängt damit zusammen, dass Aldehyde und Ketone an der Carbonylgruppe leicht mit anderen Stoffen reagieren und so eine Stoffumwandlung begünstigen. Wie diese Reaktivität zustande kommt, wollen wir zuerst verstehen lernen.

14.1 Bau und Reaktionsverhalten der Carbonylgruppe

Carbonylgruppe

In der Carbonylgruppe (CO-Gruppe) ist ein sp^2-C-Atom mit einem Sauerstoffatom durch eine Doppelbindung verbunden, die sich wie bei der C=C-Doppelbindung aus einer σ-Bindung und einer π-Bindung zusammensetzt. Das O-Atom trägt zwei freie Elektronenpaare, die als Striche markiert sind. Alle direkt am Carbonyl-C-Atom gebundenen Atome liegen in einer Ebene, der Bindungswinkel beträgt 120°.

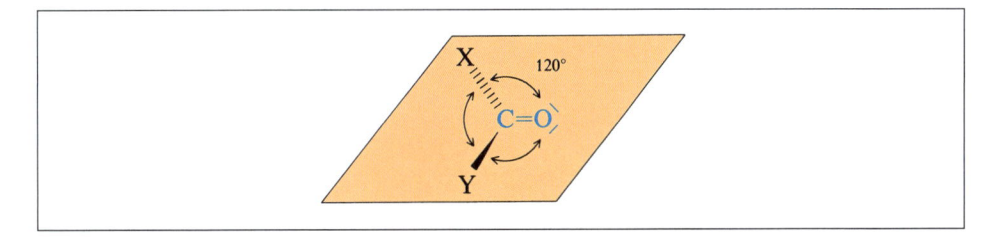

Elektrophil
Nucleophil

Anders als bei C=C-Doppelbindungen ist die *C=O-Doppelbindung* stark polarisiert: Das elektronegativere Sauerstoffatom trägt eine negative (δ^-), das Kohlenstoffatom eine positive (δ^+) Partialladung. Die Polarisierung wirkt sich stärker auf die π- als auf die σ-Bindung aus, sie ist deshalb ausgeprägter als bei den Alkoholen. So wird das Sauerstoffatom der CO-Gruppe leicht ein *Elektrophil* (E$^⊕$, elektronenliebendes Teilchen) anlagern, während das Carbonyl-C-Atom bevorzugt von einem *Nucleophil* (Nu|$^⊖$, kernliebendes Teilchen) angegriffen wird. Die Polarität, die den Bezeichnungen Nucleophil (= Elektronendonator) und Elektrophil (= Elektronenakzeptor) zugrunde liegt, führen dazu, dass man das Carbonyl-C-Atom auch als *elektrophiles Zentrum* und das Carbonyl-O-Atom als *nucleophiles Zentrum* bezeichnet. Damit entsteht um die Carbonylgruppe herum ein einzigartiger Reaktions-

14 Aldehyde und Ketone

raum, in dem selektive Stoffumwandlungen möglich sind. Es ist der Sauerstoff, der durch die Doppelbindung den benachbarten Kohlenstoff „belebt", ihm vielfältige Reaktionsmöglichkeiten eröffnet.

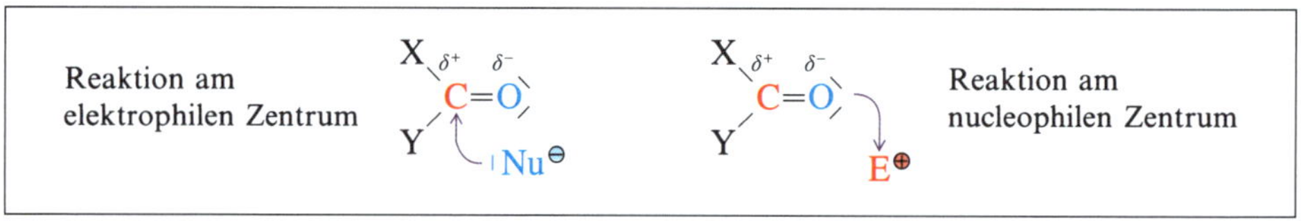

Greift ein Nucleophil am Carbonyl-C-Atom an, dann verschiebt sich das π-Elektronenpaar zum O-Atom hin, das im zweiten Schritt ein Proton (Elektrophil) anlagert. Das C-Atom geht dabei vom sp^2- in den sp^3-hybridisierten Zustand über. In dieser Reaktion sind Aldehyde etwas reaktiver als Ketone.

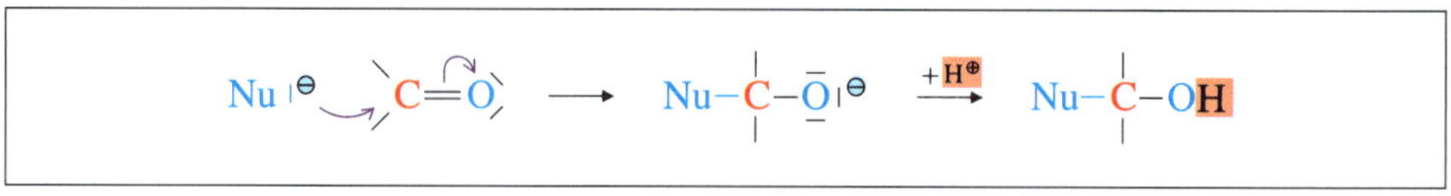

Reicht die Nucleophilie (s. Kap. 13.5.2) des angreifenden Nucleophils nicht aus, dann können starke Säuren *katalytisch* wirken. Ein Proton lagert sich als Elektrophil an das basische Carbonyl-O-Atom an und verstärkt dadurch die positive Polarisierung am Carbonyl-C-Atom. Dies erleichtert den Angriff des Nucleophils.

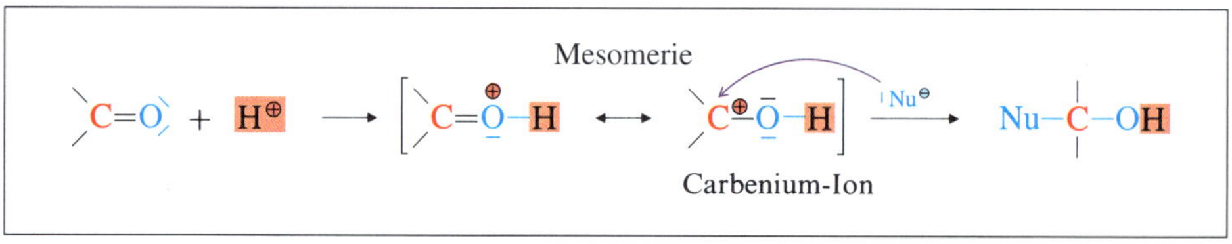

14.2 Struktur und Nomenklatur

Der einfachste Aldehyd ist **Formaldehyd** (= Methanal), an seinem Carbonyl-C-Atom hängen zwei H-Atome. In allen anderen Aldehyden trägt die CO-Gruppe ein H-Atom und einen Alkyl- oder Arylrest.

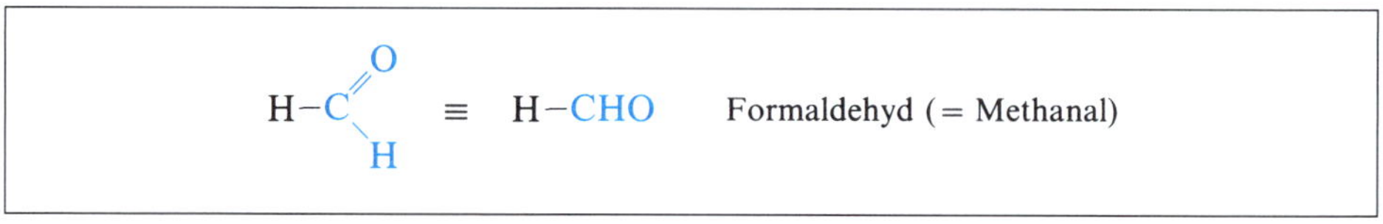

Für eine systematische Bezeichnung der aliphatischen Aldehyde geht man vom zugrunde liegenden Kohlenwasserstoff aus und fügt die Endsilbe „-al" an. Bei den niederen Aldehyden existieren Trivialname und systematischer Name nebeneinander. Die höheren Homologen des Formaldehyds heißen **Acetaldehyd** (= Ethanal) und **Propionaldehyd** (= Propanal).

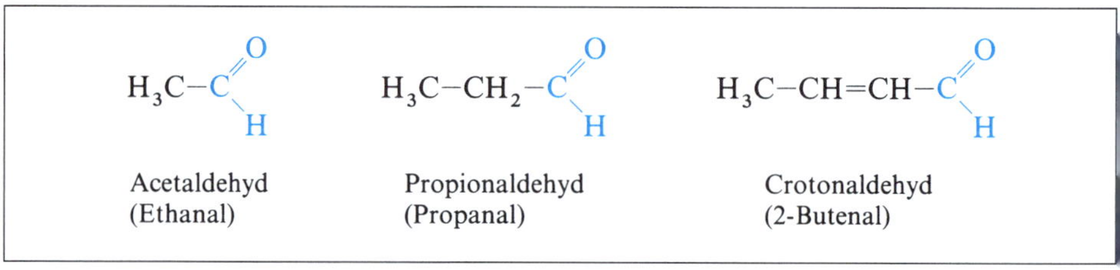

14.2 Struktur und Nomenklatur

Der einfachste Aldehyd mit einem Arylrest ist der **Benzaldehyd**, weitere Beispiele sind *Salicylaldehyd* und *Vanillin*.

Benzaldehyd
(Benzolcarbaldehyd)

Salicylaldehyd
(2-Hydroxybenzaldehyd)

Vanillin
(4-Hydroxy-3-methoxy-benzaldehyd)

Trägt die Carbonylgruppe zwei organische Reste, liegen **Ketone** vor. Der einfachste Vertreter ist das **Aceton**, bei dem diese Reste gleich sind, sie können jedoch wie beim **Ethylmethylketon** oder **Acetophenon** verschieden sein und aus der aliphatischen wie aromatischen Reihe stammen. In der systematischen Nomenklatur kennzeichnet die Endsilbe „-on" ein Keton und eine vorgesetzte Ziffer die Position der CO-Gruppe in einer Kette.

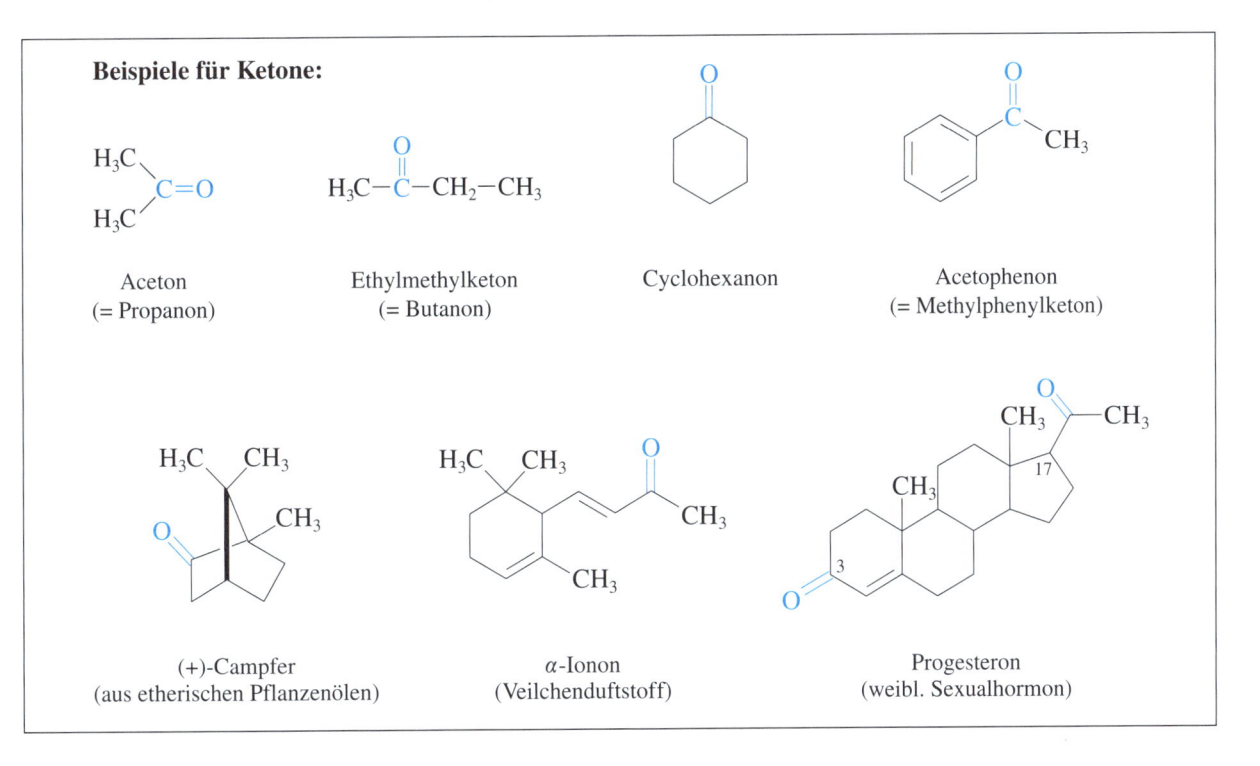

Beispiele für Ketone:

Aceton
(= Propanon)

Ethylmethylketon
(= Butanon)

Cyclohexanon

Acetophenon
(= Methylphenylketon)

(+)-Campfer
(aus etherischen Pflanzenölen)

α-Ionon
(Veilchenduftstoff)

Progesteron
(weibl. Sexualhormon)

⚕ Formalin in der Anatomie

Formaldehyd (= Methanal) ist bei Raumtemperatur ein Gas (Sdp. –21 °C), das stechend riecht. Es denaturiert Eiweißkörper, hemmt Enzyme und tötet Bakterien und Viren ab. Die 35- bis 37%ige wässrige Lösung von Formaldehyd heißt **Formalin**. Es dient in Verbindung mit anderen Stoffen zur Konservierung und Fixierung anatomischer Präparate. Formaldehyd kann durch die Haut eindringen und wirkt u.a. haut- und schleimhautreizend, evtl. auch kanzerogen, weshalb größte Vorsicht am Seziertisch angezeigt ist.

⚕ Aceton in der Atemluft

Aceton (= Propanon) in der Atemluft riecht sehr charakteristisch (süßlich) und ist ein Indiz für die Zuckerkrankheit (Diabetes mellitus). Es entsteht bei Zuckerkranken durch den

14 Aldehyde und Ketone

verstärkten Abbau von Fettsäuren, dabei reichert sich *Acetoacetyl-Coenzym A* an, das zu *Acetessigsäure* hydrolysiert wird, die ihrerseits durch Abspaltung von Kohlendioxid (Decarboxylierung) *Aceton* freisetzt. Aceton wird z. T. ausgeatmet oder zusammen mit Acetessigsäure und der daraus gebildeten *β-Hydroxybuttersäure* im Harn ausgeschieden *(Acetonurie, Ketonurie)*.

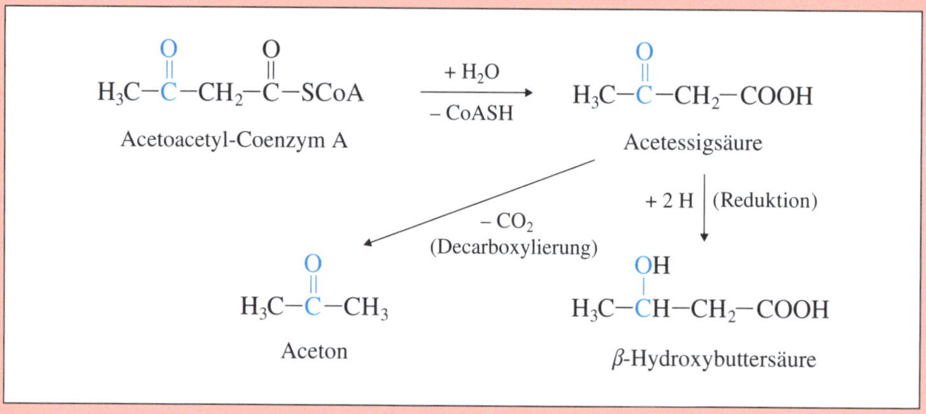

$$H_3C-\underset{O}{\overset{\|}{C}}-CH_2-\underset{O}{\overset{\|}{C}}-SCoA \xrightarrow[-CoASH]{+H_2O} H_3C-\underset{O}{\overset{\|}{C}}-CH_2-COOH$$

Acetoacetyl-Coenzym A → Acetessigsäure

$$\xrightarrow[\text{(Decarboxylierung)}]{-CO_2} H_3C-\underset{O}{\overset{\|}{C}}-CH_3 \quad\text{Aceton}$$

$$\xrightarrow[\text{(Reduktion)}]{+2H} H_3C-\underset{OH}{\overset{|}{CH}}-CH_2-COOH \quad \text{β-Hydroxybuttersäure}$$

Progesteron im weiblichen Zyklus

Die erste Hälfte des weiblichen Zyklus wird von den Östrogenen bestimmt. Beim Eisprung verlässt die Eizelle das Eibläschen. Teile des geplatzten Eifollikels wandeln sich zum sog. Gelbkörper um, der für die Bildung des Hormons Progesteron verantwortlich ist. Progesteron bereitet u. a. die Einnistung der befruchteten Eizelle vor, indem es die Gebärmutterschleimhaut auflockert. Darüber hinaus hat es im Körper noch viele andere Aufgaben, beispielsweise wirkt es antidepressiv und schützt vor Brust- und Gebärmutterkrebs.

Findet kein Eisprung mehr statt, so unterbleibt auch die Progesteronproduktion des Gelbkörpers. Fazit ist ein hormonelles Ungleichgewicht mit einem Östrogenüberschuss. Dieser führt u. a. zu Depressivität, Angst, Kopfschmerzen und Schlaflosigkeit. Therapeutisch kommt eine Hormonsubstitution in Frage. Dabei sollte bevorzugt körperidentisches Progesteron eingesetzt werden, da bei abgewandelten Präparaten in einer amerikanischen Studie 2002 u. a. ein erhöhtes Krebs- und Schlaganfallrisiko festgestellt wurde.

14.3 Herstellung und Eigenschaften

Aldehyde (lat. *alcoholus dehydrogenatus*) und Ketone entstehen bei der milden Oxidation von Alkoholen: **Primäre Alkohole** bilden **Aldehyde**, **sekundäre Alkohole** bilden **Ketone**.

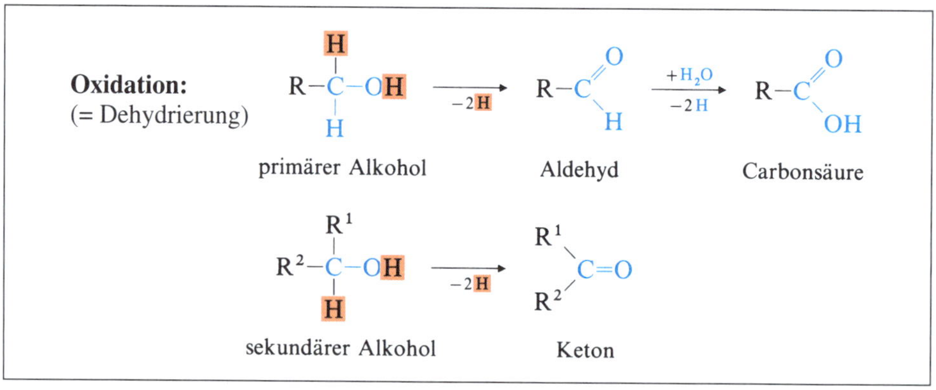

Oxidation: (= Dehydrierung)

$$R-\underset{H}{\overset{H}{\underset{|}{C}}}-OH \xrightarrow{-2H} R-\underset{H}{\overset{O}{C}} \xrightarrow[-2H]{+H_2O} R-\underset{OH}{\overset{O}{C}}$$

primärer Alkohol → Aldehyd → Carbonsäure

$$R^2-\underset{H}{\overset{R^1}{\underset{|}{C}}}-OH \xrightarrow{-2H} \underset{R^2}{\overset{R^1}{C=O}}$$

sekundärer Alkohol → Keton

14.4 Keto-Enol-Tautomerie

Tab. 14/1 Vergleich der Siedepunkte.

Verbindung	Siedepunkt (°C)
Propan	−44
Propanal (Propionaldehyd)	49
Propanon (Aceton)	56
2-Propanol (Isopropanol)	82
n-Propanol	97

Während sich Ketone nicht weiter oxidieren lassen, reagieren Aldehyde in Gegenwart von Oxidationsmitteln leicht zu Carbonsäuren (s. Kap. 16.1.1). Selektive Oxidationsmittel sind z. B. $[Ag(NH_3)_2]^{\oplus}$ (Tollens-Reagenz) oder $[Cu(tartrat)_2]^{2\ominus}$ (Fehling-Lösung). Aldehyde wirken auf diese Reagenzien *reduzierend*, im ersten Fall entsteht ein Silberspiegel (Ag), im zweiten rotes Kupfer(I)-oxid (Cu_2O). Ketone reagieren nicht mit diesen Reagenzien.

Tollens-Reagenz, Fehling-Lösung

Die Carbonylgruppe ist polar, weshalb Aldehyde und Ketone höher sieden als Kohlenwasserstoffe mit vergleichbarer Molmasse. Da sich zwischen den Molekülen jedoch keine Wasserstoffbrückenbindungen ausbilden, sieden Aldehyde und Ketone niedriger als vergleichbare Alkohole.

Das Carbonyl-O-Atom bildet mit Wasser Wasserstoffbrückenbindungen aus, dementsprechend lösen sich niedere Aldehyde gut in Wasser, auch Aceton ist mit Wasser in jedem Verhältnis mischbar. Mit zunehmender Größe der Kohlenwasserstoffreste überwiegen jedoch die hydrophoben Eigenschaften, die die Wasserlöslichkeit einschränken.

14.4 Keto-Enol-Tautomerie

Die starke Polarisierung der Carbonylgruppe strahlt auch auf das benachbarte C-Atom aus, das als α-**C-Atom** bezeichnet wird. An ihm gebundene H-Atome (α-ständige H-Atome) zeigen eine für C–H-Bindungen ungewöhnliche *Acidität* (pK_s = 19–21 für Aldehyde und Ketone). In Gegenwart starker Basen (z. B. Natriummethylat) bilden sich partiell Anionen, die mesomeriestabilisiert sind. Das durch die Abspaltung eines Protons frei gewordene Elektronenpaar und die damit verbundene negative Ladung sind zwischen dem α-C-Atom *(Carbanion)* und dem Carbonyl-O-Atom *(Enolat-Ion)* verteilt. Die Mesomerie stabilisiert das Anion, dies steigert in der Ausgangsverbindung die Tendenz zur Protonenabgabe und ist somit die Ursache für die Acidität. Ähnliches haben wir beim Phenol kennen gelernt (s. Kap. 13.1.3).

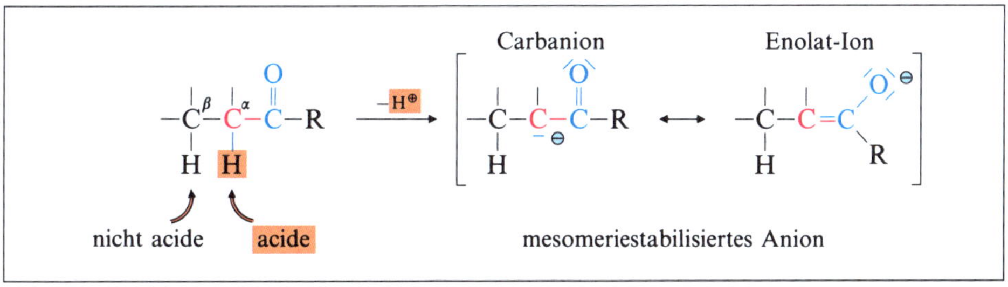

CH-Acidität

Das aus einem Aldehyd (R=H) oder Keton gebildete Anion hat zwei Möglichkeiten, beim Ansäuern wieder ein Proton aufzunehmen: an das ursprüngliche α-C-Atom zur **Ketoform** oder am Enolat-O-Atom zur **Enolform**. Der Name „Enol" weist auf die C=C-Doppelbindung („-*en*") und die OH-Gruppe („-*ol*") hin.

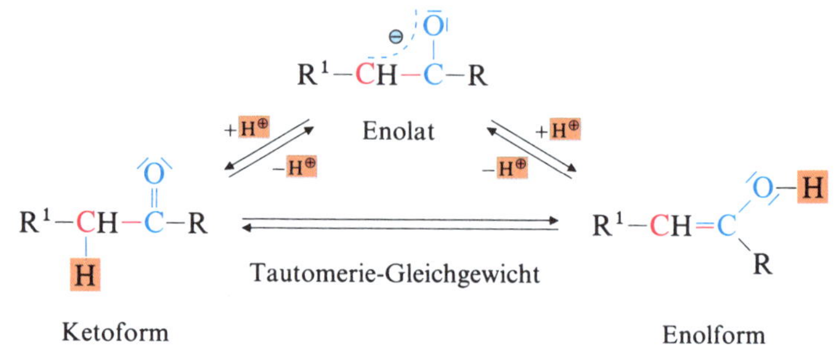

Aldehyde und Ketone

Keto-Enol-Tautomerie

Tautomere

Keto- und Enolform stehen bei Flüssigkeiten oder wenn der betrachtete Stoff gelöst ist, miteinander im Gleichgewicht. Es handelt sich um Konstitutionsisomere, die in diesem speziellen Fall **Tautomere** heißen. Das *Tautomerie-Gleichgewicht* stellt sich langsam ein, Säuren oder Basen katalysieren den Prozess. Im Endeffekt wandert ein Proton von einem α-C-Atom zum O-Atom der Carbonylgruppe oder in umgekehrter Richtung; dabei ordnen sich die π-Elektronen um. Der jeweilige Energiegehalt der Tautomeren bestimmt ihren Anteil am Gleichgewicht. Normalerweise überwiegt die Ketoform, es gibt jedoch Ausnahmen.

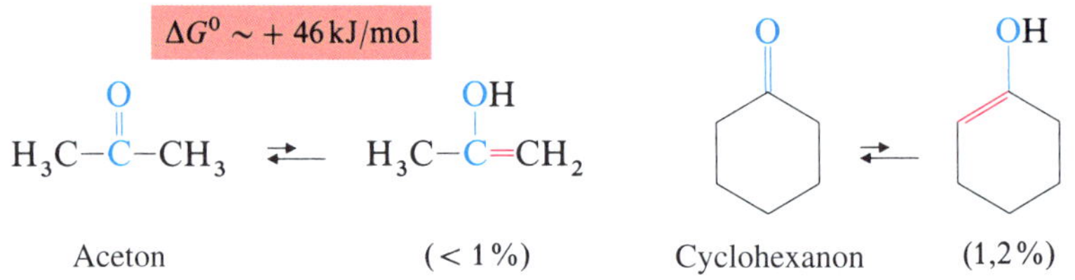

Gelingt es, die weniger begünstigte, d. h. energiereichere Enolform in einer Verbindung zu stabilisieren, so liegt eine „energiereiche" Verbindung vor. Dies bedeutet, dass beim Übergang von der Enolform in die Ketoform Energie frei wird, die im Stoffwechsel genutzt werden kann. Ein Beispiel dafür ist Phosphoenolpyruvat (PEP). Die nach der Hydrolyse gebildete Enolform (Enolpyruvat) geht in die Ketoform (Pyruvat) über. Gibbs' freie Energie der Hydrolyse ist insgesamt ungewöhnlich hoch. Ⓟ steht hier als Abkürzung für einen Phosphatrest, Ⓟ–OH entspricht der Phosphorsäure (H_3PO_4).

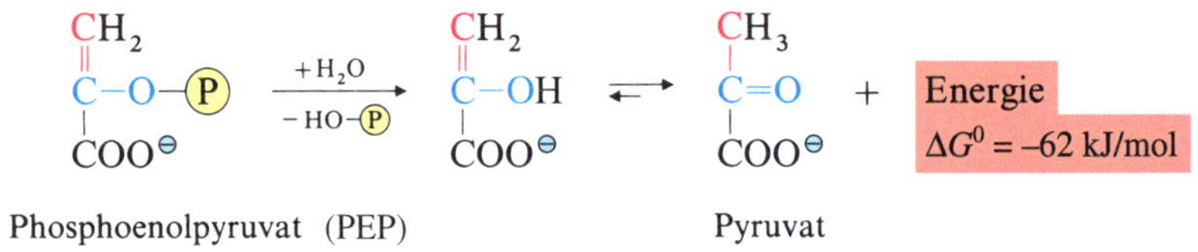

Wird ein α-C-Atom auf beiden Seiten von einer CO-Gruppe flankiert, dann steigt die Acidität der α-H-Atome an. Beim **Acetylaceton** (Pentan-2,4-dion) sind an der Mesomerie des Anions zwei weitere Atome beteiligt, was eine zusätzliche Stabilisierung bewirkt. Im Enol bildet sich eine *intramolekulare Wasserstoffbrückenbindung* aus, dies begünstigt es gegenüber der Ketoform.

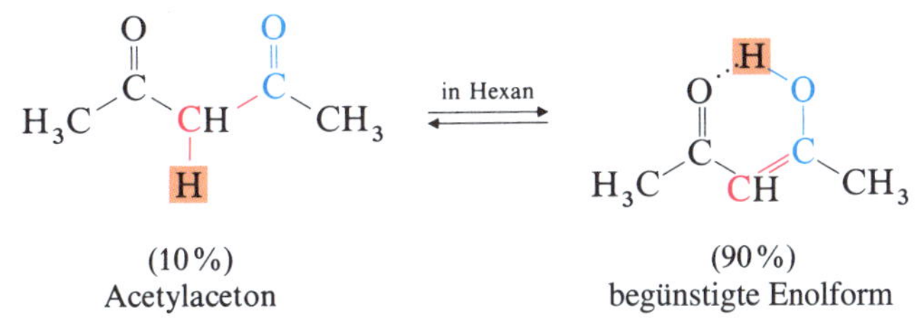

14.5 Addition von Wasser und Alkoholen

[Abbildung: Acetylaceton (10 %) ⇌ begünstigte Enolform (90 %) in Hexan]

14.5 Addition von Wasser und Alkoholen

Wasser greift das Carbonyl-C-Atom von Aldehyden und Ketonen *nucleophil* an und gibt ein Proton an das Carbonyl-O-Atom ab. Formal *addiert* sich Wasser an die C=O-Doppelbindung, es entsteht ein **Hydrat**, das mit der Ausgangsverbindung im Gleichgewicht steht. Der Grad der Hydratisierung schwankt bei einzelnen Verbindungen und ist beim Formaldehyd (99 %) und Acetaldehyd (50 %) höher als beim Aceton (< 1 %).

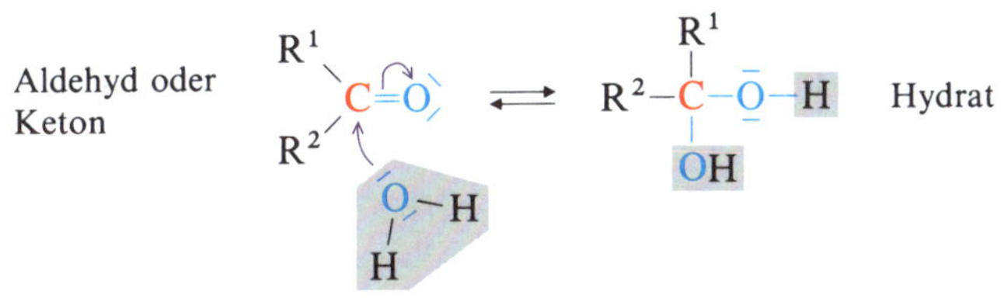

[Abbildung: Aldehyd oder Keton + H_2O ⇌ Hydrat]

Chloralhydrat

Trichlorethanal (Chloral) liegt in wässriger Lösung wegen der Elektronen ziehenden Chloratome praktisch vollständig als Hydrat vor. *Chloralhydrat* ist eines der ältesten Schlafmittel. Es wird wegen seines bitteren Geschmacks und lokaler Reizwirkungen rektal verabreicht. Nach Resorption wird Chloralhydrat im Körper zum *Trichlorethanol* reduziert, welches der eigentliche Wirkstoff ist. Die Dosierung ist vergleichsweise hoch (0,5–1,5 g), die therapeutische Breite jedoch sehr gering und es gibt Nebenwirkungen, weshalb Chloralhydrat trotz günstiger Wirkung (keine Beeinflussung der REM-Schlaf-Phase) an Bedeutung verloren hat.

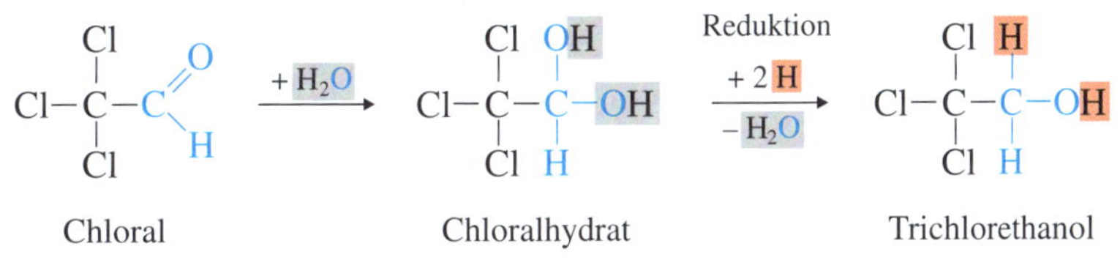

[Abbildung: Chloral + H_2O → Chloralhydrat; Reduktion +2 H, −H_2O → Trichlorethanol]

Halbacetal

Analog dem Wasser addieren auch Alkohole an die Carbonylgruppe. Dabei entstehen aus Aldehyden/Ketonen **Halbacetale**.

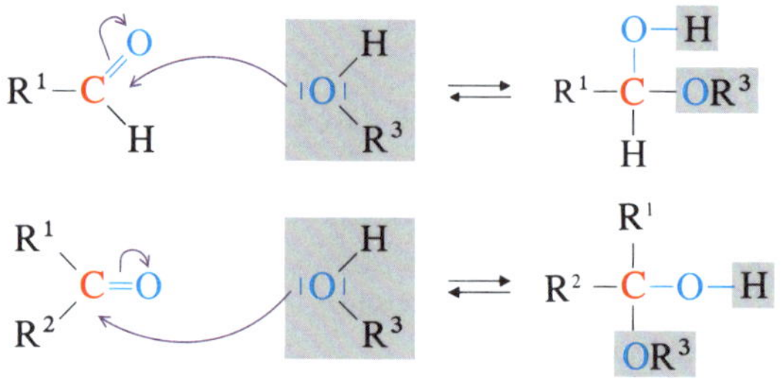

14 Aldehyde und Ketone

$$R^1-\underset{H}{\overset{O}{\underset{|}{C}}}{=}O + H-\overset{H}{\underset{R^3}{O}} \rightleftharpoons R^1-\underset{H}{\overset{O-H}{\underset{|}{C}}}-OR^3 \quad \text{Halbacetal}$$

$$\underset{R^2}{\overset{R^1}{\diagdown}}C=O + H-\overset{H}{\underset{R^3}{O}} \rightleftharpoons R^2-\underset{OR^3}{\overset{R^1}{\underset{|}{C}}}-O-H \quad \begin{array}{l}\text{Halbacetal}\\ \text{(früher: Halbketal)}\end{array}$$

Eine Besonderheit dieser Reaktion ist, dass sich auch eine Alkoholgruppe *desselben* Moleküls an die CO-Gruppe addieren kann, sofern der Abstand der reagierenden Gruppen günstig ist. Dabei bilden sich *cyclische Halbacetale*, bevorzugt mit 5- oder 6-gliedrigen Ringen.

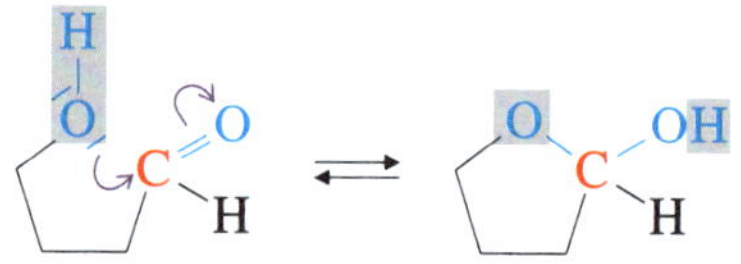

cyclisches Halbacetal (5-gliedriger Ring)

Acetal

Zugabe starker Säuren (HCl, H_2SO_4) zur Mischung aus Aldehyd (Keton) und Alkohol katalysiert einerseits die Halbacetalbildung, im Anschluss daran jedoch auch eine Folgereaktion. Unter Wasserabspaltung entsteht aus dem Halbacetal ein *Carbenium-Ion*, das von einem weiteren Alkohol-Molekül nucleophil angegriffen wird und nach Verlust eines Protons zum **Acetal** wird.

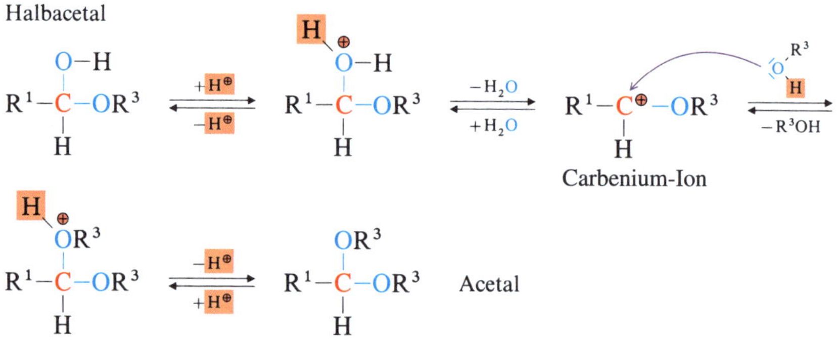

Halbacetal ⇌ ⇌ ⇌ Carbenium-Ion ⇌ Acetal

Diese Reaktion ist *reversibel*, d. h., Acetale werden in wässriger Lösung säurekatalysiert zum Aldehyd (Keton) und Alkohol hydrolysiert. Wir werden dieser Reaktion in der Zuckerchemie (s. Kap. 20) wieder begegnen. Das Beispiel zeigt die Bildung des Dimethylacetals des Acetons. Früher wurden die Acetale von Ketonen als Ketale bezeichnet.

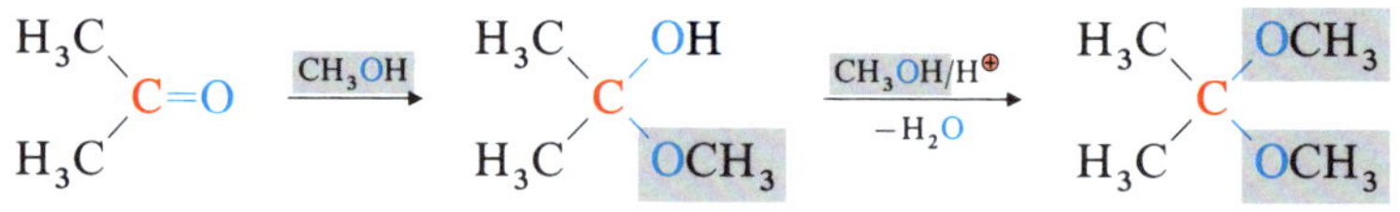

Aceton → Halbacetal → Aceton-dimethylacetal (= 2,2-Dimethoxypropan)

14.6 Addition primärer Amine

Imin

Aldehyde und Ketone reagieren mit primären Aminen oder Ammoniak unter Wasserabspaltung zu **Iminen** (Schiff-Basen). Das primäre Amin greift mit dem freien Elektronenpaar des N-Atoms das Carbonyl-C-Atom **nucleophil** an. Das entstandene Zwitterion geht durch Verschiebung eines Protons vom N- zum O-Atom in das Additionsprodukt (= Halbaminal) über. Dieses ist nicht stabil, sondern eliminiert leicht Wasser. Den ganzen Vorgang bezeichnet man als **Kondensation** (Verbinden zweier Moleküle unter Wasserabspaltung), alle Teilschritte sind reversibel.

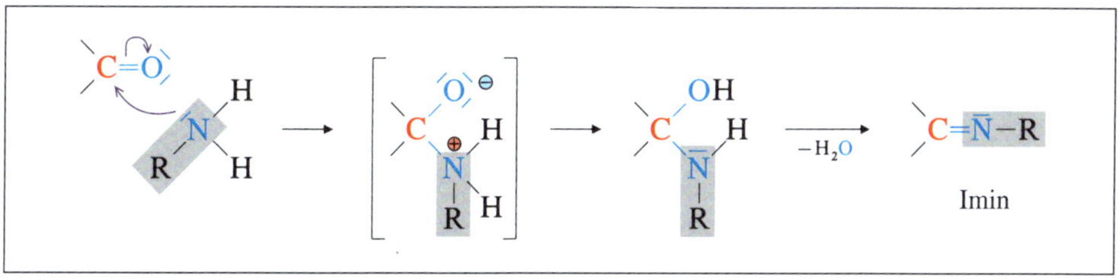

Je nach eingesetztem primärem Amin tragen die Kondensationsprodukte spezielle Namen, die Sie den Beispielen entnehmen können. Die hier abgebildeten Imine kristallisieren sehr gut und dienen z. B. zur Charakterisierung von Aldehyden und Ketonen.

Oxim

Hydrazon

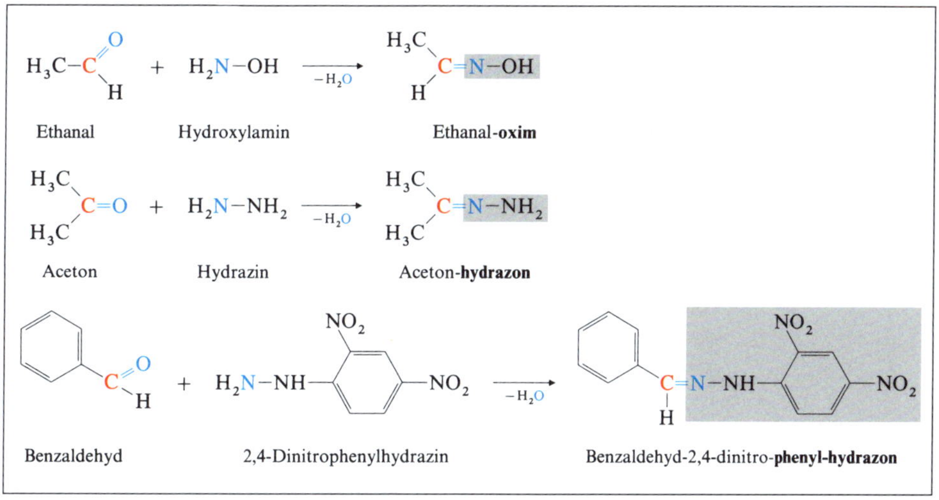

Transaminierung

Im Stoffwechsel kommen Imine als Intermediate vergleichsweise häufig vor und entstehen z. B. aus Aminogruppen von Aminosäuren oder Proteinen durch Reaktion mit Aldehydgruppen von Coenzymen oder Cofaktoren. Der bedeutende Stoffwechselvorgang der **Transaminierung** (Abb. 14/1) beruht auf der Iminbildung einer Aminosäure mit **Pyridoxalphosphat** (PLP, Vitamin B_6). Das entstehende Imin bildet ein Tautomeriegleichgewicht. Je nachdem, welches der Tautomere hydrolysiert wird, erhält man die Ausgangsverbindung *(Aminosäure)* zurück oder eine *Ketocarbonsäure*. In diesem Fall befindet sich der Stickstoff im Pyridoxaminphosphat. Formal sind zwischen der Aminosäure und der Ketocarbonsäure die NH_2-Gruppe und der Carbonylsauerstoff vertauscht worden, was durch Enzyme *(Transaminasen, Aminotransferasen)* katalysiert wird.

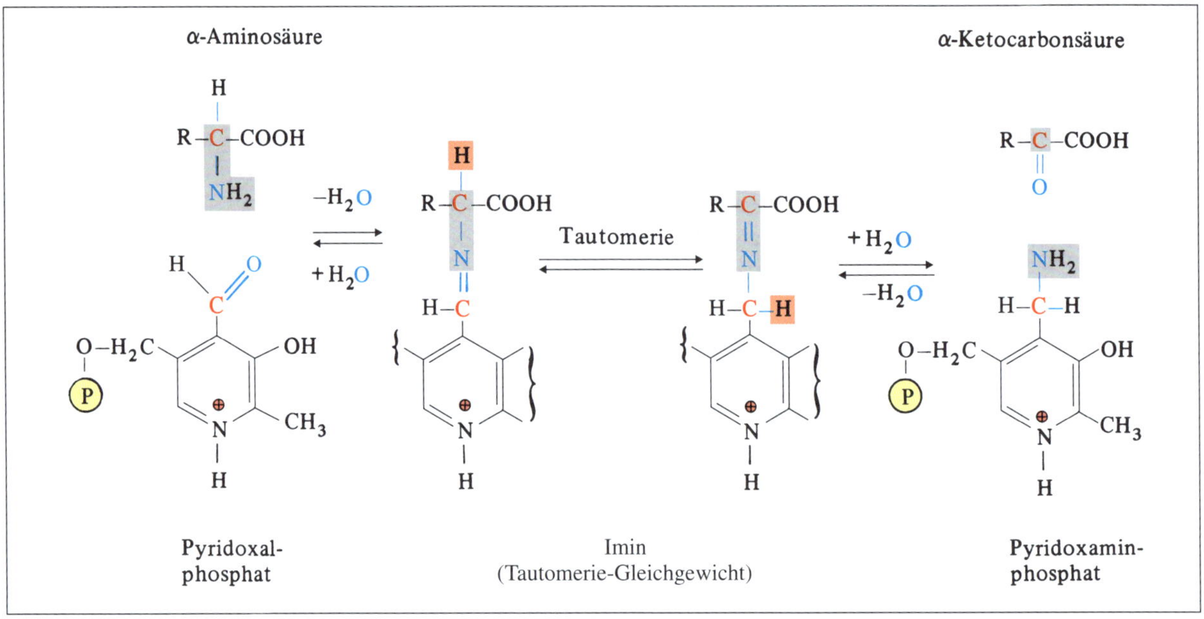

14 Aldehyde und Ketone

Abb. 14/1 Ablauf der Transaminierung.

Chemie des Sehens

Die Tatsache, dass der Mensch auf der Netzhaut des Auges Lichteindrücke empfangen und verarbeiten kann, beruht auf der *cis/trans*-Isomerisierung eines ungesättigten Aldehyds, der als Imin in ein Protein eingebettet ist. (*11Z*)-**Retinal** (*cis*-Retinal), das aus *Vitamin A* (Retinol) hervorgeht, reagiert mit der freien Aminogruppe am Lysin-216 des Proteins **Opsin** zum **Rhodopsin,** einem Imin. Durch sichtbares Licht (h·ν) isomerisiert im Retinalteil des Rhodopsins die *11Z*-Doppelbindung zur *11E*-Doppelbindung, dadurch destabilisiert sich das Imin und (*11E*)-Retinal (*trans*-Retinal) wird durch Hydrolyse freigesetzt. (*11E*)-Retinal wird dann enzymatisch wieder in (*11Z*)-Retinal umgewandelt und der Kreislauf kann sich wiederholen. Durch die lichtinduzierte *cis/trans*-Isomerisierung im Rhodopsin, durch die sich die molekulare Geometrie im Lichtzentrum des Moleküls stark verändert, wird ein Nervenimpuls ausgelöst.

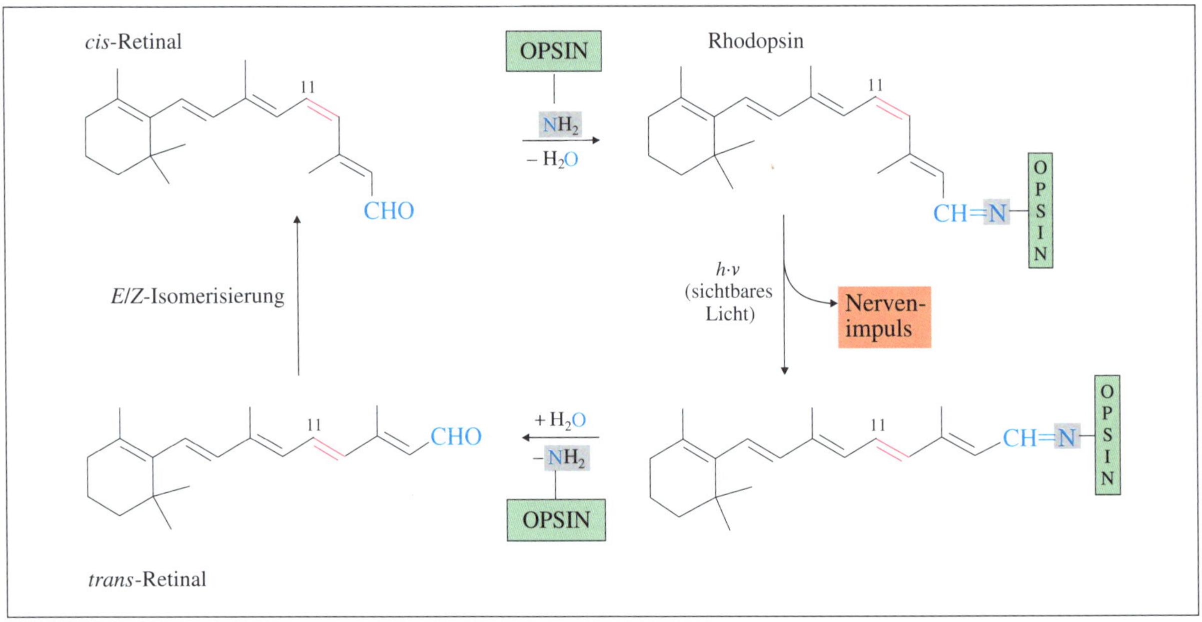

14.7 Reduktion der Carbonylgruppe

In Umkehr ihrer Bildung können Aldehyde und Ketone zu Alkoholen reduziert werden. Als Reduktionsmittel sind *Hydrid übertragende* Reagenzien am besten geeignet. Dies können **Metallhydride** sein wie z. B. *Natriumborhydrid* ($NaBH_4$) oder *Lithiumaluminiumhydrid* ($LiAlH_4$). Die ionische Addition von $|H^\ominus$ und $H^\oplus$ entspricht der Addition eines Wasserstoffmoleküls (H_2 = H–H), sodass die Reduktion formal einer **Hydrierung** entspricht. Wer sich noch erinnert, dass Reduktion „*Aufnahme von Elektronen*" bedeutet, findet dies hier auch wieder, sobald man sich klar macht, dass ein H_2-Molekül zwei Protonen und zwei Elektronen ($2\,H = 2\,H^\oplus + 2\,e^\ominus$) entspricht.

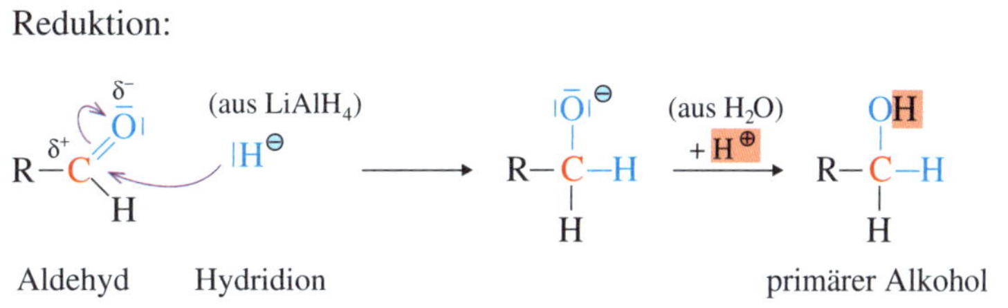

NADH

Für die lebende Zelle sind *enzymatische Reduktionen* bedeutsam. Hier ist sehr häufig **NADH** (reduziertes **N**icotinamid-**A**denin-**D**inucleotid) das Reduktionsmittel, das in Gegenwart geeigneter Enzyme ein *Hydridion* abspalten kann. NADH enthält in einem Heterocyclus eine Methylengruppe ($-CH_2-$), aus der ein Wasserstoffatom *mit* seinem Elektronenpaar (**Hydrid-Ion**) übertragen wird. Das Hydrid-Ion wirkt als *Nucleophil*. Im Heterocyclus bleibt eine positive Ladung, die mesomeriestabilisiert ist, da sich das freie Elektronenpaar vom Stickstoff am Aufbau eines aromatischen Systems beteiligt. Die negative Ladung am Carbonyl-O-Atom gleicht ein Proton des Lösungsmittels (z. B. Wasser) aus.

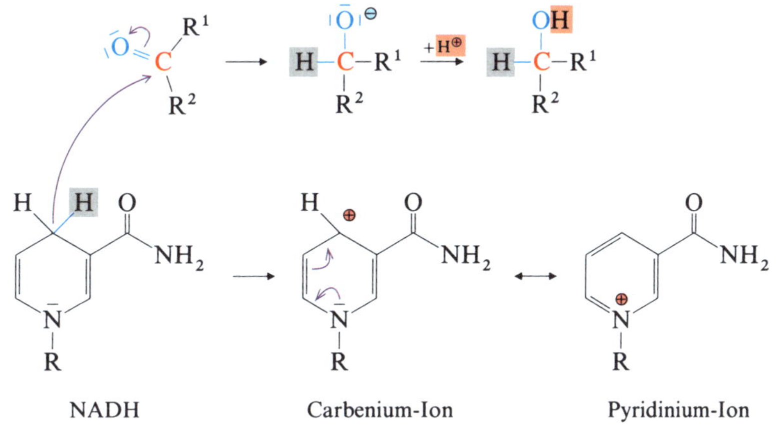

Hydrid-Ion

14.8 Aldol-Kondensation (C–C-Verknüpfung)

In stark alkalischer Lösung dimerisiert (griech. *dimer* = zwei Teile) Ethanal (= Acetaldehyd) zum **Aldol**, einer Verbindung, die je eine *Aldehyd-* („*-al*") und *Hydroxygruppe* („*-ol*") enthält. Formal ist ein Ethanal-Molekül an die CO-Gruppe eines zweiten Moleküls Ethanal *addiert* worden. Deshalb heißt dieser Teilschritt auch **Aldol-Addition**, an den sich eine Wasserabspaltung (= **Kondensation**) anschließen kann. Wie kommt es zu dieser Reaktion?

Aldehyde und Ketone

Aldol-Addition

$$H_3C-CHO + CH_2-CHO \xrightarrow{Base} H_3C-CH(OH)-CH_2-CHO$$

Ethanal + Ethanal → „Aldol"

(1) Eines der aciden α-ständigen H-Atome des Ethanals wird an die Base (z. B. $OH^\ominus$) abgegeben. Der deprotonierte Anteil ist in diesem Säure/Base-Gleichgewicht gering.

(2) Das mesomeriestabilisierte Anion ist ein besonders reaktives *Nucleophil*. Es reagiert als Carbanion mit der Carbonylgruppe eines unveränderten Ethanal-Moleküls.

(3) Die negative Ladung wird durch ein Proton ausgeglichen. Damit ist die **Aldol-Addition** abgeschlossen. Bis hierhin sind alle Schritte reversibel, die Base spielt die Rolle eines Katalysators.

Aldol-Kondensation

(4) Das **Aldol** ist häufig instabil und spaltet beim Erhitzen der Reaktionslösung Wasser ab (**Aldol-Kondensation**). Es entsteht eine zur Aldehyd-Gruppe konjugierte C=C-Doppelbindung, in unserem Beispiel Crotonaldehyd.

Bedeutsam an dieser Reaktion ist, dass C-Atome verknüpft werden und so längere Ketten entstehen. In unserem Beispiel: $C_2 + C_2 \longrightarrow C_4$. Dies ist für die chemische Synthese größerer Verbindungen hilfreich. Interessanterweise bedient sich auch die Natur dieses Syntheseprinzips, z. B. ist der Aufbau von Fructose aus Glycerinaldehyd- und Dihydroxyaceton-Derivaten eine *Aldol-Addition*. Allerdings findet diese Reaktion nur in Gegenwart des Enzyms *Aldolase* statt.

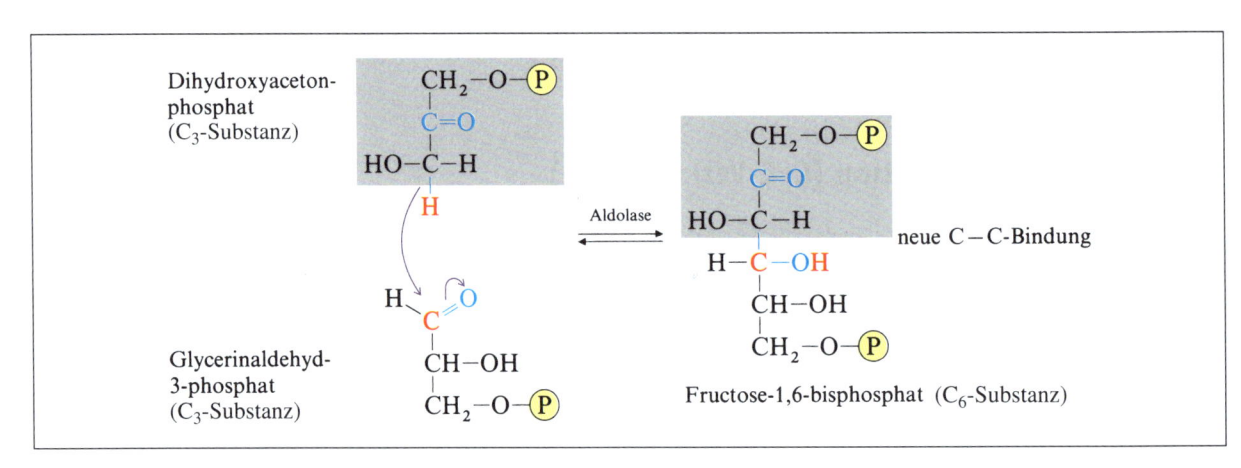

Dihydroxyacetonphosphat (C_3-Substanz)

Glycerinaldehyd-3-phosphat (C_3-Substanz)

Fructose-1,6-bisphosphat (C_6-Substanz)

14.8 Aldol-Kondensation (C–C-Verknüpfung)

Es ist nötig, einen Blick dafür zu entwickeln, aus welchen Bausteinen im Zuge einer Aldol-Kondensation eine vorgegebene Verbindung entstanden sein kann. Zunächst suchen Sie solche C=C-Doppelbindungen, die zu einer CO-Gruppe konjugiert liegen. Diese wird in Gedanken gespalten, wobei das C-Atom, das vom Carbonyl-C-Atom weiter entfernt ist, zur CO-Gruppe wird, während das andere zwei H-Atome erhält.

2-Methyl-2-pentenal → Propanal

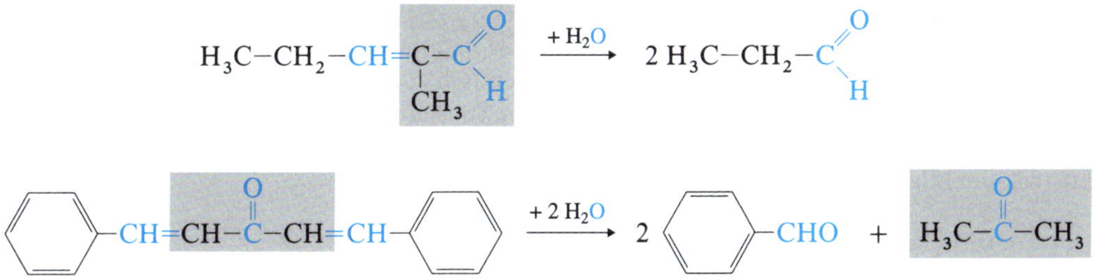

$$H_3C-CH_2-CH=C(CH_3)-C(=O)H \xrightarrow{+H_2O} 2\ H_3C-CH_2-C(=O)H$$

Dibenzalaceton → Benzaldehyd + Aceton

$$C_6H_5-CH=CH-C(=O)-CH=CH-C_6H_5 \xrightarrow{+2\ H_2O} 2\ C_6H_5-CHO + H_3C-C(=O)-CH_3$$

Aufgaben

1. Erklären Sie folgende Bezeichnungen und Begriffe: Carbonylgruppe – Aldehyd – Keton – Nucleophil – Elektrophil – Keto-Enol-Tautomerie – Tautomere – Acetal – Halbacetal – Hydrid-Ion – NADH – CH-Acidität – Transaminierung – Aldol-Addition – Aldol-Kondensation.
2. Welche Struktur haben Pentanal, 2,3-Dimethylhexanal, 2-Phenylcyclohexanon und 4-Hydroxy-3-methoxybenzaldehyd?
3. Erklären Sie die katalytische Wirkung von Säuren bei Reaktionen an der Carbonylgruppe!
4. Geben Sie, soweit möglich, je eine Enolform für folgende Verbindungen an!

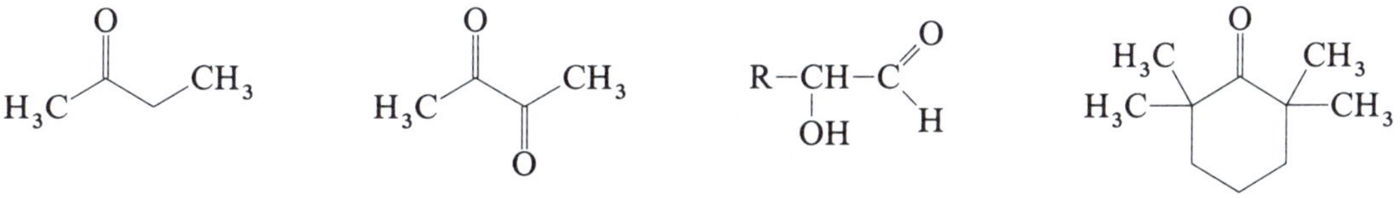

   $H_3C-C(=O)-CH_2-CH_3$ $H_3C-C(=O)-C(=O)-CH_3$ $R-CH(OH)-C(=O)H$ 2,2,6,6-Tetramethylcyclohexanon

5. Welche funktionellen Gruppen finden Sie in folgendem Molekül?

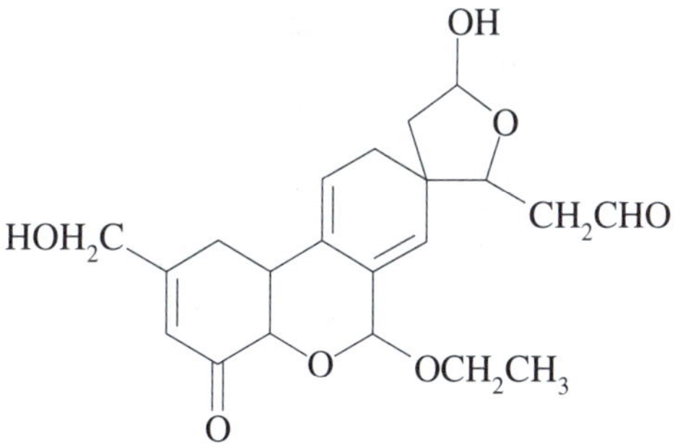

6. Vergleichen Sie die C=C- und C=O-Bindungen unter folgendem Blickwinkel:
   a) Hybridisierung der Atome, b) Bindungswinkel, c) Polarisierung, d) Angriff eines Protons und e) Unterscheidbarkeit bei chemischen Reaktionen!

Aldehyde und Ketone

7. Welche Produkte können unter Säurekatalyse entstehen aus a) 2-Butanon und Methanol, b) Cyclohexylcarbaldehyd und *n*-Propanol?
8. Warum darf das Reaktionsmedium für die Iminbildung nicht zu sauer sein?
9. Formulieren Sie *Cyclohexanonoxim*!
10. Welches Imin entsteht aus Aceton und Anilin?
11. Wenn Sie Hydrazin (H_2N-NH_2) mit Benzaldehyd umsetzen unter Wasserabspaltung, welches Produkt entsteht (Strukturformel) und wie heißt es?
12. Was ist ein *Carbanion*?
13. Geben Sie alle möglichen Reaktionsprodukte für folgende *Aldol-Kondensation* an:
    a) Gemisch aus Acetaldehyd und Propionaldehyd, b) Gemisch aus Benzaldehyd und Aceton.
14. Durch welche Reaktion können Sie zwischen folgenden Substanzen unterscheiden? Welche Beobachtungen kann man machen?
    a) Ethanal und Ethanol

    b) H_3C-CH_2-CHO und $H_3C-CH_2-\overset{\overset{O}{\|}}{C}-CH_3$

    c) $H_3C-O-CH_2-CH_2-O-CH_3$ und $H_3C-CH\overset{OCH_3}{\underset{OCH_3}{<}}$

15. Welche Reaktion löst beim Sehprozess durch Belichtung einen Nervenimpuls aus?

Bedeutung für den Menschen

Aldehyde und Ketone

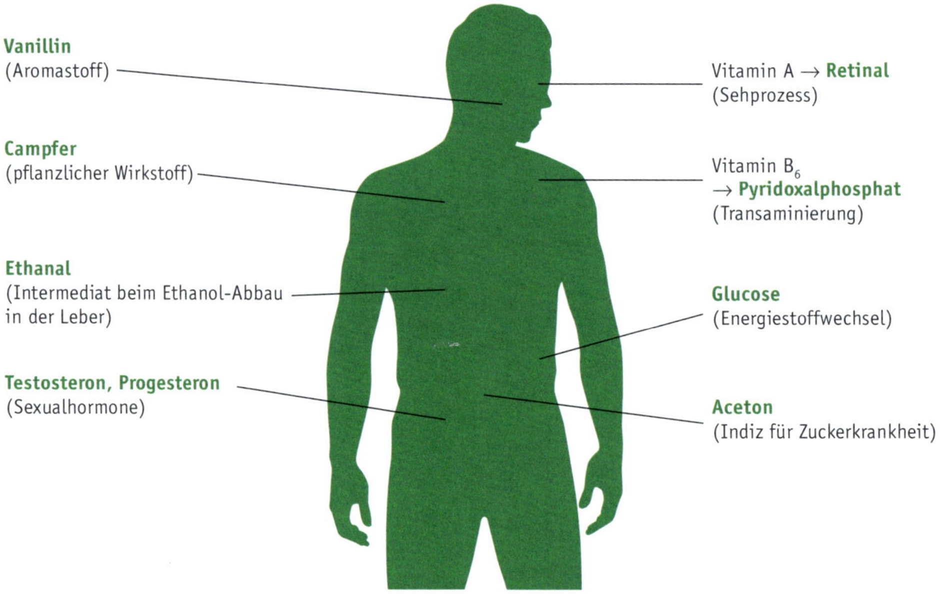

Vanillin (Aromastoff)

Campfer (pflanzlicher Wirkstoff)

Ethanal (Intermediat beim Ethanol-Abbau in der Leber)

Testosteron, Progesteron (Sexualhormone)

Vitamin A → **Retinal** (Sehprozess)

Vitamin B_6 → **Pyridoxalphosphat** (Transaminierung)

Glucose (Energiestoffwechsel)

Aceton (Indiz für Zuckerkrankheit)

15 Chinone

15.1 Struktur

Hydrochinon

Benzochinon

Dehydrierung
Hydrierung

Als zweiwertiges Phenol lernten wir das farblose **Hydrochinon** *(= 1,4 Dihydroxybenzol)* kennen (s. Kap. 13.1.4). Es ist ein gutes Reduktionsmittel und kann leicht zu einer gelben Verbindung oxidiert werden, die **1,4-Benzochinon** heißt. Die Reaktion, die hier abläuft, erfolgt unter Abgabe von zwei Protonen und zwei Elektronen, was der Abgabe von zwei H-Atomen entspricht (2 H$^\oplus$ + 2 e$^\ominus$ = 2 H). Dieser Redoxprozess ist reversibel. *Oxidation* bezeichnet in der Organischen Chemie eine **Dehydrierung**, *Reduktion* eine **Hydrierung**.

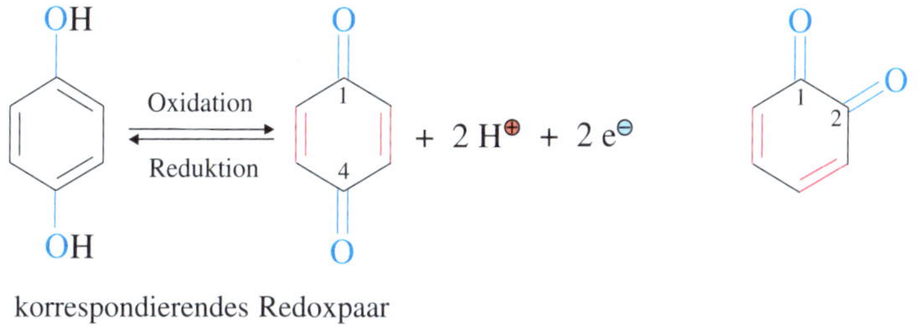

korrespondierendes Redoxpaar

Hydrochinon   1,4-Benzochinon   1,2-Benzochinon
(*p*-Chinon)   (*o*-Chinon)

1,4-Benzochinon oder allgemein *Chinone* enthalten zwei CO-Gruppen, die in einem Sechsring durch konjugierte C=C-Doppelbindungen verknüpft sind. Man unterscheidet *p*-Chinone und *o*-Chinone (CO-Gruppen in *para*- bzw. *ortho*-Stellung im Ring). Fehlen die konjugierten C=C-Doppelbindungen im Ring oder ist der Ring kleiner, liegen keine Chinone vor, sondern Diketone.

Weitere aromatische Ringe am 1,4-Benzochinon verändern den Chinon-Charakter, Gleiches gilt für Substituenten am Ring. Das abgebildete **Juglon** weist ein 1,4-Naphthochinon-Gerüst auf. Es kommt in den Fruchtschalen von Walnüssen vor und ist ein gelber Farbstoff. Aloe-Emodin ist ein Hydroxyanthrachinon-Farbstoff aus Aloe und wirkt abführend.

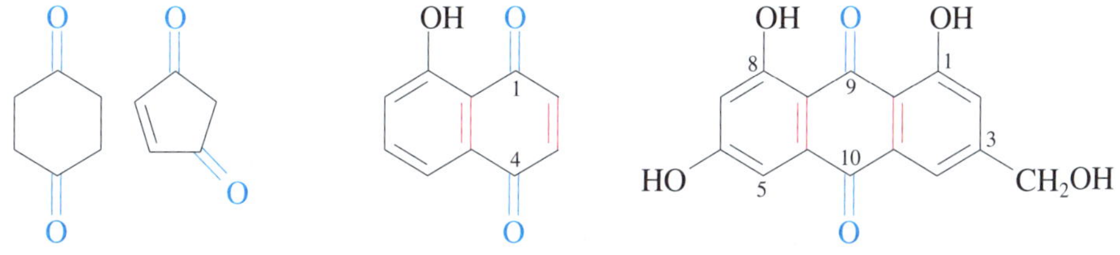

Diketone   Juglon   Aloe-Emodin
(keine Chinone)   (1,4-Naphthochinon-Gerüst)   (9,10-Anthrachinon-Gerüst)

15.2 Redoxverhalten

Die wichtigste Eigenschaft der Chinone ist ihre Reduzierbarkeit zum Hydrochinon. Reduktionsmittel kann z. B. Wasserstoff sein, mit Edelmetall-Katalysatoren oder enzymatisch aktiviert. Durch Substituenten am Chinonring lassen sich die Redoxeigenschaften beeinflussen. Ein Maß dafür ist das Normal-Redoxpotenzial E^0 in Volt. Das tatsächlich wirksame *Redoxpotenzial E* eines Hydrochinon/Chinon-Systems ergibt sich aus der **Nernst-Gleichung** (s. Kap. 9.10).

Auf das Redoxgleichgewicht Hydrochinon $\rightleftarrows$ Chinon + 2 $H^\oplus$ + 2 $e^\ominus$ angewandt gilt

Nernst-Gleichung

$$E = E^0 + \frac{0{,}06}{2} \cdot \log \frac{[\text{Chinon}][H^\oplus]^2}{[\text{Hydrochinon}]} = E^0 + \frac{0{,}06}{2} \cdot \log \frac{[\text{Chinon}]}{[\text{Hydrochinon}]} + \frac{0{,}06}{2} \cdot \log[H^\oplus]^2$$

und umgewandelt

$$E = E^0 + \frac{0{,}06}{2} \cdot \log \frac{[\text{Chinon}]}{[\text{Hydrochinon}]} - 0{,}06 \, \text{pH}$$

Es wird deutlich, dass das wirksame Potenzial u. a. auch von der $H^\oplus$ ($H_3O^\oplus$)-Ionenkonzentration, d. h. vom pH-Wert der Reaktionslösung, abhängt. Dies gilt grundsätzlich für alle Dehydrierungs-Hydrierungs-Reaktionen organischer Verbindungen.

Normalpotenzial

Die Nernst-Gleichung für das System vereinfacht sich, wenn Redoxreaktionen unter physiologischen Bedingungen bei pH ≈ 7 ablaufen. Man gibt dann statt des Normalpotenzials E^0 (bezogen auf pH = 0) das physiologische Normalpotenzial $E^{0'}$ an (bezogen auf pH = 7) und lässt kleine pH-Änderungen unberücksichtigt: $E^{0'} = E^0 - 0{,}06 \cdot 7 = E^0 - 0{,}42$ V.

Redoxpotenzial

Das wirksame Redoxpotenzial E verschiedener Chinon/Hydrochinon-Systeme beträgt dann also

$$E = E^{0'} + 0{,}03 \cdot \log \frac{[\text{Chinon}]}{[\text{Hydrochinon}]}$$

Chinone spielen beim Wasserstoff- bzw. Elektronentransport in der lebenden Zelle eine wichtige Rolle, z. B. in der sog. Atmungskette. Elektronen wandern freiwillig nur vom Redoxsystem mit negativerem Potenzial zu dem mit positiverem. Bei diesem Potenzialausgleich wird Energie *frei*, in der umgekehrten Richtung muss Energie *aufgewandt* werden. Der Zusammenhang zwischen der Potenzialdifferenz (ΔE) und der Änderung von Gibbs' freier Energie (ΔG) lautet: $\Delta G = -z \cdot F \cdot \Delta E$ (s. Kap. 9.7).

> **Coenzym Q und Vitamin K sind Chinone**
> **Coenzym Q** (CoQ = Ubichinon) wird in den Mitochondrien der Zellen gefunden. Mit seiner lipophilen Seitenkette ist es dort in der Membran verankert. Seine Funktion besteht darin, dass das Benzochinon-System Wasserstoff (d. h. indirekt Elektronen) von NADH aufnimmt, die Elektronen zwischenspeichert und in der Elektronentransportkette an Cytochrom abgibt. Mit anderen Worten: CoQ wird zunächst reduziert und in einem Folgeschritt wieder oxidiert, da Redoxreaktionen generell reversibel sind. Durch den Elektronentransport in Richtung positiverer Redoxpotenziale über mehrere Stufen gewinnt die Zelle letztendlich Energie in Form von ATP (Adenosintriphosphat).

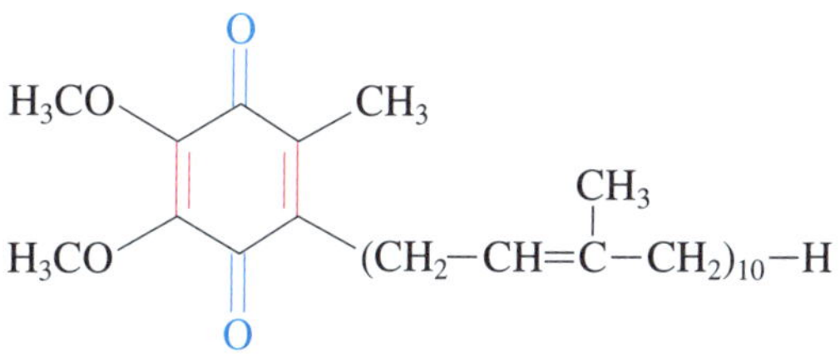

15.2 Redoxverhalten

$$\text{Coenzym Q (= Ubichinon)}$$

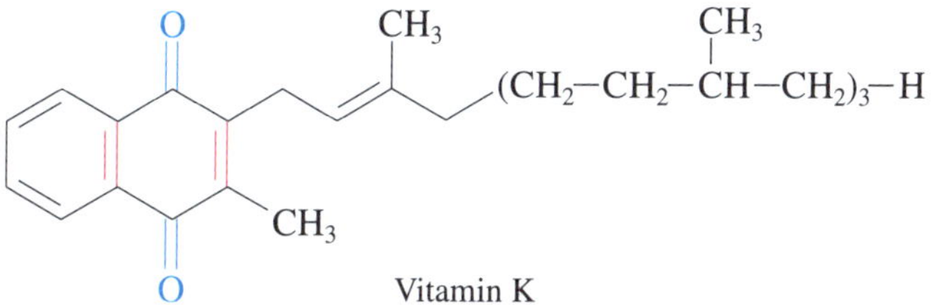

H$_3$CO, H$_3$CO, CH$_3$, mit Seitenkette (CH$_2$–CH=C(CH$_3$)–CH$_2$)$_{10}$–H an einem 1,4-Benzochinon.

Vitamin K: 2-Methyl-3-[CH$_2$–CH=C(CH$_3$)–(CH$_2$–CH$_2$–CH(CH$_3$)–CH$_2$)$_3$–H]-1,4-naphthochinon.

Vitamin K wird für die Blutgerinnung benötigt (K kommt von Koagulation). Dazu müssen die Blutgerinnungsproteine Calcium (Ca$^{2\oplus}$) binden, dies gelingt durch Veränderung von Glutamat-Seitenketten unter Mitwirkung von Vitamin K. Dazu wird das Naphthochinon-System zunächst zum Hydrochinon (KH$_2$) reduziert. Dieses wird dann in Gegenwart von Luftsauerstoff für die Veränderung der Proteine aktiviert.

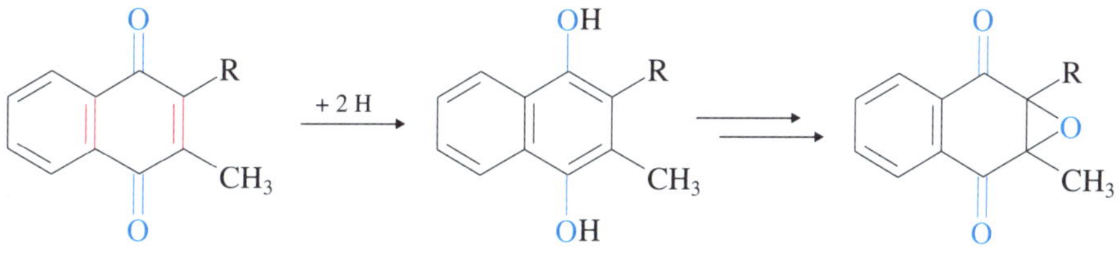

Vitamin K (Chinon) — $+2\,H$ → KH$_2$ (Hydrochinon) → K-Epoxid

Ein Intermediat ist das Vitamin K-Epoxid, das in Vitamin K zurückverwandelt wird. Ein Mangel an Vitamin K ist selten, solange dessen Resorption aus der Nahrung im Darm ungestört abläuft. Es wird auch von körpereigenen Darmbakterien hergestellt, was bei einer Antibiotikatherapie zu Mangelerscheinungen führen kann. Es gibt Stoffe, die die Blutgerinnung verhindern (z. B. Marcumar®, Warfarin), indem sie die Vitamin-K-vermittelte Reaktion an den Glutamatresten hemmen. Diese Pharmaka bezeichnend man als **Vitamin-K-Antagonisten**.

Chinone

Aufgaben

1. Erklären Sie folgende Bezeichnungen und Begriffe: Benzochinon – Hydrochinon – Dehydrierung – Hydrierung – Redoxpotenzial – Nernst-Gleichung – Normalpotenzial.
2. Hydrochinon wird durch $Ag^{\oplus}$-Ionen oxidiert. Formulieren Sie die Reaktionsgleichung!
3. 1,4-Benzochinon wird durch Zink (Zn) in Eisessig reduziert. Formulieren Sie die Reaktionsgleichung!
4. Welches Redoxpotenzial hat das Hydrochinon/1,4-Benzochinon-System ($E^0 = +0{,}70$ V) bei pH = 7, welches bei pH = 3, sofern die Redoxpartner in gleicher Konzentration vorliegen?
5. Für das Redoxsystem $2\,I^{\ominus} \rightleftharpoons I_2 + 2\,e^{\ominus}$ beträgt $E^0 = +0{,}58$ V. In neutraler Lösung wird Hydrochinon mit Iod versetzt. Findet eine Reaktion statt? Begründung!
6. Welche Strukturelemente enthält Coenzym Q neben dem p-Chinon-System? Wie groß ist $E^{0'}$ ($E^0 = +0{,}52$ V)?

16 Carbonsäuren und Carbonsäurederivate

16.1 Carbonsäuren

Carbonsäuren sind in der Natur weit verbreitet und umgeben uns im Alltag. *Essigsäure* ist im Haushaltsessig enthalten und gibt sich durch sauren Geschmack und stechenden Geruch zu erkennen. Sie hat aber auch als Industriechemikalie Bedeutung und ist ein wichtiger Baustein (Acetyl-Coenzym A) beim Aufbau von *Fettsäuren* im Stoffwechsel. *Milchsäure* verursacht den Muskelkater nach zu starker Anstrengung und entsteht durch Bakterien in der Milch (Sauermilch, Joghurt). *Citronensäure* ist ein wichtiges Intermediat im Citratzyklus des Stoffwechsels und kommt reichlich in Zitrusfrüchten vor.

16.1.1 Struktur und Nomenklatur

Durch Bindung einer Hydroxygruppe an das Kohlenstoffatom einer Carbonylgruppe entsteht eine neue funktionelle Gruppe, die **Carboxylgruppe** (–COOH oder –CO$_2$H). Sie enthält ein *sp*^{2}-hybridisiertes C-Atom, ist eben gebaut und stark polarisiert. Beide Sauerstoffatome tragen zwei freie Elektronenpaare, sind negativ polarisiert (δ$^-$) und dadurch basisch. Das Wasserstoffatom ist sauer. Das Carboxyl-C-Atom ist positiv polarisiert (δ$^+$) und damit elektrophil. An der freien Bindung können verschiedene Reste stehen.

Carboxylgruppe

Carboxylgruppe: (–COOH, –CO$_2$H)

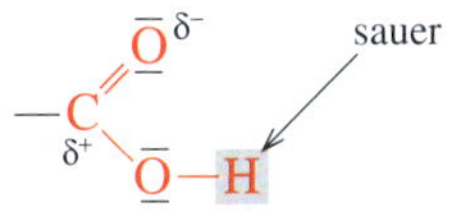

Carbonsäuren

Oxidiert man eine Aldehydgruppe (–CHO), so entsteht die Carboxylgruppe, die für **Carbonsäuren** charakteristisch ist. Formal liegt der Umwandlung eine *Dehydrierung* (= *Oxidation*) des Aldehydhydrats zugrunde. Im Vergleich zum Aldehyd-C-Atom ist das Carboxyl-C-Atom sauerstoffreicher. Die Nachbarschaft der unterschiedlich gebundenen Sauerstoffatome sorgt dafür, dass diese funktionelle Gruppe ihre eigene Chemie hat. Man sieht, dass in der Carboxylgruppe das Kohlendioxid (CO$_2$) vorgebildet ist. Das Bindungssystem ist jedoch noch offen, ermöglicht die Anknüpfung an andere organische Reste und bleibt reaktiv. Im CO$_2$ hingegen ist das Bindungssystem in sich geschlossen, der Kontakt zur Umgebung fehlt, es ist etwas zu Ende gekommen. CO$_2$ ist vergleichsweise reaktionsträge.

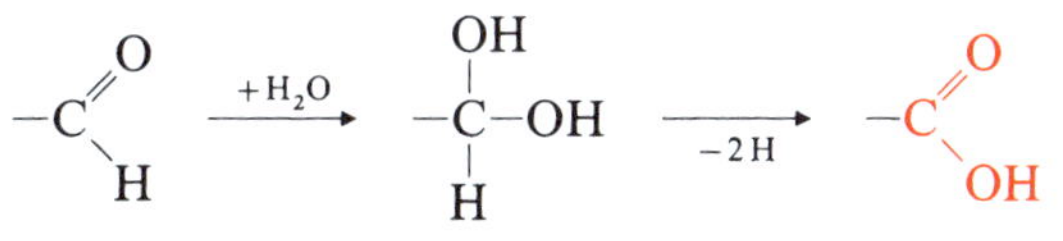

Aldehydgruppe → Aldehydhydrat → Carboxylgruppe

Nach der Zahl der im Molekül enthaltenen Carboxylgruppen unterscheidet man **Monocarbonsäuren** (1 × COOH), **Dicarbonsäuren** (2 × COOH), **Tricarbonsäuren** (3 × COOH)

Carbonsäuren und Carbonsäurederivate

Tab. 16/1 Aliphatische Monocarbonsäuren (Alkansäuren).

Trivialname	Formel	Kettenlänge	Siedepunkt (°C)	pK_s
Ameisensäure	H–COOH	C_1	101	3,8
Essigsäure	H_3C–COOH	C_2	118	4,8
Propionsäure	H_3C–CH_2–COOH	C_3	141	4,9
Buttersäure	H_3C–$(CH_2)_2$–COOH	C_4	164	4,8
			Schmelzpunkt (°C)	
Palmitinsäure	H_3C–$(CH_2)_{14}$–COOH	C_{16}	63	
Stearinsäure	H_3C–$(CH_2)_{16}$–COOH	C_{18}	70	
	C_nH_{2n+1}–COOH	C_n		

usw. Die einfachste Monocarbonsäure ist die **Ameisensäure**, die im Sekret einiger Ameisenarten und in der Brennnessel vorkommt. Es folgt **Essigsäure**, die von Essigsäurebakterien aus Ethanol gebildet wird und in reiner Form Eisessig heißt. **Propionsäure** und **Buttersäure** (s. Tab. 16/1) sind ebenfalls mikrobielle Gärungsprodukte. Bedeutung haben ferner **Palmitinsäure** (C_{16}) und **Stearinsäure** (C_{18}) als Bestandteile der *Triacylglycerine* und *Phospholipide*. Für die homologe Reihe der unverzweigten, aliphatischen Monocarbonsäuren gilt die allgemeine Formel C_nH_{2n+1}COOH. Die höheren Homologen ab C_{10} ($n = 9$) nennt man auch *Fettsäuren*, da sie in Fetten vorkommen (Kap. 16.2.4).

Der systematische Name der Carbonsäuren nach den IUPAC-Regeln ergibt sich aus dem Namen des zugrunde liegenden Alkans durch Anhängen des Wortes „-säure". (Beispiele: Methansäure, Ethansäure, Propansäure usw.)

Die Bezifferung der C-Atome beginnt beim Carboxyl-C-Atom (C-1) und schreitet in der Kette fort. Alternativ bezeichnet man die C-Atome auch mit kleinen griechischen Buchstaben, beginnend mit dem C-Atom, das der Carboxylgruppe benachbart ist (α-C-Atom). Das letzte C-Atom in der Kette trägt die Bezeichnung „Omega" (ω-C-Atom).

$$H_3C-(CH_2)_n-\overset{5}{CH_2}-\overset{4}{CH_2}-\overset{3}{CH_2}-\overset{2}{CH_2}-\overset{1}{COOH}$$
$$\omega\delta\gamma\beta\alpha$$

Bezifferung / griechische Buchstaben

Dicarbonsäuren

Die einfachste **Dicarbonsäure** (Tab. 16/2) ist die **Oxalsäure**, die beiden Carboxylgruppen sind direkt miteinander verbunden. Mit jeweils einer CH_2-Gruppe mehr zwischen den Carboxylgruppen folgen **Malonsäure**, **Bernsteinsäure** und **Glutarsäure**.

Tab. 16/2 Aliphatische Dicarbonsäuren (Alkandisäuren).

Name	Systemat. Name	Formel	Kettenlänge	pK_{s1}	pK_{s2}
Oxalsäure	(Ethandisäure)	HOOC–COOH	C_2	1,3	4,3
Malonsäure	(Propandisäure)	HOOC–CH_2–COOH	C_3	2,8	5,7
Bernsteinsäure	(Butandisäure)	HOOC–CH_2–CH_2–COOH	C_4	4,2	5,6
Glutarsäure	(Pentandisäure)	HOOC–$(CH_2)_3$–COOH	C_5	4,3	5,3

Tricarbonsäure

Wird Bernsteinsäure an den beiden CH_2-Gruppen dehydriert, entstehen ungesättigte Dicarbonsäuren, die sich als *cis-trans*-Isomere unterscheiden. Zu den **Tricarbonsäuren** gehört Citronensäure, die bis zu 5% im Saft von Zitrusfrüchten enthalten ist.

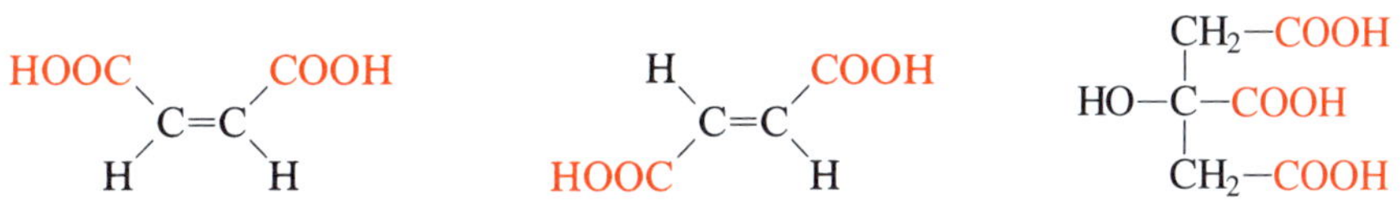

16.1 Carbonsäuren

$$\underset{\underset{H}{\text{Maleinsäure}}}{\underset{(\textit{cis}\text{-Isomer})}{\text{HOOC}\diagdown\text{C}=\text{C}\diagup\text{COOH}}} \quad \underset{\text{Fumarsäure}}{\text{H}\diagdown\text{C}=\text{C}\diagup\text{COOH}} \quad \text{Citronensäure}$$

Maleinsäure (cis-Isomer) — Fumarsäure (trans-Isomer) — Citronensäure

Die einfachste aromatische Monocarbonsäure heißt **Benzoesäure**, eine aromatische Dicarbonsäure ist **Phthalsäure**.

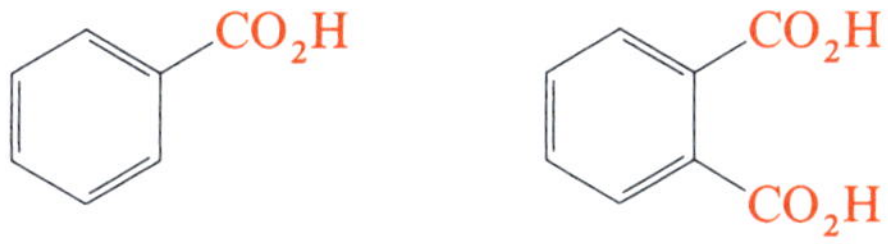

Benzoesäure — Phthalsäure

16.1.2 Eigenschaften

Die niederen Monocarbonsäuren (bis C_4) sind bei Raumtemperatur Flüssigkeiten und in jedem Verhältnis mit Wasser mischbar. Die Carboxylgruppe ist *hydrophil* und bestimmt die *Löslichkeit*. Mit zunehmender Länge der aliphatischen Kohlenwasserstoffkette sinkt die Wasserlöslichkeit rapide, so löst sich Stearinsäure (C_{18}) z.B. in lipophilen Lösungsmitteln wie Chloroform. Der *Siedepunkt* z.B. für Ameisensäure und Essigsäure ist relativ hoch, weil Carbonsäuren untereinander Wasserstoffbrückenbindungen ausbilden, bevorzugt ist eine *Dimerisierung*.

Dimerisierung

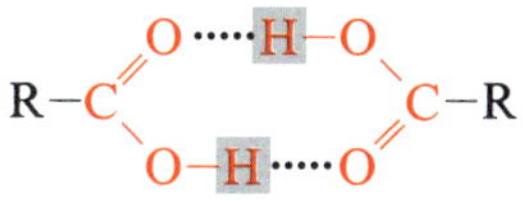

Ameisensäure und Essigsäure riechen stechend und wirken hautreizend. Buttersäure und höhere Homologe (C_4–C_6) riechen äußerst widerwärtig (ranzige Butter, Schweiß).

Carbonsäuren reagieren in wässriger Lösung merklich sauer. Das H-Atom der Carboxylgruppe ist acide. Die Alkansäuren (s. Tab. 16/1) sind schwache Säuren, ihr pK_s-Wert liegt zwischen 3,8 und 4,9. Es stellt sich folgendes Dissoziationsgleichgewicht ein:

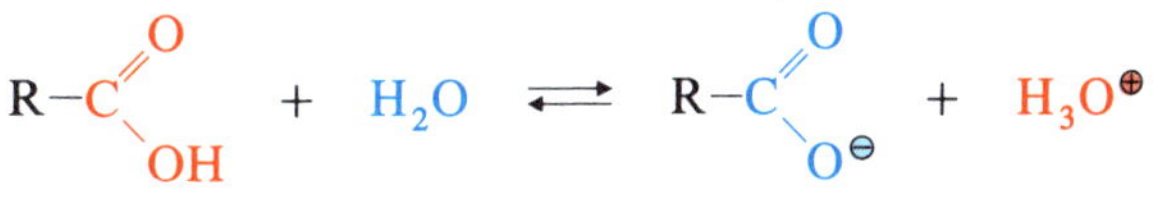

$$R-\underset{OH}{\overset{O}{C}} + H_2O \rightleftharpoons R-\underset{O^{\ominus}}{\overset{O}{C}} + H_3O^{\oplus}$$

Carbonsäure — Carboxylat-Ion

Aus der Carbonsäure (rot) wird das Carboxylat-Ion (blau), das basisch reagiert. Umgekehrt ist das Wasser in diesem Gleichgewicht die Base (blau), das Hydronium-Ion die Säure (rot).

Acidität

Allgemein hängt die **Acidität** einer organischen Verbindung RX–H von zwei Faktoren ab:
a) von der Elektronegativität des Atoms X und
b) von Einflüssen, die das Anion RX$^{\ominus}$ stabilisieren.

Wir erkennen den Einfluss der Elektronegativität von X z.B. im Vergleich von Methanol CH_3O–H ($pK_s \approx 16$) und Methan H_3C–H ($pK_s \approx 43$). Der Grund für die relativ große Acidität der Carbonsäuren (pK_s etwa 2–5) ist darin zu suchen, dass die negative Ladung im

Carbonsäuren und Carbonsäurederivate

Carboxylat

entstehenden **Carboxylat-Ion** durch **Mesomerie** stabilisiert wird. Beim Phenolat-Ion hatten wir Ähnliches kennen gelernt (s. Kap. 13.1.3).

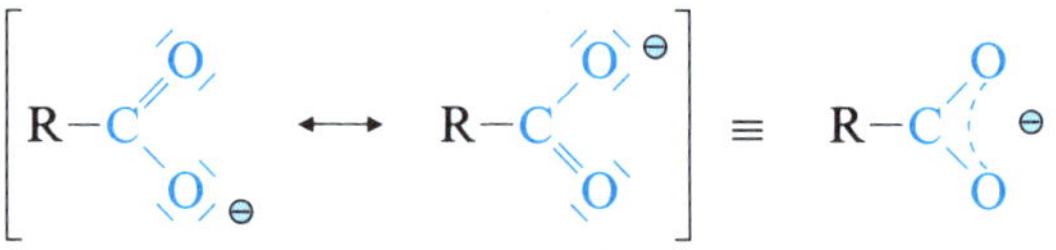

Mesomerie des Carboxylat-Ions
(Die Blaufärbung zeigt an, dass das Carboxylat-Ion basisch reagiert.)

Elektronenziehende Substituenten (z. B. Chloratome) in Nachbarschaft zur Carboxylgruppe steigern deren Acidität. Die größte Wirkung geht von α-ständigen Substituenten aus, außerdem spielt die Zahl der Substituenten eine Rolle. Bei den Chlorderivaten der Essigsäure und Propionsäure lassen sich die Gesetzmäßigkeiten am besten erkennen (Tab. 16/3). **Trichloressigsäure** ist eine **starke Säure**. Die Halogene F, Cl, Br und I unterscheiden sich in ihrem Einfluss nur wenig, wie ein Vergleich von Fluoressigsäure ($pK_s = 2{,}6$) und Iodessigsäure ($pK_s = 3{,}1$) zeigt.

Tab. 16/3 Abhängigkeit der Acidität ausgewählter Carbonsäuren von Substituenten in der Nachbarschaft.

Struktur	Name	pK_s	Struktur	Name	pK_s
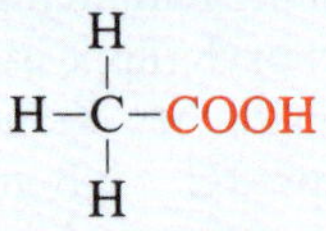 H₃C–COOH	Essigsäure	4,8	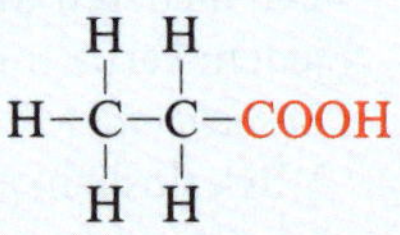 H₃C–CH₂–COOH	Propionsäure	4,9
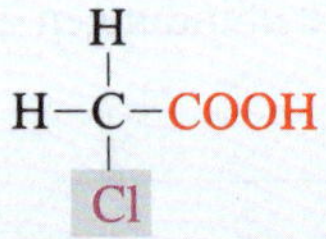 ClCH₂–COOH	Chloressigsäure	2,9	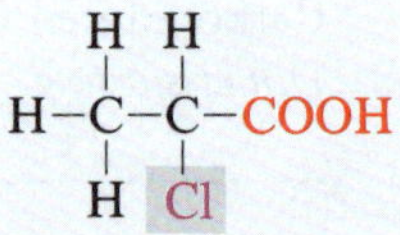 CH₃–CHCl–COOH	α-Chlorpropionsäure	2,8
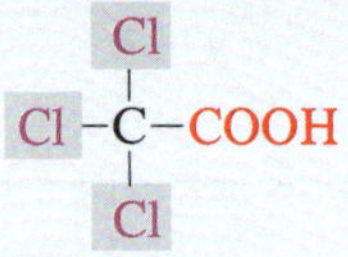 Cl₃C–COOH	Trichloressigsäure	0,7	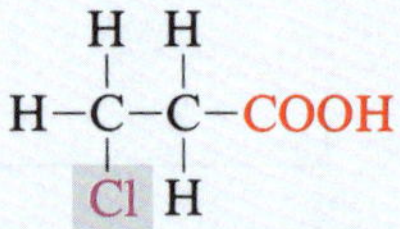 ClCH₂–CH₂–COOH	β-Chlorpropionsäure	4,1

Induktiver Effekt

Einflüsse, die über Einfachbindungen hinweg die Elektronendichte an einzelnen Atomen und damit die Polarisierung einzelner Bindungen beeinflussen, bezeichnet man als *induktiven Effekt*. Elektronen ziehende Substituenten (lila markiert) bewirken einen –I-Effekt, Elektronen abstoßende einen +I-Effekt. Die Pfeile in der Formel geben die Richtung des Elektronenzugs an.

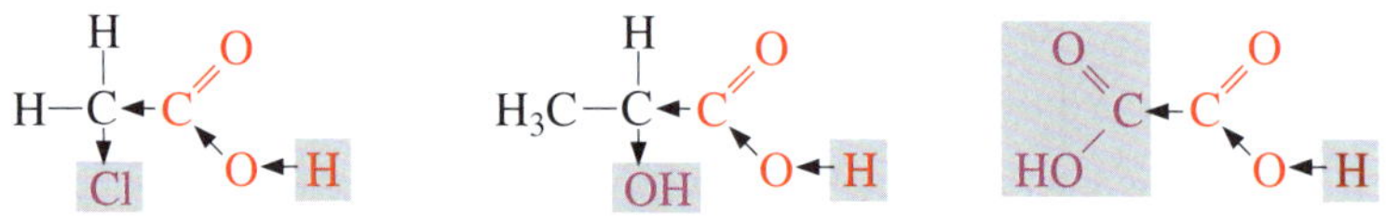

Chloressigsäure — Milchsäure — Oxalsäure

Ähnlich den Halogenen, jedoch schwächer wirken sich eine α-ständige Hydroxygruppe sowie eine zweite Carboxylgruppe aus. In der Oxalsäure bewirkt der –I-Effekt der zweiten Carboxylgruppe, dass das Proton aus der ersten leicht abgespalten ($pK_{s1} = 1{,}2$) wird. Das zweite Proton einer Dicarbonsäure wird dann deutlich schwerer abgegeben als das erste. Hier behindert der negativ geladene Substituent die Abgabe. Je größer der Abstand zwischen den Carboxylgruppen ist, desto kleiner wird der Unterschied in der Acidität (s. Tab. 16/2).

Umwelt-Technik-Alltag Carbonsäuren als Konservierungsmittel: Fischerzeugnisse, Mayonnaisen, Gemüsekonserven und Marmeladen dürfen durch Konservierungsmittel haltbar gemacht, d. h. vor einem Verderb durch Mikroorganismen geschützt werden. Solche Zusatzstoffe müssen in niedriger Konzentration (unter 0,5%) wirken, gesundheitlich unbedenklich sein und dürfen den Geschmack eines Lebensmittels nicht verfälschen. Als Konservierungsstoffe zugelassen sind u. a. **Sorbinsäure**, **Benzoesäure** und **Ameisensäure**. Da nur undissoziierte Säuremoleküle die Zellmembran von Bakterien, Hefen und Pilzen passieren können, was die Voraussetzung für die Wirkung darstellt, ist ihre Anwendung auf stärker saure Lebensmittel beschränkt. Bei pH = 3 liegen z. B. 95% der Sorbinsäure undissoziiert vor, bei pH = 7 nur 0,6%. Verhindert werden das Auskeimen von Bakteriensporen und das Wachstum von Schimmelpilzen. Im Gegensatz zu den meist giftigen Desinfektionsmitteln werden Mikroorganismen durch Konservierungsmittel nicht abgetötet. Auch *Essigsäure* macht Lebensmittel haltbar, aber erst in Konzentrationen weit höher als 0,5%.

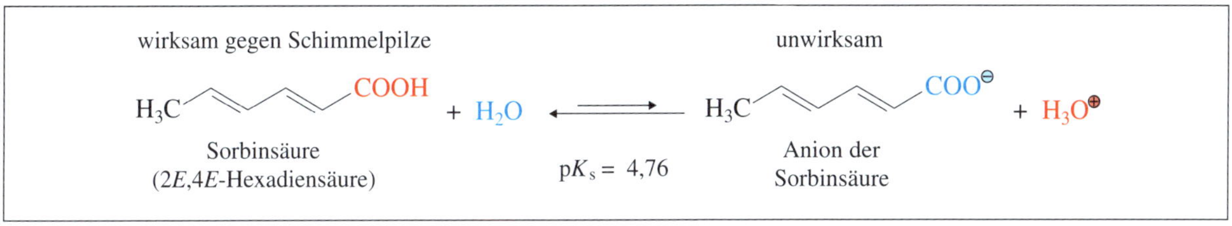

---

wirksam gegen Schimmelpilze   unwirksam

H₃C–CH=CH–CH=CH–COOH + H₂O ⇌ H₃C–CH=CH–CH=CH–COO⁻ + H₃O⁺

Sorbinsäure   Anion der
(2E,4E-Hexadiensäure) $pK_s = 4{,}76$ Sorbinsäure

16.1.3 Salzbildung

Carbonsäuren reagieren mit Basen zu Salz und Wasser *(Neutralisation)*. Die Salze sind in wässriger Lösung vollständig dissoziiert, die Ionen sind hydratisiert. Beim Verdampfen des Wassers kristallisieren die Salze und bilden Ionengitter wie das Kochsalz (s. Kap. 3.3.5).

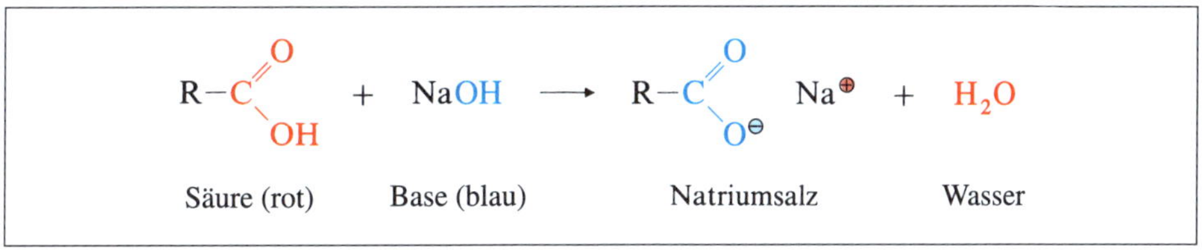

R–COOH + NaOH ⟶ R–COO⁻ Na⁺ + H₂O

Säure (rot)   Base (blau)   Natriumsalz   Wasser

Das **Carboxylat-Ion** ist extrem hydrophil, deshalb lösen sich Salze von Carbonsäuren gut in Wasser, und es gelingt durch Salzbildung auch schlecht wasserlösliche Carbonsäuren in die wässrige Phase zu überführen. Umgekehrt kann man aus den Salzen die Carbonsäure durch Zugabe einer starken Säure (z. B. Schwefelsäure) wieder freisetzen.

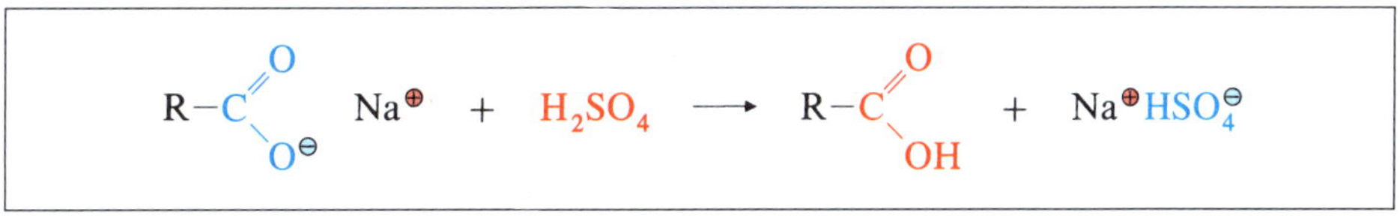

R–COO⁻ Na⁺ + H₂SO₄ ⟶ R–COOH + Na⁺ HSO₄⁻

Der physiologische pH-Wert liegt im Bereich 6–8. Die pK_s-Werte der meisten Carbonsäuren sind kleiner als 5. Dies bedeutet, dass die Carbonsäuren in den Zellen und Körperflüssigkeiten (z. B. Blut) als Anionen bzw. Salze vorliegen. Die Biochemiker verwenden deshalb nicht die Namen der freien Säuren, sondern schreiben und benennen deren Anionen. Unglücklicherweise gibt es auch hier Trivialnamen, die z. T. in keinem erkennbaren Zusammenhang zu den Namen der Säuren stehen (Tab. 16/4). Allen Anionen gemeinsam ist die Endsilbe „-at". Nachfolgend einige Beispiele:

Carbonsäuren und Carbonsäurederivate

Tab. 16/4 Ausgewählte Carbonsäuren mit den Namen der zugehörigen Anionen.

Säure	Anion	Säure	Anion
Ameisensäure	Formiat	Oxalsäure	Oxalat
Essigsäure	Acetat	Malonsäure	Malonat
Propionsäure	Propionat	Bernsteinsäure	Succinat
Buttersäure	Butyrat	Brenztraubensäure	Pyruvat
Palmitinsäure	Palmitat	Benzoesäure	Benzoat
Stearinsäure	Stearat	Citronensäure	Citrat

Seifen

Eine besondere Eigenschaft zeigen die Salze langkettiger Monocarbonsäuren wie z. B. **Natriumstearat**, die auch als **Seifen** bezeichnet werden. Die Salze lösen sich dem Augenschein nach gut in Wasser. Die wässrigen Lösungen verhalten sich jedoch ganz anders als übliche Salzlösungen, die Lösungen schäumen und sind in der Lage, lipophile Substanzen aufzunehmen (zu emulgieren), d. h. als Waschmittel zu wirken. Was spielt sich hier ab?

amphipathisch

Das Stearat enthält ein hydrophiles Ende und einen langkettigen, lipophilen Kohlenwasserstoffrest in der *Zickzack*-Konformation. Man bezeichnet solche Moleküle als **amphipathisch** (amphiphil).

lipophil (= hydrophob)   hydrophil

$\text{COO}^\ominus \ \text{Na}^\oplus$

Natriumstearat $\text{C}_{17}\text{H}_{35}-\text{COO}^\ominus \ \text{Na}^\oplus$

vereinfacht: $\ominus \ \text{Na}^\oplus$

hydrophil

Wasser hydratisiert nur das hydrophile Ende, das lipophile Ende wird wie Öl aus dem Wasser herausgedrängt. An der Oberfläche bildet sich zunächst eine *monomolekulare Schicht* des Stearats, was die *Oberflächenspannung* stark erniedrigt. Weitere Stearat-Ionen lagern sich so zusammen, dass die lipophilen Enden miteinander in Kontakt stehen *(hydrophobe Wechselwirkung)* und das Wasser aus ihrer Mitte verdrängen, während die negativ geladenen Enden eine hydrophile Hülle um den lipophilen Kern bilden. Solche Aggregate heißen **Mizelle**

Mizellen (Abb. 16/1). Durch die negative Ladung an ihrer Oberfläche wird einerseits ein guter Kontakt zum Wasser hergestellt (Hydratisierung), andererseits stoßen die Mizellen

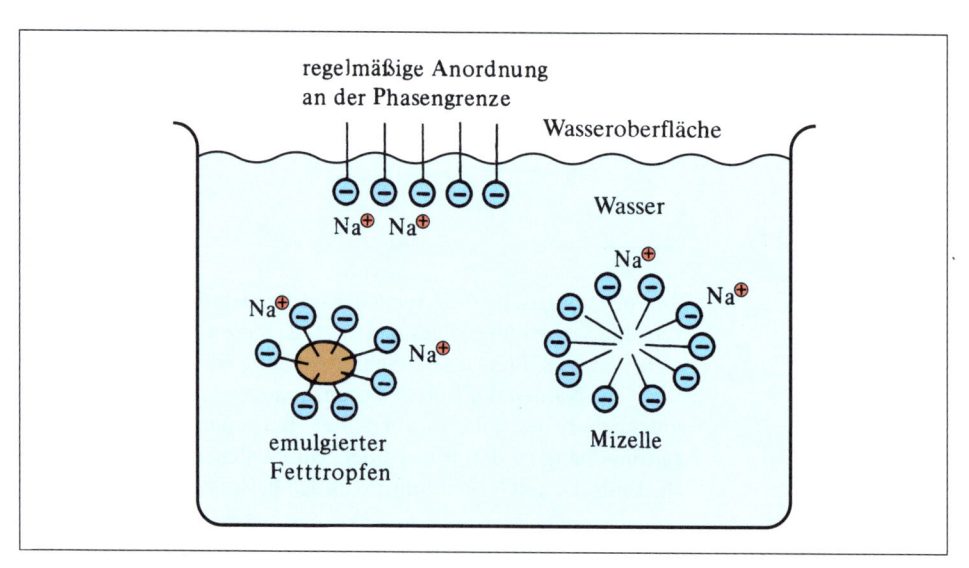

Abb. 16/1 Schematische Darstellung des Verhaltens von Natriumstearat in Wasser.

sich untereinander ab, so dass immer Zwischenräume für das Wasser und die hydratisierten Natrium-Ionen (zum Ladungsausgleich) bleiben.

Man sagt, dass die Mizellen aufgrund von *hydrophoben Wechselwirkungen* der lipophilen Ketten untereinander stabil sind. Die zwischen den Ketten wirksamen van-der-Waals-Kräfte sind jedoch vergleichsweise schwach, so dass die Mizellen ihre Form verlieren, wenn man statt Wasser beispielsweise Ethanol als Lösungsmittel nimmt. Das Wasser hat für die hydrophobe Wechselwirkung (2–4 kJ/mol pro Kettenkontakt) eine besondere Bedeutung: Durch den Kontakt der lipophilen Ketten untereinander wird die Hydratisierung, die zu einer größeren, geordneten Hydrathülle um jedes einzelne Seifenmolekül herum führen würde, vermieden. Somit besitzt die Hydrathülle einer mizellaren Lösung einen *geringeren Ordnungsgrad* als eine Lösung, in der jedes einzelne Seifenmolekül vollständig hydratisiert wäre. Die Bildung von Mizellen in Wasser bringt einen *Entropiegewinn* ($\Delta S > 0$), der Gesamtvorgang wird gemäß der Gleichung $\Delta G = \Delta H - T \cdot \Delta S$ *exergon* ($\Delta G < 0$). Bildlich gesprochen, legt das Wasser eine Klammer um die ausgerichteten Seifenmoleküle, das System ist thermodynamisch begünstigt.

Kommen „*Seifenlösungen*" mit Fett oder Schmutz in Berührung (z. B. auf Stoffgewebe oder auf der Haut), dann benetzen sie wegen der geringen Oberflächenspannung zunächst die Unterlage (Stoff, Haut). Am dort anhaftenden Fett ordnen sich einzelne Mizellen so um, dass die lipophilen Enden der Seifen in die Fettschicht hineinragen, einzelne Partikel ablösen und durch die hydrophile Oberfläche, die die Seife ausbildet, in Lösung halten. Die Fette werden *emulgiert* und mit der Seifenlösung fortgespült.

16.1.4 Carbonsäuren mit zusätzlichen funktionellen Gruppen

Die Hydroxygruppe (–OH) sowie die Aminogruppe (–NH_2) sind die funktionellen Gruppen der Alkohole bzw. Amine (s. Kap. 13). Kommt eine der Gruppen neben einer Carboxylgruppe vor, erhält man *bifunktionelle* Moleküle.

$$R-CH-COOH \qquad R-CH-COOH$$
$$\;\;\;\;\;|\;|$$
$$\;\;\;\;OH\;\;\;\;\;\;\;\;\;\;\;\;\;\;\;\;\;\;NH_2$$

α-Hydroxy-carbonsäure   α-Amino-carbonsäure

Hydroxycarbonsäuren Während die Aminosäuren Kapitel 19 vorbehalten bleiben, besprechen wir hier die Hydroxy- und Ketocarbonsäuren. Wichtige **Hydroxycarbonsäuren** können Sie dem Formelschema entnehmen, dort ist neben dem Namen der Säure auch der des Anions (blau) in Klammern vermerkt. Sie erkennen dort α-Hydroxy- und β-Hydroxycarbonsäuren sowie die **Glycerinsäure** mit OH-Gruppen in beiden Positionen. Neben Dicarbonsäuren taucht als Tricarbonsäure die Citronensäure auf, die beim Abbau von Acetat zu CO_2 und Wasser eine wichtige Rolle spielt *(Citratzyklus)*. **Isocitronensäure** ist ein Konstitutionsisomer der Citronensäure.

$H_3C-CH-COOH$ $H_3C-CH-CH_2-COOH$ COOH   Glycerinsäure
$\;\;\;\;\;\;\;\;|$ $\;\;\;\;\;\;\;\;\;\;\;\;\;\;|$ $\;\;\;\;|$ (Glycerat)
$\;\;\;\;\;\;OH$ $\;\;\;\;\;\;\;\;\;\;\;\;OH$ CH–OH
Milchsäure (Lactat)   3-Hydroxybuttersäure CH_2–OH
                        (3-Hydroxy-butyrat)

COOH   COOH   COOH   COOH
CH–OH   CH–OH CH_2 CH–OH
CH_2 CH–OH   HO–C–COOH   CH–COOH
COOH   COOH CH_2 CH_2
                               COOH   COOH
Äpfelsäure   Weinsäure   Citronensäure   Isocitronensäure
(Malat)   (Tartrat)   (Citrat)   (Isocitrat)

Carbonsäuren und Carbonsäurederivate

Ketocarbonsäure

Die sekundäre Hydroxygruppe in Hydroxycarbonsäuren kann wie bei Alkoholen milde zu einer Ketogruppe oxidiert (= dehydriert) werden. Je nach Stellung der OH-Gruppe in der Kette erhält man α- oder β-**Ketocarbonsäuren**. Die Oxidation ist natürlich umkehrbar. Hydroxy- und Ketocarbonsäuren sind Partner bei Redoxreaktionen in der Zelle.

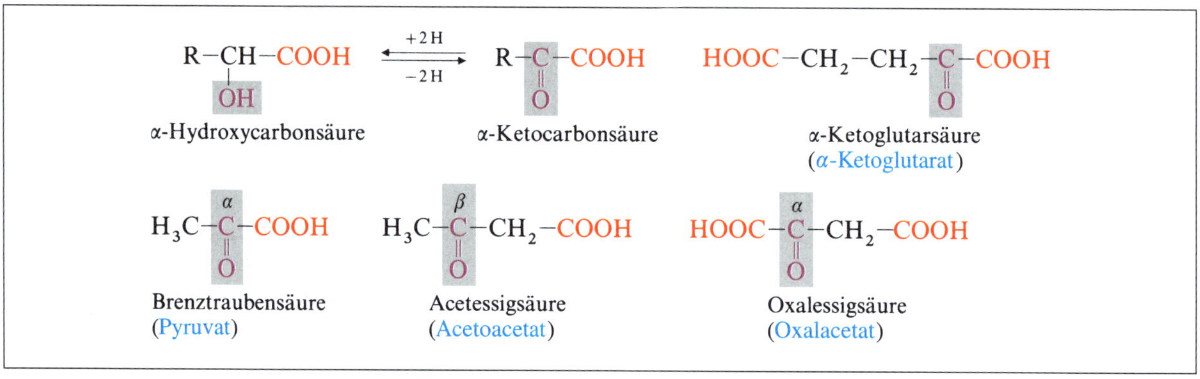

$$R-CH(OH)-COOH \xrightleftharpoons[-2H]{+2H} R-C(=O)-COOH \qquad HOOC-CH_2-CH_2-C(=O)-COOH$$

α-Hydroxycarbonsäure α-Ketocarbonsäure α-Ketoglutarsäure
(α-Ketoglutarat)

$$H_3C-\overset{\alpha}{C}(=O)-COOH \qquad H_3C-\overset{\beta}{C}(=O)-CH_2-COOH \qquad HOOC-\overset{\alpha}{C}(=O)-CH_2-COOH$$

Brenztraubensäure Acetessigsäure Oxalessigsäure
(Pyruvat) (Acetoacetat) (Oxalacetat)

Zwei Eigenschaften der Ketocarbonsäuren sind für die Biochemie wichtig:

1. Wenn zur Carbonylgruppe α-ständige H-Atome vorhanden sind, kann sich die **Ketoform** des Moleküls mit der **Enolform** in Gleichgewicht setzen (s. Kap. 14.4). Das energiereichere Enol-Tautomere kann als Phosphorsäureester (*Phosphoenolpyruvat*) stabilisiert werden. Bei dessen Hydrolyse wird mehr Energie frei als bei der Hydrolyse gewöhnlicher Phosphorsäureester (s. Kap. 17.4), da der Energiegewinn der Tautomerisierung des Enols zum Keton hinzukommt. Dies wird von der Natur ausgenutzt, um Phosphatgruppen zu übertragen.

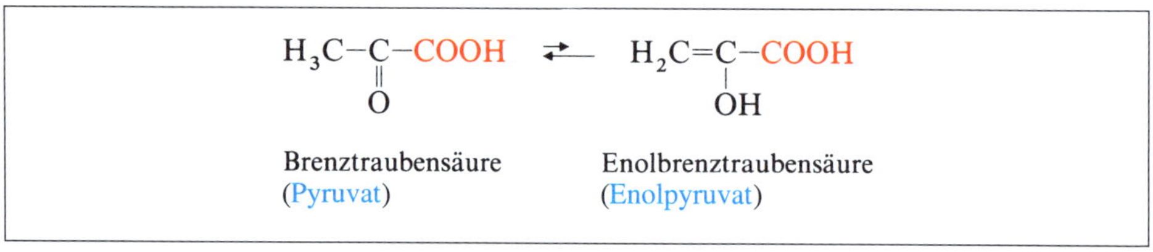

$$H_3C-C(=O)-COOH \rightleftharpoons H_2C=C(OH)-COOH$$

Brenztraubensäure Enolbrenztraubensäure
(Pyruvat) (Enolpyruvat)

Decarboxylierung

2. Die Carboxylgruppe kann unter Abgabe von CO_2 aus dem Molekül einer Ketocarbonsäure entfernt werden. Die **Decarboxylierung** ist die Schlüsselreaktion, um beim Abbau von Nahrungsstoffen CO_2 freizusetzen. Formal läuft die Reaktion so, dass die C–C-Bindung zwischen der Carboxylgruppe und dem α-C-Atom gespalten wird und das Proton der Carboxylgruppe den Platz einnimmt, den die Carboxylgruppe innehatte.

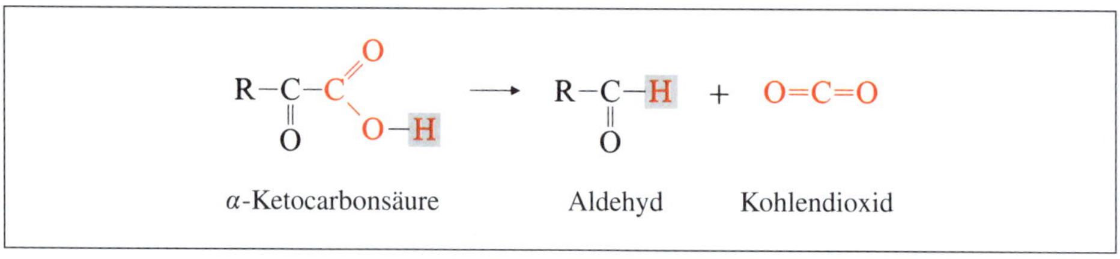

$$R-C(=O)-C(=O)(O-H) \longrightarrow R-C(=O)-H + O=C=O$$

α-Ketocarbonsäure Aldehyd Kohlendioxid

Aus α-Ketocarbonsäuren entstehen bei der Decarboxylierung Aldehyde, die nachfolgend zur Carbonsäure aufoxidiert werden. Aus β-Ketocarbonsäuren, deren Decarboxylierung leichter abläuft, bilden sich Ketone.

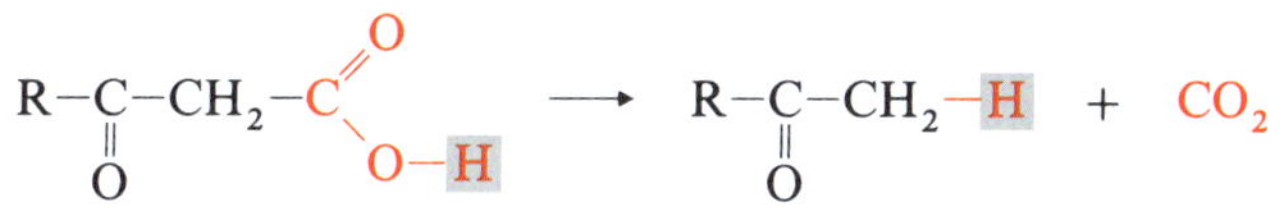

16.1 Carbonsäuren

$$R-\underset{O}{\overset{\|}{C}}-CH_2-\underset{O-H}{\overset{O}{\overset{\|}{C}}} \longrightarrow R-\underset{O}{\overset{\|}{C}}-CH_2-H + CO_2$$

β-Ketocarbonsäure   Keton

Beim Oxalacetat stehen zwei Carboxylgruppen für die Decarboxylierung zur Auswahl. Nur die zum Pyruvat führende Reaktion ist wichtig, sie ist energetisch begünstigt.

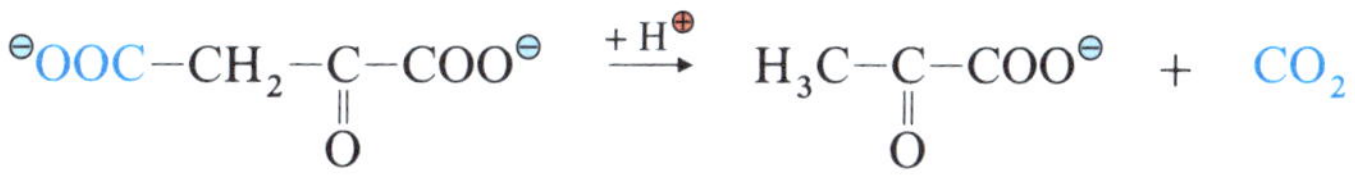

$$^{\ominus}OOC-CH_2-\underset{O}{\overset{\|}{C}}-COO^{\ominus} \xrightarrow{+H^{\oplus}} H_3C-\underset{O}{\overset{\|}{C}}-COO^{\ominus} + CO_2$$

Oxalacetat   Pyruvat

Prostaglandine sind Gewebshormone

Prostaglandine sind C_{20}-Carbonsäuren. Sie entstehen im Körper aus *Arachidonsäure* (20:4), einer vierfach ungesättigten Fettsäure mit 20 C-Atomen. Die Strukturmerkmale von Prostaglandin E_2 sind: Carboxylgruppe, zwei sekundäre Hydroxygruppen, Keton, je eine *E(trans)*- und *Z(cis)*-Doppelbindung, Cyclopentanring. Verschiedene Prostaglandine unterscheiden sich u. a. in der Zahl und in der Position der Sauerstoffatome in den Ketten und am Ring.

Die Prostaglandine wurden im Sekret der Prostata gefunden, kommen jedoch in allen Organen und Geweben vor. Sie sind z. B. an Schmerz und Entzündung beteiligt, haben Effekte auf die Säure- und Schleimproduktion des Magens und können Uteruskontraktionen auslösen (Geburtseinleitung, Schwangerschaftsabbruch). Es sind Arzneistoffe auf Prostaglandinbasis in der therapeutischen Anwendung.

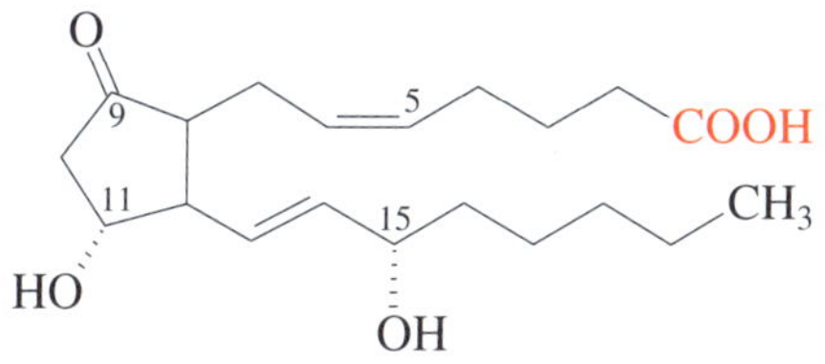

Prostaglandin E_2 (PGE$_2$)

Aufgaben

1. Erklären Sie folgende Bezeichnungen und Begriffe: Carboxylgruppe – Carboxylat – Carbonsäuren – induktiver Effekt – hydrophob, hydrophil – amphiphil (amphipathisch) – Dimerisierung – Acidität – Seifen – Mizellen – Hydroxycarbonsäure – Ketocarbonsäure – Decarboxylierung.
2. Geben Sie Formeln und Namen der *Monocarbonsäuren* bis C_4 und der *Dicarbonsäuren* C_2–C_5 an!
3. Welche Struktur haben 2,4-Dihydroxy-3,3-dimethylbuttersäure und 3,5-Dihydroxy-3-methyl-pentansäure (= Mevalonsäure)?
4. Warum siedet *Essigsäure* höher als Ethanol?
5. Löst sich *Bernsteinsäure* besser in Wasser als Buttersäure? Warum?
6. Warum ist *Trifluoressigsäure* acider als Essigsäure?
7. Welchen Namen haben folgende Verbindungen?

$$H_3C-\underset{OH}{\overset{}{\underset{|}{CH}}}-COO^{\ominus}\ Na^{\oplus} \quad\quad H-COO^{\ominus}\ NH_4^{\oplus}$$

8. Warum ist pK_{s1} der Oxalsäure kleiner als bei Bernsteinsäure?

16 Carbonsäuren und Carbonsäurederivate

9. Was passiert, wenn Sie *Benzoesäure* mit wässriger Ammoniaklösung versetzen? Reaktionsgleichung angeben!
10. Wie ist der Anteil von *Acetat* zu *Essigsäure* (pK_s = 4,8) einer wässrigen Lösung bei folgenden pH-Werten: 4,8 und 7?
11. *Ölsäure*, $C_{17}H_{33}COOH$, ist eine einfach ungesättigte Fettsäure (18:1). Sie unterscheidet sich von der Stearinsäure (18:0) durch eine *cis*-Doppelbindung zwischen C-9 und C-10 der Kette. Geben Sie die Struktur an!
12. *Arachidonsäure* (20:4) ist im menschlichen Körper Vorläufer für viele wichtige Signal- und Wirkstoffe (Prostaglandine, Thromboxane, Leukotriene).

Wie viele C-Atome enthält die Verbindung? In welcher Position der Kette stehen die Doppelbindungen und wie sind sie konfiguriert? Sind die Doppelbindungen konjugiert?
13. Was entsteht bei der Decarboxylierung von Brenztraubensäure?
14. Warum wird die Oberflächenspannung des Wassers durch Zugabe einer Seife erniedrigt?
15. Bezeichnen Sie alle funktionellen Gruppen von Prostaglandin E_2!

16.2 Carbonsäurederivate

Carbonsäurederivate unterscheiden sich in ihren chemischen und physikalischen Eigenschaften z. T. dramatisch von den Carbonsäuren. Der angenehme Geruch vieler Früchte z. B. geht auf Carbonsäureester zurück, während die zugehörige Carbonsäure (z. B. Buttersäure) widerwärtig riecht. Auch spielen bei Textilfasern (Polyester, Polyamid) oder beim Aufbau von Enzymen (Polypeptide) Carbonsäurederivate eine wichtige Rolle.

16.2.1 Allgemeines

Die Carbonsäuren sind der Stamm einer großen Familie von Verbindungen, die entstehen, wenn die OH-Gruppe der Carboxlgruppe durch andere polare Reste ersetzt wird. Man bezeichnet die im Schema (Abb. 16/2) abgebildeten Abkömmlinge der Carbonsäuren als *Carbonsäurederivate*, weil sie sich bei der Reaktion mit Wasser *(Hydrolyse)* wieder in die zugehörige Carbonsäure rückverwandeln lassen. Der R–CO-Rest in einem Carbonsäure-

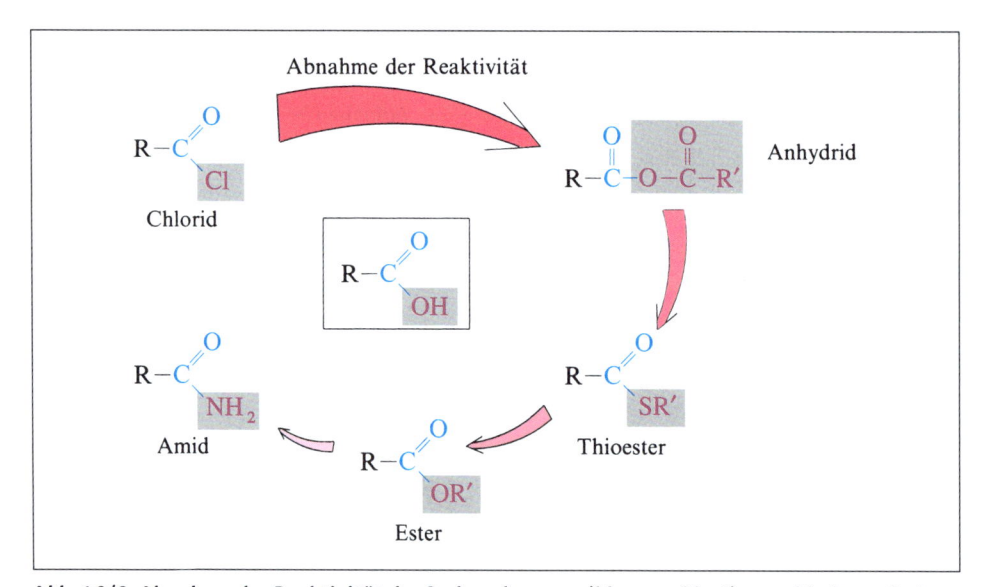

Abb. 16/2 Abnahme der Reaktivität der Carbonylgruppe (blau markiert) verschiedener Carbonsäurederivate gegenüber Nucleophilen. Die Reste R, R' können gleich oder verschieden sein.

Acylrest

derivat wird als **Acylrest** bezeichnet, von der Essigsäure ausgehend ist das der *Acetylrest* (CH$_3$–CO-Rest).

Trotz der unterschiedlichen Substituenten reagieren alle Carbonsäurederivate in ähnlicher Weise:

1. Im Kontakt mit *Nucleophilen* wird das positiv polarisierte Carbonyl-C-Atom angegriffen, seine **Reaktivität gegenüber Nucleophilen** nimmt ausgehend vom Chlorid im Uhrzeigersinn des Schemas (Abb. 16/2) ab, also Chlorid > Anhydrid > Thioester > Ester > Amid. Das Carboxylat-Ion (R–COO$^\ominus$) ist keinem derartigen Angriff mehr zugänglich.

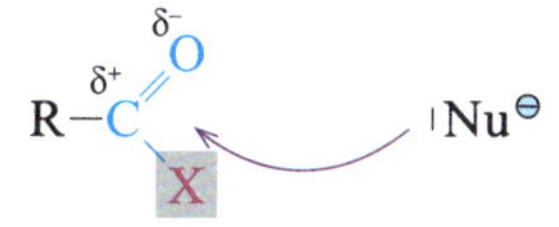

2. Starke Säuren protonieren das Carbonyl-O-Atom, der Angriff eines Nucleophils auf das Carbonyl-C-Atom wird dadurch erleichtert (**Säurekatalyse**).

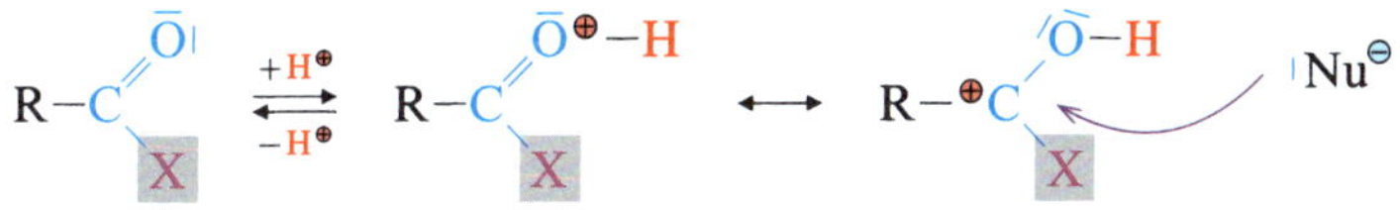

3. Starke Basen entfernen ein α-ständiges H-Atom und machen damit das Carbonsäurederivat selbst zum **Nucleophil**, das am α-C-Atom reagiert.

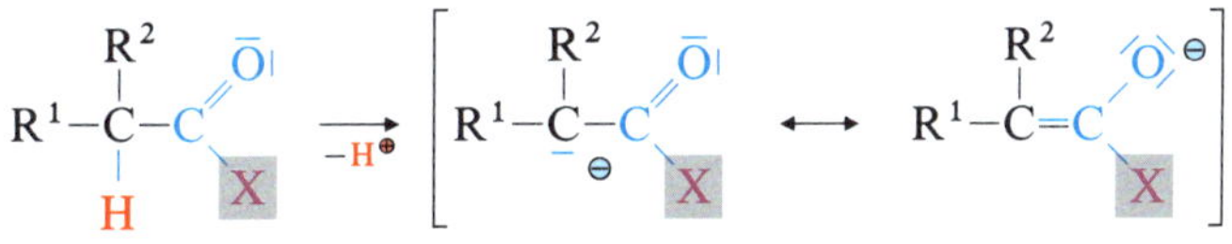

Alle drei Schritte, die am Anfang einer Reaktion stehen können, haben wir schon bei den Aldehyden und Ketonen kennen gelernt. In der Reaktivität an der Carbonylgruppe gegenüber Nucleophilen gilt: Aldehyd > Keton. Beide stehen in Abbildung 16/2 zwischen Anhydrid und Thioester. Der Unterschied liegt darin, dass die Reste X der Carbonsäurederivate gute *Abgangsgruppen* sind und den Acylrest verlassen können, während Wasserstoff (Aldehyd) bzw. Alkyl-/Arylreste (Keton) dies nicht tun.

Jetzt sehen wir uns ausgewählte Eigenschaften einiger Carbonsäurederivate genauer an. Wie lassen sie sich herstellen und ineinander umwandeln?

16.2.2 Carbonsäurechloride

Bei der Umsetzung von Carbonsäuren mit anorganischen *Chlorierungsmitteln* wie z. B. Thionylchlorid (SOCl$_2$) entstehen **Carbonsäurechloride**. Die Nebenprodukte sind Gase und daher leicht abzutrennen.

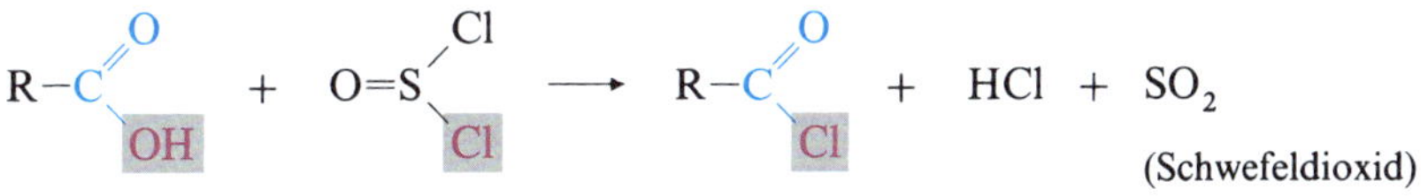

Carbonsäurechloride

Aus Essigsäure erhält man **Acetylchlorid**, aus Benzoesäure **Benzoylchlorid**, aus Oxalsäure **Oxalylchlorid**. Bei der systematischen Bezeichnung wird z. B. aus Hexansäure **Hexanoylchlorid** (allgemein: *Alkanoylchlorid*).

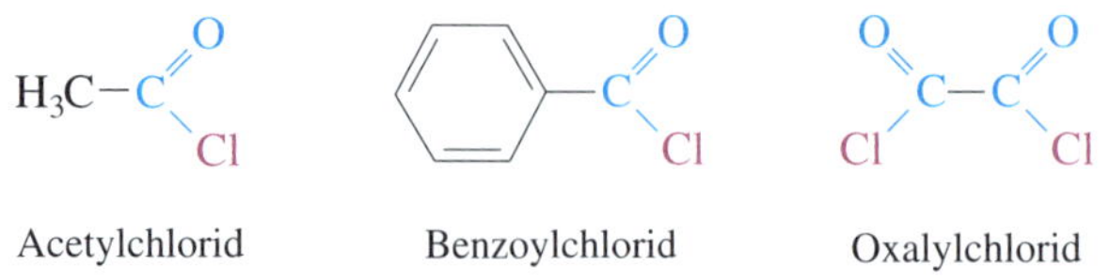

Acetylchlorid   Benzoylchlorid   Oxalylchlorid

Carbonsäurechloride riechen stechend und reizen zu Tränen. Sie reagieren sehr leicht z. T. in heftiger Reaktion mit unterschiedlichen Nucleophilen: mit Wasser zur *Carbonsäure* (Hydrolyse), mit Alkoholen zu *Estern* (Alkoholyse), mit Ammoniak oder Aminen zu *Amiden* (Aminolyse) und mit Salzen von Carbonsäuren (Carboxylat-Ionen) zu *Anhydriden*. Die Reaktivität beruht auf der hohen Elektronegativität des Chloratoms, so dass das Carbonyl-C-Atom extrem elektrophil ist. Außerdem ist das Chloratom eine gute Abgangsgruppe (Abspaltung als $Cl^\ominus$).

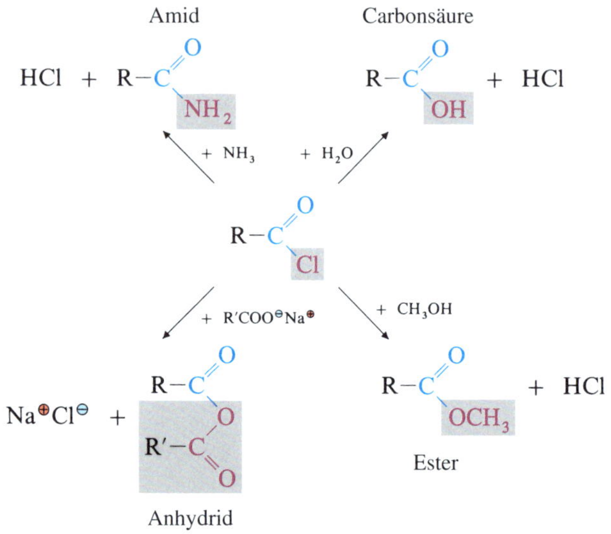

Da Säurechloride mit vielen Nucleophilen und z. B. auch mit Aromaten reagieren, sind sie unentbehrliche Zwischenprodukte bei der Synthese organischer Verbindungen, wie beispielsweise der Friedel-Crafts-Acylierung:

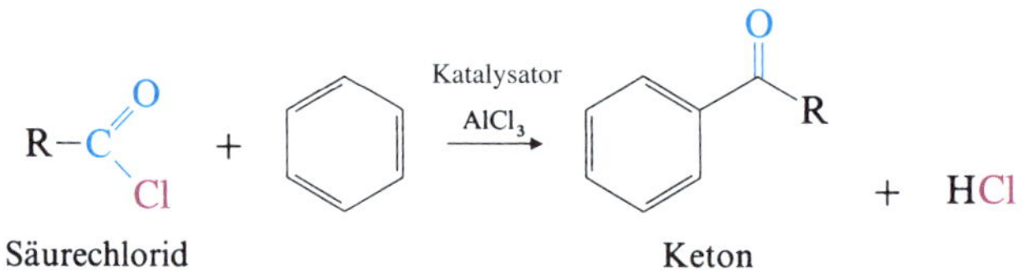

16.2.3 Carbonsäureanhydride

Carbonsäureanhydride entstehen formal aus Carbonsäuren unter Wasserabspaltung.

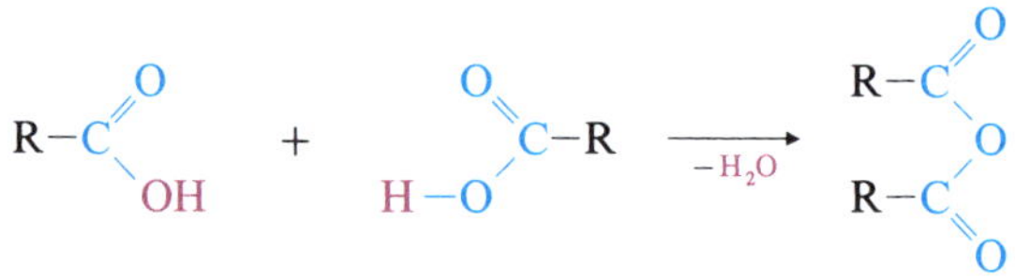

16.2 Carbonsäurederivate

Bei der Synthese aus Säurechlorid und Natriumsalz einer Carbonsäure können symmetrische und gemischte Anhydride gewonnen werden (s. Kap. 16.2.2). Ausgehend von Dicarbonsäuren, kann die O-Brücke zwischen zwei Acylgruppen auch intramolekular gebildet werden. 5- oder 6-gliedrige Ringe werden bevorzugt gebildet.

Carbonsäureanhydride

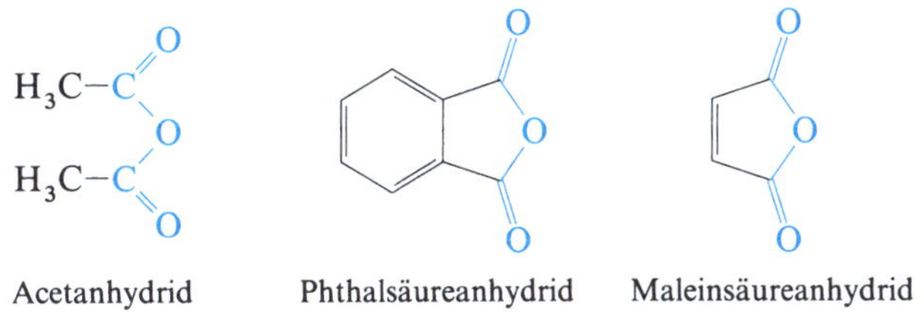

Acetanhydrid — Phthalsäureanhydrid — Maleinsäureanhydrid

Carbonsäureanhydride sind ebenfalls sehr reaktiv. Sie reagieren mit Wasser zurück zu den Carbonsäuren, mit Aminen und Alkoholen zu den entsprechenden Amiden bzw. Estern, wobei immer nur die Hälfte des Moleküls an das Reagenz bindet, die andere als Carbonsäure frei wird. Spuren von Schwefelsäure katalysieren die Reaktion. Mit **Acetanhydrid** kann man einen *Acetylrest* auf OH- oder NH_2-Gruppen übertragen. Hier ist das Carboxylat-Ion eine gute Abgangsgruppe.

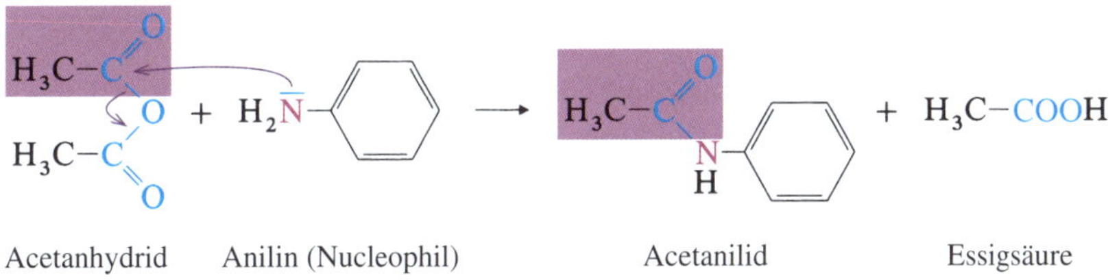

Acetanhydrid + Anilin (Nucleophil) → Acetanilid + Essigsäure

Bei der *Salicylsäure*, einer aromatischen Hydroxycarbonsäure, reagiert das Phenol-OH als Nucleophil und wird zur *Acetylsalicylsäure* (ASS). Die phenolische OH-Gruppe wird verestert.

Acetylsalicylsäure

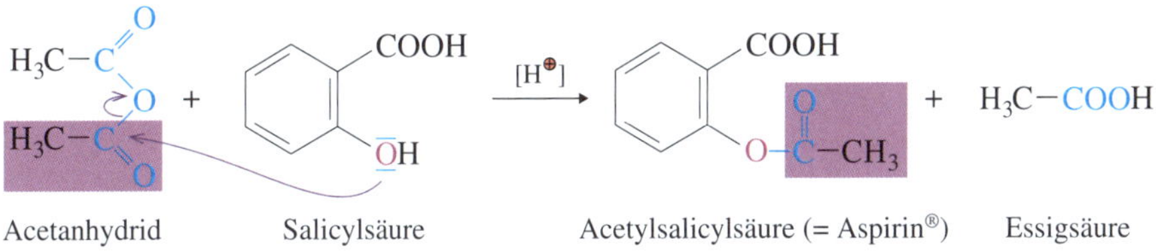

Acetanhydrid + Salicylsäure $\xrightarrow{[H^\oplus]}$ Acetylsalicylsäure (= Aspirin®) + Essigsäure

Aspirin® ist schon über 100 Jahre alt

Schon *Hippokrates* wusste, dass Präparate der Weidenrinde fiebersenkend (antipyretisch) und schmerzlindernd (analgetisch) wirken. Aus dem *Salicin* der Weidenrinde lässt sich Salicylsäure gewinnen, die entsprechend wirkt, aber die Magen- und Darmschleimhaut stark schädigen kann. Mit der 1899 vollsynthetisch gewonnenen **Acetylsalicylsäure** (ASS) wurden die Wirkung und die lokale Verträglichkeit verbessert. Heute werden etwa 40 000 t ASS jährlich benötigt.

Aspirin® hilft in Tagesdosen von 1–3 g bei Schmerzen, Entzündungen und Fieber aller Art. Später entdeckte man, dass an den genannten Körperreaktionen die *Prostaglandine* (s. Kap. 16.1.4) beteiligt sind und ASS deren Biosynthese hemmt. Der Wirkort ist das Enzym *Cyclooxygenase* (COX), das zugleich auch die Bildung des Botenstoffs *Thromboxan* ermöglicht. Thromboxan fördert die *Thrombozytenaggregation* im Blut, d.h., ASS hemmt diese Aggregation und dient in Tagesdosen von 30–100 mg der *Herzinfarktprophylaxe*.

16.2.4 Carbonsäureester

Die Darstellung von **Carbonsäureestern** durch *Alkoholyse* der reaktiven Säurechloride oder Säureanhydride wurde bereits erwähnt. Ester bilden sich jedoch auch direkt aus Carbonsäure und Alkohol gemäß folgender Gleichung:

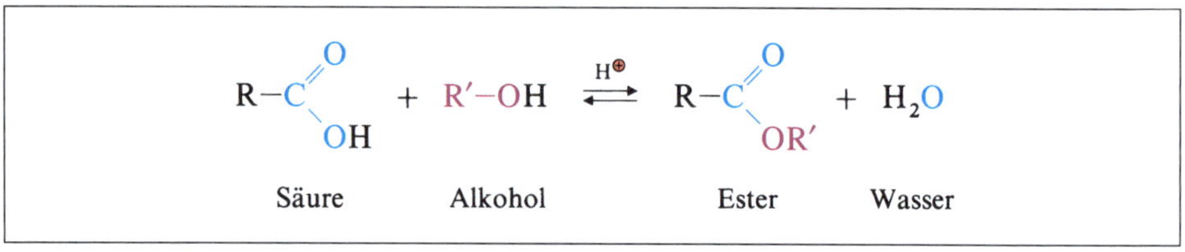

$$R-C(=O)OH + R'-OH \underset{}{\overset{H^{\oplus}}{\rightleftharpoons}} R-C(=O)OR' + H_2O$$

Säure — Alkohol — Ester — Wasser

Diese Reaktion läuft nur sehr langsam ab und führt zu einem Gleichgewicht. Zur Beschleunigung der Gleichgewichtseinstellung verwendet man starke Säure (HCl, H_2SO_4) als Katalysator und erhitzt das Reaktionsgemisch. Die Gleichgewichtslage, ausgedrückt durch die Gleichgewichtskonstante K, ändert sich dabei *nicht*. Die *Ausbeute an Ester* lässt sich erhöhen, wenn das bei der Reaktion gebildete Wasser gebunden oder abdestilliert wird.

Anwendung des Massenwirkungsgesetzes (MWG) auf die Esterbildung:

$$\frac{[\text{Ester}] \cdot [\text{Wasser}]}{[\text{Säure}] \cdot [\text{Alkohol}]} = K$$

Esterbildung
Hydrolyse

Da sich ein Gleichgewicht einstellt, nutzt man diese säurekatalysierte Reaktion nicht nur für die **Esterbildung** (*Hinreaktion*), sondern auch zur **Esterhydrolyse** (*Rückreaktion*). Mit einem Überschuss an Wasser reagieren Ester säurekatalysiert zur Säure und Alkohol, denn Katalysatoren beschleunigen Hin- und Rückreaktion in gleicher Weise.

Der Mechanismus der säurekatalysierten Veresterung führt über mehrere Zwischenstufen, die z. T. nur sehr kurzlebig sind. Alle Reaktionsschritte sind *reversibel*. Wir betrachten jetzt nur die Hinreaktion:

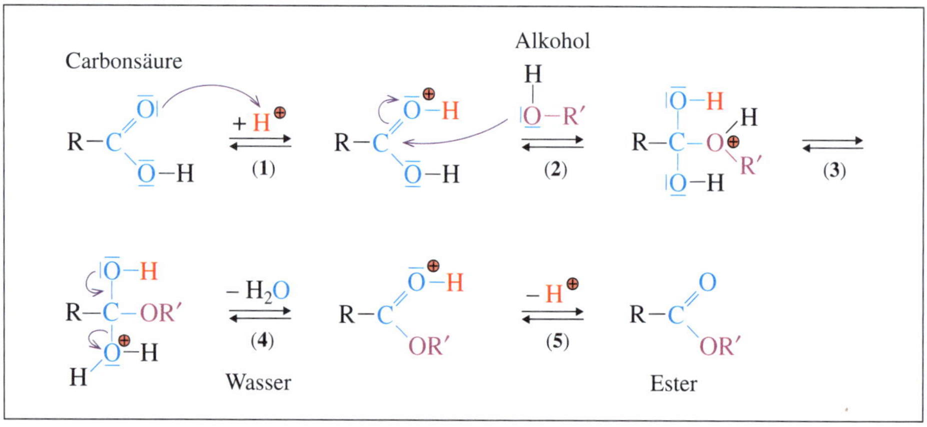

(1) Die Carbonsäure wird am Carbonyl-O-Atom vom Katalysator protoniert.
(2) Der Alkohol greift das nunmehr stark positiv polarisierte Carbonyl-C-Atom nucleophil an. Die π-Elektronen verschieben sich zum Carbonyl-O-Atom, es entsteht ein *tetraedrisches* Zwischenprodukt. Im Ergebnis hat eine *Addition* des Alkohols an die Carbonyl-Doppelbindung stattgefunden.
(3) Ein Proton wird vom Alkohol-O-Atom auf das O-Atom der Carboxyl-OH-Gruppe übertragen.
(4) Ein Wassermolekül wird vom C-Atom unter Mitnahme des bindenden Elektronenpaares abgespalten, die Carbonyl-Doppelbindung bildet sich wieder aus. Im Ergebnis hat eine *Eliminierung* stattgefunden.
(5) Der protonierte Ester verliert sein Proton.

Aus der genauen Beschreibung der Hinreaktion lässt sich dreierlei erkennen:
a) Der Katalysator H$^{\oplus}$ wird nicht verbraucht und nicht verändert, was für ihn typisch ist.
b) Das O-Atom des gebildeten Wassers stammt aus der Carboxylgruppe der Carbonsäure.
c) Der Gesamtreaktion liegt ein **Additions-Eliminierungs-Mechanismus** zugrunde, der über ein *tetraedrisches* Zwischenprodukt läuft. Letztendlich ist die OH-Gruppe der Carbonsäure durch die OR-Gruppe des Alkohols substituiert worden. Man kann von einer *Substitution* am Carboxyl-C-Atom sprechen.

Carbonsäureester

Der einfachste Ester, gebildet aus Ameisensäure und Methanol, heißt *Ameisensäuremethylester* (= Methylformiat, Methylmethanoat). Aus Essigsäure und Ethanol entsteht *Essigsäureethylester* (= Ethylacetat, Ethylethanoat). Estergruppen fehlt die Möglichkeit, untereinander Wasserstoffbrückenbindungen auszubilden. Daher sind Ethylester niederer Carbonsäuren flüchtiger als die freien Säuren. Die Ethylester riechen angenehm fruchtig, Buttersäureethylester z. B. nach Ananas. Auch bilden sie sich z. B. beim Lagern des Weins aus den enthaltenen Säuren und tragen zur Aromaverbesserung bei.

Esterverseifung

Irreversibel und damit quantitativ werden Carbonsäureester von wässrigem Natriumhydroxid gespalten (**alkalische Esterhydrolyse**). Das OH$^{\ominus}$-Ion ist ein starkes Nucleophil. Es greift das Ester-Carbonyl-C-Atom an und bildet ein tetraedrisches Zwischenprodukt, aus dem das *Alkoholat-Ion* verdrängt wird (Additions-Eliminierungs-Mechanismus). Bis hierhin ist die Reaktion reversibel. Das Alkoholat-Ion übernimmt jedoch als starke Base sofort das Proton von der gebildeten Carboxylgruppe. Als Reaktionsprodukte entstehen das *Natriumsalz der Carbonsäure* und der *Alkohol*. Diese können nicht miteinander reagieren, weil das Carboxylat-Ion kein Elektrophil ist und dem nucleophilen Alkohol keinen Angriffspunkt mehr bietet. Deshalb lässt sich diese Reaktion nicht umkehren. Bei der alkalischen Esterhydrolyse ist das OH$^{\ominus}$-Ion **kein** Katalysator, sondern wird als Reaktionspartner verbraucht.

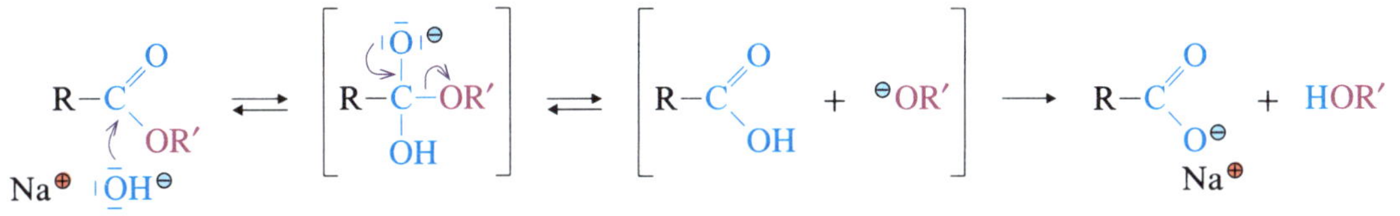

Eine schon alte Anwendung hat die alkalische Esterhydrolyse bei der Gewinnung von Seife aus Fetten gefunden. Es gab einmal den Beruf des „Seifensieders". Noch heute wird der Ausdruck „*Verseifung*" für Hydrolysen jeder Art verwendet.

Die Depot- oder Speicherfette pflanzlicher und tierischer Zellen enthalten als Hauptkomponenten **Triacylglycerine** (früher als Triglyceride bezeichnet). Sie sind aus **Glycerin** aufgebaut, dessen Hydroxygruppen mit *langkettigen Monocarbonsäuren* (= höhere Fettsäuren) verestert sind.

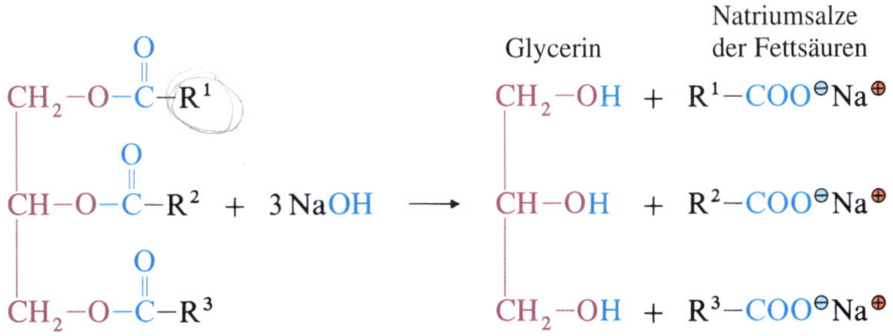

Triacylglycerin

Alkalische Hydrolyse der Triacylglyceride

Carbonsäuren und Carbonsäurederivate

ungesättigte Fettsäuren

Mit einem Überschuss an Natriumhydroxid gekocht, entstehen aus Triacylglycerinen *Glycerin* (engl. = *glycerol*) und die *Natriumsalze der Fettsäuren*, die sog. Seifen (s. Kap. 16.1.3). Die wichtigsten Fettsäuren, die am selben Glycerinmolekül häufig nebeneinander vorkommen, sind **gesättigt** wie *Palmitinsäure* (16:0) und *Stearinsäure* (18:0) oder **ungesättigt** wie *Ölsäure* (18:1), *Linolsäure* (18:2) und *Linolensäure* (18:3). Die Zahlen in Klammern geben die Gesamtzahl der C-Atome und die Zahl der Doppelbindungen an. Im *Tristearoylglycerin* (= Tristearin) sind die drei Fettsäurereste gleich und leiten sich von der Stearinsäure ab. Bei den ungesättigten Fettsäuren wird im Unterschied zu den gesättigten die Zickzack-Kette des Kohlenwasserstoffrests (s. Kap. 12.1.4) an der *Z*(*cis*)-Doppelbindung abgeknickt, was eine dramatische Konformationsänderung bedeutet. Je nach Anteil ungesättigter Fettsäuren in den Triacylglycerinen werden diese flüssig.

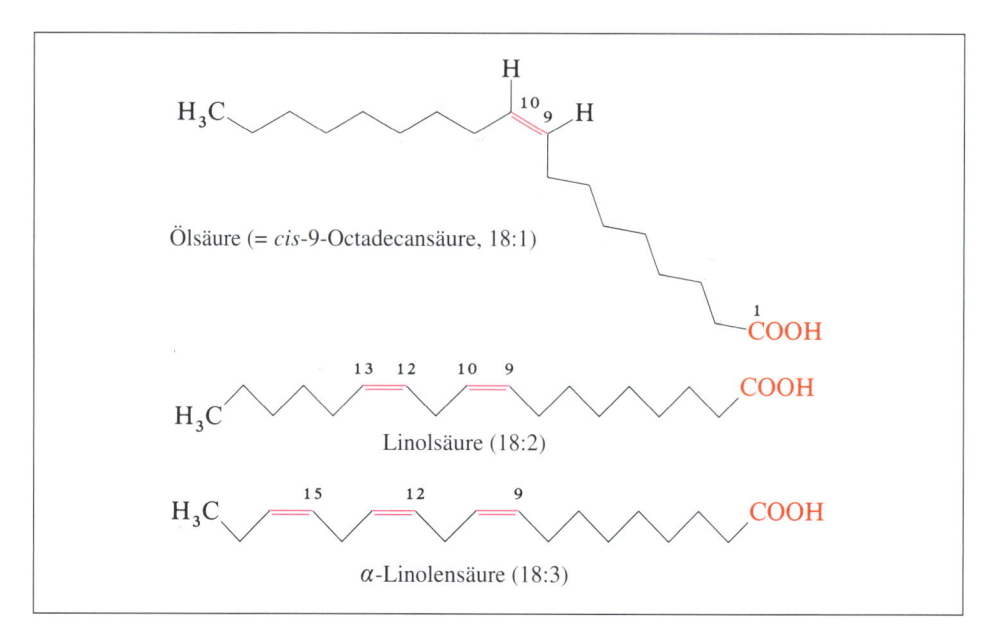

Ölsäure (= *cis*-9-Octadecansäure, 18:1)

Linolsäure (18:2)

α-Linolensäure (18:3)

> **Essenzielle Fettsäuren**
> Im menschlichen Organismus fehlen die Enzyme, um Ölsäure (18:1) in **Linolsäure** (18:2, ω6-Fettsäure) und diese in die **α-Linolensäure** (18:3, ω3-Fettsäure) umzuwandeln. ω3 (Omega-3) bedeutet, dass eine Doppelbindung am dritten C-Atom, vom Methylende der Kette her gezählt, steht. Diese Fettsäuren mit zwei bzw. drei *cis*-konfigurierten Doppelbindungen, sind für den Menschen *essenziell*, d.h., sie müssen mit der Nahrung zugeführt werden. Die Quelle für diese Fettsäuren sind pflanzliche Keimöle.
> Die Bedeutung der mehrfach ungesättigten Fettsäuren liegt darin, dass sie
> 1) am Aufbau von *Phospholipiden* beteiligt sind und die Eigenschaften der daraus entstehenden biologischen Membranen beeinflussen,
> 2) für den Aufbau der *Arachidonsäure* (20:4) benötigt werden, die Ausgangspunkt für die Biosynthese verschiedener *Gewebshormone* (Prostaglandine, Thromboxane) ist, und
> 3) im Fall von ω3-Fettsäuren das *Herzinfarktrisiko* senken.

Hydroxycarbonsäuren können bei der Esterbildung als Säuren und Alkohol zugleich auftreten. Ausgehend von der Salicylsäure entsteht durch Veresterung der phenolischen OH-Gruppe Acetylsalicylsäure (ASS, s. Kap. 16.2.3). Diese kann zusätzlich an der Carboxylgruppe z. B. mit Methanol verestert werden. Es entsteht Acetylsalicylsäure-methylester mit zwei Estergruppen im Molekül.

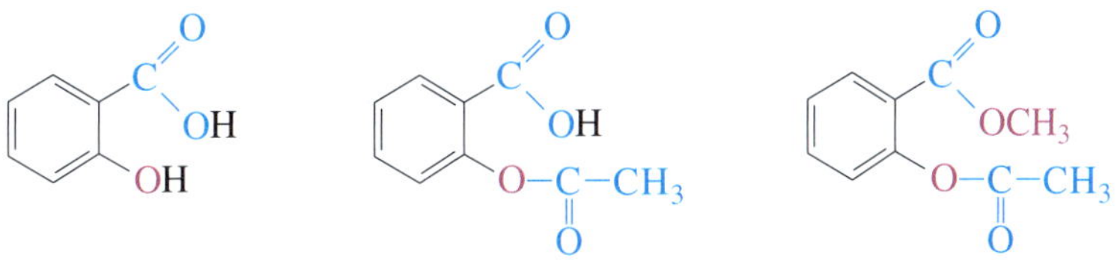

16.2 Carbonsäurederivate

Salicylsäure — Acetylsalicylsäure (ASS) — Acetylsalicylsäure-methylester

Lacton

Ein besonderer Fall liegt vor, wenn Carboxyl- und Hydroxygruppe desselben Moleküls einen Ester bilden. Dabei entsteht ein Ring, der als **Lacton** (= cyclischer Ester) bezeichnet wird. Bevorzugt bilden sich, wie an vielen anderen Stellen in der Chemie, spannungsfreie 5- oder 6-gliedrige Ringe. Aus einer γ-Hydroxycarbonsäure entsteht ein γ-Lacton, auch δ-Lactone sind existent.

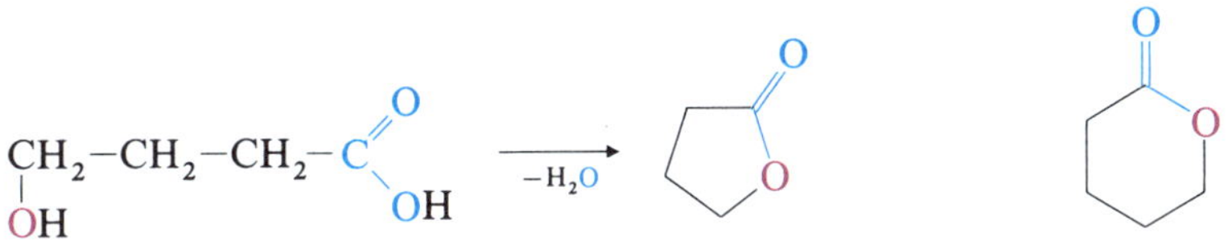

γ-Hydroxybuttersäure → γ-Lacton, δ-Lacton

Lactone in komplexen Molekülen zu erkennen erfordert etwas Übung, vor allem darf man sie nicht mit cyclischen Carbonsäureanhydriden (s. Kap. 16.2.3), cyclischen Halbacetalen oder cyclischen Ethern verwechseln.

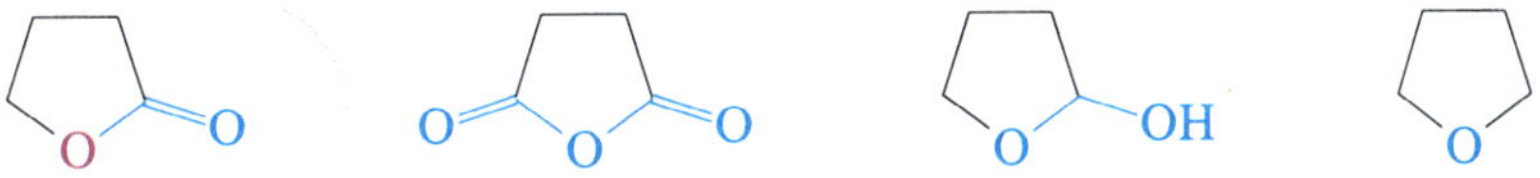

Lacton — Anhydrid — Halbacetal — Ether

Essigsäureethylester (= Ethylacetat) besitzt α-ständige H-Atome, von denen eines durch starke Basen abgelöst werden kann, da die Estergruppe die Acidität dieser H-Atome erhöht, vergleichbar der Carbonylgruppe in Aldehyden und Ketonen (s. Kap. 14).

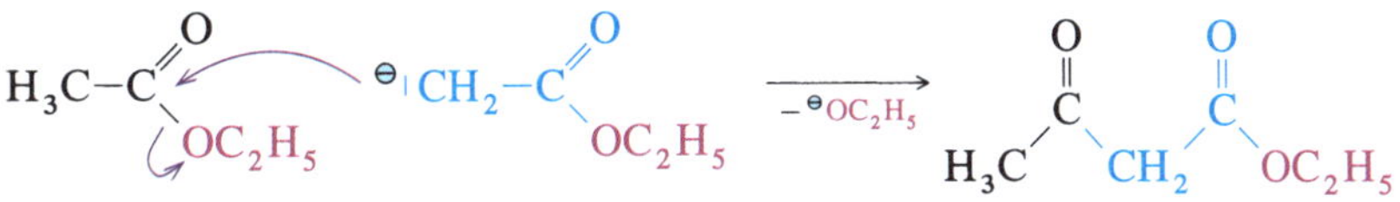

Essigsäureethylester — Carbanion — Acetessigsäureethylester

Esterkondensation

Die Reaktion hat Ähnlichkeit mit der *Aldol-Addition* (s. Kap. 14.8). Da hier jedoch eine Abgangsgruppe (–OC$_2$H$_5$) das Molekül verlässt, entstehen β-Ketoester. Diesen Typ von Reaktion bezeichnet man als **Esterkondensation**. Voraussetzung sind α-ständige H-Atome sowie ein *alkalisches, nicht wässriges Milieu*. In wässrigem Milieu läuft die Verseifung der Estergruppe rascher ab als die Kondensation der Moleküle. Die Esterkondensation ermöglicht den Aufbau längerer C-Atom-Ketten. Auch die Natur bedient sich dieses Prinzips bei der Fettsäurebiosynthese mit Acetyl-Coenzym A und Malonyl-Coenzym A als Bausteinen. Malonsäurederivate besitzen eine erhöhte CH-Acidität.

16.2.5 Thioester

Thioalkohole (= Mercaptane, s. Kap. 13.3.1) können wie Alkohole mit Carbonsäuren Ester bilden, die **Thioester** heißen. Bei der chemischen Synthese muss man vom reaktiven Säurechlorid ausgehen.

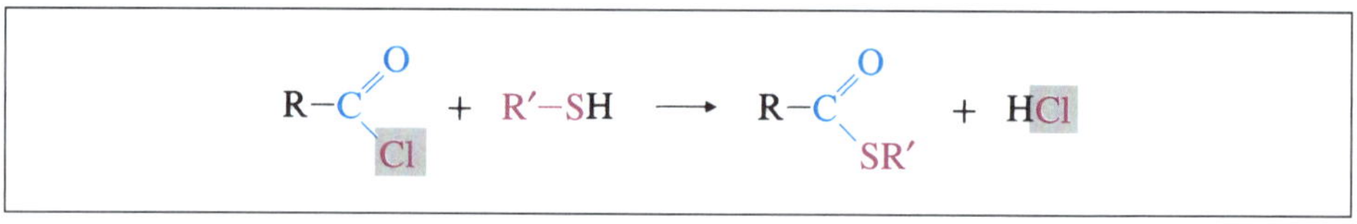

$$R-C(=O)Cl + R'-SH \longrightarrow R-C(=O)SR' + HCl$$

Thioester sind dem nucleophilen Angriff des Wassers (Hydrolyse) oder anderer Nucleophile am Carbonyl-C-Atom leichter zugänglich als normale Ester, sie sind „*energiereicher*". Alle Lebewesen nutzen dies in ihrem Stoffwechsel, um Säurereste (Acylgruppen) aus einem Thioester auf Hydroxy- oder Aminogruppen zu übertragen, was vom normalen Ester ausgehend energetisch ungünstig ist. Trägersubstanz für Acylgruppen ist das *Coenzym A* (s. Kap. 11.1), das an seiner endständigen Thiolgruppe unter Energieverbrauch (ATP-Hydrolyse) *acyliert* wird.

Acetylcholin – ein wichtiger Neurotransmitter

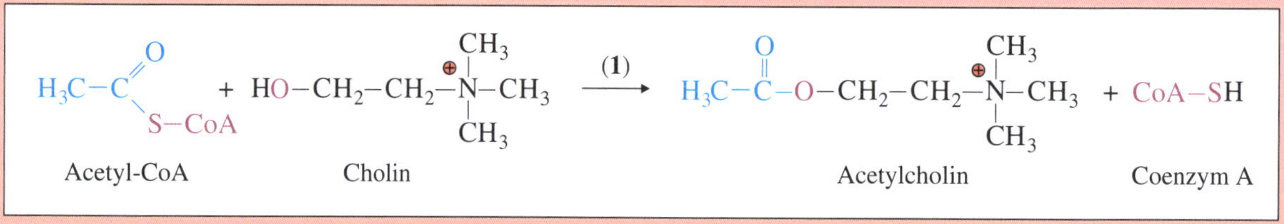

$$H_3C-C(=O)S-CoA + HO-CH_2-CH_2-\overset{\oplus}{N}(CH_3)_3 \xrightarrow{(1)} H_3C-C(=O)-O-CH_2-CH_2-\overset{\oplus}{N}(CH_3)_3 + CoA-SH$$

Acetyl-CoA   Cholin   Acetylcholin   Coenzym A

Acetyl-Coenzym A (= Acetyl-CoA) ist eine Schlüsselsubstanz im Stoffwechsel und kann Alkohole (z. B. **Cholin**) enzymatisch acetylieren, ähnlich wie es mit Acetanhydrid im Reagenzglas geht. **Acetylcholin** wird im präsynaptischen Teil von Nervenfasern mit Hilfe des Enzyms *Cholin-Acetyltransferase* (1) synthetisiert und in Vesikeln (intrazelluläre, von einer Biomembran umgebene Kügelchen) aufgenommen, aus denen es bei einer Erregung der Nervenfasern in den synaptischen Spalt freigesetzt wird. Es stimuliert durch Anlagerung an *Rezeptoren* die Folgereaktionen der Nervenreizleistung, z. B. Gedächtnis- und Lernvorgänge im Gehirn, Kontraktionen der glatten Muskulatur, Sekretion exokriner Drüsen oder Erniedrigung der Herzfrequenz. Acetylcholin wird an prä- und postsynaptischen Membranen durch das Enzym *Acetylcholinesterase* rasch zu Cholin und Essigsäure hydrolysiert, was für die Regulation der Acetylcholin-Wirkung von großer Bedeutung ist.

16.2.6 Carbonsäureamide

Die Herstellung von **Carbonsäureamiden** gelingt problemlos, wenn man von den reaktiven Carbonsäurechloriden oder -anhydriden ausgeht. Im gewählten Beispiel wird Ammoniak im Überschuss benötigt, weil der entstehende Chlorwasserstoff Ammoniak verbraucht.

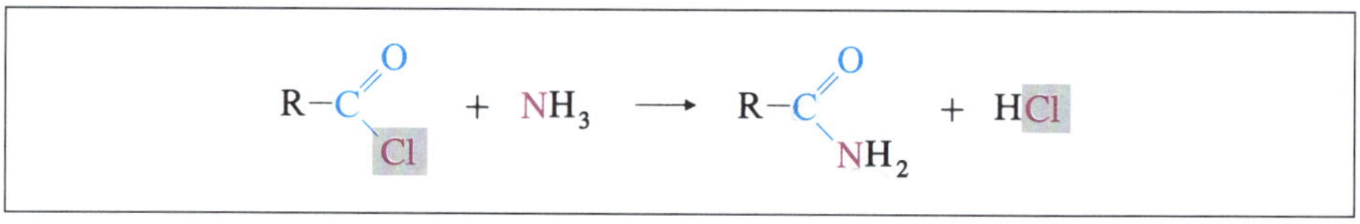

$$R-C(=O)Cl + NH_3 \longrightarrow R-C(=O)NH_2 + HCl$$

16.2 Carbonsäurederivate

Verwendet man in gleicher Weise primäre oder sekundäre Amine, entstehen ebenfalls Carbonsäureamide, die jedoch am N-Atom substituiert sind. Als Beispiele dienen Derivate der Ameisensäure.

Carbonsäureamide

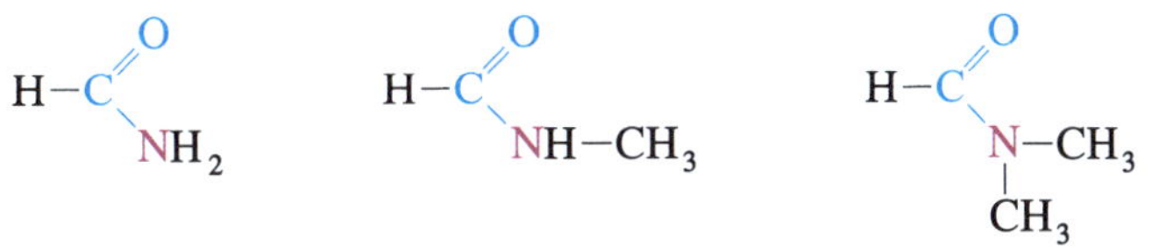

Formamid — Methylformamid — Dimethylformamid (DMF)

Die NH$_2$-Gruppe hat durch die Nachbarschaft der elektronenziehenden CO-Gruppe andere Eigenschaften als Ammoniak. Die Amidgruppe ist mesomeriestabilisiert, die C–N-Bindung hat partiellen Doppelbindungscharakter. Daran ist das freie Elektronenpaar des N-Atoms beteiligt, was dessen Basizität senkt. Amide sind *neutrale* Verbindungen.

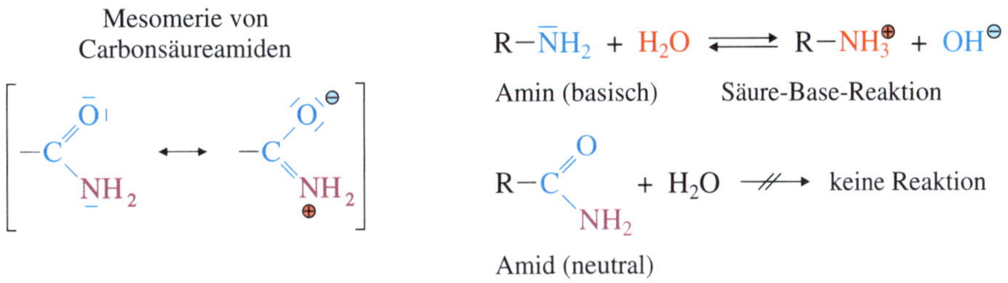

Mesomerie von Carbonsäureamiden

$R-NH_2 + H_2O \rightleftharpoons R-NH_3^\oplus + OH^\ominus$
Amin (basisch) — Säure-Base-Reaktion

$R-CO-NH_2 + H_2O \not\rightarrow$ keine Reaktion
Amid (neutral)

Versetzt man Carbonsäuren einfach nur mit Ammoniak oder Aminen, dann bildet sich das jeweilige Ammoniumsalz, jedoch **kein** Carbonsäureamid. Da helfen auch keine Katalysatoren, wie z. B. Säuren oder Basen, denn um den Stickstoff an das Carboxyl-C-Atom heranzubringen, dürfen weder Ammonium-Ionen (NH$_4^\oplus$ ist kein Nucleophil) noch Carboxylat-Ionen (reagieren nicht mit Nucleophilen) vorliegen. Man benötigt für die Amidsynthese, wie oben gezeigt, *aktivierte Carbonsäurederivate*.

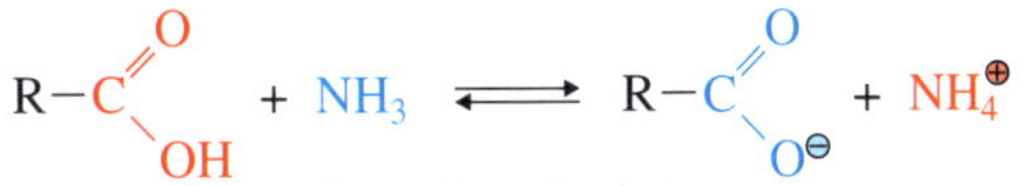

$R-COOH + NH_3 \rightleftharpoons R-COO^\ominus + NH_4^\oplus$
Säure-Base-Reaktion

Lactam

Cyclische Amide heißen **Lactame**, je nach Ringgröße β-Lactam, γ-Lactam oder δ-Lactam. Ist eine NH-Gruppe von zwei CO-Gruppen flankiert, spricht man von *Imiden*. Lactame und Imide spielen bei vielen heterocyclischen Naturstoffen eine Rolle.

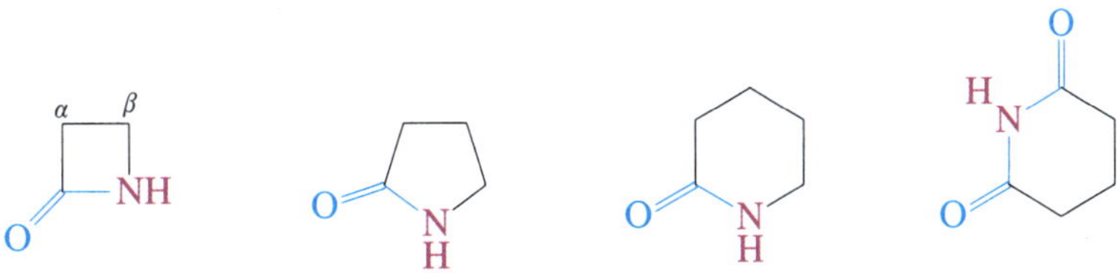

β-Lactam — γ-Lactam — δ-Lactam — Imid

16 Carbonsäuren und Carbonsäurederivate

Hydrolyse

Die **Hydrolyse von Amiden** gelingt in Gegenwart starker Säuren oder Basen oder durch Enzyme *(Amidasen)*. Da Amide weniger reaktiv sind als Ester, müssen die Bedingungen drastischer sein. Beide Reaktionen sind *irreversibel*. Für die Rückreaktion wird in Gegenwart von Säure die Aminkomponente durch die Bildung des Ammonium-Ions desaktiviert. In Gegenwart von Basen entsteht das Carboxylat-Ion. Die weitere Besprechung von Amiden erfolgt in Kapitel 19.

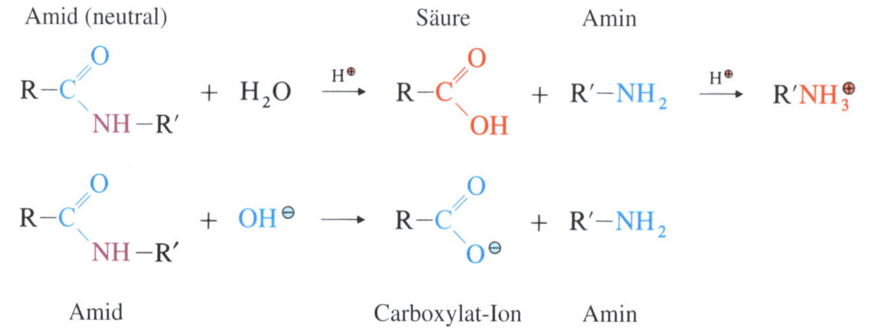

$$\text{R-C(=O)-NH-R'} \ (\text{Amid, neutral}) + H_2O \xrightarrow{H^\oplus} \text{R-C(=O)-OH} \ (\text{Säure}) + \text{R'-NH}_2 \ (\text{Amin}) \xrightarrow{H^\oplus} \text{R'NH}_3^\oplus$$

$$\text{R-C(=O)-NH-R'} \ (\text{Amid}) + OH^\ominus \longrightarrow \text{R-C(=O)-O}^\ominus \ (\text{Carboxylat-Ion}) + \text{R'-NH}_2 \ (\text{Amin})$$

Penicillin, ein β-Lactam-Antibiotikum

Penicillin G, ein Stoffwechselprodukt von Schimmelpilzen, wurde 1929 von A. Fleming entdeckt und während des Zweiten Weltkrieges für die klinische Anwendung zur Behandlung bakterieller Infektionskrankheiten entwickelt. Es enthält einen gespannten β-Lactam-Ring sowie eine als Amid gebundene Carbonsäureseitenkette (Acylrest, abgeleitet von Phenylessigsäure).

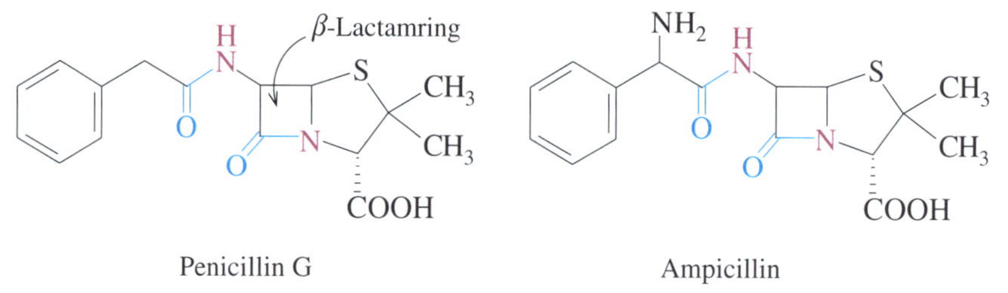

Penicillin G   *Ampicillin*

Penicillin hemmt das Wachstum *grampositiver* Bakterien, indem es den Aufbau der Bakterienzellwand verhindert. Es gibt inzwischen Bakterien, die gegen Penicillin G *resistent* sind. Diese scheiden das Enzym *β-Lactamase* aus, das den β-Lactam-Ring hydrolysiert und dadurch das Molekül unwirksam macht. Durch Variation der Carbonsäureseitenkette (Acylrest) versucht man, die Resistenz zu überwinden und die Säureempfindlichkeit herabzusetzen. *Ampicillin* z. B. kann im Gegensatz zu Penicillin G oral verabreicht werden. Da die Körperzellen des Menschen keine Zellwand haben, sind die Penicilline praktisch nicht toxisch. Allerdings entwickelt etwa ⅕ der Bevölkerung nach der Einnahme von Penicillin eine *Penicillin-Allergie*.

16.2 Carbonsäurederivate

Aufgaben

1. Erklären Sie folgende Bezeichnungen und Begriffe: Carbonsäurederivate – Carbonsäurechlorid – Carbonsäureanhydrid – Carbonsäureester – Carbonsäurethioester – Carbonsäureamid – Hydrolyse von Carbonsäurederivaten – Acylrest – Alkoholyse – Acetylsalicylsäure – Esterbildung – Esterverseifung – Triacylglycerin – ungesättigte Fettsäuren – Lacton – Lactam – Esterkondensation.
2. Warum katalysieren starke Säuren die Reaktionen von Carbonsäurederivaten?
3. Woher stammt das Sauerstoffatom des Wassers, das bei der säurekatalysierten Veresterung entsteht?
4. Formulieren Sie die Reaktion von *Acetylchlorid* mit Ethanol. Wie heißt das Reaktionsprodukt?
5. Was entsteht aus *Benzoylchlorid* und *Anilin*?
6. *Bernsteinsäure* (= Butandisäure) wird mit einem großen Überschuss an Methanol in Gegenwart von etwas konzentrierter Schwefelsäure gekocht. Was entsteht?
7. Formulieren Sie Bernsteinsäureanhydrid! Welches Produkt entsteht bei der Umsetzung mit Ammoniak?
8. *Paracetamol* wirkt fiebersenkend und schmerzlindernd. Chemisch wird es als *N*-Acetyl-*p*-aminophenol (oder *p*-Acetaminophenol) bezeichnet. Geben Sie die Strukturformel an und benennen Sie die funktionellen Gruppen!
9. Formulieren Sie den Mechanismus der säurekatalysierten Hydrolyse eines Carbonsäureamids! Welches ist das tetraedrische Zwischenprodukt?
10. Sie lesen folgende Versuchsvorschrift: 5 ml Essigsäure werden mit 20 ml 33%iger Ammoniaklösung und etwas konzentrierter Schwefelsäure versetzt. Was würden Sie hier erwarten und warum?
11. Warum sind Carbonsäureamide neutral und nicht basisch wie die Amine?
12. Die Carbonsäurederivate lassen sich hinsichtlich der Reaktivität des Carbonyl-C-Atoms gegenüber Nucleophilen ordnen. Wo stehen Carbonsäurethioester, wo Aldehyde und Ketone in dieser Reihe?
13. Geben Sie die vollständige Formel für *Tristearin* an und formulieren Sie seine alkalische Verseifung!
14. *Elaidinsäure* ist das *trans*-Isomere der Ölsäure. Geben Sie die Summenformel und die Strukturformel an!
15. Klassifizieren Sie nachfolgende Verbindung und geben Sie Formel und Name der Hydrolyseprodukte an!

$$H_3C-\overset{O}{\underset{\|}{C}}-S-CH_2-CH_2-NH_2 \quad \textit{S}\text{-Acetyl-cysteamin}$$

16. Was passiert, wenn Sie Aspirin mit überschüssiger Natronlauge behandeln? Formulieren Sie die Reaktionsgleichung.
17. Welche funktionellen Gruppen enthält Acetylcholin? Was bewirkt eine Esterase bei diesem Molekül? Benennen Sie die Reaktionsprodukte.
18. Formulieren Sie die Strukturformel der Verbindung, die bei der Reaktion von Penicillin G mit einer β-Lactamase entsteht!
19. Welche funktionellen Gruppen enthält Ampicillin?
20. Was versteht man unter „Antibiotika-Resistenz"?

Carbonsäuren und Carbonsäurederivate

Bedeutung für den Menschen

Carbonsäuren und ihre Derivate

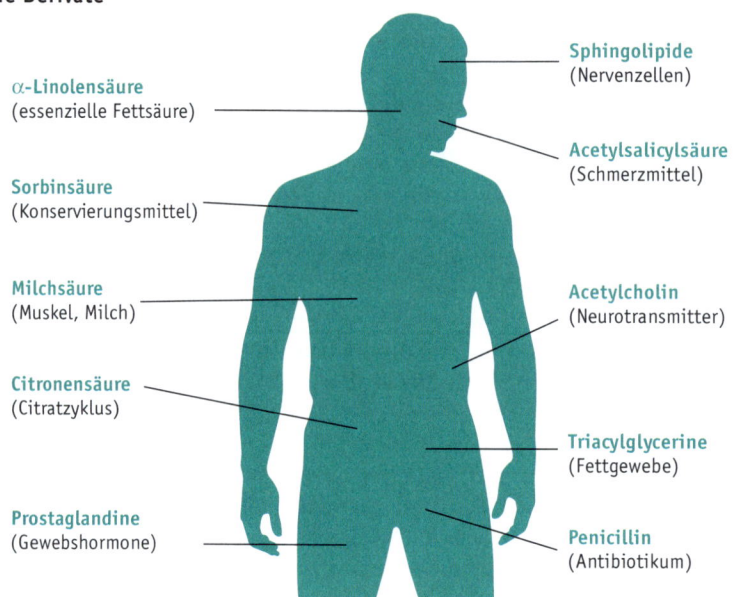

α-**Linolensäure**
(essenzielle Fettsäure)

Sorbinsäure
(Konservierungsmittel)

Milchsäure
(Muskel, Milch)

Citronensäure
(Citratzyklus)

Prostaglandine
(Gewebshormone)

Sphingolipide
(Nervenzellen)

Acetylsalicylsäure
(Schmerzmittel)

Acetylcholin
(Neurotransmitter)

Triacylglycerine
(Fettgewebe)

Penicillin
(Antibiotikum)

17 Derivate anorganischer Säuren

Wichtige anorganische Säuren, deren Anionen im Stoffwechsel eine Rolle spielen, sind **Kohlensäure** (H_2CO_3), **Phosphorsäure** (H_3PO_4) und **Schwefelsäure** (H_2SO_4). Interessant ist nun, dass die OH-Gruppen der genannten Säuren denen in Carboxylgruppen ähneln, d.h. nicht nur, dass die Wasserstoffatome acide sind, sondern dass auch ähnliche Reaktionen ablaufen. Die Derivate dieser Säuren stehen zwischen anorganischer und organischer Chemie. In einigen Fällen sind sie biochemisch und medizinisch sehr bedeutsam und werden deshalb kurz besprochen.

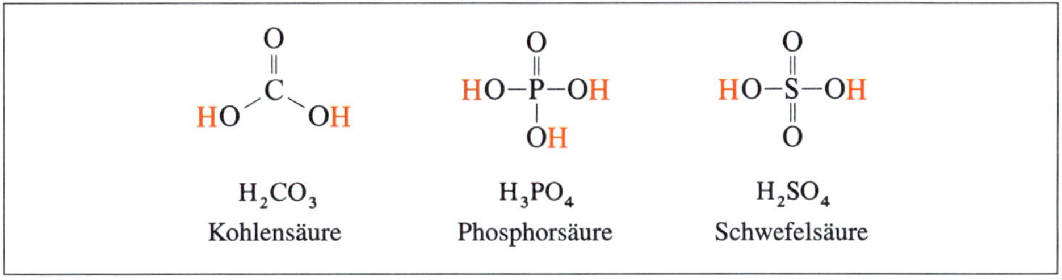

$$\underset{\text{Kohlensäure}}{\underset{H_2CO_3}{HO-\underset{\|}{\overset{O}{C}}-OH}} \qquad \underset{\text{Phosphorsäure}}{\underset{H_3PO_4}{HO-\underset{OH}{\overset{O}{P}}-OH}} \qquad \underset{\text{Schwefelsäure}}{\underset{H_2SO_4}{HO-\underset{\|}{\overset{O}{\underset{O}{S}}}-OH}}$$

17.1 Kohlensäure und Harnstoff

Kohlensäure selbst ist wenig stabil und zerfällt leicht in CO_2 und Wasser. Aus der Formel geht hervor, dass zwei saure OH-Gruppen an einer Carbonylgruppe stehen. Kohlensäurederivate sind denen der Carbonsäuren z. T. sehr ähnlich. **Phosgen** z. B. ist das *Kohlensäuredichlorid*, das mit Wasser zu Kohlensäure hydrolysiert und dabei Salzsäure bildet. Phosgen wurde im Ersten Weltkrieg als Kampfgas eingesetzt, nach dem Einatmen wirkt die in der Lunge gebildete Salzsäure stark ätzend. Reagiert Phosgen mit einem Überschuss an Ammoniak, so ändert der Stickstoff seine Qualität (blau = basisch, magenta = neutral). Es entsteht das *Diamid der Kohlensäure*, der **Harnstoff**.

Harnstoff

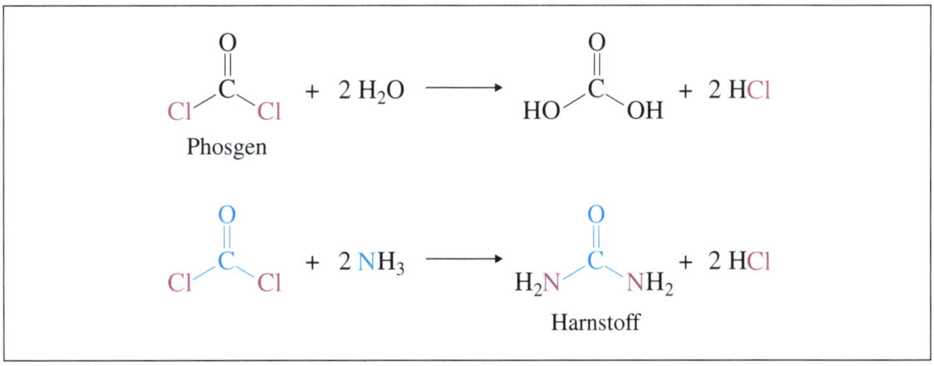

$$\underset{\text{Phosgen}}{Cl-\overset{O}{\underset{\|}{C}}-Cl} + 2\,H_2O \longrightarrow HO-\overset{O}{\underset{\|}{C}}-OH + 2\,HCl$$

$$Cl-\overset{O}{\underset{\|}{C}}-Cl + 2\,NH_3 \longrightarrow \underset{\text{Harnstoff}}{H_2N-\overset{O}{\underset{\|}{C}}-NH_2} + 2\,HCl$$

Harnstoff ist farblos, wasserlöslich und wie alle Säureamide neutral. Seine Hydrolyse zu Kohlensäure und Ammoniak gelingt in Gegenwart starker Säuren oder Basen oder durch das Enzym *Urease*, das z.B. bei Darmbakterien vorkommt. 20–50 g Harnstoff werden innerhalb von 24 Stunden im Harn des Menschen ausgeschieden. Harnstoff findet als Düngemittel Verwendung und ist Baustein der *Harnsäure*, der *Barbiturate* (Schlafmittel, Narkotika) und von *Kunststoffen* (Harnstoff/Formaldehyd-Harze).

17 Derivate anorganischer Säuren

Harnsäure
Barbiturate

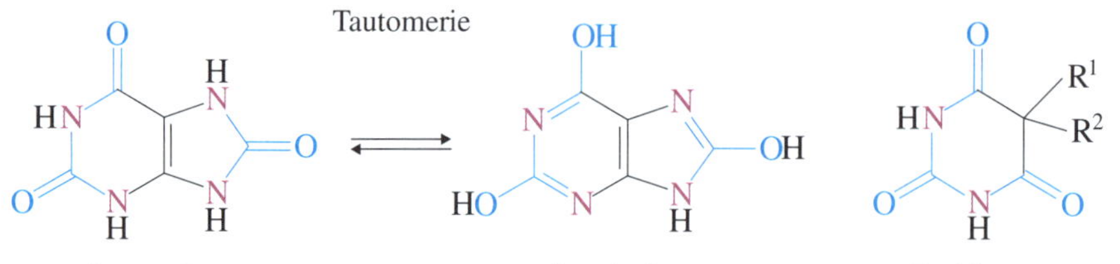

Lactamform — Harnsäure — Lactimform — Barbiturate

Dem Harnstoff verwandt ist das **Guanidin**, es ist ein Iminoderivat des Harnstoffs. Es reagiert wie alle Verbindungen, die Guanidylreste enthalten, stark basisch, beim Anlagern eines Protons entsteht ein mesomeriestabilisiertes Kation. Eine Guanidylgruppe ist in der Aminosäure *Arginin* enthalten.

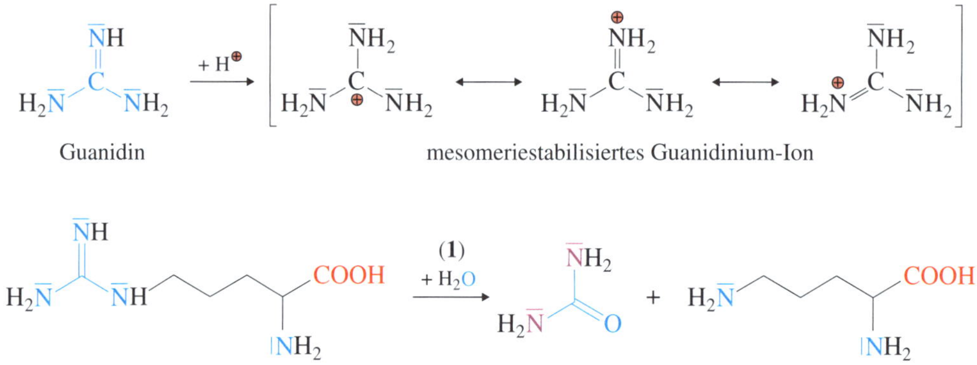

Guanidin — mesomeriestabilisiertes Guanidinium-Ion

Arginin — Harnstoff — Ornithin

Bei der *Hydrolyse* von Verbindungen, die Guanidylgruppen enthalten, entsteht Harnstoff. Im Stoffwechsel des Menschen ist die Hydrolyse des **Arginins** zu *Harnstoff* und *Ornithin* durch das Enzym *Arginase* (1) der letzte Schritt bei der Umwandlung stickstoffhaltiger Verbindungen im **Harnstoffzyklus**. Der Ablauf dieser Hydrolyse sieht so aus, dass das Wasser *nucleophil* das C-Atom der Guanidylgruppe angreift und im zweiten Schritt Ornithin eliminiert wird. Vögel und Reptilien scheiden überschüssigen Stickstoff als **Harnsäure** aus, die Harnstoff als Strukturelement enthält, jedoch im Stoffwechsel nicht aus ihm hervorgeht.

> ⚕ **Ammoniak ist ein Zellgift**
> Würde sich beim Abbau stickstoffhaltiger Verbindungen im menschlichen Körper freies Ammoniak bilden, hätte das eine empfindliche Störung des Säure-Base-Haushalts der Zellen zur Folge. Die Umwandlung des überschüssigen Stickstoffs, z. B. aus eiweißreicher Nahrung, in wasserlöslichen, neutralen *Harnstoff* ist somit ein überaus sinnvoller Umweg, obwohl er mehrere enzymatische Schritte umfasst und dabei Energie verbraucht wird. Kommt es z. B. infolge einer Störung des Harnstoffzyklus in der Leber zu einer erhöhten Ammoniakbildung im Blut *(Hyperammonämie)*, führt dies rasch zu Veränderungen des Bewusstseinszustandes *(Leberkoma)*.

17.2 Phosphorsäure

Phosphorsäureester

Phosphorsäure bildet wie Carbonsäuren mit Alkoholen Ester (violett markiert). Die Veresterung kann stufenweise erfolgen, in der Natur spielen die Mono- und Diester eine Rolle.

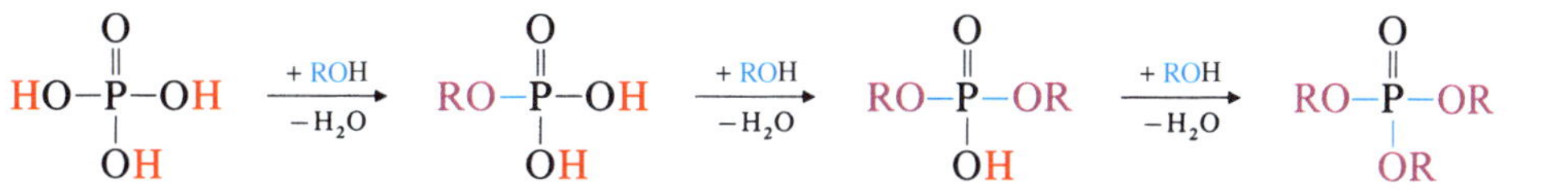

Phosphorsäure -monoester -diester -triester

Bei den üblichen pH-Werten der Zelle liegen die Mono- und Diester der Phosphorsäure als Anionen vor (blau markiert). Aus diesem Grund werden die Ester auch als **Phosphate** bezeichnet. Bei pH = 7,2 ist das erste Proton aller Phosphorsäuremoleküle vollständig und das zweite nur bei der Hälfte der Moleküle dissoziiert. Man formuliert die Monoester in der Regel als *Dianion* und die Diester als *Monoanion*.

Die negative Ladung am Phosphorsäurerest verhindert die rasche nichtenzymatische Hydrolyse der Phosphorsäureester. Nucleophile wie H_2O oder $OH^{\ominus}$ können gegen die vorhandene negative Ladung schwer angreifen. Die Ladung trägt somit erheblich zur Stabilität der Ester in Abwesenheit von Enzymen bei. Das ist ein Grund, warum die Phosphate in der Natur so eine überragende Rolle spielen.

Beispiele für Phosphorsäuremonoester sind **Glycerin-3-phosphat** und **Phosphoenolpyruvat** (PEP), wobei Letzteres ein Enolester ist.

Dianion Monoanion Glycerin-3-phosphat Phosphoenolpyruvat (PEP)

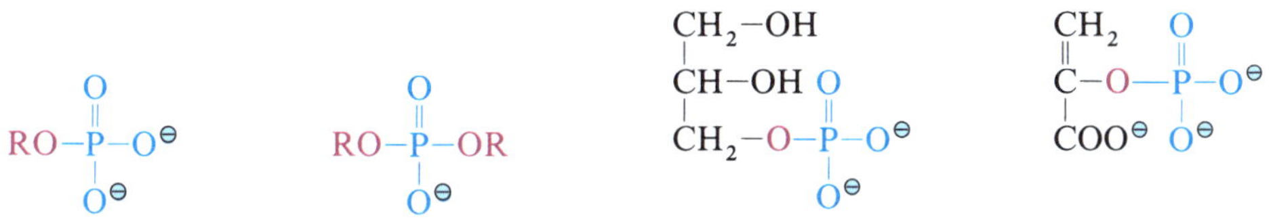

Ein Phosphorsäurediester verbirgt sich im Lecithin, das Glycerin und Cholin als Alkoholkomponenten enthält. Glycerin ist außerdem mit höheren Fettsäuren verestert, analog wie bei den Triacylglycerinen (s. Kap. 16.2.4). Bei der vollständigen Hydrolyse aller Esterbindungen erhält man Glycerin, 2 Moleküle Fettsäure, Phosphorsäure und Cholin. Auch cyclische **Phosphorsäurediester** existieren, im Beispiel sind zwei Hydroxygruppen eines Zuckerbausteins verestert. Auch das Rückgrat der DNA besteht aus Phosphorsäurediestern, durch die die Zuckerbausteine verbrückt werden. Die DNA ist daher negativ geladen.

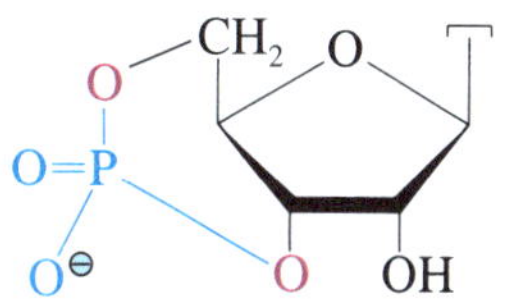

Cyclischer Phosphorsäurediester

Lecithin

cyclischer Phosphorsäureester

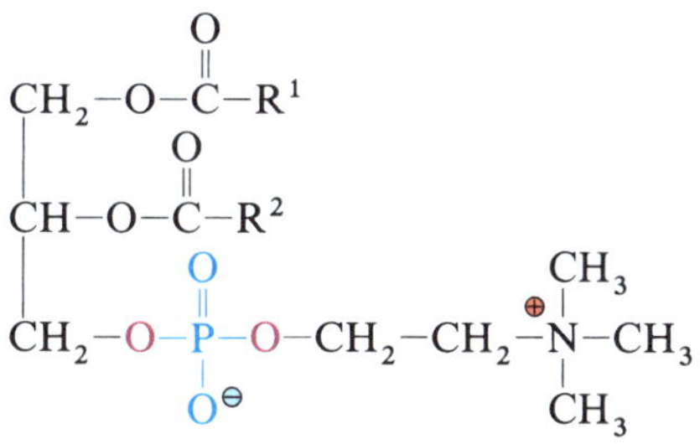

Lecithin gehört zu den **Phospholipiden**, die für den Aufbau und die Funktion von **Zellmembranen** wichtig sind. Diese Moleküle haben einen hydrophilen Kopf, bestehend aus der quartiären Ammoniumgruppe und dem negativ geladenen Phosphatrest sowie zwei hydrophoben Kohlenwasserstoffketten. Man bezeichnet solche Moleküle als **amphipathisch** (amphiphil). In wässriger Lösung bildet Lecithin nicht einfach *Mizellen* wie die

17 Derivate anorganischer Säuren

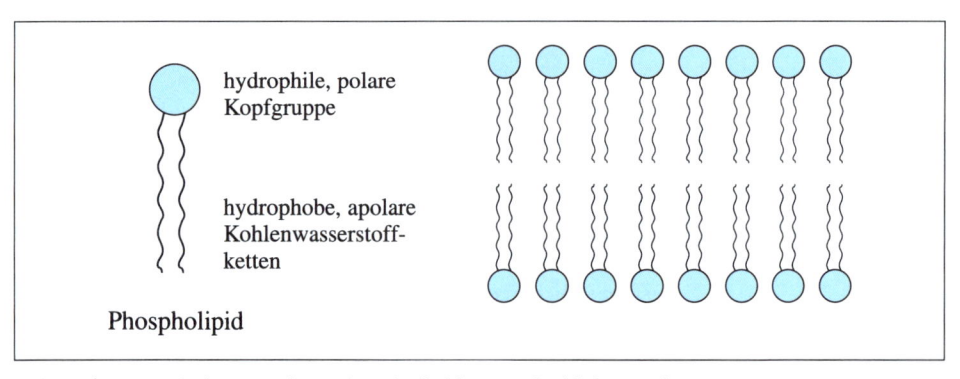

Abb. 17/1 Ausschnitt aus einer Phospholipid-Doppelschichtmembran.

Lipid-Doppelschichtmembran

Seifen (s. Kap. 16.1.3), sondern **Lipid-Doppelschichten** (Bilayer, Abb. 17/1), die einen Innenraum gegen einen Außenraum als *Membran* abgrenzen können. Die Fähigkeit zur Membranbildung hängt mit der Struktur der Phospholipide zusammen. Die Triebkraft dafür ist die *hydrophobe Wechselwirkung* zwischen den Fettsäureketten. Die Fluidität (Beweglichkeit) einer Membran hängt von der Temperatur und von dem Anteil ungesättigter, *cis*-konfigurierter Fettsäuren (s. S. 260) in den Phospholipiden ab. Je tiefer die Umgebungstemperatur, desto mehr ungesättigte Fettsäuren sind erforderlich, um eine normale Membranfunktion zu gewährleisten.

Phosphorsäureanhydride

Neben den Phosphorsäureestern spielen die **Phosphorsäureanhydride** eine wichtige Rolle. Hier ist die Phosphorsäure entweder mit sich selbst verbunden (**Pyrophosphat**, Diphosphat) oder mit einer Carbonsäure zu einem gemischten Anhydrid (z. B. **Acetylphosphat**). Die Anhydridbindung ist violett unterlegt. In der Biochemie wird die geladene Phosphatgruppe zur Vereinfachung der Formelbilder auch durch Ⓟ abgekürzt.

Phosphorsäureanhydrid (Pyrophosphat)

Acetylphosphat (gemischtes Anhydrid)

Neben den vollständigen Strukturformeln steht jeweils die abgekürzte Schreibweise.

Im **Glycerinsäure-1,3-bisphosphat** ist der untere Phosphatrest als Monoester, der obere als gemischtes Anhydrid gebunden.

Glycerinsäure-1,3-bisphosphat

Phosphorsäureanhydride auf Pyrophosphatbasis findet man in der Natur häufig angekoppelt an Zuckerbausteine, z. B. Ribose. Vom Zucker ausgehend ist der erste Phosphatrest als Ester gebunden, der zweite als Anhydrid, es entsteht ein **Diphosphat**. Wird ein dritter Phosphatrest, wieder als Anhydrid, angehängt, kommt man zum **Triphosphat** (z. B. Adenosintriphosphat, ATP, s. Kap. 11.1). Auch Di- und Triphosphate sind durch ihre negativen Ladungen vor einer raschen nichtenzymatischen Hydrolyse geschützt.

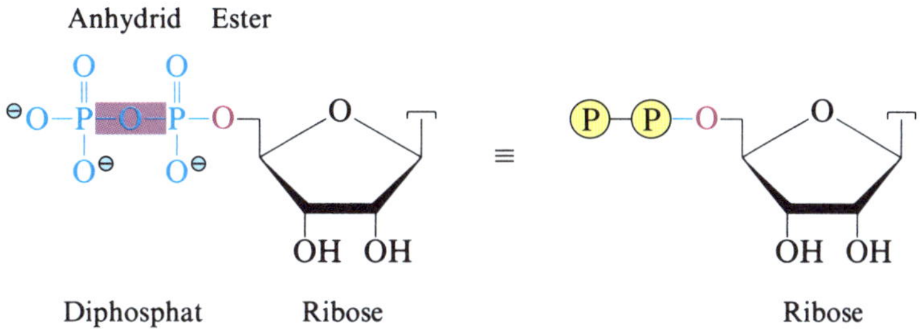

17.3 Schwefelsäure

Schwefelsäure bildet Mono- und Diester. Monoester reagieren sauer und können, wenn ein lipophiler Alkohol umgesetzt wurde, diesen wasserlöslich machen. Im Stoffwechsel des Menschen spielt dies eine Rolle, um nicht abbaubare Phenole und Alkohole über die Nieren ausscheiden zu können. Der Sulfatrest wird in einer Anhydridbindung aktiviert (**PAPS** = 3'-Phospho-adenosin-5'-phosphosulfat) und von dort auf Alkohol-OH-Gruppen zum Schwefelsäuremonoester übertragen.

Schwefelsäureester

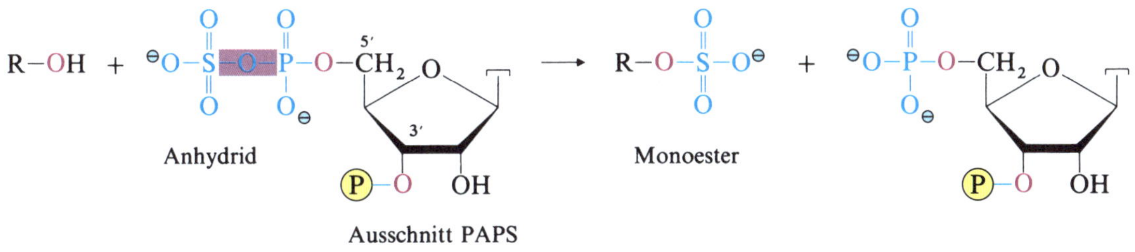

Eine andere Substanzklasse, die sich von der Schwefelsäure ableitet, sind die **Sulfonsäuren**, die in Kapitel 12.6.2 bei der elektrophilen Substitution von Aromaten besprochen wurden. Bei den Sulfonsäuren ist der organische Rest direkt mit dem Schwefel verbunden (C–S-Bindung), es bleibt nur noch eine OH-Gruppe der Schwefelsäure übrig. Diese ist stark acide und reagiert entsprechend der OH-Gruppe in Carbonsäuren. Mit einem Chlorierungsmittel (PCl$_5$) entsteht das *Sulfonsäurechlorid*, das mit Ammoniak in das *Sulfonsäureamid* übergeht.

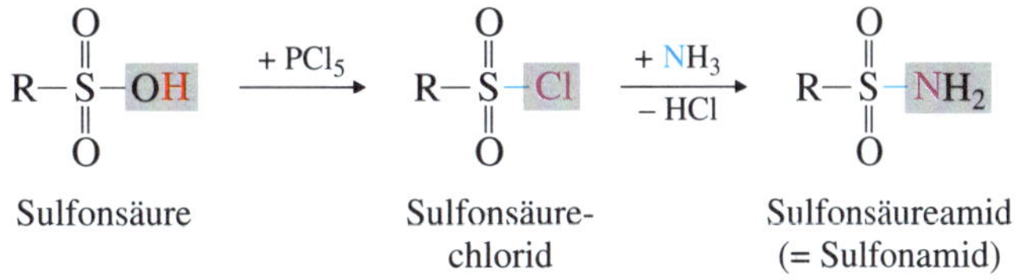

Sulfonamide

Sulfonsäureamide wurden zum Ausgangspunkt für eine Gruppe wichtiger *Chemotherapeutika*, die sog. **Sulfonamide**, die bei Infektionskrankheiten eingesetzt werden. Die wirksame Grundstruktur ist das *p-Aminobenzol-sulfonsäureamid*. Die einzelnen Verbindungen unterscheiden sich durch Substituenten am Amid-Stickstoff. Beispiele sind *Sulfamethoxazol* und *Sulfadiazin*.

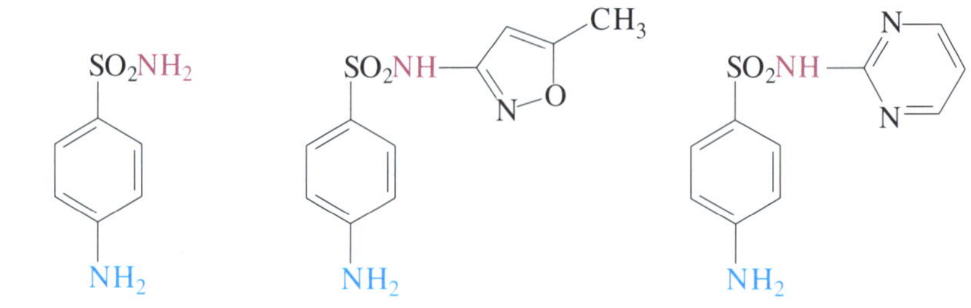

17 Derivate anorganischer Säuren

p-Aminobenzol-sulfonsäureamid

Sulfamethoxazol

Sulfadiazin

> **Sulfonamide sind Chemotherapeutika bei Infektionskrankheiten**
> Die Sulfonamide, 1935 entdeckt, waren die ersten Verbindungen, die bei Infektionskrankheiten erfolgreich eingesetzt wurden. Wegen fortschreitender Resistenzentwicklung bei Bakterien und unerwünschter Nebenwirkungen wurden die Sulfonamide nach dem Zweiten Weltkrieg zunehmend von besser wirksamen Antibiotika (z. B. *Penicillin, Erythromycin*) ersetzt. Heute werden nur noch solche Sulfonamide therapeutisch genutzt, die sich zur Kombination mit anderen Wirkstoffen (z. B. *Pyrimethamin*) eignen. Das Wirkungsspektrum solcher Präparate beschränkt sich auf einige Bakterien (z. B. *Streptokokken, Pneumokokken, Nocardien*) und Protozoen (z. B. die Erreger der *Toxoplasmose* und *Malaria*). Sulfonamide wirken **bakteriostatisch** (nicht bakterizid), indem sie bei Bakterien ***p*-Aminobenzoesäure** kompetitiv verdrängen und damit die bakterielle *Folsäure-Biosynthese* hemmen (s. Kap. 21.6). Der Mensch muss **Folsäure** als Vitamin mit der Nahrung aufnehmen, ist also von dem beschriebenen *Antagonismus* nicht betroffen. Die Dosierung der Sulfonamide liegt bei 0,5–4,0 g täglich. Sie werden bei oraler Gabe vollständig resorbiert und über die Nieren ausgeschieden. Die Stärke der Rückresorption in den Nierentubuli beeinflusst die Dauer der Wirkung.

17.4 Freie Energie der Hydrolyse

In Kapitel 6.6 hatten wir gesehen, dass die Änderung von *Gibbs'* freier Energie (ΔG) eine wichtige *thermodynamische Größe* ist, die über die *Triebkraft* einer chemischen Reaktion Auskunft gibt. Nur wenn ΔG unter den gegebenen Bedingungen negativ ist, läuft eine Reaktion freiwillig ab.

In der Biochemie hat es sich zur Vereinfachung eingebürgert, die Änderung der freien Energie unter Standardbedingungen auf pH = 7 zu beziehen, ferner wird die Konzentration des Wassers, wenn es Reaktant ist, gleich 1 gesetzt. Diese Anpassung führt zu $\Delta G^{0'}$-Werten.

Tab. 17/1 Gibbs' freie Energie der Hydrolyse einiger Säurederivate.

Ausgangsstoff (Edukt)	Produkte	$\Delta G^{0'}$ (kJ/mol)
Acetanhydrid	2 Acetat	−91
Phosphoenolpyruvat	Pyruvat + Phosphat	−62
Acetylphosphat	Acetat + Phosphat	−42
Acetylthioester	Acetat + Thiol (Coenzym A)	−33
Pyrophosphat	2 Phosphat	−33
ATP	ADP + Phosphat	−30
ATP	AMP + Pyrophosphat	−30
Essigsäureethylester	Acetat + Ethanol	−20
Glycerin-3-phosphat	Glycerin + Phosphat	−9

17.4 Freie Energie der Hydrolyse

Gibbs' freie Energie der Hydrolyse

Für einige wichtige Hydrolysereaktionen sind in Tabelle 17/1 die $\Delta G^{0'}$-Werte angegeben. Die Werte sind ein Maß für die Reaktivität eines bestimmten Eduktes gegenüber Wasser. Zu erkennen ist, dass alle Hydrolysen *thermodynamisch möglich* sind, die meisten, insbesondere bei den Phosphaten, laufen ohne Katalysator nicht ab, d.h., die Edukte sind *kinetisch stabil*.

In der Natur ist diese Stabilität von großem Nutzen: Das Leben auf der Erde hätte sich nicht so entwickeln können, wenn die in den Verbindungen enthaltene Energie unkontrolliert durch Hydrolyse freigesetzt und damit vergeudet würde. Erreicht werden musste, die Energie durch *Kopplung von Reaktionen* dort einzusetzen, wo sie für den Aufbau funktioneller Moleküle benötigt wird.

Man kann aus Tabelle 17/1 z.B. ersehen, dass Acetylphosphat mit ADP zu ATP und Acetat reagieren kann:

Acetylphosphat	⟶ Acetat + Phosphat	$\Delta G^{0'} = -42$ kJ/mol
ADP + Phosphat	⟶ ATP	$\Delta G^{0'} = +30$ kJ/mol
Acetylphosphat + ADP	⟶ Acetat + ATP	$\Delta G^{0'} = -12$ kJ/mol

Die Gesamtreaktion ist exergon, kann also in Anwesenheit geeigneter Enzyme stattfinden. Ein Teil der Energie, die im Acetylphosphat steckt, ist dann im ATP gespeichert.

Da die Übertragung von Phosphatresten von einer zur anderen Verbindung im Stoffwechsel eine große Rolle spielt, schreibt man den Phosphaten ein „**Phosphatgruppen-Übertragungspotenzial**" zu. Dieses ergibt sich aus der freien Energie der Hydrolyse der einzelnen Verbindung. Phosphoenolpyruvat hat ein hohes Übertragungspotenzial, gefolgt von den Phosphorsäureanhydriden. Bei den normalen Phosphorsäureestern (z.B. Glycerin-3-phosphat) ist das Übertragungspotenzial klein. Die Richtung der Übertragung lässt sich anhand der thermodynamischen Daten vorhersagen.

> **Phosphor ist ein „anfeuerndes Element"**
>
> Organische und anorganische Phosphate sind ein wesentlicher Bestandteil aller Organismen. Phosphorreich sind *Gehirn, Nervenzellen, Muskeln, Sperma* und *Blut*. Die Hauptmenge des Körperphosphats (80–85%) befindet sich im *Knochen* (Hydroxyapatit). Es gibt einen Phosphatstoffwechsel, d.h., es muss täglich etwa 1 g Phosphat aufgenommen werden, eine entsprechende Menge wird über Darm und Niere ausgeschieden.
>
> Der Phosphor als Element wurde ausgangs des 17. Jahrhunderts aus Urin hergestellt (später aus Knochen). Der weiße Phosphor leuchtet (Phosphoreszenz) und ist giftig. Er wird unter Wasser aufbewahrt, weil er sich an der Luft entzündet. Der Name „Phosphor" (vom griechischen *Lichtträger*) charakterisiert das Element. Phosphor und seine Verbindungen lenken die Aktivität des Stoffwechsels. ATP ist der universelle *Energieträger*, ohne Phosphat gäbe es keinen *Zuckerstoffwechsel*, für die Funktion von Gehirn- und Nervenzellen spielen *Phospholipidmembranen* eine wichtige Rolle, *Enzyme* werden über angehängte Phosphatreste reguliert und alle Nucleinsäuren (DNA, RNA) benötigen Phosphat als *Gerüstbaustein*.
>
> Der Phosphatrest zeigt im Zellstoffwechsel größte Beweglichkeit, ohne sich selbst dabei zu verändern, verändert werden der Ladungszustand und die Bindungsenergie in unmittelbarer Nähe. Der Phosphatrest wird zwischen Molekülen verschiedener Substanzklassen hin- und hergereicht in Prozessen des Knüpfens und Lösens kovalenter Bindungen am Phosphatrest. Dieser Tatbestand im Materiellen spiegelt sich in der Aktivität des Men-

Derivate anorganischer Säuren

schen, seiner inneren Energie und Tatkraft wider. Zu viel Phosphor fördert Überaktivität, zu wenig Phosphor *(Hypophosphatämie)* ruft rasch schwere klinische Symptome hervor durch Veränderungen im Zentralnervensystem, im Blut und in den Muskeln – alles Bereiche, die mit der inneren und äußeren Aktivität des Menschen verbunden sind. Der Phosphor greift wie kein anderes Element in das Menschsein ein. Ob dieses „Anfeuern" auch dazu führt, dass einem ein Licht aufgeht, bleibt jeweils abzuwarten. Die Möglichkeiten dazu sind jedoch vorhanden.

Aufgaben

1. Erklären Sie folgende Bezeichnungen und Begriffe: Harnstoff – Harnsäure – Barbiturate – Phosphorsäureester – Lipid-Doppelschichtmembran – Phosphorsäureanhydride – Phosphatgruppen-Übertragungspotenzial – Schwefelsäureester – Sulfonamide – Gibbs' freie Energie der Hydrolyse.
2. Welche Verbindung entsteht bei der Umsetzung von *Phosgen* mit a) Ethanol und b) Cyclohexylamin?
3. *Harnstoff* reagiert mit *Malonsäurediethylester* in Gegenwart von Natriummethanolat unter Abspaltung von zwei Molekülen Ethanol zu einer cyclischen Verbindung. Formulieren Sie diese!
4. Warum ist Harnstoff eine neutrale Verbindung?
5. Benennen Sie die Strukturelemente eines *Phospholipids*! Warum sind Phospholipide *amphiphil*?
6. Was ist eine *Bilayer*?
7. Welche Strukturen haben *Cholinphosphat*, Glycerinaldehyd-3-Phosphat (GAP) und Dihydroxyacetonphosphat (DHAP)?
8. Formulieren Sie, ausgehend von einem primären Alkohol (R–CH$_2$OH), ein *Triphosphat*!
9. Warum werden *Phosphorsäureester* und -anhydride in den Zellen nicht durch das anwesende Wasser hydrolysiert?
10. Warum ist die freie Energie ($\Delta G^{0'}$) der Hydrolyse beim *Phosphoenolpyruvat* (PEP) größer als beim *ATP*, obwohl im ersten Fall nur ein Phosphorsäureester, im zweiten ein Phosphorsäureanhydrid gespalten wird?
11. Der Thioester Acetyl-Coenzym A (s. Kap. 16.2.5) ist etwa so energiereich wie ATP. Vergleichen Sie die $\Delta G^{0'}$-Werte aus Tabelle 17/1. Was könnte der Grund sein?
12. Ist die Reaktion von Acetyl-CoA mit Cholin (s. Kap. 16.2.5) endergon oder exergon?
13. Formulieren Sie den Schwefelsäuremonoester des *Cholesterins*! Wie beurteilen Sie seine Löslichkeit im Vergleich zum Cholesterin?
14. Schreiben Sie *p-Aminobenzoesäure* und *p-Aminobenzolsulfonsäureamid* nebeneinander auf und formulieren Sie jeweils das Anion! Dazu müssen Sie wissen, dass die NH$_2$-Gruppe des Sulfonamids acide ist. Vergleichen Sie die Anionen!
15. Wie viel Phosphat muss der Mensch täglich aufnehmen? Wo befindet sich die Hauptmenge im Körper?

18 Stereochemie

Von vielen dreidimensionalen Körpern existiert ein Spiegelbild, das sich mit dem ursprünglichen Bild nicht zur Deckung bringen lässt. Die beiden Fotos in Abbildung 18/1 zeigen solche Situationen: Die Porzellankatzen sind ebenso wie die abgebildeten Hände nicht gleich, es stehen sich **Bild** und **Spiegelbild** gegenüber. Ähnliche Situationen gibt es in der *Natur* z.B. bei Schneckenhäusern oder Kletterpflanzen, in der *Technik* z.B. bei Gewindeschrauben oder in der *Architektur* z.B. bei Wendeltreppen, die links oder rechts herum hochgehen. Die zugrunde liegende *Spiegelsymmetrie* bestimmt auch den Körperbau des Menschen. Dieses Phänomen ist nicht nur eine Eigenschaft makroskopischer Gebilde, es existiert auch auf der Ebene der Moleküle, also dort, wo sich tetraedrische Kohlenstoffatome ihre Umgebung schaffen. Wir schauen dies nun aus dem Blickwinkel der Chemie an und legen damit die molekulare Grundlage für das, was man als **Chiralität** (= *Händigkeit*, von griech. *cheir* = Hand) bezeichnet. Wie wichtig die Zusammenhänge sind, erkennen Sie beim Umgang mit Ihren Händen. Es ist keineswegs gleichgültig, wie herum Sie im Winter Ihre Handschuhe anziehen. Nur einer der Handschuhe passt auf die rechte Hand.

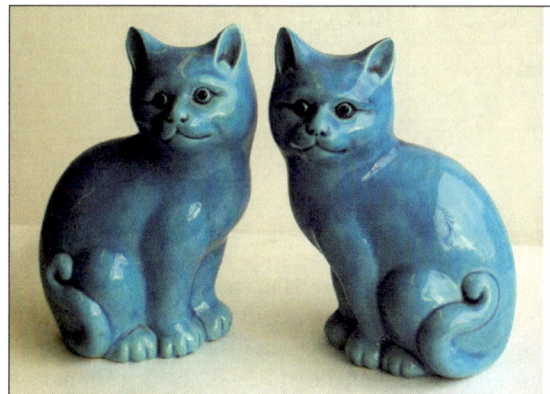

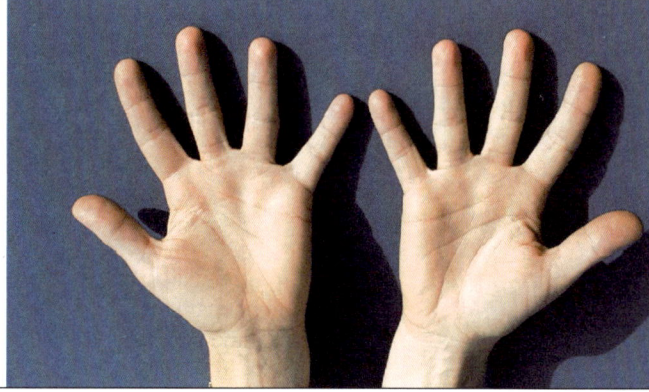

Abb. 18/1 Darstellungen von Bild und Spiegelbild.

18.1 Verbindungen mit einem Chiralitätszentrum

18.1.1 Grundbegriffe

Moleküle erstrecken sich in alle drei Raumrichtungen, sie werden am besten durch raumerfüllende *Molekülmodelle* dargestellt (s. Kap. 12.1.3). Von einigen der bisher besprochenen Verbindungen wollen wir solche Modelle genauer betrachten. Dabei können wir Entdeckungen mit weitreichenden Konsequenzen machen. So lassen sich z.B. von der *Milchsäure* zwei verschiedene Formen aufbauen, wenn man von der Konstitutionsformel ausgeht. Die eine Form ist das *Spiegelbild* der anderen, und wir können beide durch Drehen und Wenden nicht zur Deckung bringen. Man bezeichnet die beiden Formen als **Enantiomere**.

Enantiomere

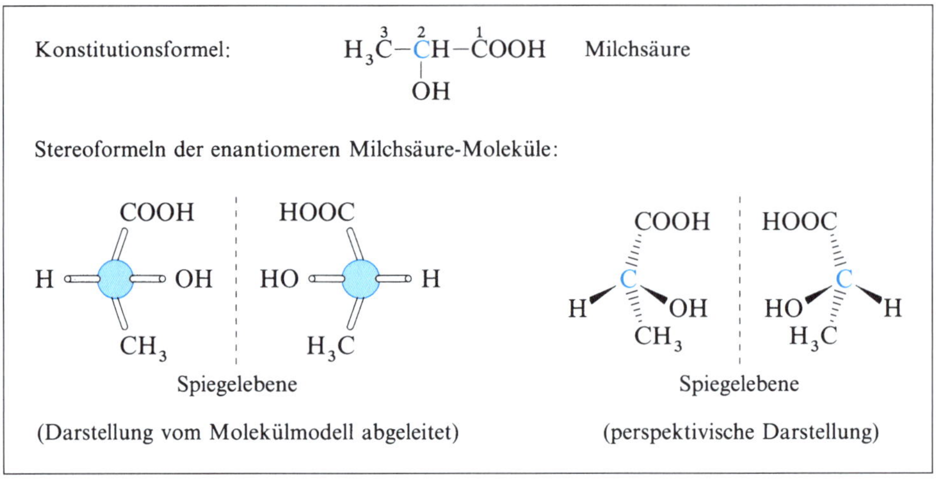

Stereochemie

Konstitutionsformel: $H_3\overset{3}{C}-\overset{2}{C}H-\overset{1}{C}OOH$ Milchsäure
$\qquad\qquad\qquad\qquad\qquad\quad\;\; |$
$\qquad\qquad\qquad\qquad\qquad\;\; OH$

Stereoformeln der enantiomeren Milchsäure-Moleküle:

(Darstellung vom Molekülmodell abgeleitet) | (perspektivische Darstellung)

Spiegelebene

chiral

Chiralitätszentrum

Die beiden *enantiomeren* Milchsäure-Moleküle verhalten sich zueinander wie unsere linke und rechte Hand. Man bezeichnet deshalb Moleküle, von denen es ein nicht deckungsgleiches Spiegelbild gibt, auch als **chiral**. In der Milchsäure ist C-2 ein sp^3-hybridisiertes (tetraedrisches) C-Atom mit vier verschiedenen Substituenten. Man nennt solch ein C-Atom *asymmetrisch* oder spricht von einem **Chiralitätszentrum**, weil es für die Chiralität (Händigkeit) des Moleküls verantwortlich ist.

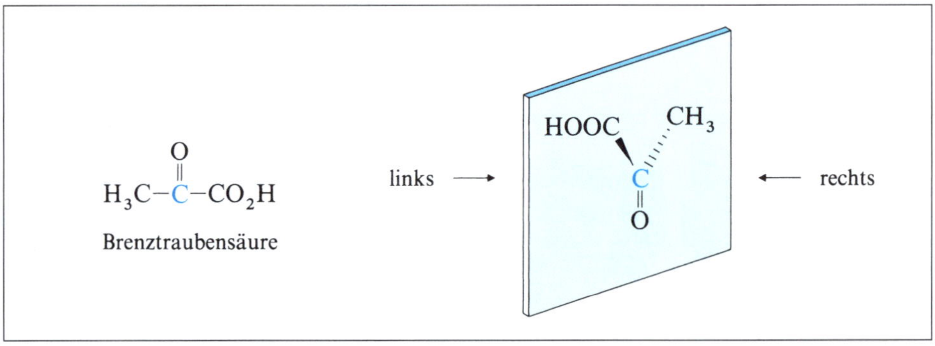

$H_3C-\overset{\overset{O}{\|}}{C}-CO_2H$

Brenztraubensäure

links → ← rechts

Betrachten wir als Nächstes ein Modell der *Brenztraubensäure*. Hier stehen drei verschiedene Substituenten an einem sp^2-C-Atom. Es gibt **kein** Chiralitätszentrum. Von diesem Molekül existiert nur eine Form, die mit ihrem Spiegelbild deckungsgleich ist. Das Molekül enthält aber zwei verschiedene Seiten (eine rechte und eine linke), die wir unterscheiden können.

Ähnlich sind die Verhältnisse bei der Propionsäure. Auch sie enthält **kein** asymmetrisches C-Atom und ist somit *nicht* chiral (= **achiral**). Dennoch können wir die beiden H-Atome der CH_2-Gruppe unterscheiden. Je nachdem, ob wir das Molekül von rechts oder von links anschauen, ist die räumliche Anordnung des jeweiligen H-Atoms zu den Substituenten COOH und CH_3 verschieden.

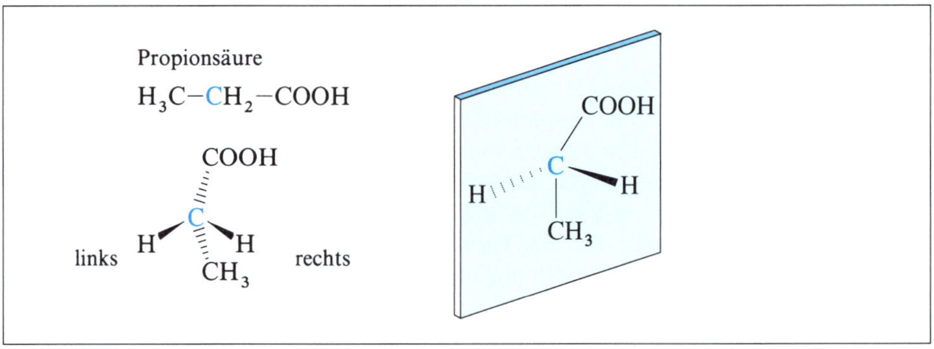

Propionsäure

H_3C-CH_2-COOH

links rechts

18.1 Verbindungen mit einem Chiralitätszentrum

Brenztraubensäure und Propionsäure sind Beispiele für Verbindungen, bei denen man eine rechte und linke Molekülseite unterscheiden kann. Solche Verbindungen werden als **prochiral** bezeichnet. Die CH$_2$-Gruppe der Propionsäure ist somit ein *Prochiralitätszentrum*, es genügt, ein H-Atom z. B. gegen OH auszutauschen, um ein Chiralitätszentrum zu erhalten.

Als letztes Beispiel betrachten wir das Aceton-Molekül. Es ist wie Brenztraubensäure *achiral*, hat jedoch eine höhere Symmetrie als diese. Neben einer Symmetrieebene durch die drei C-Atome verfügt es u. a. auch über eine zweizählige Drehachse, d. h., durch Drehung um 180° um die angegebene Achse entsteht ein deckungsgleiches Molekül. Im Aceton lassen sich die rechte und linke Molekülseite nicht mehr unterscheiden, deshalb ist dieses Molekül – im Gegensatz zur Brenztraubensäure – nicht mehr prochiral.

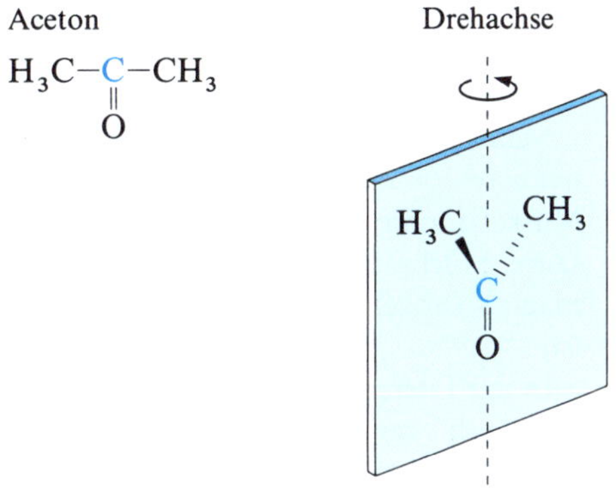

18.1.2 Spezifische Drehung

Die reinen Enantiomere einer Verbindung haben dieselben *physikalischen Eigenschaften* wie z. B. Schmelzpunkt, Siedepunkt, Löslichkeit, IR-Spektrum usw. Sie können nur mit einer „chiralen" physikalischen Methode, die in der Praxis auf polarisiertem Licht aufbaut, unterschieden werden. In einem Polarimeter wird der Winkel α (in Grad) gemessen, um den die Ebene des polarisierten Lichts beim Durchtritt durch die Lösung einer chiralen Substanz gedreht wird. Der Wert hängt von der Konzentration der Lösung (c) und der Struktur des optisch aktiven Moleküls ab. Aber auch die Länge der Messzelle, die Wellenlänge des Lichts sowie Temperatur und Lösungsmittel spielen eine Rolle. Um vergleichen zu können, hat man die **spezifische Drehung** als Standardwert für die optische Aktivität einer Verbindung eingeführt. Eine Drehwertangabe sieht als Beispiel wie folgt aus:

spezifische Drehung

$$[\alpha]_D^{25} = +155{,}5° \ (c = 0{,}75, \text{Wasser})$$

Die Messlösung, die zu diesem Wert führte, befand sich in einer Messzelle von 10 cm (= 1 dm) Länge, hatte eine Temperatur von 25 °C und wurde mit polarisiertem Licht der D-Linie (λ = 589 nm) einer Natriumlampe durchstrahlt. Die Substanz lag in Wasser gelöst vor, die Konzentration betrug 0,75 g in 100 mL Lösungsmittel. Die Ebene des polarisierten Lichtes drehte sich im Uhrzeigersinn (+, rechts).

Zur Charakterisierung von Enantiomeren wird häufig das Vorzeichen ihrer spezifischen Drehung vor den Namen gesetzt, z. B. *(+)-Milchsäure* oder *(−)-Glycerinaldehyd*. Die spezifische Drehung einer chiralen Verbindung gehört wie Schmelz- und Siedepunkt zu den physikalischen Konstanten. Neben der spezifischen Drehung wird auch der *Circulardichroismus* (CD) herangezogen, bei dem das Licht zusätzliche Auskünfte über die Chiralität eines Moleküls geben kann. Das Licht enthält chirale Elemente, die im Polarimeter und CD-Spektrometer die Basis für die Messung sind. Wie chirale Lichtanteile mit chiralen Molekülen wechselwirken, ist unklar. Umgekehrt kann man fragen, ob die Bevorzugung einer bestimmten molekularen Chiralität auf der Erde (z. B. bei Aminosäuren und Zuckern) nicht Auswirkungen des Lichtes sein könnten. Man weiß heute, dass ohne Einwirkung von Chiralität beim Aufbau von Molekülen immer nur Racemate (s. Kap. 18.2.2) entstehen.

18.1.3 Enzymatische Reduktion, Stereoselektivität

Die Tatsache, dass eine Verbindung wie Pyruvat prochiral ist, spielt erst dann eine Rolle, wenn dieses Molekül auf eine chirale Umgebung trifft. Im Stoffwechsel treten die **Enzyme** als chirale Partner auf. Für die Reduktion des Pyruvats an der Ketogruppe bedeutet das: Das Enzym im *Muskel* gibt nur von der rechten Seite (oben) Wasserstoff (als Hydrid-Ion $H^\ominus$) an das Molekül, es entsteht (+)-Milchsäure (Fleischmilchsäure) (Abb. 18/2); das entsprechende Enzym der *Milchsäurebakterien* gibt nur von links (unten) Wasserstoff an das Brenztraubensäure-Molekül, man erhält (–)-Milchsäure (Gärungsmilchsäure). Beide Enzyme *(Lactatdehydrogenasen)* arbeiten somit **stereoselektiv**, da sie nur eines der beiden enantiomeren Milchsäure-Moleküle aufbauen. Die Selektivität beträgt in diesem Beispiel 100%.

stereoselektiv

Man kann beide Enzyme auch nehmen, um Milchsäure wieder zu Brenztraubensäure zu oxidieren (= dehydrieren). Wie Sie vielleicht schon vermuten, setzt das Enzym aus dem Muskel nur die (+)-Milchsäure um, das Enzym aus Milchsäurebakterien nur die (–)-Milchsäure. Milchsäure ist in beiden Fällen das Substrat der Enzyme. Um genau zu sein, muss man also angeben oder wissen, für welches Enantiomere ein bestimmtes Enzym ausgelegt ist.

stereospezifisch

In der Literatur wird neben dem Oberbegriff „stereoselektiv" auch der Begriff „**stereospezifisch**" verwendet. Eine Reaktion wird dann als *stereospezifisch* bezeichnet, wenn sie aufgrund ihres Mechanismus in geregelten Bahnen verläuft, dass die Raumstruktur eines gegebenen Ausgangsstoffes die des Produktes bestimmt, z.B. wie bei der S_N2-Reaktion (s. Kap. 13.5.2). Eine stereospezifische Reaktion ist auch stereoselektiv, aber nicht umgekehrt.

Fast alle Umsetzungen, an denen Enzyme beteiligt sind, verlaufen mit hoher Stereoselektivität. In manchen Fällen arbeiten die Enzyme auch stereospezifisch. Diese Aussage ist jedoch nur zulässig, wenn der Mechanismus der enzymatischen Reaktion, z.B. mit Hilfe markierter Isotope, untersucht wurde.

Zunächst ist es vielleicht überraschend, dass von den beiden Formen (Bild und Spiegelbild) der Milchsäure nur jeweils eine enzymatisch oxidiert wird. Man muss dazu wissen, dass Enzyme selbst chiral sind. Es treffen also zwei *chirale Partner* zusammen. Wie der

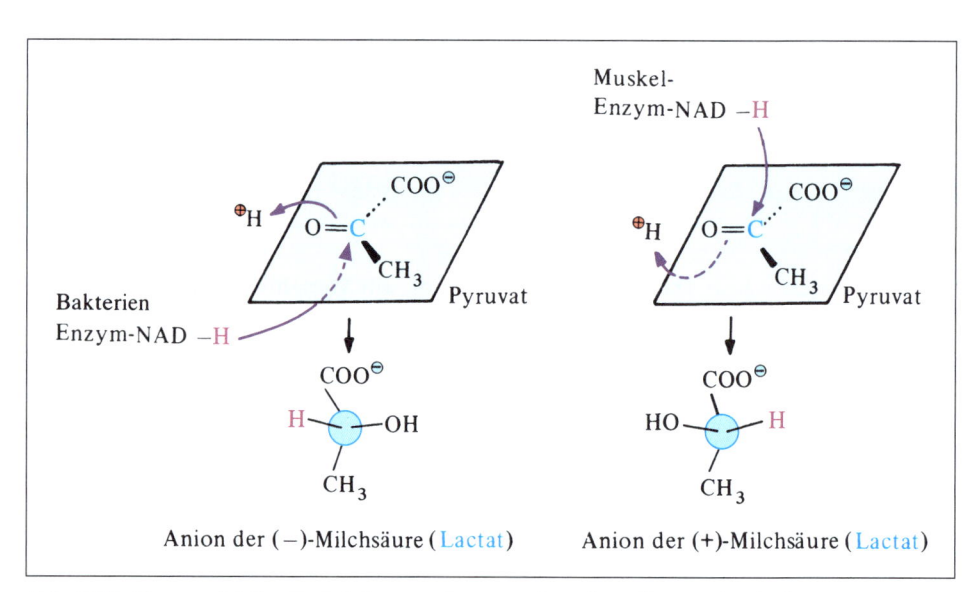

Abb. 18/2 Stereoselektive Reduktion von Brenztraubensäure (Pyruvat) mit dem Enzym-NADH-Komplex. Angriff des Hydrid-Ions von unten liefert (–)-Milchsäure (Lactat), Angriff von oben (+)-Milchsäure (Lactat).

18.1 Verbindungen mit einem Chiralitätszentrum

rechte Fuß nur in den rechten Schuh passt, so reagiert nur das eine Enantiomere der Milchsäure mit dem zu ihm passenden Enzym. Der Übergangszustand hat im einen Fall eine so viel geringere freie Aktivierungsenergie $\Delta G^{\#}$ als im anderen Fall, dass dort, wo Enzym und Substrat passen, die Reaktion sehr schnell abläuft und im anderen Fall so langsam, dass praktisch keine Umsetzung eintritt. Die bevorzugte Bildung oder Umsetzung eines Enantiomeren unterliegt somit einer *kinetischen* Kontrolle (s. Kap. 12.7.2).

Die prochirale Brenztraubensäure wird von beiden genannten Enzymen vollständig reduziert, das jeweilige Enzym als *chirales Reagenz* erkennt die „richtige" Seite der Brenztraubensäure und bildet nur eine Form der Milchsäure. Reduziert man die Ketogruppe der Brenztraubensäure mit einem achiralen chemischen Reagenz (z. B. NaBH$_4$), so entsteht ein 1:1-Gemisch der Enantiomeren der Milchsäure, ein *Racemat*. Für achirale Reagenzien hat die Brenztraubensäure keine Vorzugsrichtung.

18.1.4 Schreibweise chiraler Verbindungen und D/L-Nomenklatur

Um sich in der Chemie über den Aufbau von Molekülen zu verständigen, bedarf es bestimmter Abmachungen, die zur *chemischen Formelsprache* führen. Nicht jedem Formelbild lassen sich alle Informationen entnehmen, die für die exakte Beschreibung eines Moleküls notwendig sind. Man muss wissen, welcher Darstellung welche Information entnommen werden kann. In der Chemie wird zunächst die *Konstitutionsformel* verwendet, die deutlich macht, welche Atome durch welchen Typ von Bindung wie miteinander verbunden sind. Bei der Milchsäure hatten wir gesehen, dass diese Formel nicht ausreicht, um die Enantiomere zu beschreiben. Dazu diente eine *perspektivische Formel*, die die tetraedrische Anordnung der Substituenten um ein sp^3-hybridisiertes C-Atom berücksichtigt und damit die **Konfiguration** an diesem C-Atom beschreibt. Bei größeren Molekülen ist die Zeichnung solcher Formeln schwierig. Eine Vereinfachung bringt die **Fischer-Projektion**. Diese Schreibweise wurde von dem deutschen Chemiker *Emil Fischer* etwa um 1900 eingeführt, um die Chiralitätszentren von Zuckermolekülen leichter und übersichtlicher erfassen zu können.

Konfiguration

Folgende Regeln sind bei der Aufstellung einer Formel in die *Fischer-Projektion* einzuhalten:
1) Die längste C-Atom-Kette des Moleküls wird senkrecht angeordnet.
2) Das am höchsten oxidierte C-Atom der Kette steht oben (COOH > CHO > CH$_2$OH > CH$_3$).
3) Die senkrecht stehende Kette wird so gedreht, dass vom betrachteten Chiralitätszentrum aus die C-Atome der Kette nach hinten weisen (vom Betrachter weg); die beiden anderen Substituenten nach vorn (zum Betrachter hin). Ebnet man das Molekül in Gedanken ein, entsteht die Projektionsformel, in der die C-Atom-Kette *senkrecht* und die ehemals *nach vorn* weisenden Substituenten *waagrecht* angeordnet sind.

D-(−)-Milchsäure   L-(+)-Milchsäure

Für die enantiomeren Milchsäuren, deren vereinfachte Molekülmodelle nochmals angegeben sind, ergeben sich in der Fischer-Projektion die oben stehenden Formeln. Dort, wo senkrechte und waagrechte Bindungslinien sich kreuzen, ist das Chiralitätszentrum zu denken.

Für die Unterscheidung von Enantiomeren bedarf es einer Nomenklatur, aus der die räumliche Anordnung der Substituenten, die *Konfiguration* am Chiralitätszentrum, her-

Stereochemie

D,L-Nomenklatur

vorgeht. Hierzu verwendete man früher die Buchstaben D und L. Bezugspunkt war der (+)-**Glycerinaldehyd**. Alle chiralen Verbindungen, die sich auf ihn zurückführen ließen, gehörten zur D-*Reihe*, die anderen zur L-*Reihe*. Bei diesem Verfahren konnte man alle chiralen Moleküle nur relativ miteinander verbinden. Eine genaue Aussage wurde erst möglich, als mit Hilfe der Röntgenstrukturanalyse für eine Verbindung dieser Reihe die tatsächliche (= *absolute*) *Konfiguration* bestimmt werden konnte. Glücklicherweise stimmte die von E. Fischer willkürlich festgelegte Formel mit der Realität überein.

```
        CHO              CHO              COOH             COOH
    H ──┼── OH       HO ──┼── H      H ── C ── NH₂     H₂N ── C ── H
        CH₂OH            CH₂OH            CH₃              CH₃

  D-(+)-Glycerinaldehyd  L-(−)-Glycerinaldehyd   D-Alanin         L-Alanin
```

Beim Aufschreiben der Fischer-Projektion von Glycerinaldehyd, Milchsäure oder Alanin kommt man in die D-Reihe, wenn die OH- bzw. NH_2-Gruppe am Chiralitätszentrum nach *rechts* weist. Die Konfigurationsbezeichnung D oder L hat *nichts* mit dem Vorzeichen der spezifischen Drehung einer Verbindung zu tun, z. B. ist D-Milchsäure linksdrehend und D-Glycerinaldehyd rechtsdrehend. Voraussagen zur Drehrichtung sind nicht ohne weiteres möglich. Vorzeichenwechsel kann es bei ein und derselben Verbindung allein durch Wechsel des Lösungsmittels geben.

18.1.5 *R,S*-Nomenklatur

Die D/L-*Nomenklatur* ist insbesondere bei den Zuckern und Aminosäuren eingeführt und wurde bis heute in der Biochemie beibehalten. Diese Nomenklatur hat sich für kompliziertere chirale Moleküle jedoch als unbrauchbar erwiesen und wurde durch die *R,S*-**Nomenklatur** ersetzt, die in der Chemie ganz überwiegend verwendet wird.

Man gibt den Substituenten am Chiralitätszentrum eine *Priorität* (1 > 2 > 3 > 4), die wie folgt bestimmt wird (Tab. 18/1):
1) Bei den direkt am Chiralitätszentrum stehenden Atomen wächst die Priorität mit der Ordnungszahl ($_8O > _7N > _6C > _1H$).
2) Bei gleichen Atomen in erster Nachbarschaft entscheidet die Ordnungszahl der Atome, die als zweite kommen, wobei doppelt gebundene Atome zweimal zählen und mehr Gewicht haben als ein gleichartiges, einfach gebundenes Atom ($CHO > CH_2OH$).

Diese Prioritätsregeln gelten auch für die *E/Z*-Nomenklatur der Olefine und zur Festlegung der Seiten (rechts = *Re*, links = *Si*) in prochiralen Molekülen.

Tab. 18/1 Beispiel für die Priorität von Substituenten.

Verbindung	höchste					niedrigste Priorität
	1	>	2	>	3	4
Milchsäure	OH		COOH		CH_3	H
Glycerinaldehyd	OH		CHO		CH_2OH	H
Alanin	NH_2		COOH		CH_3	H

R,S-Nomenklatur

Nach dieser Vorarbeit wird das Molekül so gedreht, dass man vom chiralen C-Atom auf den Substituenten mit der niedrigsten Priorität (4) blickt. In den drei genannten Beispielen ist dies das H-Atom. Die anderen Substituenten werden dann in Richtung fallender Priorität (1 → 3) betrachtet, dabei ergibt sich eine Kreisbewegung im Uhrzeigersinn *(R)* oder entgegen *(S)*.

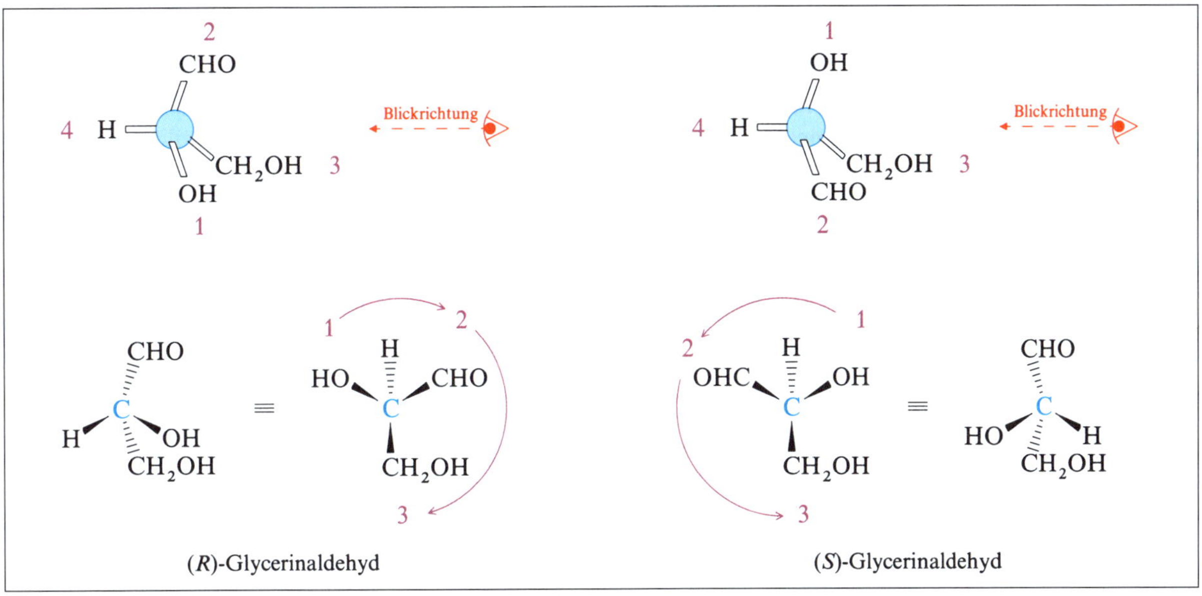

18.2 Verbindungen mit zwei Chiralitätszentren

(R)-Glycerinaldehyd   (S)-Glycerinaldehyd

Die Buchstaben R und S kennzeichnen die Konfiguration eindeutig. Aufgrund der unterschiedlichen Regeln ist es keineswegs zwangsläufig, dass ein D-konfiguriertes Chiralitätszentrum in der anderen Nomenklatur R-Konfiguration hat. Dies muss in jedem Einzelfall genau geprüft werden. Das Nebeneinander von zwei Nomenklatursystemen ist zuweilen etwas verwirrend.

18.2 Verbindungen mit zwei Chiralitätszentren

18.2.1 Enantiomere und Diastereomere

Eine einfache Verbindung mit zwei chiralen C-Atomen ist die Aminosäure **Threonin** (vgl. Kap. 19.1). C-2 und C-3 können jeweils R- oder S-Konfiguration besitzen. Um die möglichen Stereoisomere in der Fischer-Projektion zu erfassen, betrachten wir die beiden Chiralitätszentren zunächst getrennt.

Das am höchsten oxidierte C-Atom, die Carboxylgruppe, steht oben. Wenn C-2 in der Zeichenebene liegt, weisen die beiden C-Atome der Kette nach hinten, die beiden anderen Substituenten (–H und –NH$_2$) nach vorn. Die *Priorität* der Substituenten ist NH$_2$ > COOH > CHOH > H.

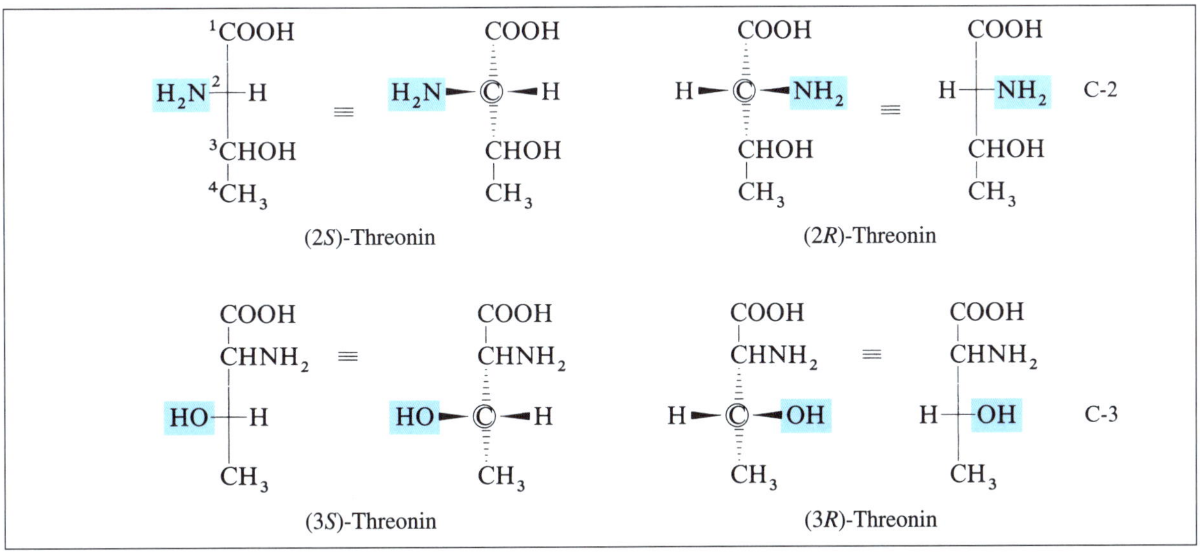

(2S)-Threonin   (2R)-Threonin

(3S)-Threonin   (3R)-Threonin

Stereochemie

Analog verfahren wir bei C-3. Jetzt stehen C-2 und C-4 hinten, die Substituenten –H und –OH davor. Die *Priorität* der Substituenten ist OH > CHNH$_2$ > CH$_3$ > H.

Konfigurationsisomere Fügen wir die Formeln zusammen, ergeben sich vier Moleküle für das Threonin mit gleicher Konstitution, aber verschiedener Konfiguration. Es handelt sich um **Konfigurationsisomere**, die auch als *Stereoisomere* bezeichnet werden. Dem natürlich vorkommenden (–)-Threonin entspricht Formel 1. In der alten D,L-Beziehung handelt es sich um das L-*Threonin*. Hier wird C-2 mit den anderen Aminosäuren, wie z. B. Serin oder Alanin, konfigurativ in Beziehung gebracht. Die Konfiguration von C-2 bestimmt, welche Reihe vorliegt.

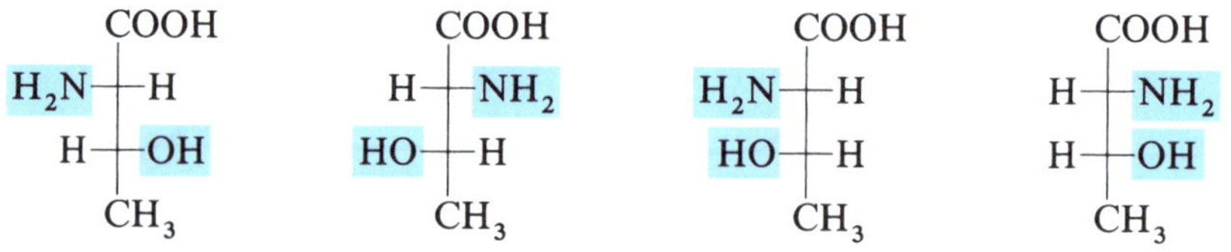

COOH	COOH	COOH	COOH
H$_2$N—H	H—NH$_2$	H$_2$N—H	H—NH$_2$
H—OH	HO—H	HO—H	H—OH
CH$_3$	CH$_3$	CH$_3$	CH$_3$
1 *threo*	**2**	**3** *erythro*	**4**
(2S, 3R)	(2R, 3S)	(2S, 3S)	(2R, 3R)

Konfigurationsisomere des Threonins (in der Fischer-Projektion)

Betrachten wir die vier Konfigurationsisomere des Threonins genauer, so erkennen wir, dass **1/2** und **3/4** Enantiomerenpaare sind. **1** ist das Spiegelbild von **2**, **3** das von **4**, weil beide Chiralitätszentren jeweils entgegengesetzte Konfiguration haben. Physikalisch unterscheidet sich **1** von **2** bzw. **3** von **4** nur im Verhalten gegenüber linear polarisiertem Licht, analog wie die Enantiomere der Milchsäuren. Die Enantiomere **1/2** mit entgegengesetzter Konfiguration von C-2 und C-3 bezeichnet man als **threo-Form**, das Paar **3/4** mit jeweils gleicher Konfiguration als *erythro*-Form.

threo-/erythro-Form

Vergleicht man Verbindung **1** mit **3** oder **2** mit **3**, so ergibt sich, dass diese Verbindungen sich nicht nur in der spezifischen Drehung, sondern auch in allen anderen physikalischen Eigenschaften (z. B. Schmelzpunkt, Löslichkeit, Spektren) und bei chemischen Reaktionen unterscheiden. Der Grund dafür ist die verschiedene räumliche Umgebung der OH-Gruppe und der NH$_2$-Gruppe. Solche Konfigurationsisomere heißen **Diastereomere**. Es ergibt sich folgende allgemeine Definition:

Diastereomere

> ! Konfigurationsisomere, die keine Enantiomere sind, werden als Diastereomere bezeichnet.

1/3, 1/4, 2/3 und **2/4** sind also Diastereomerenpaare.

Diastereomere treten auf, wenn eine Verbindung zwei oder mehr Chiralitätszentren besitzt. Die Gesamtzahl der Konfigurationsisomere einer Verbindung beträgt 2^n, wobei n die Zahl der Chiralitätszentren angibt.

18.2.2 Racemat und Racematspaltung

Racemat Ein 1:1-Gemisch der Enantiomere einer Verbindung bezeichnet man als *Racemat*. Wegen ihrer unterschiedlichen physikalischen Eigenschaften ist einsichtig, dass sich *Diastereomere* z. B. durch Kristallisation, Destillation oder Chromatographie voneinander trennen lassen. Will man dies bei einem Racemat erreichen (Racematspaltung), derivatisiert man die Ausgangsverbindung vorübergehend mit einer chiralen Verbindung einheitlicher Konfiguration *(Hilfsreagenz)*. Das Reaktionsprodukt ist ein Diastereomerenpaar, das sich z. B. durch Kristallisation trennen lässt. Ist dies erreicht, wird die Stammverbindung wieder freigesetzt und liegt nun optisch einheitlich vor, d. h., das jeweils andere Enantiomere ist nicht mehr beigemengt.

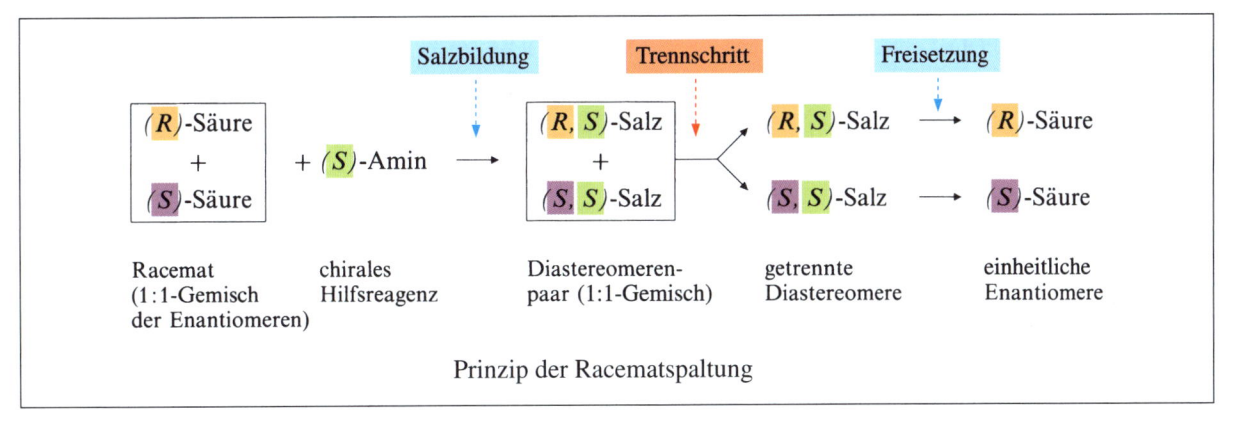

18.2 Verbindungen mit zwei Chiralitätszentren

Salzbildung | **Trennschritt** | **Freisetzung**

(R)-Säure + (S)-Säure + (S)-Amin → (R,S)-Salz + (S,S)-Salz → (R,S)-Salz / (S,S)-Salz → (R)-Säure / (S)-Säure

Racemat (1:1-Gemisch der Enantiomeren) | chirales Hilfsreagenz | Diastereomerenpaar (1:1-Gemisch) | getrennte Diastereomere | einheitliche Enantiomere

Prinzip der Racematspaltung

Racematspaltung

Die *Racematspaltung* einer Carbonsäure mit Hilfe eines chiralen Amins ist oben schematisch dargestellt. In Analogie kann man natürlich ein racemisches Amin mit Hilfe einer chiralen Carbonsäure trennen. Aber auch alle anderen Umsetzungen sind erlaubt, sofern das **chirale Hilfsreagenz** problemlos wieder entfernt werden kann. Als Hilfsreagenz kann auch ein chirales Trägermaterial bei der Chromatographie dienen.

Eine sehr ökonomische Racematspaltung wurde im Prinzip schon in Kapitel 18.1.3 erwähnt. Man kann die Erkennungsfähigkeit von Enzymen gegenüber Enantiomeren ausnutzen. *Enzyme* arbeiten in der Regel stereoselektiv, sie setzen nur ein Enantiomeres einer Verbindung um, das andere bleibt unverändert und kann so optisch einheitlich isoliert werden. Die Stereoselektivität hängt mit der räumlichen Anordnung der Substituenten in der umgesetzten Verbindung (= *Substrat*) und im Reaktionszentrum (= *aktives Zentrum*) des Enzyms zusammen. Nur wenn die Anordnung passt, wird das Substrat gebunden und rasch umgewandelt. Häufig wird hier auch das Bild von *Schlüssel* (Substrat) und *Schloss* (Enzym) verwendet. Nachteil der enzymatischen Racematspaltung ist, dass man immer nur das Stereoisomere erhält, welches das Enzym nicht umsetzt. Außerdem geht die Hälfte der Substanz verloren.

18.2.3 *meso*-Weinsäure

Ein Sonderfall tritt bei den Konfigurationsisomeren der *Weinsäure* auf. Hier sind C-2 und C-3 chiral, tragen aber die gleichen Substituenten (Priorität: OH > COOH > CHOH > H).

$$HOO\overset{4}{C}-\overset{3}{C}H-\overset{2}{C}H-\overset{1}{C}OOH$$
$$\quad\quad\;\; | \quad\;\; |$$
$$\quad\quad\; OH \; OH$$

Weinsäure (die Salze heißen *Tartrate*)

In Anlehnung an das Threonin erwarten wir zunächst vier Konfigurationsisomere (1–4) mit der angegebenen Konfiguration der Chiralitätszentren. Beim genauen Vergleich zeigt sich, dass die Formeln **3** und **4** durch einfaches Drehen zur Deckung gebracht werden können, also übereinstimmen. **3** und **4** verhalten sich auf dem Papier wie Bild und Spiegelbild, stellen jedoch ein und dasselbe Molekül dar, das eine innere Spiegelebene aufweist, C-2 ist das Spiegelbild von C-3. Es liegt gewissermaßen ein „inneres Racemat" vor. Solche Verbindungen sind **nicht** chiral und werden als ***meso*-Form** bezeichnet. Somit gibt es von der Weinsäure nur drei Konfigurationsisomere: ein Enantiomerenpaar (**1/2**) und eine *meso*-Form (**3 = 4**). Die 2^n-Regel gilt also nicht, wenn von Molekülen mit zwei oder mehr Chiralitätszentren *meso*-Formen existieren. Die *meso*-Weinsäure ist von *racemischer* Weinsäure zu unterscheiden. Erstere ist optisch inaktiv, weil das Molekül *nicht chiral* ist, Letztere, weil gleiche Mengen der (+)- und (−)-Form vorliegen.

meso-Form

COOH	COOH	COOH	COOH	
H—OH	HO—H	H—OH ≡ HO—H	C-2
HO—H	H—OH	H—OH HO—H	C-3
COOH	COOH	COOH	COOH	
1	**2**	**3**	**4**	
(2R, 3R)	(2S, 3S)	(2R, 3S)	(2S, 3R)	
L-(+)-Weinsäure	D-(−)-Weinsäure	*meso*-Weinsäure		
Schmp. 168–170 °C		Schmp. 159–160 °C		
$[\alpha]_D^{20} = +12°$ (H$_2$O)	$[\alpha]_D^{20} = -12°$ (H$_2$O)	$[\alpha]_D^{20} = 0°$ (H$_2$O)		

18.3 Zur Struktur organischer Moleküle

18.3.1 Arten der Isomerie

Bei der Besprechung organischer Verbindungen sind wir wiederholt auf Isomere gestoßen. Das bisher Gesagte soll nochmals zusammengefasst werden.

Ein organisches Molekül wird zunächst durch seine *Konstitution* charakterisiert, durch die ein ganz bestimmtes Bindungsmuster für die beteiligten Atome festgelegt wird. **Konstitutionsisomere** treten auf, wenn Verbindungen dieselbe Summenformel haben, sich im Bindungsmuster jedoch unterscheiden.

Summenformel C$_2$H$_6$O: H$_3$C–CH$_2$–OH   und   H$_3$C–O–CH$_3$
                            Ethanol   Dimethylether

Stereoisomere

Isomere, bei denen das Bindungsmuster *gleich* ist, aber andere Unterschiede zu Tage treten, die die räumliche Anordnung der Atome betreffen, heißen ganz allgemein **Stereoisomere** (s. Abb. 18/3). Es gibt Stereoisomere, die sich durch Rotation um C–C-Einfachbindungen ineinander umwandeln lassen, das sind z. B. die *Konformere* eines Cyclohexanderivates (s. Kap. 12.2.3). Allgemein spricht man von **Konformationsisomeren**. Kennzeichen dieser Verbindungen ist, dass sich die Konformere bei Raumtemperatur nicht getrennt isolieren lassen, weil sie sich rasch ineinander umwandeln.

Konfigurationsisomere

Stereoisomere, bei denen eine Umwandlung ineinander durch Rotation um C–C-Einfachbindungen *nicht* möglich ist, heißen **Konfigurationsisomere**. Zu ihnen gehören die

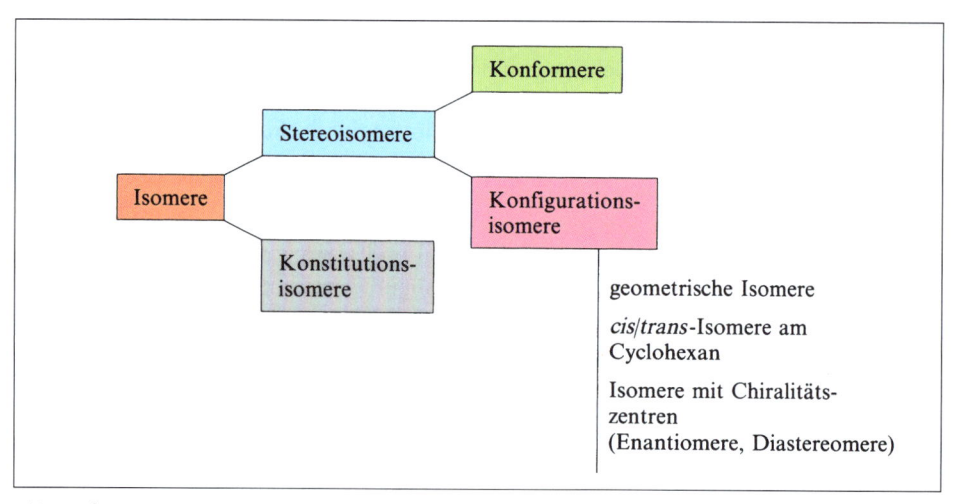

Abb. 18/3 Isomerie organischer Moleküle.

geometrischen Isomere (z. B. *cis/trans*-2-Buten), die *cis/trans*-Isomere von Cyclohexanderivaten (z. B. *cis/trans*-Decalin, s. Kap. 12.2.3) und die oben besprochenen Verbindungen mit Chiralitätszentren (Enantiomere, Diastereomere).

Wer sich genauer mit Cyclohexanderivaten beschäftigt, wird feststellen, dass diese auch chiral sein können und es Enantiomere und *meso*-Formen gibt.

18.3.2 Konstitution, Konfiguration und Konformation

Die Konstitutionsformel einer komplizierten organischen Verbindung reicht nicht aus, um das Molekül vollständig zu beschreiben. Sind Chiralitätszentren vorhanden, muss ihre *Konfiguration* angegeben werden. Enthält ein Molekül außerdem z. B. Cyclohexanringe, so sollte aus der Strukturformel auch die *Konformation* erkennbar sein. Erst wenn alle Informationen vorliegen, ist die Beschreibung des Moleküls umfassend und man verwendet den Begriff *Struktur*. In einer planar gezeichneten Verbindung deutet die unterbrochene Bindung an, dass der Substituent hinter der Papierebene steht, der verstärkte Keilstrich, dass er davor steht. H-Atome werden weggelassen, sie sind sinngemäß zu ergänzen, d. h., sie weisen auf die jeweils andere Molekülseite.

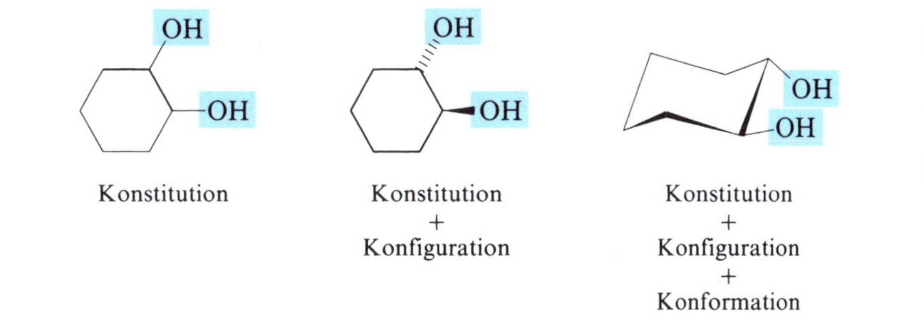

Ein anspruchsvolleres Beispiel ist das *Cholesterin* (s. Kap. 13.1.5), das im Ringgerüst sieben Chiralitätszentren enthält (mit Stern markiert) und außerhalb eines. Die drei angegebenen

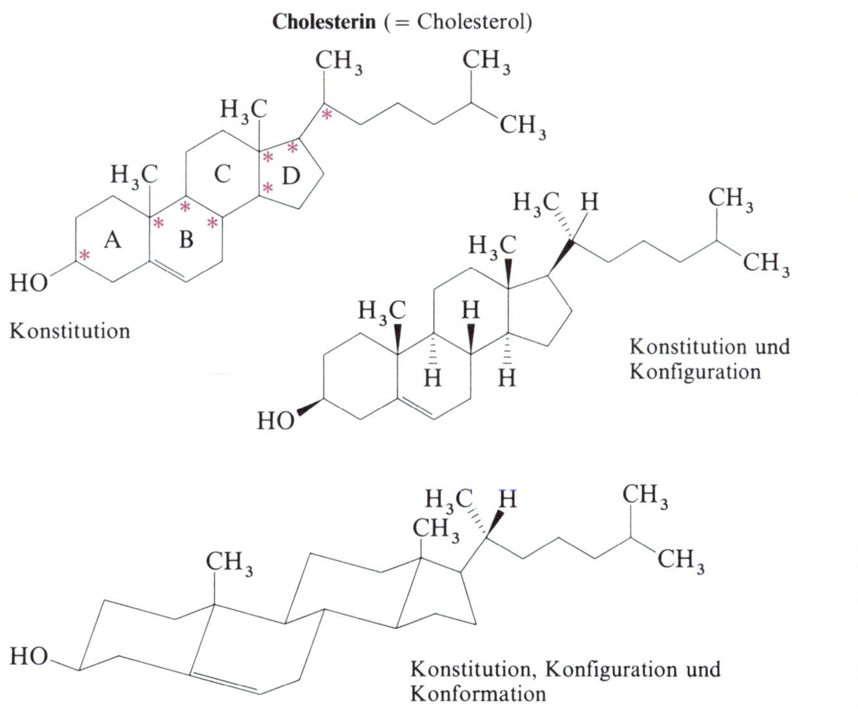

Stereochemie

Formeln entwickeln die Struktur des Moleküls wie in den vorigen Beispielen. *Konstitution*, *Konfiguration* und *Konformation* lassen sich für das Ringsystem nur aus der letzten Formel entnehmen. Für die Seitenkette, die ein weiteres Chiralitätszentrum aufweist, ist die Zickzack-Konformation angegeben (s. Kap. 12.1.4).

18.3.3 Chiralität bei Arzneimitteln

Viele Arzneimittel sind organische Verbindungen mit einem oder mehreren Chiralitätszentren. Betrachten wir eine bestimmte Verbindung, so existieren von dieser **Konfigurationsisomere** entsprechend der 2^n-Regel. Man weiß heute, dass häufig nur eines der Konfigurationsisomere die gewünschte Wirkung entfaltet. Im günstigsten Fall sind die anderen Konfigurationsisomere unwirksam, im ungünstigsten Fall haben sie Nebenwirkungen. *Chirale Arzneistoffe* wirken durch Anlagerung z.B. an ein *Enzym* oder einen *Rezeptor*, deren Bindungsstelle ebenfalls chiral ist. Eine Bindung am Wirkort findet nur statt, wenn *Konstitution, Konfiguration* und *Konformation* des Arzneistoffs dem Wirkort angepasst sind (**Schlüssel-Schloss-Prinzip**). Da die anderen Stereoisomere an anderen Stellen im Organismus binden und Ursache für unerwünschte Wirkungen sein können, folgt zwingend, dass Arzneistoffe nur als *einheitliche Stereoisomere* eingesetzt werden sollten. Die Realität sieht jedoch so aus, dass weit mehr als die Hälfte der synthetischen Arzneistoffe mit Chiralitätszentren als Racemate im Handel sind, bei den von Naturstoffen abgeleiteten Pharmaka sind es weniger als 5%.

Schlüssel-Schloss

Kennt man die räumlichen Gegebenheiten am Wirkort, kann man den Bindungsraum mit Hilfe von Rechnern dreidimensional auf dem Bildschirm darstellen und einen potenziellen Wirkstoff rechnerunterstützt dort einpassen *(„molecular modelling")*. Daraus ergeben sich Anregungen, ein gegebenes Molekül z.B. durch chemische Synthese gezielt abzuwandeln und damit die Wirkung zu optimieren *(„drug design")*.

> **Die Contergan®-Katastrophe**
>
> **Thalidomid** (= *Contergan®*) ist ein hervorragendes Beruhigungs- und Einschlafmittel. Im Verlauf der Anwendung in den frühen 60er Jahren stellte sich heraus, dass es während der ersten Schwangerschaftsmonate u.a. Missbildungen an den Gliedmaßen der Kinder hervorruft, also **teratogen** wirkt. Thalidomid enthält ein Chiralitätszentrum und wurde als *Racemat* in den Handel gebracht. Die genauere Prüfung ergab, dass *nur das R-(+)-Enantiomere* die gewünschte Wirkung besaß, das *S-(−)-Enantiomere* hingegen die verheerenden Nebenwirkungen. Bei dieser Sachlage würden Sie vom Arzneimittelhersteller jetzt sicher fordern, er solle eine *Racematspaltung* durchführen. Richtig! Dies hätte hier jedoch keinen Erfolg, weil sich die Enantiomere des Thalidomids im Körper ineinander umwandeln, die teratogene Komponente also immer wieder entsteht. Thalidomid wurde in Deutschland verboten. Inzwischen weiß man, dass es ein hochwirksames Präparat gegen **Lepra** ist und in der Therapie gute Dienste leistet, wenn ausgeschlossen wird, dass schwangere Frauen dieses Mittel erhalten. Jüngst wurde entdeckt, dass es auch gegen eine bestimmte Art von Blutkrebs (multiples Myelom) wirkt.
>
> (*R*)-(+)   (*S*)-(−)
> Enantiomere des Thalidomids

18.3 Zur Struktur organischer Moleküle

Aufgaben

1. Erklären Sie folgende Bezeichnungen und Begriffe: Chiralitätszentrum – chiral – spezifische Drehung – Konfiguration – Konfigurationsisomere – Stereoisomere – Enantiomere – Diastereomere – *meso*-Form – Racemat – Racematspaltung – D/L-Nomenklatur – *R*,*S*-Nomenklatur.
2. Welche der folgenden Gegenstände des täglichen Lebens sind *chiral*?
Fußball – ein Schuh – Gabel – Messer – Schöpfkelle mit Ausfluss – Gewindeschraube – Schiffspropeller – Dosenöffner – Auto.
3. Wie lassen sich Diastereomere unterscheiden?
4. Welche Konfiguration (D/L- und *R*,*S*-Nomenklatur) haben

   a) 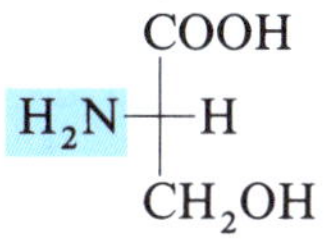 COOH
      H$_2$N—H   (Serin)
      CH$_2$OH

   b) 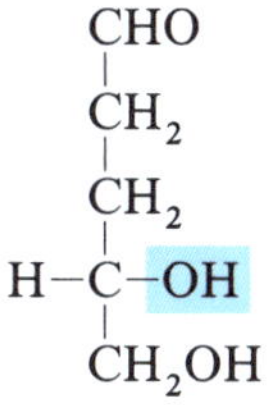 CHO
      CH$_2$
      CH$_2$
      H—C—OH
      CH$_2$OH

5. Zeichnen Sie in der *Fischer-Projektion*:
   D-Glycerinaldehyd
   (*S*)-2-Hydroxy-bernsteinsäure (= Äpfelsäure; die Salze heißen Malate)
   meso-2,3-Dibrom-bernsteinsäure
   threo-2,3-Dihydroxy-buttersäure (beide Enantiomere)
6. Der Neurotransmitter *Adrenalin* (Konstitutionsformel s. Kap. 13.4.4) wirkt nur als *R*-(−)-*Enantiomer*. Geben Sie die Formel unter Berücksichtigung der *Konfiguration* an!
7. Die Biosynthese der Steroide läuft über die *Mevalonsäure*. Aus ihr entsteht als Baustein die Isopren-Einheit (s. Kap. 12.4.5).
Ist das abgebildete Molekül *chiral*? Welche Konfiguration hat C-3? Sind C-2 und C-4 *prochiral*?

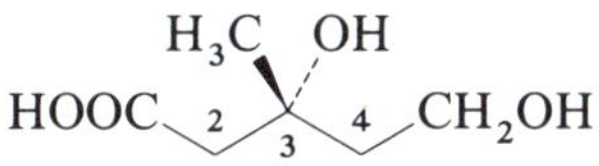

   HOOC—2—3(H$_3$C, OH)—4—CH$_2$OH

8. Ein C-Atom der abgebildeten Verbindungen wurde beziffert. Bei welchem der Beispiele ist dieses C-Atom *prochiral*?

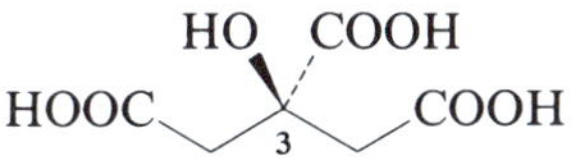

   HOOC—3(HO, COOH)—COOH
   Citronensäure

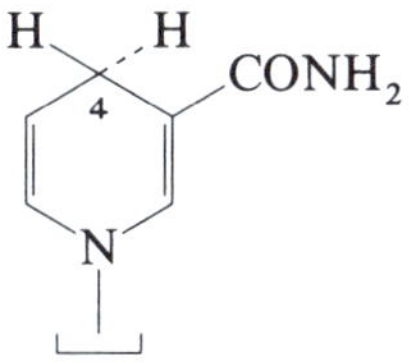

   (H, H)—4—CONH$_2$ (Pyridin-Ring mit N)
   NADH (s. Kap. 21.3)

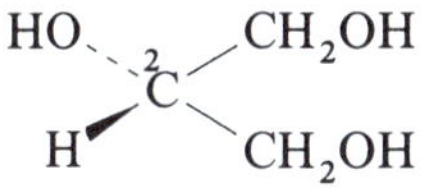

   HO—2(CH$_2$OH)—C—H—CH$_2$OH
   Glycerin

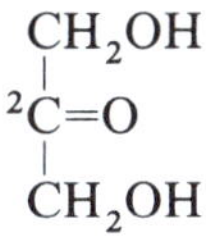

   CH$_2$OH
   ^{2}C=O
   CH$_2$OH
   Dihydroxyaceton

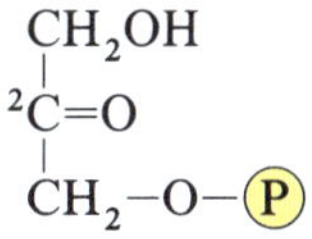

   CH$_2$OH
   ^{2}C=O
   CH$_2$—O—(P)
   Dihydroxyacetonphosphat

9. (*R*)-Glycerin-3-phosphat ist Vorstufe bei der Biosynthese der *Phospholipide*. Schreiben Sie die Verbindung so auf, dass man die angegebene *Konfiguration* erkennt. Wie sieht das Molekül in der *Fischer-Projektion* (Phosphatester unten) aus (L oder D)?
10. (*R*)-Glycerin-3-phosphat entsteht durch enzymatische Reduktion von *Dihydroxyacetonphosphat*. Wie würden Sie die Reaktion hinsichtlich der *Stereokontrolle* bezeichnen?

Stereochemie

11. Wiederholen Sie nochmals, was Konstitutionsisomere, Konformere und Konfigurationsisomere sind!
12. Wenn Sie Brenztraubensäure chemisch (z. B. mit $NaBH_4$) zu Milchsäure reduzieren, hat das Produkt einen Drehwert?
13. Sie lesen in der Apotheke die Beipackzettel zweier Arzneimittel. Sie stellen fest, dass beide den gleichen Wirkstoff enthalten, einmal *enantiomerenrein*, einmal als *Racemat*. Die Dosierung ist im ersten Fall halb so hoch wie im zweiten. Das Präparat mit dem Racemat kostet nur 20% von dem anderen. Wie würden Sie sich entscheiden und warum?
14. *Morphin* ist ein Beispiel dafür, dass im menschlichen Organismus häufig nur ein Enantiomeres einer chiralen Verbindung eine Wirkung zeigt. (+)-Morphin ist u. a. ein starkes Schmerzmittel (Analgetikum), (−)-Morphin ist unwirksam.
    Wie viele Chiralitätszentren enthält das abgebildete (+)-Morphin? Welche Angaben zur Struktur lassen sich der Formel entnehmen?

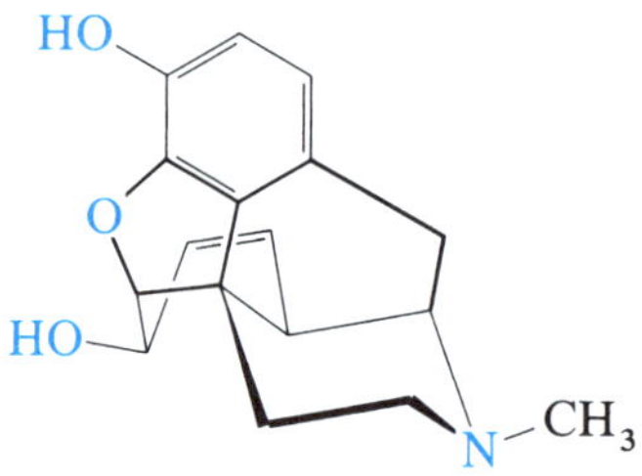

15. Wie viele Konfigurationsisomere sind vom *Morphin* denkbar? Da in der Natur nur eines vorkommt, ist für die Biosynthese des Morphins im Schlafmohn welche Schlussfolgerung möglich?

19 Aminosäuren und Peptide

Es gibt in der Natur Moleküle, an deren Aufbau die vier wichtigsten Elemente der organischen Welt (C, H, O, N) beteiligt sind. Die entstehenden Systeme sind in ihrer Struktur sehr variabel und zeigen in ihrer Funktion für die Lebensprozesse eine unüberschaubare Vielfalt. Gemeint sind z.B. die **Enzyme** (Biokatalysatoren) des Stoffwechsels, **Rezeptoren** für die Signalvermittlung, **Membranproteine** für den Stoffaustausch oder **Immunglobuline** des Immunsystems. Allen gemeinsam ist, dass *wenige Aminosäuren* als Bausteine dienen, um daraus *Aminosäureketten* (Peptide) zu bilden. Die fertigen Systeme besitzen chirale Oberflächen und Hohlräume, wo das Binden von Molekülen sowie deren Veränderung durch Spaltung und Neuknüpfung kovalenter Bindungen, beides Merkmale für biochemische Reaktionen, *rasch* und *selektiv* erfolgen können. Nachfolgend geht es darum, das Charakteristische der Aminosäuren und der von ihnen abgeleiteten Verbindungen darzustellen.

19.1 Einfache Aminosäuren

19.1.1 Struktur

Wir werfen nochmals einen Blick auf die *Buttersäure* (Butansäure), die schon weiter oben besprochen wurde.

$$H_3\overset{4}{C}-\overset{3}{C}H_2-\overset{2}{C}H_2-\overset{1}{C}\overset{O}{\underset{OH}{}} \qquad H_3\overset{\gamma}{C}-\overset{\beta}{C}H_2-\overset{\alpha}{C}H_2-C\overset{O}{\underset{OH}{}}$$

Wir erkennen als funktionelle Gruppe die *Carboxylgruppe*, die an einer Alkylkette aus drei C-Atomen hängt. Für die Kennzeichnung der C-Atome erfolgt – beginnend beim C-Atom der Carboxylgruppe – eine durchgehende Nummerierung entlang der C-Atom-Kette. Daneben hat sich eingebürgert, die C-Atome der Alkylkette mit kleinen griechischen Buchstaben zu benennen. Das α-Atom ist danach das der Carboxylgruppe unmittelbar benachbarte C-Atom.

Substituieren wir in der Buttersäure jeweils ein H-Atom der Alkylkette durch eine *Aminogruppe*, dann ergeben sich folgende *Aminocarbonsäuren*:

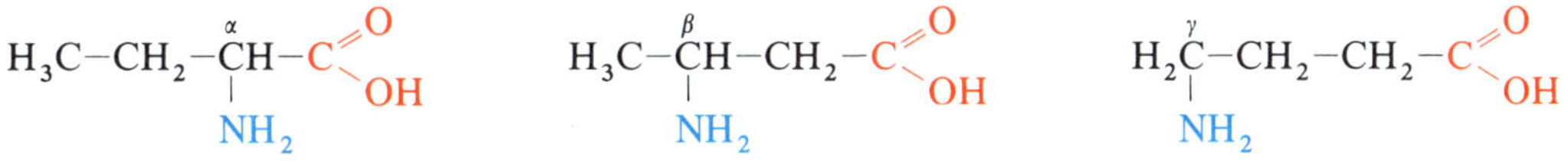

$$H_3C-CH_2-\underset{\underset{NH_2}{|}}{\overset{\alpha}{C}H}-C\overset{O}{\underset{OH}{}} \qquad H_3C-\underset{\underset{NH_2}{|}}{\overset{\beta}{C}H}-CH_2-C\overset{O}{\underset{OH}{}} \qquad H_2\overset{\gamma}{C}-CH_2-CH_2-C\overset{O}{\underset{OH}{}}$$
$$| NH_2$$

α-Aminobuttersäure β-Aminobuttersäure γ-Aminobuttersäure

Alle drei Verbindungen haben dieselbe Summenformel, aber verschiedene Strukturformeln: Es handelt sich um *Konstitutionsisomere* (s. Kap. 18.3.1).

α-Aminosäuren

Unter den denkbaren Aminocarbonsäuren haben die α-**Aminocarbonsäuren** besondere Bedeutung, Verbindungen mit diesem Strukturelement sind in der Natur sehr häufig. Sie sind gemeint, wenn von „**Aminosäuren**" die Rede ist. Verallgemeinern wir die Schreibweise, dann ergibt sich die nachfolgende Formel. Einem von Verbindung zu Verbindung gleich

Aminosäuren und Peptide

bleibenden Molekülteil steht ein variabler Substituent R gegenüber. Die meisten der natürlich vorkommenden Aminosäuren unterscheiden sich lediglich in diesem Rest, den Sie sich für einige Aminosäuren einprägen müssen (Tab. 19/1).

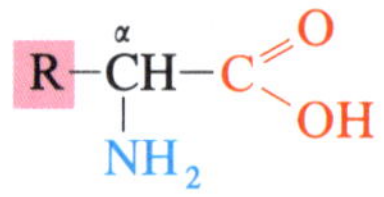

$$R-\overset{\alpha}{C}H-C\overset{O}{\underset{OH}{\diagup}}$$
$$\underset{NH_2}{|}$$

proteinogene Aminosäuren

In der Tabelle sind nur 10 von insgesamt **20 proteinogenen Aminosäuren** aufgeführt, die Ihnen als Bausteine der Proteine höherer Lebewesen begegnen werden. Wir beschränken uns auf diese, weil sie genügen, um alle grundlegenden chemischen Zusammenhänge zu verstehen. Hervorzuheben ist, dass es Aminosäuren gibt (z. B. Cystein), die neben Kohlenstoff, Wasserstoff, Stickstoff und Sauerstoff auch *Schwefel* im Molekül enthalten. Interessan-

Tab. 19/1 Name, Abkürzung (Drei-Buchstaben- und Ein-Buchstaben-Code) und Konstitution von 10 proteinogenen α-Aminosäuren.

Name	Abkürzung		Formel
1) Glycin	Gly	(G)	H–CH(NH$_2$)–COOH
2) Alanin	Ala	(A)	H$_3$C–CH(NH$_2$)–COOH
3) Phenylalanin	Phe	(F)	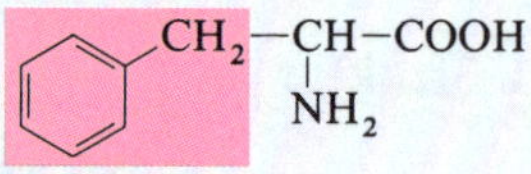 C$_6$H$_5$–CH$_2$–CH(NH$_2$)–COOH
4) Serin	Ser	(S)	HO–CH$_2$–CH(NH$_2$)–COOH
5) Cystein	Cys	(C)	HS–CH$_2$–CH(NH$_2$)–COOH
6) Asparaginsäure	Asp	(D)	HOOC–CH$_2$–CH(NH$_2$)–COOH
7) Glutaminsäure	Glu	(E)	HOOC–CH$_2$–CH$_2$–CH(NH$_2$)–COOH
8) Glutamin	Gln	(Q)	H$_2$N–CO–CH$_2$–CH$_2$–CH(NH$_2$)–COOH
9) Lysin	Lys	(K)	H$_2$N–CH$_2$–CH$_2$–CH$_2$–CH$_2$–CH(NH$_2$)–COOH
10) Histidin	His	(H)	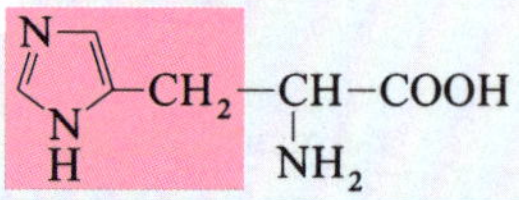 (Imidazol)–CH$_2$–CH(NH$_2$)–COOH

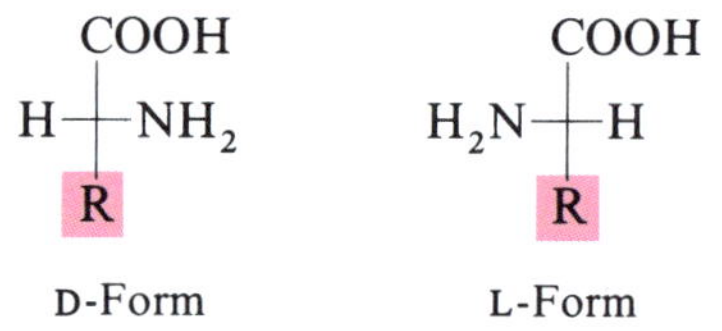

Fischer-Projektion von α-Aminocarbonsäuren

D-Form: COOH oben, H links, NH$_2$ rechts, R unten
L-Form: COOH oben, H$_2$N links, H rechts, R unten

terweise kann sogar *Selen* an die Stelle von Schwefel treten. Das *Selenocystein* wird heute als 21. proteinogene Aminosäure gesehen. Alle anderen Aminosäuren, die in der Natur vorkommen, werden als *nicht proteinogen* bezeichnet, dazu gehören vor allem D-Aminosäuren, die bei Bakterien häufig sind, oder solche, die keine α-Aminogruppe enthalten. Beispiele sind das β-**Alanin** als Baustein von Coenzym A (s. Kap. 11.1) oder die oben genannte γ-**Aminobuttersäure** (Abk. GABA von engl. *gamma-aminobutyric acid*) als inhibitorischer Neurotransmitter.

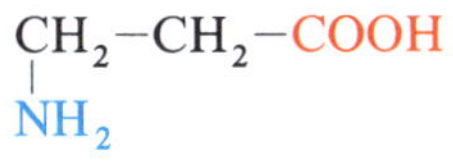

$$CH_2-CH_2-COOH \quad \text{β-Alanin}$$
$$|$$
$$NH_2$$

essenzielle Aminosäuren

Was bedeuten essenzielle Aminosäuren für den Menschen?

Molekularer *Stickstoff* ist Hauptbestandteil der Erdatmosphäre. Bevor er vom Menschen genutzt werden kann, muss er von Mikroorganismen *fixiert* und von Pflanzen als *Ammoniak* aufgenommen bzw. in *Aminosäuren* eingebaut werden. Aus den Aminosäuren werden dann die *Proteine* gebildet und kommen so in die Nahrungskette von Tier und Mensch. Der Mensch ist von dieser Nahrungskette unmittelbar abhängig, denn er kann nur 10 von den 20 für die Proteinbildung benötigten *(proteinogenen)* Aminosäuren im Stoffwechsel selbst aufbauen, die anderen 10 müssen mit der Nahrung aufgenommen werden, sie sind essenziell. Diese **essenziellen Aminosäuren** werden aus dem Eiweiß der Nahrung freigesetzt und dann in die *körpereigenen Proteine* eingebaut. Bei der Ernährung ist auf eine ausgewogene Zusammensetzung der Eiweiße zu achten. Wenn nur eine der essenziellen Aminosäuren fehlt oder in zu geringer Menge angeboten wird, steht die Gesundheit auf dem Spiel. Essenzielle Aminosäuren sind: Arginin (Arg), Histidin (His), Isoleucin (Ile), Leucin (Leu), Lysin (Lys), Methionin (Met), Phenylalanin (Phe), Threonin (Thr), Tryptophan (Trp) und Valin (Val). Arginin ist nur für den heranwachsenden Menschen essenziell.

19.1.2 Stereochemie

Mit Ausnahme des Glycins (R = H) ist das α-C-Atom der in der Tabelle aufgeführten Aminosäuren chiral, d. h., das tetraedische α-C-Atom trägt vier verschiedene Substituenten. Es existieren Konfigurationsisomere, deren Konfiguration durch die Buchstaben D oder L gekennzeichnet wird (s. Kap. 18.1.4). Für die Konfigurationsisomeren ergeben sich folgende *Stereoformeln* (R sind die Reste der Aminosäuren 2–10 aus Tab. 19/1):

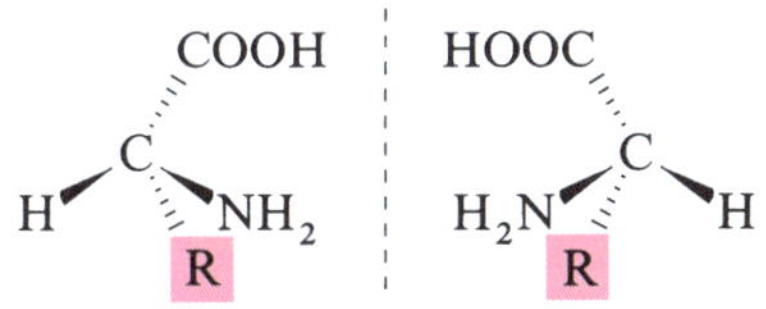

Das α-C-Atom ist so gedreht, dass die C-Atom-Kette vertikal und das am höchsten oxidierte C-Atom (Carboxylgruppe) oben steht. So lässt sich aus der Stereoformel die zugehörige *Fischer-Projektion* ableiten (s. Kap. 18.1.4). Der Schnittpunkt von waagerechter und senkrechter Bindungslinie symbolisiert das α-C-Atom. Die natürlich vorkommenden Aminosäuren haben in der Regel L-**Konfiguration**, was hier der *S*-Konfiguration in der *R/S*-Nomenklatur entspricht (s. Kap. 18.1.5).

Wenn wir uns im Verlauf dieses Kapitels mit den Eigenschaften und Reaktionen der Aminosäuren beschäftigen, verzichten wir auf Schreibweisen, die die Stereochemie der Moleküle berücksichtigen.

19 Aminosäuren und Peptide

19.1.3 Neutralform und Zwitterion

Zwitterion

Aminosäuren enthalten im selben Molekül eine funktionelle Gruppe mit *sauren* (rot) und eine mit *basischen* (blau) Eigenschaften, sie sind *amphoter*. In einer Verbindung der allgemeinen Formel (A) gibt die Carboxylgruppe in wässriger Lösung ein Proton ab, das sich an das freie Elektronenpaar einer Aminogruppe anlagern kann. Aus der Carboxylgruppe (Säure) wird jetzt die konjugierte Base (Carboxylat-Ion, blau), entsprechend aus der Aminogruppe (Base) die konjugierte Säure (Ammonium-Ion, rot). Entsprechend ändern sich die Farben. Die ungeladene Form des Moleküls (A) steht mit dem **Zwitterion** (B), das man auch als *Ammoniumcarboxylat* bezeichnet, im Gleichgewicht. Auch das Zwitterion ist ein **Ampholyt**.

$$(A)\ R-CH(NH_2)-COOH \rightleftharpoons R-CH(NH_3^+)-COO^-\ (B)$$

An diesem Dissoziationsvorgang ist das Lösungsmittel Wasser beteiligt, sodass das aus der Carboxylgruppe stammende Proton nicht direkt an die Aminogruppe desselben Aminosäuremoleküls tritt. Die Wassermoleküle nehmen Protonen auf und geben an anderer Stelle welche ab. Es pendelt sich eine bestimmte H_3O^+-Konzentration ein, d. h., die wässrige Aminosäurelösung hat einen bestimmten pH-Wert, der von der *Acidität* bzw. *Basizität* der funktionellen Gruppe abhängt.

Das Gleichgewicht zwischen (A) und (B) liegt überwiegend auf der Seite des Zwitterions. (B) bleibt auch dann existent, wenn das Wasser verdampft wird. In festem Zustand werden elektrostatische Kräfte zwischen den Molekülen wirksam (wie bei Salzen), was verständlich macht, dass Aminosäuren bei Raumtemperatur *fest* sind und einen *hohen* Schmelzpunkt haben. Weil polare Gruppen im Molekül überwiegen, sind Aminosäuren in der Regel *wasserlöslich*, vor allem, wenn der Rest auch noch *hydrophil* ist (z. B. bei Glu, Asp, Ser). Bei *hydrophoben* Resten (z. B. Phe) ist die Wasserlöslichkeit reduziert.

19.1.4 Molekülform in Abhängigkeit vom pH-Wert

Für die einzelnen funktionellen Gruppen einer Aminosäure existieren aufgrund der Wechselwirkung mit dem Wasser verschiedene Dissoziationsgleichgewichte.

$$(1)\ R-CH(NH_3^+)-COOH + H_2O \rightleftharpoons R-CH(NH_3^+)-COO^- + H_3O^+ \quad pK_{s1}$$

$$(2)\ R-CH(NH_3^+)-COO^- + H_2O \rightleftharpoons R-CH(NH_2)-COO^- + H_3O^+ \quad pK_{s2}$$

Mit Hilfe des Massenwirkungsgesetzes ergibt sich für jede funktionelle Gruppe der K_s-Wert und daraus der pK_s-Wert ($pK_s = -{}^{10}\!\log K_s$). Die funktionellen Gruppen werden nach abnehmender Acidität durchnummeriert. pK_{s1} beträgt für neutrale α-Aminosäuren 2–3 und pK_{s2} etwa 10. Es fällt auf, dass die Carboxylgruppe *acider* ist als in einer normalen Monocarbonsäure (Essigsäure $pK_s = 4{,}76$). Die Ursache dafür ist bei der positiv geladenen, α-ständigen Ammoniumgruppe zu suchen, die die Abspaltung eines positiv geladenen Teilchens (hier Proton) aus dem Molekül erleichtert. Die NH_3^+-Gruppe wirkt damit auf den pK_s-Wert einer Carboxylgruppe wie ein elektronegativer Substituent (z. B. –Cl) in gleicher Position (vgl. Kap. 16.1.2).

Mit den Gleichungen (1) und (2) lässt sich auch noch Folgendes verdeutlichen: Geht man von der wässrigen Lösung des Zwitterions aus und gibt eine starke Säure (z. B. HCl) dazu,

Hydrochlorid

dann verschiebt sich das Gleichgewicht in (**1**) von rechts nach links. Am Ende liegt das Aminosäure-Molekül als *Kation* vor, dessen positive Ladung durch das $Cl^{\ominus}$-Ion ausgeglichen wird. Entstanden ist ein Salz der Aminosäure, in unserem Fall das **Hydrochlorid**.

$$Cl^{\ominus} \quad R-CH(\overset{\oplus}{N}H_3)-C(=O)OH$$

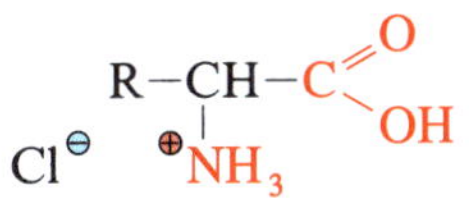

Hydrochlorid

Gibt man umgekehrt zur wässrigen Aminosäurelösung eine Base (z. B. NaOH), so geben die $NH_3^{\oplus}$-Gruppen des Zwitterions in Gleichung (**2**) Protonen an die $OH^{\ominus}$-Ionen ab. Aus dem Zwitterion wird ein Anion, dessen negative Ladung ein $Na^{\oplus}$-Ion ausgleicht. Entstanden ist das **Natriumsalz** der Aminosäure.

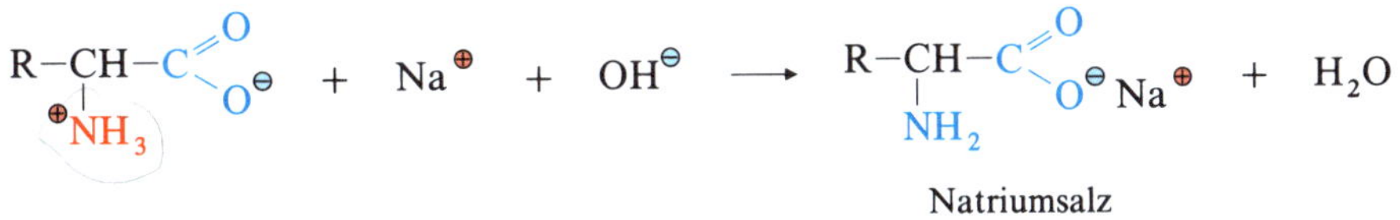

$$R-CH(\overset{\oplus}{N}H_3)-COO^{\ominus} + Na^{\oplus} + OH^{\ominus} \longrightarrow R-CH(NH_2)-COO^{\ominus}Na^{\oplus} + H_2O$$

Natriumsalz

19.1.5 Chelatkomplexe

Chelatkomplex

Die Anionen einer α-Aminosäure bilden mit $Cu^{2\oplus}$-Ionen blaue, gut kristallisierende *Chelatkomplexe* (s. Kap. 10.2). Als Liganden treten das N-Atom der NH_2-Gruppe und ein Sauerstoffatom der Carboxylatgruppe auf. Unter Einbeziehung des Metall-Ions entsteht ein Fünfring. Da $Cu^{2\oplus}$ die Koordinationszahl 4 hat, treten zwei Aminosäure-Moleküle an das *Zentral-Ion*. Sofern der Rest R keine weiteren geladenen Gruppen enthält, ist der gesamte Chelatkomplex neutral und löst sich deshalb nur noch *schwer* in Wasser. Ein überraschender Effekt, wenn man bedenkt, dass die Bestandteile des Chelatkomplexes ($Cu^{2\oplus}$ und das Aminosäure-Anion) gut in Wasser löslich sind. Verständlich wird dies, weil die *hydrophilen* Gruppen der Liganden-Moleküle in das Innere des Chelatkomplexes weisen und dort das $Cu^{2\oplus}$-Ion einhüllen. An der Außenseite des Moleküls befinden sich weniger hydrophile Gruppen, die mit dem Lösungsmittel Wasser nicht in Wechselwirkung treten.

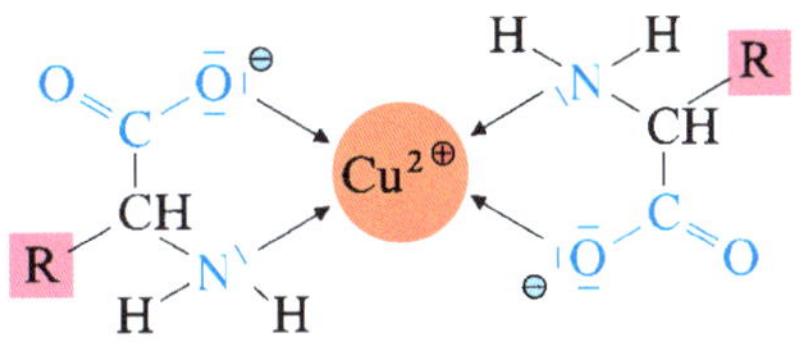

Chelatkomplex einer α-Aminosäure

In einem *Chelatkomplex* werden Aminosäuren in bestimmter Weise *räumlich* fixiert, entsprechend auch die Reste, die an den Ligandenmolekülen hängen. Auf diese Weise können Metall-Ionen die Struktur komplizierter Moleküle beeinflussen, an deren Aufbau Aminosäuren beteiligt sind. Neben $Cu^{2\oplus}$ kommen in der Zelle z. B. $Zn^{2\oplus}$, $Mn^{2\oplus}$ oder $Fe^{2\oplus}$ vor, deren Bedeutung für biochemische Vorgänge verständlich wird (s. Kap. 2.5 und 10.6). Die katalytische Wirkung der *Enzyme* ist von der Bildung des Reaktionszentrums (= *aktives Zentrum*) abhängig, dessen Raumstruktur dem Substrat angepasst sein muss. Metall-Ionen, die Chelatkomplexe bilden, stabilisieren solche Raumstrukturen und sind zuweilen auch selbst an den ablaufenden Reaktionen beteiligt.

19.1.6 Titrationskurve und Puffereigenschaften

Wir haben gesehen, dass es vom pH-Wert einer Lösung abhängt, welche Molekülform einer Aminosäure überwiegt. Kation, Zwitterion oder Anion stehen zur Wahl, und da es sich um Dissoziationsgleichgewichte handelt, existieren die Formen in unterschiedlicher Konzentration auch nebeneinander. Der *ungeladenen* Form kommt die *geringste* Bedeutung zu, obwohl Aminosäuren häufig so geschrieben werden. Solange es nur um die Struktur geht (Konstitution und Konfiguration), spielt es keine Rolle. Will man jedoch die Eigenschaften der Aminosäuren verstehen, darf man bei dieser Formel nicht stehen bleiben, sie ist dann sogar *falsch*.

Wir wollen jetzt 10 mL einer 0,1 M Lösung von Glycin-hydrochlorid mit 0,1 M NaOH titrieren. Die Änderung des pH-Wertes bei Zugabe der Base wird mit einem pH-Meter gemessen und als *Titrationskurve* (Abb. 19/1) aufgezeichnet.

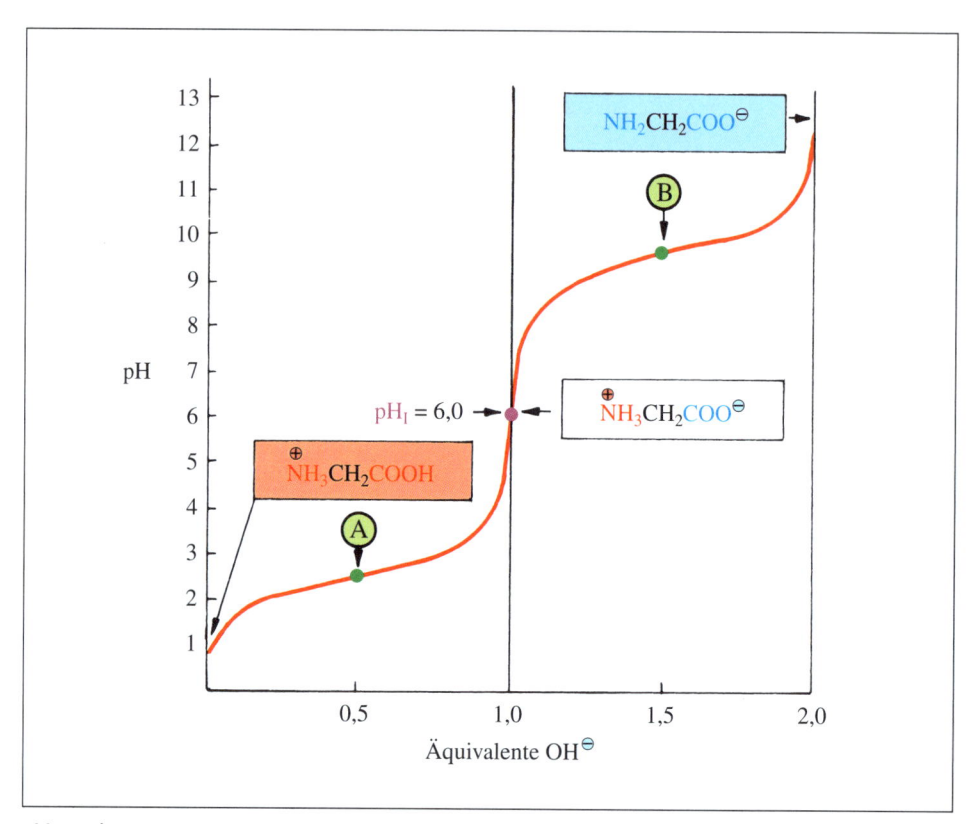

Abb. 19/1 Titrationskurve von Glycin-hydrochlorid mit NaOH (pH$_I$ = isoelektrischer Punkt). (nach Lehninger, A., Biochemie. VCH, 2. Aufl., Weinheim 1977).

Die zweistufige Kurve ist für *zweiprotonige* Säuren typisch. Den Äquivalenzpunkt für die 1. Stufe (Kation → Zwitterion) erreicht man nach Zugabe von 10 mL der Lauge, den für die 2. Stufe (Zwitterion → Anion) nach 20 mL. Der pH-Wert am Wendepunkt (**A**) des ersten Kurvenastes (nach Zugabe von 5 mL) entspricht pK_{s1} = 2,4, der Wendepunkt (**B**) im zweiten Kurvenast führt zu pK_{s2} = 9,8. Außer den pK_s-Werten und dem pH-Wert am Äquivalenzpunkt der beiden Stufen lässt sich aus der Titrationskurve ablesen, dass es für Glycin und seine Salze zwei Pufferbereiche gibt, die ihr *pH-Optimum* entsprechend den pK_s-Werten bei 2,4 (Punkt A) und 9,8 (Punkt B) haben. **Glycin-Puffer** im alkalischen Bereich werden häufig verwendet; man geht von einer Glycinlösung mit vorgegebener Konzentration (z. B. 0,2 M) aus und stellt mit NaOH den gewünschten pH-Wert ein. Aus der *Puffergleichung* ergibt sich, dass beim pH-Optimum folgende Puffersubstanzen in gleicher Konzentration nebeneinander vorliegen.

Glycin-Puffer

19.1 Einfache Aminosäuren

$$\text{pH} = 9{,}8 \qquad [^{\oplus}NH_3-CH_2-COO^{\ominus}] = [NH_2-CH_2-COO^{\ominus}]$$

pH-Optimum Zwitter-Ion Anion

19.1.7 Isoelektrischer Punkt

Elektrophorese

Welchen Anteil die verschieden geladenen Molekülformen einer Aminosäure in einer wässrigen Lösung haben, hängt vom pH-Wert ab. Wir führen folgendes Experiment aus: Ein Filterpapierstreifen wird mit einer Pufferlösung angefeuchtet, die einen bestimmten pH-Wert hat. In der Mitte des Papiers markiert man einen Startpunkt, trägt dort einen Tropfen Aminosäurelösung (z. B. Glycin) auf und legt an die Enden des Streifens über geeignete Kontakte eine Gleichspannung. Diese Versuchsanordnung nennt man **„Papierelektrophorese"**. Nach einiger Zeit entfernt man die Elektroden, trocknet den Papierstreifen und besprüht ihn dann mit einer *Ninhydrinlösung* (Reagenz auf Aminosäuren). Kurzes Erwärmen macht die Aminosäure als *violetten* Fleck sichtbar.

Folgendes lässt sich bei der Elektrophorese beobachten (Abb. 19/2): Bei pH = 2 wandert die Aminosäure zur Kathode, bei pH = 11 zur Anode, denn es überwiegen einmal die Kationen und einmal die Anionen der Aminosäure in der Pufferlösung. Bei einem bestimmten pH-Wert entfernt sich die Aminosäure nicht vom Startfleck. In dem Fall herrscht ein *isoelektrischer* Zustand, d. h., die Zahl der negativen Ladungen kompensiert gerade die der positiven. Die Aminosäure liegt überwiegend als Zwitterion vor, das nach außen elektrisch neutral ist. Es kommt keine Bewegung zu einer der Elektroden zustande.

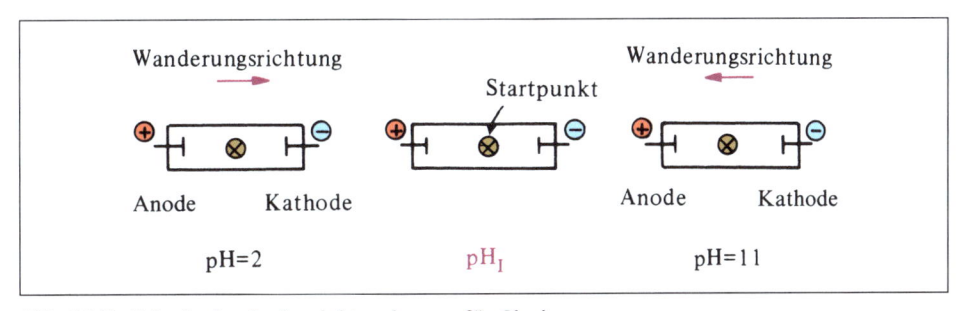

Abb. 19/2 Prinzip der Papierelektrophorese für Glycin.

isoelektrischer Punkt

> Der pH-Wert, bei dem der isoelektrische Zustand erreicht wird, heißt **isoelektrischer Punkt** (pH_I; auch pI oder iP). Er ist eine für jede Aminosäure charakteristische Konstante, die von den pK_s-Werten der funktionellen Gruppen abhängt.

Für das *Glycin* lässt sich der dem isoelektrischen Punkt entsprechende pH-Wert aus dem *arithmetischen* Mittel der beiden pK_s-Werte berechnen.

19 Aminosäuren und Peptide

$$\text{Glycin} \quad \begin{array}{c} CH_2-COOH \\ | \\ NH_3^\oplus \end{array} \qquad \begin{array}{l} pK_{s1} = 2{,}4 \\ pK_{s2} = 9{,}8 \end{array} \qquad pH_I = \frac{pK_{s1}+pK_{s2}}{2} = 6{,}1$$

Enthält eine Aminosäure noch weitere saure oder basische Gruppen im Rest R, so werden zur Berechnung des isoelektrischen Punktes aus den pK_s-Werten im ersten Fall nur die pK_s-Werte der am stärksten sauren und im zweiten Fall der am stärksten basischen Gruppen berücksichtigt.

saure/basische/neutrale Aminosäure

Bei der *Glutaminsäure* verschiebt sich der isoelektrische Punkt in den sauren Bereich ($pH_I = 3{,}2$), man zählt diese Verbindung – ebenso wie die Asparaginsäure – zu den „**sauren**" Aminosäuren. Beim *Lysin* erfolgt die Verschiebung in den alkalischen Bereich ($pH_I = 9{,}7$), man spricht von einer „**basischen**" Aminosäure. Demgegenüber werden Aminosäuren mit einem isoelektrischen Punkt zwischen $pH_I = 5\text{–}6{,}5$ als „**neutral**" bezeichnet (z. B. Glycin, Alanin, Phenylalanin und Glutamin). Histidin nimmt eine Mittelstellung ein ($pH_I = 7{,}59$), weil das Stickstoffatom im Ring, das keinen Wasserstoff trägt, auch basisch ist (s. Tab. 19/1).

Zwitter-Ion am isoelektrischen Punkt

$$HOOC-CH_2-CH_2-\underset{\underset{NH_3^\oplus}{|}}{CH}-COO^\ominus \qquad \underset{\underset{NH_3^\oplus}{|}}{CH_2}-CH_2-CH_2-CH_2-\underset{\underset{NH_2}{|}}{CH}-COO^\ominus$$

Glutaminsäure   Lysin

Formaldehyd reagiert in schwach alkalischer Lösung (pH = 8) mit der freien Aminogruppe von Aminosäuren durch zweifache *Addition*.

$$R-\underset{\underset{NH_2}{|}}{CH}-COO^\ominus \;+\; 2\,H-C\!\!\overset{O}{\underset{H}{{\diagdown}}} \;\longrightarrow\; R-\underset{\underset{HOH_2C\diagup N \diagdown CH_2OH}{|}}{CH}-COO^\ominus$$

Das Additionsprodukt ist wie das Glycin selber weitgehend protoniert, die Basizität des N-Atoms wird durch die Hydroxymethylengruppen jedoch *erniedrigt*, der pK_{s2}-Wert wird kleiner, was bedeutet, dass das Proton *leichter* abgegeben wird als aus dem Ammonium-Ion des Glycins. Damit verschiebt sich auch der isoelektrische Punkt im Vergleich zum Glycin um 2–3 pH-Einheiten in den *sauren* Bereich. Bei der Titration mit NaOH (Ablösung des Protons vom Stickstoff) liegt der Äquivalenzpunkt des Additionsproduktes so günstig, dass der Endpunkt der Titration durch Phenolphthalein (Umschlagbereich: pH = 8–10) angezeigt wird. Durch das Hilfsreagenz *Formaldehyd* wird die quantitative Bestimmung von Aminosäuren möglich (Bestimmung nach *Sörensen*).

19.1.8 Decarboxylierung

Von den Aminosäuren leiten sich einige wichtige Amine ab, die man als **biogene Amine** bezeichnet. Formal ist bei ihnen die Carboxylgruppe (–COOH) durch ein H-Atom ersetzt. Biogene Amine entstehen enzymkatalysiert. Zur Aktivierung wird ein Imin (Schiff-Base) durch Bindung an Pyridoxalphosphat (s. Kap. 14.6) gebildet.

Decarboxylierung

! Die Abspaltung von CO_2, die zum Verlust einer Carboxylgruppe führt, bezeichnet man als **Decarboxylierung**.

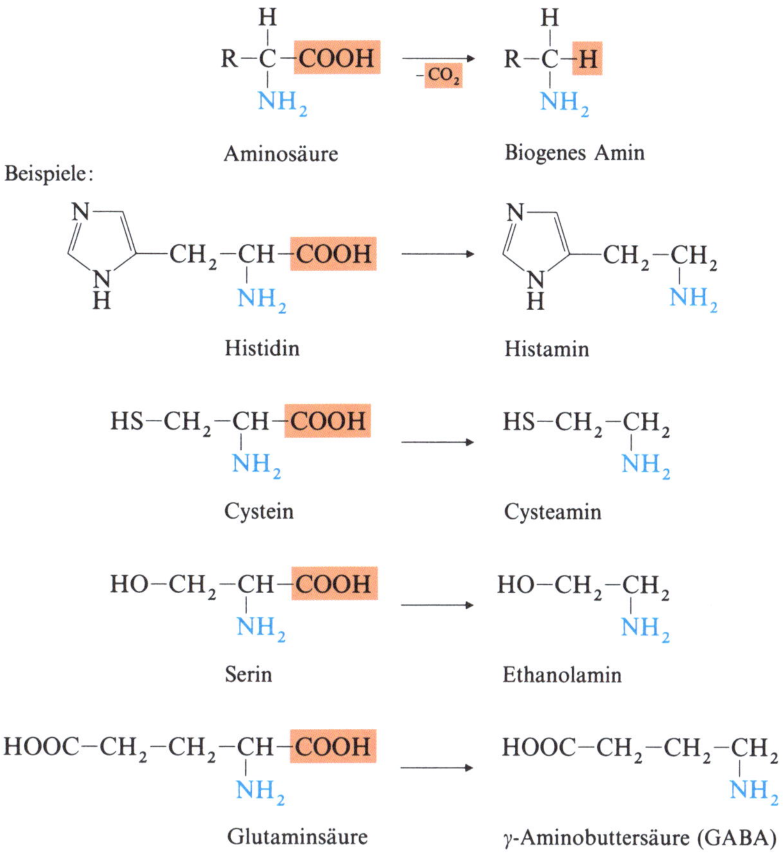

19.1 Einfache Aminosäuren

$$R-\underset{\underset{NH_2}{|}}{\overset{\overset{H}{|}}{C}}-COOH \xrightarrow{-CO_2} R-\underset{\underset{NH_2}{|}}{\overset{\overset{H}{|}}{C}}-H$$

Aminosäure → Biogenes Amin

Beispiele:

Histidin → Histamin

Cystein → Cysteamin

Serin → Ethanolamin

Glutaminsäure → γ-Aminobuttersäure (GABA)

> **Histamin – ein Mediator bei Allergien**
> **Histamin** entsteht bei der Decarboxylierung von Histidin. Es kommt beim Menschen in allen Geweben vor und wird in *Mastzellen* (Haut, Lunge, Darm u. a.) oder *basophilen Granulozyten* (Blut, Knochenmark) gespeichert. Die Freisetzung erfolgt u. a. durch eine *Immunglobulin(IgE)-vermittelte Überempfindlichkeitsreaktion*, die durch bestimmte Substanzen *(Allergene)* ausgelöst werden kann. Freies Histamin stimuliert **Histamin-Rezeptoren**, die Stoffwechselreaktionen auslösen, an deren Ende verschiedene Wirkungen auftreten. Histamin ist also weder ein Allergen, noch ist es für die Allergiesymptome direkt verantwortlich; es ist in diesem Geschehen ein Vermittler (**Mediator**). Zu den auftretenden Wirkungen gehören z. B. Blutdruckabfall, Erhöhung der Kapillarpermeabilität und Herzfrequenz, Kontraktion der glatten Muskulatur in Bronchien und Darm, Juckreiz. Die Reaktionen des Körpers können sehr heftig sein, wenn eine besondere Sensibilisierung für bestimmte Allergene (z. B. Penicillin, Bienengift, Pollen, Erdbeeren) besteht, es kann dann im Extremfall zum **anaphylaktischen Schock** kommen. Für die Behandlung der allergischen Reaktionen verwendet man **Antihistaminika**. Dies sind Arzneistoffe, die Histamin *kompetitiv* von seinen Rezeptoren verdrängen.

19.1.9 Veresterung und Acylierung

Bei chemischen Reaktionen der Aminosäuren ist zu beachten, dass zwei *verschiedenartige* funktionelle Gruppen vorhanden sind, es kommt zu einer Kombination von Amin- und Carbonsäurechemie. Im *Glycin* z. B. lässt sich die *Carboxylgruppe* mit Methanol in Gegenwart von HCl verestern. Wir wollen die einzelnen Schritte dieser Reaktion ansehen: Glycin liegt als Zwitterion (**a**) vor. In Methanol/HCl bildet sich zunächst das Kation des Glycins (**b**), dessen freie Carboxylgruppe ganz normal verestert wird. Der gebildete Glycin-methyl-

Aminosäuren und Peptide

ester kann aus der Lösung als Hydrochlorid (c) isoliert werden. Durch Zugabe einer äquivalenten Menge Base (z. B. NaOH) lässt sich der Ester statt als Hydrochlorid auch als freie Base (d) gewinnen. **Glycin-methylester** verhält sich wie ein aliphatisches Amin.

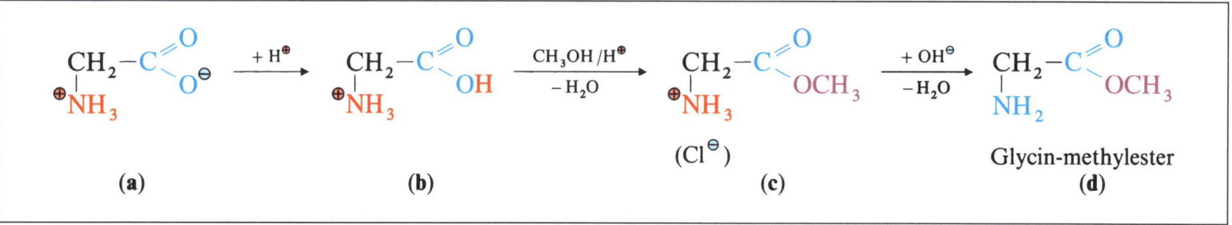

Soll die *Aminogruppe* des Glycins zur Reaktion gebracht werden, muss sie als freie NH_2-Gruppe vorliegen, was durch Zugabe der äquivalenten Menge Base zum Zwitterion (a) erreicht wird. Das Anion (e) reagiert nun z. B. mit einem Säurechlorid zum Säureamid, das je nach pH-Wert als Salz (f) oder als freie Säure (g) isoliert wird. **N-Acyl-glycin** verhält sich wie eine aliphatische Carbonsäure.

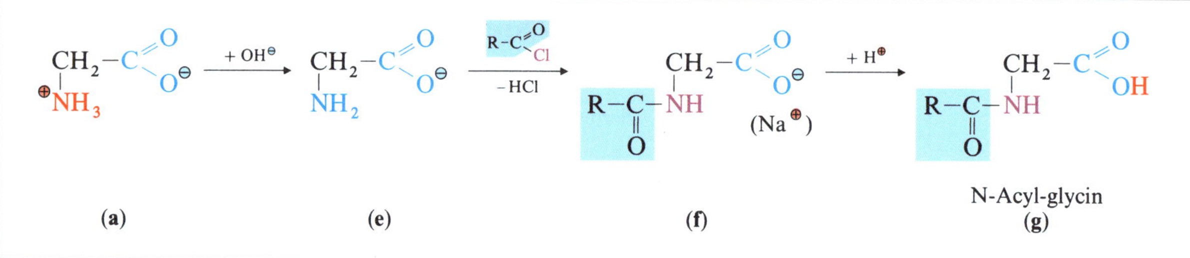

Der Umgang mit Aminosäuren wird häufig deshalb als schwierig empfunden, weil nicht nur die Reagenzien, sondern auch der **pH-Wert der Lösung** eine Rolle spielen. Er entscheidet, ob eine Reaktion an einer der beiden funktionellen Gruppen stattfindet und in welcher Form das Reaktionsprodukt (Salz oder neutrales Molekül) isoliert wird. Sobald Ihnen dieser Zusammenhang an einfachen Molekülen einleuchtet, brauchen Sie vor größeren Molekülen nicht mehr zurückzuschrecken.

Aufgaben

1. Erklären Sie folgende Bezeichnungen und Begriffe: α-Aminosäuren – proteinogene Aminosäuren – essenzielle Aminosäuren – D/L-Nomenklatur – Zwitterion – Hydrochlorid – Chelatkomplex – Glycin-Puffer – isoelektrischer Punkt – Elektrophorese – saure/basische/neutrale Aminosäuren – Decarboxylierung.
2. Formulieren Sie das L-*Cystein* in der Fischer-Projektion.
3. Gibt es vom Glycin *Enantiomere*? Begründen Sie die Antwort.
4. Formulieren Sie das *Zwitterion* des Phenylalanins.
5. Wie liegt *Lysin* in 1 M Salzsäure vor?
6. Welche der Carboxylgruppen der *Glutaminsäure* ist acider? Warum?
7. Gehört *Glutamin* zu den sauren, neutralen oder basischen Aminosäuren?
8. Welche der Aminosäuren in Tabelle 19/1 ist hydrophob?
9. Für Histidin gilt $pH_I = 7{,}59$. Was könnte der Grund sein, dass der Wert sich im Vergleich zu Alanin ins Basische verschiebt?
10. Bei welchem pH-Wert würden Sie Alanin und Glutaminsäure in der *Papierelektrophorese* trennen?
11. Ist es denkbar, dass eine Aminosäure *zwei* isoelektrische Punkte besitzt?
12. Nennen Sie vier *Übergangsmetalle*, deren Ionen biochemisch wichtige *Chelatkomplexe* bilden!
13. Die abgebildete Aminosäure trägt den Trivialnamen *Penicillamin*, weil sie bei der sauren Hydrolyse des Penicillins (s. Kap. 16.2.6) entsteht. Wie viele *Chiralitätszentren* enthält das Molekül? Ist die D- oder L-Form abgebildet?

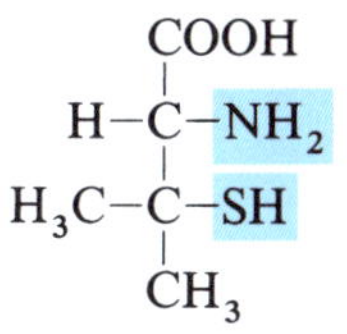

19.2 Peptide

$$\begin{array}{c} COOH \\ H-C-NH_2 \\ H_3C-C-SH \\ CH_3 \end{array}$$

14. D-*Penicillamin* wird zur Behandlung von Kupferspeicherkrankheiten und bei Schwermetallvergiftungen eingesetzt. Mit $Cu^{2\oplus}$ bildet sich ein stabiler Chelatkomplex, wie sieht er aus (Ligandenatome: N und S). Die Nebenwirkungen sind beim L-*Penicillamin* um ein Vielfaches höher. Welchen Grund könnte dies haben?
15. *Cysteamin* ist Bestandteil von *Coenzym A* (Formel s. Kap. 11.1). Woher stammt es? Wie ist es im Coenzym A eingebunden? Welche Bedeutung hat es im Coenzym A?

19.2 Peptide

19.2.1 Peptidbindung und Primärstruktur (Sequenz)

Peptidbindung

Biochemisch bedeutsam ist, dass sich Aminosäuren zu langen Ketten verknüpfen lassen. Betrachten wir zunächst wieder das *Glycin*. Reagiert die Carboxylgruppe des ersten Moleküls mit der Aminogruppe eines zweiten, so wird formal Wasser abgespalten und es entsteht ein *Säureamid*. Die Säureamidbindung, die die CO-Gruppe der linken Molekülhälfte mit der NH-Gruppe der rechten Molekülhälfte verknüpft, heißt in diesem Fall **Peptidbindung**. Der charakteristische Molekülteil ist violett markiert.

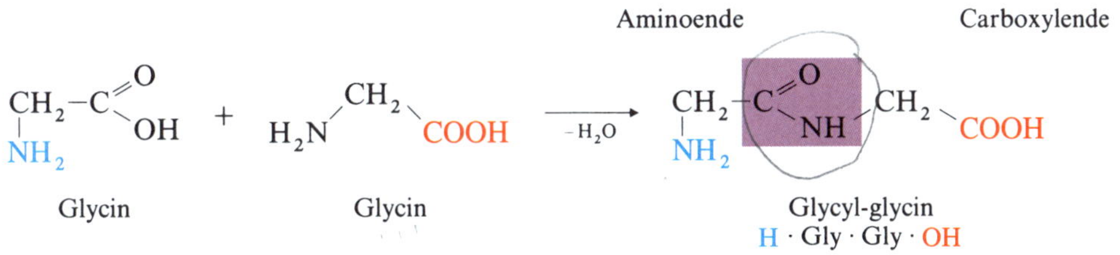

Aus zwei Aminosäuren entsteht ein **Dipeptid**, in unserem Beispiel *Glycyl-glycin*. Bei den Peptiden verzichtet man aus Übersichtsgründen häufig auf die Strukturformel und verwendet stattdessen die üblichen Abkürzungen der Aminosäuren (s. Tab. 19/1). Jede Peptidkette hat ein **Aminoende** und ein **Carboxylende**, die in der abgekürzten Schreibweise durch H bzw. OH gekennzeichnet sind. Man schreibt die Kette so, dass links das Aminoende und rechts das Carboxylende steht.

Das **Tripeptid** aus Glycin-Bausteinen enthält *zwei* Peptidbindungen. Kleine Peptide (bis zu 20 Aminosäuren) bezeichnet man als **Oligopeptide**, größere als **Polypeptide**. Ist die Molmasse größer als 10 kDa (s. Kap. 3.4.2), spricht man von **Proteinen**. Polypeptide und Proteine gehören zu den *Biopolymeren*.

Oligopeptid, Polypeptid

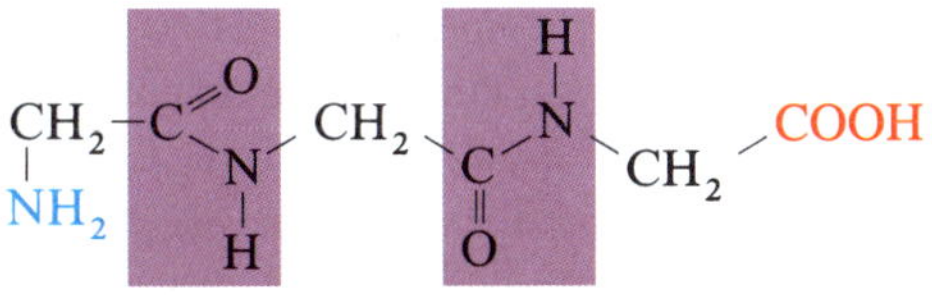

Aus zwei verschiedenen Aminosäuren (z. B. Glycin und Alanin im Gemisch) kann man neben Gly · Gly und Ala · Ala *zwei* weitere Dipeptide erhalten; einmal bildet Alanin, einmal Glycin das Carboxylende.

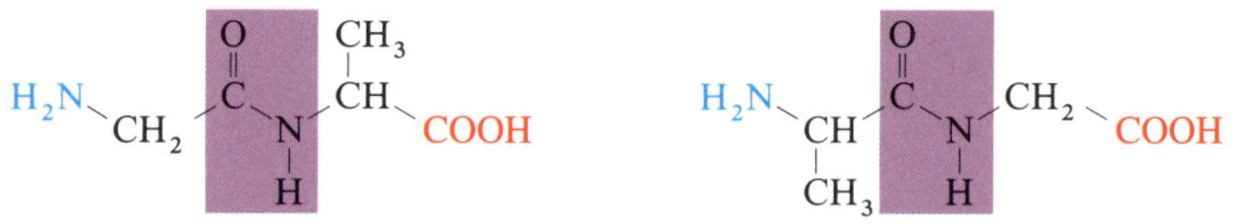

Aminosäuren und Peptide

$$H\cdot Gly\cdot Ala\cdot OH \qquad H\cdot Ala\cdot Gly\cdot OH$$

Gehen wir von drei verschiedenen Aminosäuren aus (z. B. Glycin, Alanin und Phenylalanin), so sind *sechs* Tripeptide möglich, sofern jede Aminosäure im Molekül vertreten ist.

Isomere Tripeptide:
H · Gly · Ala · Phe · OH   H · Phe · Ala · Gly · OH
H · Gly · Phe · Ala · OH   H · Ala · Phe · Gly · OH
H · Phe · Gly · Ala · OH   H · Ala · Gly · Phe · OH

Diese *Tripeptide* besitzen dieselbe Summenformel, unterscheiden sich jedoch, trotz der gleichen Bausteine, in ihrem Bindungsmuster. Es handelt sich um *Konstitutionsisomere* (s. Kap. 18.3.1). Wenn man vom Aminoende zum Carboxylende der Tripeptide fortschreitet, erkennt man die unterschiedliche Reihenfolge der Aminosäuren. Man sagt, dass sich die Tripeptide in ihrer **Sequenz** unterscheiden.

Sequenz
Primärstruktur

> Die *Aminosäuresequenz* einer Polypeptidkette wird als *Primärstruktur* bezeichnet.

Enthält ein Peptid Glutaminsäure oder Lysin als Bausteine, so sind in der Regel nur die α-ständig benachbarten funktionellen Gruppen an den Peptidbindungen zu anderen Aminosäuren beteiligt. Die freien Carboxyl- bzw. Aminogruppen der Seitenketten beeinflussen die *Säure/Base*-Eigenschaften des Peptids. Jedes Peptid mit freien Carboxyl- und Aminogruppen besitzt – wie eine einzelne Aminosäure – einen **isoelektrischen Punkt**. Dies gilt sowohl für die bisher abgebildeten Di- und Tripeptide, ganz analog auch für alle in der Natur vorkommenden Polypeptide und Proteine.

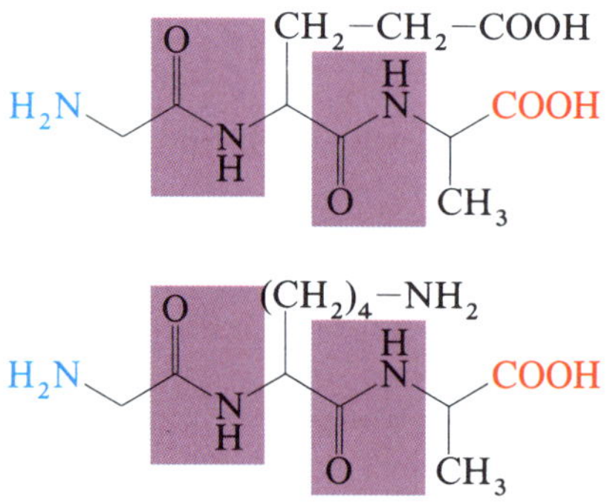

= H · Gly · Glu · Ala · OH

= H · Gly · Lys · Ala · OH

Nicht nur Zucker schmeckt süß
Zum Süßen von Speisen und Getränken verwendet man normalerweise **Zucker** (Saccharose, Rohrzucker). Vor einigen Jahren hat man entdeckt, dass auch der Methylester des Dipeptids von Asparaginsäure und Phenylalanin (H–Asp–Phe–OCH$_3$) süß schmeckt, wobei die Süßkraft 200-mal größer ist als die von Saccharose. Das sog. **Aspartam** ist mit seiner Raumstruktur wie Zucker an die *Rezeptoren der Geschmacksnerven* der Zunge optimal angepasst. Nimmt man den *Ethylester*, geht die Süßkraft ganz verloren, verändert man die *Stereochemie*, schmeckt die Verbindung mehr bitter als süß. Ob dieser Süßstoff bei längerer Anwendung unbedenklich ist, wird kontrovers beurteilt. Bei Patienten, die durch einen erblichen Enzymdefekt Phenylalanin nicht in Tyrosin umwandeln können und statt-

dessen Phenylbrenztraubensäure anreichern (*Phenylketonurie*, PKU), ist die Verwendung von Aspartam auf gar keinen Fall angezeigt, da hier eine strenge phenylalaninarme Diät vorgeschrieben ist.

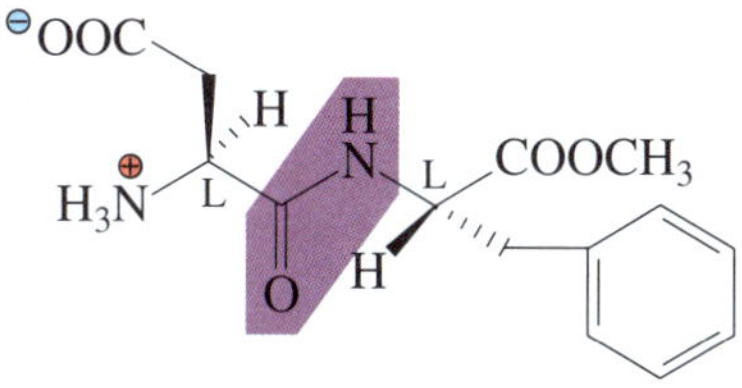

Aspartam
(L-Aspartyl-L-phenylalaninmethylester)

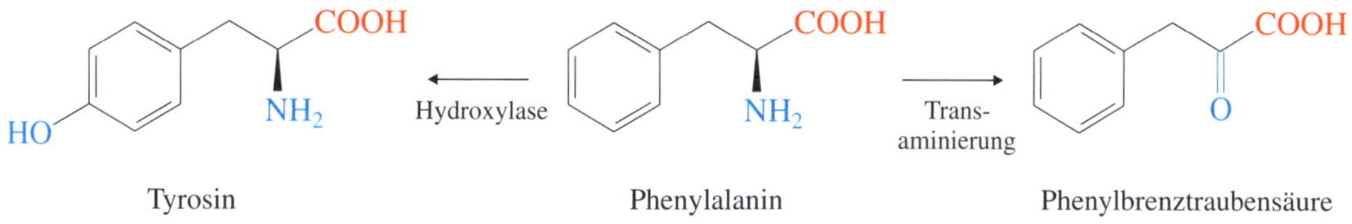

Tyrosin ← Hydroxylase — Phenylalanin — Transaminierung → Phenylbrenztraubensäure

19.2.2 Aufbau von Peptidketten

In der Natur haben Peptide *spezifische Funktionen*, die sie nur erfüllen können, wenn die Kette eine *bestimmte Sequenz* besitzt. Der Aufbau von Peptiden in der Zelle (*in vivo*) wie im Reagenzglas (*in vitro*) darf also nicht dem Zufall überlassen bleiben. Es ist erforderlich, jede einzelne Aminosäure für eine gezielte Umsetzung vorzubereiten und die Umsetzung nach einem festen Bauplan vorzunehmen.

Peptidsynthese

Im einfachsten Fall, bei der chemischen Synthese eines *Dipeptids* (s. S. 308), derivatisiert (schützt) man die erste Aminosäure an der Aminogruppe (**a**), die zweite an der Carboxylgruppe (**b**), damit sich diese Gruppen nicht an der Reaktion beteiligen. Zwischen den freien Gruppen wird die Peptidbindung geknüpft (**a** + **b** ⟶ **c**).

Spaltet man vom Dipeptid nur die Schutzgruppe S_2 ab (**c** ⟶ **d**), so kann **d** an der Carboxylgruppe verlängert werden, in dem die im Bauplan nächstfolgende Aminosäure mit freier Aminogruppe und geschützter Carboxylgruppe (**e**) zur Reaktion gebracht wird (**d** + **e** ⟶ **f**). Der Schritt der Kettenverlängerung kann beliebig oft wiederholt werden. Die **Schutzgruppen** S_1 und S_2 sind in der Regel Acyl- (S_1) und Estergruppen (S_2), auf deren Chemie wir nicht näher eingehen.

Hervorzuheben ist, dass eine Peptidbindung nicht direkt durch Wasserabspaltung zwischen der Carboxylgruppe und der Aminogruppe entsteht. Zwischen diesen Gruppen erfolgt nur eine Protonenübertragung, es stehen sich Anion und Kation gegenüber, die nicht reagieren. Für die Ausbildung der Peptidbindung müssen geeignete **Kondensationsmittel** zugesetzt werden, die zwischenzeitlich die Carboxylgruppe für den nucleophilen Angriff der Aminogruppe aktivieren und im Endeffekt das Wasser binden. *Dicyclohexylcarbodiimid* ist ein derartiges Reagenz.

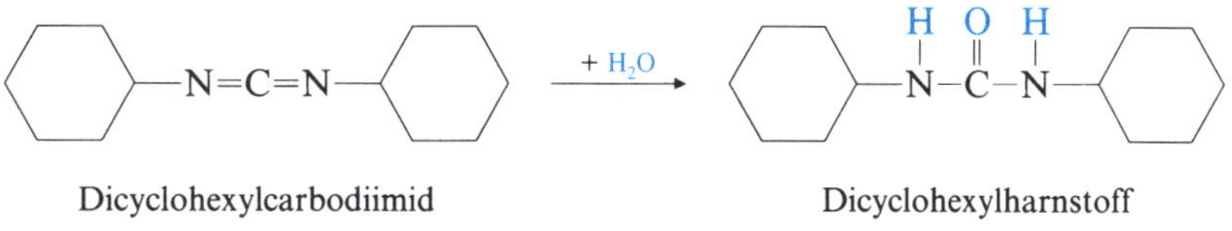

Dicyclohexylcarbodiimid — + H_2O → Dicyclohexylharnstoff

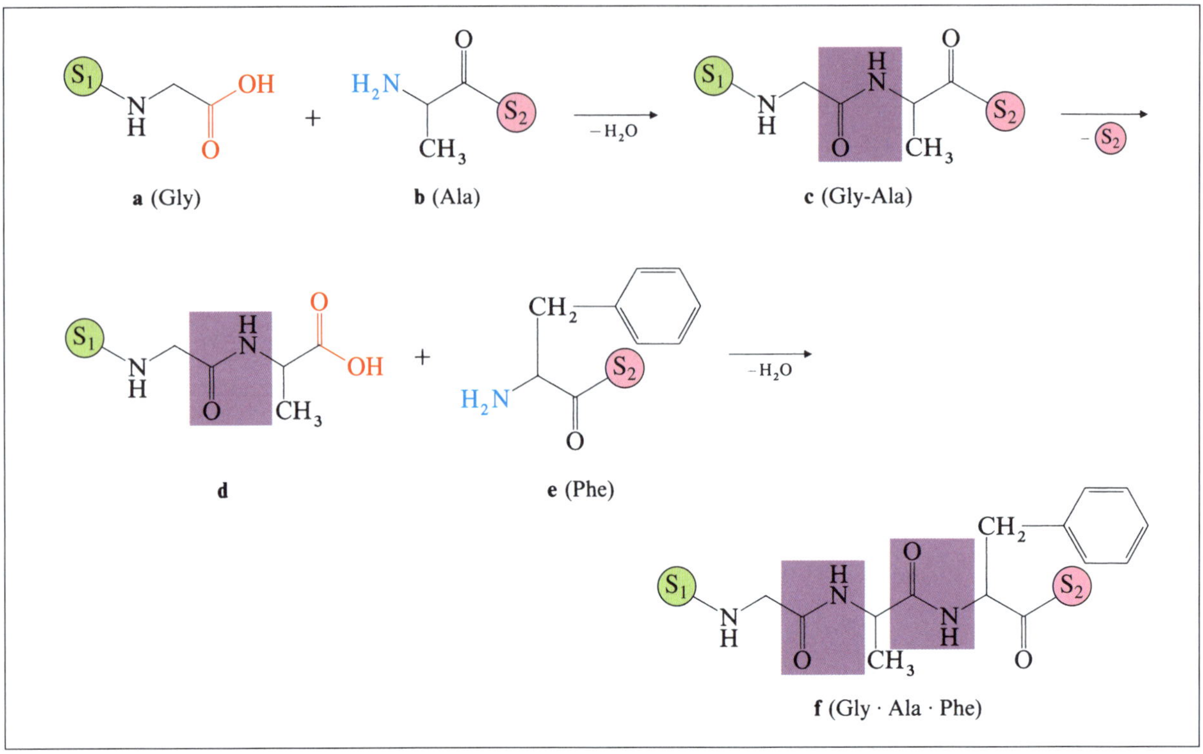

a (Gly)   **b** (Ala) → **c** (Gly-Ala)

d   **e** (Phe) → **f** (Gly · Ala · Phe)

Durch **chemische Synthese**, die sich heute an festen Trägern durchführen und automatisieren lässt *(Merrifield-Festphasen-Peptidsynthese)*, können nur kleinere und mittlere Peptide aufgebaut werden. Immerhin ist man bis zum *Insulin* (zwei Ketten mit 21 bzw. 30 Aminosäuren) und zur *Ribonuclease* (124 Aminosäuren) vorgestoßen.

Die **Biosynthese** der Oligo- und Polypeptide folgt ganz konsequent dem geschilderten schrittweisen Aufbau. Die wachsende Peptidkette wird immer am *Carboxylende* mit der nächsten Aminosäure verbunden. In der Zelle findet diese Reaktion an den *Ribosomen* statt. Die Aktivierung der Carboxylgruppe erfolgt durch eine Esterbindung. Die beteiligten Trägermoleküle und Enzyme bringen die entscheidenden Gruppen räumlich so nahe, dass eine *Aminolyse* (Angriff einer Aminogruppe auf einen Ester unter Bildung eines Säureamids) möglich wird (Abb. 19/3).

Während der chemisch-mechanistische Teil des Problems hier erläutert wurde, erhalten Sie in der Biochemie eine Antwort auf die Frage, wie die Natur die *Sequenz* eines Peptids festgelegt und zu einem fehlerfreien, reproduzierbaren Aufbau der *Biopolymeren* kommt.

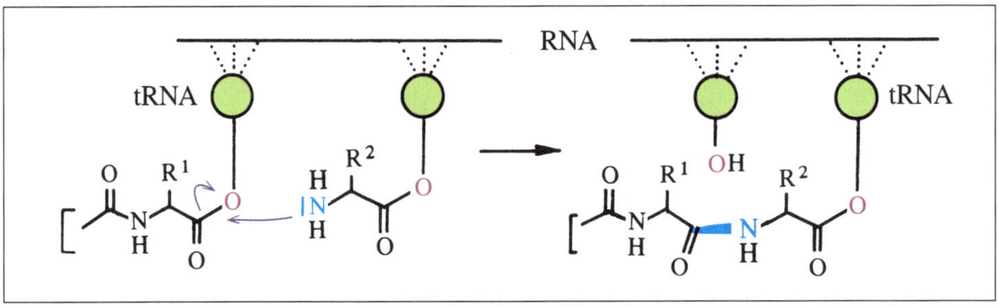

Abb. 19/3 Prinzip der Biosynthese einer Peptidbindung.

19.2.3 Abbau von Peptidketten

Totalhydrolyse

Der Abbau von Polypeptiden zu den einzelnen Aminosäuren geschieht durch *Hydrolyse* und gelingt unter Mitwirkung von Enzymen *(Proteasen, Peptidasen)* oder chemisch in Gegenwart starker Säuren (s. Kap. 16.2.6). Pro Peptidbindung wird ein Molekül Wasser verbraucht. Die **Totalhydrolyse** eines Peptids führt man in 6 M Salzsäure aus und erwärmt 24 Stunden auf 105 °C im geschlossenen Rohr. Im Hydrolysat bestimmt man, welche Aminosäuren in welcher Menge enthalten sind. Diese analytische Untersuchung wird mit Hilfe eines *Aminosäure-Analysators* weitgehend automatisch durchgeführt. Die Aminosäuren lassen sich durch *Ionenaustausch-Chromatographie* trennen. Die Aminosäuren sind durch die Geschwindigkeit, mit der sie unter festliegenden Bedingungen eluiert werden, charakterisiert. Sie werden im Eluat mit *Ninhydrin* angefärbt und durch Vergleich der Intensität der Färbung quantitativ erfasst. Solche Analysen erfordern nicht mehr als 25 nmol ($25 \cdot 10^{-9}$ mol) des Peptids.

Die *alkalische* Hydrolyse eines Peptids ist auch möglich (s. Kap. 16.2.6), bringt aber erhebliche Nachteile. Einige proteinogene Aminosäuren verändern sich dabei, außerdem erfolgt Racemisierung am α-C-Atom.

Sequenzanalyse

Der nächste Schritt bei der Strukturaufklärung ist die **Sequenzanalyse**. In Umkehr der Synthese wird ein stufenweiser Abbau von einem Ende der Kette (meistens dem Aminoende) her durchgeführt. Dafür sind spezielle Reagenzien und Verfahren entwickelt worden, z. B. der *Edmann-Abbau* oder die Massenspektrometrie nach den Methoden *FAB*, *MALDI* oder *ESI* (s. Kap. 22.5). Bei längeren Ketten müssen sog. **Partialhydrolysen** vorgeschaltet werden oder man greift auf Peptid spaltende Enzyme *(Proteinasen, Peptidasen)* zurück, die ein Peptid nur an bestimmten Stellen spalten, z. B. **Trypsin** oder **Chymotrypsin**. Später sind die Daten der Bruchstücke wie bei einem Puzzle zur Gesamtkette zusammenzufügen. Für die **Sequenzanalyse** stehen heute Automaten zur Verfügung, auch gibt es ergänzend noch genetische Methoden.

19.2.4 Sekundärstruktur von Peptiden

Sekundärstruktur

Große Moleküle mit vielen Einfachbindungen sind in ihrer Raumstruktur flexibel, da sie verschiedene Konformationen einnehmen können. Auf den ersten Blick könnte dies auch für Peptide gelten. Ihre genaue Untersuchung mit Hilfe der *Röntgenstrukturanalyse* hat jedoch ergeben, dass Peptidketten sich lokal ordnen und stabile Kettenabschnitte ausbilden, die man als **Sekundärstruktur** bezeichnet. Die Stabilisierung der Sekundärstruktur erfolgt durch **Wasserstoffbrückenbindungen**, die zwischen dem Carbonyl-O-Atom einer und der NH-Gruppe einer anderen Amidgruppe ausgebildet werden. Die NH-Gruppe ist der *Donator*, die CO-Gruppe der *Akzeptor*.

> Die lokale räumliche Anordnung einer Peptidkette bezeichnet man als *Sekundärstruktur*.

Um die Sekundärstruktur besser verstehen zu können, werfen wir zunächst einen Blick auf die Eigenschaften und die räumliche Anordnung der Atome einer **Peptidgruppe**. Säureamide sind unter Einbeziehung des freien Elektronenpaars vom Stickstoffatom mesomeriestabilisiert (s. Kap. 16.2.6). Die mesomeren Grenzformeln zeigen, dass die C–N-Bindung partiellen Doppelbindungscharakter besitzt.

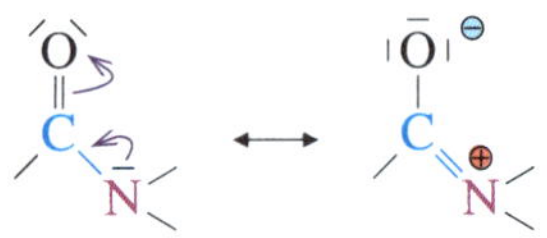

Die Mesomerie hat drei Konsequenzen:
1. Das Amid-N-Atom zeigt nur geringe Tendenz, ein Proton anzulagern, im Vergleich zu Aminen ist seine Basizität herabgesetzt. Amide sind in wässriger Lösung *neutral*.
2. Durch den partiellen Doppelbindungscharakter der C–N-Bindung ist die Rotation um diese Bindung eingeschränkt (ähnlich einer C=C-Doppelbindung, s. Kap. 12.4.2). Für das Peptid lässt sich eine *cis*- oder *trans*-Konfiguration formulieren, von denen üblicherweise Letztere vorkommt (s. Abb. 19/4).

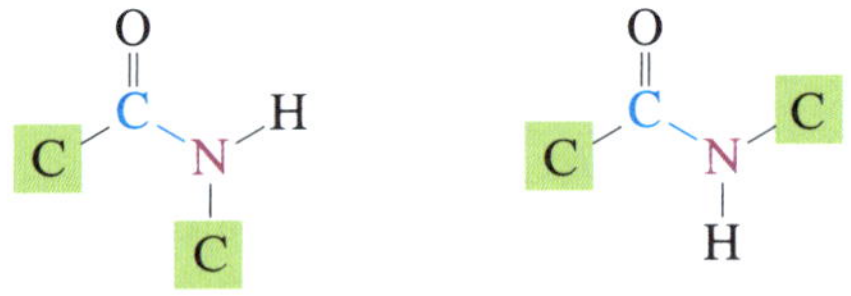

Konfiguration der Peptidbindung

3. Alle Atome, die an das Amid-C-Atom und an das Amid-N-Atom gebunden sind, liegen in einer Ebene. Dies bedeutet, dass in einer Peptidkette jeweils immer vier benachbarte Atome der Kette (α-C, CO, N, α-C) koplanar sind. Die Ebenen verschiedener Peptidgruppen bilden an ihrer Nahtstelle, am tetraedrischen α-Atom, einen Winkel zueinander aus.

Aufgrund der vorgenannten Daten ließe sich die Peptidkette in einer *Zickzack*-Konformation (s. Kap. 12.1.4) aufschreiben. Benachbarte Ketten werden über Wasserstoffbrückenbindungen verknüpft. Die Natur realisiert diese Art Molekülverband mit *intermolekularen* H-Brücken beim *β-Keratin* und *Seiden-Fibroin*. Die gestreckten Peptidketten sind aus sterischen Gründen jedoch nicht koplanar, sondern bilden eine **Faltblattstruktur** aus, d. h., die Ebenen der Peptidgruppen sind gegeneinander gewinkelt (Abb. 19/4). Die Reste R am α-C-Atom stehen senkrecht zur Laufrichtung der Ketten.

Faltblattstruktur

α-Helix

Größere Bedeutung besitzt die Sekundärstruktur, die als **α-Helix** bezeichnet wird. Die Peptidkette windet sich zu einer rechtsgängigen Spirale auf, die durch *intramolekulare* Wasserstoffbrücken stabilisiert wird. Dabei stehen sich die CO-Gruppe in einer Windung und die NH-Gruppe der *vierten* darauf folgenden Aminosäure in der nächsten Windung gegenüber. Das Gerüst der α-Helix bilden die C- und die N-Atome der fortlaufenden Kette (Abb. 19/5).

Die räumlichen Abmessungen der α-Helix werden durch die gegeneinander gewinkelten Ebenen der Peptidgruppen bestimmt und sind unabhängig von der Sequenz weitgehend konstant (3,6 Aminosäuren pro Windung). Die häufig sperrigen Reste R am α-C-Atom der Peptidkette zeigen nach außen und stehen wie Stacheln senkrecht zur Helixachse (Abb. 19/5).

Wichtig zu wissen ist, dass in einer längeren Peptidkette aus z. B. 100 Aminosäuren bestimmte Bereiche als α-Helix und andere Bereiche als Faltblatt nebeneinander vorliegen können.

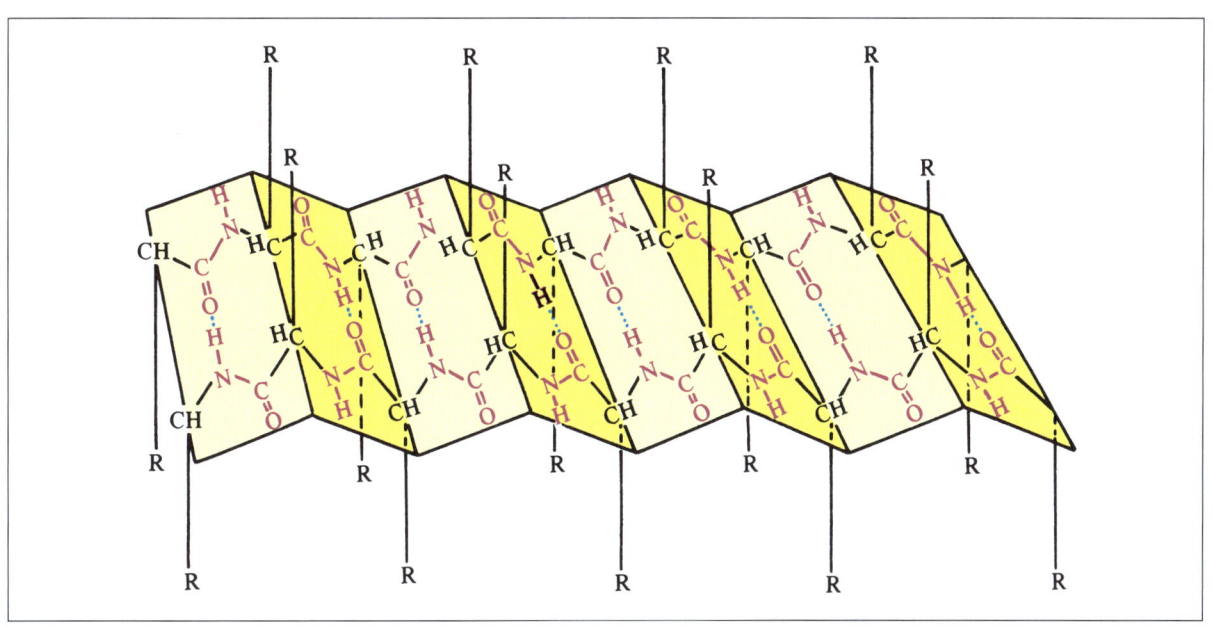

Abb. 19/4 Schematisierte Darstellung der Faltblattstruktur zweier Polypeptidketten
(aus Christen, H. R., Organische Chemie. Sauerländer, 3. Aufl., Aarau 1975).

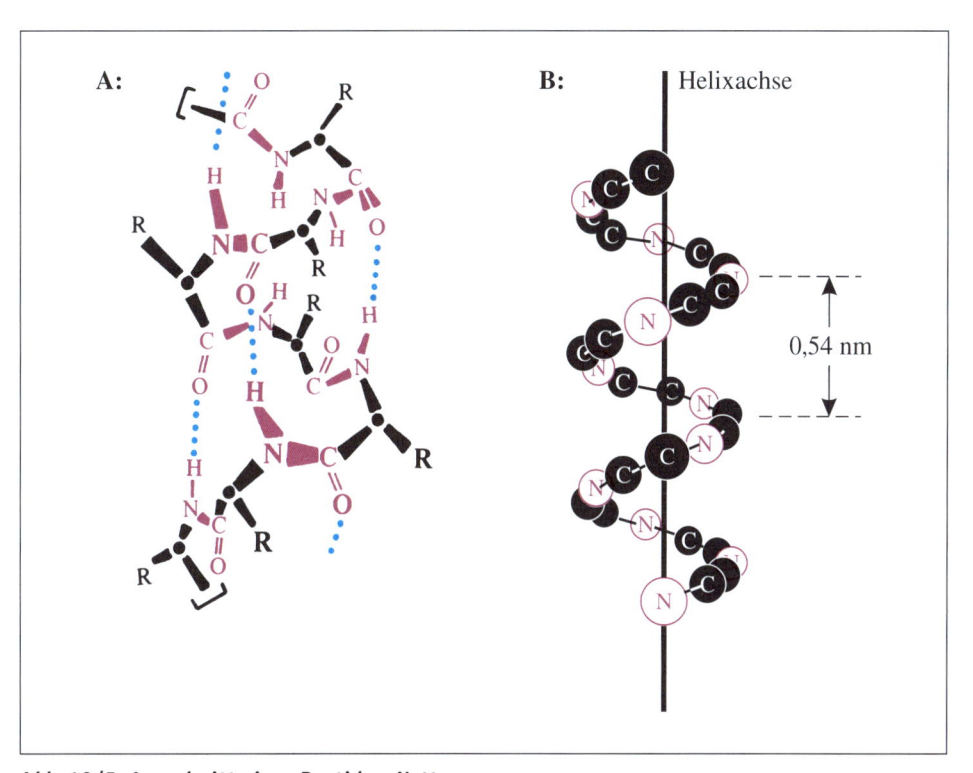

Abb. 19/5 Ausschnitt einer Peptid-α-Kette.
A: Vereinfachte Darstellung, Wasserstoffbrückenbindungen als ... markiert.
B: Schema einer rechtsgängigen α-Helix (Ganghöhe: 0,54 nm) mit den Atomen, die das Rückgrat der Peptidkette bilden (nach Lehninger, A., Biochemie. VCH, 2. Aufl., Weinheim 1977).

19.2.5 Kräfte, die die Raumstruktur von Peptiden und Proteinen stabilisieren

Enzyme

Enzyme, auch Biokatalysatoren genannt, sind hochmolekulare Proteine, die sich aus einer oder aus mehreren Polypeptidketten aufbauen. Die *Art* der Aminosäuren und ihre *Sequenz* bestimmen die räumliche Struktur eines Enzyms. Ein Fehler beim Aufbau der Peptidkette

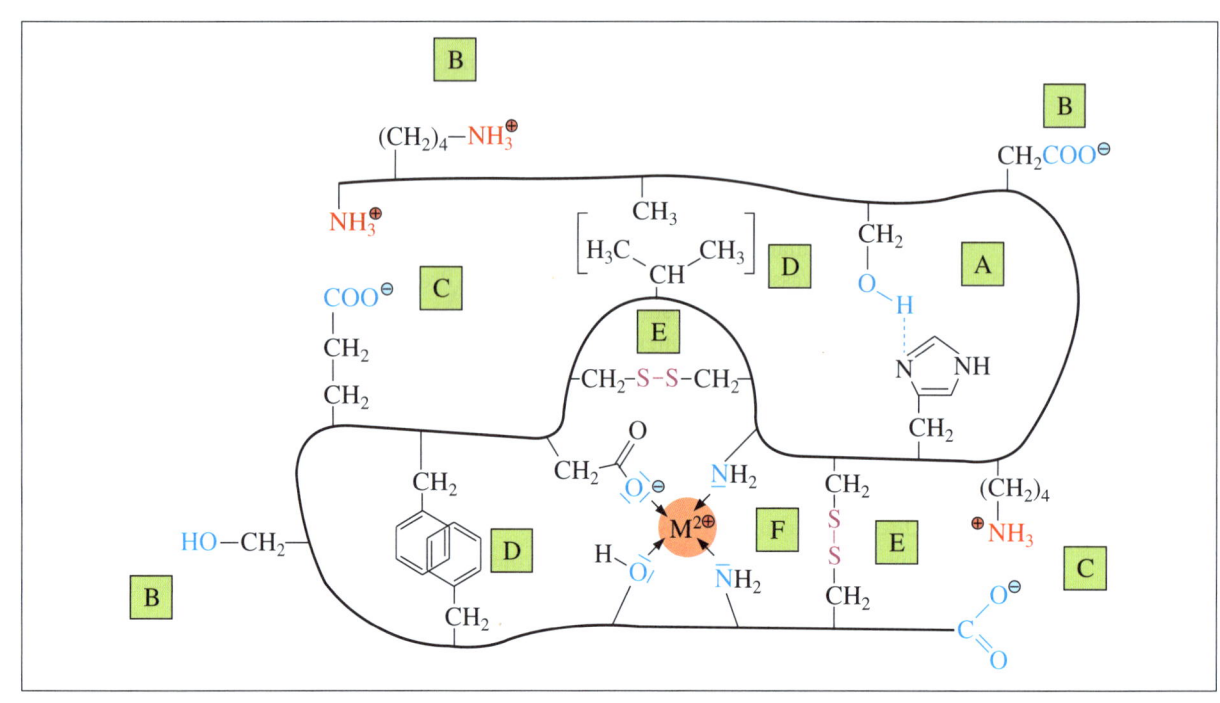

Abb. 19/6 Bindekräfte, die die Raumstruktur (Tertiärstruktur) einer Polypeptidkette stabilisieren.
A: Wasserstoffbrücken;
B: polare Gruppen, die hydratisiert werden;
C: elektrostatische Anziehung;
D: hydrophobe Wechselwirkung;
E: Disulfidbrücken;
F: Chelatkomplex.

Tertiärstruktur

kann somit Folgen haben, weil die Aktivität eines Enzyms von einer bestimmten räumlichen Anordnung der funktionellen Gruppen abhängt. Die Raumgestalt, zu der eine lange Peptidkette z. B. mit 250 Aminosäuren führt, bezeichnet man als **Tertiärstruktur**. Sie wird dadurch stabil, dass Teile der Peptidkette als α-**Helix** oder **Faltblattstruktur** vorliegen und die hydrophilen und hydrophoben Seitenketten am Peptidgerüst untereinander und mit der Umgebung Kontakt haben.

> Die dreidimensionale Struktur der gesamten Peptidkette bezeichnet man als *Tertiärstruktur*.

Quartärstruktur

Besteht ein Enzym aus mehreren Untereinheiten, die gleich oder verschieden sein können und nicht kovalent verknüpft sind, kommt man zur **Quartärstruktur**. Auch die Untereinheiten müssen wiederum zusammengehalten werden, damit komplexe Enzyme aktiv bleiben, wie z. B. das Hämoglobin, das tetramer aufgebaut ist.

> Die räumliche Anordnung aller Untereinheiten eines Enzyms bezeichnet man als *Quartärstruktur*.

Wir gehen an dieser Stelle der Frage nach, welche Bindekräfte außer den schon genannten *Wasserstoffbrückenbindungen* bei der Ausbildung der Raumstruktur eines Enzyms oder von Proteinen mit anderer Funktion eine Rolle spielen (Abb. 19/6), und bereiten damit Strukturfragen der Biochemie vor.

Hydratisierung und Denaturierung, SDS-Gele

Enzyme lösen sich in Wasser. Solche Lösungen haben wegen der Größe der gelösten Moleküle (Molmasse bis 10^6) andere Eigenschaften als z. B. eine Kochsalzlösung. Wasser *hydratisiert* eine Peptid-α-Helix dort, wo *hydrophile* Gruppen in den Seitenketten, die von

19.2 Peptide

den α-C-Atomen ausgehen, vorkommen. Dies gilt auch für die CO- und NH-Gruppen der Peptidkette, die nicht durch Wasserstoffbrückenbindungen untereinander belegt sind.

Denaturierung
Wie wichtig die *Hydrathülle* zur Aufrechterhaltung einer *Enzymstruktur* ist, erkennt man daran, dass Wasserentzug rasch zum Verlust der biologischen Aktivität führt. Beim Erhitzen, durch Gefriertrocknung oder durch Zugabe von organischen Lösungsmitteln, die Wasser aufnehmen (z. B. Ethanol oder Aceton), flockt ein Protein aus (**Denaturierung**). Ein ähnlicher Effekt kann oft durch Zugabe größerer Mengen eines Salzes (z. B. wasserfreies Ammoniumsulfat) erreicht werden. Hier konkurrieren die Ionen des Salzes mit dem Protein um die Wassermoleküle. Das *„ausgesalzte"* Protein geht jedoch beim Verdünnen mit Wasser häufig wieder in Lösung, d. h., der Vorgang ist *reversibel* und deshalb zur schonenden Abtrennung von Proteinen geeignet (s. Kap. 7.2.2).

SDS
Das Anion-Detergens *Natriumlaurylsulfat* (engl. *sodium dodecyl sulfate*, **SDS**) lagert sich an Proteine an. Im Überschuss zugesetzt, bringen SDS-Moleküle viele negativ geladene Gruppen ein, die mit polaren Gruppen des Proteins in Kontakt treten. Außerdem hüllt SDS mit seinen Kohlenwasserstoffketten durch hydrophobe Wechselwirkungen entsprechende Molekülteile des Proteins ein. Durch beide Effekte werden nahezu alle *nicht kovalenten* Wechselwirkungen aufgehoben.

Elektrophorese
Dies ist der Grund, warum man an einem *SDS-Polyacrylamidgel* (kurz **SDS-Gel**) die *Molmasse* von Proteinen in der **Elektrophorese** bestimmen kann. Das an ein Protein gebundene SDS verleiht dem Molekül eine große negative Nettoladung, die Eigenladung des Proteins spielt keine Rolle mehr. Da die verschieden großen Proteine durch das SDS ein vergleichbares *Massen-Ladungs-Verhältnis* aufweisen, kommt es im elektrischen Feld zur Trennung nach Molmassen. Kleine Proteine wandern im SDS-Gel rascher zur *Anode* als große.

$$H_3C-(CH_2)_{10}-CH_2-O-\overset{O}{\underset{O}{S}}-O^{\ominus} Na^{\oplus} \quad \text{Natriumlaurylsulfat (SDS)}$$

Elektrostatische Anziehung

Die *sauren* und *basischen* Gruppen der Aminosäure-Seitenketten in Proteinen (z. B. –COOH der Glutaminsäure, –NH$_2$ des Lysins) unterliegen bezüglich der Säure/Base-Eigenschaften in wässriger Lösung den gleichen Gesetzmäßigkeiten wie einfache Aminosäuren. Dies bedeutet, dass diese Gruppen überwiegend als Anion (–COO$^{\ominus}$) und Kation (–NH$_3^{\oplus}$) vorliegen und das Protein – je nach pH-Wert – eine mehr negative oder mehr positive Ladung besitzt und einen *isoelektrischen Punkt* hat, der von Protein zu Protein verschieden ist. Die *Elektrophorese* findet somit auch bei der Charakterisierung und Trennung von Proteinen Verwendung.

Zwischen gegensinnig geladenen Gruppen kommt es zu einer *elektrostatische Anziehung*, während Reste mit gleichem Vorzeichen der Ladung sich abstoßen. Diese Kräfte hängen vom pH-Wert des Milieus ab, d. h., starke pH-Änderungen beeinflussen die Proteinstruktur. Für jedes Enzym z. B. gibt es einen pH-Wert, bei dem ein Optimum an katalytischer Aktivität erreicht wird.

Hydrophobe Wechselwirkung

Die Seitenketten am α-C-Atom der Aminosäure-Bausteine einer Peptidkette tragen nicht nur hydrophile Gruppen, sondern auch reine Kohlenwasserstoffreste mit *hydrophoben* Eigenschaften (s. Tab. 19/1). Solche Reste meiden den Kontakt mit dem Wasser, treten lieber mit ihresgleichen in Wechselwirkung (s. Kap. 16.1.3 und 17.2). Als Folge faltet sich eine Peptidkette so, dass sich die *hydrophoben Reste* untereinander nahe kommen und das Wasser in ihrer Umgebung verdrängen. Dabei wird zwischen diesen Resten außer schwachen *van-der-Waals-Kräften* keine eigentliche Bindung wirksam. Im Grunde ist es das Wasser, das die Gruppen zusammendrängt und eine Klammer um sie legt. Die Hydratationssphäre des Moleküls weist dadurch eine *geringere* Ordnung auf. Dies entspricht einer Zunahme der

Aminosäuren und Peptide

Entropie eines Systems (ΔS positiv), was thermodynamisch günstig ist, weil ΔG negativ wird (s. Kap. 6.6.4).

Disulfidbrücken

Thioalkohole lassen sich zu *Disulfiden* oxidieren (s. Kap. 13.3.2). Dies gelingt auch beim *Cystein*, das zum Disulfid *Cystin* wird. Durch ein Reduktionsmittel wird aus Cystin wieder Cystein.

$$2\ HOOC-CH-CH_2-SH \xrightleftharpoons[-2H]{+2H} HOOC-CH-CH_2-S-S-CH_2-CH-COOH$$
$$\qquad\qquad |\qquad\qquad\qquad\qquad\qquad |\qquad\qquad\qquad\qquad\qquad\qquad |$$
$$\qquad\ NH_2\qquad\qquad\qquad\qquad\qquad NH_2\qquad\qquad\qquad\qquad\ NH_2$$

Cystein — Cystin

Disulfidbrücke

Cysteinreste in Peptidketten können bei geeigneter Anordnung ebenso reagieren und durch eine kovalente S–S-Bindung Molekülteile verbrücken (Abb. 19/6). Verglichen mit der elektrostatischen bzw. hydrophoben Wechselwirkung ist die *Disulfidbrücke* sehr stabil. Meist sind in einem größeren Protein mehrere Disulfidbrücken vorhanden, zuweilen auch zwischen zwei verschiedenen Peptidketten, wie z. B. im *Insulin*. Durch milde Reduktionsmittel wie *Mercaptoethanol* oder *Dithiothreitol* (DTT) kann man Disulfidbrücken in Proteinen reduktiv spalten.

$$HS-CH_2-CH_2-OH \qquad\qquad HS-CH_2-\overset{H}{\underset{OH}{C}}-\overset{OH}{\underset{H}{C}}-CH_2-SH$$

Mercaptoethanol — Dithiothreitol

Chelatkomplexe

Mit ihren polaren Gruppen in den Seitenketten (z. B. von Serin, Asparaginsäure, Lysin) bilden viele Proteine *Chelatkomplexe* mit Metallionen aus, in denen diese Gruppen, und damit das ganze Molekül, in einer bestimmten räumlichen Struktur fixiert sind (s. Kap. 10.6 und 19.1.5). Nicht immer sind alle Ligandenplätze des Zentralions mit Gruppen der Aminosäure-Seitenketten besetzt, sondern auch mit kleineren *Hilfsmolekülen* oder Wasser. In manchen Enzymen ist ein Metallion (z.B. $Zn^{2\oplus}$, $Cu^{2\oplus}$) für die katalytische Funktion unentbehrlich, um die „aktive" Konformation zu stabilisieren oder um im *aktiven Zentrum* die gewünschte Reaktion zu katalysieren.

Insulin: Ein Peptid reguliert den Zuckerstoffwechsel

Insulin wird in den β-Zellen der Langerhans-Inseln der *Bauchspeicheldrüse* produziert und dort in Vesikeln gespeichert. Es ist ein endokrines **Peptidhormon,** das den Blutzucker-(Glucose)-Spiegel senkt. Insulin ist der Schlüssel für die *Aufnahme von Glucose* in die Zellen der meisten Gewebe, außerdem steigert es u. a. den *oxidativen Glucoseabbau*, erhöht die *Glykogenbildung* und stimuliert die *Bildung von Fettsäuren* aus Glucose. Es bindet an **Insulin-Rezeptoren** der Zellmembran und stimuliert oder hemmt von dort aus Transport- und Stoffwechselvorgänge.

Insulin setzt sich aus zwei Peptidketten zusammen, der *A-Kette* mit 21 Aminosäuren und der *B-Kette* mit 30 Aminosäuren. Die Sequenz der beiden Ketten ergibt sich aus der Formel (Abb. 19/7). *Aminoende* (Position 1) und *Carboxylende* (Position 21 bzw. 30) werden nicht mehr durch H bzw. OH markiert. Die Peptidketten sind miteinander über zwei **Disulfidbrücken** verknüpft. Eine dritte Disulfidbrücke bildet eine Schleife innerhalb der A-Kette. Insulin hat eine komplizierte Tertiärstruktur, die sich der abgebildeten Formel nicht entnehmen lässt. In Gegenwart von $Zn^{2\oplus}$-Ionen bildet es leicht Dimere, die sich zu Hexameren zusammenlagern (Depotform).

19.2 Peptide

Kommt die Insulinproduktion in der Bauchspeicheldrüse zum Erliegen, muss Insulin täglich durch Injektion zugeführt werden, um die **Zuckerkrankheit** *(Diabetes mellitus)* wirkungsvoll zu therapieren (Tagesbedarf: 0,6 IE pro kg, was ca. 1,9 mg bei 75 kg Körpergewicht entspricht).

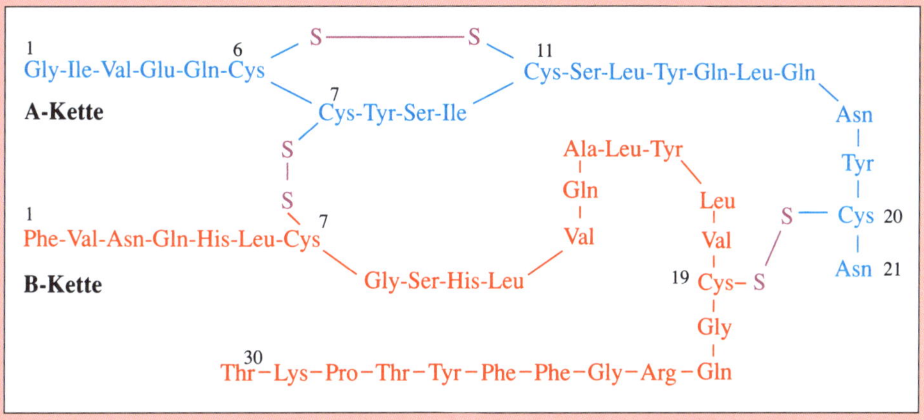

```
 1                        6    S―――――S   11
Gly-Ile-Val-Glu-Gln-Cys                  Cys-Ser-Leu-Tyr-Gln-Leu-Gln
A-Kette                 7                                          |
                       Cys-Tyr-Ser-Ile            Ala-Leu-Tyr      Asn
                        S                         Gln      |       |
                        |                         |       Leu      Tyr
                        S                         Val      |     S-Cys 20
 1                         7                               Val   |  |
Phe-Val-Asn-Gln-His-Leu-Cys                          19   Cys-S   Asn 21
B-Kette                                                    |
                       Gly-Ser-His-Leu                    Gly
                  30
                 Thr-Lys-Pro-Thr-Tyr-Phe-Phe-Gly-Arg-Gln
```

Abb. 19/7 Aminosäuresequenz und schematische Struktur des Humaninsulins.

Dazu nimmt man heute in 95 % der Fälle **Humaninsulin**. Für dessen Herstellung gibt es zwei Wege:

1. Chemisch-enzymatische Umwandlung von *Schweine-Insulin*.
   Bei diesem muss am Carboxylende der B-Kette (Position 30) lediglich Alanin gegen *Threonin* ausgetauscht werden.
2. Biosynthese mit Hilfe eines gentechnisch veränderten Bakterienstamms *(Escherichia coli)*.
   Dazu kloniert man die Biosynthese-Gene für das Humaninsulin in das Genom des Wirtsstammes. Diese werden dort exprimiert und bilden im Bakterium die Peptidvorstufen, die sich in Humaninsulin umwandeln lassen.

Der Bedarf an Humaninsulin ist weltweit steigend, weil der Prozentsatz der Bevölkerung, die zuckerkrank wird, in den Industrieländern weiter ansteigt.

― Aufgaben ―

1. Erklären Sie folgende Bezeichnungen und Begriffe: Primärstruktur – Sequenz – Peptidbindung – Oligopeptide – Polypeptide – Proteine – Biopolymere – Peptidsynthese – Totalhydrolyse – Sequenzanalyse – Sekundärstruktur: Faltblattstruktur/α-Helix – Tertiärstruktur – Quartärstruktur – Enzym – Disulfidbrücke – Denaturierung – SDS – hydrophobe Wechselwirkung.
2. Welche *Dipeptide* können entstehen, wenn zwei verschiedene Aminosäuren in einer Reaktionslösung einem Kondensationsmittel ausgesetzt sind? Geben Sie die vollständige Strukturformel an (Reste am α-C-Atom mit R^1 und R^2 unterschieden).
3. Schreiben Sie das nachfolgende *Tripeptid* in der abgekürzten Schreibweise. Geben Sie das *Carboxyl-* und das *Aminoende* der Peptidkette an.

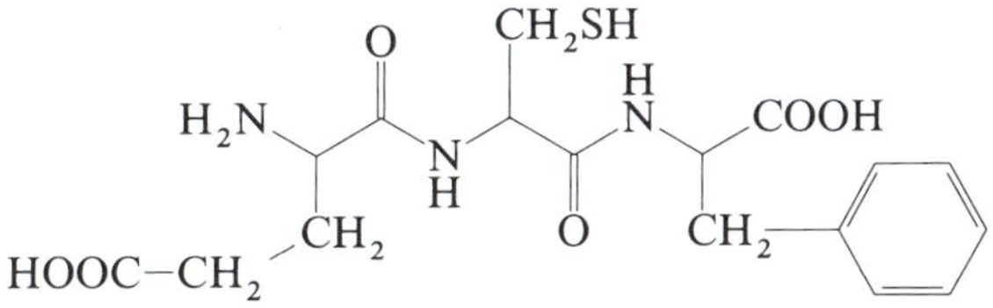

Aminosäuren und Peptide

4. Hat vorstehende Verbindung einen *isoelektrischen Punkt*?
5. Wie viele Konstitutionsisomere gibt es von vorstehendem *Tripeptid*? Formulieren Sie eines davon.
6. Warum benötigt man bei der chemischen Synthese von Peptidketten *Schutzgruppen*?
7. Warum reagieren Carboxylgruppe und Aminogruppe nicht direkt zum Säureamid?
8. Wie viele Moleküle Wasser verbraucht ein *Hexapeptid* bei der Totalhydrolyse?
9. Wie werden die Aminosäuren eines Totalhydrolysates im *Aminosäure-Analysator* getrennt?
10. Was versteht man unter *Sequenzanalyse*?
11. Wie wird bei Peptiden die *Sekundärstuktur* stabilisiert?
12. Wie groß ist die Bindungsenergie (kJ/mol) einer Wasserstoffbrückenbindung ungefähr?
13. Bezüglich der Peptidbindung existieren cis/trans-Isomere. Warum?
14. Welche Kräfte bewirken den Aufbau einer *Tertiärstruktur*? Wodurch ist die entstehende Raumstruktur eines Polypeptids bestimmt?
15. Wozu dient das *SDS-Gel* in der Proteinanalytik?
16. Haben Proteine einen *isoelektrischen Punkt*? Begründen Sie die Antwort!
17. Gibt es einen Zusammenhang zwischen der Zahl der Aminosäuren, die ein Enzym aufbauen, und seiner katalytischen Aktivität?
18. Nennen Sie drei Methoden zur Denaturierung von Proteinen. Welche davon ist reversibel?
19. Wie würden Sie beim Insulin die A-Kette von der B-Kette trennen?
20. Kann man Insulin oral verabreichen? Begründen Sie die Antwort!

Bedeutung für den Menschen

Aminosäuren und Peptide

Vasopressin
(Peptidhormon, hypertensiv, antidiuretisch)

Proteinogene Aminosäuren
(21 Aminosäuren, am Aufbau der Proteine beteiligt)

Enkephaline
(Pentapeptide, körpereigene Schmerzmittel)

Amanitin
(Cyclopeptid, Pilzgift, hemmt RNA-Polymerase)

Cyclosporin
(Cyclopeptid aus Pilzen, immunsuppressiv)

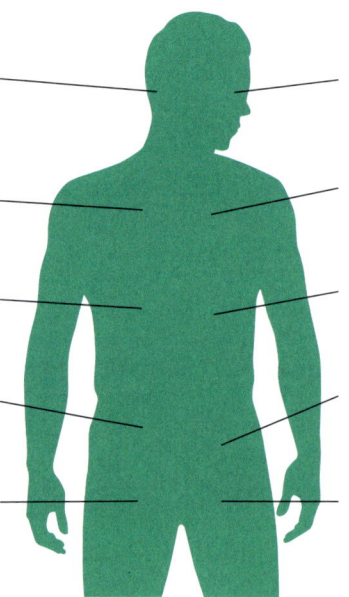

Ionenkanäle
(Membranproteine spezifisch für $Na^{\oplus}$, $K^{\oplus}$, $Ca^{2\oplus}$, $Cl^{\ominus}$)

Rezeptoren
(Membranproteine, empfangen Signale z. B. von Hormonen)

Insulin
(Peptidhormon, Zuckerstoffwechsel)

Glucagon
(Peptidhormon, Gegenspieler des Insulins)

Enzyme
(Proteine, Biokatalysatoren, häufig in Verbindung mit Coenzymen oder prosthetischen Gruppen)

20 Kohlenhydrate

20.1 Allgemeines

Kohlenhydrate spielen für das Leben auf der Erde eine zentrale Rolle. Sie werden von den grünen Pflanzen aus Kohlendioxid und Wasser mit Hilfe von Sonnenlicht als Energiequelle jährlich in unvorstellbaren Mengen gebildet (**Photosynthese**). So wird Sonnenenergie als chemische Energie in den Kohlenhydraten gespeichert und ist in dieser Form für alle Lebewesen nutzbar. Im Fall von $n = 6$ entstehen z. B. Hexosen.

$$n\,CO_2 + n\,H_2O + \boxed{\text{Sonnenlicht}} \xrightarrow{\text{Chlorophyll}} C_n(H_2O)_n + n\,O_2$$

Insbesondere **Cellulose**, ein Biopolymer, macht den weitaus größten Teil organischen Materials auf der Erdoberfläche aus und wird jährlich in großen Mengen von den grünen Pflanzen aufgebaut. Cellulose ist das Kohlenhydrat, das Pflanzen Festigkeit und Form gibt und das es ihnen ermöglicht, in die Höhe zu wachsen. Nach dem Absterben der Pflanzen wird Cellulose im Erdboden abgelagert und umgewandelt, z. B. in Humus, der für das Wachstum neuer Pflanzen, d. h. die Fruchtbarkeit unserer Erde, unentbehrlich ist.

Dem Menschen dienen Kohlenhydrate als *Rohstoff* (Holz, Baumwolle) und als *Nahrungsbestandteil* (**Stärke, Zucker**). Im Stoffwechsel setzen sie beim oxidativen Abbau zu Kohlendioxid und Wasser die gespeicherte Sonnenenergie – inzwischen mehrfach gewandelt – wieder frei und treiben damit die Lebensvorgänge an.

$$C_n(H_2O)_n + n\,O_2 \longrightarrow n\,CO_2 + n\,H_2O + \boxed{\text{Energie}}$$

Aus Kohlenhydraten bilden sich viele andere Zellbausteine. Ihr Aufbau, Abbau und ihre Umwandlung sind ein Kernstück der *Biochemie*, und man bemüht sich in den letzten Jahren intensiv um neue Erkenntnisse auf diesem Gebiet. Zum Beispiel möchte man das natürliche Energiereservoir, das in den Kohlenhydraten steckt, nutzen, ohne zur direkten Verbrennung zu greifen. Unverdauliches *Stroh* in Treibstoff (z. B. Ethanol) oder verwertbare Nahrungsmittel umzuwandeln hieße, aus Stroh „Gold" zu machen. Dies ist heute mehr als nur ein Märchenbild, man stößt in das Aufgabenfeld der Chemie und der Biotechnologie *nachwachsender Rohstoffe* vor.

Aufbau und Reaktionen der Kohlenhydrate (Tab. 20/1) liegen einfache Prinzipien zugrunde, und dennoch erfüllen diese Verbindungen eine dreifache Funktion in der Zelle: als **Gerüstbaustein**, als **Energiequelle** und als **Ausgangsstoff für die Biosynthese** anderer wichtiger Zellbausteine. Zum Beispiel spielen Kohlenhydrate bei der Ausbildung der immunolo-

Tab. 20/1 Allgemeine Klassifizierung.

Substanzklasse	Zahl der Bausteine	Beispiele
Monosaccharid	1	D-Glucose, D-Fructose
Disaccharid	2	Saccharose, Maltose
Trisaccharid	3	Streptomycin (Pseudotrisaccharid)
Oligosaccharid	4–10	Blutgruppen-Determinanten
Polysaccharid	> 10	Cellulose, Stärke, Glykogen

Kohlenhydrate

Kohlenhydrat

gischen Identität einer Zelle *(Zell-Zell-Erkennung)* eine wichtige Rolle und sind Bausteine wichtiger Glykoproteine des Immunsystems.

Der Name „**Kohlenhydrat**" ist schon früh entstanden und drückt aus, dass eine Reihe verwandter Naturstoffe die allgemeine **Summenformel** $C_n(H_2O)_n$ haben. Formal verbindet sich der Kohlenstoff mit Wasser, im übertragenen Sinn strukturiert er das Wasser. In der Natur gibt es Bausteine mit 3–9 C-Atomen, die durch ihre funktionellen Gruppen als Polyhydroxy-aldehyde (**Aldosen**) oder Polyhydroxy-ketone (**Ketosen**) einzuordnen sind. Diese Verbindungen und alle anderen, die diese Bausteine enthalten oder durch einfache Umwandlung aus ihnen hervorgehen, rechnen zu den Kohlenhydraten. Im Namen geben sich viele Kohlenhydrate durch die Endsilbe „ose" zu erkennen.

Aldosen, Ketosen

20.2 Monosaccharide

Die Monosaccharide werden nach der Zahl der C-Atome klassifiziert (Tab. 20/2). Die einzelnen Monosaccharide besitzen Trivialnamen. Der systematische Name einer Aldohexose ohne Angabe der Stereochemie lautet: *2,3,4,5,6-Pentahydroxy-hexanal*. Im Namen D-*Glucose* hingegen ist mehr enthalten: Konstitution und Konfiguration der Chiralitätszentren. Man benötigt ein spezielles Zucker-Vokabular, um sich zurechtzufinden. Alle *Aldohexosen* sind optisch aktiv; es gibt eine große Strukturvarianz, weil so viele Stereoisomere existieren.

Monosaccharide

Tab. 20/2 Klassifizierung der Monosaccharide.

Zahl der C-Atome	Klassifizierung	Beispiel
3	Triose	D-Glycerinaldehyd
4	Tetrose	D-Threose
5	Pentose	D-Ribose
6	Hexose	D-Glucose
7	Heptose	Sedoheptulose

20.2.1 Nomenklatur und Stereochemie

Triosen

Die einfachsten Monosaccharide enthalten nur drei C-Atome *(Triosen)*, es sind **Glycerinaldehyd** und **Dihydroxyaceton**. Sie stehen als 3-Phosphate (Phosphatester in Position 3) unter Beteiligung eines Enzyms *(Isomerase)* miteinander im Gleichgewicht. In alkalischer Lösung stellt sich dieses Gleichgewicht auch zwischen den Triosen selbst ein. Zwischenprodukt ist das tautomere *Endiol*. Die CO-Gruppe kann also zwischen C-1 und C-2 ihren Platz wechseln.

$$
\begin{array}{ccc}
\text{H}\diagdown\overset{1}{\text{C}}\diagup\text{O} & \overset{\text{H}}{\underset{|}{\text{C-OH}}} & {}^{1}\text{CH}_2\text{OH} \\
\parallel & \underset{|}{\text{C-OH}} & {}^{2}\text{C}=\text{O} \\
{}^{2}\text{CHOH} & & \\
{}^{3}\text{CH}_2\text{OH} & \text{CH}_2\text{OH} & {}^{3}\text{CH}_2\text{OH} \\
\text{Glycerinaldehyd} & \text{Endiol} & \text{Dihydroxyaceton} \\
\text{(Aldo-triose)} & & \text{(Keto-triose)}
\end{array}
$$

Dihydroxyaceton besitzt kein *Chiralitätszentrum*. Beim Glycerinaldehyd haben wir die Enantiomeren (D und L) schon kennen gelernt. Für die Darstellung der Konfiguration wurde die Fischer-Projektion (s. Kap. 18.1.4) eingeführt, in der D-Form weist die OH-Gruppe an C-2 nach rechts.

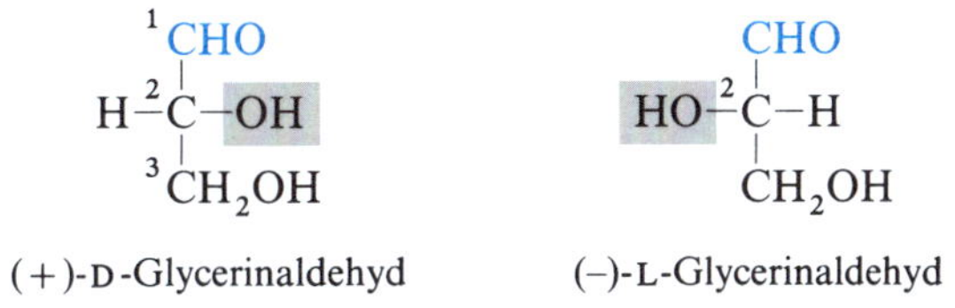

20.2 Monosaccharide

$$
\begin{array}{cc}
^1\text{CHO} & \text{CHO} \\
\text{H}-^2\text{C}-\text{OH} & \text{HO}-^2\text{C}-\text{H} \\
^3\text{CH}_2\text{OH} & \text{CH}_2\text{OH} \\
(+)\text{-D-Glycerinaldehyd} & (-)\text{-L-Glycerinaldehyd}
\end{array}
$$

Tetrosen

Aldotetrosen wie die **Threose** und **Erythrose** besitzen zwei Chiralitätszentren, es gibt $2^2 = 4$ Stereoisomere.

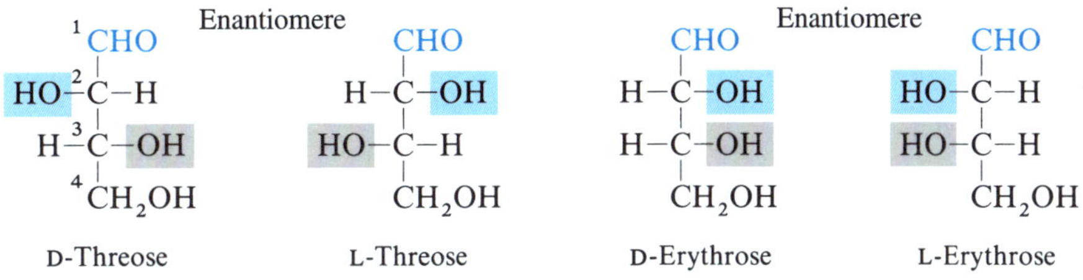

$$
\begin{array}{cccc}
\text{Enantiomere} & & \text{Enantiomere} & \\
^1\text{CHO} & \text{CHO} & \text{CHO} & \text{CHO} \\
\text{HO}-^2\text{C}-\text{H} & \text{H}-\text{C}-\text{OH} & \text{H}-\text{C}-\text{OH} & \text{HO}-\text{C}-\text{H} \\
\text{H}-^3\text{C}-\text{OH} & \text{HO}-\text{C}-\text{H} & \text{H}-\text{C}-\text{OH} & \text{HO}-\text{C}-\text{H} \\
^4\text{CH}_2\text{OH} & \text{CH}_2\text{OH} & \text{CH}_2\text{OH} & \text{CH}_2\text{OH} \\
\text{D-Threose} & \text{L-Threose} & \text{D-Erythrose} & \text{L-Erythrose}
\end{array}
$$

Sie erkennen zwei Enantiomerenpaare, anders kombiniert sind die Verbindungen zueinander diastereomer. Das „D" vor dem Trivialnamen gibt an, dass das **Chiralitätszentrum**, das von der CO-Gruppe *am weitesten* entfernt ist, in seiner Konfiguration mit C-2 des D-Glycerinaldehyds übereinstimmt (OH grau unterlegt). Entsprechend gleichen Verbindungen der L-Reihe dem L-Glycerinaldehyd. Die Stereochemie an C-2 der Tetrosen ist in ihrem Trivialnamen enthalten und muss beim Aufschreiben erinnert werden. Man muss sich also einprägen, dass in der *Erythrose* die Hydroxygruppen in der Fischer-Projektion auf derselben Seite, in der *Threose* entgegengesetzt stehen. D- und L-Erythrose sind *Enantiomere*, dies bedeutet, dass nicht nur C-3, das die Einordnung in die D- oder L-Reihe bestimmt, sondern *alle* Chiralitätszentren entgegengesetzt konfiguriert sein müssen, damit das Spiegelbild zum ersten Molekül entsteht. Die Begriffe „threo" und „erythro" kennzeichnen die Stereochemie zweier benachbarter C-Atome und leiten sich von den Tetrosen ab.

D/L-Reihe

Pentosen

Von den Aldopentosen existieren schon $2^3 = 8$ Stereoisomere. Die D-**Ribose**, ein Baustein der Ribonucleinsäuren (RNA), ist eines von diesen. Fehlt die OH-Gruppe an C-2, erhält man die **2-Desoxy-D-ribose**, den Baustein der Desoxyribonucleinsäuren (DNA). Die zur D-Ribose gehörige Ketose ist die D-**Ribulose**, die wie alle Ketosen ein Chiralitätszentrum weniger aufweist als Aldosen gleicher C-Atom-Zahl.

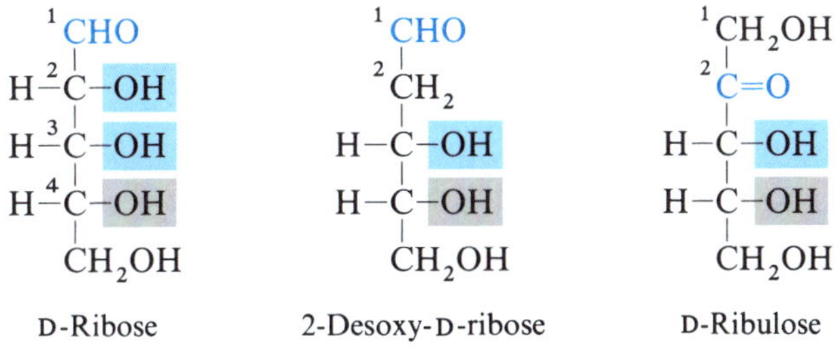

$$
\begin{array}{ccc}
^1\text{CHO} & ^1\text{CHO} & ^1\text{CH}_2\text{OH} \\
\text{H}-^2\text{C}-\text{OH} & ^2\text{CH}_2 & ^2\text{C}=\text{O} \\
\text{H}-^3\text{C}-\text{OH} & \text{H}-\text{C}-\text{OH} & \text{H}-\text{C}-\text{OH} \\
\text{H}-^4\text{C}-\text{OH} & \text{H}-\text{C}-\text{OH} & \text{H}-\text{C}-\text{OH} \\
\text{CH}_2\text{OH} & \text{CH}_2\text{OH} & \text{CH}_2\text{OH} \\
\text{D-Ribose} & \text{2-Desoxy-D-ribose} & \text{D-Ribulose}
\end{array}
$$

Kohlenhydrate

An C-2 von *Ribulose-1,5-bisphosphat* lagert sich bei der Photosynthese in Gegenwart des Enzyms *Ribulose-1,5-bisphosphat-Carboxylase (Rubisco)* das Kohlendioxid aus der Luft an. Das instabile Primärprodukt zerfällt in zwei Moleküle *3-Phospho-glycerinsäure*, von der aus der Aufbau der Monosaccharide unter Rückbildung der Ribulose beginnt.

```
¹CH₂O–P              CH₂O–P                    CH₂O–P
 |                    |                         |
²C=O                 HO–C–COOH                 HO–CH
 |        + CO₂       |             + H₂O       |         3-Phospho-
 CH–OH    ─────→     C=O            ─────→     COOH       glycerinsäure
 |                    |                         |         (zweimal)
 CH–OH                CH–OH                    COOH
 |                    |                         |
⁵CH₂O–P              CH₂O–P                    CH–OH
                                                |
Ribulose-1,5-bisphosphat                       CH₂O–P
```

Hexosen

Aldose

Die wichtigsten Monosaccharide, die **Hexosen**, haben die Summenformel $C_6H_{12}O_6$. Von den Aldohexosen gibt es $2^4 = 16$ Stereoisomere, eines von diesen ist die weit verbreitete D-**Glucose** (= Dextrose, Traubenzucker). Die Konfiguration an C-5 bestimmt ihre Zugehörigkeit zur D-Reihe. Die Angabe „gluco" im Namen Glucose legt die Konfiguration der anderen Chiralitätszentren fest. Hier darf beim Aufschreiben nichts verwechselt werden, sonst erhält man einen anderen Zucker. Um sich die Anordnung der OH-Gruppen von C-1 kommend (rechts, links, rechts, rechts) zu merken, kann Ihnen evtl. die Feuerwehr mit „ta, tü, ta, ta" helfen.

> ❗ D-Glucose enthält sechs C-Atome (Hexose), eine Aldehydgruppe (Aldose), vier sekundäre Alkoholgruppen, deren C-Atome chiral sind, und eine primäre Alkoholgruppe. Die D-Reihe ergibt sich, weil die OH-Gruppe an C-5 in der Fischer-Projektion rechts steht.

```
    ¹CHO              CHO               CHO              CH₂OH
     |                 |                 |                |
  H–²C–OH          HO–²C–H            H–C–OH           ²C=O
     |                 |                 |                |
 HO–³C–H           HO–C–H           HO–C–H            HO–C–H
     |                 |                 |                |
  H–⁴C–OH           H–C–OH          HO–⁴C–H           H–C–OH
     |                 |                 |                |
  H–⁵C–OH           H–C–OH           H–C–OH           H–C–OH
     |                 |                 |                |
    ⁶CH₂OH            CH₂OH             CH₂OH            CH₂OH

  D-Glucose        D-Mannose         D-Galactose       D-Fructose
```

Zwei andere Aldohexosen, die D-**Mannose** und D-**Galactose**, haben außerdem im Stoffwechsel Bedeutung. Sie unterscheiden sich von der D-*Glucose* jeweils nur in der Konfiguration an einem C-Atom, Mannose an *C-2*, Galactose an *C-4*. D-Glucose und D-Galactose sind an C-4, D-Glucose und D-Mannose an C-2 epimer. Alle drei Verbindungen sind *diastereomer* zueinander.

Epimere

> ❗ Monosaccharide, die sich nur an einem Chiralitätszentrum unterscheiden, bezeichnet man als **Epimere**.

Ketose

D-**Fructose** (= Lävulose, Fruchtzucker) ist eine Ketohexose und enthält ein Chiralitätszentrum weniger als D-Glucose. In der Konfiguration der anderen drei Zentren stimmen beide jedoch überein. Der biologische Abbau der D-Glucose, die der universelle *Energielieferant* für alle Lebewesen ist, geht vom *Glucose-6-phosphat* aus und beginnt mit einer Isomerisierung zu *Fructose-6-phosphat*.

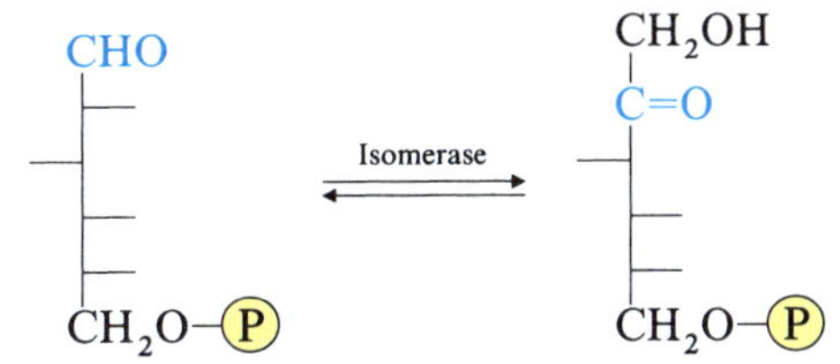

20.2 Monosaccharide

$$\text{Glucose-6-phosphat} \xrightleftharpoons[]{\text{Isomerase}} \text{Fructose-6-phosphat}$$

[Darstellung in der vereinfachten Fischer-Projektion. Jeder waagrechte Strich markiert eine OH-Gruppe. C-Atome stehen im Schnittpunkt von waagrechter und senkrechter Linie.]

20.2.2 Eigenschaften und Reaktionen

Monosaccharide sind durch die hydrophilen Hydroxygruppen im Molekül gut **wasserlöslich** und in lipophilen organischen Solvenzien unlöslich. Beim Erhitzen werden die Verbindungen ohne zu schmelzen braun (karamell), ihre wässrigen Lösungen schmecken mehr oder weniger *süß*.

Zuckersäuren

Aldosen sind an der **Aldehydgruppe oxidierbar** (s. Kap. 14.3), aus D-Glucose entsteht dabei D-**Gluconsäure** (Anion: Gluconat). Diese Reaktion lässt sich mit *Tollens-Reagenz* ($[Ag(NH_3)_2]^{\oplus}$) oder *Fehling-Lösung* (tiefblauer Tartrat-Komplex von $Cu^{2\oplus}$) als Oxidationsmittel ausführen. Positiv ist die Probe, wenn sich Silber (Ag) bzw. rotes Kupfer(I)-oxid (Cu_2O) abscheidet. Man weist so *reduzierende* Kohlenhydrate nach.

$$H_2O + \text{D-Glucose} \xrightarrow{-2e^{\ominus}} 2\,Ag + 4\,NH_3$$
$$2\,H^{\oplus} + \text{D-Gluconsäure} \xleftarrow{+2e^{\ominus}} 2\,[Ag(NH_3)_2]^{\oplus}$$

Auch D-Fructose reagiert mit Fehling-Lösung. Dies erklärt sich daraus, dass die Reagenzlösungen alkalisch sind und unter diesen Bedingungen Ketosen und Aldosen über ein Endiol miteinander im Gleichgewicht stehen.

Im Zellstoffwechsel gibt es die Variante, dass die primäre Alkoholgruppe unter Erhalt der Aldehydgruppe oxidiert wird. Es entstehen die *Uronsäuren*, aus D-Glucose die D-**Glucuronsäure** (Anion: Glucuronat). Man behält hier für die Fischer-Projektion die Ausgangsformel bei, obwohl das am höchsten oxidierte C-Atom jetzt unten steht.

Zuckeralkohole

Die **Reduktion der Aldehydgruppe** liefert *Zuckeralkohole*, aus D-Glucose wird D-**Glucitol** (= D-*Sorbit*), das als *Zuckerersatzstoff* Verwendung findet. Entsprechend entsteht aus D-Mannose das *Mannitol* (= Mannit), das als *meso*-Form optisch inaktiv ist.

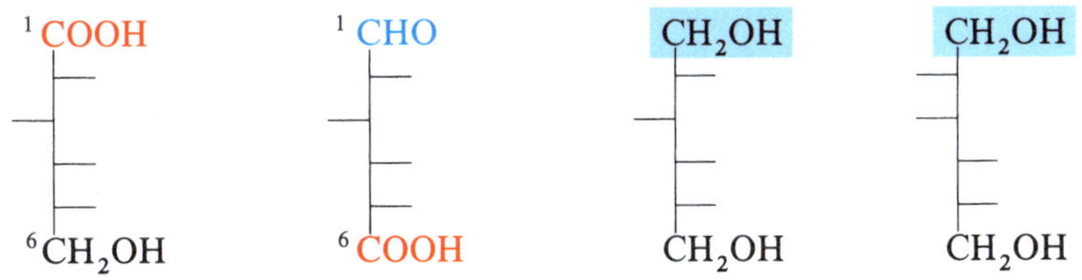

D-Gluconsäure | D-Glucuronsäure | D-Glucitol | Mannitol

20.2.3 Bildung cyclischer Halbacetale, Haworth-Formel

Aldehyde und Ketone bilden mit Alkoholen **Halbacetale** (s. Kap. 14.5). Aus günstiger Position heraus kann sich auch eine Hydroxygruppe desselben Moleküls an die CO-Gruppe addieren. Dies beobachtet man bei den Pentosen und Hexosen, die in wässriger Lösung ganz überwiegend als **cyclische Halbacetale** vorliegen. Die offenkettige Schreibweise entspricht also *nicht* der Realität.

Um beim Aufschreiben der Ringe die Stereochemie der Monosaccharide richtig zu erfassen, gehen wir am Beispiel der D-Glucose von der offenkettigen Formel in der Fischer-Projektion aus und falten die Kette ringförmig. Schaut man jeweils von außen auf die Kette, so entsprechen sich die durch Striche markierten OH-Gruppen in gerader und gefalteter Kette. Durch Drehung um die C-4/C-5-Bindung bringen wir die OH-Gruppe an C-5 (blau markiert) in die Position, aus der heraus sie sich an die Aldehyd-CO-Gruppe addiert. Die Halbacetalbildung führt zu einem *Sechsring*, der ein Sauerstoffatom enthält und sich damit vom Heterocyclus „Pyran" ableitet. Monosaccharide in dieser Form bezeichnet man als **Pyranose** **Pyranosen**.

Haworth-Formel Die cyclischen Halbacetale sind jetzt als **Haworth-Formeln** dargestellt. Die Ringatome legt man in eine Ebene, auf die man perspektivisch von schräg oben blickt. Das Sauerstoffatom liegt bei den *Pyranosen* rechts hinten. Die Substituenten stehen oberhalb und unterhalb der Ringebene und legen damit die Konfiguration der Chiralitätszentren im Ring fest. Es gilt die *Floh-Regel:* Was bei „Fischer links", ist „oben bei Haworth". Das Halbacetal-Strukturelement ist in den Formeln farbig markiert.

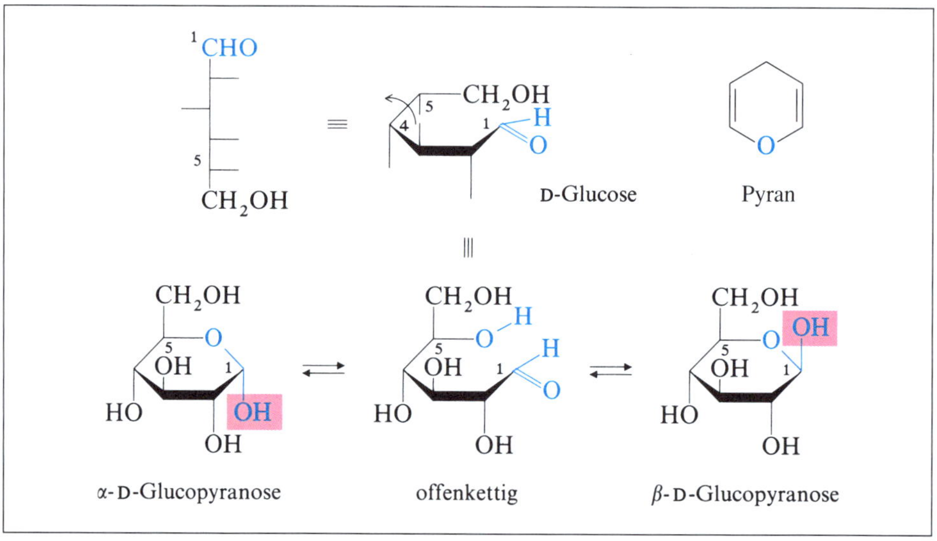

Beim Ringschluss zum cyclischen Halbacetal entsteht ein neues Chiralitätszentrum, denn das C-Atom der Aldehydgruppe wird vierbindig (tetraedrisch) und trägt vier verschiedene Substituenten. In der Haworth-Formel kann die neue OH-Gruppe (magenta hinterlegt) oberhalb der Ringebene liegen und in die gleiche Richtung weisen wie die CH$_2$OH-Gruppe an C-5. Man spricht von der β-**Form**. Weist diese Gruppe nach unten, liegt die α-**Form** vor. Aus der offenkettigen D-Glucose bilden sich β-D-*Glucopyranose* und α-D-*Glucopyranose* (s. Formeln). Beide stehen in wässriger Lösung über die offenkettige Form (< 1%) miteinander im Gleichgewicht (α/β = 36/64).

α/β-**Form**

Anomere

> Stereoisomere Kohlenhydrate in der cyclischen Halbacetalform, die sich in der Konfiguration am ehemaligen Carbonyl-C-Atom unterscheiden, heißen **Anomere**.

Die Anomeren der D-Glucopyranose sind zueinander Diastereomere und haben verschiedene physikalische Eigenschaften. Löst man das *α-Anomere* ([α]$_D$ = + 112°) in Wasser auf, dann nimmt der Drehwert langsam ab und erreicht nach einiger Zeit einen konstanten Wert ([α]$_D$ = + 53°). Bis zu diesem Betrag steigt der Drehwert, wenn man vom reinen

20.2 Monosaccharide

β-*Anomeren* ausgeht ($[\alpha]_D = +19°$). Den Vorgang bezeichnet man als **Mutarotation**. Sie tritt auf, weil sich das Gleichgewicht zwischen den Anomeren einstellt.

Die *Haworth-Formel* für jeden Zucker anzugeben, erfordert ein gutes Gedächtnis. Bei der D-**Glucose** geht man entweder von der Fischer-Projektion aus oder man baut sich folgende Gedächtnisbrücke:

> 1. Pyranose-Ring zeichnen (O-Atom rechts hinten).
> 2. CH$_2$OH-Gruppe an C-5 (links hinten) zeigt nach oben. Dies gilt für alle Zucker der D-Reihe.
> 3. Von C-5 ausgehend sind die OH-Gruppen am Ring alternierend nach unten (C-4), oben (C-3), unten (C-2) angeordnet (Floh-Regel).
> 4. Im β-Anomeren weist die OH-Gruppe an C-1 nach oben, beim α-Anomeren nach unten.

Furanose

Bei der D-**Ribose** bildet sich ebenfalls der Sechsring (Addition von 5-OH an die CO-Gruppe); in merklicher Menge (20%) addiert sich jedoch auch 4-OH und schließt ein Fünfring-Halbacetal. Der gebildete Heterocyclus leitet sich vom *Furan* ab. Monosaccharide dieser Form heißen **Furanosen**. Pyranosen, Furanosen und offenkettige Form der D-*Ribose* stehen miteinander im Gleichgewicht.

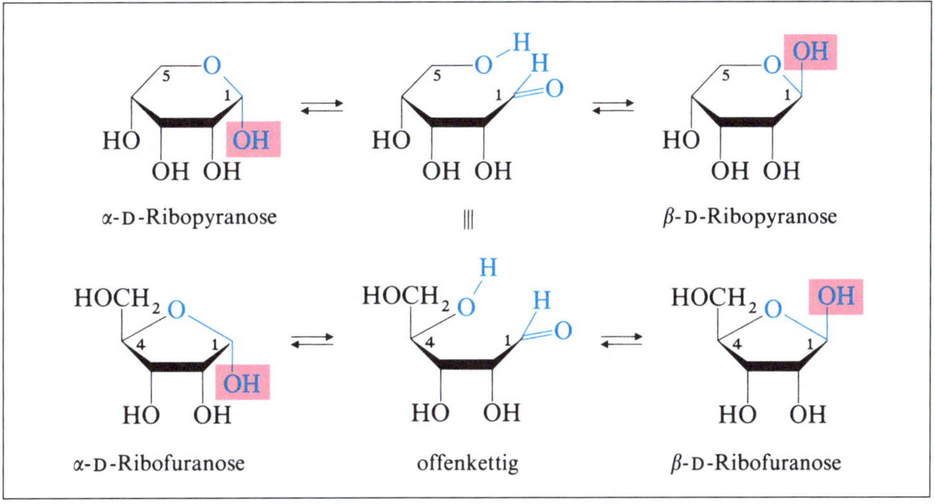

α-D-Ribopyranose ⇌ ⇌ β-D-Ribopyranose

α-D-Ribofuranose ⇌ offenkettig ⇌ β-D-Ribofuranose

Von D-Mannose und D-Galactose wissen wir, dass sie Epimere der Glucose sind. Wir schreiben die Verbindungen in der Haworth-Formel nebeneinander und lassen an C-1 durch die gewellte Bindung offen, welches der Anomeren vorliegt. Am Gleichgewicht sind beide beteiligt.

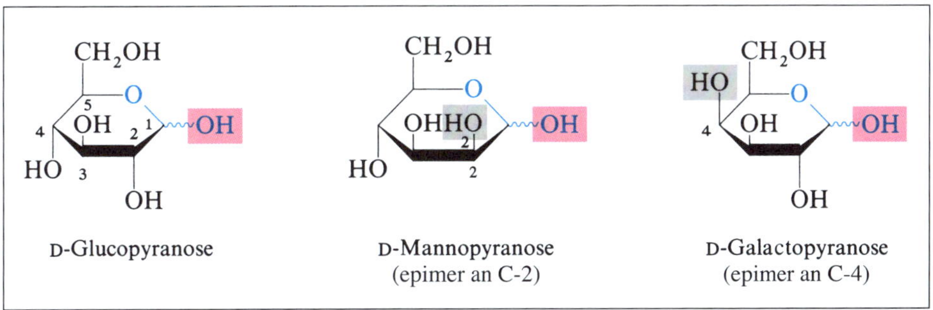

D-Glucopyranose   D-Mannopyranose (epimer an C-2)   D-Galactopyranose (epimer an C-4)

D-Fructose bildet cyclische *Halbacetale* entweder durch Addition von 6-OH *(Pyranosen)* oder von 5-OH *(Furanosen)* an die Ketogruppe. In beiden Fällen entstehen die Anomeren. Bei den Furanosen hängen zwei CH$_2$OH-Gruppen am Ring; man muss genau hinschauen, um die C-Atome richtig zu beziffern.

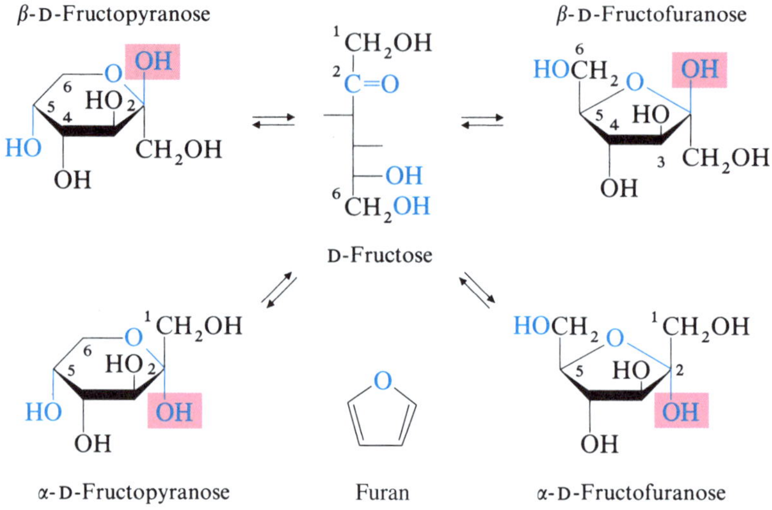

Kohlenhydrate

20.2.4 Sesselform-Schreibweise der Pyranosen

Haworth-Formeln beschreiben Pyranosen nicht vollständig. *Konstitution* und *Konfiguration* lassen sich erkennen, nicht jedoch die **Konformation** des Sechsringes. Es fehlt somit die Information über die räumliche Anordnung der Substituenten. Diese wird zugänglich, wenn man die Pyranosen in der **Sesselform** aufschreibt.

Aus Röntgenstrukturdaten geht hervor, dass der Sechsring mit dem Sauerstoffatom sich wie ein Cyclohexanring verhält und in der Regel die energetisch günstigere Sesselform einnimmt (s. Kap. 12.2.3).

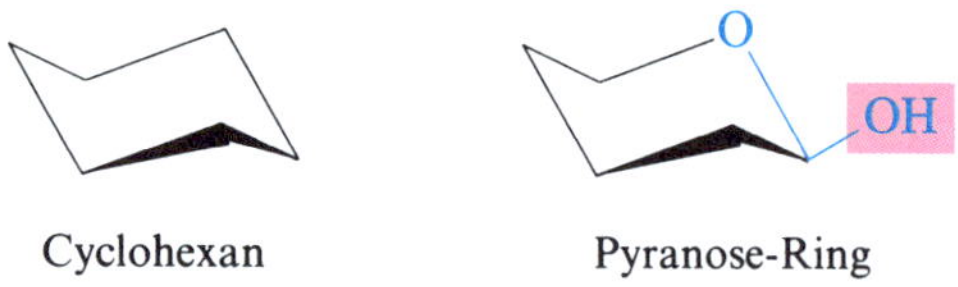

Der Sessel ist so geklappt, dass möglichst viele Substituenten äquatorial *(e)* stehen, insbesondere die sperrige CH_2OH-Gruppe an C-5. **β-D-Glucopyranose weist nur äquatoriale Substituenten** auf. Im α-Anomeren steht die anomere OH-Gruppe an C-1 axial *(a)*.

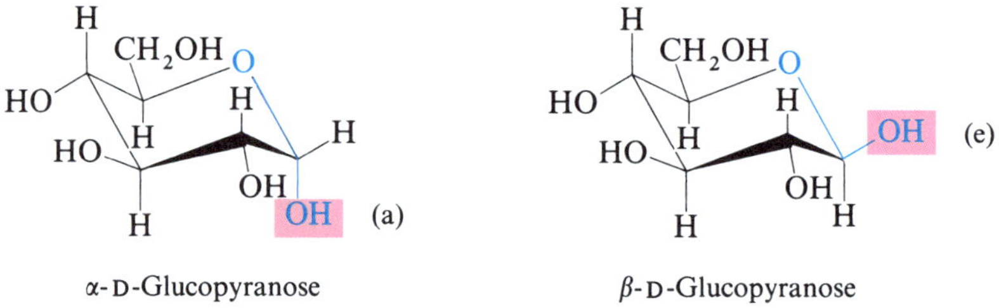

In der Sesselform-Schreibweise der β-D-Glucopyranose erkennt man, dass *alle* Substituenten am Ring äquatorial *(e)* und damit benachbarte OH-Gruppen jeweils „*trans*" zueinander stehen (*e,e*-Anordnung = *trans*). Die Glucose ist damit das energieärmste Molekül aus der Reihe der Aldohexosen, was ein Grund für ihre bedeutende Rolle in der Natur ist. Für das anomere C-Atom beobachtet man bei anderen Monosacchariden häufig, dass ein axiales

20.2 Monosaccharide

OH (α-Form) die Konformation besser stabilisiert als ein äquatoriales (β-Form). Dies wird als *anomerer Effekt* bezeichnet.

$^4C_1$- Konformation

Bei den wichtigen Monosacchariden der D-Reihe ist der Pyranose-Sessel so geklappt, dass C-4 oben und C-1 unten steht, wenn man den Ring so aufzeichnet, dass das Ring-O-Atom rechts hinten steht. Diese Konformation wird durch die Abkürzung $^4C_1$ gekennzeichnet. Klappt der Sessel um, liegt die $^1C_4$-Konformation vor. Sie gilt für die Monosaccharide der L-Reihe. Abgebildet sind β-D- und β-L-Glucopyranose, die zueinander enantiomer sind.

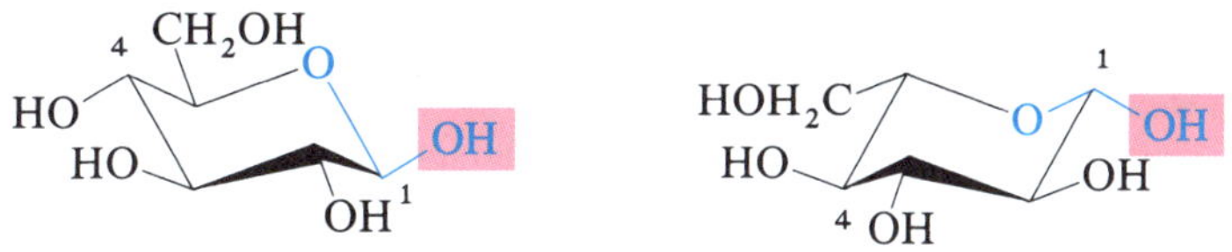

$^4C_1$-Konformation (D-Reihe)

$^1C_4$-Konformation (L-Reihe)

In den Biochemie-Lehrbüchern kommen entweder Haworth-Formeln oder die Sesselform-Schreibweise, manchmal auch beide nebeneinander, zur Anwendung. Es bleibt also nichts anderes übrig, als sich mit beiden vertraut zu machen. Sie sollten jedoch wissen, dass die Sesselform-Schreibweise einer *Pyranose* insbesondere über die Bindungswinkel sehr viel besser Auskunft gibt. Bei den *Furanosen* dagegen existiert keine sinnvolle Alternative zu den Haworth-Formeln, weil sich die verschiedenen Konformationen des Fünfrings energetisch kaum unterscheiden, eine Konformations-Schreibweise somit eine mehr willkürliche Festlegung bedeuten würde. Für β-D-*Galactopyranose* sind nochmals beide Schreibweisen nebeneinander angegeben. Bitte achten Sie auf die axiale Position der OH-Gruppe an C-4, sie ist ein wichtiges Erkennungsmerkmal für die Galactose.

Haworth

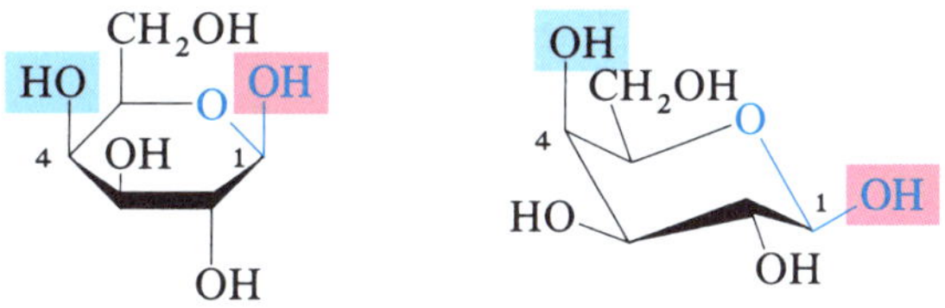

Sesselform

20.2.5 Abgewandelte Monosaccharide

Vitamin C – ein Zuckerderivat

Im Stoffwechsel der Pflanzen gibt es Enzyme, die D-Glucose in **Vitamin C** umwandeln. Beim Menschen fehlt in dieser Reaktionskaskade ein Enzym. Da er jedoch auf das Endprodukt angewiesen ist, muss es mit der Nahrung zugeführt werden.

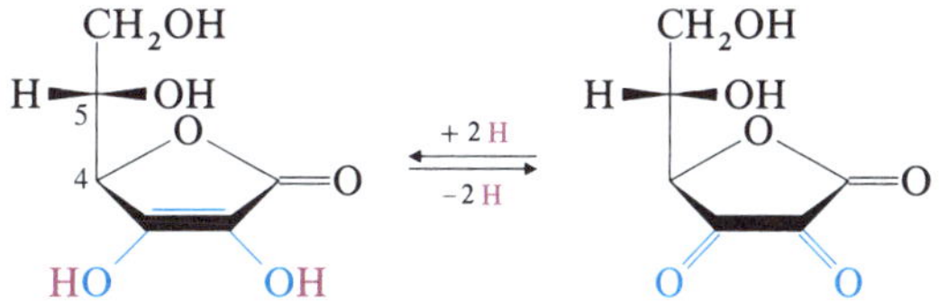

L-Ascorbinsäure (Vitamin C)   Dehydroascorbinsäure

Vitamin C (= L-*Ascorbinsäure*) enthält alle sechs C-Atome der Glucose, jedoch nur noch zwei Chiralitätszentren (C-4 und C-5, die C-2/C-3 der D-Glucose entsprechen). Der γ-Lacton-Ring weist eine Endiol-Gruppe auf, die für die *Acidität* (pK_s = 4,2) und die *reduzierenden Eigenschaften* verantwortlich ist. Bei der milden Oxidation (= Dehydrierung) entsteht *Dehydroascorbinsäure*. Dieser Prozess ist reversibel. Vitamin C löst sich gut in Wasser, wird beim Kochen jedoch durch Hydrolyse des Lactons zerstört.

Die Funktionen von Vitamin C im Stoffwechsel sind nicht alle bekannt. Es fängt z. B. **Sauerstoffradikale** ab, die sich in wässriger Lösung bilden und ungesteuerte Oxidationen oder unerwünschte Radikalbildungen bewirken können. Es ist ein typisches **Antioxidans**. Beim Aufbau des *Kollagens*, eines Strukturproteins von Knochen, Sehnen, Haut und Blutgefäßen, wird es gezielt benötigt. Bei einem Mangel an Vitamin C entsteht **Skorbut**. Der Tagesbedarf liegt bei 100 mg.

Aus der Vielzahl der Monosaccharide, die in der Natur – häufig in Verbindung mit anderen Bausteinen – vorkommen, sollen die 6-Desoxy-aldohexosen D-*Rhamnose* und L-*Fucose*, der Aminozucker D-**Glucosamin** sowie sein *N-Acetylderivat* genannt werden.

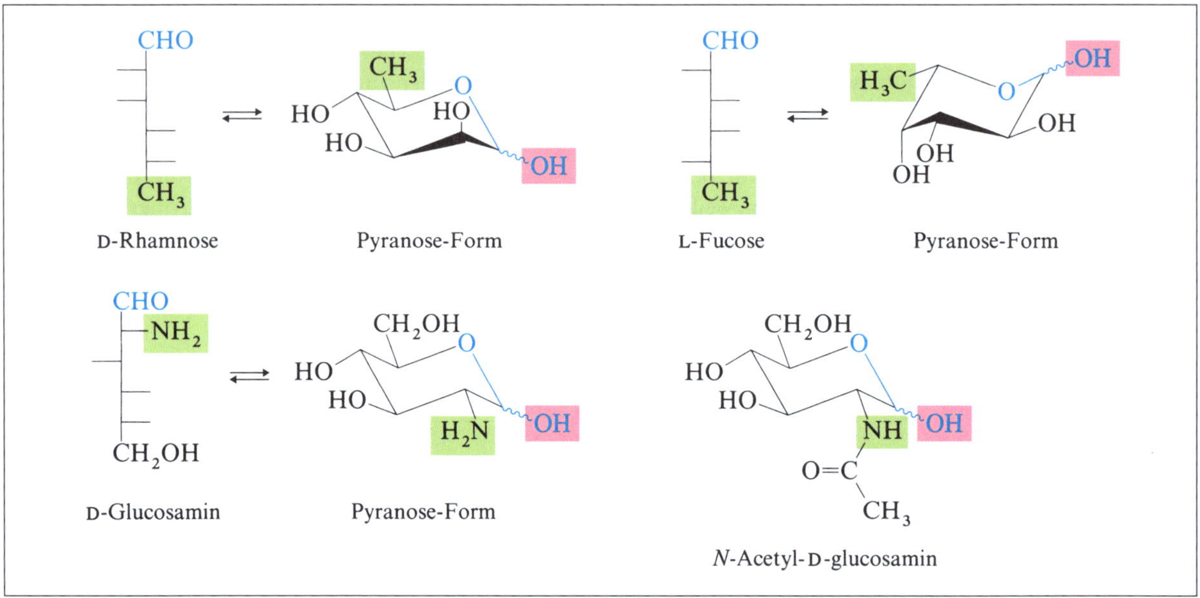

Als Baustein von Glykoproteinen (s. Kap. 20.5) ist die **N-Acetyl-D-neuraminsäure** (= Sialinsäure) erwähnenswert. Sie enthält neun C-Atome, die durch Zusammenfügen von N-Acetyl-D-mannosamin (C-4 bis C-9) und Pyruvat (C-1 bis C-3) entstehen.

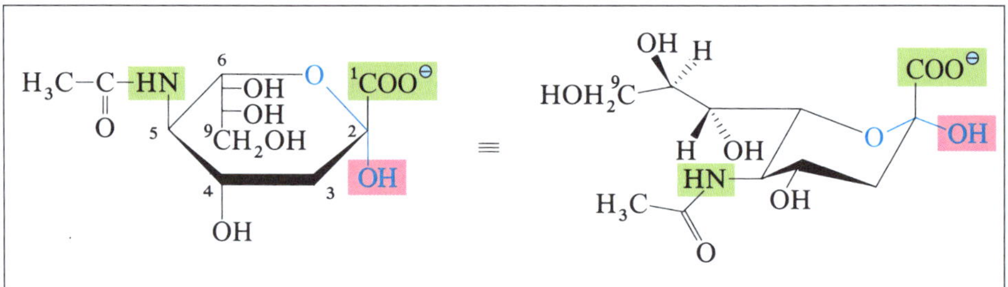

Die *Strukturvarianz der Monosaccharide*, und damit der Kohlenhydrate, ist im niedermolekularen Bereich viel weitgehender als bei den Aminosäuren (Peptiden) und Fettsäuren (Lipiden). Variiert werden Stereochemie und funktionelle Gruppen. Allein von den Aldohexosen gibt es unter Einbeziehung der Pyranosen und Furanosen der D- und L-Reihe schon 64 Isomere, von einer einfachen Aminosäure hingegen nur zwei (D/L).

20.2.6 Glykoside

Glykosid

Wie die Halbacetale von Aldehyden und Ketonen (s. Kap. 14.5) können auch die cyclischen Halbacetale der Monosaccharide (Pyranosen oder Furanosen) mit Alkoholen zu den Acetalen weiterreagieren. Man nennt die Acetale der Monosaccharide **Glykoside** (genauer: O-Glykoside). Bei der Bildung der Glykoside wird Wasser frei, man arbeitet daher bei ihrer Darstellung unter wasserfreien Bedingungen und benötigt eine starke Säure als Katalysator. Mit Methanol und einer Spur konzentrierter Schwefelsäure erhält man *Methylglykoside*. Diese Reaktion ist reversibel, d.h. Glykoside lassen sich mit wässriger Säure zu Monosaccharid und Alkoholkomponente hydrolysieren.

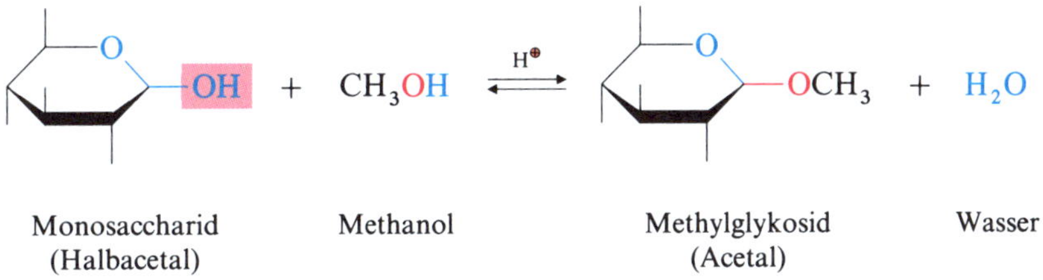

Von der D-Glucose ausgehend entstehen die anomeren *Methyl-D-glucopyranoside*. Der Anteil der Anomeren im Reaktionsgemisch entspricht nicht dem Anteil der Anomeren bei der D-Glucose selbst. Das α-Methylglucosid bildet sich wegen des anomeren Effektes bevorzugt.

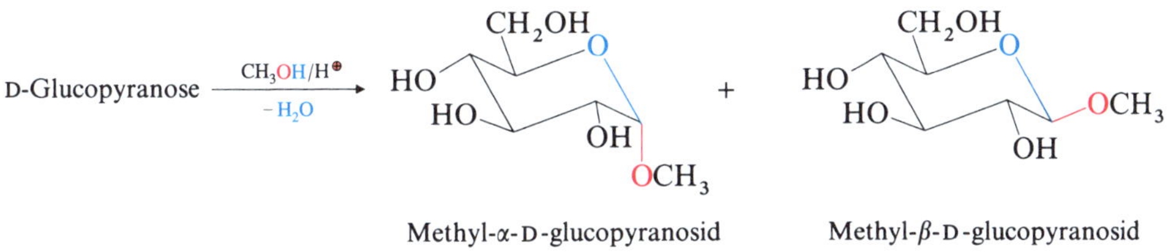

glykosidische Bindung

> Die Bindung vom Sauerstoffatom des Alkohols zum anomeren C-Atom eines Monosaccharids heißt **glykosidische Bindung**. Sie ist in den Formeln magenta markiert.

Methylglykoside unterscheiden sich deutlich von den freien Monosacchariden. Es stellt sich in Lösung *kein* Anomeren-Gleichgewicht mehr ein, da eine Ringöffnung des Acetals sehr viel mehr Energie erfordert als bei einem Halbacetal. Sie reagieren daher nicht mehr mit Fehling-Lösung oder Tollens-Reagenz. Sie sind **nichtreduzierend**.

Glykoside verschiedener Monosaccharide sind in der Natur weit verbreitet und werden häufig gebildet, um einen Alkohol oder ein Phenol wasserlöslich zu machen (Glykokonjugate). Insbesondere bei den sekundären Metaboliten aus Pflanzen und Mikroorganismen kann man dies beobachten. Ist die Alkohol-Komponente ein größeres Molekül, bezeichnet man diese als **Aglykon**. Ein Glykosid der genannten Art ist z.B. das von Mikroorganismen produzierte *Adriamycin*, das in der Krebstherapie Anwendung findet. Es enthält den Aminozucker L-Daunosamin in α-glykosidischer Bindung.

Aglykon

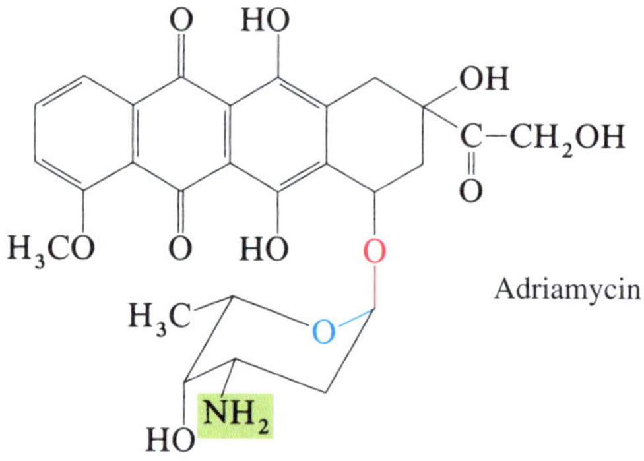

Kohlenhydrate

Adriamycin (= Doxorubicin)

Monosaccharide können auch über Stickstoffatome glykosidisch gebunden sein. In Analogie zu den O-Glykosiden spricht man dann von **N-Glykosiden**, für die Kennzeichnung der Anomeren gelten die oben besprochenen Regeln. Im ersten Beispiel ist die Aminosäure *Serin* als Bestandteil einer Peptidkette β-*O*-glykosidisch mit *N*-Acetyl-glucosamin (GlcNAc) verbunden, im zweiten Beispiel hängt *N*-Acetyl-galactosamin (GalNAc) β-*N*-glykosidisch am amidischen Stickstoffatom der Aminosäure *Asparagin*.

O-Glykosid

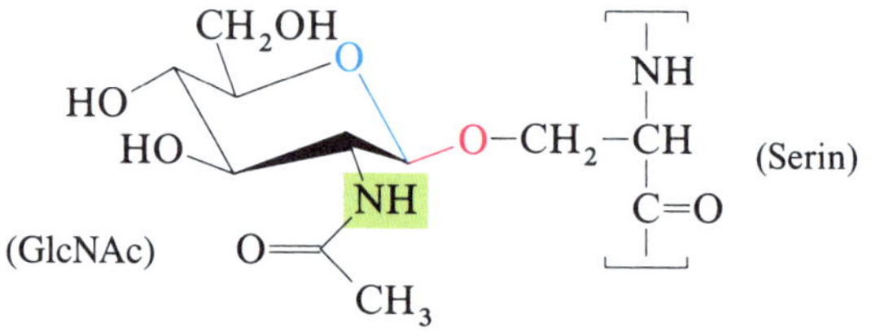

(GlcNAc) (Serin)

O-Glykosid

N-Glykosid

(GalNAc) (Asparagin)

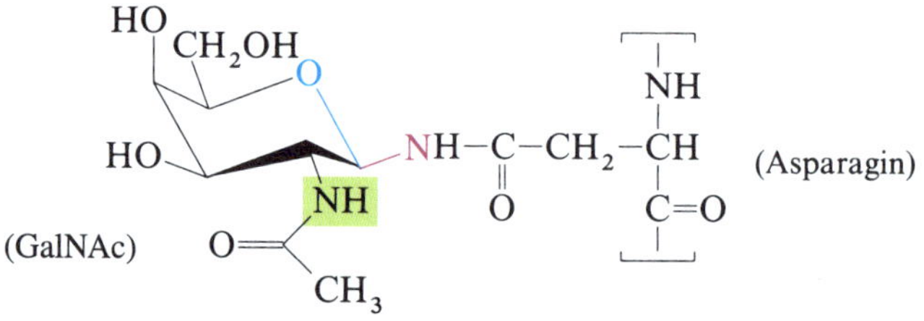

N-Glykosid

In den Nucleinsäuren und Nucleosiden findet man, dass die Pentosen D-Ribose und 2-Desoxy-D-ribose als Furanoside mit den Nucleinbasen β-*N*-glykosidisch verbunden sind (s. Kap. 21.5).

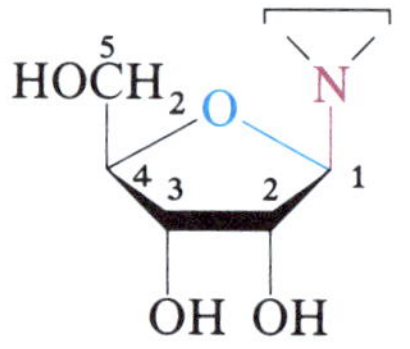

β-*N*-Ribofuranosid 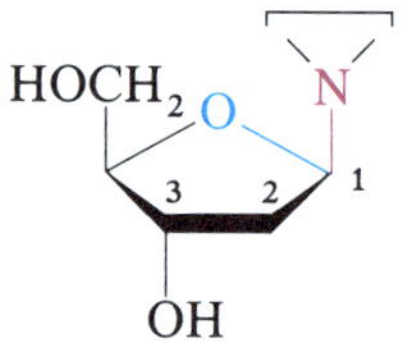   β-*N*-2-Desoxyribofuranosid

20.3 Disaccharide

Aufgaben

1. Erklären Sie folgende Bezeichnungen und Begriffe: Kohlenhydrat – Monosaccharid – Pentose – Hexose – Aldose – Ketose – D-Reihe – Epimere – Zuckersäuren – Zuckeralkohole – cyclisches Halbacetal – Pyranose – Furanose – Haworth-Formel – Anomere – α/ß-Form – $^4C_1$-Konformation – Glykosid – glykosidische Bindung – Aglykon – O-Glykosid – N-Glykosid.
2. Schreiben Sie die D-*Glucose* in der offenkettigen Form (Fischer-Projektion), als α- und β-Pyranose mit Haworth-Formeln und in der Sesselform aus dem Kopf auf. Üben Sie es so lange, bis Sie es wirklich können!
3. Warum ist D-Glucose die in der Natur am häufigsten vorkommende Aldohexose?
4. Welche Formel (offenkettig) hat L-*Glucose*?
5. Sind D-*Mannose* und D-*Galactose* Epimere?
6. Sind α-D-Ribopyranose und β-D-Ribopyranose Anomere?
7. Welche Formel hat α-D-Mannopyranose (Sesselform-Schreibweise)? Reduziert sie Fehling-Lösung?
8. Vitamin C wirkt reduzierend. Warum?
9. Schreiben Sie das Monoanion der L-Ascorbinsäure auf! Ist die negative Ladung mesomeriestabilisiert?
10. Wie kann man experimentell eine *glykosidische Bindung* von einer Etherbindung unterscheiden?
11. Welche Formel hat das *Methyl-β-D-fructofuranosid*? Reagiert es mit Tollens-Reagenz?
12. Die Reaktion von D-*Ribose* mit Methanol/HCl führt zu vier Produkten. Geben Sie Namen und Strukturen an!
13. Sie sollen D-*Fructose* an der Ketogruppe reduzieren. Welche Produkte erwarten Sie?
14. Wenn Sie einen lipophilen Alkohol (z. B. Cholesterin, s. Kap. 13.1.5) wasserlöslich machen wollen, was müssten Sie tun?
15. Das Zytostatikum Adriamycin darf nicht oral verabreicht werden. Was passiert, wenn es mit wässriger Säure (Magensaft) in Berührung kommt?

20.3 Disaccharide

20.3.1 Allgemeines

Disaccharid

Monosaccharide bilden mit Alkoholen Glykoside. Ist der Alkohol selbst ein Monosaccharid, entstehen unter Kondensation **Disaccharide**. Da ein Monosaccharid in der Halbacetalform zwei Arten von OH-Gruppen aufweist, die alkoholischen und eine anomere, sind zwei Typen von Disacchariden möglich.

1,4-Verknüpfung reduzierend

Typ I: Die Aldose **A** reagiert als Pyranose am anomeren C-Atom (C-1) mit einer der alkoholischen Gruppen des Moleküls **B**, z. B. der sekundären OH-Gruppe C-4. Das Disaccharid vom **Typ I** ist **1,4-verknüpft** und enthält den Baustein **A** als Acetal, während **B** ein Halbacetal bleibt. Somit hat dieses Disaccharid **reduzierende Eigenschaften**.

1,1-Verknüpfung

nichtreduzierend

Typ II: Zwei Aldosen reagieren aus der Pyranose-Form heraus an den anomeren OH-Gruppen miteinander (**1,1-Verknüpfung**). Im Disaccharid vom **Typ II** sind die anomeren C-Atome beider Bausteine über eine Glykosidbindung verbunden. Die ehemaligen Monosaccharide **A** und **B** werden zu Acetalen. Dieses Disaccharid gleicht damit in seinen Eigenschaften den Methylglykosiden und zeigt die charakteristischen Reaktionen der Aldehydgruppe *nicht* mehr, es ist **nichtreduzierend**. Erst durch säurekatalysierte Hydrolyse werden die Monosaccharide wieder freigesetzt, und in der Reaktionslösung lassen sich die dann reduzierenden Komponenten nachweisen.

Beide Arten der Disaccharide kommen in der Natur vor.

20 Kohlenhydrate

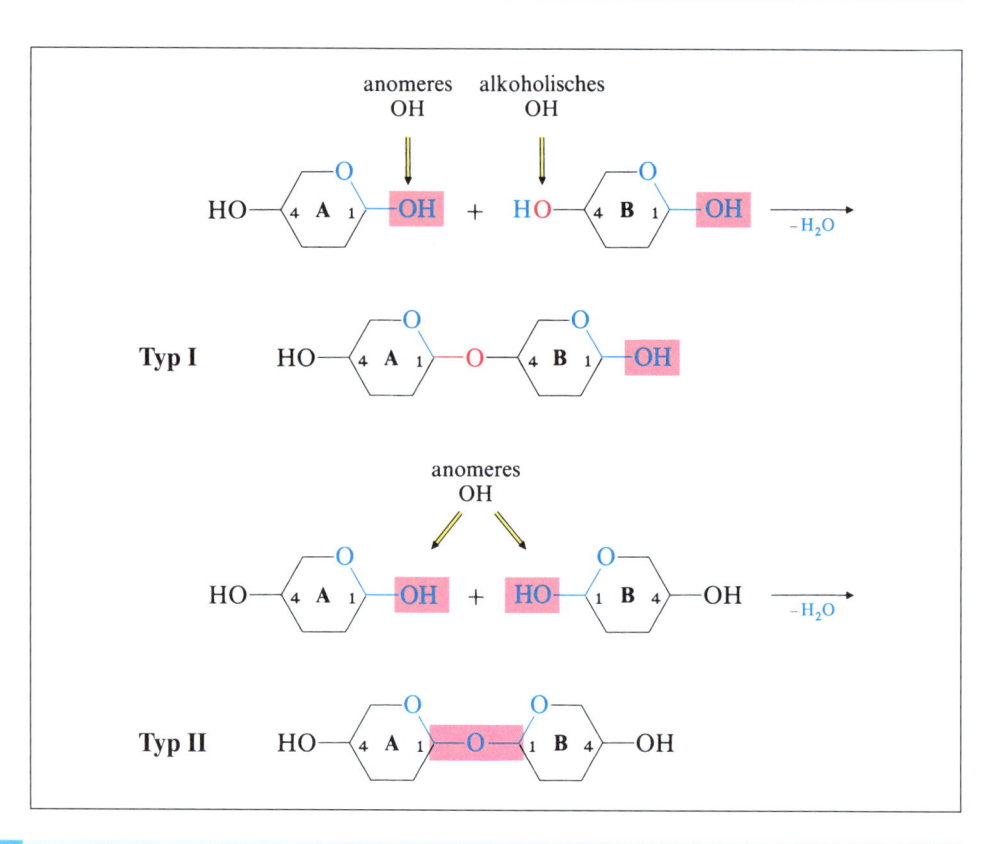

anomeres OH **alkoholisches OH**

HO—[4 A 1]—OH + HO—[4 B 1]—OH $\xrightarrow{-H_2O}$

Typ I HO—[4 A 1]—O—[4 B 1]—OH

anomeres OH

HO—[4 A 1]—OH + HO—[1 B 4]—OH $\xrightarrow{-H_2O}$

Typ II HO—[4 A 1]—O—[1 B 4]—OH

! Disaccharide vom Typ **I** (reduzierend) sind *Maltose, Cellobiose, Lactose*.
Disaccharide vom Typ **II** (nicht reduzierend) sind *Saccharose, Trehalose*.

Für die Molekülform und Eigenschaften der Disaccharide spielt es eine große Rolle, ob α- oder β-glykosidische Bindungen vorliegen. Bei der Darstellung der Struktur führen die Haworth-Formeln zu sehr skurrilen Formen der Glykosidbindung. Die Sesselform-Schreibweise spiegelt die Realität in jedem Fall besser wieder. Für beide Arten der Darstellung ist es jedoch erforderlich, einzelne Ringe aus der gewohnten Anordnung herauszudrehen, damit die C-Atome, die über die Glykosidbindung verknüpft werden, auch räumlich richtig liegen.

β-D-Glucopyranose in verschiedener Schreibweise

20.3.2 Beispiele

Bei den nachfolgenden Disacchariden sind verschiedene Formelbilder nebeneinander angegeben, damit Sie sich in den Biochemie-Büchern besser zurechtfinden. Ferner werden die bei der säurekatalysierten *Hydrolyse* entstehenden Monosaccharide genannt, und Sie finden Synonyma der jeweiligen Verbindung, Angaben zu ihrer Herkunft und Informationen darüber, ob das jeweilige Disaccharid reduzierende Eigenschaften besitzt. Außerdem finden Sie die systematische Bezeichnung der Disaccharide einmal ausgeschrieben und in abgekürzter Form (in eckigen Klammern).

20.3 Disaccharide

Maltose $\xrightarrow{H_2O/H^\oplus}$ 2 Moleküle D-Glucose

Malzzucker
Baustein in Stärke und Glykogen, **reduzierend**

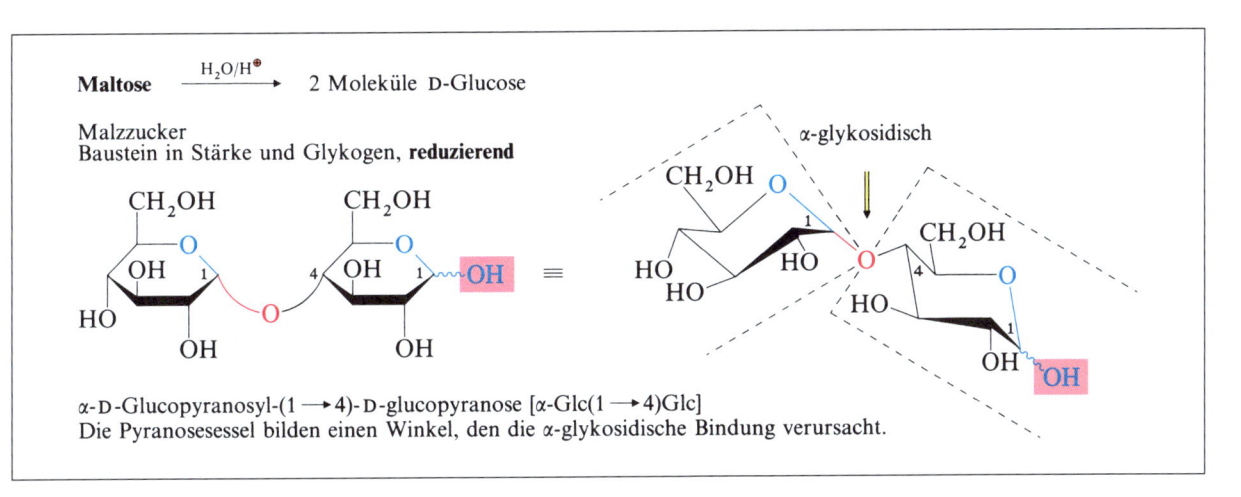

α-D-Glucopyranosyl-(1→4)-D-glucopyranose [α-Glc(1→4)Glc]
Die Pyranosesessel bilden einen Winkel, den die α-glykosidische Bindung verursacht.

Cellobiose $\xrightarrow{H_2O/H^\oplus}$ 2 Moleküle D-Glucose

Baustein der Cellulose, **reduzierend**

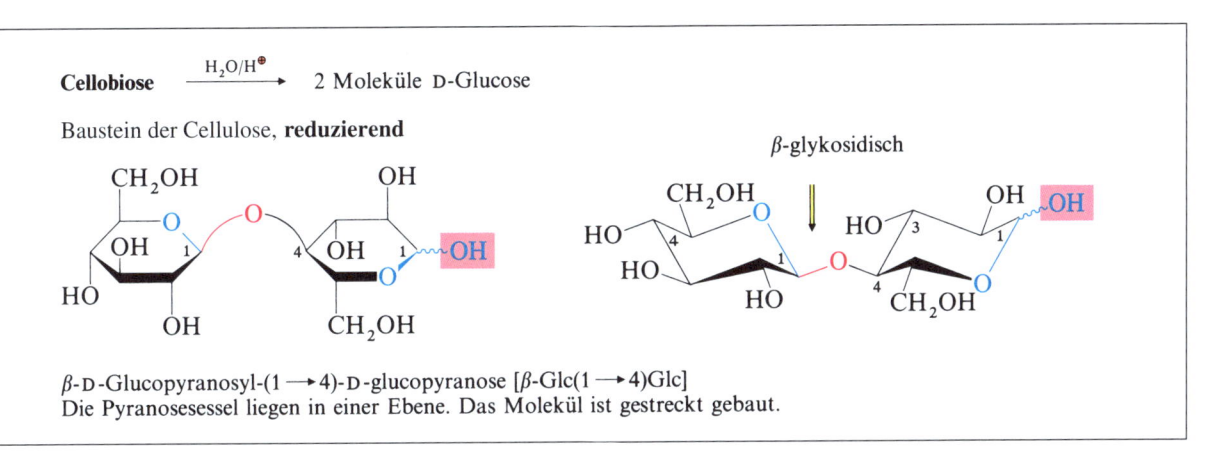

β-D-Glucopyranosyl-(1→4)-D-glucopyranose [β-Glc(1→4)Glc]
Die Pyranosesessel liegen in einer Ebene. Das Molekül ist gestreckt gebaut.

Lactose $\xrightarrow{H_2O/H^\oplus}$ D-Galactose + D-Glucose

Milchzucker, **reduzierend**

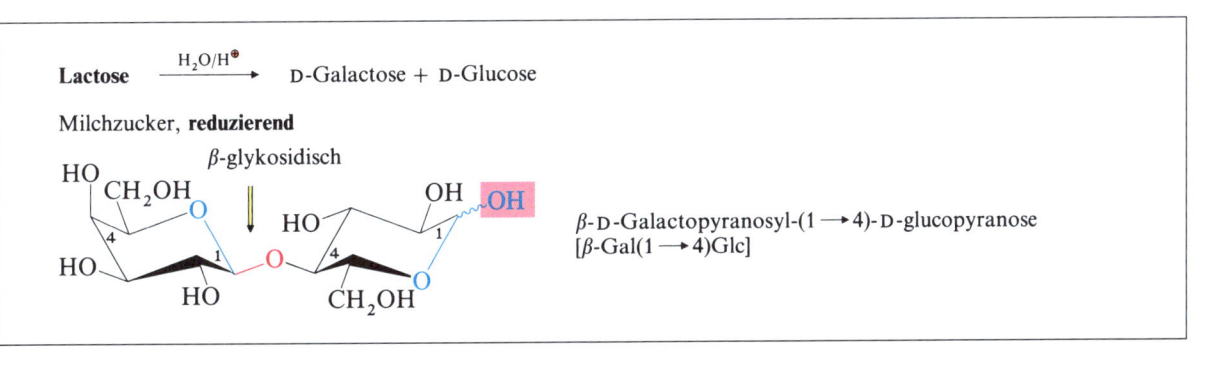

β-D-Galactopyranosyl-(1→4)-D-glucopyranose
[β-Gal(1→4)Glc]

Kohlenhydrate

Saccharose $\xrightarrow{H_2O/H^\oplus}$ D-Glucose + D-Fructose
(Traubenzucker) (Fruchtzucker)

Rohrzucker
Rübenzucker
Sucrose, **nicht reduzierend**

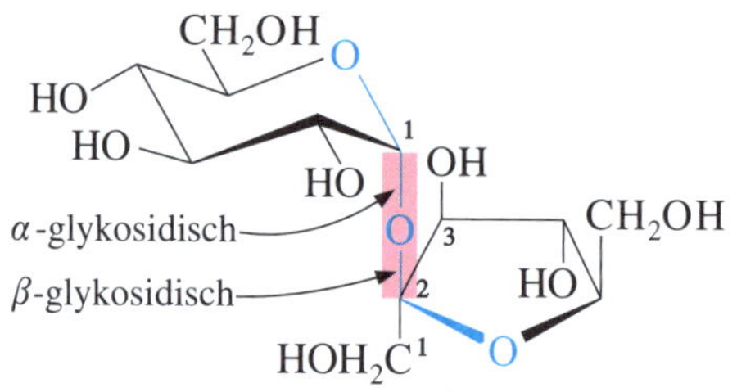

α-D-Glucopyranosyl-(1 → 2)β-D-fructofuranosid [α-Glc(1 → 2)β-Fru]

Trehalose $\xrightarrow{H_2O/H^\oplus}$ 2 Moleküle D-Glucose

Insektenzucker, auch aus Mikroorganismen, **nicht reduzierend**

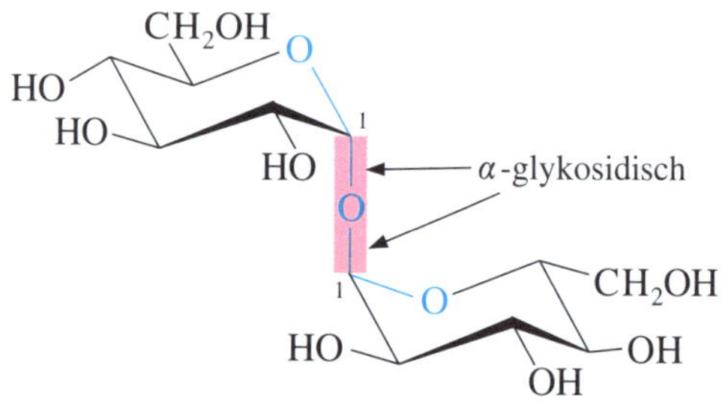

α-D-Glucopyranosyl-(1 → 1)-α-D-glucopyranosid [α-Glc(1 → 1)α-Glc]

Die **Saccharose** ist der allen bekannte *Haushaltszucker*, den man aus Zuckerrohr oder Zuckerrüben gewinnt und der in der Pflanzenwelt weit verbreitet ist. Der hohe Pro-Kopf-Verbrauch an Saccharose (35–40 kg pro Jahr) in den Industrieländern wird als ein Grund für das Auftreten von *Zivilisationskrankheiten* angesehen. Saccharose ist eines der wenigen Nahrungsmittel, das große Kristalle bildet und durch Kristallisation gereinigt in den Handel kommt. Es ist somit eine interessante Frage, ob Saccharose durch den Kristallisationsprozess entscheidende Qualitäten als Lebensmittel einbüßt und nur noch Energielieferant bzw. Genussmittel ist.

Beim Behandeln von Rohrzuckerlösungen mit dem Enzym *Invertase* entsteht der sog. **Invertzucker**, ein 1:1-Gemisch aus D-Glucose und D-Fructose. Bei dieser enzymatischen Spaltung der Glykosidbindung ändert der Drehwert der Lösung sein Vorzeichen (von + nach −).

Karies und Saccharose

Wenn die Zähne fortschreitend unter Bildung von Löchern zerfallen, spricht man von **Karies** *(Zahnfäule)*. Verantwortlich dafür sind Mundbakterien, die auf den Zähnen Beläge (Plaques) bilden und durch die Ausscheidung von Säuren eine Entkalkung der Zahnsubstanz herbeiführen. Bei der Belagbildung spielen *Dextrane* eine Rolle, die von den Mundbakterien bevorzugt aus *Saccharose* gebildet werden. Dextran ist ein Polysaccharid, in dem α-D-Glucopyranosen 1,3- und 1,6-glykosidisch verknüpft sind. Mit Hilfe des Dextrans haften die Bakterien am Zahn. **Zuckerkonsum fördert Karies.** Vorbeugende Maßnahmen zielen auf eine Hemmung der Belagbildung und eine gesunde Mineralisation der Zähne.

20.4 Polysaccharide

> **Lactoseintoleranz und Galaktosämie**
>
> Bei Säuglingen wird **Lactose** (= *Milchzucker*) durch das im Darm verfügbare *Enzym β-Galactosidase* (= *Lactase*) in die Monosaccharide gespalten. Die gebildete Galactose wird enzymatisch durch eine *Epimerase* in Glucose umgewandelt und im Stoffwechsel genutzt. Störungen in diesem Verwertungsablauf führen zu zwei Krankheitsbildern:
>
> 1. Beim heranwachsenen Menschen kann die Bereitstellung von *β-Galactosidase* verloren gehen. Wird Lactose mit der Nahrung aufgenommen, gelangt sie unverändert bis in den Dickdarm und wird auf ihrem Weg von den Darmbakterien unter starker Gas- und Säurebildung verstoffwechselt. Dies führt zu Verdauungsstörungen, die man als **Lactoseintoleranz** bezeichnet.
> 2. Fehlt die *Epimerase*, die Galactose in Glucose umwandelt, führt dies zu einem Anstieg des Galactosespiegels im Blut (**Galaktosämie**), was bei Säuglingen Entwicklungsstörungen verursacht und Intelligenzdefekte zur Folge hat. Eine milchfreie Diät ist hier die einzige Rettung.

Aufgaben

1. Erklären Sie folgende Bezeichnungen und Begriffe: Disaccharid – 1,4-Verknüpfung – 1,1-Verknüpfung – reduzierende Disaccharide – nichtreduzierende Disaccharide – α/β-glykosidische Bindung.
2. Sie erhalten zwei Substanzen, die *Lactose* oder *Saccharose* sein können. Wie treffen Sie durch ein Experiment die Entscheidung, welche der Substanzen welches Disaccharid ist?
3. Existieren von der Lactose *Anomere*?
4. Sind Maltose und Cellobiose Enantiomere oder Diastereomere?
5. Nachfolgend ist das *Amygdalin* abgebildet, das Bestandteil der bitteren Mandeln ist und bei der Hydrolyse u. a. giftige Blausäure freisetzt.

Welche Monosaccharide sind enthalten? Welcher Art sind die Glykosidbindungen? Formulieren Sie Aglykon und Disaccharid, die bei der Hydrolyse entstehen.
6. Wozu führt die enzymkatalysierte Hydrolyse von Saccharose?
7. Wie viel verschiedene Disaccharide kann man aus zwei Molekülen Glucose theoretisch herstellen?
8. Womit könnte es zusammenhängen, dass in Dänemark nur 3% der Erwachsenen *Lactoseintoleranz* aufweisen, in Thailand hingegen 97%?
9. D-Galactose ist am Aufbau der Gehirnsubstanz beteiligt (Ganglioside, Cerebroside). Warum ist es so wichtig, dass Säuglinge Muttermilch bekommen, die 7% Lactose enthält (Kuhmilch nur 4%)?
10. D-Fructose kann von Diabetikern leichter verwertet werden als D-Glucose. Was könnte der Grund sein? Warum müssen Diabetiker Rohrzucker (Saccharose) meiden?

20.4 Polysaccharide

Polysaccharide

Monosaccharide können durch glykosidische Bindungen auch über die besprochenen Disaccharide hinaus miteinander verknüpft werden. Die entstehenden **Polysaccharide** (= *Glykane*) gehören wie die Polypeptide und Nucleinsäuren zu den **Biopolymeren,** die durch *Polykondensation* (= Polymerisation unter Wasserabspaltung) entstehen. Die wichtigsten

Kohlenhydrate

Homoglykan
Heteroglykan

Polysaccharide sind **Cellulose, Stärke** und **Glykogen**. Sie gehören zu den *Homoglykanen*, weil sie nur aus einer Sorte Monosaccharid (D-Glucose) bestehen. Es gibt auch *Heteroglykane*, die aus zwei oder mehr verschiedenen Monosacchariden aufgebaut sind, dazu gehören z. B. *Heparin* und *Hyaluronsäuren*.

20.4.1 Cellulose

1,4-Verknüpfung

Cellulose ist das Strukturmaterial der Pflanzen. Auf der Erde werden jährlich etwa 10^{12} Tonnen auf- und abgebaut. Cellulose enthält D-Glucopyranosid-Bausteine, die $\beta(1 \rightarrow 4)$**-glykosidisch** verknüpft sind. Das Disaccharid *Cellobiose* spiegelt den ersten Schritt des Aufbaus wider, formal wird es nach beiden Seiten verlängert. Die lineare unverzweigte Polysaccharidkette enthält einige Tausend Glucose-Moleküle.

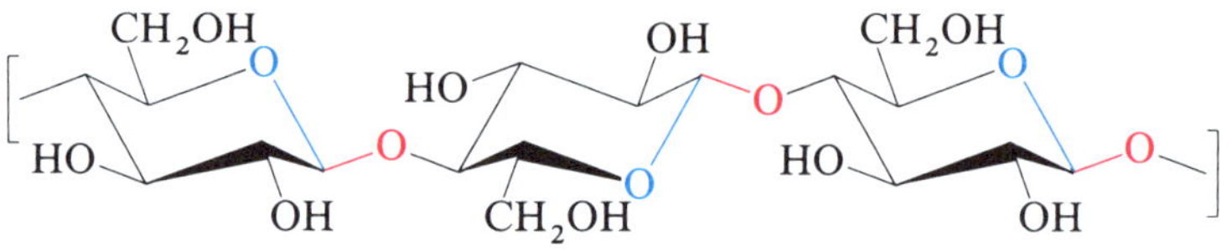

Cellulose (Ausschnitt der Polysaccharidkette)

Benachbarte Ketten lagern sich über Wasserstoffbrückenbindungen der seitlichen OH-Gruppen aneinander und bilden z. T. mikrokristalline Bereiche. Dadurch entsteht ein unlösliches, festes und faseriges Material. *Baumwolle* ist nahezu reine Cellulose, *Holz* enthält etwa zur Hälfte Cellulose. Der Mensch kann Cellulose nicht verdauen, weil die Enzyme zur Spaltung der β-Glucosid-Bindungen (*Cellulasen*, β-Glucosidasen) fehlen. Wiederkäuer können Cellulose verwerten, weil symbiontische Bakterien im Verdauungstrakt den Abbau vornehmen.

20.4.2 Stärke

Stärke kommt in allen Pflanzen als Speicherstoff (Reservekohlenhydrat) vor. Sie enthält ebenfalls nur D-Glucopyranose-Einheiten, die hier jedoch ausschließlich α**-glykosidisch** verknüpft sind.

Stärke ist kein einheitlicher Stoff. Mit heißem Wasser löst sich ein Teil (ca. 25%) heraus und wird als **Amylose** bezeichnet. Der unlösliche Rückstand ist das **Amylopektin**.

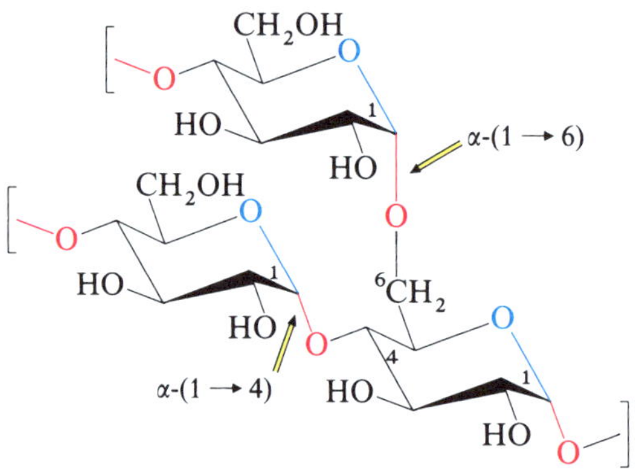

Amylopektin (Verzweigungsstelle der Ketten)

1,4-Verknüpfung

In der **Amylose** sind die D-Glucose-Moleküle **1,4-verknüpft**. Durch die α-Glykosid-Bindungen entstehen keine gestreckten Ketten. Die Pyranosid-Ringe bilden einen Winkel, wie man es schon beim Disaccharid Maltose sehen kann. Eine Kette mit 200–5000 Glucose-Molekülen windet sich zu einer Schraube (Helix) mit einem *Hohlraum* (Abb. 20/1A). In

20.4 Polysaccharide

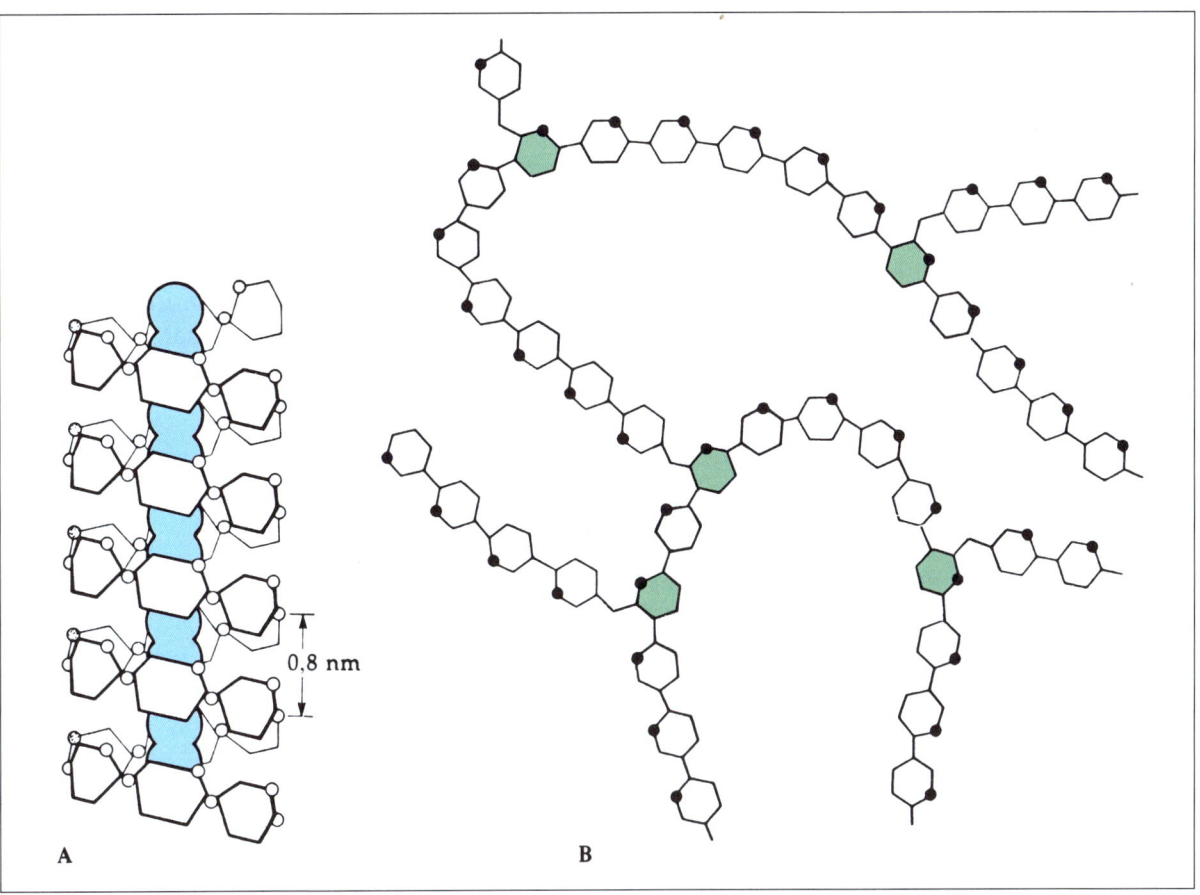

Abb. 20/1 **(A) Helix der Amylose mit Iod (I_2) im Hohlraum** [aus Metzler, D.E., Biochemistry. Academic Press, New York 1977]. **(B) Ausschnitt eines Glykogen-Moleküls. Jeder Sechsring stellt eine D-Glucosepyranose-Einheit dar. An jeder grün markierten Einheit erfolgt eine Verzweigung durch α(1→6)-Verknüpfung** [aus O'Leary, M.H., Contemporary Organic Chemistry. McGraw-Hill, New York 1976].

diesen kann sich *Iod* einlagern, dessen Farbe von braun (in wässriger Lösung) nach *tiefblau* umschlägt. Diese Farbreaktion dient zum Nachweis von Iod, aber auch von Amylose. Hydrolysiert man Amylose mit wässriger Säure, lässt sich in Abhängigkeit von der Hydrolysedauer beobachten, wie die Fähigkeit zur Iodfärbung verloren geht. Die Kette wird letztlich zu D-Glucose abgebaut.

Amylopektin enthält ebenfalls α(1→4)-glykosidisch verknüpfte Ketten, die sich jedoch nach 24–30 Glucopyranose-Einheiten verzweigen, sodass ein Netzwerk entsteht. Die Verzweigung erfolgt, indem an OH-Gruppen in Position 6 der 1,4-verknüpften Kette eine α(1→6)-**Verknüpfung** stattfindet. Eine derartige Verzweigungsstelle zeigt der Formelausschnitt des Amylopektins. Durch die Verzweigung kann sich keine Helix mehr ausbilden, die Blaufärbung mit Iod bleibt aus. Amylopektin enthält einige Tausend Glucose-Bausteine.

verzweigtes Polysaccharid

Der Abbau von Stärke bei der Verdauung erfolgt durch *Amylasen* (α-Glucosidasen) und beginnt beim Einspeicheln der Nahrung.

20.4.3 Glykogen

Reservekohlenhydrat

Glykogen ist dem Amylopektin sehr ähnlich, die α(1→4)-verknüpften Ketten sind jedoch durch häufigere α(1→6)-Verknüpfungen stärker verzweigt (Abb. 20/1B). Uns begegnet hier das *Reserve*-Polysaccharid der Säugetiere und des Menschen, das in der Leber und im Muskel gespeichert wird. Dort kann aus Glykogen bei Bedarf D-Glucose als α-D-Glucopyranose-1-phosphat durch enzymatische Spaltung der α(1→4)-Glykosid-Bindungen vom Ende der Ketten her freigesetzt werden. Glykogen wird aus einigen Hunderttausend Glucose-Molekülen aufgebaut. Die starke Verzweigung der Ketten im Vergleich zum Amylopektin hat ihren Sinn darin, dass D-Glucose häufig rasch und in großer Menge für den

Kohlenhydrate

Energiestoffwechsel benötigt wird. Dieser Stoßbedarf besteht bei den Pflanzen nicht, also wird keine so starke Verzweigung der D-Glucose-liefernden Ketten benötigt. Hier wird einmal mehr deutlich, dass sich der Bauplan der Biopolymeren nach der Funktion im Organismus richtet.

Glykosaminoglykane

Hyaluronsäure und Heparin – Glykosaminoglykane mit besonderen Eigenschaften

Glykosaminoglykane sind *unverzweigte Polysaccharide*, die abwechselnd aus einer Uronsäure- und einer Hexosamin-Einheit bestehen. **Hyaluronsäure** ist ein wichtiger Bestandteil z. B. des Bindegewebes, der Gelenkschmiere und des Glaskörpers im Auge. Die Disaccharid-Grundeinheit besteht aus D-*Glucuronsäure* und *N-Acetyl-glucosamin* (GlcNAc) in β(1 → 3)-glykosidischer Bindung. Bis zu 25000 solcher Einheiten können verknüpft sein. Die zahlreichen Carboxylatgruppen, die im Zellmilieu geladen vorliegen, sorgen für ein starkes Quellverhalten des Biopolymeren. Die Lösungen zeigen ein viskoelastisches Verhalten und sind u. a. biologische Stoßdämpfer und Gleitsubstanzen.

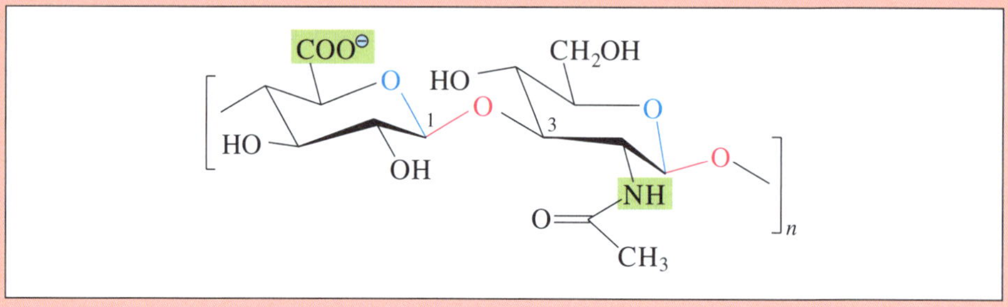

Heparin liegt eine Tetrasaccharid-Einheit zugrunde, in der abwechselnd auf eine *Uronsäure* (D-Glucuronsäure oder L-Iduronsäure) D-*Glucosamin* folgt, jeweils in α- bzw. β(1 → 4)-glykosidischer Bindung. Das Polysaccharid ist partiell sulfatiert, es liegen Schwefelsäurehalbester bzw. Schwefelsäureamide vor. Heparin ist somit eine starke Säure und bildet ein Polyanion. Seine Zusammensetzung ist bezüglich der Reihenfolge der Bausteine, der Gesamtzahl der Bausteine und des Sulfatierungsgrades nicht konstant. Es kommt in den Mastzellen entlang der Arterienwände vor und verhindert die *Blutgerinnung*. Aus Tierorganen gewonnen wird es als **Antikoagulans** z. B. für die Thromboseprophylaxe klinisch genutzt.

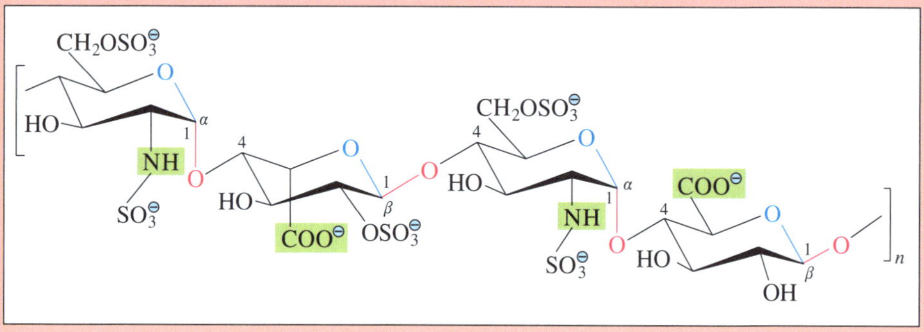

Aufgaben

1. Erklären Sie folgende Bezeichnungen und Begriffe: Polysaccharid – Homoglykan – Heteroglykan – verzweigte Polysaccharide – 1,4-Verknüpfung – 1,6-Verknüpfung – Reservekohlenhydrat – Glykosaminoglykane.
2. Es gibt Enzyme, die Stärke bis zum Disaccharid abbauen. Welche beiden Disaccharide entstehen? Formeln angeben!
3. Nachfolgend ist ein Ausschnitt der Polysaccharid-Kette des *Chitins* angegeben.

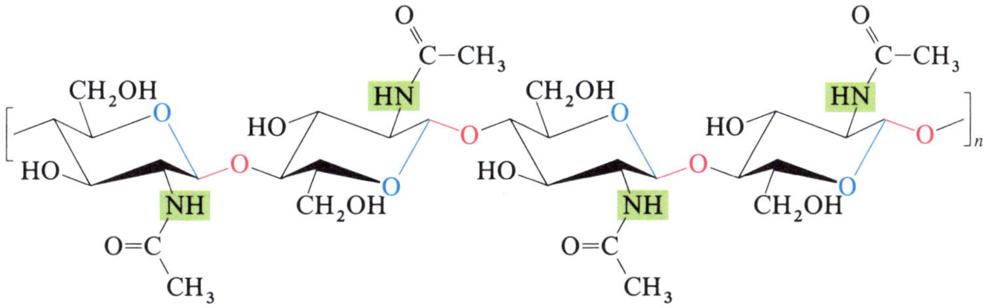

20.5 Glykolipide und Glykoproteine

Wie viele verschiedene Bausteine können Sie erkennen und wie heißen sie? Welche Verknüpfung liegt vor? Ist Chitin ein Homo- oder Heteroglykan?
4. Wenn Sie die Polysaccharide Stärke und Glykogen mit einem Polypeptid vergleichen, welche Unterschiede fallen Ihnen auf?
5. Bei der Freisetzung von Glucose-1-phosphat aus Glykogen im Muskel gibt es eine rasche und eine langsamere Phase. Welchen Grund könnte das haben?
6. Spaltet man im *Chitin* partiell die Acetylgruppe vom Stickstoff ab, dann erhält man *Chitosan*, ein zu Fäden und Folien verarbeitbares Biopolymer. Wie könnte man die Acetylgruppen abspalten? Was entsteht?

20.5 Glykolipide und Glykoproteine

Glykolipide sind zuckerhaltige Lipide, die z. B. im Gehirn und im Nervengewebe vorkommen. Alkoholbaustein ist das **Sphingosin**, das an der primären Aminogruppe mit einer höheren Fettsäure (C_{16} – C_{24}) zum **Ceramid** acyliert werden kann. Nachfolgende Glykosylierung mit D-Galactose an der primären Alkoholgruppe liefert *Cerebrosid*. Bei den **Gangliosiden** hängt D-Glucose am Ceramid, die mit weiteren Zuckerbausteinen zu einem Oligosaccharid ergänzt wird. Es offenbart sich, dass im Nervensystem die D-Galactose vorrangig genutzt wird, während im Stoffwechsel D-Glucose und D-Fructose die Hauptrolle spielen. Glykolipide sind in die Zellmembran integriert und beeinflussen deren Eigenschaften und Funktionen.

Um Oligosaccharid-Strukturen zu beschreiben, bedient man sich wie bei den Aminosäuren geläufiger Abkürzungen (Tab. 20/3). Zwischen den Zuckern markiert man die Art der glykosidischen Bindung (α oder β) sowie die Verknüpfungsstellen. So bedeutet z. B. die Angabe β1,3, dass eine β-glykosidische Bindung (magenta markiert) von C-1 des links stehenden Zuckers nach C-3 des rechts stehenden Zuckers führt, wobei zwischen diesen C-Atomen ein Sauerstoffatom steht, das in den schematischen Bildern weggelassen wurde.

Tab. 20/3 Namen und Abkürzung von Zuckern, die in Glykolipiden und Glykoproteinen eine Rolle spielen.

Monosaccharid	Abkürzung
D-Glucose	Glc
N-Acetyl-D-glucosamin	GlcNAc
D-Galactose	Gal
N-Acetyl-D-galactosamin	GalNAc
D-Mannose	Man
L-Fucose	Fuc
N-Acetyl-neuraminsäure (als Anion) (= Sialinsäure, Sia)	NAN

Kohlenhydrate

Glykoproteine sind als Bestandteil von Zellmembranen weit verbreitet. Die Zuckerbausteine, z. B. *O*-glykosidisch an Serin oder *N*-glykosidisch an Asparagin eines Proteins gebunden (s. Kap. 20.2.6), ragen aus der Oberfläche der Membran nach außen (Abb. 20/2).

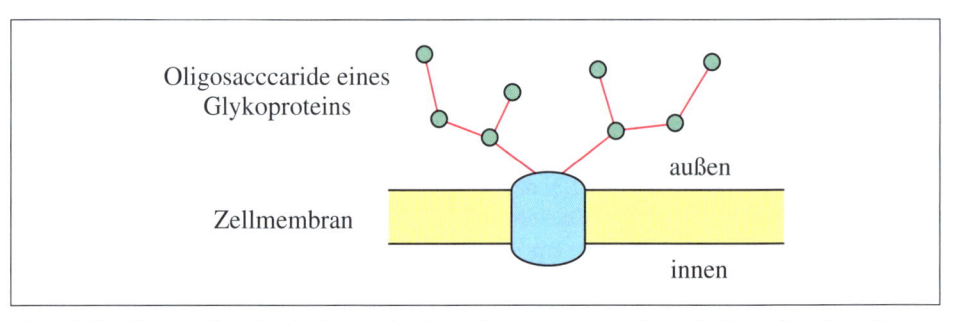

Abb. 20/2 Oligosaccharide als Baustein eines Glykoproteins auf der Außenseite einer Membran.

Das Oligosaccharid stabilisiert ein Protein in seiner Position in der Membran und hat für die interzelluläre Zell-Zell-Erkennung große Bedeutung. Jeder Mensch hat seine eigenen Zellerkennungsmerkmale, die an der Oberfläche der Zellen sitzen und die ihn von allen anderen Menschen unterscheiden. Die erforderliche Variabilität kann durch vergleichsweise wenige Zuckerbausteine erreicht werden:

– weil es für die Verknüpfung der Monosaccharide untereinander mehrere Positionen gibt (z. B. 1→2, 1→3, 1→4, 1→6)
– weil es α- oder β-glykosidische Bindungen gibt
– weil unterschiedliche funktionellen Gruppen (z. B. OH, *N*-Acetyl) vorkommen,
– weil Verzweigungen der Oligosaccharidkette möglich sind.

20.5 Glykolipide und Glykoproteine

Gezeigt wird die Struktur der determinanten Gruppe des Antigens der **Blutgruppe B** (Typ 1). *Antigene* sind spezifische chemische Oberflächenstrukturen, die die Bildung von Antikörpern auslösen, wenn die Antigene körperfremd sind. Die Antikörper binden an die „fremde" Oberflächenstruktur, das *Immunsystem* ist bestrebt, solche Fremdkörper zu beseitigen. Fremdes Blut z. B., das nicht der eigenen Blutgruppe entspricht, führt zur Verklumpung der Erythrozyten.

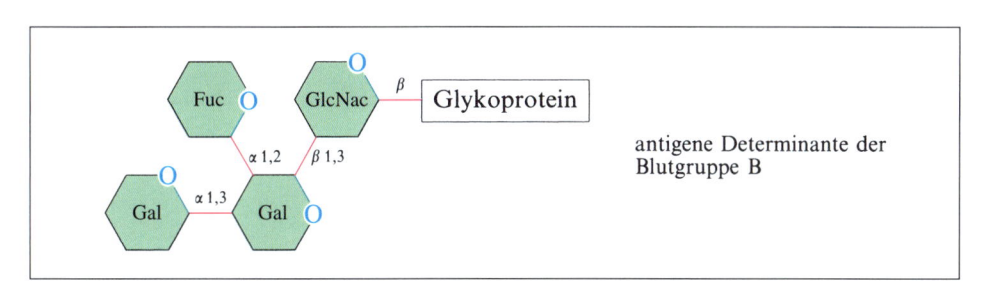

antigene Determinante der Blutgruppe B

Bedeutung für den Menschen
Kohlenhydrate

Ascorbinsäure
(Vitamin C, Antioxidans)

Glucose
(Aldohexose im Zentrum der Lebensprozesse)

Saccharose
(Nahrungsbestandteil, Genussmittel, Kariesmediator)

Stärke
(Nahrungsbestandteil, Glucosequelle)

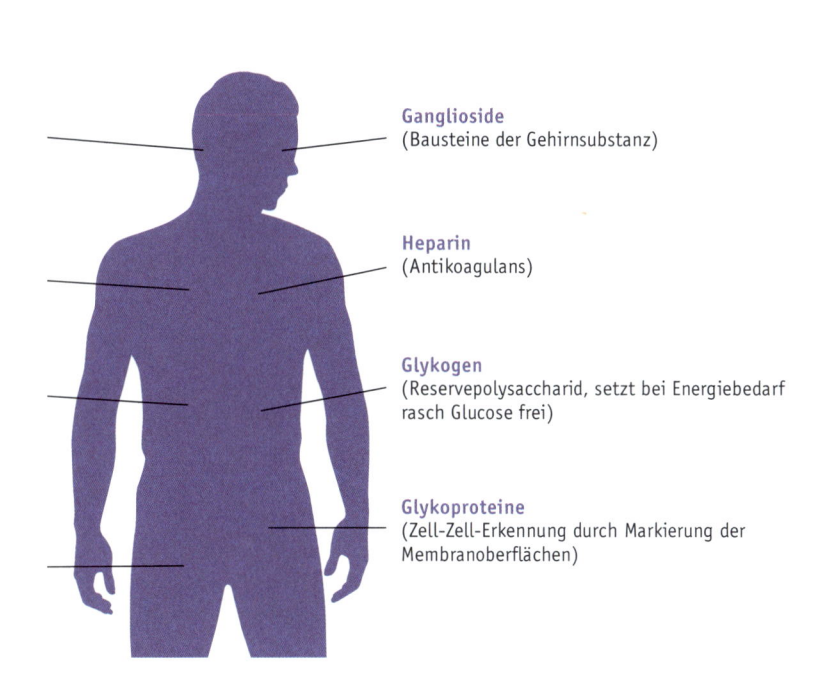

Ganglioside
(Bausteine der Gehirnsubstanz)

Heparin
(Antikoagulans)

Glykogen
(Reservepolysaccharid, setzt bei Energiebedarf rasch Glucose frei)

Glykoproteine
(Zell-Zell-Erkennung durch Markierung der Membranoberflächen)

21 Heterocyclen

21.1 Allgemeines

Heterocyclen

Carbocyclen enthalten ausschließlich Kohlenstoffatome im Ring, **Heterocyclen** hingegen außer Kohlenstoffatomen noch Atome anderer Elemente, z. B. Stickstoff, Sauerstoff und/oder Schwefel. Heterocyclen sind als Bausteine komplexer Moleküle in der Natur weit verbreitet. Man findet sie z. B. in den *Nucleinsäuren* (DNA, RNA), deren Nucleinbasen Pyrimidin- und Purinsysteme sind. Sie kommen ferner bei *Vitaminen, proteinogenen Aminosäuren* (z. B. Prolin, Histidin), *Antibiotika, Alkaloiden* und *synthetischen Arzneimitteln* vor. Heterocyclen zeigen eine gesteigerte Tendenz, mit biologischen Systemen in Wechselwirkung zu treten.

Man unterscheidet *aliphatische* und *aromatische* Heterocyclen. Die aliphatischen entsprechen in ihren Eigenschaften in etwa offenkettigen Verbindungen mit Heteroatomen, also den *Ethern, Thioethern* und *Aminen*. Wir wenden uns in diesem Kapitel mehr den aromatischen Heterocyclen zu, weil diese größere Bedeutung haben.

21.2 Fünfgliedrige Heterocyclen

aromatischer Heterocyclus

Mit den Verbindungen **Pyrrol, Furan** und **Thiophen** lernen wir die drei kleinsten aromatischen Heterocyclen mit einem Heteroatom im Ring kennen. Die zwei Doppelbindungen im Ring sind jeweils mit einem freien Elektronenpaar am Heteroatom konjugiert. So entsteht das für die Aromatizität notwendige *6-π-Elektronen-System*. Die π-Elektronen sind wie im Benzol über alle Ringatome *delokalisiert*. Da sich 6π-Elektronen auf nur fünf Atome verteilen, ist der Fünfring *elektronenreicher* als das Benzol und damit der elektrophilen aromatischen Substitution leicht zugänglich (s. Kap. 12.6.2). Das N-Atom im Pyrrol ist durch die Delokalisierung der Elektronen nur noch *sehr schwach basisch*, eher reagiert die NH-Gruppe als Säure, das Pyrrol wird dann zum Anion. Im Folgenden beschäftigen wir uns zunächst mit dem Pyrrol.

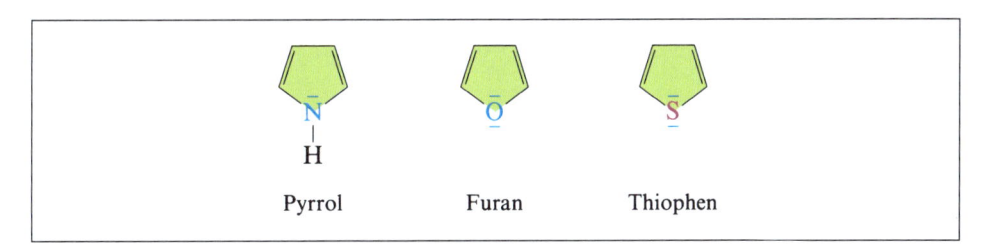

Pyrrol   Furan   Thiophen

Tetrapyrrolsystem

Fügt man vier Pyrrolringe, die mit Essigsäure- und Propionsäureketten substituiert sind, über CH_2-Gruppen zu einem Ring zusammen, dann erhält man das **Uroporphyrinogen-III** (Urogen-III). Die Pyrrolringe tragen die Säureketten alternierend, im Ring D ändert sich die Reihenfolge jedoch, dadurch verliert das gesamte Ringsystem seine Symmetrie. Urogen-III ist der Biosynthesevorläufer von **Häm** (roter Blutfarbstoff), **Chlorophyll** (grüner Blattfarbstoff), den **Cytochrom**-Farbstoffen und **Vitamin B$_{12}$**.

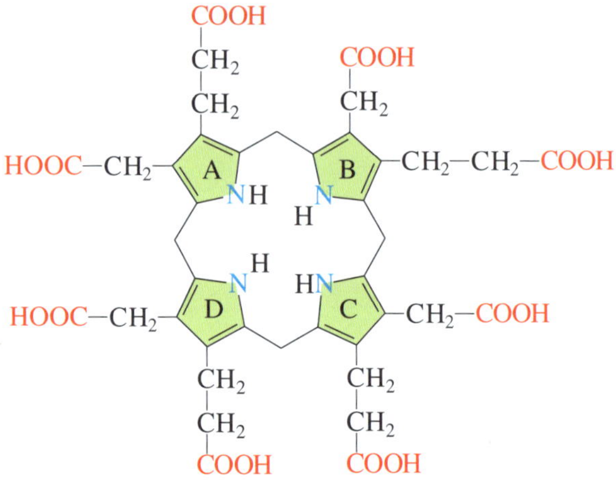

Heterocyclen

Uroporphyrinogen-III
(Urogen-III)

Hämoglobin und Cytochrom c: Was macht hier das Eisen?

Häm entsteht aus dem Urogen-III durch Veränderungen in den Seitenketten und durch Dehydrierung. Das Tetrapyrrolsystem enthält nach dieser Umwandlung konjugierte Doppelbindungen und ist ein hervorragender *Chelator* für $Fe^{2\oplus}$-Ionen. Die vier Stickstoffatome (davon zwei als Anionen) besetzen mit ihren freien Elektronenpaaren vier Ligandenplätze am $Fe^{2\oplus}$-Ion, der entstehende **Chelat-Komplex** ist das *Häm*. Da das $Fe^{2\oplus}$-Ion die Koordinationszahl 6 hat, können noch zwei weitere Liganden gebunden werden. Dies sind im **Hämoglobin** (Häm + Protein) das N-Atom der Aminosäure *Histidin* aus dem Protein und ein *Sauerstoffmolekül* (O_2). Hämoglobin ist für den Sauerstofftransport im Blut verantwortlich. Der Komplex ist in Kapitel 10.6 (Abb. 10/3) gezeigt. Mit Sauerstoff im Komplex ist Hämoglobin *scharlachrot* gefärbt (UV-Spektrum: s. Kap. 22.2), ohne Sauerstoff (venöses Blut) *dunkel-purpur*. **Kohlenmonoxid** (CO) hat eine 200fach größere Affinität zum Hämoglobin als Sauerstoff, es ist ein Atemgift. Fazit: Das Eisen(II)-Ion im Hämoglobin akzeptiert molekularen Sauerstoff als Liganden, das Eisen(II)-Ion ist in dieser Umgebung jedoch nicht redoxaktiv.

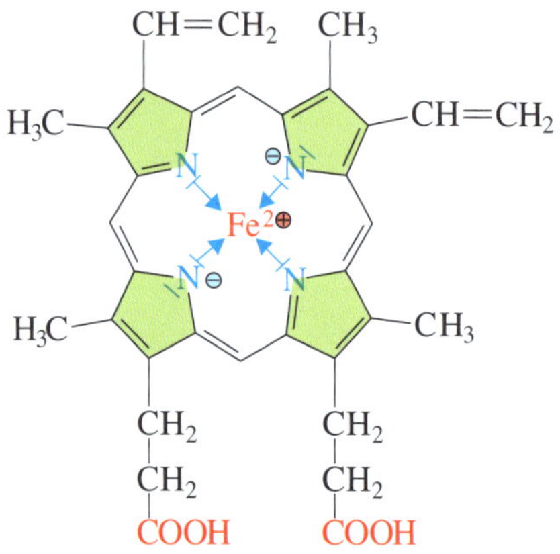

Häm

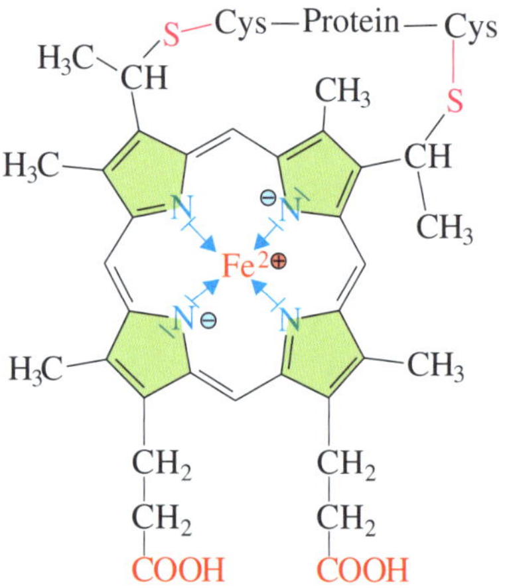

Cytochrom c

Im **Cytochrom** c ist an die beiden Doppelbindungen in den Seitenketten des Häms je ein *Cystein* des Proteins addiert. Die beiden freien Ligandenplätze am Eisen sind durch das N-Atom eines Histidins und das Schwefelatom eines Methionins besetzt. Cytochrom c bindet keinen Sauerstoff, das komplexierte $Fe^{2\oplus}$ ist jedoch *redoxaktiv*, d.h., es geht unter Abgabe eines Elektrons (Oxidation) in $Fe^{3\oplus}$ über. Dieser Prozess ist reversibel. Aufgrund ihres Redoxverhaltens sind die Cytochrome am *Elektronentransport in der Atmungskette* beteiligt. Bei einer Blausäure-Vergiftung wird der Elektronentransport gehemmt, weil das Cyanid-Ion ($CN^\ominus$) mit $Fe^{3\oplus}$ komplexiert und dessen Reduktion zurück zum $Fe^{2\oplus}$ verhindert.

Chlorophyll

Beim **Chlorophyll a** ist die Peripherie von Urogen-III stärker als beim Häm verändert. Als Zentral-Ion im Chelat-Komplex dient $Mg^{2\oplus}$, dadurch wird das System grün. Der lipophile Alkohol Phytol, mit dem das Tetrapyrrol-Ringsystem verestert ist, wird benötigt, um das Chlorophyll in der Thylakoidmembran der Chloroplasten zu verankern. Chlorophyllmoleküle absorbieren sichtbares Licht (s. Kap. 22.2), sammeln die Energie (Photonen) und leiten sie in das Photosynthese-Reaktionszentrum.

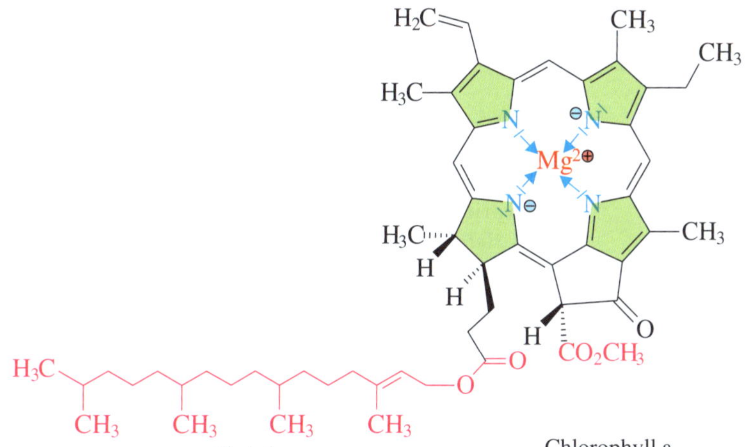

Vitamin B₁₂

Ein weiteres wichtiges Tetrapyrrolderivat ist **Vitamin B_{12}**, das u.a. als Schutzfaktor gegen *perniziöse Anämie* (gefährliche Blutarmut) erkannt wurde. Auch hier ist Urogen-III der Vorläufer. Allerdings wurden einige der Pyrrol-Doppelbindungen durch Anlagerung von Methylgruppen und H-Atomen aufgehoben und es fehlt zwischen Ring A und D ein C-Atom. Dadurch ist das System konjugierter Doppelbindungen im Tetrapyrrol kleiner als beim Häm. Durch diese Veränderungen passt nur noch $Co^{3\oplus}$ als Zentral-Ion in den Chelator. Die beiden restlichen Ligandenplätze am $Co^{3\oplus}$ (Koordinationszahl 6) werden durch ein N-Atom der langen Seitenkette und durch ein Cyanid-Ion besetzt (Cyanocobalamin), das bei der Isolierung von Vitamin B_{12} in Gegenwart von KCN natürliche Liganden (z.B. OH, CH_3 oder 5'-Desoxyadenosyl) von ihrem Platz verdrängt.

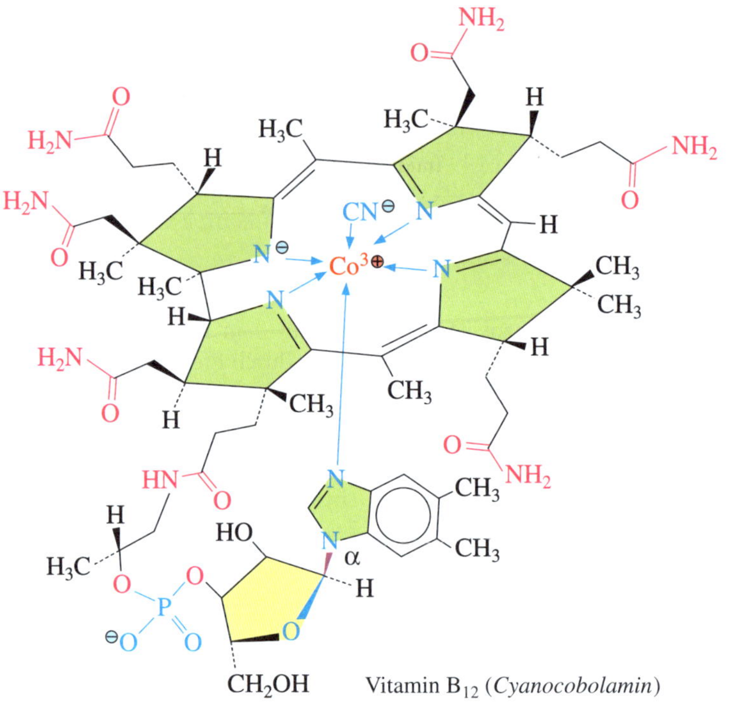

21 Heterocyclen

Vitamin B₁₂ (*Cyanocobolamin*)

Pyrrolidin, Prolin, Nicotin

aliphatischer Heterocyclus

Die Hydrierung der beiden Doppelbindungen im Pyrrol führt zum gesättigten (aliphatischen) Heterocyclus **Pyrrolidin**, der sich wie ein sekundäres Amin verhält. Die Pyrrolidin-2-carbonsäure ist das **Prolin** (Pro), die einzige der proteinogenen Aminosäuren mit einer sekundären Aminogruppe. In Peptiden steht am Stickstoffatom des Prolins kein Wasserstoff mehr, d. h., von diesem N-Atom kann keine *Wasserstoffbrückenbindung* ausgehen. Prolin stört daher bei Peptiden die Ausbildung einer α-Helix. **Nicotin** enthält neben dem noch zu besprechenden Pyridin- einen Pyrrolidinring. Es gehört zu den pharmakologisch wirksamen, basischen Pflanzenstoffen, die man als **Alkaloide** bezeichnet.

Alkaloide

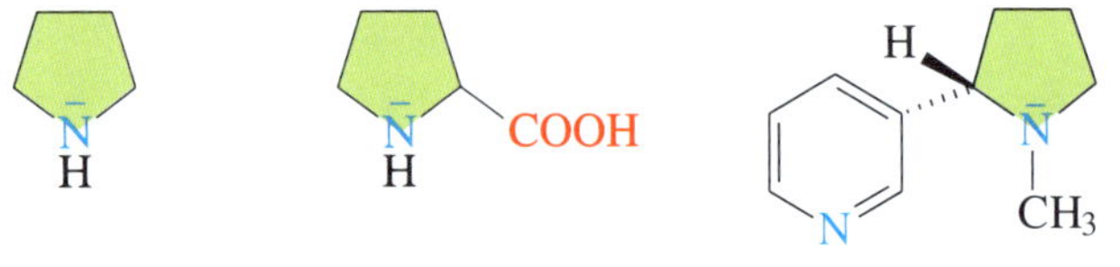

Pyrrolidin   Prolin   Nicotin

Imidazol, Histidin, Thiamazol

aromatischer Heterocyclus

Imidazol ist ein Beispiel für einen fünfgliedrigen aromatischen Heterocyclus mit zwei N-Atomen im Ring. Die NH-Gruppe des Imidazols ist sauer, während das andere N-Atom als Base fungieren kann. Genutzt wird dieser *amphothere Charakter* bei Proteinen, die die Aminosäure **Histidin** (His) im aktiven Zentrum enthalten und Reaktionen katalysieren, bei denen die Protonierung/Deprotonierung eine Rolle spielt. Auch das *Thyreostatikum* **Thiamazol**, das die Hormonbildung der Schilddrüse unterdrückt, ist ein Imidazolderivat.

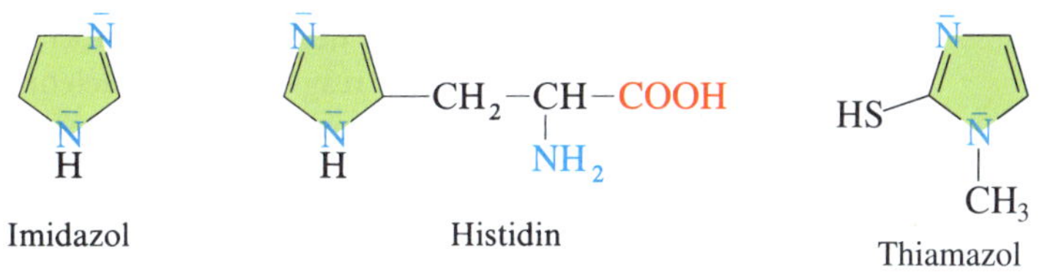

21.3 Sechsgliedrige Heterocyclen

Imidazol   **Histidin**   **Thiamazol**

Thiazol, Vitamin B$_1$

Thiazol ist zusammen mit dem noch zu besprechenden Pyrimidinring im **Vitamin B$_1$** (Thiamin) enthalten. Das durch Pfeil markierte C-Atom 2 wird bevorzugt von Elektrophilen angegriffen. Thiamin spielt bei der *oxidativen Decarboxylierung* von Pyruvat zu Acetyl-CoA eine wichtige Rolle.

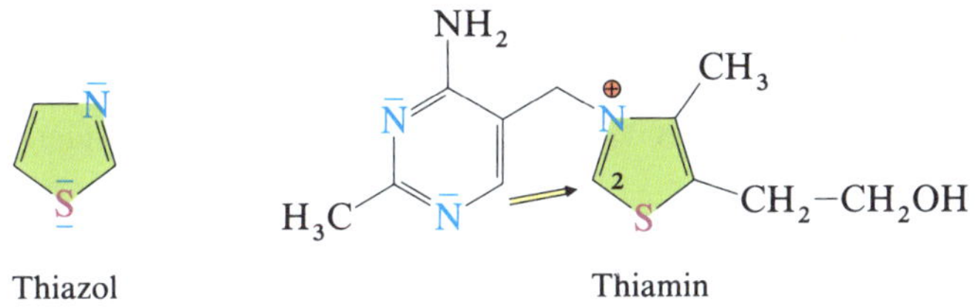

Thiazol   **Thiamin**

Nicotin – zwischen Pflanzenschutz und Krebs

Columbus hatte bei den Indianern in Amerika den Gebrauch von Tabakpflanzen bei verschiedenen Riten beobachtet und die Pflanze nach Europa mitgebracht, wo dann *Jean Nicot* am Hofe der *Katharina von Medici* ihren Anbau und ihre Verwendung vorantrieb. Die Tabakpflanze ist nur eine von vielen Pflanzen (z. B. Bärlapp- und Schachtelhalmarten), die **Nicotin** enthalten. Schon im 18. Jh. wurde Nicotin als Pflanzenschutzmittel wegen seiner Giftwirkung auf bestimmte Schädlinge eingesetzt.

Im Tabakrauch sind neben Nicotin, Kohlenmonoxid und Teer ca. 3000–4000 Substanzen enthalten, von denen ca. 40 **kanzerogen** wirken. Der Nicotingehalt einer Zigarette beträgt bis zu 20 mg, von denen aber nur ein Teil in den Rauch gelangt (etwa 0,4–1,2 mg). In der Glutzone der Zigarette (ca. 900 °C) kommt es zur Pyrolyse und zum Verdampfen der Inhaltsstoffe des Tabaks. Es gelangen etwa 90 % des im Rauch enthaltenen Nicotins über die Lunge ins Blut und von dort ins Gehirn, ohne vorher die Leber passiert zu haben. Alternativ kann Nicotin auch perkutan oder intestinal aufgenommen werden. Nicotin wirkt über *n-Cholinorezeptoren* in geringen Dosen wie *Acetylcholin* erregend, in höheren Dosen lähmend auf die *vegetativen Ganglien*. Daher kommen die akuten Giftwirkungen wie z. B. Blässe, Schwindel, Kopfschmerzen, Koliken, Brady- bis Tachykardie sowie Hyper- oder Hypotonie mit Sehstörungen. Für den Erwachsenen ist eine Dosis von 40–60 mg tödlich, für einen Säugling oder ein Kleinkind ist schon der Verzehr einer Zigarettenkippe bedrohlich. Krebs erzeugend sind vor allem die aus dem Nicotin gebildeten **Nitrosamine**. Die Abhängigkeit vom Tabakrauchen hat eine stoffliche (Nicotin) und psychische Komponente, deren Anteil unterschiedlich bewertet wird.

21.3 Sechsgliedrige Heterocyclen

Pyridin (Azabenzol) ist das Stickstoffanalogon des Benzols. Da das N-Atom noch über ein freies Elektronenpaar verfügt, reagiert Pyridin basisch. Der Aromat ist aufgrund der Elektronegativität des N-Atoms elektronenärmer als Benzol.

Nicotinamid, das Amid der Pyridin-3-carbonsäure, ist das wichtigste Pyridinderivat im Stoffwechsel. Es ist Baustein des Coenzyms **NAD$^{\oplus}$**, das bei Redoxreaktionen eine Rolle spielt, die mit einer Wasserstoffübertragung einhergehen. Im NAD$^\oplus$ ist der Pyridin-Stickstoff quarternisiert, d.h., der Aromat ist noch elektronenärmer als das Pyridin selbst und kann mit Nucleophilen reagieren. Als Nucleophil tritt hier das **Hydridion** (H$^\ominus$) auf, das sich wie angegeben anlagert. Die Reaktion findet im aktiven Zentrum des Enzyms (Dehydrogenase) statt und ist immer mit der Freisetzung eines Protons verbunden (NAD$^\oplus$ + 2 H $\longrightarrow$ NADH + H$^\oplus$).

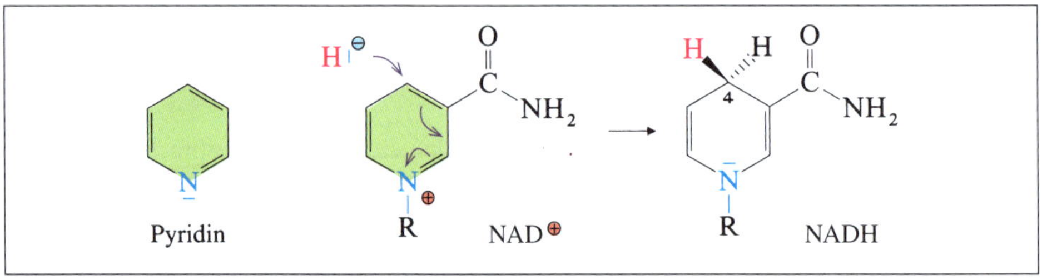

Pyrimidin

Pyrimidin enthält zwei Stickstoffatome im aromatischen Sechsring. Die wichtigsten Derivate dieser Base sind **Cytosin** (C), **Thymin** (T) und **Uracil** (U), die als Bausteine in den *Nucleinsäuren* vorkommen. Auch die als Schlafmittel und Narkotika verwendeten **Barbiturate** (z.B. *Veronal*, s. Kap. 17.1) sind Pyrimidinderivate.

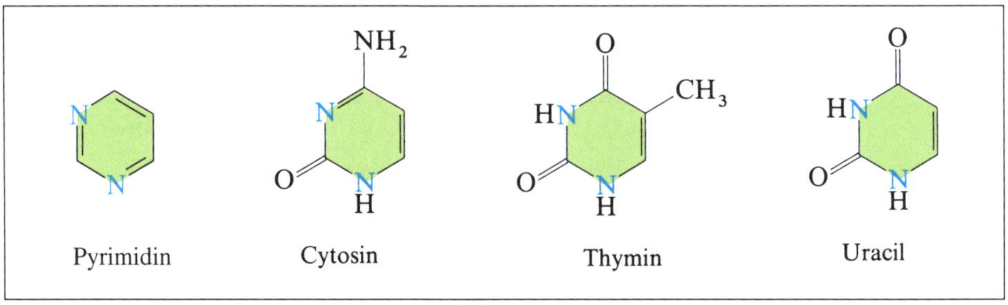

21.4 Mehrkernige Heterocyclen

mehrkernige Heterocyclen

Viele heterocyclische Verbindungen enthalten mehrere Ringe, man spricht von *mehrkernigen Heterocyclen*. Im **Indol** z.B. sind *Pyrrol* und *Benzol* durch eine gemeinsame Seite miteinander verbunden, es liegt ein *anelliertes Ringsystem* vor. Das Indolsystem ist in der proteinogenen Aminosäure **Tryptophan** (Trp) enthalten. Die meisten Indolderivate findet man bei den **Alkaloiden**, den basischen Pflanzen- und Pilzinhaltsstoffen, die durch vielfältige pharmakologische Wirkungen auffallen. Indol-Alkaloide entstehen im Sekundärstoffwechsel der Organismen aus Tryptophan. Beispiele sind das extrem bitter schmeckende, giftige *Strychnin* aus der Brechnuss und die *Mutterkorn-Alkaloide* aus einem Pilz, die z.B. gefäßkontrahierend wirken (Bsp.: *Ergotamin*) und bei deren Hydrolyse *Lysergsäure* entsteht. Das Diethylamid der Lysergsäure ist das *Halluzinogen* LSD.

21.4 Mehrkernige Heterocyclen

Indol

Tryptophan

Strychnin

LSD
(Lysergsäure-diethylamid)

Purin

Mit dem **Purin** lernen wir ein komplizierteres Ringsystem kennen, das zwei anellierte aromatische Heterocyclen (Pyrimidin und Imidazol) enthält. **Adenin (A)** und **Guanin (G)** sind Purinbasen und wichtige Bausteine der Nucleinsäuren. Ein anderes Purinderivat ist das **Coffein**, ein Alkaloid, bei dem drei der Stickstoffatome methyliert und im Pyrimidinring zwei CO-Gruppen enthalten sind, die hier nicht enolisieren können. Auch die *Harnsäure* (s. Kap. 17.1) ist ein Purinderivat.

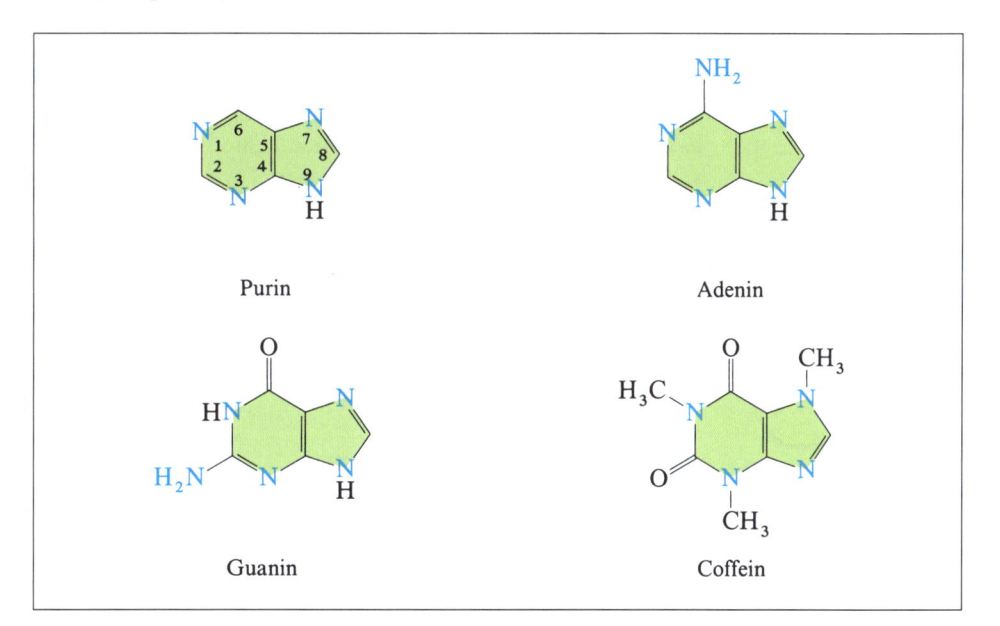

Purin

Adenin

Guanin

Coffein

Coffein macht munter

Coffein, eine in Kaffeebohnen, Teeblättern, Kolanüssen und Mateblättern enthaltene Purinbase, wirkt u. a. anregend auf die Großhirnrinde. Dort blockiert Coffein Adenosinrezeptoren, die sonst von Adenosin besetzt werden. Adenosin sammelt sich normalerweise während der Wachphasen an und bewirkt durch Bindung an die Rezeptoren, dass wir uns zunehmend müde fühlen. Auch Baldrian ist in der Lage sich an diese Rezeptoren zu binden und wirkt synergistisch zum Adenosin. Der Gegenspieler Coffein macht wach und kann bei Überdosierung, dem „Coffeinismus", zu zentraler Erregung mit Tachykardie und Schlaflosigkeit führen. Äußerlich angewendet, fördert Coffein das Haarwachstum.

21 Heterocyclen

21.5 Nucleinsäuren

DNA, RNA

Die Information für Wachstum und Vermehrung sowie viele anderen Eigenschaften eines Lebewesens werden durch zwei Typen von Nucleinsäuren vermittelt: **Desoxyribonucleinsäure** (DNA) als eigentliche Erbsubstanz im Zellkern und **Ribonucleinsäure** (RNA), die benötigt wird, um die Information der Erbsubstanz in den Aufbau der Proteine einzubringen. Wir haben inzwischen alle Bausteine kennen gelernt, die in den Nucleinsäuren vorkommen: **Nucleinbasen** vom Purin- und Pyrimidintyp, **Zucker** aus der Reihe der Pentosen und **Phosphorsäure**, die als Phosphorsäurediester die Zucker verbindet. Das Aufbauprinzip der **Polynucleotide** verdeutlicht folgendes Schema:

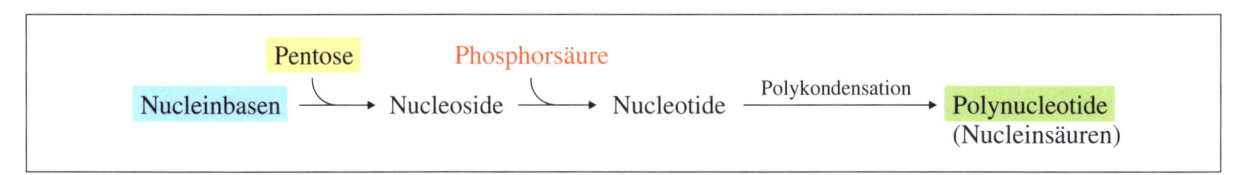

Nucleinbasen

Polynucleotide

Nucleinbasen —(Pentose)→ Nucleoside —(Phosphorsäure)→ Nucleotide —(Polykondensation)→ Polynucleotide (Nucleinsäuren)

Aus *Adenin* wird mit D-Ribose Adenosin (Nucleosid) und durch Phosphorylierung *Adenosinmonophosphat* (AMP, Nucleotid). Beim *Cytosin* lautet die Reihe: *Cytosin* → *Cytidin* → *Cytidinmonophosphat* (CMP). *Thymin* verbindet sich nur mit 2-Desoxy-D-ribose und wird zum *Desoxythymidin* (dT) und weiter zum *Desoxythymidinmonophosphat* (dTMP). Verbinden sich die anderen Nucleinbasen der DNA mit 2-Desoxy-D-ribose, lauten die Abkürzungen der Nucleoside dG, dA und dC.

DNA

In der **DNA** (engl. *deoxyribonucleic acid*, Abb. 21/1) sind **2-Desoxy-D-ribose**-Moleküle als Furanosen in 3'- und 5'-Stellung über **Phosphorsäurediester**-Gruppen zu langen Ketten verknüpft und bilden das Rückgrat der Nucleinsäure. Am anomeren C-1' der Zucker sind die Nucleinbasen *β-N-glykosidisch* gebunden (violett markiert). Die Basen sind **Adenin** (A), **Cytosin** (C), **Guanin** (G) und **Thymin** (T), die zu den Desoxynucleosiden dA, dC, dG und dT werden. Die Basen verankern durch ihre Aufeinanderfolge in der Zuckerphosphatkette die genetische Information, die bei Bedarf abgerufen werden kann. Die **RNA** ist analog gebaut. Der Zuckerbaustein ist D-**Ribose**, d. h., im Vergleich zur DNA kommt die OH-Gruppe an C-2' dazu, und bei den *Nucleinbasen* ist Thymin durch **Uracil** (U) ersetzt.

RNA

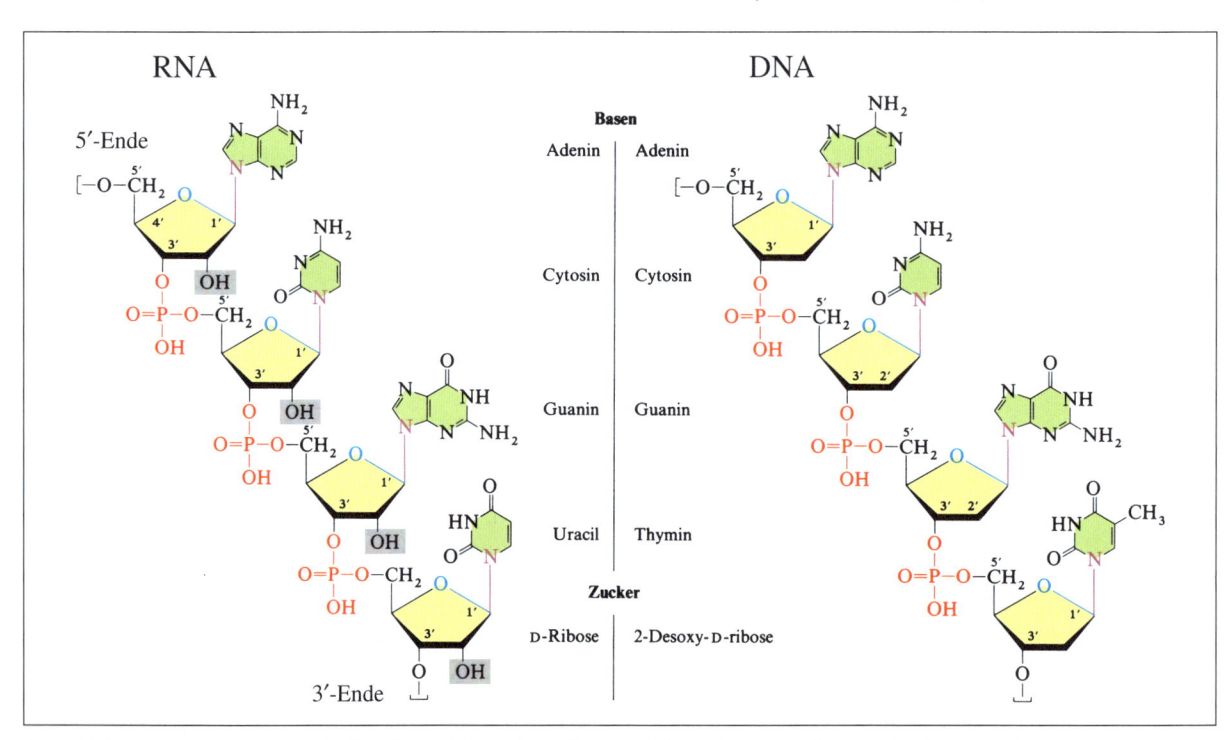

Abb. 21/1 Ausschnitt aus der Kette einer Ribonucleinsäure (RNA) und Desoxyribonucleinsäure (DNA).

21.5 Nucleinsäuren

Die Basen zweier DNA-Ketten bilden untereinander Wasserstoffbrückenbindungen aus, und zwar treten *Adenin* mit *Thymin* und *Guanin* mit *Cytosin* in Wechselwirkung. Die Basen erkennen sich gegenseitig. Eine optimale Zahl von H-Brücken gibt es, wenn die zweite Kette zur ersten **komplementär** ist, dass also jeder Base in Kette 1 der passende Partner in Kette 2 gegenübersteht.

| | Thymin – Adenin | Cytosin – Guanin | Kette 1 – Kette 2 |

Basenpaarung
Doppelhelix

Solchermaßen „gepaarte", doppelsträngige DNA-Ketten sind ineinander verdreht und bilden die sog. **Doppelhelix** (Abb. 21/2), in deren Innern die Basen stehen und durch die hydrophilen, bei pH = 7 negativ geladenen Phosphorsäurediester-Gruppen gegen das Lösungsmittel Wasser abgeschirmt werden. Die Molmasse der DNA beträgt bis zu 10^{10} D, was beim Menschen $3{,}2 \cdot 10^9$ Basenpaaren entspricht. Die RNA-Ketten sind überwiegend *einzelsträngig*, können aber mit Basen derselben Kette oder anderen Ketten in Wechselwirkung treten.

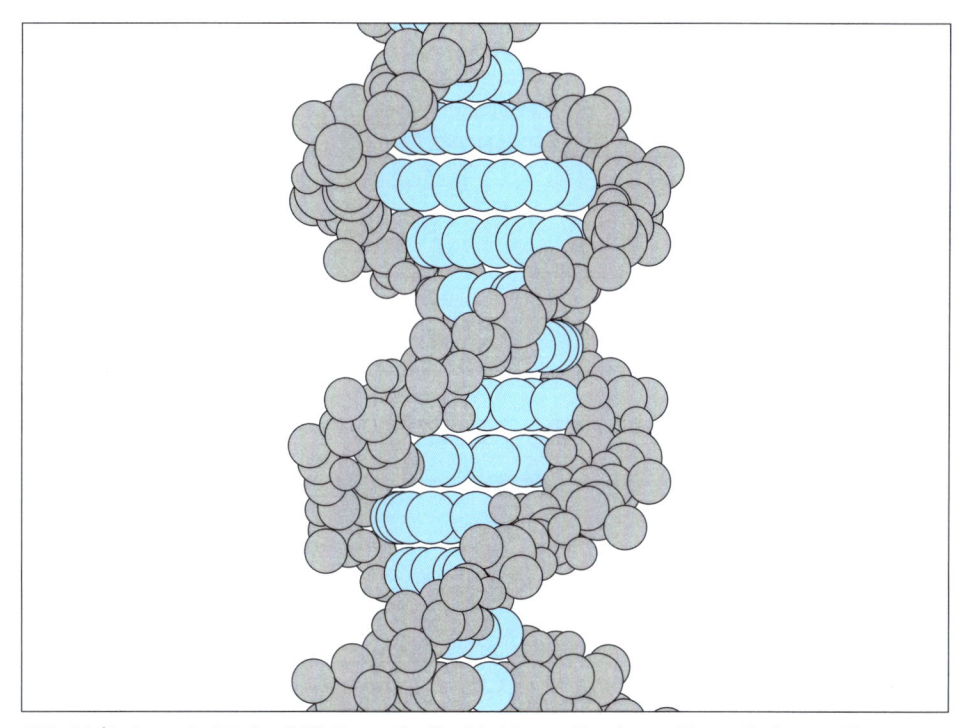

Abb. 21/2 Ausschnitt der DNA-Doppelhelix. Die blauen Kugeln markieren die Basen, die grauen das Zuckerphosphat-Rückgrat der beiden Stränge.

21 Heterocyclen

Die *Nucleinbasen* sind die Buchstaben einer Sprache, die die Natur zur Informationsübertragung entwickelt hat. Der **genetische Code** bedeutet, dass drei aufeinander folgende Basen (**Triplett**) für eine bestimmte Aminosäure (z. B. GCA = Alanin) eines Proteins stehen. Es gibt auch Tripletts, die als *Start-* oder *Stopp-Codon* dienen. Die Sequenzierung des Humangenoms mit $3{,}2 \cdot 10^9$ Basenpaaren war ein Meilenstein der Genomforschung im Jahre 2001. Die eigentliche Arbeit beginnt nun jedoch erst, weil die 30 000–40 000 Gene des Menschen bisher auch nicht annähernd in ihrer Funktion zugeordnet sind und auch keineswegs verstanden wird, wie sie reguliert werden oder wie aus einer linearen Informationskette die dreidimensionale Gestalt eines Menschen mit den unterschiedlichen individuellen Zügen der Intelligenz und des Charakters entstehen kann.

Nucleinsäuren als Angriffsorte für Arzneimittel

Die Neusynthese der DNA bei der Zellteilung *(Replikation)* bzw. die Umsetzung von DNA in RNA *(Transkription)* auf dem Weg zu den Proteinen sind zwei wichtige Prozesse, die dem Erhalt eines Lebewesens dienen und die keine Störung vertragen. Es gibt Arzneimittel, die diese Störung gezielt anstreben, um bei Krankheiten zu helfen. Es handelt sich hier um heterocyclische Verbindungen.

5-Fluoruracil (5-FU) verhindert den Einbau von Thymidin in die DNA und wird als „falscher Baustein" in die RNA aufgenommen. Dies wird in der Krebs-*Chemotherapie* genutzt, um Tumorzellen zum Absterben zu bringen. Da auch gesunde Zellen beeinträchtigt werden, treten erhebliche Nebenwirkungen auf.

Azidothymidin (AZT) verhindert bei *Retroviren* (z. B. HIV = Human-Immundefizienz-Virus) das Umschreiben von RNA in DNA. Es verzögert die Ausbreitung von HIV nach der Infektion, wirkt jedoch weder vorbeugend, noch kann es die einmal eingetretene HIV-Infektion heilen. AZT hat als Thymidin-Analogon erhebliche Nebenwirkungen.

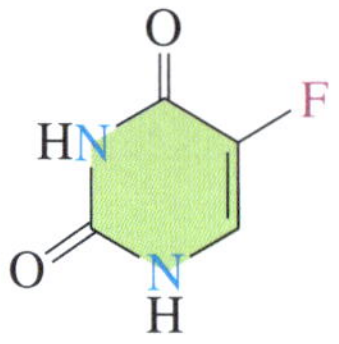

5-Fluoruracil

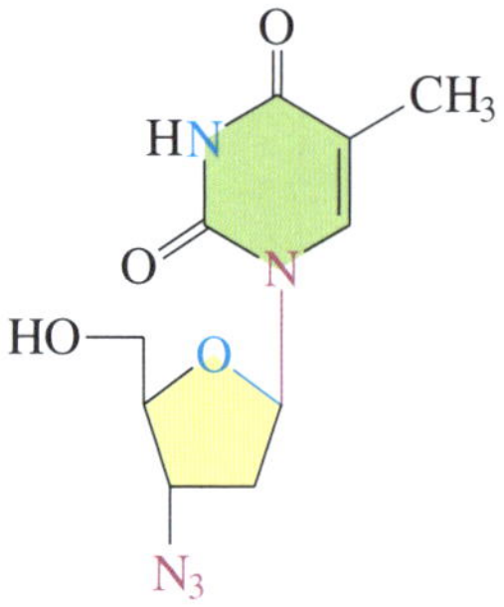

Azidothymidin

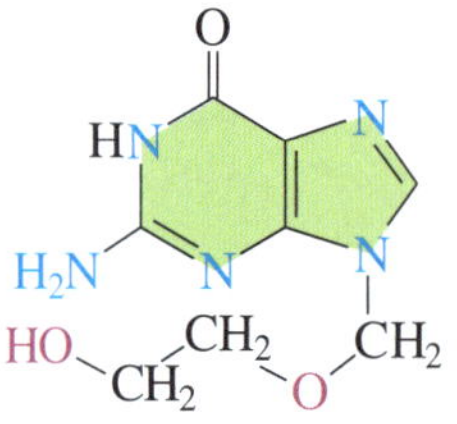

Aciclovir

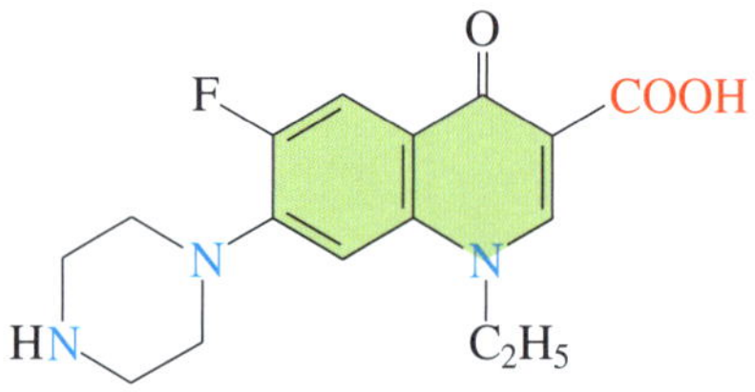

Norfloxacin

Aciclovir, ein Guanosinderivat, wirkt auf *Herpes-simplex-Viren* (HSV). Es verhindert die DNA-Replikation vornehmlich in den Körperzellen, die von HSV infiziert sind. Aciclovir wird in diesen Zellen durch *Kinasen* in ein *Triphosphat* umgewandelt und in die wachsende DNA anstelle von *Desoxyguanosin* eingebaut, dies führt zum Kettenabbruch.

Norfloxacin gehört zu den *Fluorchinolonen*, es ist antibakteriell wirksam und wird z. B. bei Harnwegsinfektionen eingesetzt. Das Antibiotikum ist ein Hemmstoff der *bakteriellen DNA-Gyrase* (Gyrasehemmer), die Zuckerphosphatbindungen öffnen und wieder schließen kann, um durch Verdrillung eine kompakte Packung der DNA im Chromosom zu ermöglichen. Da dieser Vorgang beim Menschen keine Rolle spielt, ist Norfloxacin meist gut verträglich.

21.6 Riboflavin und Folsäure

Zum Schluss des Kapitels sollen noch zwei Vitamine vorgestellt werden, die sich aus Heterocyclen aufbauen, die Sie noch nicht kennen.

Das gelbe **Riboflavin** (Vitamin B$_2$) enthält ein tricyclisches Ringsystem, das *Flavin*, an dem ein *Ribityl*-Rest (reduzierte D-Ribose) hängt. In der Formel ist R = H, d.h., am Ende steht eine primäre OH-Gruppe. Zum Coenzym der *Flavoproteine* wird Riboflavin, wenn die endständige OH-Gruppe entweder mit *Phosphorsäure* zum **FMN** (= Flavin-mononucleotid) oder mit *Adenosindiphosphat* (ADP) zum **FAD** (Flavin-Adenin-Dinucleotid) phosphoryliert wird. Das Flavin ist ein Redoxsystem, das bei vielen *Dehydrogenasen* ähnlich NAD$^\oplus$/NADH und in der *Atmungskette* eine wichtige Rolle spielt.

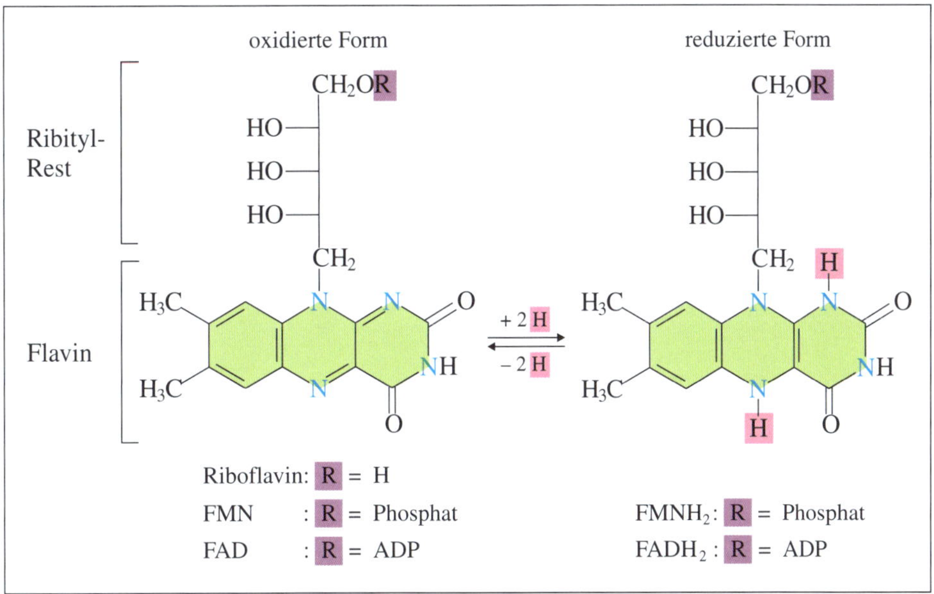

Heterocyclen

Die **Folsäure** ist Vorstufe des Coenzyms Tetrahydrofolsäure, das an der Übertragung von C_1-Resten im Stoffwechsel beteiligt ist. Folsäure gehört zu den Vitaminen und wird von Bakterien und Pflanzen gebildet. Unter den in der Formel angegebenen Bausteinen ist die *p*-**Aminobenzoesäure** (PAB) von besonderem Interesse, sie wird von vielen Bakterien als Wuchsstoff benötigt.

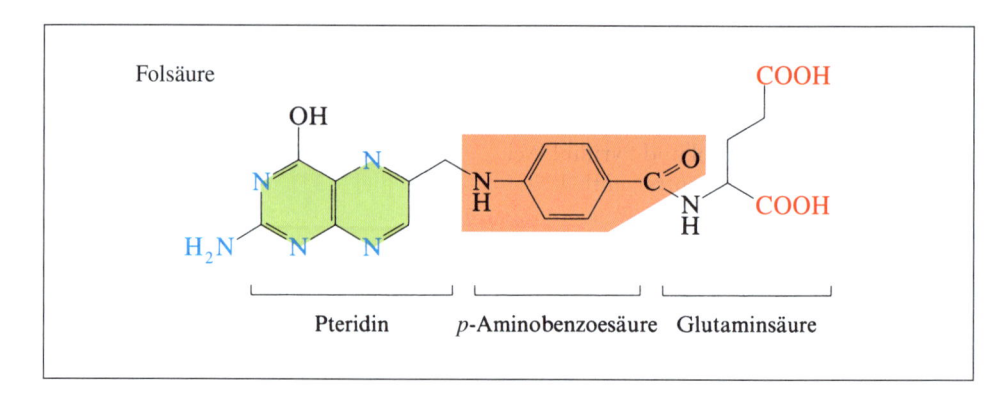

In Gegenwart von Sulfonamiden als Arzneistoffen (s. Kap. 17.3) wird der Einbau der *p*-Aminobenzoesäure in die Folsäure der Bakterien gehemmt, die Bakterien wachsen nicht weiter. Falls es sich um Krankheitserreger handelt, wird deren Ausbreitung gestoppt. Der Patient gewinnt Zeit, körpereigene Abwehrstoffe zu bilden.

21.6 Riboflavin und Folsäure

Aufgaben

1. Erklären Sie folgende Bezeichnungen und Begriffe: Heterocyclen – aliphatische/aromatische Heterocyclen – Tetrapyrrol-System – Alkaloide – mehrkernige Heterocyclen – Nucleinbasen – Nucleosid – Nucleotid – Polynucleotid – Purin – Pyrimidin – DNA – RNA – Basenpaarung – Doppelhelix.
2. Welche Struktur haben a) Tetrahydrofuran, b) Imidazol, c) Pyridin-3-carbonsäure?
   Welche der Heterocyclen sind aromatisch?
3. Welche Konstitutionsisomeren des *Pyrimidins* sind denkbar? (Anordnung der N-Atome im Ring ändern!)
4. Worin unterscheiden sich Prolin und Pyrrol-2-carbonsäure?
5. Erklären Sie, warum Prolin in einer Peptidkette die Ausbildung einer α-Helix stört!
6. Vergleichen Sie Pyrrol und Pyridin! Welche Verbindung ist die stärkere Base?
7. Wie viele Chiralitätszentren enthält Strychnin (Formel S. 341)?
8. Welche Heterocyclen enthält Nicotin? Warum ist es toxisch?
9. Welche Rolle spielt das Eisen beim Cytochrom c? Wird es in seiner Funktion durch Kohlenmonoxid beeinträchtigt?
10. Geben Sie in der Formel des Adenins alle freien Elektronenpaare an!
11. Geben Sie die vollständige Formel für die Nucleotide AMP und dCMP an!
12. Cyclo-AMP entsteht, wenn der Phosphorsäurerest im AMP mit der 3'-OH-Gruppe zum Phosphorsäurediester reagiert. Geben Sie die Formel an!
13. Was ist der genetische Code?
14. Was könnte der Grund sein, warum DNA 2-Desoxy-D-ribose und nicht D-Ribose als Zuckerbaustein enthält?
15. Geben Sie die vollständige Formel für FAD an!
16. Nachfolgende Verbindung ist das NAD$^{\oplus}$ (Nicotinamid-adenin-dinucleotid), das an der durch Pfeil markierten Stelle ein Hydridion übernehmen kann und als Coenzym bei Redoxreaktionen eine Rolle spielt (s. Kap. 21.3). Geben Sie die *Strukturelemente* des Moleküls vollständig an!

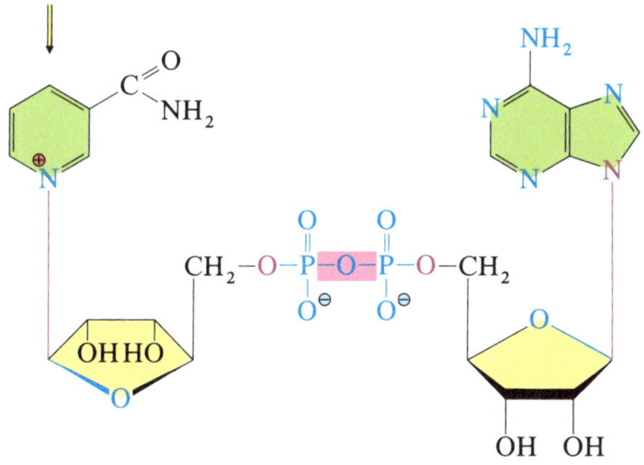

21 Heterocyclen

Bedeutung für den Menschen
Heterocyclen

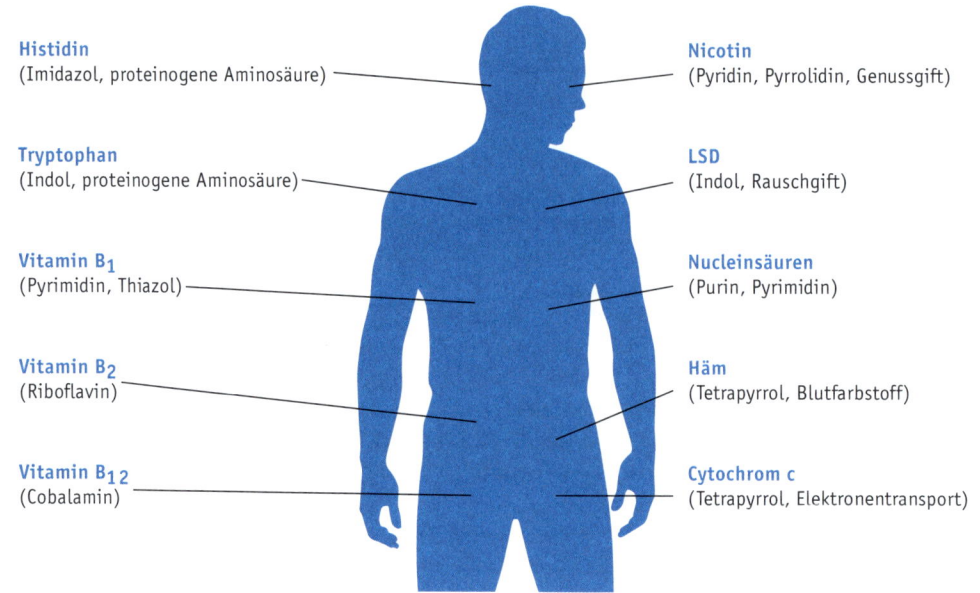

Histidin
(Imidazol, proteinogene Aminosäure)

Tryptophan
(Indol, proteinogene Aminosäure)

Vitamin B_1
(Pyrimidin, Thiazol)

Vitamin B_2
(Riboflavin)

Vitamin B_{12}
(Cobalamin)

Nicotin
(Pyridin, Pyrrolidin, Genussgift)

LSD
(Indol, Rauschgift)

Nucleinsäuren
(Purin, Pyrimidin)

Häm
(Tetrapyrrol, Blutfarbstoff)

Cytochrom c
(Tetrapyrrol, Elektronentransport)

22 Spektroskopie in Chemie und Medizin

22.1 Allgemeines

In der Medizin kommt man während des Arbeitsalltags häufig mit spektroskopischen Methoden in Berührung oder aber mit Daten, die mit diesen Methoden gewonnen wurden. Angefangen mit den „Laborwerten", die z. B. die Konzentration bestimmter Substanzen im Blut wiedergeben, über Röntgenaufnahmen von Frakturen bis hin zur Kernspintomographie in der Krebsdiagnostik. Aber nicht nur in der medizinischen Diagnostik besitzen spektroskopische Methoden eine immense Bedeutung, sie durchziehen heute den Alltag von der Qualitätskontrolle unserer Lebensmittel bis zur Flughafenkontrolle für das Aufspüren von Metallgegenständen. In allen Naturwissenschaften gehören sie zu den wichtigsten Hilfsmitteln in der Forschung und liefern Informationen, die anders nicht zu erhalten sind.

Die spektroskopischen Eigenschaften gehören zu den physikalischen Eigenschaften eines Stoffes und können der Identifizierung einer Verbindung dienen, ermöglichen Reinheitsbestimmungen oder erlauben die Strukturaufklärung unbekannter Verbindungen.

In der Spektroskopie nutzt man die jeweils *charakteristische Wechselwirkung* eines chemischen Stoffes mit *elektromagnetischer Strahlung* verschiedener Wellenlänge. Man beobachtet z. B. **Absorption** (Aufnahme von Strahlung), **Emission** (Abgabe) oder **Streuung** der Strahlung. Die hierbei auftretenden Phänomene können mit Hilfe der Quantenmechanik erklärt werden. Die vom menschlichen Auge wahrnehmbare Strahlung (zwischen 400 und 780 nm) stellt nur einen sehr kleinen Ausschnitt aus dem elektromagnetischen Spektrum dar, das von sehr *energiereicher* kosmischer γ-Strahlung mit kurzer Wellenlänge bis zu *energiearmen* Radiowellen großer Wellenlänge reicht (Abb. 22/1). Für die verschiedenen Spektroskopiearten wird Strahlung unterschiedlicher Energie verwendet, woraus sich spezifische Arten der Wechselwirkung mit der Materie und damit die zu besprechenden Anwendungen ergeben. Wir betrachten im Folgenden eine kleine Auswahl an Methoden (UV-, IR-, NMR-Spektroskopie, Massenspektrometrie und Röntgentechnik), um das Rüstzeug für ein erstes Verständnis zu geben.

elektromagnetisches Spektrum

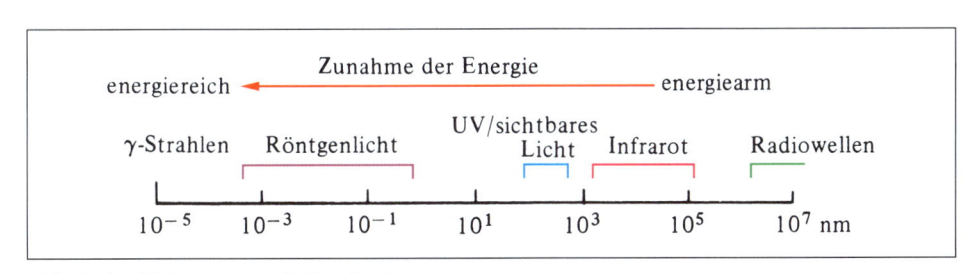

Abb. 22/1 Elektromagnetisches Spektrum.

22.2 UV-Spektroskopie

UV-Spektroskopie

Die UV-Spektroskopie findet breite Anwendung in der qualitativen und quantitativen Analyse, in der Medizin z. B. zur Bestimmung der Konzentration verschiedener Stoffe im Blut. Bei der UV-Spektroskopie wird ultraviolettes oder sichtbares Licht mit der Wellenlänge λ durch eine Lösung des zu vermessenden Stoffes geschickt und die Intensitätsänderung des Lichtstrahles gemessen. Eine Abnahme der Lichtintensität bedeutet, dass die Moleküle in

Spektroskopie in Chemie und Medizin

der Probenlösung Licht absorbieren, d.h. Energie aufnehmen. Entspricht die aufgenommene Energie genau dem Abstand des höchsten besetzten Molekülorbitals (HOMO, **h**ighest **o**ccupied **m**olecular **o**rbital) zum niedrigsten unbesetzten (LUMO, **l**owest **u**noccupied **m**olecular **o**rbital) mit höherer Energie, so kann der *Übergang eines Elektrons vom HOMO ins LUMO* angeregt werden (s. Kap. 3.4.4). Die absorbierte Energie verliert sich wieder durch Aussendung von Licht oder Wärme.

Mathematisch wird die Intensitätsabnahme des Lichtstrahls durch das **Lambert-Beer-Gesetz** ausgedrückt, wobei I_0 die Intensität vor und I die Intensität nach Durchtritt durch die Lösung wiedergeben.

Lambert-Beer-Gesetz

$$E = {}^{10}\log \frac{I_0}{I} = \varepsilon \cdot c \cdot d$$

molarer Extinktionskoeffizient

Man definiert die Extinktion E (= optische Dichte), die demnach abhängig ist von der Konzentration c der Probe, der Schichtdicke d der Messzelle und vom **molaren Extinktionskoeffizienten** ε. Dieser ist eine stoffspezifische Konstante.

Variiert man die Wellenlänge λ innerhalb eines bestimmten Bereiches (meist 200–800 nm) und zeichnet die zu jeder Wellenlänge gehörende Extinktion E als Messpunkte auf, so erhält man das charakteristische **UV-Spektrum** einer Verbindung, welches für die *qualitative* Analyse eines Stoffes von Bedeutung ist. Die UV-Spektren weisen sog. **Absorptionsmaxima**

Absorptionsmaxima bei der Wellenlänge λ_{max} auf, die für bestimmte im Molekül enthaltene Teilstrukturen charakteristisch sind, z.B. deutet $\lambda_{max} = 413$ nm auf das Häm im Hämoglobin (Abb. 22/2a) hin. Die Absorptionsmaxima erscheinen nicht als scharfe Banden, sondern sind immer verbreitert. Dies liegt darin begründet, dass neben den Übergängen der Elektronen auch die Schwingungen einzelner Bindungen im Molekül und dessen Rotation angeregt werden (s. Kap. 22.3). Weil die Grundlage der UV-Spektren jedoch die Anregung von Elektronen ist, spricht man auch von *Elektronenspektren*.

Da je nach eingestrahlter Wellenlänge immer nur Übergänge bestimmter Elektronen innerhalb des Moleküls angeregt werden, lässt sich durch UV-Spektroskopie nicht die komplette Struktur einer unbekannten Verbindung bestimmen. Möglich ist es jedoch, einzelne Strukturelemente und somit die Zugehörigkeit zu bestimmten Verbindungsklassen zu er-

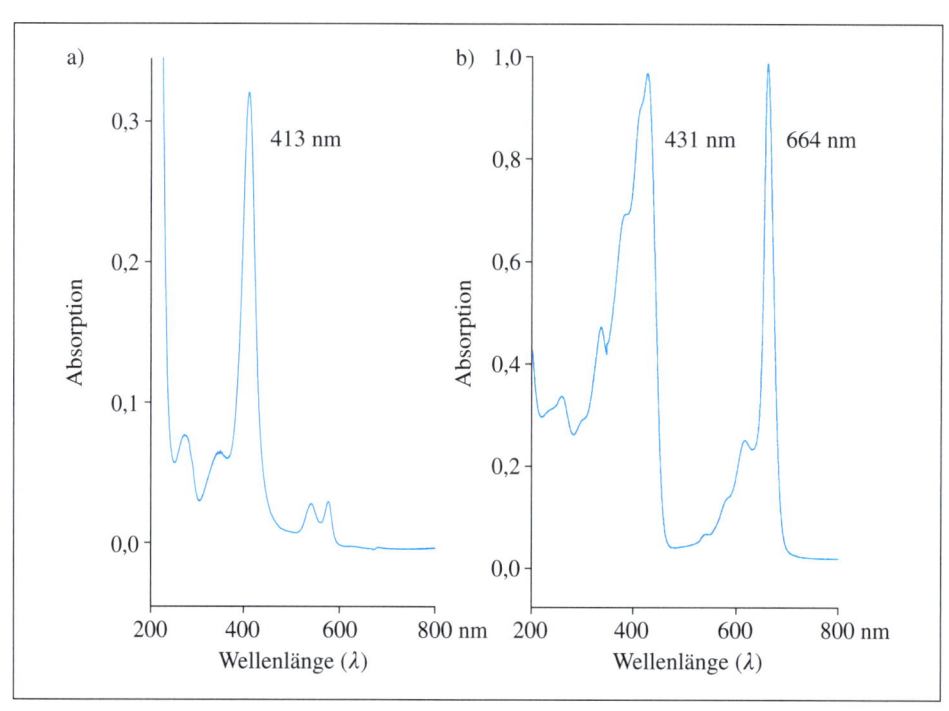

Abb. 22/2 UV-Spektren von Hämoglobin in Wasser (a) und von Chlorophyll in Methanol (b).

22.2 UV-Spektroskopie

Chromophor

kennen. Die für das Auftreten der Absorptionsmaxima verantwortlichen Teilstrukturen bezeichnet man als **Chromophore**. Diese enthalten oft konjugierte Doppelbindungen und zeigen jeweils *charakteristische Absorptionsmaxima*. Liegt das Absorptionsmaximum eines Chromophors bei einer Wellenlänge im sichtbaren Bereich (400–780 nm), so erscheint die Verbindung farbig. Dem weißen Sonnenlicht fehlt dann eine Farbe, das Auge nimmt nur die Farbe wahr, die übrig bleibt. Dies ist die Komplementärfarbe zur Farbe des absorbierten Lichts. Absorbiert ein Chromophor blaues Licht (380–460 nm), erscheint die Verbindung dem Auge gelb/orange, wird gelb/oranges Licht absorbiert (540–640 nm), erscheint die Verbindung blau. Häufig absorbieren Chromophore jedoch bei mehreren Wellenlängen.

Das Hämoglobin z. B. wäre mit der Absorptionsbande bei 413 nm (Abb. 22/2a) nur gelb, erst in Verbindung mit den kleineren Absorptionsbanden zwischen 500 und 600 nm tritt die typische rote Farbe hervor. Ähnlich ist es beim Chlorophyll (Abb. 22/2b). Es absorbiert bei 431 und 664 nm. Das hindurchtretende Licht erscheint dem Auge grün. Farbstoffe sind in der Natur weit verbreitet. Ergänzend zu nennen sind z. B. Indigo, das Jeans-Blau aus dem Indigostrauch (*Indigofera tinctoria* L.), oder Alizarin aus Krappwurzeln (*Rubia tinctorium* L.), ein Dihydroxyanthrachinon.

Indigo   Alizarin

Photometrie

Wird die UV-Spektroskopie für die quantitative Analyse von Stoffen genutzt, spricht man von **Photometrie**. Die oft farblose Probe wird hierbei gegebenenfalls durch Umsetzung mit geeigneten Reagenzien in eine farbige Verbindung überführt, um bei der für diese Verbindung spezifischen Wellenlänge λ_{max} die Lichtabsorption zu messen. Die Bestimmung vieler „Blutwerte" (z. B. Hämoglobin, Glucose) beruht auf diesem Verfahren. Weitere Anwendungen sind die Konzentrationsbestimmung bekannter Verbindungen, wie z. B. von aromatischen Aminosäuren aus Proteinen (s. Kap. 19) oder von Oligonucleotiden der DNA bzw. RNA mit ihren aromatischen Basen (s. Kap. 21.5). In Abbildung 22/3 sind als ein weiteres Beispiel die UV-Spektren des von vielen *Dehydrogenasen* benötigten Coenzyms NADH bzw. NAD$^{\oplus}$ (s. Kap. 21.3) gezeigt. Da NADH ein deutliches Absorptionsmaximum

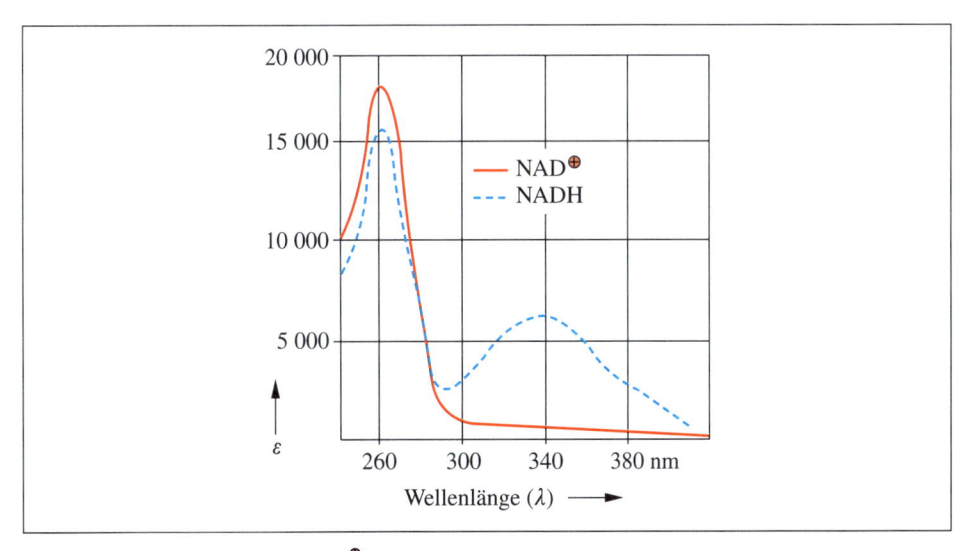

Abb. 22/3 UV-Spektren von NAD$^{\oplus}$ und NADH in Wasser bei pH = 7.

Spektroskopie in Chemie und Medizin

bei λ = 340 nm besitzt, während NAD⊕ bei dieser Wellenlänge keine nennenswerte Absorption zeigt, ergibt sich die Möglichkeit, die Zunahme oder Abnahme von NADH zu messen, wenn dieses Redoxsystem Teil eines Enzymtests ist.

Photometrische Blutuntersuchungen

Von diagnostischer Bedeutung für Lebererkrankungen wie *Hepatitis* sowie für *Myokardinfarkt* ist u.a. die Bestimmung der Aktivität des Enzyms *Glutamat-Oxalacetat-Transaminase* (GOT). Transaminasen katalysieren die Umwandlung von Aminosäuren in die entsprechenden α-Ketosäuren. GOT ist in den Zellen des Gewebes weit verbreitet und liegt *innerhalb* der Zellen im Zytoplasma und in den Mitochondrien vor. Bei Zellschädigung wird GOT freigesetzt, d.h., der GOT-Spiegel im Blut deutet auf den Grad einer Zellschädigung hin.

Die Bestimmung des GOT-Spiegels im Blutplasma wird vollautomatisch durchgeführt und erfolgt in einem gekoppelten Enzymtest. In einer ersten Reaktion wird aus α-Ketoglutarat und L-Aspartat durch GOT L-Glutamat und Oxalacetat gebildet. Diese Reaktion lässt sich photometrisch nicht direkt verfolgen. Daher wird in einer zweiten Reaktion das Reaktionsprodukt Oxalacetat durch Malatdehydrogenase (MDH) zu Malat reduziert. Das NADH wird hierbei zu NAD⊕ oxidiert. Die Abnahme der NADH-Konzentration wird bei der Wellenlänge 340 nm photometrisch verfolgt. Eine starke Abnahme von NADH ist auf eine hohe Konzentration an Oxalacetat zurückzuführen, was einer hohen Konzentration an GOT entspricht. Der Messwert kann für die Diagnose genutzt werden.

1. Reaktion

⊖OOC–CH₂–CH₂–CO–COO⊖ + ⊖OOC–CH₂–CH(NH₂)–COO⊖ ⇌ [GOT] ⇌ ⊖OOC–CH₂–CH₂–CH(NH₃⊕)–COO⊖ + ⊖OOC–CH₂–CO–COO⊖

α-Ketoglutarat (Ketosäure 1)   L-Aspartat (Aminosäure 2)   L-Glutamat (Aminosäure 1)   Oxalacetat (Ketosäure 2)

2. Reaktion

⊖OOC–CH₂–CO–COO⊖ + NADH + H⊕ ⇌ [MDH] ⇌ ⊖OOC–CH₂–CH(OH)–COO⊖ + NAD⊕

Oxalacetat   L-Malat

22.3 IR-Spektroskopie

IR-Spektroskopie wird hauptsächlich im Rahmen der Identifizierung und Strukturaufklärung organischer Verbindungen angewandt. Sie erlaubt die Unterscheidung einzelner funktioneller Gruppen und dient damit der Zuordnung einer Substanz zu einer Verbindungsklasse. Infrarote (IR) Strahlung hat eine größere Wellenlänge als UV-Strahlung und ist somit energieärmer als diese (s. Abb. 22/1). Sie wird auch als Wärmestrahlung bezeichnet, Infrarotlicht durchwärmt z.B. bestrahlte Körperteile.

Schwingungsanregung

Bei der **IR-Spektroskopie** werden durch Absorption bestimmter Energiebeträge Schwingungen innerhalb des Moleküls angeregt. Bedingung für die Detektion dieser **Schwingungsanregung** ist eine Änderung des Dipolmoments während der Schwingung, d.h., nicht jede Schwingung ist IR-aktiv (Abb. 22/4). Das vermessene Molekül muss kein permanentes Dipolmoment besitzen. Es gibt verschiedene Arten von Schwingungen. Bei *Streckschwingungen* ändert sich der Abstand der schwingenden Atome, bei einer *Beugeschwingung* ändert sich der Bindungswinkel. Je nachdem, ob die Molekülsymmetrie im Verlauf der Schwingung erhalten bleibt, unterteilt man in symmetrische und asymmetrische Schwingungen.

22.3 IR-Spektroskopie

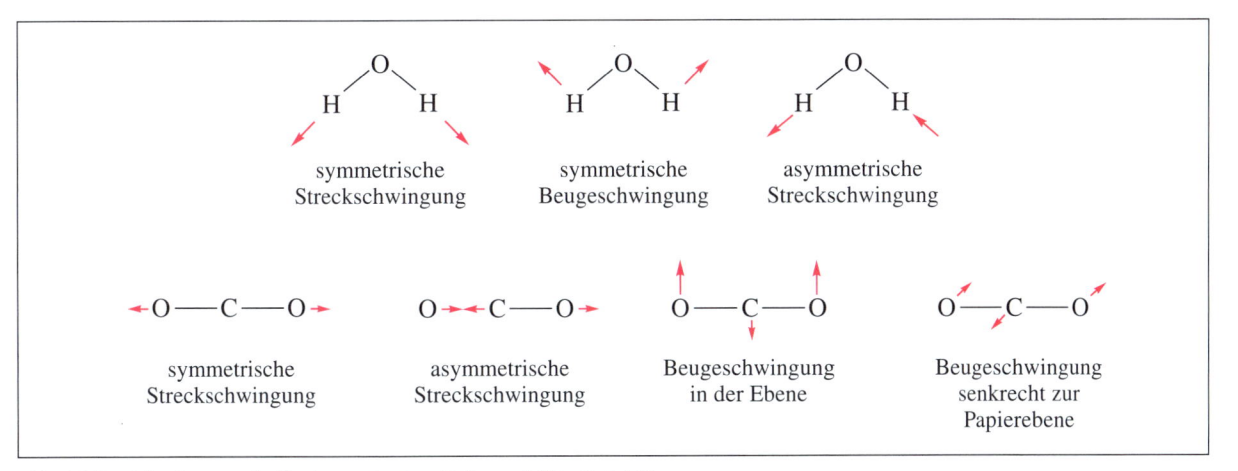

Abb. 22/4 Schwingungsfreiheitsgrade des H_2O- und CO_2-Moleküls.

Das Messprinzip ähnelt dem bei der UV-Spektroskopie beschriebenen, d. h., man variiert die Wellenlänge der eingestrahlten Strahlung und misst die Abnahme der Strahlungsintensität beim Durchtritt durch die Probe. Als **IR-Spektrum** (auch Schwingungsspektrum genannt) erhält man eine Auftragung Transmission (in %) gegen die Wellenzahl $\tilde{v}$ (cm^{-1}), die dem reziproken Wert der eingestrahlten Wellenlänge entspricht (Abb. 22/5). Unter Transmission *(T)* versteht man den von der Probe nicht absorbierten Anteil der eingedrungenen Strahlung.

Fingerprint-Bereich

Zur Auswertung betrachtet man im Spektrum zwei große Bereiche. Oberhalb 1500 cm^{-1} befinden sich Absorptionsbanden, die einzelnen funktionellen Gruppen zugeordnet werden können. Die Valenzschwingungen von z. B. C–H-, O–H-, C=O-, C=C-Bindungen werden in diesem Bereich bei verschiedenen Wellenlängen angeregt (Tab. 22/1). Unterhalb 1500 cm^{-1}, im sog. *Fingerprint-Bereich*, finden sich viele Banden, die vorwiegend von Deformationsschwingungen herrühren und charakteristisch für das Molekül als Ganzes sind und weniger für einzelne funktionelle Gruppen. Wie ein Fingerabdruck beim Menschen charakterisiert ein IR-Spektrum ein Molekül. Wenn zwei IR-Spektren in allen Banden übereinstimmen, ist der Schluss erlaubt, dass die vermessenen Verbindungen identisch sind.

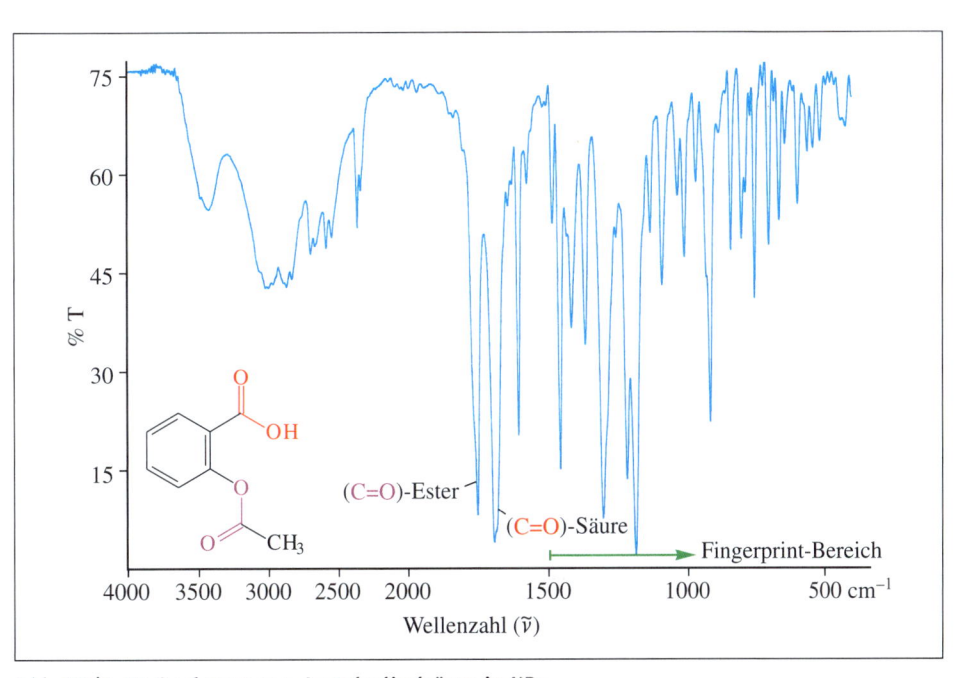

Abb. 22/5 IR-Spektrum von Acetylsalicylsäure in KBr.

Tab. 22/1 Valenzschwingungen ausgewählter funktioneller Gruppen.

Bindung	funktionelle Gruppe	Wellenzahl
C–H	aliphatische CH_3-Gruppe	2850–2960 cm^{-1}
O–H	Alkohol (nicht assoziiert)	3590–3600 cm^{-1}
C=O	aliphatischer Ester	1735–1750 cm^{-1}
	Keton	1705–1725 cm^{-1}
	aromatische Carbonsäure	1680–1700 cm^{-1}
C=C	Alken	1620–1680 cm^{-1}
C–O	Alkohol	1040–1150 cm^{-1}

22.4 NMR-Spektroskopie

Die NMR-Spektroskopie *(nuclear magnetic resonance, kernmagnetische Resonanz)* wird vornehmlich zur Identifizierung und Strukturaufklärung organischer Verbindungen benutzt und gehört heute zu den wichtigsten spektroskopischen Methoden der Chemie. Andere Anwendungen zielen in der Biochemie z. B. auf die Klärung der 3D-Struktur von Proteinen, auf die Untersuchung von Ligand-Protein-Wechselwirkungen oder auf den Ablauf von Stoffwechsel- bzw. Biosyntheseprozessen. In der Medizin findet die **NMR-Tomographie** *(Kernspintomographie)* als bildgebendes Verfahren in der Diagnostik breite Anwendung.

Mit Hilfe der NMR-Spektroskopie erhält man Informationen über die Umgebung von Atomkernen, sodass Rückschlüsse auf die chemische Struktur der Probe möglich sind. Voraussetzung für NMR-Messungen ist das Vorliegen eines sog. **Kernspins** bei einzelnen Atomen einer Verbindung. Diesen kann man sich anschaulich, aber nicht ganz zutreffend als Rotation des Atomkerns um die eigene Achse vorstellen. Der Kernspin wird durch die Kernspinquantenzahl I charakterisiert, die halb- und ganzzahlige Werte ($I = ½, 1, 1½, ... 6$) annehmen kann. Ist $I = 0$, so besitzt der Kern keinen Kernspin. Dies ist der Fall für die Isotope ^{12}C, ^{16}O und ^{14}N, also für diejenigen Nuclide, die mit größter Häufigkeit in organischen Molekülen anzutreffen sind. Die für NMR-spektroskopische Untersuchungen bedeutungsvollsten Nuclide sind ^1H, ^{13}C, ^{31}P und ^{19}F, die alle einen Kernspin $I = ½$ besitzen, und ^2H mit einem Kernspin $I = 1$.

Die NMR-Spektroskopie beruht auf der *Wechselwirkung von Radiowellen mit Atomkernen* einer Verbindung, die sich hierzu in einem Magnetfeld befinden muss. Atomkerne mit einem Kernspin besitzen ein Drehmoment und, da sie positiv geladen sind, auch ein *magnetisches Moment*, sie verhalten sich also wie kleine Stabmagneten. Ohne weitere äußere Einflüsse sind diese magnetischen Momente statistisch verteilt. Bringt man die Probe jedoch in ein starkes homogenes Magnetfeld ein, sind bei ^1H und ^{13}C z. B. nur zwei Einstellungen dieses magnetischen Momentes zum äußeren Magnetfeld erlaubt, die kleinen Stabmagneten richten sich parallel oder entgegengesetzt zum Magnetfeld aus. Die Einstellungen unterscheiden sich geringfügig in ihrem Energiegehalt. Bei der ^1H-NMR-Spektroskopie werden durch Einstrahlen von Radiowellen Übergänge zwischen beiden Energieniveaus angeregt (= **Kernresonanz**), was zu einer Energieaufnahme führt, die man messen kann. Nach dem Abstellen der Strahlung kehren die angeregten Kerne unter Abgabe von Wärme wieder ins tiefere Niveau zurück *(Relaxation)*. Dies wird in einem alternativen Messverfahren neuerer Spektrometer als Funktion der Zeit aufgezeichnet und mathematisch in ein frequenzabhängiges Signal transformiert *(Fourier-Transformation)*. Durch Variation der eingestrahlten Frequenz oder, wie in modernen NMR-Spektrometern praktiziert, durch Einstrahlung eines Frequenzbandes lassen sich so sämtliche verschiedenen Kerne einer Atomsorte, z. B. ^1H, anregen. Aus der Lage eines Signals im Spektrum (= **chemische Verschiebung**) erhält man Auskunft über die Art der chemischen Umgebung der einzelnen Kerne und damit über die Struktur der vorliegenden Verbindung.

Wie viel Energie ist nötig, um das Nuclid ^1H in einer Verbindung anzuregen? Diese Frage lässt sich nur beantworten, wenn man die Stärke des externen Magnetfeldes kennt. Bei den heute verfügbaren supraleitenden Magneten (2,35–21,14 T) liegen die Frequenzen zwischen 100 und 900 MHz. 100 MHz entsprechen einer Radiowelle mit $\lambda = 3$ m. Die bei der Kernresonanz absorbierte Energie beträgt nur 10^{-4} bis 10^{-5} kJ/mol, ist also sehr gering.

Für die Anwendung der NMR-Spektroskopie ist es wesentlich, dass das angelegte äußere Magnetfeld durch die Induktionswirkung der Elektronen und durch die Felder benachbarter Kerne abgeschwächt wird, d.h., die „effektive Feldstärke" am einzelnen Atomkern ist geringer als die angelegte. Man bezeichnet diesen Effekt auch als *Abschirmung*. Atomkerne gleicher Sorte, aber *unterschiedlicher chemischer Umgebung* zeigen daher Resonanz bei geringfügig *unterschiedlicher Frequenz*, was ihre Unterscheidung möglich macht (Abb. 22/6). Diese Unterschiede misst man in ppm (parts per million = millionster Teil) der eingestrahlten Frequenz. Relativ zu einer Eichsubstanz (für ^{1}H-NMR: Tetramethylsilan, TMS = $[CH_3]_4Si$), die den Nullpunkt festlegt, lässt sich nun eine frequenzunabhängige Größe, die *chemische Verschiebung* δ, definieren.

Abbildung 22/6 zeigt das ^{1}H-NMR-Spektrum von Essigsäureethylester. Die Anzahl der Signale spiegelt die Zahl unterschiedlicher Protonen im Molekül wider (hier drei), deren unterschiedliche chemische Verschiebung Rückschlüsse auf deren elektronische Umgebung zulässt. Das NMR-Spektrum liefert außer der chemischen Verschiebung noch weitere Informationen. Die Fläche unter einem Signal wird integriert (in Abb. 22/6 violett markiert) und zeigt die relative Anzahl der Protonen an, die dieses Signal hervorrufen (hier: $CH_3:CH_3:CH_2 = 3:3:2$). Außerdem gibt die Feinstruktur des Signals Auskunft über Anzahl und Geometrie benachbarter Protonen. Ähnlich, wie aneinander gereihte Stabmagneten sich gegenseitig beeinflussen, wechselwirken *(koppeln)* benachbarte Kerne über ihre Bindungselektronen miteinander, wodurch eine *Aufspaltung der Signale* eintritt. Die Anzahl der Linien eines Signals (= Multiplizität) und deren Abstände zueinander (= Kopplungskonstanten) werden zur Interpretation herangezogen. Tritt ein ^{1}H-Kern mit n äquivalenten benachbarten Kernen in Wechselwirkung, so erfolgt die Aufspaltung des Signals in $(n+1)$-Linien. In unserem Beispiel (Abb. 22/6) sind die Signale für die Protonen der Ethylgruppe aufgespalten: das Signal der Methylgruppe besteht aus drei Linien (Triplett), da zwei Protonen am benachbarten Kohlenstoffatom gebunden sind, das der Methylengruppe aus vier Linien (Quartett) wegen der drei Protonen am benachbarten Kohlenstoffatom. Die Methylgruppe der Essigsäure hat keine Kopplungspartner, sodass das Signal als eine Linie (Singulett) erscheint.

Protonenkopplung

In ähnlicher Weise wie bei der ^{1}H-NMR-Spektroskopie kann man auch die Signale beobachten und aufzeichnen, die vom Kohlenstoffisotop ^{13}C hervorgerufen werden. Da dieses Isotop in einer natürlichen Häufigkeit von nur 1,1% auftritt, bedarf es für seine Beobachtung besonders empfindlicher Messgeräte und spezieller Messtechniken. ^{13}C-NMR-Spektren liefern Informationen über das Kohlenstoffgerüst einer organischen Verbindung und sind damit für die Strukturaufklärung besonders wertvoll.

Im Allgemeinen unterdrückt man bei der Aufnahme dieser Spektren die Kopplung einzelner Kohlenstoffatome mit benachbarten Protonen durch simultane Bestrahlung der Protonen (Protonen-Breitband-Entkopplung). Dadurch erscheinen die Signale der Koh-

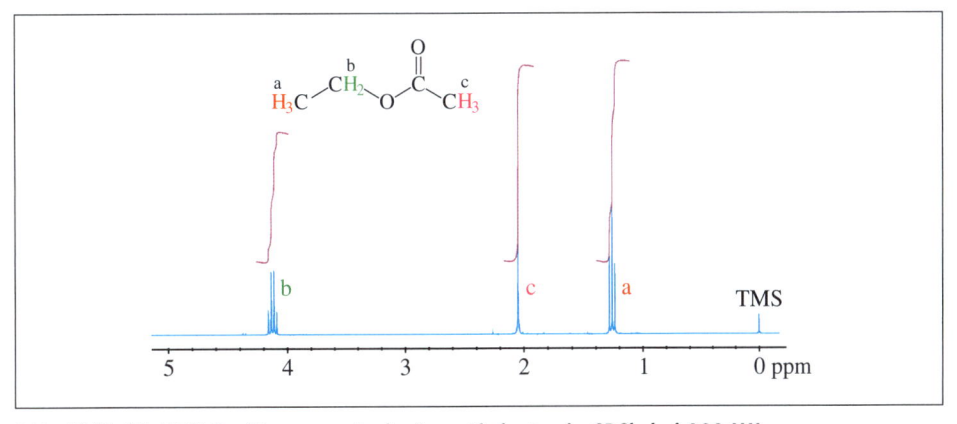

Abb. 22/6 ^{1}H-NMR-Spektrum von Essigsäureethylester in $CDCl_3$ bei 300 MHz.

Spektroskopie in Chemie und Medizin

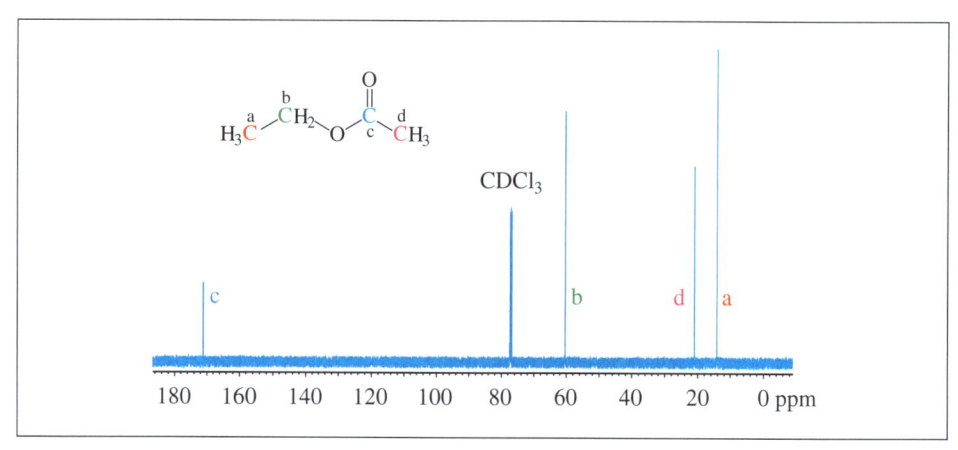

Abb. 22/7 ^{13}C-NMR-Spektrum von Essigsäureethylester in Deuterochloroform (CDCl$_3$) bei 125,7 MHz.

lenstoffatome als einzelne Linien, deren Intensität im Vergleich zu den sonst aufgespaltenen Signalen größer ist. Wegen der geringen natürlichen Häufigkeit des ^{13}C-Isotops beobachtet man keine ^{13}C-^{13}C-Kopplung. Die chemische Verschiebung der einzelnen Signale erlaubt in Analogie zum ^{1}H-NMR-Spektrum Rückschlüsse auf die Struktur des Moleküls (Abb. 22/7).

Neuere Entwicklungen führten zur zweidimensionalen NMR-Spektroskopie (**2D-NMR-Spektroskopie**), die vor allem für die Strukturaufklärung größerer Verbindungen und für die Bestimmung der Struktur kleinerer Proteine wertvoll ist. Es gibt eine Fülle unterschiedlicher Experimente, über die man Informationen über Nachbarschaftsverhältnisse von Atomen (z. B. ^{1}H-^{13}C, oder ^{1}H-^{1}H) durch die Kopplung einzelner Kerne über Bindungen oder aber über den Raum hinweg erhält. Neuere Entwicklungen führen zur **3D-NMR-Technik**, die es erlaubt, z. B. Proteine und deren Wechselwirkungen genauer zu studieren.

Kernspintomographie

NMR-Spektroskopie lässt sich auch am Menschen durchführen, in der medizinischen Diagnostik spricht man dann von (N)MR-Tomographie. Messsignale liefern hier die Protonen, die im Körper hauptsächlich als Bausteine des Wassers oder der Fettbestandteile gehäuft vorkommen. Wasserreiche Gewebe geben ein starkes Signal und werden im Bild hell, wasserarme (wie z. B. Knochen) ein schwaches und werden im Bild dunkel (Abb. 22/8) dargestellt. Hinzu kommt, dass die erhaltenen Bilder in charakteristischer Weise davon abhängen, wie das Wasser im Gewebe gebunden ist. Auch bei gleicher Wasserdichte lassen sich also verschiedene Gewebearten oder gesundes und krankes Gewebe unterscheiden (Hell-Dunkel-Kontraste), wodurch sich Tumoren, Gefäßerweiterungen oder andere pathologische Veränderungen erkennen und lokalisieren lassen. Abbildung 22/9 zeigt den schematischen Aufbau eines MR-Tomographen. Die Aufnahme eines MR-Tomogramms dauert mehrere Minuten, dazu muss der zu vermessende Körperteil (z. B. der Kopf) ruhig in der Öffnung des Magneten liegen. Jede Messung erfasst nur kleine Volumenelemente oder Schichten des Körperteils. Viele Messungen werden dann zu einem Gesamtbild zusammengefügt. Ein großer Vorteil dieses Verfahrens im Vergleich zu Röntgenaufnahmen und der Computertomographie ist, dass der Organismus des Patienten nicht mit energiereicher Strahlung belastet wird.

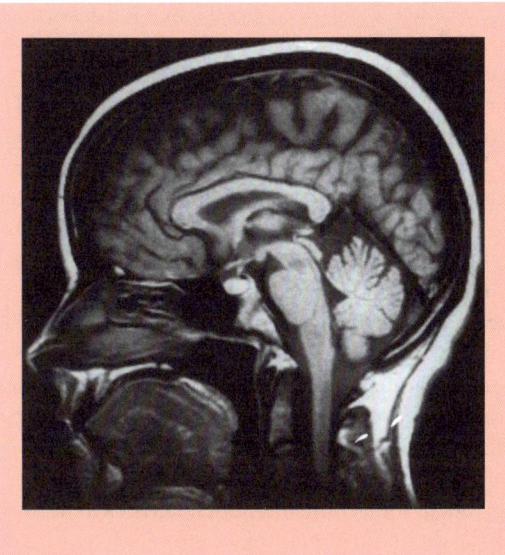

**Abb. 22/8
MR-Tomogramm eines Kopfes**
[aus Roche Lexikon.
Urban & Fischer, 5. Aufl., 2003].

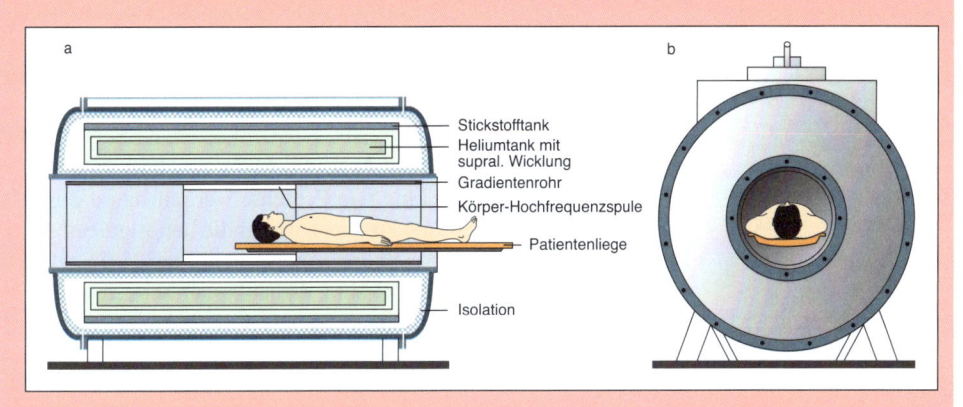

Abb. 22/9 Schematische Darstellung eines MR-Tomographen:
a) Längsschnitt, b) Querschnitt
[aus Kauffmann, G., E. Moser, R. Sauer. Radiologie. Urban & Fischer, 2. Aufl., 2001].

22.5 Massenspektrometrie

Mit Hilfe der **Massenspektrometrie** (MS) lassen sich neben Molekülmasse und Summenformel einer Verbindung auch Strukturinformationen gewinnen. Ihre hohe Empfindlichkeit, die Vielfalt der zur Verfügung stehenden Methoden und die mögliche Kopplung mit chromatographischen Verfahren wie z. B. HPLC (high performance liquid chromatography) machen sie zu einem sehr wertvollen und weitverbreiteten Hilfsmittel in der Analytik.

Bei der MS überführt man eine Substanzprobe in einen Strahl gasförmiger Ionen, die dann nach ihrem Masse-Ladungs-Verhältnis *(m/z)* aufgetrennt werden. Damit gehört die MS streng genommen nicht zu den spektroskopischen Methoden, da sie nicht auf der Absorption oder Emission elektromagnetischer Strahlung beruht. Sie ist eine spektrometrische Analysenmethode. Ein Massenspektrometer besteht aus drei Einheiten: der *Ionenquelle*, in der die Substanz ionisiert wird; dem *Analysator*, durch den die Auftrennung entsprechend dem *m/z*-Verhältnis im Vakuum erfolgt, und einem *Detektor*, der die eintreffenden Ionen registriert und als Signale aufzeichnet. Das so erhaltene Massenspektrum ist eine Auftragung der detektierten Ionen gegen die Signalintensität. Je höher das Signal ist, desto stabiler ist das zugehörige Ion (Abb. 22/10). Bei der Analyse des Massenspektrums sollte man das mögliche Auftreten von *Isotopenmustern* berücksichtigen.

Der Schlüsselschritt der Massenspektrometrie ist die Ionisation der zu vermessenden Substanz. Heute stehen eine Vielzahl an *Ionisierungsmethoden* zur Verfügung. Eine der am häufigsten benutzten Methoden ist die **Elektronenstoß-Ionisation** (EI, electron impact), bei der

Elektronenstoß-Ionisation

die Probe mit energiereichen Elektronen beschossen wird. Formal verläuft die Ionisierung gemäß M + e$^\ominus$ ⟶ M$^\oplus$ + 2 e$^\ominus$ unter Bildung des sog. Molekül-Ions M$^{\oplus \cdot}$ (Radikal-Kation) durch Abspaltung eines Elektrons. Zur Erzeugung des Elektronenstrahls beschleunigt man Elektronen aus einer Glühkathode mit einer Spannung von 70–100 V (70–100 eV). Diese Energie übersteigt die Ionisierungsenergie organischer Moleküle um ein Vielfaches, sodass sich an die Bildung des Molekülions meist Zerfallsprozesse anschließen, bei denen für einzelne Substanzen charakteristische Fragmente (Fragment-Ionen und Neutralbruchstücke) gebildet werden. Für die *Fragmentierung* organischer Verbindungen gibt es verschiedene Regeln, die eine detaillierte Interpretation eines Massenspektrums erlauben (Abb. 22/10).

Fragmentierung

Mit Hilfe verbesserter Methoden zur Beschleunigung und Ablenkung von Ionenstrahlen gelingt eine sehr genaue Massenbestimmung der Ionen. Durch Korrelation mit Referenzsubstanzen bekannter Masse und Summenformel lässt sich die exakte Molekülmasse so genau bestimmen, dass daraus die Summenformel des beobachteten Ions berechnet werden kann. Man spricht dann von *hochauflösender* Massenspektrometrie (**HRMS**, **h**igh **r**esolution **m**ass **s**pectrometry).

hochauflösende Massenspektrometrie

Gerade für höhermolekulare, polarere oder empfindlichere Verbindungen wie z. B. Proteine wurden schonendere Ionisationsmethoden entwickelt. Dabei werden sog. *Quasimolekülionen* detektiert, die durch Protonierung oder Anlagerung anderer Ionen entstehen.

chemische Ionisation

Bei der **chemischen Ionisation** (CI) erfolgt die Molekülionenbildung durch Ion-Molekül-Reaktionen mit Reaktandgas-Ionen (z. B. XH$^\oplus$, wobei X = CH$_4$ oder NH$_3$) gemäß M + XH$^\oplus$ ⟶ MH$^\oplus$ + X. Eine weitere sehr schonende Methode ist das sog. **FAB** (**f**ast **a**tom **b**ombardment). Hier wird die zu untersuchende Substanz in einer schwer flüchtigen, aber flüssigen Matrix (meist Glycerin, p-Nitrobenzylalkohol) gelöst und mit einem Strahl schneller Atome oder Ionen (z. B. Ar, Cs$^\oplus$) beschossen und als Ionen aus der Matrix herausgelöst. Makromoleküle wie Proteine werden heute durch **MALDI** (**m**atrix **a**ssisted **l**aser **d**esorption **i**onization) ionisiert, wobei die benötigte Substanzmenge im fmol-Bereich (f = femto = 10^{-15}) liegt. Als Energiequelle dient hierbei ein gepulster Laser im UV-Bereich, die Probe wird mit einer in diesem Wellenlängenbereich absorbierenden Matrix kristallisiert (z. B. Nicotinsäure). Man detektiert Quasimolekülionen und Ionen, die durch Zusammenlagerung mehrerer Moleküle entstanden sind. Ergänzt wird MALDI durch die **Elektrospray-Ionisation** (ESI), deren Anwendung ebenfalls in der schonenden Ionisation von Makromolekülen wie Proteinen liegt. Hierbei wird die Lösung einer Probe durch Anlegen eines elektrischen Potenzials und mit Hilfe eines Spraygases (z. B. N$_2$) in kleine Nebeltröpfchen zerstäubt (Elektrospray). Durch Anlagerung von Protonen oder anderen Ionen aus dem Lösungsmittel sind die Probenmoleküle je nach Zahl der enthaltenen basischen

FAB

MALDI

ESI

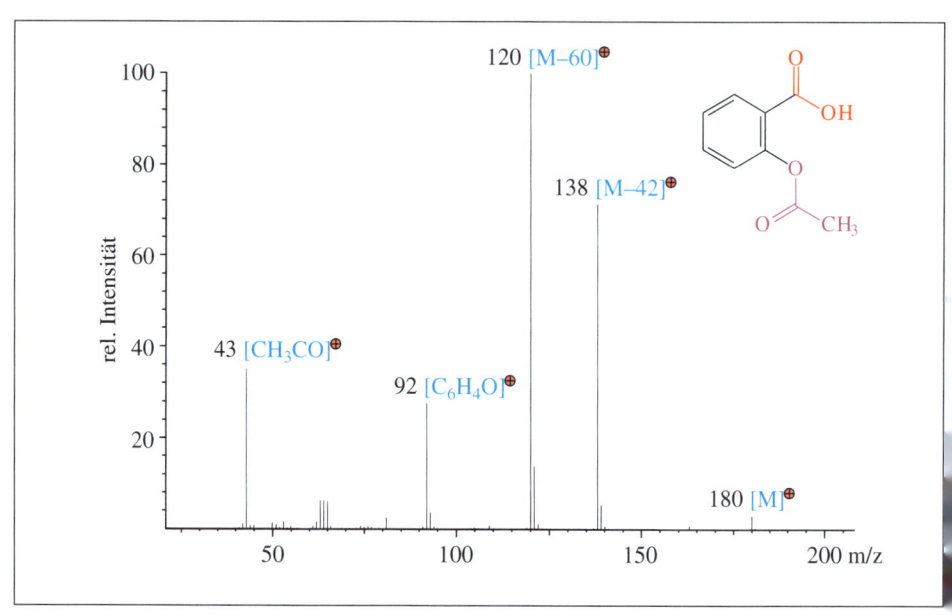

Abb. 22/10 EI-Massenspektrum von Acetylsalicylsäure (C$_9$H$_8$O$_4$, Molmasse 180).

22.6 Röntgenstrukturanalyse

Gruppen einfach oder mehrfach geladen. Im Zuge der Entfernung des Lösungsmittels treten die Quasimolekülionen (z. B. [M+H]⊕, [M+Na]⊕) in die Gasphase über. Ein Vorteil dieses Verfahrens ist die mögliche Kopplung mit chromatographischen Methoden.

22.6 Röntgenstrukturanalyse

Durch **Röntgenstrukturanalyse** *(Diffraktometrie)* lässt sich die Anordnung von Atomen in Festkörpern einschließlich der Bindungslängen und Bindungswinkel bestimmen. Hierbei wird monochromatische Röntgenstrahlung (s. Abb. 22/1), deren Wellenlänge etwa den Atomabständen im Kristallgitter (ca. 10^{-10} m) entspricht, an den Elektronen der Gitteratome gebeugt. Durch die Röntgenstrahlung führen die Elektronen eine erzwungene Schwingung aus und werden so selbst zum Emitter von Kugelwellen. Im Raum hinter dem Kristall beobachtet man Interferenzerscheinungen, die auf einer Fotoplatte aufgezeichnet werden. Die Beugungsmaxima enthalten Informationen zur Gestalt der dem Kristall zugrunde liegenden **Elementarzelle**, aus ihnen lassen sich Elektronendichteverteilungen und damit die Schwerpunkte der Atome berechnen. Je mehr Elektronen ein Atom besitzt, umso genauer lässt sich dessen Lage im Kristall bestimmen.

Damit eine Substanz untersucht werden kann, muss sie kristallin als so genannter Einkristall (Kantenlänge ca. 0,5 mm) vorliegen, in dem das Kristallgitter überall dieselbe Orientierung hat. Für die Züchtung derartiger Kristalle muss viel Zeit und Geduld aufgebracht werden. Mit Hilfe der Röntgenstrukturanalyse werden heute auch komplexe Makromoleküle wie Proteine, DNA oder sogar Viren untersucht. Viele biologisch wirksame Moleküle entfalten ihre Wirkung jedoch nur in Lösung. Man muss also berücksichtigen, dass die in Lösung vorherrschende Raumstruktur anders aussehen kann als die im Kristall, dies gilt besonders für konformativ bewegliche Verbindungen.

Abbildung 22/11 zeigt die Struktur von Acetylsalicylsäure im Kristall. Die Kreise entsprechen berechneten Aufenthaltswahrscheinlichkeiten für die Elektronen der einzelnen

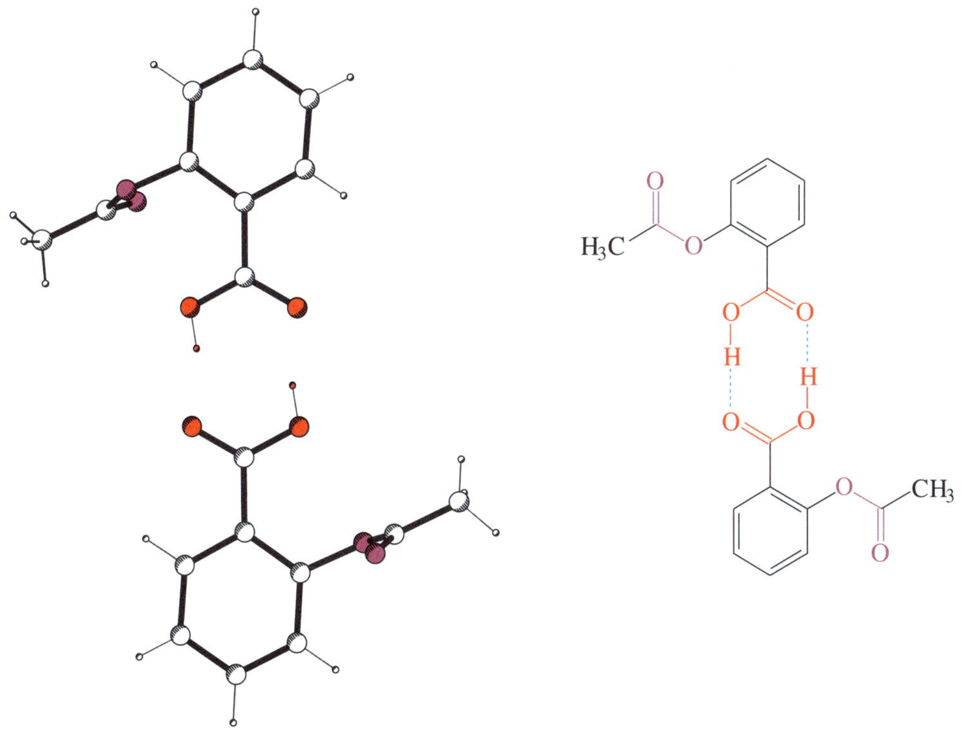

Abb. 22/11 Struktur der Acetylsalicylsäure im Kristall.
[aus Y. Kim et al. Chem Pharm Bull 1985, 33, 2641–2647]

Spektroskopie in Chemie und Medizin

Atome. Acetylsalicylsäure kristallisiert in Schichten, die aus zentrosymmetrischen Dimeren bestehen, welche über zwei Wasserstoffbrückenbindungen zwischen den Carboxygruppen verbunden sind. Die Ebene der Acetoxygruppe steht senkrecht zu der des Benzolrings. Deutlich zu erkennen ist auch, dass die C–C-Bindungen im aromatischen Benzolring in etwa gleich lang und deutlich kürzer als die C–C-Einfachbindungen sind.

Computertomographie

Röntgendiagnostik

In der Medizin wird Röntgenstrahlung hauptsächlich in der Röntgendiagnostik zur Abbildung von Organen und Leitungssystemen oder für Schichtaufnahmen in der Computertomographie (CT) verwendet. Das Röntgenbild wird hier, im Gegensatz zur oben beschriebenen Röntgenstrukturanalyse, durch den Teil der Strahlung erhalten, die den Körper ohne Wechselwirkung durch Absorption oder Streuung passiert hat. Je größer die Elektronendichte auf dem Strahlenweg durch den Körper, umso höher ist der Anteil der Strahlung, der durch Wechselwirkung mit den Elektronen den Film nicht erreicht, umso heller erscheint dieser Teil des Körpers auf dem Röntgenbild. Die Elektronendichte wird durch die Dicke des Objektes und die Anzahl der Elektronen darin bestimmt: Knochen sind aus Atomen mit einer hohen Atommasse, d. h. vielen Elektronen, aufgebaut, sie erscheinen im Röntgenbild weiß. Luft dagegen besteht aus Gasen mit niedriger Molmasse und besitzt somit eine geringe Elektronendichte, sie erscheint schwarz. Die erhaltenen Grauabstufungen lassen sich nach zunehmender Elektronendichte auf Luft (schwarz), Fett, Wasser, Knochen und Metall (weiß) zurückführen (Abb. 22/12).

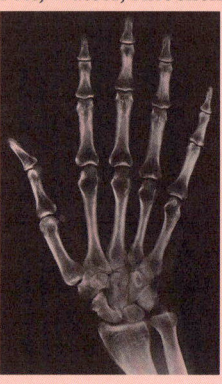

Röntgenstrahlung ist aufgrund ihrer kurzen Wellenlänge sehr energiereich. Weil sie im Körper unkontrolliert Ionen und Radikale bilden kann, schädigt Röntgenstrahlung den Organismus in unterschiedlicher Weise, wobei proliferierendes Gewebe (auch Krebszellen) stärker beeinträchtigt wird. Dieser Unterschied ist die Grundlage für die Strahlentherapie.

Abb. 22/12
Röntgenaufnahme einer rechten Hand
[aus Wicke, L. Röntgenanatomie. Urban & Fischer, 6. Aufl., 2001].

Aufgaben

1. Erklären Sie folgende Bezeichnungen und Begriffe: elektromagnetisches Spektrum – UV-Spektroskopie – Lambert-Beer-Gesetz – molarer Extinktionskoeffizient – Absorptionsmaximum – Chromophor – Photometrie – IR-Spektroskopie – Schwingungsanregung – Fingerprint-Bereich – NMR-Spektroskopie – Kernspin – Kernresonanz – chemische Verschiebung – Protonenkopplung – Kernspintomographie – Massenspektrometrie – Elektronenstoß-Ionisation – Fragmentierung – hochauflösende Massenspektrometrie – chemische Ionisation – MALDI – Elektrospray-Ionisation – Röntgenstrukturanalyse – Elementarzelle – Computertomographie.
2. Was sind Farbstoffe? Nennen Sie drei Beispiele!
3. Sie erhalten eine Lösung, die eine bekannte UV-aktive Substanz enthält. Wie können Sie mit Hilfe der UV-Spektroskopie die Konzentration der Substanz in der Lösung bestimmen?
4. Warum lässt sich bei biochemischen Experimenten die NADH-Konzentration neben vorhandenem $NAD^{\oplus}$ bestimmen?
5. In Abbildung 22/5 ist das IR-Spektrum von Acetylsalicylsäure abgebildet. Welche Absorptionsbanden sind markiert? Worauf beruhen sie?
6. Wie hängen Wellenzahl und Wellenlänge zusammen?
7. Warum gibt es kein ^{12}C-NMR-Spektrum?
8. Wie viele ^1H- und ^{13}C-NMR-Signale erwarten Sie für
   a) Aceton, b) Milchsäure und c) Acetylsalicylsäure?
9. Warum kann man in der Kernspintomographie (MR-Tomographie) verschiedene Gewebe des menschlichen Körpers unterscheiden?

10. Warum ist die MR-Tomographie für den Patienten schonender als die Computertomographie?
11. Was liegt den Signalen (Peaks) im Massenspektrum zugrunde?
12. Nennen Sie drei verschiedene Ionisationsmethoden, die in der Massenspektrometrie Anwendung finden! Welche sind insbesondere für Proteine geeignet?
13. Was leistet die Röntgenstrukturanalyse? Welche Bedingung muss eine Substanz, die man untersuchen will, erfüllen?
14. Wie kommt es zum Röntgenbild von Körperteilen des Menschen?

Lösungen der Aufgaben

Allgemeine Chemie

Kapitel 1

2. etwa 2000.
3. 10^{10} Atome. Bei etwa 10^{27} Atomen im menschlichen Körper ergibt sich: $l = 10^{27} \cdot 10^{-10}$ m $= 10^{17}$ m $= 10^{14}$ km = 10 Lichtjahre.
4. a) Es handelt sich um das Element Phosphor mit der Ordnungszahl 15.
   b) Die Kernladungszahl beträgt 15, denn jedes Phosphoratom enthält 15 Protonen im Atomkern. Das angegebene Isotop (= Nuclid) hat die Massenzahl 31, d. h., im Atomkern sind neben den 15 Protonen noch 16 Neutronen, insgesamt also 31 Nucleonen, enthalten. Jedes Phosphoratom besitzt 15 Elektronen in der Elektronenhülle, es hat die relative Atommasse 31.
5. Ein Stoff, der nur aus Atomen mit ein und derselben Kernladungszahl besteht.
6. Weil sie sich in der Kernladungszahl (= Ordnungszahl = Anzahl der Protonen im Atomkern) unterscheiden. Es sind somit verschiedene Elemente. Sie dürfen sich von derselben relativen Atommasse nicht in die Irre führen lassen!
7. Die natürlich vorkommenden Elemente setzen sich häufig aus Atomen mit verschiedenen relativen Atommassen, d.h. aus verschiedenen Isotopen, zusammen. Der Anteil der jeweiligen Isotope eines Elementes ist praktisch konstant und wird als Isotopenhäufigkeit bezeichnet. Kohlenstoff und Chlor sind Elemente, die natürlicherweise verschiedene Isotope enthalten. Phosphor hingegen ist eines der wenigen Reinelemente.
8.

Symbol	A	Z	Protonen	Neutronen	Elektronen
C	13	6	6	7	6
Na	23	11	11	12	11
H	2	1	1	1	1
Cl	35	17	17	18	17
U	235	92	92	143	92

9. Ein Atomkern wird instabil, wenn das Verhältnis Neutronen zu Protonen im Atomkern deutlich größer als 1 wird.
10. $^1_1$H (Wasserstoff), $^2_1$H (D = Deuterium), $^3_1$H (T = Tritium). Tritium ist radioaktiv.
11. Die Protonen und Neutronen besitzen nicht genau die Masse 1 und die meisten Elemente sind Isotopen-Gemische.
12. $6{,}02 \times 10^{23}$ (Avogadro-Konstante).
13. Durch den Aufbau der Elektronenhülle, insbesondere durch die Valenzelektronen.
14. K-Schale: 2 Elektronen, L-Schale: 8 Elektronen, M-Schale: 18 Elektronen.
15. Hauptquantenzahl (n), Nebenquantenzahl (l), Magnetquantenzahl (m), Spinquantenzahl (s). Nein.
16. C-Atom: $1s^2\ 2s^2\ 2p^2$; Na-Atom: $1s^2\ 2s^2\ 2p^6\ 3s^1$. Beim Na-Atom ist das Valenzelektron ($3s^1$) am energiereichsten.
17. Ein Raum in der Elektronenhülle, in dem sich ein bestimmtes Elektron eines Atoms mit großer Wahrscheinlichkeit aufhält.
18. Die Besetzung des 1s- und des 2s-Niveaus ist bei beiden vollständig und damit gleich ($1s^2, 2s^2$). Das 2p-Niveau ist bei Sauerstoff mit 4 Elektronen besetzt ($2p^4$), bei Stickstoff

Lösungen der Aufgaben

nur mit 3 ($2p^3$). Damit verfügt ein Sauerstoffatom über 6 Valenzelektronen, ein Stickstoffatom nur über 5.
19. Ja. Die p-Orbitale derselben Schale sind energiereicher als die s-Orbitale.
20. 1s (2), 2s (2), 2p (6), 3s (2), 3p (6), 4s (2), 3d (10), 4p (6).

Kapitel 2

2. Man kennt 111 Elemente, davon kommen 92 in der Natur vor, eigentlich nur noch 90, weil Element 43 (Technetium) und 61 (Promethium) aufgrund ihrer Halbwertszeiten längst zerstrahlt sind.
3. Die Elemente sind nach steigender Kernladungszahl in Perioden und Gruppen in einem zweidimensionalen Schema angeordnet.
4. Die Atomorbitale der einzelnen Schalen werden nach steigendem Energieinhalt besetzt.
5. Mg (Magnesium): 2, S (Schwefel): 6, P (Phosphor): 5 und I (Iod): 7 Valenzelektronen.
6. Von Nebengruppenelementen spricht man, wenn von einem Element zum nächsten die Elektronenbesetzung auf einer inneren Schale erfolgt und die Besetzung der äußeren Schale mit in der Regel 2 Valenzelektronen konstant bleibt. Biochemisch wichtig sind: Fe, Zn, Cu, Mn, Co (s. Tab. 2/4).
7. Es enthält etwa 20 Elemente mit einer Ordnungszahl < 30 (s. Abb. 2/2).
8. Sauerstoff mit 61%, Kohlenstoff mit 23%, Wasserstoff mit 10% und Stickstoff mit 2,6%.
9. Natrium, Kalium, Magnesium, Calcium.
10. Die Elemente der 1. Gruppe (Alkalimetalle): Li, Na, K, Rb, Cs; die Elemente der 17. Gruppe (Halogene): F, Cl, Br, I.
11. Eisen mit 4–5 g, Eisen(II)-Ionen spielen z.B. im Hämoglobin für den Sauerstofftransport im Blut eine Rolle.
12. Spurenelemente sind lebensnotwendige Elemente, bei denen die pro Tag benötigte Menge vergleichsweise gering ist (< 1 mg) und die mit der Nahrung zugeführt werden müssen, z.B. Cobalt und Chrom als Metalle bzw. Fluor und Iod als Nichtmetalle.

> ! Spurenelemente werden nicht als Elemente, sondern in Form von Ionen oder als Bestandteil von Verbindungen vom Körper aufgenommen.

13. Z.B. Quecksilber, Cadmium, Blei.
14. Elemente, die natürliche oder künstlich angeregte Radioaktivität aufweisen. Sie werden in der Diagnose oder Therapie eingesetzt (s. Tab. 2/6).
15. Nein.
16. Der Mensch hat kein Organ, mit dem er radioaktive Strahlung wahrnehmen könnte. Kernchemische Reaktionen sind „ansteckend", die Strahlung ist für den Menschen schädlich, weil sie Mutationen im Erbgut auslösen kann.
17. Tritium ist ein radioaktives Isotop des Wasserstoffs ($^3_1$H). Da Wasserstoff bei Raumtemperatur ein Gas ist, lässt er sich nicht applizieren. Tritium in einer Verbindung würde sich beim Abbau überall im Körper verteilen. Es gibt keine lokale Selektivität.

Kapitel 3

2. Glanz, hohe Dichte, gute Wärmeleitfähigkeit, gute elektrische Leitfähigkeit.
3. Es gibt im Periodensystem mehr Metalle. Metalle sind z.B. die Elemente der 1., 2. und 13. Gruppe und alle Nebengruppenelemente. Nichtmetalle sind z.B. die Elemente der 17. und 18. Gruppe, aber auch andere Elemente der 2. und 3. Periode, die weiter rechts im Periodensystem stehen (s. Abb. 3/1).
4. Intermetallische Phasen, die durch Mischung verschiedener Metalle entstehen (z.B. Messing).
5. Beim Übergang von einem Atom in sein Ion ändern sich Ladung, Teilchenradius und Elektronenkonfiguration. Gleich bleiben Kernladungszahl und Teilchenmasse.

Allgemeine Chemie

6. Die Elektronegativität der Elemente nimmt in der 2. sowie in allen anderen Perioden von links nach rechts zu. In den Hauptgruppen nimmt die Elektronegativität von oben nach unten ab.
7. Für die Teilchenradien gilt: $Na^{\oplus}$ < Na, $Cl^{\ominus}$ > Cl, $Mg^{2\oplus}$ < Mg, $I^{\ominus}$ > I.
8. Nein, die elektrostatische Anziehung der Ionen wirkt in alle Richtungen des Raums.
9. Salze sind Verbindungen, die auch in festem Zustand aus Ionen aufgebaut sind. Sie kristallisieren leicht, haben hohe Schmelzpunkte und ihre Schmelzen leiten den elektrischen Strom.
10. NH_4Cl, CaF_2, $FeSO_4$, Na_2CO_3.
11. Kovalente Bindung, Elektronenpaarbindung, homöopolare Bindung.
12. Kohlenstoff: vierbindig, Wasserstoff: einbindig, Stickstoff: dreibindig, Sauerstoff: zweibindig.
13. H_2O,

14. Das Sauerstoffatom ist sp^3-hybridisiert. Zwei der Molekülorbitale bilden Bindungen zu H-Atomen aus (Winkelbildung), die anderen sind lediglich mit je zwei Elektronen besetzt (freie Elektronenpaare).
15. 60 g/mol
16.

17. Das H_2-Molekül besitzt zwei Molekülorbitale. Das energieärmere σ-MO ist mit zwei Elektronen vollständig besetzt, es ist für die Bindung verantwortlich. Das σ^*-MO bleibt frei, es ist antibindend. Die Bindungslänge ist der mittlere Abstand zwischen den Atomkernen. Die Energie, die bei der Bildung einer Atombindung frei wird, ist die Bindungsenergie (Dimension: kJ/mol).
18. Die Gleichwertigkeit der vier C–H-Bindungen und der tetraedrische Bau des Moleküls.
19. Die C–C-Einfachbindung ist länger und energieärmer als eine C=C-Doppelbindung. Außerdem ist bei letzterer die Rotation um die C–C-Bindungsachse stark eingeschränkt.
20. Ionisch: NaI, $FeCl_3$; kovalent: Schwefelwasserstoff, Methylamin und Tetrachlorkohlenstoff.
21. Ein Dipolmoment haben HCl, Methanol, Methylamin und Wasser.
22. Entsprechend der Abnahme der Elektronegativität vom Fluor zum Iod in der 17. Gruppe ist die Atombindung im Fluorwasserstoff (HF) am stärksten polarisiert, beim Iodwasserstoff (HI) am geringsten.
23. a) Keines.
    b) Eins, $|\overset{\ominus}{C}\equiv\overset{\oplus}{O}|$
    c) Je eins, $|N\equiv N|$
24. Lachgas: $\langle \overset{\ominus}{N}=\overset{\oplus}{N}=O \rangle \longleftrightarrow |N\equiv \overset{\oplus}{N}-\overset{\ominus}{\overline{O}}|$
    Stickstoffmonoxid: $\cdot \underline{N}=O\rangle$
25. Die tetraedrischen sp^3-C-Atome des Pentans ordnen sich so im Raum an, dass eine Zickzack-Kette aus C-Atomen entsteht.

Kapitel 4

2. Die kinetische Energie der Teilchen wird von fest über flüssig zu gasförmig größer, die Ordnung kleiner.
3. Quecksilber ist in einem großen Temperaturbereich flüssig und hat einen in weiten Temperaturbereichen linearen Ausdehnungskoeffizienten.
4. Es ist das Volumen, das 1 mol jedes idealen Gases unter Normalbedingungen einnimmt. Es hat den Wert 22,4 L.
5. Die Tröpfchenbildung von Flüssigkeiten dient der Oberflächenverkleinerung. Sie hängt mit der Oberflächenspannung zusammen.
6. Die intermolekularen Anziehungskräfte durch Wasserstoffbrückenbindungen sind beim H_2O wegen der höheren Elektronegativität des Sauerstoffs stärker als beim H_2S,

somit erfolgt der Übertritt von Wassermolekülen in die Dampfphase erst bei einer höheren Temperatur.
7. Bestimmte physikalische Eigenschaften des Wassers verändern sich nicht gleichförmig, sondern weisen Umkehrungen auf. Ein bekanntes Beispiel ist die Änderung der Dichte in Abhängigkeit von der Temperatur (s. Kap. 4.6).
8. Wasser weist Binnenstrukturen auf (Cluster), die bezüglich der Zahl der beteiligten Wassermoleküle, der dreidimensionalen Form und der lokalen Dichte in der Flüssigkeit Unterschiede aufweisen. Diese Parameter sind durch gelöste Substanzen beeinflussbar und bleiben beim Verdünnen offenbar erhalten, so dass eine Substanz im Wasser einen Abdruck hinterlässt, ohne noch selbst anwesend zu sein.
9. In Feststoffen können die Teilchen sich wiederholende dreidimensionale Muster bilden, es entstehen Kristalle. Dieser regelmäßige Aufbau wird auch Kristallgitter genannt.
10. Elemente können im festen Zustand unterschiedliche Kristallgitter ausbilden, was ihre physikalischen Eigenschaften beeinflusst. Ein Beispiel ist der Kohlenstoff, der als Graphit, Diamant oder Fulleren vorkommt.
11. Reine Stoffe haben eine definierte chemische Zusammensetzung und unter gegebenen Bedingungen konstante physikalische Eigenschaften. Reinheitskriterien sind z.B. Schmelz- und Siedepunkt sowie spektroskopische und chromatographische Daten.
12. Die Flüssigkeit entzieht die zum Verdampfen notwendige Energie der Umgebung, die daraufhin abkühlt.
13. Trockeneis ist festes Kohlendioxid. Man kann es zum Kühlen von Flüssigkeiten verwenden (bis −78 °C).
14. Bei vermindertem Druck sinkt der Siedepunkt einer Flüssigkeit.
15. Die Nachfüllflasche steht unter Druck. Der benötigte Kohlenwasserstoff (Butan) ist dann flüssig. Vermindert man den Druck, tritt der Kohlenwasserstoff als Gas aus und kann entzündet werden.
16. Der direkte Übergang von fest zu gasförmig, ohne zwischendurch den flüssigen Zustand zu durchlaufen.
17. Ja. Bei 0 °C müsste ein verminderter Druck (< 0,1 bar) herrschen. Siehe Abb. 4/8.
18. Die Atmosphäre enthält 78% Stickstoff, 21% Sauerstoff und 0,036% (360 ppm) Kohlendioxid. Der CO_2-Anteil nimmt langsam zu.
19. Man spricht von einer echten Lösung, wenn die Teilchen der darin gelösten Stoffe kleiner als 3 nm sind. Bei einer kolloidalen Lösung haben die gelösten Teilchen eine Größe von 3–200 nm.
20. Homogen: Luft, Quellwasser, Zahngold; heterogen: Staub, Schaum, Mayonnaise, Milch, Blut, schmelzendes Eis.

Kapitel 5

2. Ein heterogenes Gleichgewicht liegt vor, wenn sich ein Stoff zwischen zwei oder mehr Phasen verteilt und sich an der Verteilung unter gegebenen äußeren Bedingungen nichts mehr ändert.
a) Gesättigte Kochsalzlösung mit NaCl-Bodenkörper; b) Verteilung eines Stoffes zwischen zwei flüssigen Phasen (z.B. Ether/Wasser); c) Flüssigchromatographie: Trennung eines Stoffgemisches an Kieselgel mit einem Laufmittel.
3. Eine gesättigte Lösung liegt vor, wenn sich in einer vorgegebenen Menge Lösungsmittel von einem zugegebenen Stoff bei gegebener Temperatur nichts mehr löst. Kühlt man eine gesättigte Lösung ab, ohne dass sich der gelöste Stoff abscheidet, liegt eine übersättigte Lösung vor.
4. Hydrophil/hydrophob bedeuten wasserliebend/wasserabstoßend, lipophil/lipophob bedeuten fettliebend/fettabstoßend. Die Begriffe charakterisieren das Löslichkeitsverhalten und damit die Polarität eines Stoffes. Polare Stoffe sind hydrophil/lipophob, unpolare Stoffe sind lipophil/hydrophob.
5. Die Löslichkeit eines Stoffes ist von dessen Polarität, der Polarität des Lösungsmittels und der Temperatur abhängig, bei Gasen auch vom Druck.
6. 20% des Stoffes befinden sich in der Oberphase (Nernst-Verteilungsgesetz).

Allgemeine Chemie

7. Der in Wasser gelöste Stoff kann durch mehrfache Extraktion mit Ether aus der wässrigen in die etherische Phase überführt und damit abgetrennt werden. Nach zweimaliger Etherextraktion befindet sich noch 1% des lipophilen Stoffs in der Wasserphase.
8. Die Löslichkeit eines Gases in einer Flüssigkeit hängt von der Temperatur und vom Partialdruck des Gases über der Flüssigkeit ab.
9. Kohlendioxid wird unter Druck in die Flaschen gepresst und ist im Sprudelwasser überwiegend physikalisch gelöst. Durch Öffnen der Flaschen wird der Gegendruck erniedrigt und das Kohlendioxid entweicht unter Bläschenbildung (sprudeln) aus dem Wasser.
10. Die Adsorption an ein vorgegebenes Adsorbens ist von der Größe der Oberfläche, der Konzentration bzw. dem Druck (bei Gasen) der zu adsorbierenden Substanz und der Temperatur abhängig.
11. Bei einer einfachen Diffusion findet ein Konzentrationsausgleich bestimmter Stoffe zwischen den Kompartimenten statt. Triebkraft hierfür ist die Zunahme der Entropie. Durch aktiven Transport können unterschiedliche Konzentrationen zwischen Kompartimenten aufrechterhalten werden. Das Erreichen dieses Zustandes erfordert Energie.
12. Eine semipermeable Membran ist nur für bestimmte Teilchen einer Lösung durchlässig. Eine solche Membran findet z. B. bei der Dialyse Anwendung.
13. Der osmotische Druck ist von der Konzentration des Stoffes in der Lösung und von der Temperatur abhängig.
14. Da Glucose nicht dissoziiert, Kochsalz hingegen in zwei Ionen, Calcium(II)-chlorid sogar in drei Ionen, hat die Glucoselösung aufgrund der geringeren Teilchenzahl den niedrigsten osmotischen Druck, die Calciumchloridlösung den höchsten.
15. Um ein Donnan-Gleichgewicht zwischen zwei Kompartimenten einzustellen, benötigt man eine semipermeable Membran, die für Ionen von Makromolekülen undurchlässig ist, die Ionen einfacher Salze (z. B. KCl) jedoch ungehindert diffundieren lässt.
16. Die Membran muss für die das Potenzial bildenden Ionen permeabel werden, was z. B. durch das Öffnen von Ionenkanälen erreicht wird.
17. Die Destillation nutzt unterschiedliche Siedepunkte der zu trennenden Flüssigkeiten (= Dampfdruckunterschiede) aus, die Kristallisation unterschiedliche Löslichkeiten.
18. Bei der Gefriertrocknung geht das gefrorene Wasser bei sehr niedrigem Druck direkt in die Gasphase über, ohne vorher zu schmelzen. Das Wasser sublimiert.
19. Eine Stofftrennung durch Chromatographie kann z. B. auf Adsorption oder Ionenaustausch beruhen.
20. Ein Substanzgemisch wird auf eine dünne Schicht eines Trägermaterials (Adsorbens) aufgetragen. Durchlaufen eines Lösungsmittels durch das Trägermaterial führt zur Stofftrennung.
21. Bei der Flüssigkeitschromatographie wird das Stoffgemisch in einem Laufmittel gelöst und beim Durchlauf an einem Trägermaterial getrennt. Die mobile Phase ist flüssig. Bei der Gaschromatographie werden die Stoffe bei hohen Temperaturen verdampft und mittels eines Trägergases durch ein Trägermaterial geführt, an dem die Trennung erfolgt. Die mobile Phase ist gasförmig.

Kapitel 6

2. Massen- und Ladungsbilanz müssen ausgeglichen sein.
3. $x = 3, y = 3, z = 3$.
4. $x = 2, y = 2$.
5. Zunächst werden die Atommassen (gerundet) der an der Reaktion beteiligten Atome dem Periodensystem entnommen. Man berechnet dann die molaren Massen von NaBr und NaOH, setzt sie ins Verhältnis und wendet den Dreisatz an. Berechnung: H = 1, Br = 80, Na = 23, O = 16; NaOH : NaBr = 40 : 103 = x : 20; x = 40 · 20/103 = 7,77 g NaOH.
6. 1 L einer 0,5 molaren Schwefelsäure enthält 49 g H_2SO_4.
7. Die Abkürzung w/v hinter der Promille-Angabe besagt, dass 1,3 g Alkohol (w ist die Abkürzung für engl. *weight*) in 1 L = 1000 mL Blut (v ist die Abkürzung für engl.

volume) enthalten sind. 1,3 g Alkohol entsprechen 1,65 mL. Bei einer Molmasse von 46 für Alkohol (= Ethanol) ergibt sich: 46 g = 1 mol; 1 g = 1/46 mol; 1,3 g = 1,3/46 = 0,0283 mol.

8. Das Gleichgewicht liegt auf der Seite der Edukte, es wird nur wenig Produkt gebildet. ΔG^0 ist größer als 0.
9. Durch Temperaturänderung, weil K temperaturabhängig ist, oder durch Entfernen eines Produktes aus dem Reaktionsgemisch (z. B. durch Destillation). Reagieren Gase miteinander, lässt sich das Gleichgewicht durch Druckerhöhung auf die Seite verschieben, auf der die Gase ein kleineres Volumen einnehmen (z. B. $3\,H_2 + N_2 \rightleftharpoons 2\,NH_3$).
10. Wenn konzentrierte Lösungen vorliegen, so dass man die Wechselwirkung der Teilchen untereinander nicht mehr vernachlässigen darf.
11. Wärmeenergie, elektrische Energie, Lichtenergie.
12. Standardbedingungen für die Bestimmung von ΔH^0 sind 25 °C (298 K) und 1,013 bar (1013 hPa, Normaldruck).
13. Flüssiges Wasser.
14. Die Entropie nimmt ab (aus vier Teilchen entstehen nur zwei).
15. ΔG^0 beträgt –48,3 kJ/mol. Berechnung: 15,7 kJ · mol^{-1} – 298 K · 0,215 kJ · mol^{-1} · K^{-1} = 48,3 kJ/mol. Die Reaktion verläuft exergon.
16. Ja, wenn der Wert der Reaktionsentropie so groß (positiv) ist, dass ΔG^0 negativ wird.
17. $K = \dfrac{[AB]^2}{[A]^2 \cdot [B]^2}$; $\Delta G = 0$
18. $A + 2B \rightleftharpoons 2C + E$ $\quad \dfrac{[C]\cdot[D]}{[A]\cdot[B]} = K_1;\quad \dfrac{[C]\cdot[E]}{[D]\cdot[B]} = K_2 \quad K_{ges} = K_1 \cdot K_2 = \dfrac{[C]^2\cdot[E]}{[A]\cdot[B]^2}$
19. ΔG^0 ist eine additive Größe.
20. Ein geschlossenes System kann nur Energie mit der Umgebung austauschen, ein offenes System Energie und Materie. Thermodynamisch gesehen ist der Mensch ein offenes System.
21. Bei Fließgleichgewichten laufen Reaktionen nur in einer Richtung ab, $\Delta G < 0$. Bei thermodynamischen Gleichgewichten sind Hin- und Rückreaktion gleich schnell, $\Delta G = 0$.

Kapitel 7

2. Ein Salz ist ein Stoff, der auch in festem Zustand aus gegensinnig geladenen Ionen besteht.
3. Die Salze heißen Kaliumbromid bzw. Calciumfluorid.

    $KBr \longrightarrow K^{\oplus}_{aq} + Br^{\ominus}_{aq} \qquad CaF_2 \longrightarrow Ca^{2\oplus}_{aq} + 2\,F^{\ominus}_{aq}$

    Calciumfluorid hat die größere Gitterenergie, da das Kation zweifach positiv geladen ist und das Anion einen kleinen Radius hat.
4. Ausfällen eines gelösten Stoffes (z. B. eines Proteins) aus seiner Lösung durch Hinzufügen eines Salzes, das die Hydrathülle des gelösten Stoffes beeinflusst und so dessen Löslichkeit erniedrigt.
5. Der nach außen wirksame Radius vergrößert sich, es ändern sich die Diffusionseigenschaften. Manchmal ändert sich auch die Farbe.
6. 0,95 g NaCl in 100 g Wasser.
7. Ist die frei werdende Hydratationsenergie (ΔH_H) der Ionen größer als die aufzuwendende Gitterenergie (ΔH_U), wird Wärme (ΔH_L) frei, das Salz löst sich exotherm. Kehren sich die Verhältnisse um, löst sich das Salz endotherm.
8. $L_p = [Ca^{2\oplus}] \cdot [F^{\ominus}]^2$
9. Die benötigten Atommassen aus dem Periodensystem: Ca = 40, C = 12, O = 16.
    Berechnung: $\sqrt{4,8 \cdot 10^{-9}} = 6,9 \cdot 10^{-5}$ mol $CaCO_3$ = $6,9 \cdot 10^{-3}$ g = 6,9 mg $CaCO_3$.
10. Obwohl die Lösungsenthalpie positiv ist ($\Delta H_L > 0$), ist der Vorgang exergon ($\Delta G < 0$). Es kommt auf die Entropieänderung an, die deutlich positiv sein muss, d. h., es kommt zu einem Entropiegewinn.

Allgemeine Chemie

11. Das Salz mit dem kleinsten Löslichkeitsprodukt (AgI) fällt als Erstes aus:

    $NaI + AgNO_3 \longrightarrow AgI\downarrow + NaNO_3$

12. $Lp = [Pb^{2\oplus}] \cdot [I^{\ominus}]^2 = 10^{-8}$ mol^3/L^3
    10^{-8} mol^3/L$^3 = [Pb^{2\oplus}] \cdot [0{,}1$ mol/L$]^2$
    $[Pb^{2\oplus}] = 10^{-6}$ mol/L.

13. Weil das Ba$^{2\oplus}$-Ion mit Ammoniak keinen löslichen Komplex bildet.

14. Die Systeme b) und c).

15. Bei der Elektrolyse einer wässrigen NaCl-Lösung entstehen Chlor (Cl$_2$) als Gas, Wasserstoff (H$_2$) als Gas und NaOH (in Wasser gelöst).

    Anode: $2\,Cl^{\ominus} \longrightarrow Cl_2\uparrow + 2\,e^{\ominus}$ (Oxidation).

    Kathode: $2\,H_2O + 2\,e^{\ominus} \longrightarrow H_2\uparrow + 2\,OH^{\ominus}$ (Reduktion).

16. Im Salz- oder Süßwasser sind erhebliche Salzanteile gelöst (z. B. NaCl, Ca(HCO$_3$)$_2$), die die Leitfähigkeit das Wassers stark erhöhen. Auch ein entfernt ins Wasser einschlagender Blitz gefährdet den Badenden.

17. $K^{\oplus}$ und $Mg^{2\oplus}$.

18. Schutzstoffe im Harn verhindern den Fällungs- bzw. Kristallisationsprozess.

19. Durch Auflösen, Zertrümmern (durch Stoßwellen), Operation.

20. Haupt- und Nebenkanäle der Zahnwurzel müssen nachhaltig desinfiziert sein, damit sich im Zahn oder an der Zahnwurzel keine Entzündungsherde bilden, die chronische Körperschäden hervorrufen können.

Kapitel 8

2. Säuren sind Protonendonatoren (z. B. Salzsäure oder Kohlensäure), Basen sind Protonenakzeptoren (z. B. Natronlauge oder Ammoniak).

3. Unter Protolyse versteht man Reaktionen, die unter Protonenübertragung ablaufen. Dazu gehören alle Säure/Base-Reaktionen in wässriger Lösung.

4.   *Säure/konj. Base*

    $H_3PO_4 + H_2O \rightleftharpoons H_2PO_4^{\ominus} + H_3O^{\oplus}$ $H_3PO_4/H_2PO_4^{\ominus}$

    $H_2PO_4^{\ominus} + H_2O \rightleftharpoons HPO_4^{2\ominus} + H_3O^{\oplus}$ $H_2PO_4^{\ominus}/HPO_4^{2\ominus}$

    $HPO_4^{2\ominus} + H_2O \rightleftharpoons PO_4^{3\ominus} + H_3O^{\oplus}$ $HPO_4^{2\ominus}/PO_4^{3\ominus}$

5. $K_{s1} = \dfrac{[H_2PO_4^{\ominus}] \cdot [H_3O^{\oplus}]}{[H_3PO_4]}$; $K_{s2} = \dfrac{[HPO_4^{2\ominus}] \cdot [H_3O^{\oplus}]}{[H_2PO_4^{\ominus}]}$; $K_{s3} = \dfrac{[PO_4^{3\ominus}] \cdot [H_3O^{\oplus}]}{[HPO_4^{2\ominus}]}$

6. Wasser, Hydrogensulfat, Hydrogencarbonat.

7. Das Ionenprodukt des Wassers ist das Produkt aus Hydroniumionenkonzentration und Hydroxidionenkonzentration entsprechend der Eigendissoziation des Wassers:
   $[H_3O^{\oplus}] \cdot [OH^{\ominus}] = K_w = 10^{-14}$ mol^2/L^2 (bei 22 °C).
   Bei Verwendung von pH und pOH lautet es: pH + pOH = 14.

8. pH = 5, pOH = 14 − pH = 9. pH = 0 entspricht einer Wasserstoffionenkonzentration von 1 mol/L, das bedeutet: $[H_3O^{\oplus}] = 10^0 = 1$ mol/L.

9. $NH_4^{\oplus} + H_2O \rightleftharpoons NH_3 + H_3O^{\oplus}$ $NH_3 + H_3O \rightleftharpoons NH_4^{\oplus} + OH^{\ominus}$

    $K_s = \dfrac{[NH_3] \cdot [H_3O^{\oplus}]}{[NH_4^{\oplus}]}$ $K_b = \dfrac{[NH_4^{\oplus}] \cdot [OH^{\ominus}]}{[NH_3]}$

    $pK_s = -\lg \dfrac{[NH_3] \cdot [H_3O^{\oplus}]}{[NH_4^{\oplus}]}$ $pK_b = -\lg \dfrac{[NH_4^{\oplus}] \cdot [OH^{\ominus}]}{[NH_3]}$

    $pK_s + pK_b = 14$

Lösungen der Aufgaben

10. Edukte   Produkte
    $Na_2S + 2\,HCl \longrightarrow 2\,NaCl + H_2S$
    $KCN + H_2SO_4 \longrightarrow KHSO_4 + HCN$
    Die Reaktionen laufen ab, da die stärkere Säure (Salzsäure bzw. Schwefelsäure) die schwächere (Schwefelwasserstoff bzw. Blausäure) aus ihrem Salz verdrängt.

11. a) $H_3O^\oplus$, b) $NH_4^\oplus$, c) H_3PO_4

12. a) 0,01 M HCl: pH = 2; 0,05 M H_2SO_4: pH = 1
    b) Salzsäure mit pH = 4 ist 10^{-4} molar; Natronlauge mit pH = 12 ist 10^{-2} molar.
    c) 0,1 M Ameisensäure: pH = 2,4; 0,1 M Ammoniaklösung: pH = 11,1
    d) Essigsäure mit pH = 3,4 ist 10^{-2} = 0,01 molar.

13. Indikatoren sind schwache organische Säuren oder Basen, die in protonierter Form eine andere Farbe besitzen als in deprotonierter Form. Der Umschlagbereich ist der pH-Bereich, in dem sich die Farbe eines Indikators ändert. Er ist definiert als: pH = pK_{Ind} ± 1.

14. $H_3PO_4 + 3\,KOH \longrightarrow K_3PO_4 + 3\,H_2O$

15. Grundsätzlich ist der Energiebetrag der Neutralisationswärme unabhängig von der Säurestärke. Salzsäure ist vollständig dissoziiert, die Neutralisationswärme wird in vollem Umfang verfügbar. Essigsäure ist nur zu einem kleinen Teil dissoziiert. Ihre vollständige Dissoziation während der Neutralisation ist energieverbrauchend (Dissoziationsenergie), wozu ein Teil der Neutralisationswärme benötigt wird.

16. Kaliumcarbonat ist das Salz einer starken Base und einer schwachen Säure. Seine wässrige Lösung reagiert basisch, da die Carbonat-Ionen mit Wasser im Gleichgewicht stehen und teilweise Hydrogencarbonat bilden. Überschüssige $OH^\ominus$-Ionen bleiben übrig.
    $2\,K^\oplus + CO_3^{2\ominus} + H_2O \longrightarrow 2\,K^\oplus + HCO_3^\ominus + \mathbf{OH^\ominus}$

17. Die Titrationskurve von 0,1 M Salzsäure beginnt bei pH 1, hat einen symmetrischen Verlauf und den Äquivalenzpunkt am Neutralpunkt (Abb. 8/1). Die Titrationskurve von 0,1 M Essigsäure beginnt bei pH = 2,9 und hat einen flacheren Verlauf. Der Äquivalenzpunkt liegt im basischen, die pH-Änderung um den Äquivalenzpunkt herum fällt nicht so drastisch aus (Abb. 8/2).

18. $HNO_3 + KOH \longrightarrow K^\oplus + NO_3^\ominus + H_2O$

    32 mL einer 0,018 M KOH enthalten 0,576 mmol KOH.
    Da Salpetersäure einprotonig ist, waren in den 25 mL 0,576 mmol HNO_3 enthalten.
    Um die Konzentration der Salpetersäure zu bestimmen, dividiert man die enthaltene mmol-Menge durch das Volumen (25 mL):

    $$c = \frac{n}{v} = \frac{0{,}576\ \text{mmol}}{25\ \text{mL}} = 0{,}023\ \text{mmol/mL} \ (\triangleq 0{,}023\ \text{mol/L})$$

    Die HNO_3-Konzentration beträgt 0,023 mol/L.

19. 100 mL 0,1 M H_2SO_4 enthalten 0,98 g H_2SO_4. 1 L 0,1 N H_3PO_4 enthält 3,267 g H_3PO_4.

20. $H_2SO_4 + 2\,NH_3 \longrightarrow 2\,NH_4^\oplus + SO_4^{2\ominus}$

    98 g H_2SO_4 (M_r = 98) sind 1 Mol.
    1 g H_2SO_4 sind 0,0102 Mol. Da Schwefelsäure zweiprotonig ist, werden 0,0204 Mol NH_3 benötigt. 0,0204 Mol NH_3 (M_r = 17) sind 0,3468 g.

21. Unverändert pH = 5,6.

22. Der Acetatpuffer ist 0,6 molar.

    $$pH = 4{,}8 + \lg\frac{0{,}1}{0{,}5} = 4{,}8 + \lg 0{,}2 = 4{,}10$$

    40 mL 0,1 M NaOH sind 0,004 mol NaOH.

    $$pH = 4{,}8 + \lg\frac{0{,}104}{0{,}496} = 4{,}8 + \lg 0{,}2096 = 4{,}12.$$

23. pH = 8,2.

24. Äquimolare Mengen von KH_2PO_4 und K_2HPO_4 mischen.

25. Protein-Puffer, Kohlensäure-Puffer, Phosphat-Puffer. pH = 7,4 ± 0,3.

——————————————————————————————————— Allgemeine Chemie

26. Geeignet sind NaH_2PO_4 und Na_2HPO_4.

$$pH = 7{,}2 + \lg\frac{[HPO_4^{2\ominus}]}{[H_2PO_4^{\ominus}]}; \quad 6{,}9 = 7{,}2 + \lg x \ ; \quad \lg x = -0{,}3 \ ; \quad x = 0{,}5$$

$[HPO_4^{2\ominus}] : [H_2PO_4^{\ominus}] = 0{,}5 = 1 : 2$
0,2 M Puffer erfordern 0,067 mol NaH_2PO_4 ($M_r = 142$) und
0,133 mol NaH_2PO_4 ($M_r = 120$).
0,067 mol NaH_2PO_4 entsprechen 9,514 g.
0,133 mol NaH_2PO_4 entsprechen 15,96 g.
Da nur 100 ml Pufferlösung gebraucht werden, sind 0,951 g NaH_2PO_4 und 1,596 g NaH_2PO_4 einzuwiegen.
27. Der Kohlensäure-Puffer hilft mit, den pH-Wert des Blutes konstant zu halten. Außerdem liegt ein offenes Puffersystem vor, d.h., der Puffer kann über die Gasphase reguliert werden (Abgabe von CO_2 in der Atemluft).
28. Salzsäure (HCl) ist für den niedrigen pH-Wert des Magensaftes verantwortlich.
29. Der Säure-Base-Haushalt wird über Lunge, Niere und Leber reguliert.
30. Die Übersäuerung ist Ursache für viele Fehlfunktionen des Körpers, z.B. im Verdauungsbereich. Aber auch eine erhöhte Infektanfälligkeit und Gelenkbeschwerden lassen sich darauf zurückführen.

Kapitel 9

2. $Fe + H_2SO_4 \longrightarrow FeSO_4 + H_2\uparrow$

   Reduktionsmittel: Fe; Oxidationsmittel: $H^\oplus$

3. $2\,Na + Cl_2 \longrightarrow 2\,NaCl$

   $2\,Na \xrightarrow{-2\,e^\ominus} 2\,Na^\oplus \quad ; \quad Cl_2 \xrightarrow{+2\,e^\ominus} 2\,Cl^\ominus$

   Metallisches Natrium gibt Elektronen an Chlor ab. Natrium ist das Reduktionsmittel, Cl_2 das Oxidationsmittel, $Na^\oplus$ ist die oxidierte Form, $Cl^\ominus$ die reduzierte Form.

4. $2\,H_2 \xrightarrow{-4\,e^\ominus} 4\,H^\oplus \quad ; \quad O_2 \xrightarrow{+4\,e^\ominus} 2\,O^{2\ominus}$

5. $H_2 \rightleftarrows 2\,H^\oplus + 2\,e^\ominus$
   Die Protonen der Salzsäure werden durch elementares Zink zu Wasserstoff reduziert. Der Wasserstoff wird in der Knallgasreaktion durch Sauerstoff oxidiert.

6. $\overset{+1}{Cl}O^\ominus, \quad \overset{+7}{Cl}O_4^\ominus$

7. **A:** $\overset{+1+5-2}{HNO_3}, \quad \overset{0}{Cu}, \quad \overset{+2}{Cu^{2\oplus}}, \quad \overset{+2-2}{NO}, \quad \overset{+1-2}{H_2O} \quad \overset{-2+1}{OH^\ominus}$

   B: $\quad Cu \longrightarrow Cu^{2\oplus} + 2\,e^\ominus \quad$ (Oxidation) $\quad |\cdot 3$
   $\quad \underline{HNO_3 + H_2O + 3\,e^\ominus \longrightarrow NO + 3\,OH^\ominus} \quad$ (Reduktion) $\quad |\cdot 2$

   C: $2\,HNO_3 + 3\,Cu + 2\,H_2O \longrightarrow 3\,Cu^{2\oplus} + 2\,NO + 6\,OH^\ominus \quad$ (Gesamtreaktion)

8. Ein Elektronenfluss in einem äußeren Draht kann nur stattfinden, wenn gleichzeitig zwischen den Lösungen der Halbzellen Ionen wandern, dies ist durch eine semipermeable Membran oder über eine Salzbrücke (= Salzschlüssel) möglich. Eine Potenzialdifferenz (außen) ist nur messbar, wenn in der Lösung Ionenwanderung möglich ist.
9. Vom Zink zum $Cu^{2\oplus}$ (s. Abb. 9/3).
10. $\Delta G = -z \cdot F \cdot \Delta E$
11. Man misst das Potenzial einer 1 molaren $Cu/Cu^{2\oplus}$-Halbzelle unter Standardbedingungen gegen die Normalwasserstoffelektrode. Das Vorzeichen ergibt sich aus der Rich-

tung, in welcher die Elektronen fließen: zur Wasserstoffelektrode hin (negativ) oder von ihr weg (positiv), wie in unserem Beispiel.

12. Metalle werden aufgrund ihrer Normalpotenziale als unedel (z. B. Zn), halbedel (z. B. Cu) oder edel (z. B. Ag) bezeichnet.
13. Im Mund bilden sich Lokalelemente aus, zwischen denen kleine Ströme fließen, die gesundheitliche Schäden verursachen können. Durch Säuren im Speichel in Verbindung mit anwesendem Sauerstoff werden die unedleren Metalle, die in den Legierungen enthalten sind, in Spuren gelöst, so dass sich verschiedene Redoxsysteme gegenüberstehen. Gold selber (Au/Au$^{3\oplus}$, E_0 = +1,41 V) löst sich nicht unter physiologischen Bedingungen. Beim Quecksilber (Hg/Hg$^{2\oplus}$, E_0 = +0,86 V) kann man das nicht ausschließen.
14. Elektronen fließen freiwillig nur von der reduzierten Form des Teilsystems mit negativerem Potenzial zur oxidierten Form des Teilsystems mit positiverem Potenzial.
15. a) Natrium reagiert mit Wasser zu Natronlauge und Wasserstoff:
    $2\,Na + 2\,H_2O \longrightarrow 2\,NaOH + H_2\uparrow$
    b) Eisen reagiert mit Kupfer(II)-sulfat zu Eisen(II)-sulfat und Kupfer:
    $Fe + CuSO_4 \longrightarrow Cu + FeSO_4$
    c) Silber und Iod reagieren nicht.
16. Um eine Aussage über die Potenziale von Halbzellen machen zu können, die nicht den Standardbedingungen entsprechen. Die Nernst-Gleichung zeigt insbesondere, dass E von den Konzentrationen der Redoxpartner abhängt.
17. E = +0,81 + 0,06 lg 10^{-2} = +0,81 − 0,12 = +0,69 Volt.
18. Ja, da durch den Konzentrationsunterschied eine Potenzialdifferenz entsteht.
19. Wenn die Potenzialdifferenz zwischen den Teilsystemen zu Null wird (ΔE = 0).
20. $E = -0,06 \cdot 4 = -0,24$ Volt.
21. Wenn das Potenzial des Redoxpaares pH-abhängig ist.
22. Wenn der pH-Wert elektrochemisch bestimmt werden soll, nimmt man dafür Elektroden, deren Potenzial vom pH-Wert abhängt. Misst man das jeweilige Potenzial gegen eine Referenzelektrode, deren Potenzial konstant ist, kommt man zum pH-Wert.
23. Die Glaselektrode ist eine so genannte Einstabmesskette zum Messen von pH-Werten. An einer Glasmembran entsteht ein pH-abhängiges Potenzial, das im Vergleich zu einer Referenzelektrode gemessen wird.
24. $\Delta G = -z \cdot F \cdot \Delta E = -1 \cdot 96,5 \cdot 1 = -96,5$ kJ/mol.
25. In der Atmungskette findet eine biologisch modifizierte Form der Knallgasreaktion statt, die zur Bildung von ATP führt.

Kapitel 10

2. Anionen: Halogenid-Ionen (Cl$^\ominus$, I$^\ominus$), Cyanid (CN$^\ominus$), Thiolate (RS$^\ominus$). Moleküle: Ammoniak, Kohlenmonoxid, Wasser.
3. Eisenkomplex: Das Zentralion hat die Koordinationszahl 6 und die Ladung +3. Goldkomplex: Koordinationszahl 4, Ladung von Gold +3.
4. EDTA$^{4\ominus}$ oder Glycinat.
5.

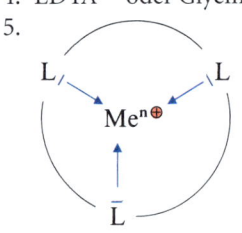

```
      L        L
       ↘      ↙
         Me$^{n\oplus}$
           ↑
           L
```

6. Cu$^{2\oplus}$ und Zn$^{2\oplus}$: 4; Fe$^{2\oplus}$ und Co$^{3\oplus}$: 6.
7. EDTA liegt bei pH 7 als Dianion vor und setzt bei sechsfacher Koordinierung des Ca$^{2\oplus}$ noch zwei Protonen frei. Durch die Protonen wird die Lösung sauer, wodurch der Ca$^{2\oplus}$-EDTA-Komplex z.T. wieder zerfällt. Um vollständige Komplexierung zu erreichen, arbeitet man mit schwach alkalischer Pufferlösung.
8. $AgCl + 2\,NH_3 \longrightarrow [Ag(NH_3)_2]^\oplus + Cl^\ominus$

Allgemeine Chemie

9. Es entsteht bevorzugt der Cyanid-Komplex.
   $[Zn(NH_3)_4]^{2\oplus} + 4\,CN^{\ominus} \longrightarrow [Zn(CN)_4]^{2\ominus} + 4\,NH_3$
10. $[Zn(NH_3)_4]^{2\oplus} \longrightarrow Zn^{2\oplus} + 4\,NH_3$

    $$K_Z = \frac{[Zn^{2\oplus}]\cdot[NH_3]^4}{[[Zn(NH_3)_4]^{2\oplus}]} = 10^{-10}$$

    $[Zn(CN)_4]^{2\ominus} \longrightarrow Zn^{2\oplus} + 4\,CN^{\ominus}$

    $$K_Z = \frac{[Zn^{2\oplus}]\cdot[CN^{\ominus}]^4}{[[Zn(CN)_4]^{2\ominus}]} = 10^{-18}$$

11. Weil die Austauschgeschwindigkeit der Liganden bei einigen Komplexen sehr langsam ist.

12.

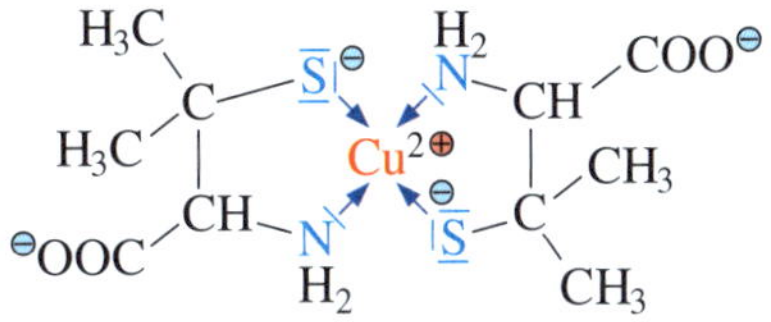

```
       H3C              H2
          \        |S|⊖  N     COO⊖
           C─         ╲ ╱  ╲CH
       H3C /         Cu2⊕    ╲
           |         ╱   ╲    CH3
          CH ─── N      |S|⊖ C
       ⊖OOC      H2          ╱ ╲
                              CH3
```

13. Farbe (Cu$^{2\oplus}$: farblos, Cu$^{2\oplus}$-Komplexe: blau). Löslichkeit (Komplexierung von Cu$^{2\oplus}$ mit Glycin), Redoxpotenzial (Co$^{2\oplus}$ hat im Aquokomplex ein positiveres Normalpotenzial als im Amminkomplex).
14. 0,347 %.
15. Kohlenmonoxid konkurriert mit dem Sauerstoff um die Bindung am Fe$^{2\oplus}$ des Hämoglobins.

Lösungen der Aufgaben

Organische Chemie

Kapitel 12.1

2.
$H_3C-CH_2-CH_2-CH_2-CH_3$
n-Pentan

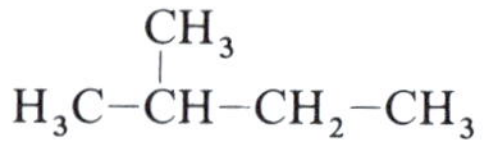

$H_3C-\underset{\underset{CH_3}{|}}{CH}-CH_2-CH_3$
iso-Pentan
(2-Methyl-butan)

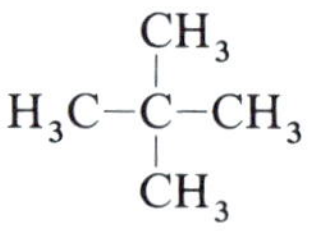

$H_3C-\underset{\underset{CH_3}{|}}{\overset{\overset{CH_3}{|}}{C}}-CH_3$
2,2-Dimethylpropan

3.
$H_3C-\underset{\underset{CH_3}{|}}{\overset{\overset{CH_3}{|}}{C}}-CH_2-\underset{}{\overset{\overset{CH_3}{|}}{CH}}-CH_3$

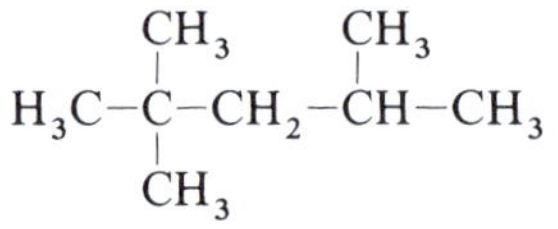

4. Insgesamt gibt es 18 Konstitutionsisomere, darunter z. B.

$H_3C-CH_2-CH_2-CH_2-CH_2-CH_2-CH_2-CH_3$
n-Octan

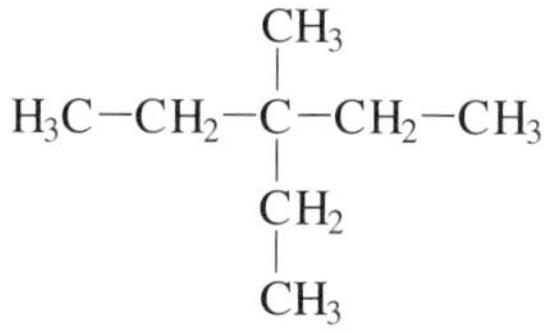

$H_3C-CH_2-\underset{\underset{\underset{CH_3}{|}}{CH_2}}{\overset{\overset{CH_3}{|}}{C}}-CH_2-CH_3$
3-Ethyl-3-methylpentan

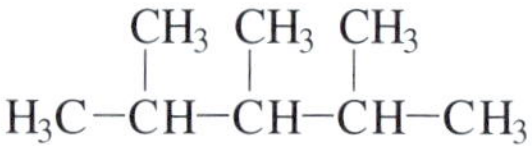

$H_3C-\overset{\overset{CH_3}{|}}{CH}-\overset{\overset{CH_3}{|}}{CH}-\overset{\overset{CH_3}{|}}{CH}-CH_3$
2,3,4-Trimethylpentan

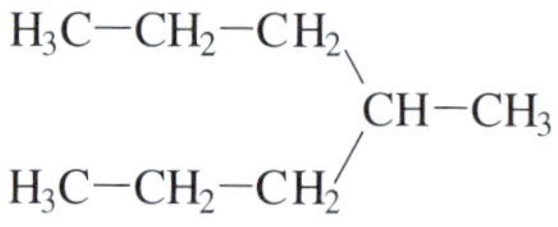

$H_3C-CH_2-CH_2$
$\diagdown$
$CH-CH_3$
$\diagup$
$H_3C-CH_2-CH_2$
4-Methylheptan

5. Isooctan siedet tiefer als n-Octan, weil das Molekül mehr kugelförmig gebaut ist und damit die zwischenmolekularen (van-der-Waals) Kräfte schwächer sind.
6. **Konformations***isomere* sind **nicht** trennbar, da sie sich bei Raumtemperatur rasch ineinander umwandeln. **Konstitutions***isomere* hingegen sind stabil, weisen unterschiedliche Eigenschaften (z. B. Sdp.) auf und sind trennbar.
7. Weil dann jeweils die energieärmste *anti*-Konformation vorliegt.
8. Der äußere Luftdruck lastet auf der Flüssigkeit. Er muss von jedem Molekül, das die Flüssigkeit verlässt (verdampft), überwunden werden. Dazu müssen die Moleküle eine ausreichende kinetische Energie besitzen. Die kinetische Energie der Flüssigkeitsmoleküle hängt von der Temperatur ab. Je niedriger der Luftdruck ist, desto niedriger ist der Siedepunkt.
9. n-Hexan hat als Kohlenwasserstoff lipophile (= hydrophobe) Eigenschaften, während Wasser hydrophil ist. Beide Flüssigkeiten lösen sich nicht ineinander, sie stoßen sich vielmehr gegenseitig ab, bilden also zwei getrennte Phasen. Dabei schwimmt n-Hexan auf dem Wasser, weil es das geringere spezifische Gewicht hat.
10. Beide sind bei Raumtemperatur flüssig und dienen als Treibstoff. Benzin siedet zwischen 100 und 200 °C, Dieselöl oberhalb 250 °C. Sie unterscheiden sich im Siedepunkt.

Kapitel 12.2

2. $\begin{array}{c} H_2C-CH_2 \\ || \\ H_2C-CH_2 \end{array} \equiv \square$

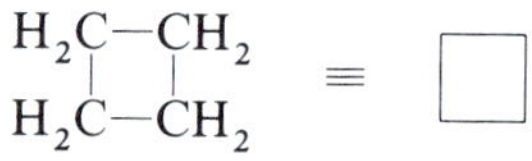

3. a) [Cyclohexan mit CH₃ oben und CH₃ unten]   b) [Cyclohexan mit CH₃ oben und CH(CH₃)₂ Seitenkette]

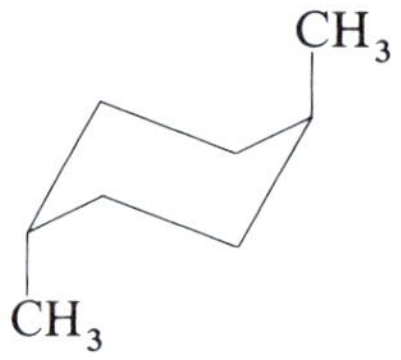

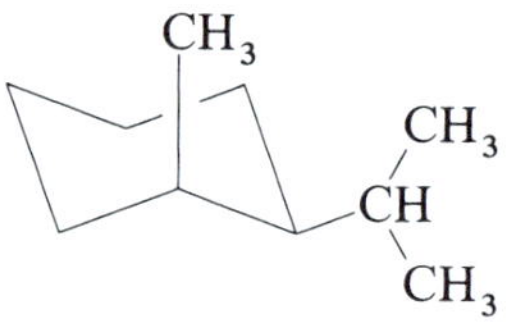

Bei a) ist das in der Aufgabe formulierte Konformer energieärmer, weil dort beide Methylsubstituenten äquatorial stehen. Bei b) ist das in der Antwort formulierte Konformer energieärmer, weil der größere der beiden Substituenten (Isopropyl) äquatorial steht. Das Molekül b) enthält drei primäre (CH_3), vier sekundäre (CH_2 im Ring) und drei tertiäre (CH) C-Atome.

4. Ja.
5. Der große Unterschied in der Polarität von Wasser und Cyclohexan schränkt die Mischbarkeit stark ein. Das leichtere Cyclohexan bildet die Oberphase.
6. Vom 1,2-Dimethylcyclopentan gibt es *cis/trans*-Isomere:

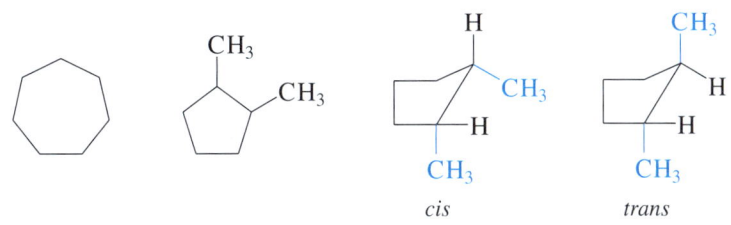

Kapitel 12.3

2.

3. primäre Chloride

   sekundäres Chlorid   tertiäres Chlorid

   Das tertiäre Chloralkan entsteht bei 25 °C bevorzugt.
4. Eines. Es überwiegt das Konformer mit äquatorial stehendem Cl.
5.
6. Kohlenstoff- und Sauerstoffradikale sind sehr reaktiv und greifen z. B. die DNA an, was zu Mutationen führen kann.
7. Iodatome sind vergleichsweise energiearm und können z. B. Kohlenwasserstoffe nicht radikalisch angreifen. Sie können aber leicht mit anderen Radikalen rekombinieren und diese so abfangen.
8. $C_6H_{12} + 9\,O_2 \longrightarrow 6\,CO_2 + 6\,H_2O$
   Die Verbrennungswärme von *n*-Hexan ($\Delta H^0 = -4166$ kJ/mol) ist größer als die von Cyclohexan ($\Delta H^0 = -3948$ kJ/mol), weil es bei gleicher Anzahl C-Atome mehr H-Atome enthält.
9. Durch die aus Fluorkohlenwasserstoffen (FCKWs) unter der Einwirkung von Sonnenlicht freigesetzten Chloratome (Cl·), die als Radikale sehr reaktiv sind und in einer Kettenreaktion Ozon (O_3) in Luftsauerstoff (O_2) umwandeln.

Lösungen der Aufgaben

10.

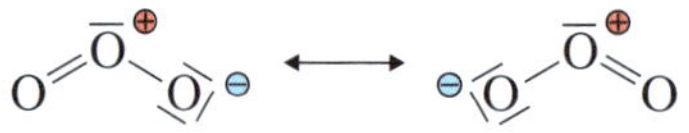

Ozon ist gewinkelt gebaut und durch Mesomerie stabilisiert. Entsprechend sind die Bindungslängen zwischen den Sauerstoffatomen gleich.

Kapitel 12.4

2. 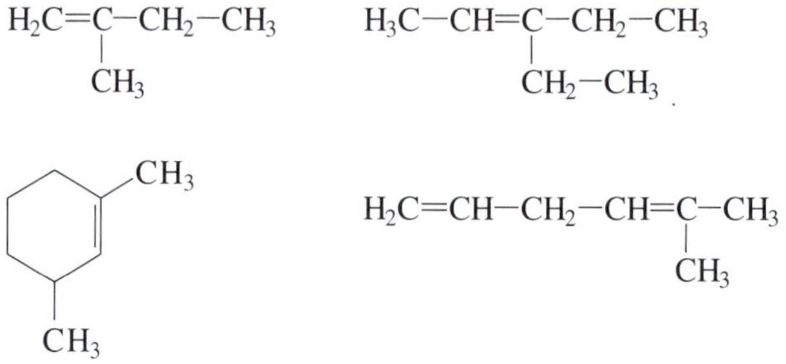 $H_2C=C(CH_3)-CH_2-CH_3$ $H_3C-CH=C(CH_2-CH_3)-CH_2-CH_3$

   1-Methyl-cyclohexen mit CH$_3$-Substituent $H_2C=CH-CH_2-CH=C(CH_3)-CH_3$

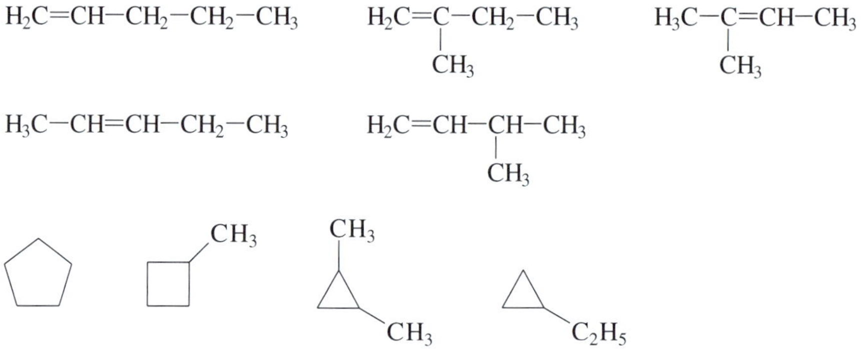

3. $H_2C=CH-CH_2-CH_2-CH_3$ $H_2C=C(CH_3)-CH_2-CH_3$ $H_3C-C(CH_3)=CH-CH_3$

   $H_3C-CH=CH-CH_2-CH_3$ $H_2C=CH-CH(CH_3)-CH_3$

   Cyclopentan, Methylcyclobutan, 1,2-Dimethylcyclopropan, Ethylcyclopropan

4. cis: H_5C_2 und C_2H_5 auf gleicher Seite; trans: H_5C_2 und C_2H_5 auf gegenüberliegenden Seiten

5. Um eine C=C-Doppelbindung findet bei Raumtemperatur keine Rotation statt.
6. a) Ethanol, b) überwiegend Isopropanol, c) Cyclohexanol.
7. Cyclohexan.
8. 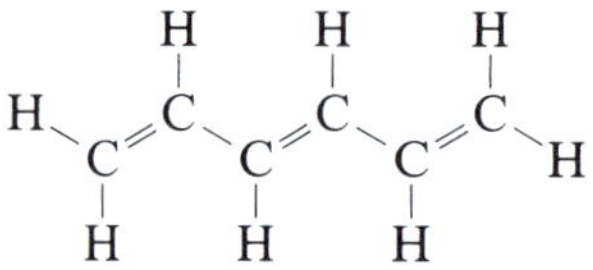 1,3,5-Hexatrien (alle-trans Struktur gezeichnet)

   Die Doppelbindungen sind konjugiert.
9. Die Hydrierwärme ist die bei der Addition von H$_2$ an Doppelbindungen frei werdende Reaktionsenthalpie ΔH.
10. Weil der Katalysator (z.B. Palladium) das Wasserstoffmolekül (H$_2$) an seiner Oberfläche aktiviert und beide H-Atome sich von derselben Seite an die Doppelbindung addieren.
11. $C_4H_8 + 6\,O_2 \longrightarrow 4\,CO_2 + 4\,H_2O$
12.

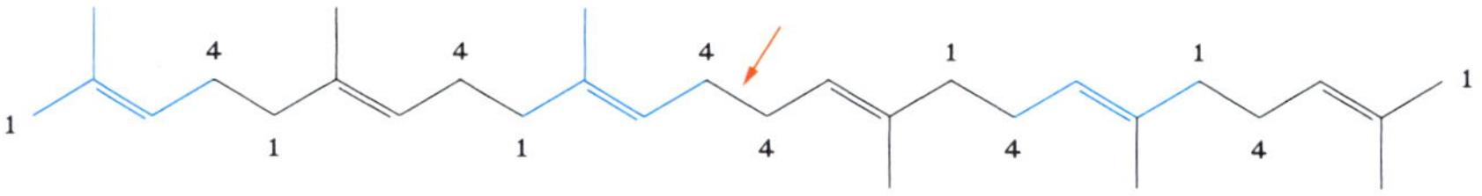

    In der Mitte (roter Pfeil) sind zwei gleiche Bausteine (C$_{15}$), die jeweils drei Isopreneinheiten in 1,4-Verknüpfung enthalten, zusammen. Dort hat eine 4,4-Verknüpfung stattgefunden.

Kapitel 12.6

2. b, a, c. b ist am energiereichsten. Es gibt bei b keine Absenkung der Energie durch Konjugation bzw. Mesomerie. Aromaten (c) sind energieärmer als konjugierte Triene wegen der Mesomerie von sechs π-Elektronen in einem Ring.
3. Von Hexatrien. Der Energieinhalt des Benzols ist durch die Mesomerie im Sechsring stark abgesenkt.
4. Nein. Es ist keine cyclische Konjugation der Doppelbindungen möglich. Die Zahl der π-Elektronen (4) entspricht nicht der Hückel-Regel (4n + 2).
5. Es müssen konjugierte Doppelbindungen vorliegen.
6.

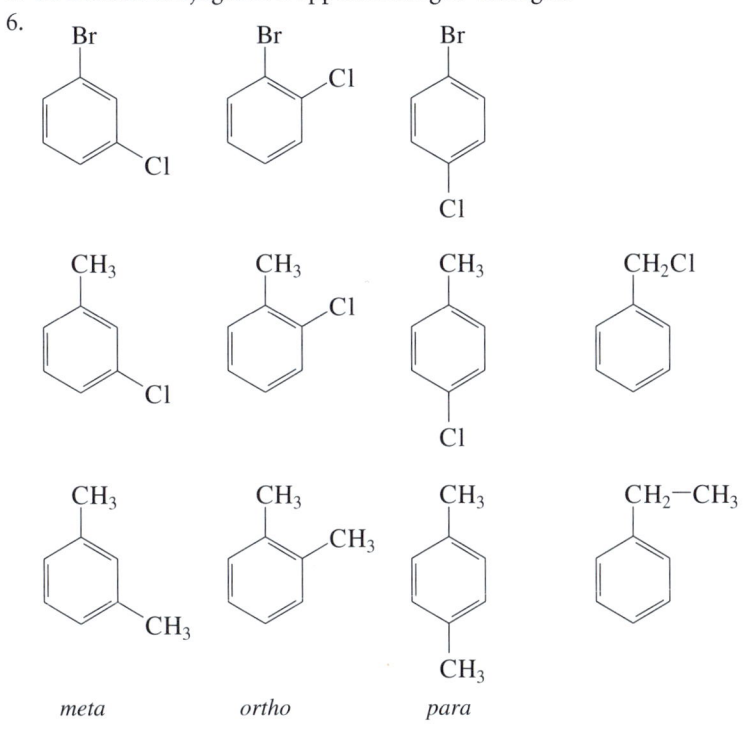

[Strukturformeln: meta-, ortho-, para-Bromchlorbenzol; meta-, ortho-, para-Chlortoluol und Benzylchlorid; meta-, ortho-, para-Xylol und Ethylbenzol]

             meta   *ortho*   *para*

7. Die Brom-Addition an ein Olefin erfolgt rasch und ohne Katalysator. Die Brom-Substitution am Aromaten erfordert einen Katalysator (z. B. Eisen) und es entsteht dabei eine Säure (HBr).
8.

[Reaktionsschema: Naphthalin + SO_3 $\xrightarrow{H_2SO_4}$ Naphthalin-1-sulfonsäure + Naphthalin-2-sulfonsäure]

9. a) 2,4-Dinitrofluorbenzol   b) 2,4,6-Trinitrotoluol   c) Benzylchlorid   d) Styrol

10. Para.
11. Kationen oder Moleküle mit Elektronenlücke (Lewis-Säuren) wie $Br^{\oplus}$, $NO_2^{\oplus}$, SO_3, $H^{\oplus}$.
12. Energiereicher, weil die Aromatizität des Ausgangsproduktes im σ-Komplex fehlt.
13. Phenylalanin:

[Struktur: C$_6$H$_5$–CH$_2$–CH(NH$_2$)–COOH]

14. Es bilden sich zwei Phasen, weil Benzol lipophil (hydrophob) ist.

Lösungen der Aufgaben

Kapitel 12.7

2. a) und b): Thermodynamik; c) und d): Kinetik.
3. Bei 40 °C erfolgt kinetische Kontrolle, bei 160 °C thermodynamische Kontrolle. Die Sulfonierung ist reversibel. Wasseranteile in der Lösung hydrolysieren Sulfonsäuren in Schwefelsäure und Kohlenwasserstoff. Die Anlagerung von Wasser an die SO$_3$H-Gruppe ist ein stark exothermer Prozess.
4. Bei einer Reaktion A $\longrightarrow$ B z. B. gibt der Ausdruck

$$RG = -\frac{d[A]}{dt} = k \cdot [A] \quad \text{die Reaktionsgeschwindigkeit an.}$$

> Das negative Vorzeichen kennzeichnet die Abnahme einer Konzentration pro Zeiteinheit. Der Proportionalitätsfaktor k ist die Geschwindigkeitskonstante.

5. $$-\frac{d[cis\text{-2-Buten}]}{dt} = k \cdot [cis\text{-2-Buten}]$$

6. Temperatur und Katalysator.
7. Der Schritt B $\longrightarrow$ C ist geschwindigkeitsbestimmend.
8. Wenn die Reaktion rascher das Gleichgewicht erreicht und sich der Katalysator nicht verbraucht.
9. Er hat *keinen* Einfluss.
10.

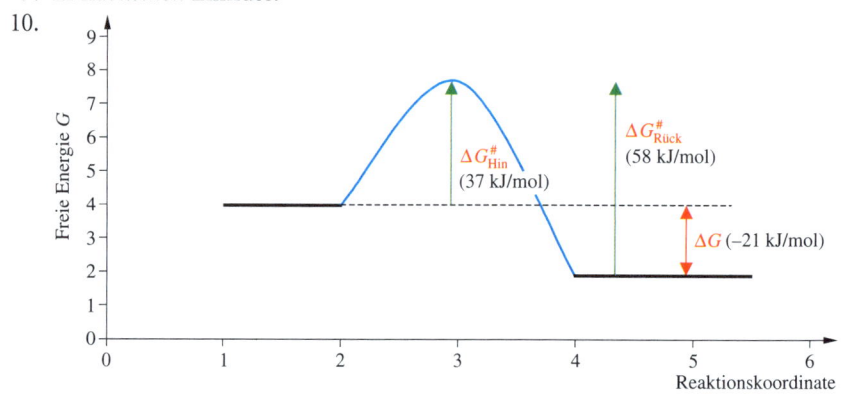

11. Die Reaktionsgeschwindigkeit für die Reaktion mit $\Delta G^{\#} = 23$ kJ/mol.
12. Zwischenprodukte können isolierbar sein, Übergangszustände nicht, da sie energiereich und instabil sind.

Kapitel 13.1

2. CH$_3$–CH–CH$_2$OH $\xrightarrow{-2\,H}$ CH$_3$–CH–C(=O)H
   | |
   CH$_3$ CH$_3$

   2-Methyl-1-propanol   2-Methyl-propanal

3. CH$_3$–(CH$_2$)$_6$–CH$_2$OH ist wegen des langen Kohlenwasserstoffrestes (Octyl) nur noch wenig in Wasser löslich.

4. a) H$_3$C–CH–CH$_2$–CH–CH–CH$_3$
         | | |
         OH   CH$_3$ Cl
   sekundärer Alkohol

   b) Cyclobutan mit OH und zwei CH$_3$-Gruppen
   sekundärer Alkohol

   c) H$_2$C–CH–CH$_2$–CH$_2$OH
       | |
       OH OH   *primär*
   primär   sekundär

Organische Chemie

5.

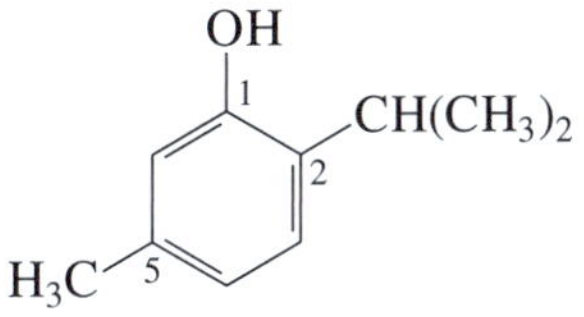

Thymol 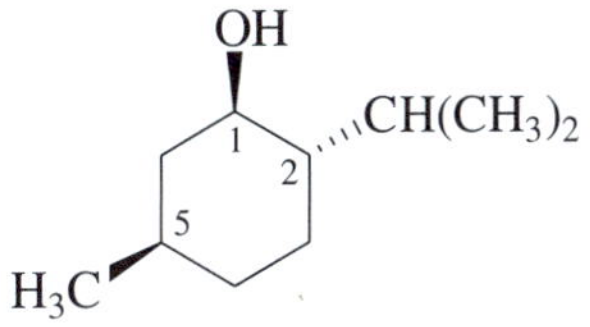 — Menthol

6. $2\,CH_3-CH_2OH + 2\,Na \longrightarrow 2\,CH_3-CH_2O^{\ominus}Na^{\oplus} + H_2\uparrow$
   Natrium-ethanolat   Wasserstoff

7.

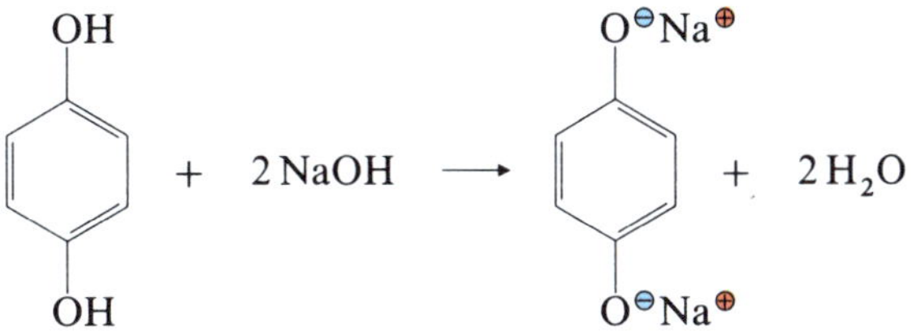

$$\text{Hydrochinon} + 2\,NaOH \longrightarrow \text{Dinatriumsalz} + 2\,H_2O$$

8. Am stärksten acide ist Salzsäure (HCl), gefolgt von Phenol und Cyclohexanol.

9.

CHO	COOH
CHOH	CHOH
CH_2OH	CH_2OH

Glycerinaldehyd (2,3-Dihydroxypropanal) — Glycerinsäure (2,3-Dihydroxypropansäure)

10. *n*-Butanol (Sdp. 117,3 °C) siedet höher als *tert*-Butanol (Sdp. 82,2 °C), da die van-der-Waals-Kräfte im gestreckten Molekül stärker sind.

11. Cyclohexanol $\xrightarrow{-H_2O}$ Cyclohexen

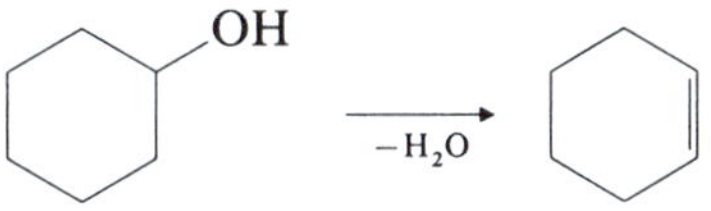

12. Bei der Oxidation im Körper entstehen Formaldehyd und Ameisensäure. Letztere erzeugt, wenn sie zu lange im Blut bleibt, irreversible Sehstörungen.

13. Die Ringe B/C und C/D sind jeweils *trans*-verknüpft.

14. Bei der *trans*-Addition von Brom an Doppelbindungen können beide *trans*-Isomere entstehen, jedoch keine *cis*-Isomere.

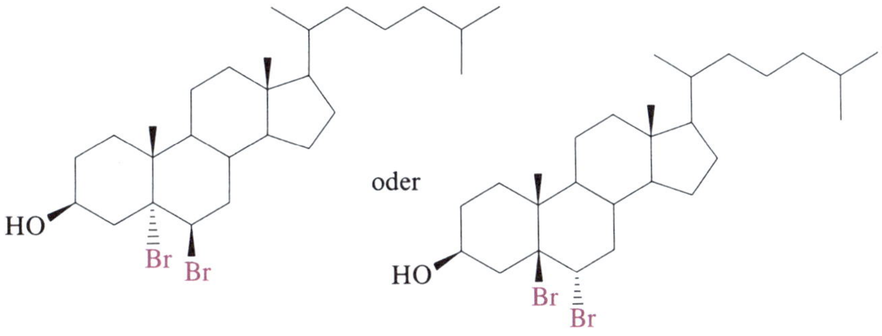

15. $\xrightarrow{\text{Bindungsbruch zwischen C-9/C-10, Isomerisierung}}$ Vitamin D$_3$

385

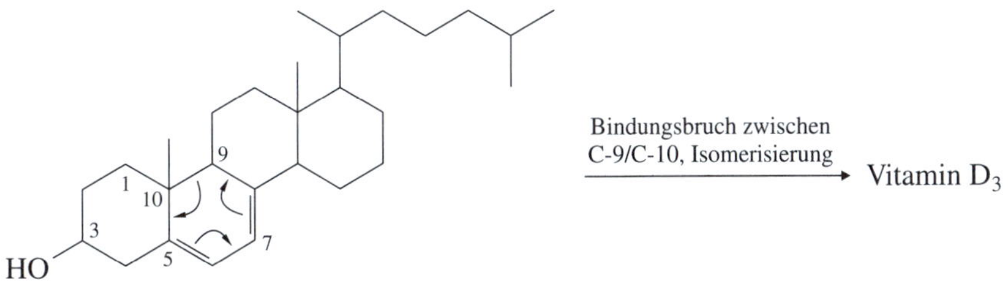

Lösungen der Aufgaben

Kapitel 13.2

2.

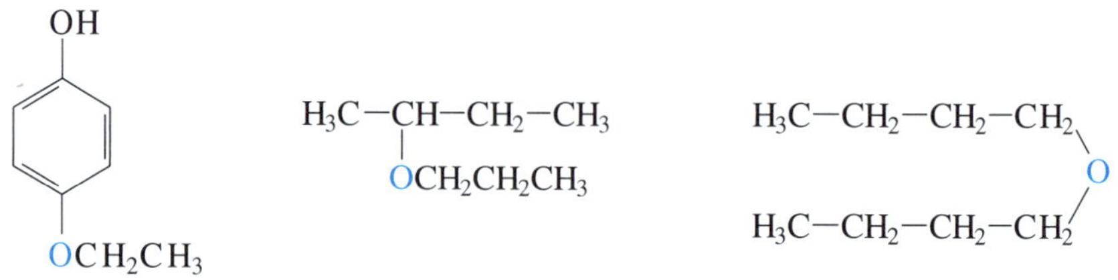

$HO-C_6H_4-OCH_2CH_3$; $H_3C-CH(OCH_2CH_2CH_3)-CH_2-CH_3$; $H_3C-CH_2-CH_2-CH_2-O-CH_2-CH_2-CH_2-CH_3$

3. Je zweimal Methanol und Ethylenglycol.
4. Ethanol und Dimethylether.
5.

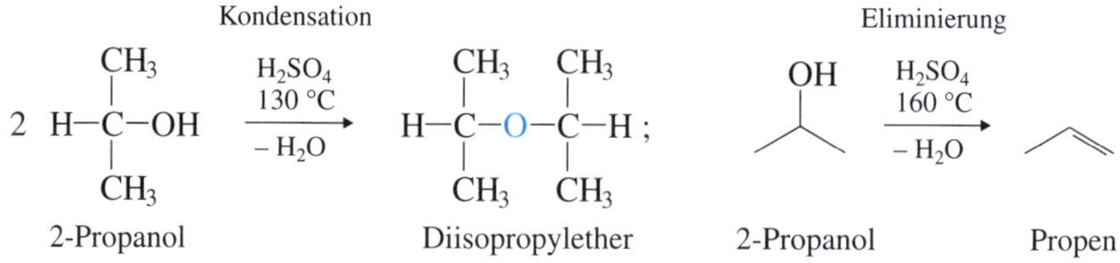

Kondensation:

$$2\ (CH_3)_2CH-OH \xrightarrow[-H_2O]{H_2SO_4,\ 130\ °C} (CH_3)_2CH-O-CH(CH_3)_2$$

2-Propanol → Diisopropylether

Eliminierung:

$$(CH_3)_2CH-OH \xrightarrow[-H_2O]{H_2SO_4,\ 160\ °C} CH_2=CH-CH_3$$

2-Propanol → Propen

6.

$C_6H_5-O^{\ominus}Na^{\oplus} + CH_3-I \longrightarrow C_6H_5-OCH_3 + NaI$

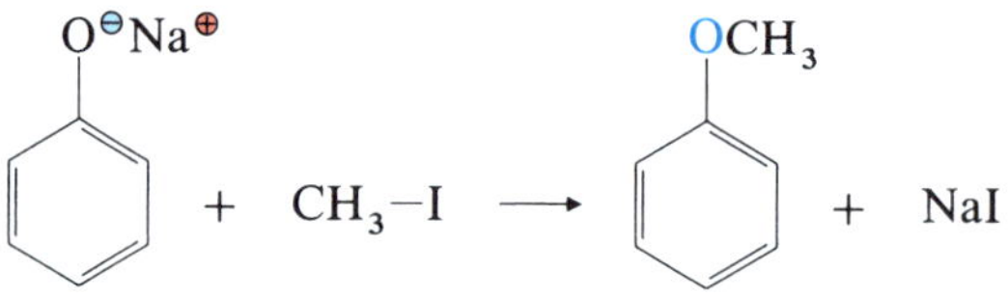

Anisol (Methoxybenzol, Methylphenylether)

7.

$H_3C-CH_2-O-CH(CH_3)-O-O-CH(CH_3)-O-CH_2-CH_3$

8. Klopfen (explosive Oxidation **vor** der Zündung) soll zugunsten einer geregelten Verbrennung vermieden werden. Geradkettige Alkane neigen eher zu dieser Vorzündung als verzweigte. Die geregelte Verbrennung erfordert eine Radikalbildung, die durch stark verzweigte Kohlenwasserstoffe oder geeignete Zusätze (Antiklopfmittel) gefördert wird.
9. Diethylether verdampft leicht (Sdp. = 34,5 °C), der Dampf ist schwerer als Luft und verbreitet sich auf dem Tisch. Ether-Luft-Gemische sind explosiv.
10. Halothan, Lachgas, Xenon.

Kapitel 13.3

2.

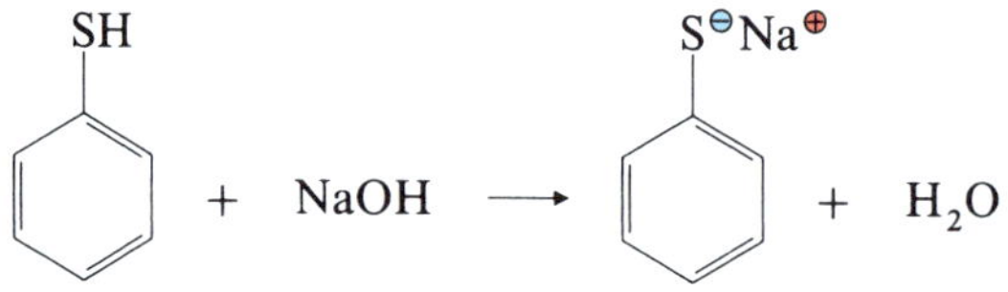

$C_6H_5-SH + NaOH \longrightarrow C_6H_5-S^{\ominus}Na^{\oplus} + H_2O$

3. 2-Butanthiol (2-Butylmercaptan), 2-Butylmethylsulfid, Ethansulfonsäure.

4.

a) $2\ (CH_3)_2CH-SH \xrightarrow[-2H]{Oxidation} (CH_3)_2CH-S-S-CH(CH_3)_2$ Disulfid

b) $H_5C_2-S-S-C_2H_5 \xrightarrow[+2H]{Reduktion} 2\ H_5C_2-SH$

c) $2\ H_7C_3-SH + Hg^{2\oplus} \xrightarrow{Komplexbildung} [Hg(S-C_3H_7)_2] + 2\ H^{\oplus}$

Organische Chemie

5.

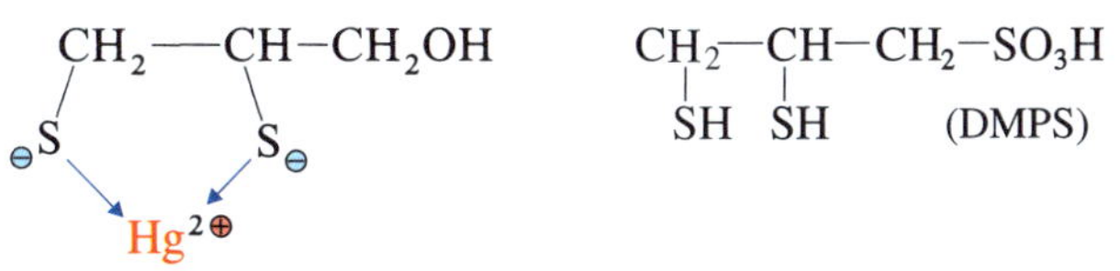

$$CH_2-CH-CH_2OH \quad\quad CH_2-CH-CH_2-SO_3H$$
$$||||$$
$$^\ominus S S^\ominus SH SH \quad (DMPS)$$
$$Hg^{2\oplus}$$

6.

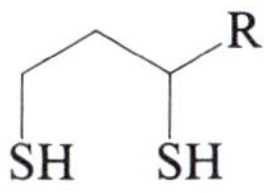

$$R$$
$$|$$
$$CH_2-CH_2-CH$$
$$||$$
$$SHSH$$

7.

$$Cl-CH_2-CH_2-\overset{\oplus}{S}\!\!\!<\!\!\!\begin{array}{c}CH_2\\ |\\ CH_2\end{array}\ Cl^\ominus + |Nu^\ominus \longrightarrow Cl-CH_2-CH_2-S-CH_2-CH_2-Nu + Cl^\ominus$$

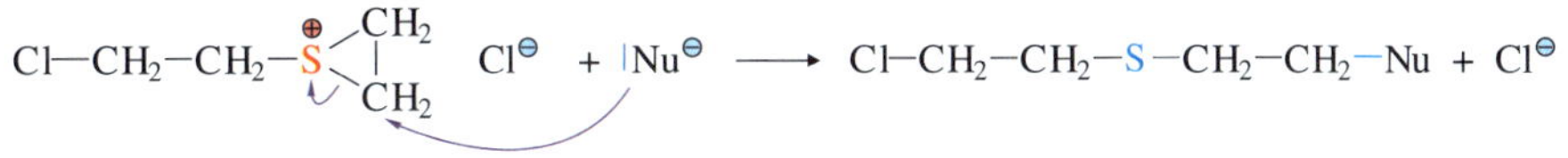

8. $HS-CH_2CH_2-NH_2 + R\cdot \longrightarrow \cdot S-CH_2CH_2-NH_2 + RH$

   wenig reaktives
   Thiylradikal

Kapitel 13.4

2. Phenolische OH (*ortho*-ständig), sekundärer Alkohol, sekundäres Amin.
3. Morpholin (cyclischer Ether, sekundäres Amin); Triethanolamin (dreiwertiger primärer Alkohol, tertiäres Amin); N-Lost (Chloralkan, tertiäres Amin).
4. 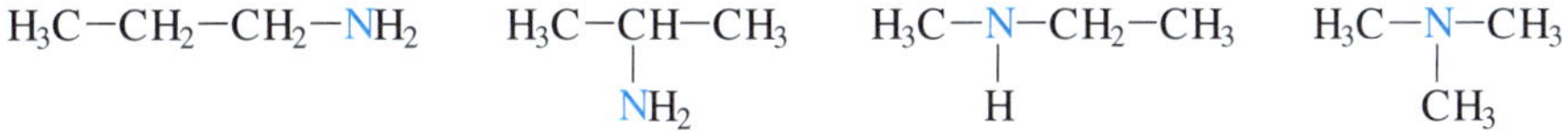 $H_3C-CH_2-CH_2-NH_2 \quad\quad H_3C-CH-CH_3 \quad\quad H_3C-N-CH_2-CH_3 \quad\quad H_3C-N-CH_3$
   $|||$
   NH_2HCH_3

5. pH = 7: $H_3C-CH_2-NH_2 + H_2O \rightleftharpoons H_3C-CH_2-NH_3^\oplus + OH^\ominus$

   pH = 2: $H_3C-CH_2-NH_2 + H_3O^\oplus \rightleftharpoons H_3C-CH_2-NH_3^\oplus + H_2O$

   Bei pH = 7 überwiegt das ungeladene Amin, bei pH = 2 das Ammonium-Ion.

6. 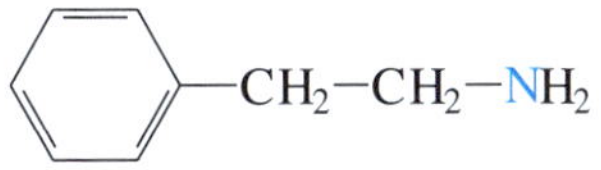 ⌬—$CH_2-CH_2-NH_2$ Phenylethylamin

7. Anlagerung von $H^\oplus$ an den Stickstoff, $Cl^\ominus$ als Gegenion.
8. Tris ist schwächer basisch als NH_3 (pK_b = 4,8), weil der organische Rest das freie Elektronenpaar am Stickstoff stabilisiert (–I-Effekt).
9. Das Pufferoptimum liegt beim pK_s-Wert der zu Tris konjugierten Säure:
   $pK_s = 14 - pK_b = 8$. Bei pH = 8 ist die Konzentration von Tris und Tris $H^\oplus$ gleich groß.
10. 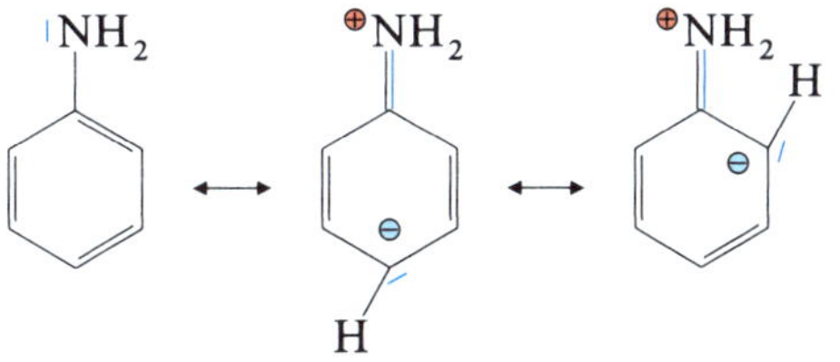 [Resonanzstrukturen von Anilinium-artigen Systemen mit NH_2 und $^\oplus NH_2$ Gruppen am Benzolring, wobei die negative Ladung para bzw. ortho steht.]

Das freie Elektronenpaar am Stickstoff wird in der angegebenen Weise über dem Sechsring delokalisiert. Die Elektronendichte am N-Atom ist geringer als im Ammoniak, Anilin ist schwächer basisch.

Kapitel 13.5

2. In dem man feststellt, ob die Reaktionsgeschwindigkeit nur von der Konzentration des Ausgangsproduktes abhängt oder von den Konzentrationen des Ausgangsproduktes und des Nucleophils gleichermaßen.

Lösungen der Aufgaben

3.

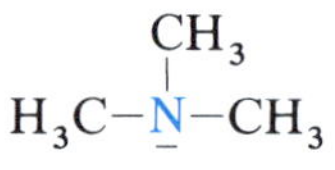

H₃C—N(CH₃)—CH₃   und   H₃C—N⁺(CH₃)(CH₃)—CH₃ I⁻

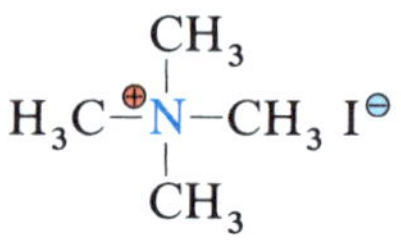

Trimethylamin   Tetrametylammonium-iodid

4. Das tertiäre Bromid reagiert in Wasser oder Methanol, es liefert tert.-Butanol.
5.

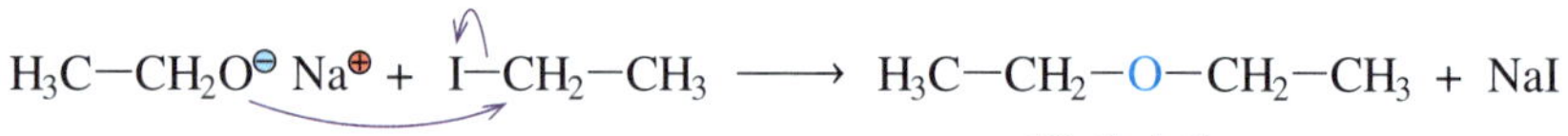

$H_3C-CH_2O^\ominus\ Na^\oplus + I-CH_2-CH_3 \longrightarrow H_3C-CH_2-O-CH_2-CH_3 + NaI$

Diethylether

Ethanolat ist das Nucleophil, $I^\ominus$ die Abgangsgruppe.

6. Vor allem für negativ geladene Nucleophile ist in protischen Lösungsmitteln der Solvatationseffekt groß. D. h., dass starke Basen aufgrund von Solvatation und partieller Protonierung schlechte Nucleophile sein können.

Kapitel 14

2. 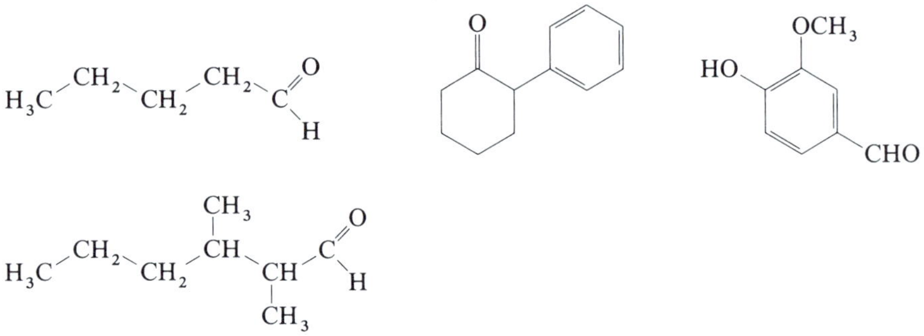 [Strukturformeln: Pentanal; 2-Phenylcyclohexanon; 4-Hydroxy-3-methoxybenzaldehyd (Vanillin); 3,4-Dimethylpentanal]

3. Durch Anlagerung eines Protons an den Sauerstoff der Carbonylgruppe verstärkt sich am C-Atom der Carbonylgruppe die positive Partialladung, dies steigert seine Elektrophilie.

4. 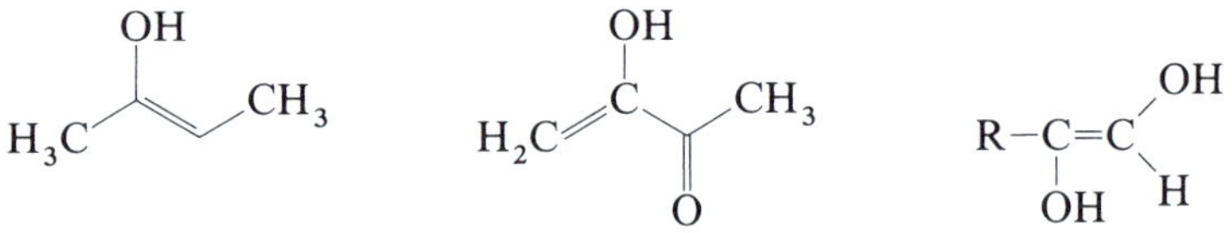 [Enolstrukturen]

5. Keton, Acetal, primärer Alkohol, Dien, Halbacetal, Aldehyd.
6. Die Hybridisierung der Atome (sp^2) ist gleich, ebenso der Bindungswinkel (120°) an den C-Atomen. Eine Polarisierung existiert nur bei der C=O-Bindung. Die π-Bindung wird in beiden Fällen von einem Proton angegriffen. Dies lagert sich an ein Atom an (O bzw. C), das benachbarte C-Atom ist dann ein Elektrophil (Lewis-Säure). C=C-Bindungen gehen typische Additionsreaktionen ein, auch C=O-Bindungen können addieren, aber je nach Carbonylverbindung anschließend eliminieren (z. B. Aldolkondensation).
7. a) *Halbacetal*: 2-Methoxy-2-butanol, *Acetal*: 2,2-Dimethoxybutan
   b) *Halbacetal*: Cyclohexyl-propoxymethanol, *Acetal*: Cyclohexyl-dipropoxymethan.
8. Weil die Amine im sauren als Ammoniumsalze vorliegen und keine Nucleophile mehr sind.
9. 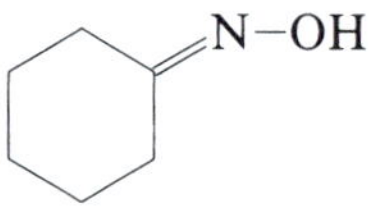 [Cyclohexanonoxim: Cyclohexyliden=N—OH]

10. 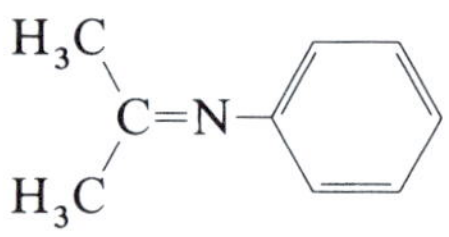 (H₃C)₂C=N—C₆H₅

Organische Chemie

11. 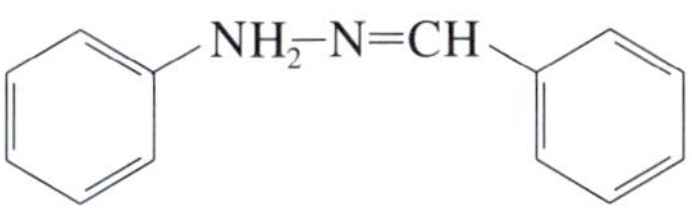 C₆H₅–NH₂–N=CH–C₆H₅

Benzaldehyd-phenylhydrazon

12. Ein C-Atom, das eine negative Ladung trägt und deswegen ein freies Elektronenpaar besitzt.

13. a)

$CH_3-CH=CH-CHO$ $CH_3-CH_2-CH=CH-CHO$

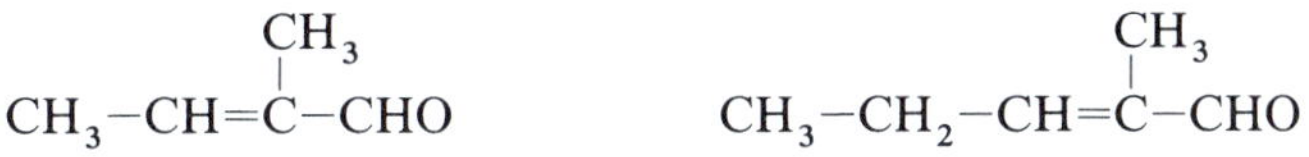

$CH_3-CH=\underset{CH_3}{\overset{|}{C}}-CHO$ $CH_3-CH_2-CH=\underset{CH_3}{\overset{|}{C}}-CHO$

b)

$H_3C-\underset{CH_3}{\overset{|}{C}}=CH-\overset{O}{\overset{\|}{C}}-CH_3$ $H_3C-\underset{CH_3}{\overset{|}{C}}=CH-\overset{O}{\overset{\|}{C}}-CH=\underset{CH_3}{\overset{|}{C}}-CH_3$

C₆H₅–CH=CH–CO–CH₃   C₆H₅–CH=CH–CO–CH=CH–C₆H₅

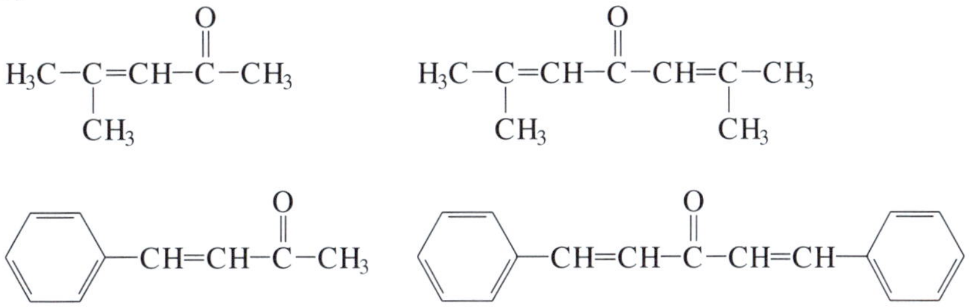

14. a und b: Prüfen auf reduzierende Eigenschaften (z. B. mit Fehling-Lösung); c: Zunächst mit Säure hydrolysieren (Acetal spaltet zum Aldehyd), dann Umsetzung mit Hydroxylamin zum Oxim.

15. Die Isomerisierung der 11-*cis*-Doppelbindung in die 11-*trans*-Doppelbindung im Rhodopsin.

Kapitel 15

2. Hydrochinon + 2 Ag⁺ ⟶ Benzochinon + 2 Ag + 2 H⁺
3. Benzochinon + Zn + 2 H⁺ ⟶ Hydrochinon + Zn²⁺
4. $E = E^0 - 0{,}06 \cdot pH$; **pH** = 7: $E = 0{,}70 - 0{,}42 = +0{,}28$ Volt; **pH** = 3: $E = +0{,}70 - 0{,}18 = +0{,}52$ Volt.
5. Ja. In neutraler Lösung (pH = 7) beträgt das Potenzial von Hydrochinon/Benzochinon $E = +0{,}28$ V. Es fließen Elektronen vom Hydrochinon zum Iod, bis die Potenziale der Redoxteilsysteme sich ausgeglichen haben ($\Delta E = 0$).
6. Zwei Methoxygruppen (Ether), eine längere Seitenkette aus Isopreneinheiten. $E^{0'} = E^0 - 0{,}42 = 0{,}10$ Volt.

Kapitel 16.1

2. Siehe Tabellen 16/1 und 16/2.
3.

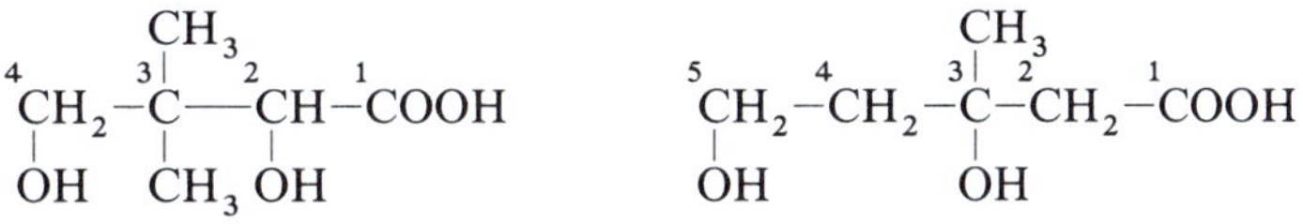

$\overset{4}{CH_2}-\underset{OH}{\overset{CH_3}{\overset{|}{\underset{|}{C}}}}-\overset{1}{\underset{OH}{\overset{|}{CH}}}-COOH$ (mit CH₃ am C-3) $\overset{5}{CH_2}-\overset{4}{CH_2}-\underset{OH}{\overset{CH_3}{\overset{3|}{\underset{|}{C}}}}-\overset{1}{CH_2}-COOH$

4. Ausbildung starker Wasserstoffbrücken bei der Essigsäure (Dimere).
5. Ja. Die zweite Carboxylgruppe gibt der Bernsteinsäure stärkere hydrophile Eigenschaften.
6. Der negative induktive Effekt der Fluoratome in α-Stellung verstärkt die Acidität der Carboxylgruppe.
7. Natriumlactat, Ammoniumformiat.
8. Die benachbarte Carboxylgruppe hat elektronenziehende Eigenschaften (–I-Effekt).

Lösungen der Aufgaben

9. Es bildet sich Ammoniumbenzoat:

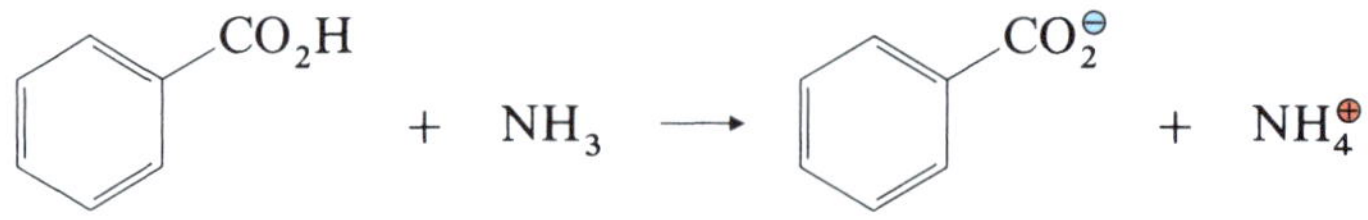

C$_6$H$_5$-CO$_2$H + NH$_3$ → C$_6$H$_5$-CO$_2^{\ominus}$ + NH$_4^{\oplus}$

10. **pH = 4,8**: Acetat : Essigsäure = 1 : 1;   **pH = 7**: 160 : 1.

11. H$_3$C-(CH$_2$)$_7$-CH=CH-(CH$_2$)$_7$-COOH (Doppelbindung zwischen C-9 und C-10)

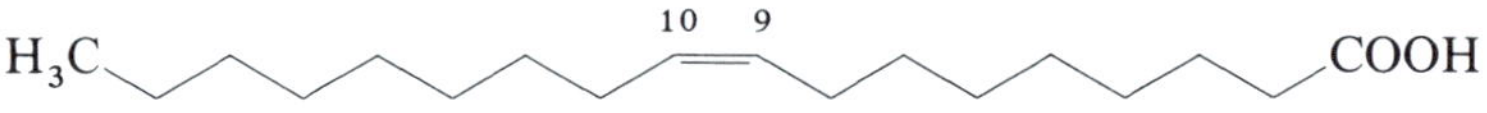

12. Arachidonsäure enthält 20 C-Atome. Die vier olefinischen, nicht konjugierten Doppelbindungen gehen von C-5, C-8, C-11, C-14 aus.

13. Acetaldehyd.

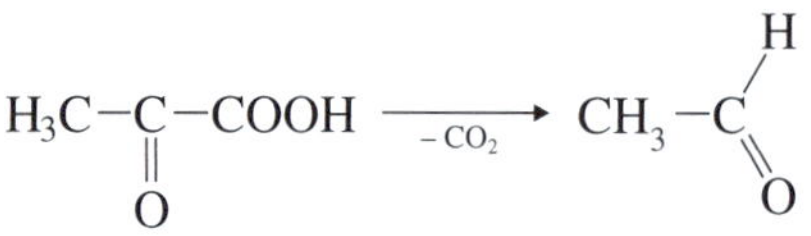

$$H_3C-\underset{\underset{O}{\|}}{C}-COOH \xrightarrow{-CO_2} CH_3-\underset{\underset{O}{\|}}{C}-H$$

14. Weil die amphipathischen Seifenmoleküle das Wasser an der Oberfläche verdrängen und dadurch die Eigenschaften des Wassers verändern.

15. Keton, sekundärer Alkohol (2 ×), Carboxylgruppe, *trans*-Doppelbindung, *cis*-Doppelbindung.

Kapitel 16.2

2. Starke Säuren übertragen ein Proton auf das Sauerstoffatom der C=O-Gruppe und steigern dadurch die Elektrophilie des Carboxyl-C-Atoms.

3. Aus der Carboxylgruppe.

4.
$$CH_3-\underset{\underset{O}{\|}}{C}-Cl + C_2H_5OH \longrightarrow CH_3-\underset{\underset{O}{\|}}{C}-OC_2H_5 + HCl$$
Essigsäureethylester

5. C$_6$H$_5$-CO-NH-C$_6$H$_5$ Benzoesäureanilid

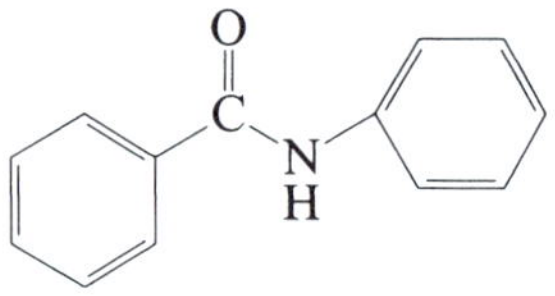

6. Bernsteinsäure-dimethylester.

7. Bernsteinsäureanhydrid;   Succinamidsäure-Ammoniumsalz (HOOC-CH$_2$-CH$_2$-CO-NH$_2$ mit COO$^{\ominus}$ NH$_4^{\oplus}$)

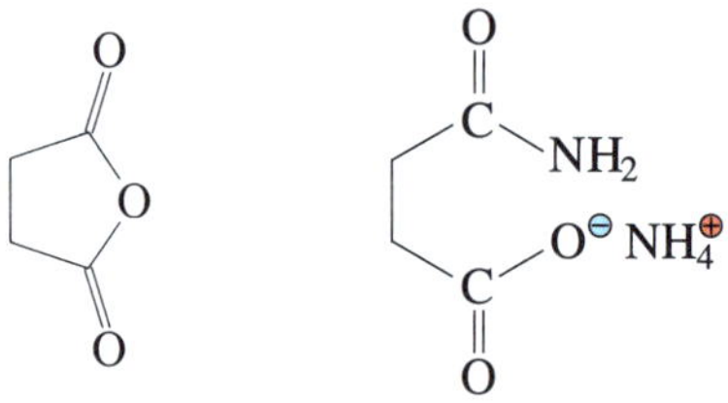

8. HO–C$_6$H$_4$–NH–CO–CH$_3$
   Phenol   Amid

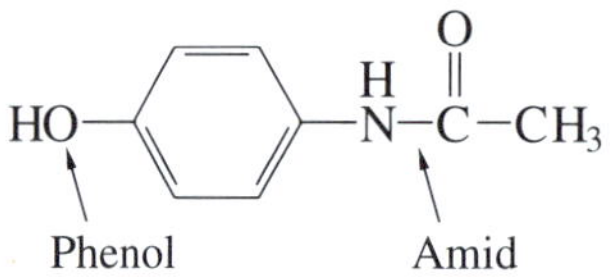

9.
$$R-\underset{\underset{NH_2}{|}}{\overset{\overset{O}{\|}}{C}} + H_2O \xrightarrow{[H^{\oplus}]} \left[R-\underset{\underset{NH_2}{|}}{\overset{\overset{OH}{|}}{C}}-OH\right] \longrightarrow R-\underset{\underset{OH}{|}}{\overset{\overset{O}{\|}}{C}} + NH_4^{\oplus}$$

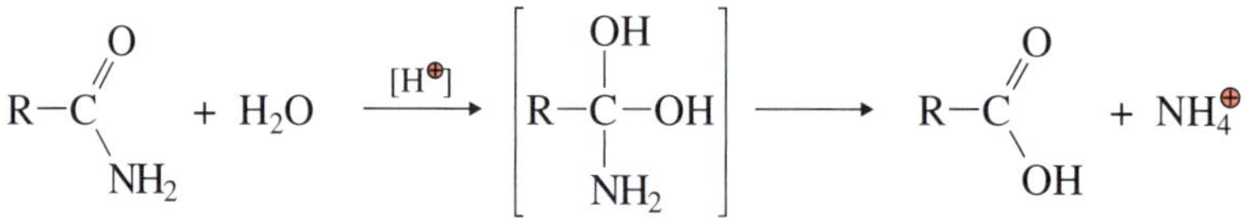

10. Nur Ammoniumacetat, **kein** Essigsäureamid (= Acetamid).

11. Das freie Elektronenpaar am Stickstoffatom ist an einer Mesomerie mit der C=O-Gruppe beteiligt.
12. Carbonsäurechlorid, Carbonsäureanhydrid, Aldehyd, Keton, Thioester, Ester usw.
13.

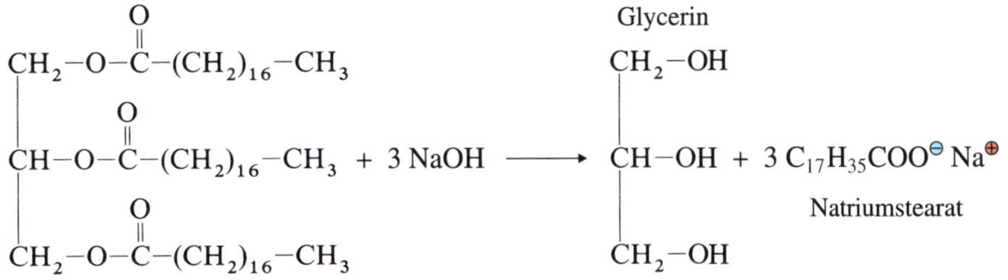

$$\begin{array}{l}CH_2-O-\overset{O}{\underset{\|}{C}}-(CH_2)_{16}-CH_3\\ CH-O-\overset{O}{\underset{\|}{C}}-(CH_2)_{16}-CH_3 \ + \ 3\,NaOH \ \longrightarrow\\ CH_2-O-\overset{O}{\underset{\|}{C}}-(CH_2)_{16}-CH_3\end{array}$$

Glycerin

$$\begin{array}{l}CH_2-OH\\ CH-OH \ + \ 3\,C_{17}H_{35}COO^{\ominus}\,Na^{\oplus}\\ CH_2-OH\end{array}$$

Natriumstearat

14.

$$H_3C\!-\!\!\!\underset{10}{\overset{9}{-\!\!\!=\!\!\!-}}\!\!\!-COOH \quad (C_{17}H_{33}COOH)$$

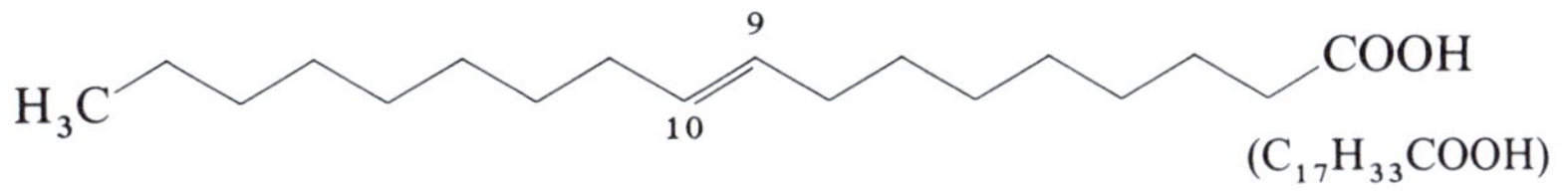

15. Thioester, primäres Amin. Bei Hydrolyse entstehen Essigsäure und Cysteamin (HS–CH$_2$–CH$_2$–NH$_2$).
16. Es entstehen Natriumsalicylat und Natriumacetat.

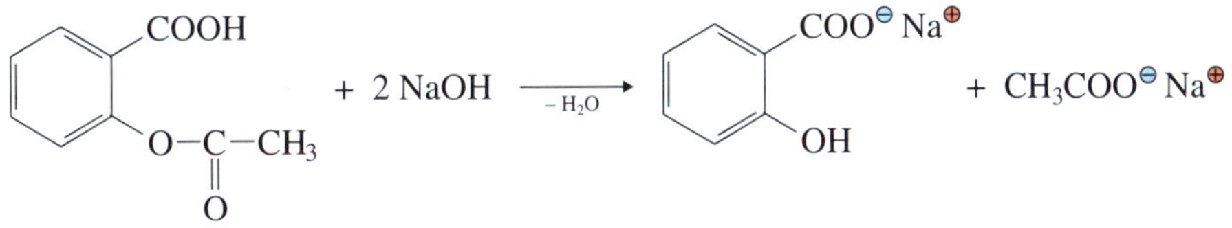

[Struktur: 2-Acetoxybenzoesäure] + 2 NaOH $\xrightarrow{-H_2O}$ [Natriumsalicylat] + CH$_3$COO$^{\ominus}$ Na$^{\oplus}$

17. Acetylcholin enthält eine Estergruppe und eine quartäre Ammoniumgruppe. Eine Esterase spaltet (hydrolysiert) den Ester, aus Acetylcholin entstehen Essigsäure und Cholin.
18. β-Lactamase hydrolysiert die Amidbindung im Vierring.

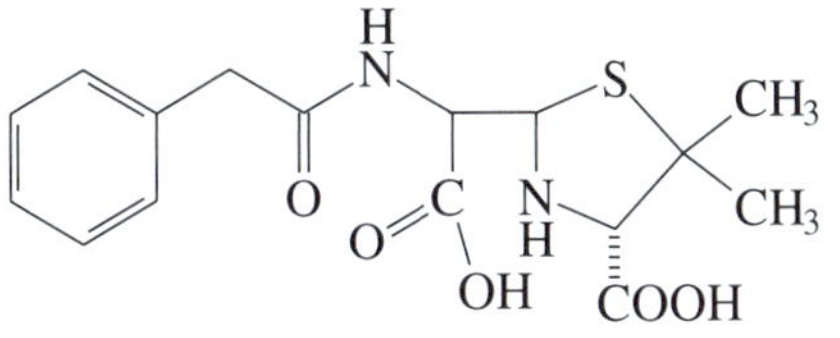

[Strukturformel Penicillin G]

19. Primäres Amin, zwei Amidgruppen, Thioether, Carboxylgruppe, Heterocyclus.
20. Wenn ein Antibiotikum (z. B. Penicillin G) gegen bestimmte pathogene Bakterien (= Krankheitserreger), gegen die es anfangs wirkte, nach einiger Zeit nicht mehr wirkt. Die Bakterien sind resistent geworden. Diese Entwicklung kann für Patienten in Kliniken und Altersheimen lebensbedrohend sein.

Kapitel 17

2.

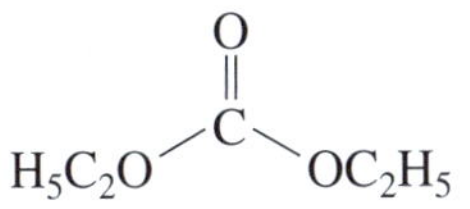

$$H_5C_2O-\overset{\overset{O}{\|}}{C}-OC_2H_5$$

Kohlensäure-diethylester (Diethylcarbonat)

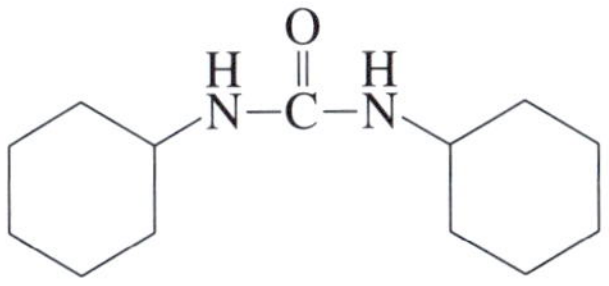

[Strukturformel Dicyclohexylharnstoff] Dicyclohexylharnstoff

Lösungen der Aufgaben

3.

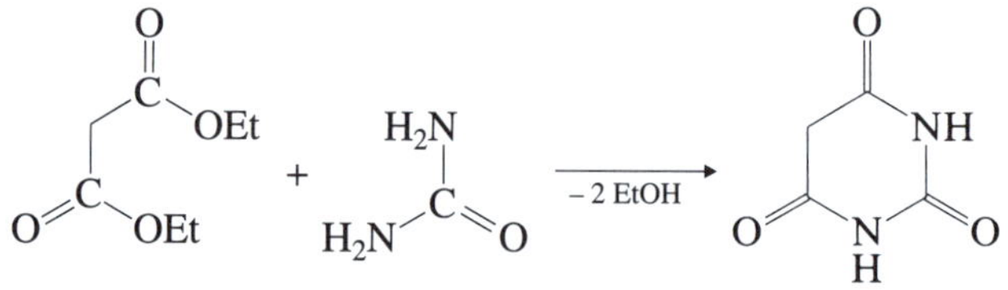

$$\text{EtO-CO-CH}_2\text{-CO-OEt} + \text{H}_2\text{N-CO-NH}_2 \xrightarrow{-2\ \text{EtOH}} \text{Barbitursäure}$$

4. Weil die Stickstoffatome des Harnstoffs wegen der Mesomerie mit der Carbonylgruppe nicht basisch sind.
5. Phosphorsäurediester, Carbonsäureester, quartäre Ammoniumbase, Glycerin als Baustein. Phospholipide sind amphiphil (amphipathisch), weil sie hydrophobe Kohlenwasserstoffketten und einen hydrophilen Phosphat- und Ammoniumrest enthalten.
6. Phospholipid-Doppelschichtmembran.
7.

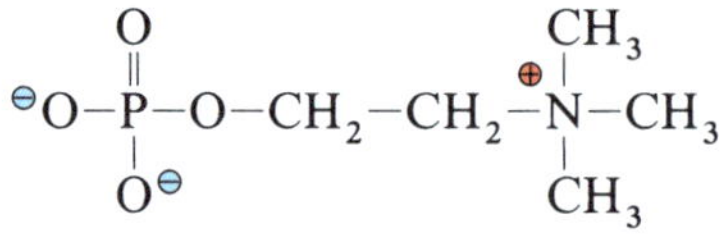

$$^{\ominus}\text{O-P(=O)(O}^{\ominus}\text{)-O-CH}_2\text{-CH}_2\text{-}\overset{\oplus}{\text{N}}(\text{CH}_3)_3$$

8.

$$\text{R-CH}_2\text{-O-P(=O)(O}^{\ominus}\text{)-O-P(=O)(O}^{\ominus}\text{)-O-P(=O)(O}^{\ominus}\text{)-O}^{\ominus}$$

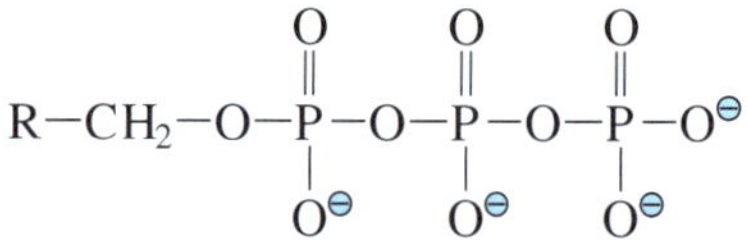

9. Negative Ladungen schützen vor schneller, nicht enzymatischer Hydrolyse.
10. Im PEP liegt ein Phosphoenolester vor. Nach der Hydrolyse geht die freigesetzte Enolform des Pyruvats sofort in die energieärmere Ketoform über, dadurch wird ein zusätzlicher Energiegewinn erzielt.
11. Beim Angriff eines Nucleophils (z. B. Wasser) auf das Carbonyl-C-Atom des Thioesters wird Coenzym A als Thiolat abgespalten. Thiolate sind gute Abgangsgruppen, weil das Schwefelatom die negative Ladung sehr gut stabilisiert.
12. Die Reaktion ist exergon, weil der Essigsäureester energieärmer ist als der Essigsäurethioester.
13.

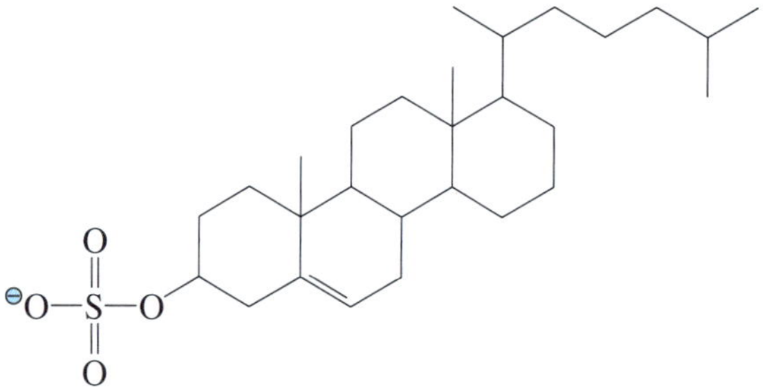

(Cholesterinsulfat-Struktur: $^{\ominus}\text{O-SO}_2\text{-O-}$ Steroid)

Die Verbindung ist amphiphil und löst sich deutlich besser in Wasser als Cholesterin.

14.

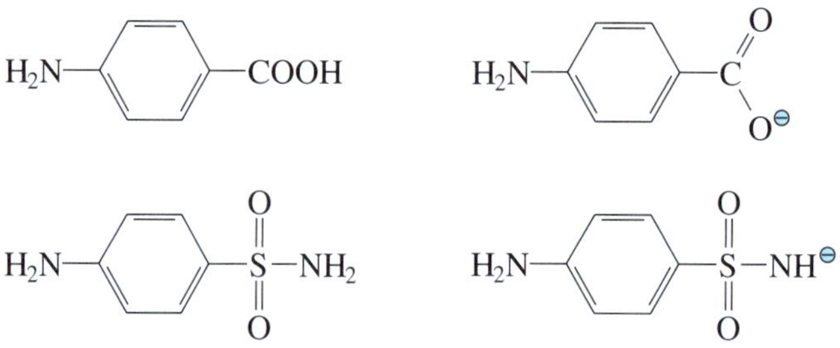

$$\text{H}_2\text{N-C}_6\text{H}_4\text{-COOH} \qquad \text{H}_2\text{N-C}_6\text{H}_4\text{-COO}^{\ominus}$$

$$\text{H}_2\text{N-C}_6\text{H}_4\text{-SO}_2\text{-NH}_2 \qquad \text{H}_2\text{N-C}_6\text{H}_4\text{-SO}_2\text{-NH}^{\ominus}$$

Die Strukturen sind sehr ähnlich, Sulfonamide sind Antimetaboliten der p-Aminobenzoesäure bei der Folsäure-Biosynthese.

15. Etwa 1 g. Die Hauptmenge befindet sich in der Knochensubstanz (als Calciumphosphat).

Organische Chemie

Kapitel 18

2. Schuh, Messer, Schöpfkelle, Gewindeschraube, Schiffspropeller, Dosenöffner, Auto.
3. Diastereomere unterscheiden sich in ihren physikalisch-chemischen Eigenschaften.
4. a) L bzw. S   b) D bzw. S
5. 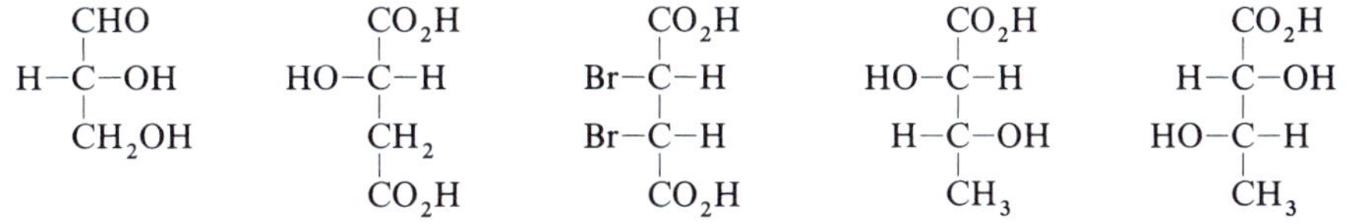
```
   CHO           CO₂H          CO₂H          CO₂H          CO₂H
   |             |             |             |             |
H—C—OH        HO—C—H        Br—C—H        HO—C—H        H—C—OH
   |             |             |             |             |
 CH₂OH          CH₂          Br—C—H        H—C—OH        HO—C—H
                 |             |             |             |
                CO₂H          CO₂H          CH₃           CH₃
```

6. 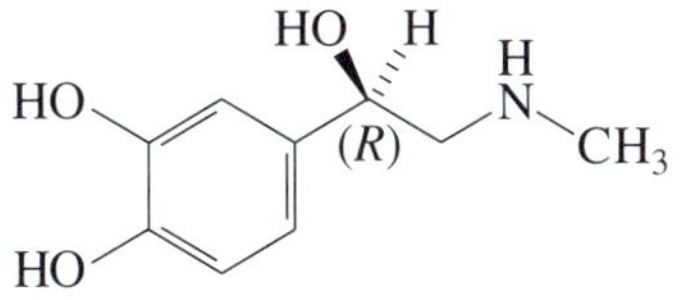
```
        HO  H
HO          \ /   H
     \    — C —   \
      \   (R)     N
      /            \
HO   /              CH₃
```

7. Ja. C-3 ist (R)-konfiguriert. Ja, C-2 und C-4 sind prochiral.
8. Alle, bis auf Dihydroxyaceton.
9. 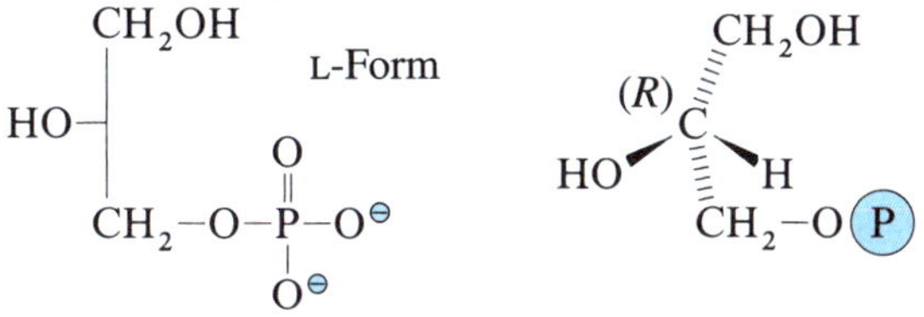
```
      CH₂OH                        CH₂OH
       |          L-Form          (R) |
 HO—                              HO—C—H
       |                              |
      CH₂—O—P—O⊖                   CH₂—O—(P)
             ||
             O
             |
             O⊖
```

10. Die Reaktion verläuft stereoselektiv, genauer gesagt: enantioselektiv.
11. *Konstitutionsisomere* unterscheiden sich im Bindungsmuster der enthaltenen Atome. *Konfomere* unterscheiden sich in der räumlichen Anordnung der Atome. Sie können durch Drehung um Einfachbindungen zur Deckung gebracht werden. *Konfigurationsisomere* unterscheiden sich bei gleichem Bindungsmuster in der räumlichen Anordnung der Atome. Sie können durch Drehung um Einfachbindungen *nicht* zur Deckung gebracht werden.
12. Nein, weil das Racemat entsteht. Die Reaktion verläuft nicht stereoselektiv.
13. Sie sollten das Racemat nicht nehmen, weil der Antipode zum Wirkstoff Nebenwirkungen haben kann und die Leber durch den Abbau unnötig belastet wird.
14. Morphin enthält 5 Chiralitätszentren. Die Formel gibt die Konstitution, Konfiguration und Konformation an.
15. $2^5 = 32$. Bei der Biosynthese in der Pflanze sind bei der Generierung der Chiralitätszentren Enzyme beteiligt. Die Biosynthese verläuft stereokontrolliert.

Kapitel 19.1

2. 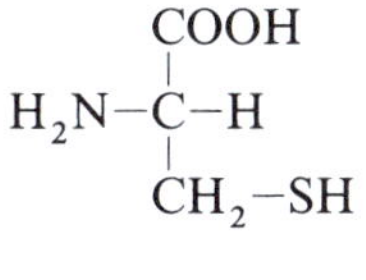
```
        COOH
         |
   H₂N—C—H
         |
        CH₂—SH
```

3. Nein, das α-C-Atom trägt zwei H-Atome und damit im Gegensatz zu allen anderen α-Aminosäuren nur drei verschiedene Substituenten.

4. 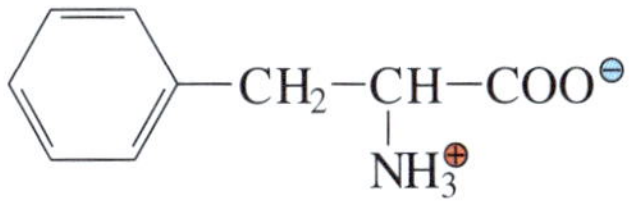
```
   ⌬—CH₂—CH—COO⊖
              |
             NH₃⊕
```

5. 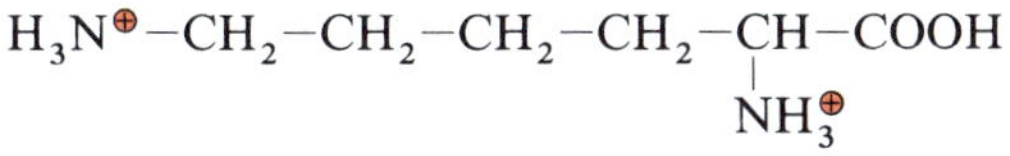 $H_3N^⊕—CH_2—CH_2—CH_2—CH_2—CH—COOH$
$$|$$
$$NH_3^⊕$$

6. Die der Aminogruppe benachbarte Carboxylgruppe ist acider. Wenn die Aminogruppe in der protonierten Form vorliegt, wird ein negativer induktiver Effekt auf die benachbarte Carboxylgruppe wirksam, der die Abspaltung eines Protons begünstigt.
7. Glutamin gehört zu den neutralen Aminosäuren.
8. Phenylalanin.
9. Das N-Atom im Heterocyclus, das noch kein H-Atom trägt, ist schwach basisch und kann ein Proton anlagern. Durch die zweite basische Gruppe im Molekül verschiebt sich der isoelektrische Punkt.
10. Bei pH = 6 wandert Glutaminsäure zur Anode (pH_I = 3,2), Alanin bleibt am Start (pH_I = 6).
11. Nein.
12. Z. B. Eisen, Kupfer, Zink, Cobalt.
13. Nur ein Chiralitätszentrum. Abgebildet ist das D-Isomer.
14.

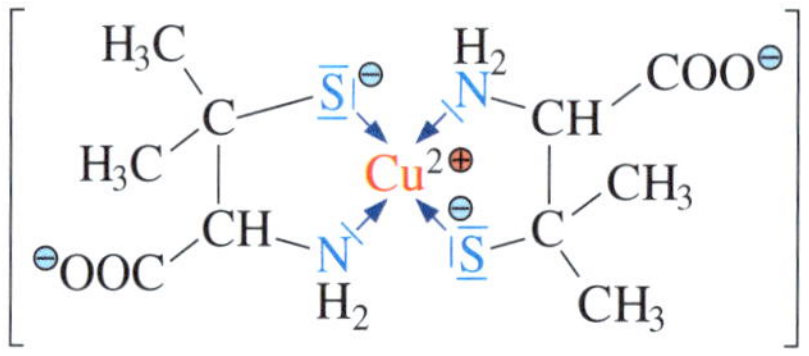

Wegen der größeren Ähnlichkeit der L-Form zu den physiologisch vorkommenden L-Aminosäuren kommt es zu Störungen im Aminosäure-Stoffwechsel, weil die Enzyme auf L-Aminosäuren spezialisiert sind.

15. Cysteamin entsteht durch Decarboxylierung von Cystein. Es wird über die Aminogruppe in einer Säureamidgruppe gebunden. Die SH-Gruppe steht am Ende einer Kette (Pantethein-Arm), an ihr werden Carbonsäuren als Thioester gebunden und so aktiviert.

Kapitel 19.2

2.

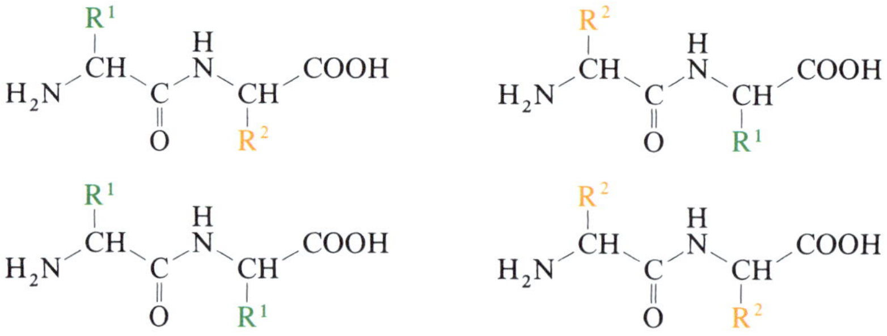

3. H · Glu · Cys · Phe · OH
   Carboxylende am Phenylalanin, Aminoende an der Glutaminsäure.
4. Ja.
5. Sechs. z. B. H · Cys · Glu · Phe · OH
6. Damit jeweils nur eine der verfügbaren Carboxyl- mit einer der verfügbaren Aminogruppen reagiert und so Peptide mit definierter Sequenz entstehen.
7. Sie bilden ein Ammoniumsalz, aber keine Säureamidbindung.
8. Fünf.
9. Durch Ionenaustauscher-Chromatographie: Kationenaustauscher-Harz mit einem Laufmittel, dessen pH-Wert sich kontinuierlich ändert (pH-Gradient).
10. Bestimmung der Reihenfolge der Aminosäuren (Primärstruktur) in einem Peptid.
11. Durch Wasserstoffbrückenbindungen innerhalb einer Kette (α-Helix) oder zwischen benachbarten Ketten (Faltblattstruktur).
12. Ca. 20 kJ · mol^{-1}.

13. Die C–N-Bindung der Peptide hat anteilig Doppelbindungscharakter, es existieren *cis/trans*-Isomere.

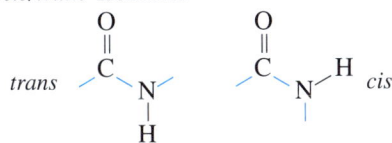

$$\underset{trans}{\overset{O}{\underset{}{\parallel}}\!\!\!\!\!C\!-\!N(H)\!-} \qquad \underset{cis}{\overset{O}{\underset{}{\parallel}}\!\!\!\!\!C\!-\!N(CH_3)\!-\!H}$$

14. Disulfidbrücken, hydrophobe Wechselwirkung, elektrostatische Anziehung gegensinnig geladener Gruppen, Wasserstoffbrückenbindungen (wenig), Chelatkomplexe. Die Sequenz bestimmt zugleich die Raumstruktur eines Polypeptids. Wie dies zusammenhängt, ist Gegenstand aktueller Forschung.
15. Bei der Elektrophorese von Proteinen an SDS-Gel trennen sich diese entsprechend der Größe der Molmassen. Man nutzt dies u. a. zur Molmassenbestimmung im Vergleich mit Referenzproteinen, deren Molmasse bekannt ist.
16. Ja. Jedes Protein enthält in den Seitenketten basische und saure Gruppen, die Ladungsträger sind und in Abhängigkeit vom pH-Wert in der Umgebung das Protein als Kation, als Anion oder bei pH_I neutral erscheinen lassen.
17. Nein.
18. Erhitzen, Aussalzen, Behandlung mit organischen Lösungsmitteln (z. B. Ethanol).
19. Durch Einsatz eines milden Reduktionsmittels.
20. Nein. Durch die Proteasen im Verdauungstrakt wird es rasch abgebaut und erreicht den **Wirkort** nicht.

Kapitel 20.2

2. Vergleichen Sie die von Ihnen gezeichneten Formeln mit denen im Text (s. Kap. 20.2.3 und Kap. 20.2.4).
3. In der Sesselform-Schreibweise wird deutlich, dass alle Substituenten am Ring äquatorial (e) stehen. Dies ist die energieärmste Anordnung.
4.

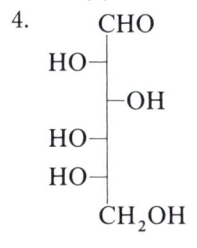

```
        CHO
   HO—|
       |—OH
   HO—|
   HO—|
       CH₂OH
```

> Bei Verbindungen mit mehreren Chiralitätszentren erhält man das Enantiomere nur, wenn *alle* Zentren gespiegelt werden.

5. Nein. D-Mannose und D-Galactose sind Stereoisomere, die sich an zwei C-Atomen (C-2 und C-4) in ihrer Konfiguration unterscheiden. Epimere unterscheiden sich nur an einem von mehreren Zentren.
6. Ja.
7. α-D-Mannopyranase

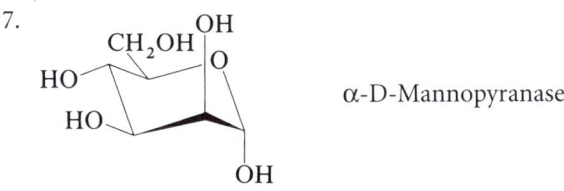

Wie alle cyclischen Halbacetale reduziert sie Fehling-Lösung.

8. Vitamin C (= Ascorbinsäure) wird leicht zu Dehydroascorbinsäure oxidiert.

Lösungen der Aufgaben

9.

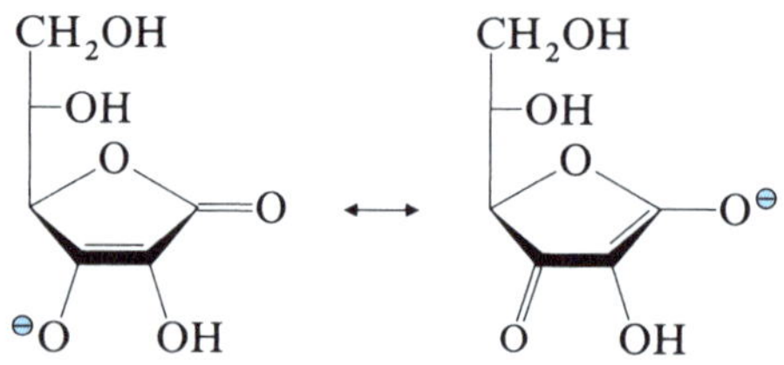

Ja. Gezeigt sind mesomere Formen des Anions.

10. Glykoside lassen sich bereits mit verdünnter wässriger Mineralsäure (z. B. H_2SO_4) spalten, Ether erfordern schärfere Bedingungen (konz. Mineralsäuren, Erhitzen).

11.

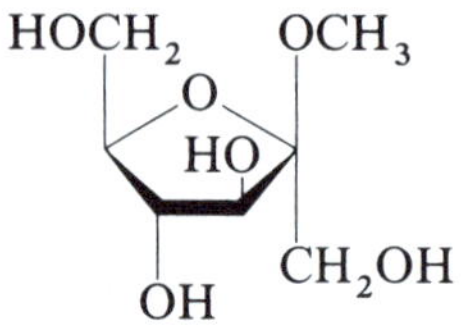

Methyl-β-D-fructofuranosid

Als Acetal reagiert es im Gegensatz zu cyclischen Halbacetalen nicht mit Tollens-Reagens.

12.

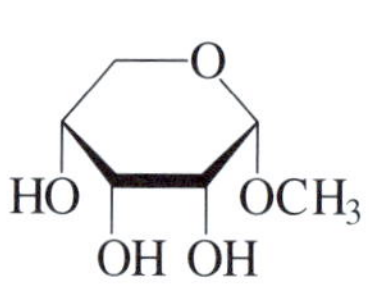

Methyl-α-D-ribopyranosid

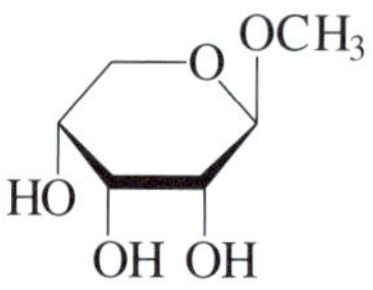

Methyl-β-D-ribopyranosid

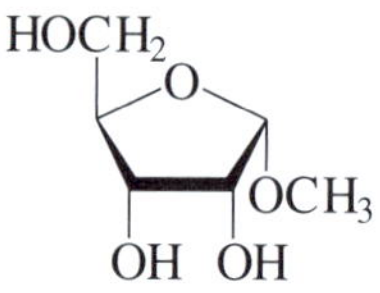

Methyl-α-D-ribofuranosid

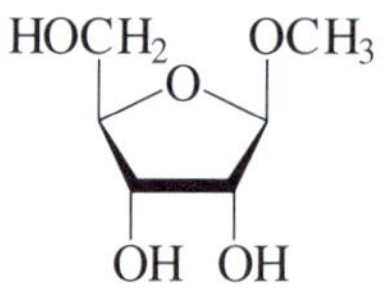

Methyl-β-D-ribofuranosid

13.

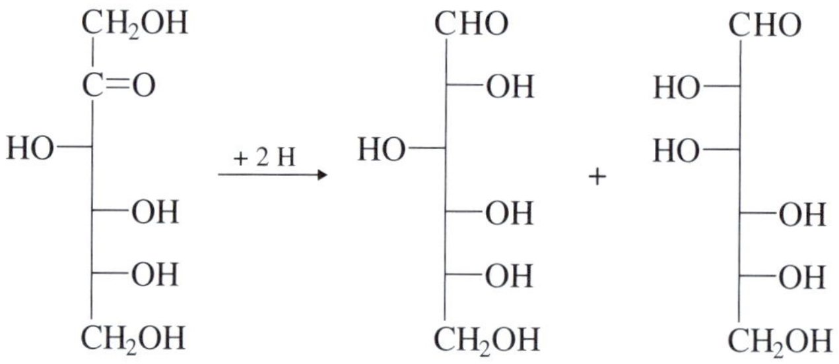

D-Fructose → D-Glucose + D-Mannose

Es entstehen D-Glucose und D-Mannose im Gemisch.

14. Die Alkoholgruppe mit Glucose glykosylieren (ein Konjugat herstellen).
15. Der Desoxyzucker wird im Sauren leicht abgespalten.

Kapitel 20.3

2. Lactose reduziert Fehling-Lösung, Saccharose nicht.
3. Ja, die anomere OH-Gruppe an C-1 kann die α- oder die β-Stellung einnehmen.
4. Maltose und Cellobiose sind Diastereomere. Sie sind nicht Bild und Spiegelbild.
5. Amygdalin enthält zwei Moleküle β-D-Glucose als Bausteine, deren Verknüpfung ist β-Glc(1 ⟶ 6)Glc.

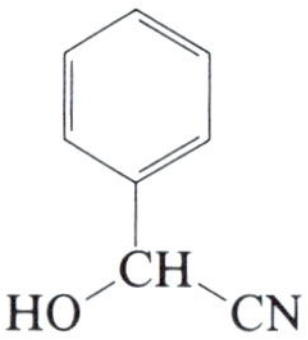

(Aglykon)

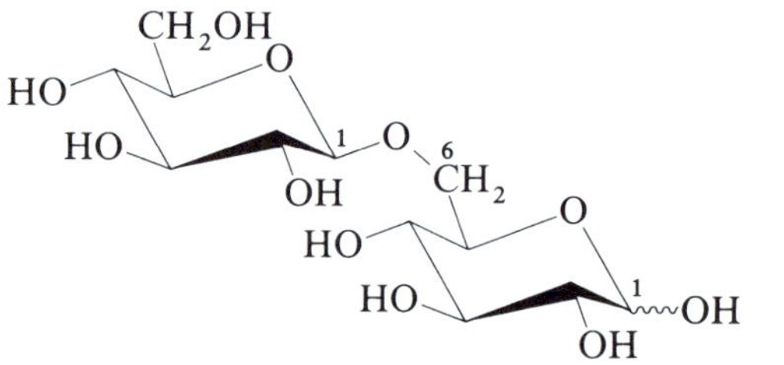

6. Es entstehen D-Fructose und D-Glucose.

7. Insgesamt 20, wenn Sie α/β-D-Glucopyranosyl-D-glucose und α/β-D-Glucofuranosyl-D-glucose berücksichtigen.
8. Das Enzym Lactase, das die Lactose der Milch in D-Glucose und D-Galactose spaltet, ist bei den Dänen im Säuglings- und Erwachsenenalter verfügbar, weil Milch zu den ständigen Nahrungsmitteln gehört. Bei den Thailändern fehlt dieses Enzym im Erwachsenenalter, Milch ist dort seit Jahrhunderten keine bevorzugte Nahrungsquelle. Die Lactoseintoleranz kann durch eine Vorverdauung der Milch mit β-Galactosidasen vermieden werden.
9. Im ersten Lebensjahr wird die Gehirnsubstanz rasch vermehrt und ausgeformt. Dafür ist ein reiches Angebot an D-Galactose, die neben D-Glucose in der Lactose enthalten, ist sehr hilfreich, denn D-Galactose ist ein wichtiger Baustein der Gehirnsubstanz.
10. D-Fructose wird direkt aufgenommen und ohne Umwege durch die Glykolyse abgebaut. Der Stoffwechselweg der D-Fructose ist nicht Insulin-abhängig.

Kapitel 20.4

2. Bei der enzymatischen Hydrolyse von Stärke entstehen Maltose [α-Glc(1 ⟶ 4)Glc] und Isomaltose [α-Glc(1 ⟶ 6)Glc].
3. Nur eine Sorte Bausteine. N-Acetyl-D-glucosamin in [β-(1 ⟶ 4)] glykosidischer Bindung. Chitin ist ein Homoglykan.
4. Stärke und Glykogen enthalten nur einen Baustein (D-Glucose), Polypeptide bis zu 20 verschiedene Bausteine (proteinogene Aminosäuren). Die Kette von Stärke und Glykogen ist verzweigt, Polypeptide sind linear und unverzweigt. Polypeptide enthalten neben den Elementen C, H und O außerdem noch Stickstoff.
5. Bei starker Muskelanspannung wird rasch Energie (ATP) benötigt, die durch den Abbau von Glucose (Glykolyse, oxidative Phosphorylierung) gewonnen wird. Diese rasche Glucosefreisetzung ist in Abhängigkeit vom Glykogenvorrat jedoch begrenzt. Danach muss Glucose aus der Leber nachgeliefert werden.
6. Chemisch mit Natronlauge. Es würden Natriumacetat entstehen und am Polymer die freie Aminogruppe. Enzymatisch mit einer Deacetylase. Beide Verfahren verlaufen nicht quantitativ, was auch nicht erwünscht ist.

Kapitel 21

2.
a) Tetrahydrofuran   b) Imidazol   c) Pyridin-3-carbonsäure

b) und c) enthalten aromatische Heterocyclen.

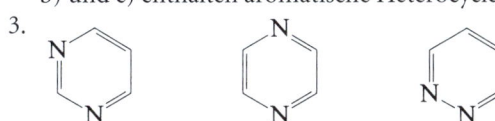

3.

4. Prolin ist eine Aminosäure mit einem isoelektrischen Punkt (pH$_I$ = 6,3). Pyrrol-2-carbonsäure ist eine typische Carbonsäure. Der Heterocyclus im Prolin ist aliphatisch, in der Pyrrol-2-carbonsäure aromatisch.
5. Prolin trägt nur ein H-Atom am Stickstoff. In einem Peptid mit einem Prolin in der Kette steht am Stickstoffatom des Prolins kein H-Atom mehr. Zur Stabilisierung einer α-Helix werden jedoch NH-Gruppen für die Ausbildung von Wasserstoffbrückenbindungen benötigt.
6. Pyridin ist die stärkere Base, weil das freie Elektronenpaar am Stickstoff nicht an der Mesomerie des aromatischen Heterocyclus beteiligt ist.
7. Sechs.
8. Je einen Pyridin- und Pyrolidinring. Es gibt im Körper Nicotinrezeptoren, an die sich Nicotin anlagert. In kleinen Dosen wirkt Nicotin auf das Zentralnervensystem erre-

gend, Herzfrequenz und Blutdruck werden erhöht. Bei großen Dosen erfolgt z. B. eine zentrale Hemmung der Atmung.

9. Eisen vermittelt den Elektronentransport und wechselt dabei zwischen $Fe^{2\oplus}$ und $Fe^{3\oplus}$. Kohlenmonoxid inhibiert nicht.
10. Jedes N-Atom besitzt ein freies Elektronenpaar.
11. [Strukturen von AMP und dCMP]
12. [Struktur von Cyclo-AMP]
13. Der genetische Code ist der Schlüssel zur Übersetzung der Basensequenz der DNA in die Aminosäuresequenz der Proteine. Drei Basen (Triplett) kodieren eine Aminosäure. Die genetische Information wird dabei zunächst auf die Messenger-Ribonucleinsäure (m-RNA) übertragen (Transkription) und von dort in die Peptidsynthese eingebracht (Translation).
14. 2-Desoxyribose bewirkt eine höhere Stabilität des Zucker-Phosphat-Rückgrats der DNA. DNA wird nicht von Ribonucleasen angegriffen, die RNA in den Zellen fortlaufend abbauen. Die DNA als Träger der genetischen Information wird so besser vor einem ungewollten Abbau geschützt.
15. [Struktur von FAD, bestehend aus Ribitol, ADP und Flavin]

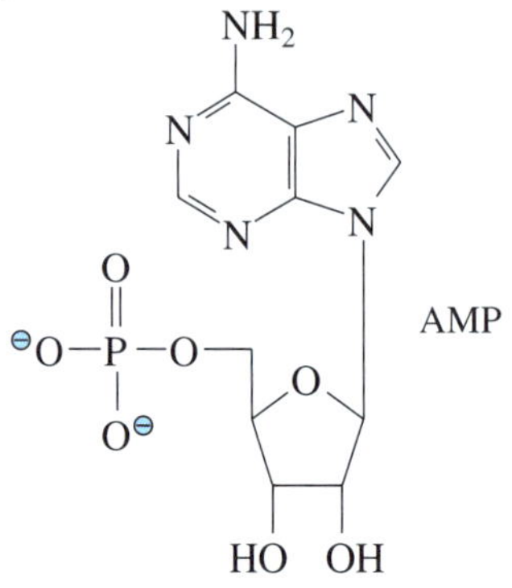

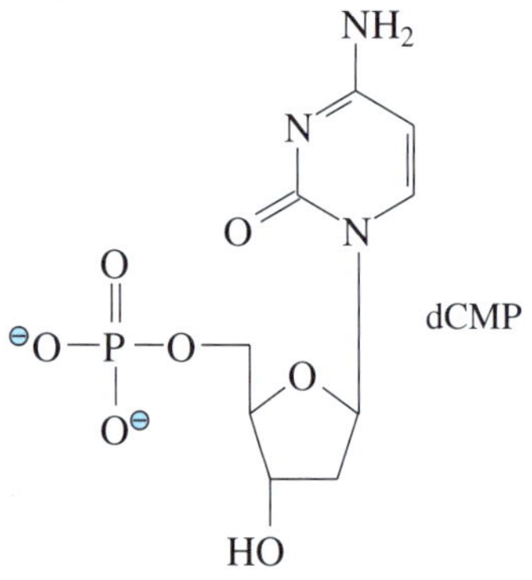

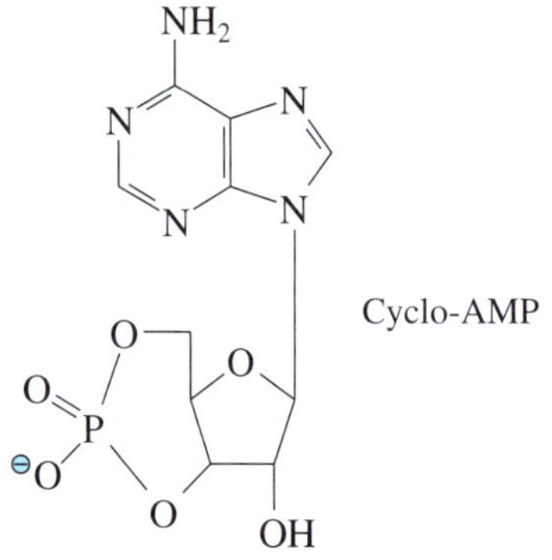

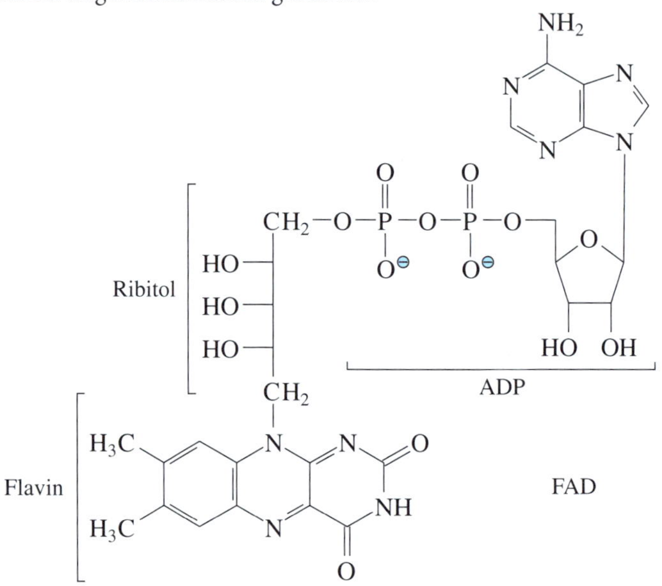

16. Pyridin-3-carbonsäureamid, zwei β-D-Ribofuranosid-Bausteine (*N*-glykosidische Bindung), Phosphorsäureanhydrid, zwei Phosphorsäureester-Bindungen, Adenin.

Kapitel 22

2. Farbstoffe sind Verbindungen, die sichtbares Licht bei bestimmten Wellenlängen absorbieren. Sie enthalten meist konjugierte Doppelbindungssysteme. Beispiele sind Indigo, Hämoglobin oder Chlorophyll.
3. Mithilfe des Lambert-Beer-Gesetzes: Sie bestimmen die Extinktion E der Lösung im Photometer bei der Wellenlänge des Absorptionsmaximums, schlagen den Absorptionskoeffizienten ε in der Literatur nach und rechnen die Konzentration c aus.
4. NADH absorbiert bei $\lambda = 340$ nm, $NAD^{\oplus}$ nicht.
5. Markiert sind die Valenzschwingungen der Carbonylgruppen von Säure- und Esterfunktion. Aufgrund ihres unterschiedlichen Substitutionsmusters absorbieren die CO-Gruppen bei unterschiedlichen Wellenlängen. Im Fingerprint-Bereich sieht man verschiedenste Schwingungsbanden, die charakteristisch für das Molekül als Ganzes sind.
6. Die Wellenzahl (z. B. in cm^{-1}) ist der Kehrwert der Wellenlänge (z. B. in nm).
7. Das Kohlenstoffisotop ^{12}C hat keinen Kernspin.
8. a) ^{1}H-NMR: ein Signal für die äquivalenten Methylgruppen. ^{13}C-NMR: zwei Signale, eines für die Methylgruppen, eines für die CO-Gruppe.
   b) ^{1}H-NMR: 4 Signale; ^{13}C-NMR: 3 Signale
   c) ^{1}H-NMR: 6 Signale; ^{13}C-NMR: 9 Signale.
9. Es wird die Kernresonanz von H-Atomen des Wassers gemessen. Wasser ist im Gewebe in unterschiedlichen Konzentrationen enthalten und unterschiedlich gebunden. Deshalb unterscheiden sich die aufgezeichneten Signale.
10. Es werden energiearme Radiowellen und keine energiereichen Röntgenstrahlen verwendet.
11. Die Signale basieren auf Ionen, die aus der Probesubstanz direkt oder nach Fragmentierung hervorgehen.
12. Elektronenstoß-Ionisation (EI), chemische Ionisation (CI), MALDI, Elektrospray-Ionisation (ESI) oder FAB. MALDI und ESI eignen sich besonders für die Vermessung von Proteinen.
13. Die Röntgenstrukturanalyse liefert Informationen über die Anordnung von Atomen im Kristall (Bestimmung von Bindungslängen und -winkeln). Die Probe muss kristallin als sog. Einkristall vorliegen.
14. Aufgezeichnet wird derjenige Teil der Strahlung, der den Körper ohne Wechselwirkung oder Streuung passiert hat. Je nach ihrer Elektronendichte lassen sich die verschiedenen Gewebearten anhand der Helligkeitsabstufungen im Röntgenbild unterscheiden.

GLOSSAR

Abgangsgruppe
Der Teil (Atom oder Gruppe) eines Moleküls, der bei einer ↗ Substitutionsreaktion formal durch eine andere Gruppe ersetzt wird.

absoluter Nullpunkt
Nicht erreichbare Temperatur, bei der keine Wärmeenergie in der Materie mehr vorhanden ist (0 K, –273,15 °C).

Absorptionsmaximum (λ_{max})
Wellenlänge, bei der ein Stoff im ↗ UV-Spektrum charakteristisch absorbiert.

Acetal
Organische Verbindung, die zwei O-Alkyl- oder O-Arylgruppen an einem C-Atom trägt, leitet sich von einem ↗ Aldehyd oder ↗ Keton ab.

Acetat-Puffer
Pufferlösung, die als ↗ Elektrolyte Essigsäure und Natriumacetat enthält.

Acetylcholin
Neurotransmitter mit quartärer Ammoniumgruppe, ist ein Ester aus Essigsäure und Cholin.

Acidität
Maß für die Fähigkeit eines Stoffes, Protonen an die Umgebung abzugeben (Säurestärke); quantitativ drückt sie sich im ↗ pK_s-Wert der Säure aus: Je kleiner dieser ist, desto größer ist die Acidität der Säure.

Acylrest
Von einer ↗ Carbonsäure durch Verlust der OH-Gruppe am Carbonyl-C-Atom abgeleiteter Rest (R–CO).

Additionsreaktion
Anlagerung von zwei Atomen oder Gruppen an einer Doppelbindung unter Bildung neuer ↗ kovalenter Bindungen.

Adrenalin (Epinephrin)
Neurotransmitter, biogenes ↗ Amin.

Adsorbens
Fein verteilter, durch eine große Oberfläche ausgezeichneter Feststoff, der andere Stoffe selektiv bindet (adsorbiert).

Adsorption
Festhalten eines Stoffes durch zwischenmolekulare Kräfte an der Oberfläche eines Feststoffes (↗ Adsorbens).

Aerosol
Bezeichnung für ein ↗ heterogenes System aus einem Gas mit darin fein verteilten festen oder flüssigen Teilchen.

Aggregatzustand
Erscheinungsform der Materie unter definierten äußeren Bedingungen, man unterscheidet zwischen gasförmigem (g), flüssigem (l) und festem (s) Zustand.

Aglykon
Zuckerfreie Alkoholkomponente von ↗ Glykosiden.

Aktivierungsenergie ($\Delta G^{\#}$)
Zuzuführende Energie (in kJ/mol), durch die Reaktionspartner so aktiviert werden, dass eine bestimmte Reaktion ablaufen kann.

Aldehyd
Organische Verbindung mit typischer ↗ funktioneller Gruppe (R–CHO).

Aldol-Kondensation
Reaktion von ↗ Aldehyden oder ↗ Ketonen mit einer CH-aciden Verbindung unter Wasserabspaltung (Bildung einer C=C-Doppelbindung, Kettenverlängerung).

Aldose
↗ Monosaccharid mit einer endständigen ↗ Aldehydgruppe.

Aliphat
Offenkettige, gesättigte oder ungesättigte organische Verbindung ohne aromatische Molekülteile.

Alkaloid
Aus Pflanzen isolierbare stickstoffhaltige, heterocyclische Base mit physiologischer Wirkung beim Menschen.

Alkan
Gesättigter, offenkettiger ↗ Kohlenwasserstoff (allgemeine Summenformel: C_nH_{2n+2}).

Alkanol (Alkohol)
Organische Verbindung mit einer OH-Gruppe an einem Alkylrest.

Alken (Olefin)
Ungesättigter, aliphatischer ↗ Kohlenwasserstoff, mit olefinischer C=C-Doppelbindung (allgemeine Summenformel: C_nH_{2n} für offenkettige Alkene).

Alkin
Ungesättigter ↗ Kohlenwasserstoff mit einer C≡C-Dreifachbindung.

Alkohol
↗ Alkanol.

Glossar

Alkoholyse
Spaltung einer organischen Verbindung in kleinere Bausteine durch Reaktion mit einem Alkohol, vergleichbar mit der ↗ Hydrolyse.

Alkoxyalkan (Dialkylether)
↗ Ether.

Alkylhalogenid
↗ Halogenalkan.

Alkylierung
Ersatz eines Substituenten einer organischen Verbindung durch einen Alkylrest.

Alkylrest
Von einem Alkan durch Verlust eines H-Atoms abgeleiteter Rest (Beispiel: Methyl-).

allgemeines Gasgesetz
Zustandsgleichung für ideale Gase: $pV = nRT$.

Amid
Carbonsäurederivat, das an einem Carbonyl-C-Atom Stickstoff trägt (R–CO–NH–R).

Amin
Basisch reagierende organische Verbindung, in der eine Aminogruppe an ein C-Atom gebunden ist.

α-Aminosäure (α-Aminocarbonsäure)
Trägt am α-Atom eine ↗ Carboxyl- (–COOH) und eine Aminogruppe (–NH$_2$). Im engeren Sinne sind die proteinogenen Aminosäuren gemeint.

Aminosäure, essenziell
Proteinogene ↗ Aminosäure, die nicht vom menschlichen Organismus hergestellt wird und daher mit der Nahrung aufgenommen werden muss.

Ammoniak-Puffer
Pufferlösung, die als ↗ Elektrolyte Ammoniak und Ammoniumchlorid enthält.

Ammonium-Ion
Kation mit vierbindigem Stickstoff (NH$_4^{\oplus}$, NR$_4^{\oplus}$).

amorph
Bezeichnung für Festkörper, deren Bausteine (Moleküle, Ionen, Atome) keine regelmäßige Anordnung wie in einem Kristall aufweisen.

amphiphil (amphipathisch)
Bezeichnung für eine Verbindung mit ↗ hydrophilen und ↗ hydrophoben Eigenschaften, z. B. grenzflächenaktive Stoffe.

Ampholyt
Verbindung, die sich in wässriger Lösung sowohl wie eine Säure als auch wie eine Base verhalten kann.

Anion
Ein- oder mehrfach negativ geladenes Teilchen, das im elektrischen Feld zur ↗ Anode (Pluspol) wandert.

Anode
Pluspol einer Gleichstromquelle. In Salzlösungen wandern die Anionen zur Anode und können dort oxidiert werden.

Anomere
Bei ↗ Monosacchariden in der cyclischen Halbacetalform Bezeichnung für Stereoisomere, die sich in der ↗ Konfiguration am ehemaligen Carbonyl-C-Atom unterscheiden (α- und β-Anomer).

Antioxidans
Als ↗ Radikalfänger wirkende Verbindung, die die ↗ Autoxidation leicht oxidierbarer Stoffe verlangsamt oder verhindert. Im Körper wird die unerwünschte Radikalbildung, die molekularer Sauerstoff verursacht, z. B. durch Vitamin C oder E verhindert.

Äquivalenzpunkt
Endpunkt bei der ↗ Titration, die Menge des zugefügten ↗ Titrationsmittels ist der Menge der Substanz in der Testlösung äquivalent.

Aquokomplex
Metallkomplex mit einer definierten Zahl an Wassermolekülen als Liganden.

Aromat (Aren)
Cyclischer Kohlenwasserstoff mit $(4n+2)$ π-Elektronen im Ring (Beispiel: ↗ Benzol).

Arylrest
Von einem aromatischen Kohlenwasserstoff durch Verlust eines H-Atoms abgeleiteter Rest (Beispiel: Phenylrest).

Atmungskette
Folge von gekoppelten Redoxreaktionen im Energiestoffwechsel von Organismen. Im Verlauf wird Wasserstoff mit Sauerstoff zu Wasser oxidiert. Der Elektronenfluss vom Wasserstoff zum Sauerstoff wird „kanalisiert", die freiwerdende Energie dient der Bildung von ATP.

Atom
Kleinstes, elektrisch neutrales Teilchen eines chemischen Elementes, das mit chemischen Mitteln nicht weiter zerteilt werden kann.

Atombindung
↗ Kovalente Bindung.

Atomkern
Positiv geladenes Zentrum der ↗ Atome, in dem nahezu die gesamte Masse eines Atoms konzentriert ist.

Autoxidation
Radikale Oxidation chemischer Verbindungen mit Luftsauerstoff unter Bildung von Peroxiden oder Hydroperoxiden, sie kann durch Zugabe von ↗ Antioxidantien verhindert oder verzögert werden.

Autoprotolyse
Eigendissoziation des Wassers, es dissoziiert in geringem Maße in ↗ Hydroxid- und ↗ Hydronium-Ionen durch Protonenübertragung.

Glossar

Avogadro-Konstante
Anzahl der Teilchen (Atome, Moleküle) in 1 ↗ Mol eines Stoffes, $N_A = 6{,}02214 \cdot 10^{23}$.

Barbiturate
Cyclische Harnstoffderivate, die sich von der Barbitursäure ableiten, wirken sedativ und hypnotisch.

Base
Protonenakzeptor (nach ↗ Brönsted).

Basenpaarung
Ausbildung von ↗ Wasserstoffbrückenbindungen zwischen bestimmten Basen (Adenin und Thymin bzw. Cytosin und Guanin) komplementärer ↗ DNA-Stränge. Bei der ↗ RNA tritt Uracil an die Stelle von Thymin.

Benzol (Benzen)
Aromatischer Kohlenwasserstoff (C_6H_6) mit sechs π-Elektronen in einem Sechsring.

Benzylrest
Vom Toluol durch Verlust eines H-Atoms der Methylgruppe abgeleiteter Rest ($C_6H_5-CH_2-$).

Bilayer
↗ Lipid-Doppelschichtmembran.

Bildungskonstante
Gleichgewichtskonstante K entsprechend dem ↗ Massenwirkungsgesetz bei der Bildung von ↗ Metallkomplexen.

Bindigkeit
Zahl der von einem ↗ Atom ausgehenden ↗ kovalenten Bindungen.

π-Bindung
Zu einer Einfachbindung (σ-Bindung) hinzukommende, zweite oder dritte Bindung in ↗ Doppel- oder ↗ Dreifachbindungen. Durch Überlappen der p-Orbitale benachbarter Atome entstehen π-Orbitale, die mit π-Elektronen besetzt sind.

σ-Bindung
Einfachbindung; von zwei Elektronen eines σ-Molekül-Orbitals gebildete ↗ Atombindung.

Bindungsenergie
Energie, die aufzuwenden ist, um eine ↗ kovalente Bindung zwischen zwei Atomen eines Moleküls zu spalten.

Bindungslänge
Abstand zwischen zwei Atomkernen in einer chemischen Bindung.

Biopolymer
Natürlich vorkommende Makromoleküle (z. B. ↗ Proteine, ↗ Nucleinsäuren, ↗ Polysaccharide), die bei Lebensvorgängen eine Rolle spielen.

Brom-Addition
Anlagerung von Brom (Br_2) an eine C=C-Doppelbindung.

Brom-Substitution
Ersatz eines H-Atoms eines Kohlenwasserstoffs durch ein Bromatom, z. B. bei der Bromierung eines ↗ Aromaten.

Brönsted-Definition
Säuren sind Protonendonatoren, Basen Protonenakzeptoren.

Carbeniumion (Carbokation)
Dreibindiges C-Atom, das eine positive Ladung trägt, da es ein Elektronensextett aufweist. Es reagiert als Elektrophil.

Carbonsäure
Sauer reagierende organische Verbindung, mit einer typischen funktionellen Gruppe (R–COOH), die man als ↗ Carboxylgruppe bezeichnet.

Carbonsäureamid
Carbonsäurederivat, das am Carbonyl-C-Atom Stickstoff anstelle der OH-Gruppe trägt.

Carbonsäureanhydrid
Carbonsäurederivat, entsteht durch Wasserabspaltung aus zwei ↗ Carboxylgruppen.

Carbonsäurechlorid
Carbonsäurederivat, in dem die OH-Gruppe einer Carboxylgruppe durch ein Chloratom ersetzt ist (R–COCl).

Carbonsäurederivat
Verbindung, die sich von einer ↗ Carbonsäure ableitet (R–COX).

Carbonsäureester (Ester)
Carbonsäurederivat, in dem die OH-Gruppe der Carboxylgruppe durch einen O-Alkyl- oder O-Arylrest ersetzt ist. Entstehen aus Carbonsäuren und Alkoholen bzw. Phenolen unter Wasserabspaltung.

Carbonsäurethioester
Carbonsäurederivat, in dem die OH-Gruppe der Carboxylgruppe durch einen S-Alkyl- oder S-Arylrest ersetzt ist.

Carbonylgruppe
↗ Funktionelle Gruppe mit einer Kohlenstoff-Sauerstoff-Doppelbindung (C=O), typisch z. B. für ↗ Aldehyde, ↗ Ketone, ↗ Chinone, ↗ Carbonsäuren und ↗ Carbonsäurederivate.

Carboxylat
Anion der Carboxylgruppe nach Abspaltung eines Protons (R–COO$^\ominus$).

Carboxylgruppe
Funktionelle Gruppe der Carbonsäuren (R–COOH).

Cellulose
↗ Polysaccharid aus β-(1,4)-verknüpften D-Glucose-Einheiten, ↗ Biopolymer pflanzlicher Zellwände.

CH-Acidität
Abspaltungstendenz eines Protons aus einer C–H-Bindung, wird durch eine benachbarte Carbonylgruppe verstärkt.

Glossar

Chelat-Effekt
Beschreibt die höhere Stabilität von ↗ Chelatkomplexen im Vergleich zu Komplexen mit normalen ↗ Liganden bei gleichem ↗ Zentral-Ion. Ursache ist eine Entropiezunahme bei der Bildung eines Chelatkomplexes.

Chelatkomplex
Metallkomplex mit mehrzähnigen ↗ Liganden, es entstehen Ringverbindungen.

Chelator
mehrzähniger ↗ Ligand.

chemische Gleichung (Reaktionsgleichung)
Dient der Beschreibung einer chemischen Reaktion einschließlich ihrer ↗ Stöchiometrie unter Verwendung der chemischen Zeichensprache für die an der Reaktion beteiligten Verbindungen und Elemente; die Ausgangsstoffe stehen links, die Reaktionsprodukte rechts des Reaktionspfeils.

chiral
Bezeichnung für ein Molekül, das durch keine Symmetrieoperation mit seinem Spiegelbild zur Deckung gebracht werden kann.

Chiralitätszentrum (↗ Stereozentrum)
Atom, das die Stereochemie (Chiralität) eines Moleküls bestimmt.

Cholesterin (Cholesterol)
Bedeutendes ↗ Lipid aus der Substanzklasse der ↗ Steroide.

Chromatographie
Sammelbezeichnung für Trennverfahren, die auf ↗ Adsorption oder Verteilung an Trägern oder zwischen Flüssigkeiten beruhen.

Chromophor
Bezeichnung für die Teilstruktur eines Moleküls, das typische ↗ Absorptionsmaxima im ↗ UV/VIS-Spektrum zeigt, verleiht einem Stoff seine Farbigkeit.

cis-Addition
Die bei einer ↗ Additionsreaktion neu eintretenden Substituenten binden von derselben Seite an eine Doppelbindung.

cis-Isomer (Z-Isomer)
Bezeichnung für Konfigurationsisomere an der C=C-Doppelbindung. Die Substituenten höherer Priorität stehen auf derselben Seite der Doppelbindung.

cyclo
Präfix, der anzeigt, dass die nachfolgend genannte Verbindung ringförmig ist (Bsp.: Cyclohexan).

Cycloalkan
↗ Alkan mit ringförmiger Molekülstruktur (allgemeine Summenformel C_nH_{2n}).

D/L-Nomenklatur
Symbole zur Kennzeichnung von Stereoisomeren bei ↗ Aminosäuren und ↗ Zuckern.

Decarboxylierung
Abspaltung von CO_2 aus ↗ Carbonsäuren.

Dehydratisierung
Wasserabspaltung aus einem Molekül.

Dehydrierung
Abspaltung von Wasserstoff (2 H) aus einem Molekül, entspricht einer ↗ Oxidation.

Denaturierung
Zerstörung biochemischer Eigenschaften von Makromolekülen, z. B. durch Erhitzen, geht mit einer Konformationsänderung einher.

Destillation
Verfahren, um verdampfbare Flüssigkeiten durch Verdampfen und anschließende ↗ Kondensation in einem anderen Gefäß von gelösten Feststoffen oder anderen Flüssigkeiten in Abhängigkeit vom Siedepunkt zu trennen.

Dialyse
Verfahren zur Abtrennung kleiner Moleküle aus Lösungen durch Diffusion an einer semipermeablen Membran in das reine Lösungsmittel; große Moleküle werden zurückgehalten. Verfahren zur Entgiftung des Blutes bei Nierenschäden.

Diastereomere
↗ Stereoisomere, die sich nicht wie Bild und Spiegelbild verhalten; besitzen unterschiedliche physikalische und chemische Eigenschaften.

Dien
Organische Verbindung mit zwei olefinischen C=C-Doppelbindungen.

Diffusion, einfache (passive, freie Diffusion)
Spontaner, irreversibler Vorgang des Konzentrationsausgleichs eines Stoffes, z. B. in Flüssigkeiten, durch die Eigenbewegung der Teilchen.

Dimerisierung
Zusammenfügen zweier Moleküle der gleichen Art (Monomere) zu einer neuen Verbindung.

Dipolmolekül
Molekül, in dem durch eine oder mehrere ↗ polarisierte Atombindungen der Schwerpunkt positiver und negativer ↗ Partialladung räumlich getrennt ist, so dass ein permanentes Dipolmoment entsteht (z. B. H_2O).

Disaccharid
↗ Kohlenhydrat aus zwei glykosidisch verknüpften ↗ Monosacchariden.

Dissoziation (von Salzen)
Freisetzung von Ionen aus dem ↗ Ionengitter von Salzen beim Lösen in Wasser.

Dissoziation (von Säuren)
Freisetzung von Protonen und Säureanionen aus Säuremolekülen beim Lösen in Wasser. Protonen geben mit Wasser ↗ Hydronium-Ionen.

Glossar

Disulfid
Organische Verbindung mit einer ↗ Disulfidbrücke.

Disulfidbrücke
In organischen Verbindungen anzutreffende –S–S-Bindung, die sich bei der Dehydrierung von Thiolen bildet. In ↗ Polypeptiden und ↗ Proteinen entstehen diese zwischen zwei räumlich benachbarten Cystein-Bausteinen, sie dienen der Kettenverknüpfung (z.B. Insulin) oder der Stabilisierung einer Raumstruktur und lassen sich durch ↗ Reduktionsmittel reversibel spalten.

DNA
Abkürzung für Desoxyribonucleinsäure (deoxyribonucleic acid), ↗ Polynucleotid mit 2-Desoxy-D-ribose als Zuckerbaustein. Träger der Erbinformation.

Donnan-Gleichgewicht
Lösungsgleichgewicht, das sich an einer semipermeablen Membran einstellt, die für bestimmte Ionensorten durchlässig, für andere undurchlässig ist. Die Diffusionsprozesse können dazu führen, dass die Elektroneutralität zwar gewahrt bleibt, aber der osmotische Druck der Lösungen an der Membran unterschiedlich ist.

Donnan-Potenzial
↗ Membranpotenzial.

Doppelbindung
Ungesättigte chemische Bindung zwischen zwei benachbarten Atomen (z.B. C=C oder C=O), bestehend aus einer ↗ σ- und einer ↗ π-Bindung.

Doppelhelix
Spiralförmige ↗ Konformation von zwei antiparallelen, gewendelten ↗ DNA-Strängen.

Dreifachbindung
Ungesättigte chemische Bindung zwischen zwei benachbarten Atomen (z.B. C≡C oder C≡N), bestehend aus einer ↗ σ- und zwei ↗ π-Bindungen.

Edelgaskonfiguration
Elektronenkonfiguration von Ionen oder Elementen mit vollständig aufgefüllter äußerer Schale (Valenzschale), ist energetisch begünstigt.

EDTA
Ethylendiamintetraessigsäure, sechszähniger Ligand (↗ Chelator) z.B. für Ca^{2+}.

Edukt
Ausgangsverbindung bei einer chemischen Reaktion.

Einstabmesskette
Die im Potenzial variable Messelektrode wird (aus praktischen Gründen) mit der Bezugselektrode in einem Glaskörper vereinigt.

E-Isomer
↗ trans-Isomer

Elektronenaffinität
Energie, die frei wird, wenn ein Atom oder Molekül ein Elektron aufnimmt und zum Anion wird.

elektrochemische Zelle (galvanisches Element)
Eine Anordnung von ↗ Elektroden und geeigneten ↗ Elektrolytlösungen zur Gewinnung elektrischer Energie aus Redoxprozessen.

Elektrode
Leitender, meist metallischer Festkörper, an dem der Übergang von Elektronen in einen oder aus einem ↗ Elektrolyten erfolgt.

Elektrodenpotenzial
Elektrisches Potenzial eines Metalls oder eines elektronenleitenden Festkörpers in einer geeigneten ↗ Elektrolytlösung, wird gegen eine Bezugselektrode gemessen.

Elektrolyse
Die Zerlegung von chemischen Verbindungen durch Gleichstrom, es kommt zur anodischen ↗ Oxidation und zur kathodischen ↗ Reduktion.

Elektrolyt
Stoff, dessen wässrige Lösung den Strom durch Ionenwanderung leitet. Voraussetzung ist, dass der Stoff in Wasser dissoziiert bzw. Ionen aus einem Ionengitter freisetzt.

elektromagnetisches Spektrum
Das über alle Wellenlängen bzw. Frequenzen reichende Spektrum elektromagnetischer Strahlung (Wellenstrahlung).

elektromotorische Kraft (EMK)
Bezeichnung für die zwischen den ↗ Elektroden einer ↗ elektrochemischen Zelle herrschende Spannung.

Elektron
Negativ geladenes Elementarteilchen, Baustein der ↗ Elektronenhülle der Atome, wird bei Redoxreaktionen übertragen.

Elektronegativität
Dimensionslose Größe, charakterisiert die Fähigkeit eines Atoms in einem Molekül, Elektronen anzuziehen. Sie erklärt die Polarität einer ↗ Atombindung, bzw. die Tendenz zur Ionenbildung.

Elektronenhülle
Umgibt den Atomkern; enthält ↗ Elektronen, die gesetzmäßig angeordnet sind (Schalen, Orbitale).

Elektronenkonfiguration
Zuweisung der ↗ Elektronen eines Atoms zu einem Satz Atom-Orbitale unter Einhaltung des Pauli-Prinzips.

Elektronenschalen
↗ Orbitale eines Atoms mit gleicher Hauptquantenzahl n (Abk. K, L, M usw.).

Elektrophil
Teilchen oder Gruppe mit Elektronenlücke, benötigt ein Elektronenpaar eines ↗ Nucleophils zur Herstellung einer ↗ kovalenten Bindung.

Elektrophorese
Methode zur Trennung von Substanzgemischen aufgrund unterschiedlicher Wanderungsgeschwindigkeiten von geladenen Molekülen im elektrischen Feld.

Glossar

Element, chemisches
Stoff, der nur aus Atomen einer ↗ Kernladungszahl besteht und nicht in einfachere Stoffe zerlegt werden kann.

Eliminierung
Abspaltung benachbarter ↗ Substituenten aus einem Molekül unter Ausbildung einer ↗ Doppelbindung.

Emulsion
Bezeichnung für ein ↗ heterogenes System aus zwei oder mehr nicht miteinander mischbaren Flüssigkeiten, die fein miteinander verteilt sind.

Enantiomere (Antipoden)
↗ Stereoisomere mit mindestens einem ↗ Chiralitätszentrum, die sich zueinander wie Bild und Spiegelbild verhalten, also entgegengesetzte ↗ Konfiguration aufweisen.

endergon
Bezeichnung für eine Reaktion, die für ihren Ablauf Energie von außen aufnehmen muss, also nicht freiwillig abläuft ($\Delta G > 0$).

endotherm
Bezeichnung für eine chemische Reaktion, die unter Aufnahme von Wärme aus der Umgebung abläuft ($\Delta H > 0$).

Enzym
Biokatalysator, der eine chemische Reaktion durch Absenkung der ↗ Aktivierungsenergie ermöglicht.

Epimere
↗ Diastereomere, die an einem von zwei oder mehr ↗ Chiralitätszentren entgegengesetzte ↗ Konfiguration aufweisen.

Erhaltung der Ladung
Bei chemischen Reaktionen ist die Summe der Ladungen der Edukte gleich der Summe der Ladungen der Produkte.

Erhaltung der Masse
Bei chemischen Reaktionen ist die Summe der Massen der Edukte gleich der Summe der Massen der Produkte.

Ester
↗ Carbonsäureester.

Esterbildung (Veresterung)
Säurekatalysierte Reaktion zwischen Carbonsäure und Alkohol unter Wasserabspaltung.

Esterverseifung
Spaltung eines ↗ Esters mit Wasser (säurekatalysiert) oder mit $OH^\ominus$ unter Freisetzung von ↗ Carbonsäure (bzw. Carboxylat) und ↗ Alkohol.

Ether (Alkoxyalkane)
Organische Verbindung mit Sauerstoffbrücke zwischen zwei Alkyl- oder Arylresten (R–O–R).

exergon
Bezeichnung für eine Reaktion, die Energie nach außen abgibt, also freiwillig abläuft ($\Delta G < 0$).

exotherm
Bezeichnung für eine chemische Reaktion, die unter Abgabe von Wärme an die Umgebung abläuft ($\Delta H < 0$).

Fällungs-Reaktion
Abscheidung eines gelösten Stoffes als Feststoff durch Zusatz geeigneter Substanzen, z.B. Bildung schwerlöslicher Salze durch Zugabe geeigneter Ionen.

FCKW
Abk. für Fluorchlorkohlenwasserstoff.

Fehling-Lösung
Tiefblaue alkalische Lösung, die den $Cu^{2\oplus}$-Tartratkomplex enthält und beim Erwärmen mit ↗ Aldehyden oder reduzierenden Zuckern einen roten Niederschlag von Kupfer(I)-oxid gibt.

Fettsäure, essenziell
Mehrfach ungesättigte Fettsäure, die der Mensch mit der Nahrung aufnehmen muss.

Fettsäure, gesättigt
Langkettige, aliphatische ↗ Carbonsäure, deren Alkyl-Kette keine C=C-Doppelbindungen enthält.

Fettsäure, ungesättigt
Langkettige, aliphatische ↗ Carbonsäure, mit einer oder mehreren C=C-Doppelbindungen in der Kette.

Fließgleichgewicht (stationärer Zustand, steady state)
Bezeichnet den Zustand offener Systeme, in dem durch ständigen Stoff- und Energieaustausch mit der Umgebung die Konzentration bestimmter Intermediate einer Reaktionsfolge konstant gehalten wird.

freies Elektronenpaar
↗ Valenzelektronenpaar, das nicht an einer ↗ kovalenten Bindung beteiligt ist.

funktionelle Gruppe
Bezeichnung für die Anordnung bestimmter Atome zu einer Gruppe, die sich durch ein typisches Reaktionsverhalten auszeichnet (z.B. $-NH_2$, $-COOH$, $-CHO$).

Furanose
↗ Monosaccharid, das als cyclisches Halbacetal vorliegt und dabei einen fünfgliedrigen Ring mit einem Sauerstoffatom ausbildet.

galvanisches Element
↗ elektrochemische Zelle.

Gefriertrocknung
Verfahren zur schonenden Entfernung von Wasser aus einer Lösung. Wasser in gefrorenem Zustand ↗ sublimiert bei niedrigem Druck (< 10 Pa).

gekoppelte Reaktionen
Chemische Reaktion, die durch eine gleichzeitig ablaufende zweite Reaktion ausgelöst wird, z.B. weil die zweite Reaktion die Energie für die erste liefert.

Glossar

gemeinsames Elektronenpaar
Elektronenpaar, das eine ↗ kovalente Bindung zwischen zwei Atomen vermittelt (bindendes Elektronenpaar).

geometrische Isomere
Isomerie an einer C=C-Doppelbindung (*cis/trans-* oder *Z/E*-Isomere).

gesättigte Lösung
Lösung, die bei gegebener Temperatur die maximale Menge an gelöster Substanz enthält.

geschlossenes System
Bezeichnung für ein Reaktionssystem, bei dem ein Energieaustausch, aber kein Stoffaustausch mit der Umgebung stattfindet.

gewinkeltes Molekül
Die ↗ kovalenten Bindungen eines Moleküls bilden einen Winkel, der die Form des Moleküls widerspiegelt (z. B. H_2O, NH_3).

Gibbs' freie Reaktionsenthalpie (ΔG in kJ/mol)
Maß für die Triebkraft einer chemischen Reaktion, ist durch die ↗ Gibbs-Helmholtz-Gleichung mit der ↗ Reaktionsenthalpie und ↗ Reaktionsentropie verbunden. Wird auch als Gibbs' freie Energie bezeichnet.

Gibbs' freie Energie der Hydrolyse ($\Delta G^{0'}$ in kJ/mol)
Energie, die unter physiologischen Bedingungen bei der Reaktion einer Verbindung mit Wasser freigesetzt werden kann (z. B. aus einem ↗ Phosphorsäureanhydrid).

Gibbs-Helmholtz-Gleichung
Verknüpft bei chemischen Reaktionen unter konstantem Druck ↗ Gibbs' freie Energie ΔG mit der ↗ Reaktionsenthalpie ΔH und der ↗ Reaktionsentropie ΔS ($\Delta G = \Delta H - T\Delta S$).

Gitterenergie
Energiebetrag, der aufgewandt werden muss, um ein ↗ Kristallgitter in seine Bausteine zu zerlegen.

Glaselektrode
Bezeichnung für eine Messanordnung zur Messung von pH-Werten, es wird das pH-abhängige Potenzial einer Glasmembran gegenüber einer Bezugselektrode bestimmt.

Gleichgewichtskonstante (K)
Dimensionslose Zahl, die die Lage eines chemischen Gleichgewichtes beschreibt (s. Massenwirkungsgesetz).

Glycerin (Glycerol)
Dreiwertiger Alkohol, 1,2,3-Propantriol, Baustein von Triacylglycerinen.

Glycin (Aminoessigsäure)
Einfachste ↗ Aminosäure, besitzt kein ↗ Chiralitätszentrum.

Glykosid
Bezeichnung für eine Verbindung, in der ein ↗ Monosaccharid am anomeren C-Atom mit einem Alkohol oder Phenol (↗ Aglykon) verbunden ist. Der Alkohol kann auch ein zweites Monosaccharid sein.

glykosidische Bindung
Bindung zwischen einem ↗ Monosaccharid und einem Alkohol oder Phenol, die unter Wasserabspaltung entsteht und das anomere C-Atom über ein Sauerstoffatom (O-glykosidisch) mit dem Rest verbindet.

Halbacetal
Organische Verbindung, die einen O-Alkylrest und eine OH-Gruppe an einem C-Atom trägt, leitet sich von ↗ Aldehyden oder ↗ Ketonen ab.

Halbwertszeit
Zeitspanne, in der sich die Hälfte eines Ausgangsmaterials umwandelt.

Halbzelle
Eine in einen geeigneten ↗ Elektrolyten eintauchende ↗ Elektrode, die erst in Verbindung mit einer zweiten Halbzelle zu einer ↗ elektrochemischen Zelle wird.

Halogenalkan (Alkylhalogenid)
Alkan, in dem ein oder mehrere H-Atome durch Halogenatome substituiert sind.

Halogenierung, radikalisch
Reaktion von ↗ Alkanen mit Chlor oder Brom, die als ↗ Radikale angreifen, zu entsprechenden ↗ Halogenalkanen.

Harnstoff
Diamid der Kohlensäure, entsteht im Harnstoffzyklus.

Hauptgruppen
Gruppen von Elementen, deren Atome nur komplette oder leere *d*-Orbitale aufweisen. Stehen im Periodensystem senkrecht untereinander (Bezifferung im ↗ Periodensystem: 1, 2, 13–18).

Henry-Dalton-Gesetz
Mathematische Beschreibung der Löslichkeit von Gasen in einer Flüssigkeit. Die Löslichkeit ist bei gegebener Temperatur proportional dem Partialdruck des betrachteten Gases.

Heteroatom
In organischen Verbindungen Atome, die nicht C oder H sind (z. B. O, N, S).

Heterocyclus
Aliphatische oder aromatische Ringverbindung, die ein ↗ Heteroatom im Ring enthält.

heterogenes Gleichgewicht
Gleichgewicht, bei dem Komponenten in zwei oder mehr ↗ Phasen vorliegen.

heterogenes System
System, das aus mehreren ↗ Phasen besteht.

Hexose
↗ Monosaccharid mit sechs C-Atomen.

homogenes Gleichgewicht
Bezeichnung für Gleichgewichte, die sich innerhalb einer ↗ Phase einstellen.

Glossar

homogenes System
System, das nur aus einer ↗ Phase besteht.

homologe Reihe
Bezeichnung für Reihen ähnlicher organischer Verbindungen, die sich von einer zur nächsten Verbindung durch eine CH_2-Gruppe unterscheiden.

Hückel-Regel
Delokalisierte π-Bindungssysteme mit $(4n + 2)$ π-Elektronen in maximal ungesättigten cyclischen Kohlenwasserstoffen sind besonders stabil ($n = 0,1,2,3 \ldots$). Verbindungen, die der Hückel-Regel folgen, werden als ↗ aromatisch bezeichnet. (Bsp.: ↗ Benzol).

Hybridisierung
Quantenmechanisch begründete Verschmelzung von Atom-Orbitalen derselben Hauptquantenzahl zu Hybrid-Molekül-Orbitalen (z. B. sp^3 beim Kohlenstoffatom).

Hydratation
Die unter Bildung einer Hydrathülle erfolgende Anlagerung von Wassermolekülen an ein ↗ Ion oder ↗ Molekül.

Hydratationsenthalpie
Bei der ↗ Hydratation von ↗ Ionen oder ↗ Molekülen freiwerdender Energiebetrag.

Hydratisierung
Addition von Wasser an eine ↗ Doppel- oder ↗ Dreifachbindung. Bezeichnet in wässriger Lösung auch die Anlagerung von Wasser an Ionen (Ausbildung einer Hydrathülle).

Hydrid-Ion
Entsteht, wenn das Wasserstoffatom ein Elektron aufnimmt ($H^{\ominus}$-Ion). Geht unter Abgabe von zwei Elektronen in $H^{\oplus}$ über. Spielt bei Redoxprozessen eine Rolle.

Hydrierung
Addition von Wasserstoff (2 H) an eine ↗ Doppel- oder ↗ Dreifachbindung, entspricht einer ↗ Reduktion.

Hydrochlorid
Ionische Verbindung, die aus einem ↗ Amin mit Salzsäure entsteht ($R-NH_3^{\oplus}Cl^{\ominus}$).

Hydrolyse
Spaltung von Verbindungen in kleinere Bausteine durch eine Reaktion mit Wasser.

Hydronium-Ion
Bezeichnung für das $H_3O^{\oplus}$-Ion.

hydrophil
Eigenschaft von Stoffen, die eine besondere Affinität zum Wasser haben. Hydrophile Stoffe sind ↗ lipophob.

hydrophob
Eigenschaft von Stoffen, die sich von Wasser nicht benetzen lassen. Hydrophobe Stoffe sind ↗ lipophil.

Hydroxid-Ion
Bezeichnung für das $OH^{\ominus}$-Ion.

Hydroxycarbonsäure
↗ Carbonsäure mit zusätzlicher OH-Gruppe im Rest (z. B. Milchsäure).

Hydroxygruppe
OH-Gruppe in organischen oder anorganischen Verbindungen.

hypertonisch
Bezeichnung für eine Lösung, deren ↗ osmotischer Druck höher ist als der einer Vergleichslösung (z. B. Blutplasma).

Hyperkonjugation
Delokalisierung eines bindenden Elektronenpaars von einem sp^3-C-Atom (z. B. einer Methylgruppe) mit einem unvollständig besetzten p-Orbital eines benachbarten sp^2-C-Atoms. So können ↗ Carbenium-Ionen oder ↗ Radikale stabilisiert werden.

hypotonisch
Bezeichnung für eine Lösung, deren ↗ osmotischer Druck niedriger ist als der einer Vergleichslösung (z. B. Blutplasma).

ideales Gas
Gas, für das ein hypothetischer Idealzustand angenommen wird, d. h., die Atome oder Moleküle haben kein Eigenvolumen und üben keine Wechselwirkungen aufeinander aus.

Imin
Bezeichnung für eine Verbindung mit einer C=N-Doppelbindung.

Indikator
Substanz, die bei einer Titration durch einen Farbumschlag den ↗ Äquivalenzpunkt anzeigt.

induktiver Effekt (+I oder –I)
Bezeichnung für die von einem Substituenten induzierte Ladungsverschiebung, die die Reaktivität organischer Moleküle verändert.

Intermediat
Kurzlebiges, aber prinzipiell nachweisbares Zwischenprodukt chemischer und biochemischer Reaktionen.

Ionenbindung
Ungerichtete Bindung zwischen den Ionen eines ↗ Salzes durch elektrostatische Anziehungskräfte im ↗ Kristallgitter.

Ionengitter
Dreidimensionale Struktur in Salzkristallen.

Ionenradius
Radius eines als starre Kugel betrachteten Ions im ↗ Kristallgitter von Salzen.

Ionenwanderung
Salzlösungen leiten den elektrischen Strom, weil es in der Lösung im elektrischen Feld zur Ionenwanderung kommt (Anionen zur ↗ Anode, Kationen zur ↗ Kathode).

Ionisierungsenergie
Energie, die aufzuwenden ist, um aus einem Atom oder Molekül ein Elektron herauszulösen.

Glossar

isoelektrischer Punkt
Substanzspezifischer pH-Wert, bei dem ein gelöster ↗ Ampholyt (z. B. eine ↗ Aminosäure) keine Nettoladung zeigt und dementsprechend im elektrischen Feld nicht wandert.

Isomere
Verbindungen mit gleicher ↗ Summenformel, aber unterschiedlicher ↗ Konstitution, ↗ Konfiguration oder ↗ Konformation.

isotonisch
Bezeichnung für Lösungen, die den gleichen ↗ osmotischen Druck aufweisen.

Isotope
Atome eines Elementes, die sich in der Massenzahl unterscheiden. Der Unterschied folgt aus der Zahl der Neutronen im Atomkern.

Katalysator
Einem Reaktionsgemisch in kleinen Mengen zugesetzter Stoff, der eine chemische Reaktion durch Senkung der ↗ Aktivierungsenergie beschleunigt, so dass das Gleichgewicht rascher erreicht wird, und der am Reaktionsende unverändert aus der Reaktion hervorgeht.

Kathode
Minuspol einer Stromquelle. In Salzlösungen wandern die ↗ Kationen zur Kathode und können dort reduziert werden.

Kation
Ein- oder mehrfach positiv geladenes Teilchen, das im elektrischen Feld zur ↗ Kathode (Minuspol) wandert.

Keilstrichformel
Chemische Zeichensprache, die die räumliche Anordnung von Atomen oder Gruppen an einem ↗ Chiralitätszentrum sichtbar macht.

Kernladungszahl
Ergibt sich aus der Zahl der Protonen im ↗ Atomkern, ist für die Atome eines Elementes charakteristisch.

Ketocarbonsäure
↗ Carbonsäure, die zusätzlich eine Ketogruppe aufweist (Beispiel: Brenztraubensäure).

Keto-Enol-Tautomerie
Säure-Base-katalysiertes Gleichgewicht von Enol- und Ketoform in Verbindungen mit Carbonylgruppe und benachbarter Methylengruppe ($-CO-CH_2- \rightleftarrows -C(OH)=CH-$; Beispiel: Acetessigsäure).

Keton
Bezeichnung für Verbindungen der allgemeinen Formel R^1-CO-R^2, enthält eine ↗ Carbonylgruppe.

Ketose
↗ Monosaccharid mit einer Ketogruppe in der Kette (Beispiel: Fructose).

Kettenreaktion
Folge sich wiederholender Reaktionen, bei denen ständig Kettenträger (z. B. ↗ Radikale) erzeugt werden (Beispiel: ↗ Verbrennung).

Knallgas
Explosionsfähiges Gasgemisch aus zwei Teilen Wasserstoff (H_2) und einem Teil Sauerstoff (O_2).

Kinetik
Betrachtung chemischer Reaktionen unter dem Gesichtspunkt der Reaktionsgeschwindigkeit und Reaktionsordnung.

Kohlenhydrat
Sammelbezeichnung für in der Natur weit verbreitete Verbindungen mit der Summenformel $C_n(H_2O)_n$, dazu gehören u. a. ↗ Monosaccharide wie Glucose oder ↗ Polysaccharide wie Stärke.

Kohlensäure-Puffer
Pufferlösung, die als ↗ Elektrolyte Kohlensäure und Natriumhydrogencarbonat enthält. Erstere steht mit Kohlendioxid im Gleichgewicht (offenes Puffersystem).

Kohlenwasserstoff
Verbindung, die nur aus Kohlenstoff und Wasserstoff besteht.

kolloidale Lösung
Lösung, in der feste Teilchen (meist Makromoleküle) mit einem Durchmesser von 3–200 nm fein verteilt sind. In den Eigenschaften gibt es Unterschiede zur echten Lösung.

Komplex-Stabilität
Maß für die thermodynamische Stabilität von ↗ Metallkomplexen, drückt sich in der ↗ Bildungs- bzw. ↗ Zerfallskonstanten aus. Die kinetische Stabilität von Metallkomplexen ist bestimmt durch die Austauschgeschwindigkeit der Liganden in ↗ Liganden-Austauschreaktionen.

Kondensation
1) Chemische Reaktion, bei der sich zwei Moleküle unter Abspaltung von Wasser miteinander verbinden.
2) Übergang eines Stoffsystems vom gasförmigen in den flüssigen ↗ Aggregatzustand.

kondensieren
Übergang eines Stoffes vom gasförmigen in den flüssigen Zustand.

Konfiguration
Feste räumliche Orientierung von Atomen oder Atomgruppen in einem Molekül bekannter ↗ Konstitution.

Konfigurationsisomere
Verbindungen mit gleicher ↗ Summenformel und Konstitutionsformel, aber unterschiedlicher räumlicher Anordnung der Atome. Lassen sich mit chemischen, physikalischen und biologischen Methoden unterscheiden.

Konformation
Bezeichnung für verschiedene Raumstrukturen eines Moleküls, die durch Drehbarkeit um Einfachbindung entstehen können (Beispiel: Sessel- und Wannenform beim Cyclohexan).

Konformere
Bezeichnung für nicht isolierbare ↗ Stereoisomere, die sich in ihrer ↗ Konformation unterscheiden.

Glossar

konjugierte Doppelbindungen
Mehrere ↗ Doppelbindungen in ungesättigten Verbindungen, die nur durch eine Einfachbindung voneinander getrennt sind. In allen anderen Fällen spricht man von isolierten oder kumulierten Doppelbindungen.

konjugiertes Säure-Base-Paar
Begriff aus der Definition nach ↗ Brönsted. Bezeichnung eines Paares aus einer Säure und der zugehörigen (konjugierten) Base (z. B. $HCl/Cl^\ominus$, $H_3O^\oplus/H_2O$) oder einer Base und der zugehörigen Säure (z. B. $NH_3/NH_4^\oplus$, $OH^\ominus/H_2O$).

Konservierungsmittel
Gruppe chemisch unterschiedlicher Verbindungen, die Nahrungsmittel haltbar machen.

Konstitution
Der mit Hilfe der chemischen Zeichensprache darstellbare Aufbau eines Moleküls aus Atomen. Es entstehen Konstitutionsformeln.

Konstitutionsisomere
Verbindungen, die dieselbe Summenformel, aber eine unterschiedliche Anordnung der Atome aufweisen, erkennbar an unterschiedlichen Bindungsverhältnissen.

Koordinationszahl
Zahl, die angibt, wie viele ↗ Liganden sich um das ↗ Zentral-Ion in einem definierten ↗ Metallkomplex anordnen lassen.

koordinative Bindung
Chemische Bindung mit elektrostatischen und kovalenten Anteilen zwischen einem ↗ Liganden mit einsamem Elektronenpaar (Donator, Lewis-Base) und einem Zentral-Ion mit Elektronenlücke (Akzeptor, Lewis-Säure).

kovalente Bindung
Zusammenhalt von Atomen durch die Bildung gemeinsamer Elektronenpaare. Bindung, bei der je ein Elektron von zwei benachbarten Atomen eines Moleküls zugleich beansprucht wird (gemeinsames Elektronenpaar). Synonyma: Atombindung, Elektronenpaarbindung.

Kristallgitter
Sich wiederholendes dreidimensionales Muster, nach dem die Bausteine (Moleküle, Ionen, Atome) in einem kristallinen Feststoff angeordnet sind.

kristallin
Bezeichnung für Festkörper, die ein ↗ Kristallgitter bilden.

Kristallisation
Bildung von Kristallen in Lösungen oder Schmelzen, ausgehend von Kristallkeimen.

Kronenether
Cyclische ↗ Ether mit mehreren Ethergruppen, komplexieren z. B. Alkali-Ionen.

Lactam
Cyclisches ↗ Amid, das entsteht, wenn Carboxyl- und NH_2-Gruppe desselben Moleküls unter Wasseraustritt reagieren.

Lacton
Cyclischer ↗ Ester, der entsteht, wenn Carboxyl- und alkoholische OH-Gruppe im selben Molekül vorliegen und unter Wasseraustritt reagieren.

Lambert-Beer-Gesetz
Beschreibt die Abnahme der Lichtintensität eines Lichtstrahls beim Durchqueren einer Probe in Abhängigkeit von der Schichtdicke und der Konzentration des absorbierenden Stoffes.

Legierung
Sammelbezeichnung für kristalline Gemische aus zwei und mehr Metallen oder aus Metallen und Nichtmetallen. Besitzen andere Eigenschaften als die Einzelkomponenten.

Ligand
Anion oder Molekül mit einem ↗ freien Elektronenpaar, mit dem es sich an ein ↗ Zentral-Ion bindet.

Liganden-Austauschreaktion
Reaktion an ↗ Metallkomplexen durch Austausch eines ↗ Liganden durch einen anderen.

Lipid-Doppelschichtmembran (Bilayer)
Typischer Aufbau biologischer Membranen in wässrigem Milieu aus ↗ amphiphilen Lipidmolekülen.

Lipide
Sammelbezeichnung für Biomoleküle, die ↗ hydrophob sind (Beispiel: Triacylglycerine).

lipophil
Eigenschaft von Stoffen, die sich in Fetten, Ölen oder apolaren Lösungsmitteln lösen. Lipophile Stoffe sind ↗ hydrophob.

lipophob
Eigenschaft von Stoffen, die sich bevorzugt in hydrophilen Lösungsmitteln lösen.

Löslichkeit
Menge eines Stoffes, die sich in einer bestimmten Menge Lösungsmittel bei gegebener Temperatur lösen lässt. Angabe z. B. in g/mL.

Löslichkeitsprodukt
Aus dem ↗ Massenwirkungsgesetz abgeleitet, wird durch das Produkt der Konzentrationen der Ionen in einer ↗ gesättigten Salzlösung beschrieben.

Lösungsenthalpie
Die beim Lösen eines Stoffes in einem Lösungsmittel freigesetzte oder verbrauchte Energie.

Massenwirkungsgesetz (MWG)
Gilt für ein im chemischen Gleichgewicht befindliches homogenes Reaktionssystem. Das Produkt der ↗ Stoffmengenkonzentration der Produkte dividiert durch das Produkt der Stoffmengenkonzentration der Edukte ist bei gegebener Temperatur und gegebenem Druck konstant (Gleichgewichtskonstante K).

mehrprotonige Säure
Säure, die mehr als ein Proton abgeben kann.

Glossar

mehrzähniger Ligand (Chelator)
Ligand mit zwei oder mehr Donatoratomen, die Ligandenplätze am Zentral-Ion besetzen.

Membranpotenzial (Donnan-Potenzial)
Elektrisches Potenzial an einer semipermeablen Membran, die für Wasser und kleine Ionen, nicht aber für Ionen der Proteine durchlässig ist. Der unterschiedliche ↗ osmotische Druck der Lösungen links und rechts der Membran bewirkt den Aufbau des Potenzials.

Mercaptan
↗ Thiol.

meso-Form
↗ Diastereomer einer chiralen organischen Verbindung, die eine molekulare Symmetrie aufweist und deswegen optisch inaktiv ist (z. B. *meso*-Weinsäure).

Mesomerie (Resonanz)
Begriff für die Erscheinung, dass sich Verbindungen mit Doppelbindungen oder Aromaten in einem energiearmen Zustand befinden, der sich nicht durch eine einzige Formel beschreiben lässt. Verschiedene sog. Grenzstrukturen beschreiben das Resonanzhybrid, es ist um die sog. Mesomerieenergie energieärmer als die Grenzstrukturen für sich.

Metall
Elemente mit ↗ metallischer Bindung, erkennbar u. a. am Metallglanz, guter elektrischer Leitfähigkeit, Wärmeleitfähigkeit.

metallische Bindung
Bindung zwischen Metallatomen im Metallgitter, bewirkt durch die delokalisierten Valenzelektronen („Elektronengas"), die sich relativ frei zwischen den positiv geladenen Atomrümpfen bewegen können.

Metallkomplex
Chemische Verbindung, in der ein Metall-Kation (↗ Zentral-Ion) mit Molekülen oder Anionen (↗ Liganden) verknüpft ist.

Methoxyrest
Bezeichnung für einen CH_3O-Rest.

Michaelis-Menten-Gleichung
Beschreibt kinetische Eigenschaften eines Enzyms, wobei die Bildung des Enzym-Substrat-Komplexes und die Geschwindigkeit der Produktbildung eine Rolle spielen.

Mizelle
Kugel-, scheiben- oder stabförmige Zusammenlagerung von Molekülen mit ↗ amphiphilen Eigenschaften in Wasser, Assoziationskolloid.

Modifikationen
Unterschiedlich kristallisierende Zustandsformen mit unterschiedlichen Kristallstrukturen von Elementen oder Verbindungen. Modifikationen unterscheiden sich in ihren physikalischen Eigenschaften, nicht in den chemischen.

Mol
Basiseinheit der Stoffmenge n; die Stoffmenge 1 mol eines Elementes/einer Verbindung enthält genauso viele Teilchen, wie Atome in 12 g Kohlenstoff (Nuclid $^{12}_{6}C$) enthalten sind.

Molarität
↗ Stoffmengenkonzentration.

Molekül
Aus zwei oder mehr gleichartigen oder aus verschiedenen Atomen zusammengesetztes kleinstes Teilchen einer Substanz.

Molekülmasse
Ergibt sich aus der Summe der Massen der in einem Molekül enthaltenen Atome (Einheit: $g \cdot mol^{-1}$ oder Da). Die relative Molekülmasse (M_r) ist dimensionslos.

Molekül-Orbital (MO)
Wellenfunktion zur Beschreibung der Elektronen eines Moleküls. Ergibt sich durch Überlappen der Atom-Orbitale (AO) aller Atome eines Moleküls.

Molvolumen
Volumen, das 1 Mol eines Gases bei 0 °C und 1013 hPa einnimmt, es beträgt für ein ideales Gas 22,414 L.

Monosaccharid
↗ Kohlenhydrat aus einem Zuckerbaustein (Beispiel: D-Glucose).

NADH
Reduziertes Nicotinamid-adenin-dinucleotid, Reduktionsmittel im Stoffwechsel, überträgt Hydrid-Ionen auf die zu reduzierende Substanz.

Nebengruppen
Enthalten die sog. Übergangsmetalle. Gruppen von Elementen, deren Atome eine inkomplette d-Schale aufweisen (Bezifferung im ↗ Periodensystem: 3–12).

Nernst-Gleichung
Gleichung zur Berechnung des Elektrodenpotenzials einer elektrochemischen Halbzelle, die nicht den Standardbedingungen entspricht, insbesondere wenn die Elektrolytkonzentrationen von 1 mol/L abweichen.

Nernst-Verteilungsgesetz
Mathematischer Ausdruck für die Verteilung eines Stoffes zwischen zwei nicht mischbaren ↗ Phasen.

Neutralisation
Bezeichnung für die in wässriger Lösung vorgenommene Umsetzung einer Säure mit einer Base zu den Produkten Salz und Wasser. Die Neutralisation ist am ↗ Äquivalenzpunkt erreicht.

Neutralisationsenthalpie
Bei der ↗ Neutralisation freigesetzter Energiebetrag.

Neutralpunkt
Bei einer Säure-Base-Titration derjenige Punkt, bei dem die Testlösung pH = 7 erreicht.

Glossar

Neutron
Ungeladenes Elementarteilchen, Baustein des Atomkerns.

Nichtmetall
Elemente, denen die typischen Metalleigenschaften fehlen.

Niederschlag
Feststoff, der sich bei einer ↗ Fällungs-Reaktion aus der Lösung abscheidet.

Nomenklatur
International verbindliche Systematik für die Benennung chemischer Verbindungen (IUPAC-Nomenklatur).

Normalpotenzial
Potenzialdifferenz zwischen der Normalwasserstoffelektrode und einer standardisierten Halbzelle (z. B. Metallelektrode, die bei 25 °C in eine 1 M Salzlösung eintaucht).

Normalwasserstoffelektrode
Standard-Bezugselektrode zur Bestimmung von Normalpotenzialen. Die ↗ Halbzelle besteht aus einer Platinelektrode, die in eine Säure (pH = 0) eintaucht und von Wasserstoff bei 25 °C und 1013 hPa Druck umspült wird.

Nucleinbasen
Heterocyclische, aromatische ↗ Purin- und ↗ Pyrimidinbasen, die Bausteine der ↗ RNA und ↗ DNA sind (Adenin und Thymin/Uracil, Guanin und Cytosin).

Nucleinsäure
Sammelbezeichnung für ↗ Biopolymere, die in allen Zellen vorkommen und für die Weitergabe von Erbmerkmalen verantwortlich sind (Beispiele: ↗ DNA, ↗ RNA)

Nucleophil
Teilchen oder Gruppe mit einem freien ↗ Elektronenpaar, das mit diesem bei einer chemischen Reaktion die Bildung einer ↗ kovalenten Bindung bewirkt.

Nucleosid
Sammelbezeichnung für N-Glykoside aus ↗ Nucleinbasen und D-Ribose oder 2-Desoxy-D-ribose.

Nucleotid
Phosphorsäureester eines ↗ Nucleosids (Beispiel: Adenosinmonophosphat, AMP).

Oberflächenspannung
Maß für die auf eine Verkleinerung der Oberfläche einer Flüssigkeit zielenden Kräfte an der Grenze zwischen einer Flüssigkeit und einer Gasphase.

offenes System
Bezeichnung für ein Reaktionssystem, das Energie und Materie mit der Umgebung austauschen kann.

Oktettregel
Bestreben der Atome eines Elementes, durch die Ausbildung von Ionen oder von ↗ kovalenten Bindungen auf der Valenzschale die Elektronenkonfiguration s^2p^6 (Achterschale) zu erreichen.

Olefin
↗ Alkene.

Oligopeptid
Niedermolekulares Peptid mit weniger als 20 ↗ Aminosäuren.

Orbital
Wellenfunktion eines Elektrons in einem Atom oder Molekül, u. a. beschrieben durch die ↗ Quantenzahlen n, l, m. Auch als Ladungswolke bezeichnet oder als Raum, in dem die Aufenthaltswahrscheinlichkeit eines Elektrons zwischen 0 und 1 liegt.

Ordnungszahl
Gibt die Stellung eines Elements im ↗ Periodensystem an, entspricht der ↗ Kernladungszahl.

Osmose
Bezeichnung für Vorgänge an einer semipermeablen Membran. Die Diffusion von Lösungsmittelmolekülen erfolgt in Richtung der konzentrierteren Lösung; in einem geschlossenen System kommt es dort zur Druckerhöhung (osmotischer Druck).

Oxidation
Bei einem Redoxprozess die Teilreaktion, bei der ein Stoff Elektronen abgibt.

Oxidationsmittel
Verbindung, die im Verlauf einer Redoxreaktion Elektronen aufnimmt, d. h. reduziert wird und dadurch die ↗ Oxidation eines Partners bewirkt.

Oxidationsstufe (Oxidationszahl)
Hilfsgröße, durch deren Änderung man bei komplexen Systemen leichter erkennen kann, ob eine Oxidation oder Reduktion stattgefunden hat.

Oxim
Organische Verbindung mit einer –C=N–OH-Gruppe. Entsteht bei der Reaktion von ↗ Aldehyden oder ↗ Ketonen mit Hydroxylamin.

Partialladung (δ^+, δ^-)
Die bei einer ↗ polarisierten Atombindung wegen der unsymmetrischen Ladungsverteilung dem Bindungspartner mit der höheren (niedrigeren) ↗ Elektronegativität zugewiesene negative (positive) „Ladung".

Pentose
↗ Monosaccharid mit fünf C-Atomen.

Peptidbindung
Amidbindung zwischen ↗ Aminosäuren.

Periodensystem
Systematische Einordnung aller chemischen Elemente in ein Raster aus Perioden und Gruppen.

Peroxide
Gruppenbezeichnung für sehr reaktive Disauerstoff-Verbindungen (Beispiel: R–O–OH).

Glossar

Phase
Bezeichnung für eine homogene Zustandsform der Materie.

Phasenumwandlung
Übergang von einem ↗ Aggregatzustand (Phase) in einen anderen unter Verbrauch oder Freisetzung von Energie.

Phenylrest
Vom Benzol durch Verlust eines H-Atoms abgeleiteter Rest (C_6H_5-).

Phosphatgruppe
Von der Phosphorsäure (H_3PO_4) abgeleitete Anionen, in der Biochemie auch die als Ester oder Anhydrid gebundenen Phosphatreste.

Phosphat-Puffer
Pufferlösung, die als ↗ Elektrolyte Natriumdihydrogenphosphat (NaH_2PO_4) und Dinatriumhydrogenphosphat (Na_2HPO_4) enthält.

Phospholipid
Lipide, die mit Phosphorsäure verestert sind. Je nach Alkoholkomponente spricht man z. B. von Glycero- oder Sphingophospholipiden. Der lipophile Strukturteil kommt durch langkettige Kohlenwasserstoffreste (z. B. durch Veresterung mit ↗ Fettsäuren) ins Molekül.

Phosphorsäureanhydrid
Verbindung, die durch Wasserabspaltung zwischen zwei Molekülen Phosphorsäure oder zwischen Phosphorsäure und einer ↗ Carbonsäure (gemischtes Anhydrid) entsteht.

Phosphorsäureester
Sammelbezeichnung für Derivate der Phosphorsäure, wenn mindestens ein H-Atom durch eine ↗ Alkyl- oder ↗ Arylgruppe ersetzt ist.

Photometrie
Methode der ↗ UV-Spektroskopie zur quantitativen Bestimmung der Konzentration eines gelösten Farbstoffs. Gemessen wird die Lichtabsorption bei konstanter Wellenlänge.

pH-Optimum
Am pH-Optimum einer wässrigen ↗ Pufferlösung ist die ↗ Pufferkapazität gegenüber Säuren und Basen gleich gut, es wird durch den ↗ pK_s-Wert der schwachen Säure bestimmt (pH = pK_s ± 1). Bei Enzymen bezeichnet man den ↗ pH-Wert, bei dem die Aktivität des Enzyms am größten ist, als pH-Optimum.

pH-Papier
Ein mit pH-Indikatoren versetztes Papier, das nach Eintauchen in eine Lösung durch Farbumschläge die schnelle pH-Wert-Bestimmung ermöglicht.

pH-Wert
Maßzahl für die ↗ Acidität einer Lösung, definiert als negativer dekadischer Logarithmus der Wasserstoffionenkonzentration (pH = –lg [$H^⊕$]), in wässriger Lösung ist es die Konzentration der ↗ Hydronium-Ionen.

pK_s-Wert
Maßzahl für die Stärke einer Säure in verdünnter wässriger Lösung, definiert als negativer dekadischer Logarithmus der Gleichgewichtskonstanten K_s (pK_s = –lg K_s).

pOH-Wert
Maßzahl für die Basizität einer Lösung, definiert als negativer dekadischer Logarithmus der Hydroxid-Ionenkonzentration (pOH = –lg [$OH^⊖$]).

polarisierte Atombindung
↗ Kovalente Bindung zwischen zwei Atomen, die sich in ihrer Elektronegativität unterscheiden.

Polyen
↗ Alken mit drei oder mehr ↗ Doppelbindungen.

Polymerisation
Sammelbezeichnung für Prozesse, in denen einfache Moleküle (Monomere) durch wiederholte Ausbildung ↗ kovalenter Bindungen zu größeren Molekülen (Polymeren) zusammentreten.

Polynucleotid
Polymere aus mehr als zehn über 3',5'-Phosphodiesterbrücken verknüpften ↗ Nucleotiden.

Polypeptid
Sammelbezeichnung für Peptide mit 20–50 ↗ Aminosäuren (Molmassen: 2000–5000 D).

Polysaccharid
Sammelbezeichnung für lineare oder verzweigte höhermolekulare ↗ Kohlenhydrate (↗ Biopolymere), die durch Kondensation von ↗ Monosacchariden entstehen.

primäres C-Atom
C-Atom, das nur an ein weiteres C-Atom direkt gebunden ist.

Primärstruktur
Aufeinanderfolge von Bausteinen in einem Polymer, bei Peptiden auch als ↗ Sequenz der Aminosäuren bezeichnet.

Prinzip des kleinsten Zwanges (Prinzip von Le Châtelier)
Beschreibt qualitativ die Abhängigkeit des chemischen Gleichgewichts von Druck- und Temperaturänderungen; das Gleichgewicht verschiebt sich so, dass es dem äußeren Zwang ausweicht, die Gleichgewichtsstörung somit möglich klein gehalten wird.

Produkt
Stoffliches Ergebnis einer chemischen Reaktion.

Protein (Eiweiß)
Sammelbezeichnung für ↗ Biopolymere, die aus mehr als 100 ↗ Aminosäuren durch Ausbildung von ↗ Peptidbindungen hervorgehen. Proteine haben verschiedene Funktionen (Beispiel: ↗ Enzyme).

Proton
Positiv geladenes Elementarteilchen, Baustein des Atomkerns. Wird aus Säuren freigesetzt (Wasserstoffion $H^⊕$).

Glossar

Puffer-Gleichung (Henderson-Hasselbalch)
Gleichung zur Berechnung des pH-Wertes einer wässrigen ↗ Pufferlösung bei Vorgabe der Konzentrationen der ↗ Elektrolyte.

Pufferkapazität
Gleiche Volumina verschieden konzentrierter ↗ Pufferlösungen unterscheiden sich in ihrer Pufferkapazität (nicht aber im pH-Wert). Die Pufferkapazität definiert die Menge Säure bzw. Base, die eine gegebene Pufferlösung abfangen kann, ohne dass sich der pH-Wert um mehr als ± 0,1 Einheiten ändert.

Pufferlösung
Wässrige Lösung einer schwachen Säure oder Base und deren konjugierter Base bzw. Säure. Solche Lösungen ändern ihren pH-Wert bei Zugabe starker Basen oder Säuren nur wenig.

Purin-Base
Stickstoffhaltige, bicyclische Base mit anelliertem ↗ Pyrimidin- und Imidazolring (Beispiele: Adenin und Guanin), Baustein von ↗ Nucleotiden und ↗ Nucleinsäuren.

Pyranose
↗ Monosaccharid, das als cyclisches ↗ Halbacetal vorliegt und dabei einen sechsgliedrigen Ring mit einem Sauerstoffatom ausbildet.

Pyrimidin-Base
Stickstoffhaltige Base (Beispiele: Thymin, Uracil, Cytosin), Baustein von ↗ Nucleotiden und ↗ Nucleinsäuren.

Quantenzahlen
Ganze oder halbe Zahlen, die der Beschreibung bestimmter gequantelter Zustände z. B. von ↗ Atomen dienen. Im Atommodell sind dies Haupt-, Neben-, Magnet- und Spinquantenzahlen.

quartäres C-Atom
C-Atom, das mit vier C-Atomen direkt verbunden ist.

Quartärstruktur
Dreidimensionale Struktur eines ↗ Proteins, das aus mehreren Untereinheiten besteht.

R/S-Nomenklatur
Symbole zur Kennzeichnung der ↗ Konfiguration eines ↗ Chiralitätszentrums auf der Basis genauer Regeln.

Racemat
Äquimolares Gemisch eines ↗ Enantiomerenpaares, die Lösung zeigt keine optische Aktivität, Synonym: racemische Verbindung.

Radikal
Atome, Ionen oder Moleküle mit mindestens einem ungepaarten Elektron (Beispiele: $CH_3·$, $·OH$).

Radikalfänger
Verbindung, die reaktive ↗ Radikale abfängt und so unschädlich macht.

Radioaktivität
Eigenschaft von Atomkernen, sich ohne äußere Einwirkung (spontan) unter Abgabe von energiereichen Teilchen oder von energiereicher Strahlung in einen anderen Atomkern umzuwandeln.

Radioisotop
Isotop eines chemischen Elementes, das radioaktiv ist (z. B. ^3H, ^{14}C, ^{125}I).

Reaktionsenthalpie (ΔH)
Energie, die als Wärme bei einer chemischen Reaktion aufgenommen oder abgegeben werden kann. Einheit: kJ/mol.

Reaktionsentropie (ΔS)
Entropieänderung im Verlauf einer chemischen Reaktion. Einheit: $kJ \cdot mol^{-1} \cdot K^{-1}$.

Reaktionsmechanismus
Detaillierte Beschreibung der Prozesse, nach denen eine chemische Reaktion auf molekularer Ebene abläuft.

Reaktionsordnung
Beschreibt die Abhängigkeit der Reaktionsgeschwindigkeit von der Konzentration der Reaktanten; mathematisch die Summe der Exponenten der Konzentrationen im Geschwindigkeitsgesetz.

Reaktivität
Bereitschaft eines Teilchens, eine Reaktion einzugehen.

Redoxpaar
Durch Elektronentransfer ineinander überführbare Komponenten, die Teil einer Redoxreaktion sind (z. B. $Mg/Mg^{2\oplus}$, $2\,Cl^{\ominus}/Cl_2$).

Redoxpotenzial
Elektrisches Potenzial einer ↗ Halbzelle (E in Volt) in Bezug auf die ↗ Normalwasserstoffelektrode.

Reduktion
Bei einem Redoxprozess die Teilreaktion, bei der ein Stoff Elektronen aufnimmt.

Reduktionsmittel
Verbindung, die im Verlauf einer Redoxreaktion Elektronen abgibt, d. h. oxidiert wird und dadurch die ↗ Reduktion eines Partners bewirkt.

Reduktionspotenzial
In der ↗ Spannungsreihe durch das Vorzeichen der ↗ Normalpotenziale festgelegte Richtung, in der ein Redoxgleichgewicht betrachtet wird.

reduzierende Zucker
Zucker mit freier anomerer Hydroxygruppe, der z. B. $Cu^{2\oplus}$ in ↗ Fehling-Lösung reduziert.

relative Atommasse
Dimensionslose Zahl, die als Faktor angibt, wie viel die Masse eines bestimmten Atoms größer ist als $\frac{1}{12}$ der Masse des Kohlenstoffisotops $^{12}_{6}C$. Ergibt sich bei Elementen aus der Mischung der Massen der natürlicherweise anteilig enthaltenen Isotope.

Glossar

Resonanz
↗ Mesomerie, Kernresonanz.

Retentionszeit (t_R)
Ausdruck für das Elutionsverhalten einer Substanz bei der Chromatographie (GC, HPLC). Es ist die Zeit, die die Probe benötigt, um eine Chromatographiesäule zu durchlaufen. Unter standardisierten Bedingungen kann die Retentionszeit der Identifizierung von Verbindungen dienen.

reversible Reaktion
Bezeichnung für eine chemische Reaktion, die umkehrbar ist, es stellt sich das sog. chemische Gleichgewicht ein.

R_f-Wert
Ausdruck für das Laufverhalten einer Substanz bei der Dünnschichtchromatographie unter standardisierten Bedingungen, definiert als der Quotient aus der Laufstrecke der Verbindung und der der Lösungsmittelfront.

RNA
Abkürzung für Ribonucleinsäure (<u>r</u>ibo<u>n</u>ucleic <u>a</u>cid); ↗ Polynucleotid mit D-Ribose als Baustein.

Säure
Protonendonator (nach ↗ Brönsted).

Salz
Verbindung, die im festen Zustand aus Ionen aufgebaut ist.

Salzbrücke (Salzschlüssel)
Durch die Ionen einer Salzlösung leitend gewordene Brücke zwischen zwei Elektrolytlösungen.

schmelzen
Übergang eines Stoffes vom festen in den flüssigen Zustand.

Schmelzpunkt (Fp, Schmp.)
Temperatur, bei der ein Stoff vom festen in den flüssigen ↗ Aggregatzustand übergeht. Der Schmelzpunkt ist für reine Stoffe bei gegebenem Druck eine charakteristische Eigenschaft.

Schmelzwärme (Schmelzenthalpie)
Wärmemenge in kJ/mol, die zum Schmelzen eines Stoffes am Schmelzpunkt aufgebracht werden muss.

Schutzgruppe
Organischer Rest, der vorübergehend an eine bestimmte funktionelle Gruppe eines polyfunktionellen Moleküls gebunden wird, damit diese nicht reagiert.

schwache Base
Base, die in wässriger Lösung nur unvollständig ↗ dissoziiert.

schwache Säure
Säure, die in wässriger Lösung nur unvollständig ↗ dissoziiert.

Schwefelsäureester
Sammelbezeichnung für Derivate der Schwefelsäure, wenn mindestens ein H-Atom durch eine Alkyl- oder Arylgruppe ersetzt ist.

Seife
Wasserlösliche, waschaktive Substanz mit ↗ amphiphilen Eigenschaften (Beispiel: Alkalisalze langkettiger Fettsäuren).

sekundäres C-Atom
C-Atom, das an zwei weitere C-Atome direkt gebunden ist.

Sekundärstruktur
Raumstruktur einer linearen Peptidkette (Beispiel: α-Helix).

Sequenz
Primärstruktur bei Peptiden, Abfolge der ↗ Aminosäuren in der Peptidkette.

Sesselform
↗ Konformation des Cyclohexans.

Siedepunkt (Kp, Sdp.)
Temperatur, bei der ein Stoff vom flüssigen in den gasförmigen Aggregatzustand übergeht. Der Siedepunkt ist für reine Stoffe bei gegebenem Druck charakteristisch.

Spannungsreihe
Liste für die chemischen Elemente und redoxaktive Verbindungen nach zunehmendem ↗ Normalpotenzial.

spezifische Drehung
Molekülspezifische Drehung von linear polarisiertem Licht beim Durchtritt durch die Lösung einer chiralen Verbindung bei bekannter Konzentration und 25 °C.

Spurenelemente
In lebenden Organismen nur in Spurenanteilen vorkommende chemische Elemente, die für den Organismus jedoch lebenswichtig (essenziell) sind.

Stärke
↗ Biopolymer aus α-D-Glucose in 1,4- (Amylose) sowie 1,4- und 1,6-glykosidischer Bindung (Amylopektin).

starke Base
Base, die in wässriger Lösung vollständig dissoziiert, so dass pOH = –lg c(Base).

starke Säure
Säure, die in wässriger Lösung vollständig dissoziiert, so dass pH = –lg c(Säure).

Stereoisomere
Verschiedene Verbindungen mit demselben Bindungsmuster, aber unterschiedlicher räumlicher Anordnung der Atome (Beispiel: ↗ Konfigurationsisomere oder ↗ Konformere).

Stereozentrum
C-Atom mit vier verschiedenen Substituenten, Synonyma: ↗ Chiralitätszentrum, asymmetrisches C-Atom.

Steroide
Gruppenbezeichnung für tetracyclische Verbindungen, die sich vom Cholesterin ableiten, einige Vertreter sind Hormone (Beispiel: Testosteron).

Glossar

Stöchiometrie
Lehre von der mengenmäßigen Zusammensetzung chemischer Verbindungen aus den Elementen und Berechnung von Massen- und Ladungsverhältnissen chemischer Reaktionen.

Stoffmenge (n)
1 mol eines Elements bzw. einer Verbindung enthält $6,02 \cdot 10^{23}$ Atome bzw. Moleküle.

Stoffmengenkonzentration
Definiert als Quotient aus der Stoffmenge n und dem Volumen V, $c = \frac{n}{V}$ (in mol · L^{-1}).

Stoffumwandlung
Transformation eines Stoffes in einen anderen im Verlauf einer chemischen Reaktion.

Strukturformel (Konstitutionsformel)
Chemische Zeichensprache, die sichtbar macht, wie die Atome eines Moleküls miteinander verbunden sind.

sublimieren
Übergang eines Stoffes vom festen in den gasförmigen Aggregatzustand, ohne dass bei der Phasenumwandlung der flüssige Zustand auftritt.

Substituent
Ein Atom oder eine Gruppe von Atomen an einem Kohlenwasserstoffgrundgerüst (Beispiel: –OH, –CHO, –NO$_2$).

Substitutionsreaktion
Bezeichnung für eine Reaktion, bei der in einem Molekül ein Atom oder eine Gruppe formal durch eine andere Gruppe ersetzt wird. Eine Substitution kann vom Mechanismus her radikalisch, nucleophil oder elektrophil ablaufen.

Sulfide
↗ Thioether.

Sulfonierung
Einführung einer –SO$_3$H-Gruppe in eine organische Verbindung unter Bildung einer ↗ Sulfonsäure.

Sulfonium-Ion
Bezeichnung für positiv geladenen dreibindigen Schwefel.

Sulfonsäure
Organische Verbindung mit einer –SO$_3$H-Gruppe.

Sulfonsäureamid (Sulfonamid)
Schwefelsäurederivat mit der allgemeinen Formel R–SO$_2$–NH$_2$, Sammelbezeichnung für Verbindungen mit antibakteriellen Eigenschaften, abgeleitet vom 4-Amino-benzolsulfonsäureamid.

Summenformel (Brutto-, Molekülformel)
Stöchiometrische Zusammensetzung einer Verbindung durch Angabe von Art und Anzahl der beteiligten Elemente (z. B. H$_2$SO$_4$, C$_6$H$_{12}$).

Suspension
Bezeichnung für ein ↗ heterogenes System aus Feststoffteilchen, die in einer Flüssigkeit fein verteilt sind.

Tautomere
↗ Konstitutionsisomere, die sich unter Verschiebung eines Protons und Umgruppierung der Bindungselektronen ineinander umwandeln (Beispiel: Keto-Enol-Tautomerie).

Temperatur (T), absolut
Temperaturskala in der Einheit Kelvin (K) beginnend beim absoluten Nullpunkt.

Terpen
Organische Verbindung, deren Grundgerüst aus Isopren-Einheiten aufgebaut wird.

tertiäres C-Atom
C-Atom, an dem drei C-Atome direkt gebunden sind.

Tertiärstruktur
Dreidimensionale Struktur eines ↗ Biopolymers.

Tetraeder
Von vier Dreiecksflächen begrenzter Körper. Im Methan weisen die vier vom C-Atom ausgehenden Bindungen in die Ecken eines Tetraeders.

Tetrapyrrol-System
Verbindung, bestehend aus vier durch Methin- oder Methylengruppen verbrückten Pyrrolringen. Wichtiges Grundgerüst für z. B. Vitamin B$_{12}$, Häm, Cytochrom.

Thermodynamik
Beschreibung der Gesetze für Energieänderungen, die chemische Vorgänge begleiten.

Thioether (Sulfide)
Organische Verbindung mit zweibindigem Schwefel, der Alkyl- oder Arylreste trägt (R^1–S–R^2).

Thiol (Mercaptan)
Organische Verbindung, die eine –SH-Gruppe enthält (Anion: Thiolat).

Titration
Bezeichnung für eine Analysenmethode, bei der man das ↗ Titrationsmittel aus einer Bürette in die Testlösung tropfen lässt, bis der Endpunkt einer Reaktion erreicht ist.

Titrationsmittel
Lösung mit bekannter Konzentration, mit deren Hilfe die Menge einer Verbindung in einer Testlösung bestimmt wird.

Tollens-Reagens
Lösung, die den Diamminsilber-Komplex [Ag(NH$_3$)$_2$]$^{\oplus}$ enthält. Reduktionsmittel (z. B. ↗ Aldehyde) können durch Bildung eines Silberspiegels nachgewiesen werden.

trans-Addition
Die bei einer Addition neu eintretenden Substituenten binden von entgegengesetzten Seiten an eine ↗ Doppelbindung.

Transaminierung
Austausch einer NH$_2$-Gruppe zwischen ↗ α-Aminosäuren und ↗ α-Ketocarbonsäuren durch Pyridoxalphosphat-abhängige Transaminasen (Aminotransferasen).

Glossar

trans-Isomer (E-Isomer)
Bezeichnung für ↗ Konfigurationsisomere an der C=C-Doppelbindung. Die Substituenten höherer Priorität stehen sich an der Doppelbindung gegenüber.

Triacylglycerin (Triglycerid)
Ester des Glycerins mit drei gleichartigen oder verschiedenen Fettsäuren.

Trockeneis
Festes Kohlendioxid (Kohlensäureschnee), das bei −78,5 °C sublimiert und als Kältemittel verwendet wird.

Übergangszustand
Kurzlebiger Energiezustand, in dem die Reaktionspartner ein reaktionsfähiges System bilden; höchster Punkt im Energiediagramm.

UV-Spektroskopie
Beobachtung der Absorption von gelösten Molekülen im Spektralbereich 190–800 nm des Lichtes (ultravioletter und sichtbarer Bereich, UV/VIS).

Valenzelektronen
Elektronen eines Atoms, die sich auf der äußeren Elektronenschale befinden und die Reaktivität eines Atoms bestimmen.

van-der-Waals-Kräfte
Zwischenmolekulare Kräfte zwischen elektrisch neutralen Molekülen, die für eine Kohäsion der Stoffe verantwortlich sind und sich z. B. auf den Siedepunkt auswirken.

verbrennen
Chemische Reaktion brennbarer Stoffe mit Sauerstoff.

verdampfen
Übergang eines Stoffes vom flüssigen in den gasförmigen Aggregatzustand.

Verdampfungswärme (Verdampfungsenthalpie)
Wärmemenge (in kJ/mol), die zum Verdampfen eines Stoffes an seinem Siedepunkt aufgebracht werden muss.

verdunsten
Übergang eines Stoffes vom flüssigen in den gasförmigen Aggregatzustand unterhalb des Siedepunkts. Bei dem Vorgang wird der Umgebung Wärme entzogen.

Verteilungsgleichgewicht
Gleichgewicht, das sich einstellt, wenn ein Stoff z. B. zwischen zwei nicht mischbaren Flüssigkeiten verteilt wird. Für die Konzentration des Stoffes in der jeweiligen Phase gilt das ↗ Nernst-Verteilungsgesetz.

Wannenform
Energiereiche ↗ Konformation des Cyclohexans.

Wasserstoffbrückenbindung
Schwache chemische Bindung zwischen dem H-Atom einer Gruppe X–H (Donator) und dem ↗ freien Elektronenpaar eines Partners |Y (Akzeptor).

Zentral-Ion
Metall-Kation im Zentrum eines ↗ Metallkomplexes.

Zerfallskonstante
Gleichgewichtskonstante K entsprechend dem ↗ Massenwirkungsgesetz beim Zerfall eines vorgegebenen ↗ Metallkomplexes. Auch als Begriff für die ↗ Halbwertszeit bei radioaktiven Elementen in Gebrauch.

Z-Isomer
↗ cis-Isomer

Zuckeralkohol
Polyhydroxyverbindung, die durch Reduktion der Carbonylgruppe aus ↗ Monosacchariden entsteht.

Zuckersäure
Polyhydroxycarbonsäure, die aus ↗ Monosacchariden durch Oxidation einer der beiden terminalen Gruppen (-onsäuren oder -uronsäuren) gebildet werden. Bsp.: Gluconsäure, Glucuronsäure.

Zustandsfunktion
Aus einfachen Zustandsgrößen wie Druck, Volumen, Temperatur abgeleitete thermodynamische Funktionen, wie z. B. ↗ Enthalpie (H), ↗ Entropie (S), ↗ Gibbs' freie Energie (G). Sie charakterisieren den Zustand eines Systems oder Stoffes, unabhängig davon, wie dieser Zustand erreicht wurde.

Zwitterion
Molekül, das zugleich positiv und negativ geladene Gruppen enthält.

SACHVERZEICHNIS

A

A/B-cis-Verknüpfung, Steroide 212
Abgangsgruppe 229, 232, 261
Absorptionsmaxima 356–357
Acarbose 229
Acetal 240
Acetaldehyd 201, 234, 238
– Aldol-Kondensation 243
– Ethanolabbau 211
– Konzentration im Blut 201
Acetanhydrid 263, 278
Acetanilid 263
Acetat s. Acetessigsäure
Acetat-Puffer 115
Acetessigsäure 31, 100, 236, 256, 258, 279
– pK$_S$-Wert 105
Acetessigsäureethylester 267
Acetoacetat 258
Acetoacetyl-Coenzym A 236
Aceton 235–238, 244, 246
Acetonurie 236
Acetophenon 235
Acetylaceton 238
Acetylchlorid 261–262
Acetylcholin 227, 268, 271, 345
Acetylcholinesterase 200, 268
Acetyl-Coenzym A (Acetyl-CoA) 159, 251, 268
– Fettsäurebiosynthese 268
– Mitochondrien 141
– Strukturformel 159
S-Acetyl-cysteamin 271
Acetylen (s. Ethin) 37, 190
N-Acetyl-D-galactosamin 328, 337
N-Acetyl-D-glucosamin 326, 328, 336–337
N-Acetyl-D-neuraminsäure 326, 337
Acetylphosphat 276, 278–279
Acetylsalicylsäure 160, 195, 263, 267, 271
– EI-Massenspektrum 364
– IR-Spektrum 359
– Kristallstruktur 365
– Röntgenstrukturanalyse 365
Acetylsalicylsäure-methylester 266
– Strukturformel 267
Acetylthioester 278
achiral 282
Aciclovir 351
Acidität 237
– Carbonsäuren 253
– funktionelle Gruppen 298
– Lösungen 102

Actinoide 13–14
Acylierung 303–304
Acylrest 260
Addition
– 1,2-Addition 187–188
– 1,4-Addition 188
– Alkene 182
– Alkohole 238–240
– Wasser 238–240
Additions-Eliminierungs-Mechanismus 265
Additions-Reaktionen, Alkene 182–186
Adenin 347–349
Adenosindiphosphat (ADP) 279, 351
Adenosinmonophosphat (AMP) 348
Adenosintriphosphat (ATP) 96, 141, 159, 278–279
– Atmungskette 140–141
ADHS (Aufmerksamkeits-Defizit-Hyperaktivitäts-Störung) 227
ADP s. Adenosindiphosphat
Adrenalin 163–164, 191, 224, 227, 229
Adriamycin (= Doxorubicin) 327–328
Adsorbens 58
Adsorption 58–59, 66
– Flüssigkeiten/Gase 58–59
– Temperatur 59
äquatorial 173
Äquivalentmasse 114
Äquivalenzpunkt 113
Aerosol 53
Äther 215–216
– halogenierte 216
Affinitätschromatographie 65
Agent Orange 217
Aggregatzustand 43
Aglykon 327
A-Kette, Insulin 314
Aktivierungsenergie 177
– freie 197
– Katalysator 199
Aktivität, Massenwirkungsgesetz 76
Aktivitätskoeffizient
– Lösungen, konzentrierte 104
– – verdünnte 76, 104
Aktivkohle 59, 69
Akzeptor
– Lewis-Säure 145
– Wasserstoffbrückenbindung 50
Akzeptorstärke, Metalle 133
Alanin 286, 296
– β-Alanin 286, 297

Alanin
– D-Alanin 286
– L-Alanin 286
Albumin 89
– Pufferkapazität 119
Aldehyddehydrogenase, mitochondriale/zytosolische 201
Aldehyde 233–246
– Alkohol(e), Oxidation 208
– – primäre 236
– Carbonsäuren, Oxidation 236
– Carbonylgruppe 233
– funktionelle Gruppen 163
– Halbacetale, cyclische 321–324
– α-Ketocarbonsäuren, Decarboxylierung 258
– Oxidationsmittel 236
– Reduktion 242
Aldehydgruppe 251
– Oxidation/Reduktion 321
– Retinal 164
Aldehydhydrat 251
Aldohexosen, Isomere 326
Aldol 243
Aldol-Addition 243–244, 267
Aldolase 244
Aldol-Kondensation 243–244
Aldosen 318, 320–321
Aldotetrosen 319
Aldotriose 318
Aliphate 190, 203
aliphatische Kohlenwasserstoffe 165
aliphatische Verbindungen 190
aliphatischer Heterocyclus 344
Alizarin 357
Alkadiene (s. Diene) 187
Alkalihalogenide 91
Alkalihydroxide 101
Alkali-Ionen 88
Alkalimetalle 16–17, 25
Alkalimetrie 112
Alkalioxide 100
Alkalireserve 119
Alkalisalze 18
Alkaloide 341, 344, 346
Alkalose 98, 120
Alkandisäuren 252
Alkane 165–166, 168, 171, 183
– Aktivierungsenergie 177
– Bindungsbruch 175–176
– Bromierung 178
– n-Butan 170–171
– Chlorierung, radikalische 176–177
– n-Decan 170–171
– Halogenierung, radikalische 176–177

Alkane
– homologe Reihe 165
– Kalotten-Modelle 168
– Keilstrich-Formeln 169
– Konformation 169
– Konformationsisomere 169–171
– Konstitutionsformel 166
– Konstitutionsisomere 166
– Kugelstab-Modelle 168
– Methylengruppe 165
– Newman-Projektion 169
– Nomenklatur 167–168
– Oxidation 179–181
– physikalische Eigenschaften 170–171
– radikalische Substitution 176
– Reaktionen 175–181
– Reaktionsenthalpie 179
– Sägeblock-Schreibweise 169
– Siedepunkt 165
– Strukturformel 165
– Substitution 176
– Summenformel 165
– Übergangszustand 177
– Verbrennung 179
Alkanole 203, 205–209
– amphoterer Charakter 206
– Basen 206
– Dehydratisierung 208–209
– einfache 204
– Hydratisierung 209
– hydrophobe/lipophile 206
– Konstitutionsisomere 215
– Löslichkeit 206
– mehrwertige 209
– meta-/ortho- bzw. para-Stellung 210
– n-Alkanole 206
– nucleophile Substitution 230
– Oxidation 208
– Reaktionen 205–209
– Säuren 206
– Siedepunkte 205–206
Alkansäuren 252–253
Alkene 181–189
– Addition 182
– Additions-Reaktionen 182–186
– Bildung 186–187
– π-Bindung 182
– σ-Bindung 182–183
– Bromierung 183, 185
– cis-trans-Isomerie 182
– Dehydratisierung 186–187
– funktionelle Gruppen 163
– Hydratisierung 183, 187, 208
– Hydrohalogenierung 183
– Isomerie, geometrische 182

419

Sachverzeichnis

Alkene
– π-Komplex 183, 185
– Konfigurationsisomerie 181–182
– Nomenklatur 181
– Polymerisation 188
– Summenformel 181
– unsymmetrische 184
– Z/E-Isomerie 182
Alkine 190
Alkoholat-Ion 206, 265
Alkoholdehydrogenase, Methanolvergiftung 210
Alkohol(e) 41, 183, 204
– absoluter 211
– Acetaldehyd 201
– Acetyl-Coenzym A 268
– Addition 239–240, 264
– Carbonylgruppe, Addition 239
– Ethanolgehalt, Berechnung 74
– funktionelle Gruppen 163
– Lösung, wässrige, Volumenanteil 74
– mehrwertige 210
– *meta-/ortho-* bzw. *para*-Stellung 210
– niedere 210
– primäre(r) 203–204, 236
– Promille 74
– protonierter 184
– sekundäre 203–204, 209, 236
– Siedepunkt 205
– Struktur-/Summenformel 184, 204
– tertiäre 203–204, 209
– Vergällung 211
– Wirkungen 201
Alkoholgruppe, Adrenalin/Testosteron 164
alkoholische Gärung 210
Alkoholyse 262, 264
Alkoxide 206, 218
Alkoxyalkane 215
Alkylamin 225
Alkylgruppen 167
Alkylhalogenide (s. Halogenalkane) 178
Alkylhydroperoxid 180
Alkylierung 192
Alkyloxonium-Ion 206, 209, 218
Alkylradikal 176–177
Alkylrest, Benzol 193
Alkylsubstituenten 167
allgemeine Gaskonstante 45, 82
allgemeines Gasgesetz 45
Allicin 223
Aloe-Emodin 247
Aluminium 18–19
Aluminiumhydroxid 111
Aluminiumtrichlorid 183
Amanitin 316
Ameisensäure 85, 210, 252, 255–256
– Formel 252
– Geruch 253
– Methanolvergiftung 210
– Siede-/Schmelzpunkt 252
Ameisensäuremethylester 265
Amidasen 270

Amide
– cyclische 269
– funktionelle Gruppen 163
– Hydrolyse 270
Amidgruppen 164
Amine 41, 224–229
– Basizität 225–226
– biogene 303
– funktionelle Gruppen 163
– Geometrie 41
– Klassifizierung/Nomenklatur 224–225
– pK_b-Wert 225–226
– pK_s-Wert 226
– primäre 225, 241–242
– Salzbildung 226–227
– sekundäre 225, 230
– tertiäre 225, 230
p-Aminobenzoesäure (PAB) 278, 352
p-Aminobenzol-sulfonsäureamid 160, 277–278
α-Aminobuttersäure 295
β-Aminobuttersäure 297
γ-Aminobuttersäure (GABA) 295, 297, 303
Aminocarbonsäuren 295
– α-Aminocarbonsäuren 257, 296
Aminoende 305, 314
Aminogruppe
– Adrenalin 164
– Amine 225
– Glycin 304
Aminolyse 262, 308
Aminosäure-Analysator 309
Aminosäuren 160, 295–304
– α-Aminosäuren 295, 299
– Acylierung 303–304
– Aminoende 305
– amphotere 101
– basische 302
– Bedeutung 316
– Carboxylende 305
– Carboxylgruppe 295
– Chelatkomplex 299
– Decarboxylierung 302–303
– Dipeptide 305
– D/L-Nomenklatur 286
– einfache 295–304
– Elektrophorese 301
– essenzielle 297
– Fischer-Projektion 297
– Formaldehyd 302
– β-glykosidische Bindung 337
– Humaninsulin 315
– hydrophile/hydrophobe Reste 298
– L-Konfiguration 297
– neutrale 101, 298, 302
– nicht proteinogene 297
– Oligosaccharid-Strukturen 337
– pH-Wert 298, 304
– pK_s-Wert 298
– Primärstruktur 305
– proteinogene 296–297, 316, 341, 344
– Protolyse 101
– Puffereigenschaften 300

Aminosäuren
– Pyridoxalphosphat 242
– saure 302
– Schmelzpunkt 298
– Sequenz 305
– Stereochemie 297
– Titrationskurve 300
– Transaminierung 242
– Tripeptide 305
– Veresterung 303–304
– wasserlösliche 56, 298
– Zwitter-Ion 101, 298
Ammoniak 145, 225, 274
– Bindungsenergie/-länge 34
– Dissoziationsgleichgewicht 105
– Druckverflüssigung 50
– Geometrie 41
– gewinkeltes Molekül 40
– Molekülmasse 33
– Oxidationsstufe 128
– pK_s-Wert 105
– Summenformel 33
– Synthese 85
– Verbindungen 72
– Zellgift 274
Ammoniaklösung
– pH-Wert 108
– wässrige 98
Ammoniak-Puffer 115
Ammoniumcarboxylat 298
Ammoniumchlorid 111–112
Ammoniumcyanat 160
Ammonium-Ion 31, 146, 227, 270
– Amine 226
– pK_s-Wert 105
Ammoniumsalz, quartäres 227, 229
Ammoniumsulfat 31
– Lösung 89
amorph 47
AMP (Adenosinmonophosphat) 348
Amphetamine 227, 229
– Strukturformel 228
amphipathisch 256
amphipathische Moleküle 275
amphiphil 256
Ampholyte 101, 298
amphoter 101, 298
amphotere Verbindungen, Aminosäuren 101
amphoterer Charakter, Alkanole 206
Amygdalin 333
Amylasen 335
Amylopektin 334–335
Amylose 334–335
Anhydrid(e) 262, 267
– gemischtes 276
Anilin 225, 263
Anilinfarben 195
Anionen 27–28, 123
– hydratisierte 88
– Metallkomplexe 147
– Säuren 100
Anion-Nucleophile 230
Anis 195
Anisol 215

Anisotropie, Graphit 47
Anode
– elektrochemische Zelle 130
– Elektrolyse 94
anodische Oxidation 94
Anomere 322
Antazida 111
Anthocyanidin 110, 247
antibindendes Molekülorbital 34
Antibiotika 341
Antigene 339
Antihistaminika 303
Antikoagulantien 336
anti-Konformation 170
Antioxidantien 141
– Radikale 180
– Vitamin C 326
– Vitamin E 180
Antioxidanzien, Ether 218
Anziehungskräfte
– Bindung, metallische 25
– elektrostatische, Ionenbindung 30
Apfelsäure 257
apikales Delta 95
Aquaporine 52
Aquokomplexe 89, 150, 152
Arachidonsäure 260, 266
Arbeit, maximale 80
Arene 190–195
Arginase 274
Arginin 274, 297
Aromate 190–195, 203
aromatische Substitution, elektrophile 194, 207–208
aromatische Verbindungen 190, 195
aromatischer Heterocyclus 341, 344
Arsen 19
Arylrest 193
Arzneimittel
– Angriffsorte 350
– Benzol 191
– Chiralität 292
– heterogene Systeme 53
– lipophile 57
– niedermolekulare, Dialyse 60
– Schlüssel-Schloss-Prinzip 292
– synthetische, Heterocyclen 341
Ascorbinsäure 339
Asparagin 328
Asparaginsäure 296, 306
Aspartam 306–307
L-Aspartyl-*L*-phenylalaninmethylester, Strukturformel 307
Aspirin® (s. Acetylsalicylsäure) 160, 195, 263, 267, 271
atm 44
Atmungskette 140–141, 143
– Chinone 248
– Cytochrom c 343
– Δ-G^0 140–141
– Molybdän 19
– NADH/NAD^+ 140
atomare Masseneinheit 3

420

Sachverzeichnis

Atombindung 25, 31–38
– Bindungsenergie 34
– einfache 160
– Energiediagramm 35
– polarisierte 39–40, 56, 161
Atombombe 22
Atome 3–4
– Bindigkeit 32
– Durchmesser 29
– Größen und Abstände 4
Atomkern 3–4
– Bindungsachse 34
– Bindungslänge 34
– Zerfall, Radioaktivität 20
Atommasse 5
– relative 5–6, 13
Atomorbitale 10
– 2p$_z$-Atomorbitale, Ethen 37
Atomradien, Ionenbindung 28–29
Atomreaktor 22
ATP (Adenosintriphosphat) 96, 141, 159, 278–279
– Atmungskette 140–141
ATPasen 63
Aufmerksamkeits-Defizit-Hyperaktivitäts-Störung (ADHS) 227
Aufschlämmung 53
Aussalzen, Proteine 89
Autoklav 49
Autoprotolyse (= Eigendissoziation) 102–104
Autoxidation 180
Avogadrokonstante 6
– Magnesiumchlorid 31
axial 173
Azabenzol (s. Pyridin) 345
Azidimetrie 112
Azidothymidin (AZT) 350
Azofarbstoffe 195

B

bar 44
Barbiturate 273–274, 346
Barium 19
Bariumsulfat 31, 92
Basen 97–98
– Alkanole 206
– Brönstedt-Definition 98
– Hydroxid-Ionen 98
– konjugierte 99, 111
– Lebensmittel 108
– pK$_s$-Wert 104
– schwache 107, 113
– Stärke 104–106
– starke 107
– – Neutralisation 111
– Titrationsmittel 113
Basenpaarung, DNA 349
basische Aminosäuren 302
Basizität
– Amine 225–226
– funktionelle Gruppen 298
– Lösungen 102
Batterie 123
Baumwolle 334
Benzaldehyd 235, 245

Benzin 171
Benzoat 256
Benzocarbaldehyd 235
Benzochinon 247
Benzoesäure 253, 255–256, 261
Benzol 171, 190–191
– Alkylierung 192
– Alkylrest 193
– Arylrest 193
– Arzneimittel 191
– Benzylrest 193
– Biomoleküle 191
– Bromierung 192
– elektrophile Substitution 192
– funktionelle Gruppen 192
– Hydrierwärme 190
– Lösungsmittel 152
– Mesomerie 190–192
– Molekülbau 190–192
– Reaktionen 192–193
– Resonanz 191
– Sulfonierung 192–193
Benzolamin 225
Benzolringe 191
– meta-/ortho- bzw. para-Stellung 193
Benzolsulfonsäure 192
Benzoylchlorid 261–262
Benzpyren 192, 218–219
– Strukturformel 192, 219
Benzyl 193
Benzylalkohol 205
Benzylrest 193
Bergab-Regel, Redox-Teilreaktionen 127
Berliner Blau 147
Bernsteinsäure 252, 256
Beryllium 8
Berzelius, J. J. 199
Beugeschwingungen, IR-Spektroskopie 358
Bezugselektrode 133
Bezugs-Halbzelle 134
bifunktionelle Moleküle 257
Bilanzierung, Reaktionsgleichung 124
Bilayer (s. Lipiddoppelschichten) 276
Bildungskonstante K$_k$ 150–151
bimolekularer Prozess 198
bindendes Molekülorbital 34
Bindigkeit, Atom 32
Bindungen
– π-Bindung 38, 146, 161, 182, 190
– σ-Bindung 34, 36–37, 146, 160, 182–183, 190
– chemische 25–42, 160–162
– Edelgaskonfiguration 25
– (α-)glykosidische 327
– heteropolare (s. Ionenbindung) 30
– homöopolare (s. Atombindung) 32
– koordinative 145–146
– kovalente (s. Atombindung) 32
– metallische 25–27
Bindungsbruch
– heterolytischer 175–176

Bindungsbruch
– homolytischer 175–176
Bindungselektronen, Bindung, koordinative 146
Bindungsenergie 34
– Wasserstoffbrückenbindung 50
Bindungslänge 34
Bindungswinkel 36
biogene Amine 303
Biokatalysatoren 316
Biokraftstoffzelle
– Glucoseoxidase 133
– Glucose-Sauerstoff-Reaktion 133
Biomoleküle 191
– hochmolekulare 33
– thermolabile 64
Biophotonen 77
Biopolymere 305, 308, 333
Biosynthese-Gene, Humaninsulin 315
Bioverfügbarkeit 18
Bis(ethylendiamin)-kupfer(II)-Komplex 149
Bis(glycinato)-kupfer(II)-Komplex 149
Bittersalz (MgSO$_4$) 89
Blasengalle 54
Blausäure (HCN) 100, 162
– pK$_s$-Wert 105
– Vergiftung 343
Blei 19, 25, 223
– Verbindungen 19
Bleiakku 123
Bleisulfid 93
Blut 54
– Phosphor 279
– Puffer 119
– Untersuchungen, photometrische 358
Blutfarbstoff
– grüner 341
– roter 153, 354
Blutgerinnung 19, 249, 336
Blutgruppen-Determinanten 317
Blut-Hirn-Schranke 57
Blutlaugensalz, gelbes/rotes 147
Blut-pH-Wert 109, 119
Blutplasma 90
Blutzuckerspiegel 84
BNCT (Bor-Neutronen-Einfang-Therapie) 22
Bohr-Atommodell 10
Bor
– Elektronenkonfiguration 8
– Strahlentherapie 22
Bor-Neutronen-Einfang-Therapie (BNCT) 22
Bortrifluorid 145, 183
Botenstoff, Calcium 18
Brennstoffe, fossile 180
Brenzkatechin 210
Brenztraubensäure 256, 258, 282–285
Brönsted-Konzept, Säure-Base-Definition 98, 101, 145
Brom 177, 183
– Thermometer 46

Brom-Addition 185, 194
Brombenzol 192, 194
2-Brom-2-Chlor-1,1,1-trifluorethan (s. Halothan) 179
Bromid 31
Bromierung 183, 185–186, 192, 194
– radikalische 178
Brom-Kation 183
Bromonium-Ion 185
Bromthymolblau 110
o-Bromtoluol 193
Bromwasserstoff 194
Bronze 26
Bronzezeit 26
1,3-Butadien 187
Butan
– Druckverflüssigung 50
– n-Butan 165–166, 169–171, 186
– – Siedepunkt 165
– – Strukturformel 186
– – Summenformel 165
Butandisäure 252
Butanol
– 1-Butanol 204
– 2-Butanol 204
– n-Butanol 203–204, 217
– – Siedepunkt 217
– – Struktur-/Summenformel 204
Butanon 235
Butansäure 295
Buten
– 1-Buten 181
– 2-Buten 181–182
2-Butenal 234
Buttersäure 252–253, 256, 295
Buttersäureethylester 265
Butyrat s. Buttersäure

C

$^4C_1$-Konformation, Monosaccharide 325
C_{60}-Fulleren 47–48
Cadmium 19, 223
^{137}Caesium 22
Caesium 25
Calcitriol 214
Calcium 5, 18, 145
– Isotope 5
Calcium(II)-chlorid, Gitterenergie 87
Calcium(II)-Ion 31, 88, 90
Calciumcarbonat 111
Calciumchlorid 90
Calciumfluorid 31, 92
Calciumhydroxid 92
Calciumphosphat 92
Calmodulin 95–96
Campfer 235, 246
Carbanion 237, 267
Carbenium-Ion 183–184, 209, 231–232, 234, 240, 243
Carbonat 100
Carbonsäureamide 268–270
Carbonsäureanhydride 262–263

Sachverzeichnis

Carbonsäurechloride 261–262
Carbonsäurederivate 260–271
– aktivierte 269
Carbonsäureester 264–268
Carbonsäuren 251–260, 262
– Acidität 253
– amphipathische 256
– Bedeutung 271
– bifunktionelle Moleküle 257
– Chlorierungsmittel, anorganische 261
– Decarboxylierung 258
– Dimerisierung 253
– funktionelle Gruppen 163, 257–259
– Hydratisierung 256
– hydrophile/hydrophobe 256
– induktiver Effekt 254
– IUPAC-Regeln 252
– Konservierungsmittel 255
– Neutralisation 255
– Nomenklatur 251–253
– Oxidation 237
– pK_s-Wert 254–255
– Racematspaltung 289
– Salzbildung 255–257
– Struktur 251–253
– Wasserstoffbrückenbindungen 253
Carbonyl-C-Atom 233
Carbonyl-Doppelbindung 264
Carbonylgruppe 233–235, 237, 239–242
– Addition 239–240
– Reaktionsverhalten 233–234, 261
– Reduktion 243
Carbonyl-O-Atom 233, 237, 260
Carboxylat 254
Carboxylat-Ion 253, 255, 260, 262
– Mesomerie 254
Carboxyl-C-Atom 252
Carboxylende 305, 308, 314
Carboxylgruppe 251, 253, 295, 303
– Strukturformel 251
Carboxypeptidase A 23
β-Carotin 188–189
Carrier, Zellmembranen 63
Catecholamine 227
C-Atom
– α-C-Atom 237
– – Acidität 237
– σ-Bindung 37
– alkylsubstituiertes 167
– angeregter Zustand 37
– Carbonsäuren 252
– Doppelbindung 161
– Orbitalschema 37
– sp^2-/sp^3-hybridisiertes 36–37, 160–161
– Zick-Zack-Kette 37
CD-Spektrometer 283
Cellobiose 330–331, 334
Cellulasen 334
Cellulose 317, 331, 334
Celsius 45
Ceramid 337–338
Cerebrosid 337–338

Chalkogene 16
C-H-Bindungen 162
– Bindungswinkel 36
– σ-Komplex 194
Chelat-Effekt 151
– Entropiezunahme 151
Chelatkomplexe 148–149, 152–153, 299, 314
– Bildungskonstante 151
– Häm 342
– Stabilität 151
Chelator(en) 148–150, 154
Chemilumineszenz 77
chemische Bindungen 25–42, 160–162
chemische Gleichungen 71–72
chemische Ionisation 364
chemische Reaktionen 71–79, 81–85
– Chemilumineszenz 77
– Elektronenübergänge 123
– Energetik 76–79, 81–82
– Kinetik/Thermodynamik 196–201
– Triebkraft 80
chemische Synthese, Peptide 308
chemische Verbindungen 53
chemische Verschiebung, NMR-Spektrometrie 360–361
chemisches Element 53
chemisches Gleichgewicht 75, 81–82
chemisches Rechnen 72–75
Chinhydron-Elektrode, pH-Wertmessung 139
Chinone 247–250
– o-Chinon 247
– p-Chinon 247
– Redoxpotential 248
chiral 282
chirale Arzneimittel 292
chirale Hilfsreagenzien 289
chirale Verbindungen, D/L-Nomenklatur 285–286
Chiralität 281
Chiralitätszentrum 282, 285, 287, 291, 318–319, 322
– Verbindungen 281–287
Chitin 336–337
Chlor 5
– Bindigkeit 32
– Desinfektion 125
– Dissoziation im UV-Licht 176
– FCKW 39
– Isotope 4
– Oxidationskraft 125, 129
– Radikale 175
– radikalische Halogenierung 177
Chloralhydrat 239
Chloralkali-Elektrolyse 94
Chloralkan 176, 184
Chloressigsäure 254
Chlorethan 179
Chlorid 31, 100
Chlorid-Ion 72, 88, 90
chlorierte Kohlenwasserstoffe (CKW) 57, 179
Chlorierung, radikalische 176

Chlorierungsmittel, anorganische 261
Chlormethan 176
Chloroform 152, 176
Chlorophyll 341, 343, 356–357
Chlorpropan
– 1-Chlorpropan 178
– 2-Chlorpropan 177–178
α-Chlorpropionsäure 254
β-Chlorpropionsäure 254
Chlor-Radikal 176
Chlorwasserstoff 73, 98, 100, 183–184
– Molekülmasse 33
– pK_s-Wert 105
– Summenformel 33
Cholecalciferol 214
Cholesterin (= Cholesterol) 189, 211–215, 291
– Chiralitätszentrum 291
– Strukturformel 213, 291
Cholesterinfänger 213
Cholin 227, 268
Cholin-Acetyltransferase 268
n-Cholinorezeptoren 345
– Nicotin 345
Chrom 19, 23
Chromatographie 65–67
– Adsorption 59
– Diastereomere 288
Chromophore 357
Chymotrypsin 309
cis 174
cis-Addition 185–186
– Nickel 186
cis-Buten 182, 186
cis-Decalin 174–175
cis-1,2-Dimethylcyclohexan 174, 186
cis-Isomer, Platin 148
Cisplatin 148
– Nebenwirkungen 148
cis-Polyisopren 188
cis-Retinal, Sehvorgang 242
cis-$trans$-2-Buten 291
cis-$trans$-Decalin 291
cis-$trans$-Isomerie 148, 182, 291
– 2-Buten 182
– Cycloalkane 174
– Cyclohexanderivate 174
– Rhodopsin 242
– Steroide 212
Citrat 154, 256
Citratzyklus 257
Citronensäure 97, 251–253, 256–257, 271
CKW (chlorierte Kohlenwasserstoffe) 57, 179
Cluster, Wasser 51
CMP (Cytidinmonophosphat) 348
Cobalamin 354
Cobalt 5, 19, 23
Cobalt(II)-Ion 31
Code, genetischer 349
Coenzym A (CoA-SH) 159, 223, 268, 305
Coenzym Q 248–249
Coeruloplasmin 154
Coffein 229, 347

Computertomographie 366
Contergan® 292
Creme 53
Crotonaldehyd 234, 244
Cyanid 100, 143, 146, 151
Cyanocobalamin (s. Vitamin B_{12}) 19, 23, 341, 343–344, 354
cyclische Ether 216
cyclische Halbacetale 240
cyclische Phosphorsäurediester 275
Cycloalkane 172–175
– cis-$trans$-Isomerie 174
1,4-Cyclohexadien 187
Cyclohexan 171–173
Cyclohexanderivate 173–175
– cis-$trans$-Isomerie 174, 291
Cyclohexanon 235
Cyclohexanring 173
Cyclohexen 181
Cyclooxygenase (COX) 263
Cyclopentan 172
Cyclopenten 181
Cyclopropan 172
Cyclosporin 316
Cysteamin 227, 303, 305
Cystein 223, 296, 303, 314, 343
Cysteinreste 314
Cystin 314
Cytidin 348
Cytidinmonophosphat (CMP) 348
Cytochrom c 342–343, 354
Cytochrome 19, 23, 143
Cytochrom-Farbstoffe 341
Cytosin 346, 348–349

D

Dalton (D) 34
Dampfdruck 49
Dampfdruckunterschiede 63
Daniell-Element 130–131, 135, 137
Darmbakterien
– Urease 273
– Vitamin K 249
Darmgleitmittel, Paraffine 172
DDT 57, 179
Decalin 174
n-Decan 170–171
– Alkane 170
Decarboxylierung 258–259, 302–303
– oxidative 345
Dehydratisierung 186–187, 209
– Alkanole 208–209
– Alkene 208
Dehydrierung 186–187, 221, 247, 251, 326
Dehydroascorbinsäure 325–326
Dehydrogenasen 357
Denaturierung 312–313
Depolarisation 62–63
Depotphorese-Verfahren, Wurzelkanalbehandlung 95
Desinfektion 125, 143
β-N-2-Desoxyribofuranosid 328

Sachverzeichnis

Desoxyribonucleinsäure (DNA) 348
2-Desoxy-D-ribose 319, 348
Desoxythymidin (dT) 348
Desoxythymidinmonophosphat (dTMP) 348
Destillation 63, 288
Destillationsapparatur 64
Deuterium 5
Dextrane 332
α-D-Fructofuranose 324
β-D-Fructofuranose 324
α-D-Fructopyranose 324
β-D-Fructopyranose 324
β-D-Galactopyranosyl 338
β-D-Galactopyranosyl-(1 → 4)-D-glucopyranose 331
D-Galactose 323
D-Glucitol 321
D-Gluconsäure 321
α-D-Glucopyranosyl-(1 → 1) α-D-glucopyranosid 332
α-D-Glucopyranosyl-(1 → 2) β-D-fructofuranosid 332
β-D-Glucopyranosyl-(1 → 4)-D-glucopyranose 331
D-Glucosamin 326, 336
D-Glycerinaldehyd 286, 318–319
D$_3$-Hormon, aktives, Strukturformel 214
Diagnostik, Radioisotope 21
Dialkylether 218
Dialkyloxonium-Ion 217
Dialysat 59
Dialyse 59–60, 64–65, 69
Diamant 47–48
1,2-Diaminoethan 149
Diammindichloroplatin(II) 148
Diamminsilber(I)-Ion 147
Diamminsilber-Komplex 93
Dianion 149, 275
Diaphragma, Halbzelle 131
Diastereomere 287–289, 320
Dibenzalaceton 245
1,2-Dibromalkane 183, 185
Dibromid 185
Dicarbonsäuren 251–252
– aliphatische 252
Dichlormethan 176, 179
Dicyclohexylcarbodiimid 307
Dicyclohexylharnstoff 307
Diene 187–188
Dieselöl 171
Diester, Monoanion 275
Diethylether 55, 171, 215–218
Diffraktometrie 365–366
Diffusion 59
– Membranen 63
Dihydrogenphosphat 100, 117
– pK$_s$-Wert 105
Dihydroxyaceton 318
– Formel 318
Dihydroxyacetonphosphat 244
1,2-Dihydroxybenzol 210
1,3-Dihydroxybenzol 210
1,4-Dihydroxybenzol (= Hydrochinon) 210, 247–249
1,25-Dihydroxycholecalciferol 213–214

Diketone 247
Dimerisierung 253
Dimethylamin 225
N,N-Dimethylanilin 225
1,2-Dimethylcyclohexen 186
Dimethylether 215–216
Dimethylformamid (DMF) 269
2,3-Dimethyl-hexan 168
3,5-Dimethyl-2-hexen 181
N,N-Dimethylmethanamin 225
3,3-Dimethylpentan 168
Dimethylsulfoxid (DMSO) 220, 222
Dinatrium-hydrogenphosphat 118
m-Dinitrobenzol 193
Diolepoxid 218
– Strukturformel 219
Dioxan 216
Dioxin 217
Dipeptide 305, 307
Diphosphat 276–277
Dipol, Wasser 50
Dipol-Dipol-Wechselwirkungen 50
Dipolmoleküle 40–41
Dipolmoment 39
Diradikal 38
Disaccharide 317, 329–333
– α-/β-glykosidische Bindung 330
Dispersionsmittel 53
Dissoziation 87, 98, 117
– Druck, osmotischer 87
Dissoziationsgleichgewicht 100, 105
Dissoziationskurve 109
Dissoziationsstufen 99
Distickstoffoxid 129
Disulfidbrücken 164, 222, 314
Disulfide 221, 314
Dithiothreitol (DTT) 314
D/L-Nomenklatur 285–286
D-Mannopyranose 323
D-Mannose 320–321, 323, 337
DMF (Dimethylformamid) 269
D-Milchsäure 285
DMSO (Dimethylsulfoxid) 220, 222
DNA (Desoxyribonucleinsäure) 218–219, 348–349
– Doppelhelix 349–350
– Kristallisation 47
– Phosphatreste 279
– Phosphorsäurediester-Gruppen 348
– Replikation/Transkription 350
– Zink 19
Donator
– Lewis-Base 145
– Wasserstoffbrückenbindung 50
Donatorstärke, Metalle 133
Donnan-Gleichgewicht 61–63
Donnan-Potenzial 62
Dopamin 191, 195, 224, 227, 229
Doppelbindungen 37–38
– isolierte 187

Doppelbindungen
– konjugierte 187
– olefinische 163–164, 189
Doppelhelix, DNA 349–350
d-Orbitale 10
Doxorubicin (= Adriamycin) 327–328
D-Penicillamin 305
Drehachse 283
Drehung, spezifische, Enantiomere 283–284
Drehwertangabe 283
Dreifachbindungen 37–38
D-Rhamnose 326
D-Ribose 318–319, 323, 348
D-Ribulose 319
Druck
– Erhöhung, Prinzip des kleinsten Zwanges 76
– Gase 44
– hydrostatischer 60
– Löslichkeit 55
– osmotischer 60–61, 87
– Pascal/SI-Einheit 44
drug design 292
dT (Desoxythymidin) 348
dTMP (Desoxythymidinmonophosphat) 348
Dünnschichtchromatographie 65, 67
– Anwendungen 68
dynamisches Gleichgewicht 75

E

Δ-E 132, 140
Ecstasy 227–228
Edelgase 16–17, 25–26
Edelgaskonfiguration 25, 27
Edelmetalle 27
– E^0-Wert 135
Edmann-Abbau 309
EDTA (Ethylendiamintetraessigsäure) 149, 154
Edukte 71, 76, 128, 177
EI (electron impact) 363
Eigendissoziation (= Autoprotolyse) 102–104
einsame (= freie) Elektronenpaare 32, 40, 145
Einstabmessketten, pH-Wertmessung 139
Einstoffsysteme 52
Eisen 5–6, 19
– Cytochrome 23, 342
– Hämoglobin 23, 342
Eisen(II)-Ion 31
Eisen(II)-Salze, Kaliumcyanid 147
Eisen(III)-bromid 194
Eisen(III)-chlorid 31, 129
Eisen(III)-Ion 31
Eisen(III)-Salze 147
Eisenerz 126
Eisenoxid, Reduktionsmittel 126
Eisenzeit 26
Eiweiße s. Proteine
elektrische Energie, chemische Reaktionen 77

elektrische Leitfähigkeit 25–26, 93
elektrochemische Spannungsreihe 135
elektrochemische Zelle 130–131
Elektrode 130
Elektrodenpotenzial 133–134
Elektrolyse 77, 93–94
Elektrolyte 90, 93
– Blutplasma 90
– Salze/Salzlösungen 87, 93
Elektrolythaushalt 90, 96
elektromagnetisches Spektrum 355
elektromotorische Kraft (EMK) 132–133
Elektronegativität 28, 39
Elektronen 3, 10–11
– π-Elektronen, delokalisierte 190–191
– einzelne (ungepaarte) 32
– Energieniveau 7–8
– Oktettregel 32
– Spinquantenzahl 7
– Wanderungstendenz 123
Elektronenabgabe/-aufnahme, elektrochemische Zelle 131
Elektronenaffinität 28
Elektronenakzeptor 125
– Elektrophile 233
Elektronendonator 125, 233
Elektronenfluss 123
– Atmungskette 141
– Redoxpaare 127
Elektronengas 25
Elektronenhülle 3, 6–11
Elektronenkonfiguration 8–9, 13–15
– Fluor/Natrium 29
– Kohlenstoffatom 35–36
– Metallionen 146
Elektronenlücke 145
Elektronenpaar
– einsames (= freies) 32, 40, 145
– gemeinsames (bindendes) 32
Elektronenpaarakzeptor 183
Elektronenpaarbindung (s. Atombindung) 32
Elektronenpaardonator 184
Elektronenpaar-Donatorfähigkeit, Metallionen 146
Elektronenschalen 7
Elektronenspektren 356
Elektronenstoß-Ionisation 363
Elektronentransfer-Reaktionen 124
Elektronentransport, Chinone 248
Elektronenübergänge 123
Elektroneutralität 61–62
Elektrophile 184, 233
– Bromierung 194
– Elektronenakzeptor 233
– Lewis-Säuren 183
– Thioether 222
elektrophile Substitution 192, 194, 207–208
– aromatische 192, 194, 207–208
elektrophiles Zentrum 233–234

Sachverzeichnis

Elektrophorese 301, 313
Elektrosmog 11
Elektrospray-Ionisation (ESI) 309, 364
elektrostatische Anziehung 50, 313
Elementarteilchen 3
Elementarzelle, Röntgenstrukturanalyse 365
Elemente 5, 18
– Bedeutung 19
– biochemisch und medizinisch wichtige 17–19
– Bioverfügbarkeit 18
– chemische 53
– Einordnung 17
– Elektronenkonfiguration 8
– Hauptgruppen 15–16, 18, 28–29, 39
– Ionenradius 28
– Isotope 5
– lebensnotwendige 18
– Nebengruppen 15–16, 145
– Oxidationsstufe 128
– Periodensystem 13–23
– – Ionisierungsenergie 27
– pharmakologisch/toxikologisch wichtige 19
– radioaktive 20
– Spurenelemente 18–19, 23, 96
Elementsymbol 5
Eliminierung, Alkene 186–187
Eliminierungs-Reaktion 186
Eluat 68
Elutionsmittel 68
EMK (elektromotorische Kraft) 132–133
Emulsion 53
Enantiomere 281–284, 287–289
– Milchsäure 281–282, 285
– Racemat 288
– Thalidomid 292
– Triosen 319
endergon 196
endergone Reaktion 80, 199
Endiol 318
Endodontie 95
Endosymbionten-Hypothese 141
endotherm 49, 78
endotherme Reaktionen 78
Energetik 196–201
– chemische Reaktionen 76–79, 81–82
Energie
– elektrische 77, 94
– Elektronenübergänge 123
– Fette 79
– freie, Hydrolyse 278–280
– kinetische 43, 49
– Röntgenstrahlung 366
– Stoffumwandlungen 76–77
Energiediagramm 35, 81, 177, 231
Energiehaushalt, Gibbs' freie Energie 84
Energieniveauschema 8
energiereiche Verbindung 238
Enkephaline 316
Enol 238
Enolat-Ion 237

Enolat-O-Atom 237
Enolbrenztraubensäure 258
Enolform 238, 258
Enolpyruvat 238, 258
Enol-Tautomere 258
Enthalpie 78, 80, 84
– Gibbs' freie Energie 196
– Hydratationsenthalpie 88
– Lösungsenthalpie 89
– Neutralisationsenthalpie 111
– Reaktionsenthalpie 78
– Verbrennungsenthalpie 78
Entmineralisierung 108
Entropie 79–80, 84
– Chelat-Effekt 151
– Gibbs' freie Energie 196
– Mizellbildung 257
– Reaktionsentropie 79–80
Entropieloch 79
enzymatische Reduktion 284
Enzyme 18, 33, 97, 114, 164, 200, 279, 316
– Hydrathülle 313
– Kinetik 200–201
– Kristallisation 47
– Stereoselektivität 284
– Wasserlöslichkeit 56
– Wechselzahl 200
– Zellmembranen 63
Enzymkinetik 200–201
Epimerasemangel 333
Epimere 320, 323
Epoxid 216, 218
Erdalkalihalogenide 91
Erdalkalihydroxide 101
Erdalkalimetalle 16–17, 25
– Wassermoleküle 149
Erdalkalioxide 100
Erdalkalisalze 18
Erdgas 171, 180
– Zusätze 221
Erdmetalle 16
Erdöl 180
– *cis-trans*-Decalin 175
Ergotamin 346
Erhaltung der Ladung bzw. Masse 72
erythro-Form, Threonin 288
Erythromycin 278
Erythrose 319
– D-Erythrose 319
Erythrozyten 4
Escherichia coli, Insulinsynthese, gentechnische 315
ESI (Elektrospray-Ionisation) 309, 364
Essigsäure 100, 106, 111, 159, 211, 251–253, 255–256, 261, 263
– pH-Wert 108–109
– pK_s-Wert 105, 254
– Protonigkeit 100
– Siede-/Schmelzpunkt 252
– Strukturformel 33, 100, 159, 254
– Summenformel 33, 100
– Titrationskurve 113, 116–117
Essigsäureethylester 265, 267, 278
– ^{1}H-NMR-Spektrum 361

Essigsäureethylester
– ^{13}C-NMR-Spektrum 362
– NMR-Spektroskopie 361
Ester
– cyclischer 267
– funktionelle Gruppen 163
Esterasen 153
Esterbildung 264, 266
Estergruppen 164
Esterhydrolyse 264
– alkalische 265
– säurekatalysierte 198
Esterkondensation 267
Esterverseifung 265
Ethan 36, 165, 170, 205
– Konformere 170
– Newman-Projektion 170
– Sägeblock-Schreibweise 170
– Siedepunkt 165, 205
– Strukturformel 36, 166
– Summenformel 165
Ethanal 234, 244, 246
1,2-Ethandiol 209
Ethandisäure 252
Ethanol 203–205, 210–211
– Alkohole, im Organismus vorkommende 215
– Blualkoholberechnung 74
– Vergällung 211
– Vergiftung 211
Ethanolabbau, Acetaldehyd 211
Ethanolamin 227, 303
Ethanolkonzentration 211
Ethanthiol 220–221
– Erdgaszusatz 221
Ethen 37–38, 182, 188
– Strukturformel 188, 209
– Summenformel 181
Ether 41, 215–220, 267
– aliphatische 215
– Antioxidantien 218
– cyclische 216
– Darstellung 217
– Extraktion 56–57
– funktionelle Gruppen 163
– Giftwirkung 217
– nucleophile Substitution 218, 230
– Reaktionen 217–219
– Siedepunkte 216
– Stoffextraktion 56–57
– symmetrische 215, 217
– unsymmetrische 215, 218
Etherhydroperoxid 218
Etherperoxid 218
Ethin 37, 190
Ethoxyethan 215
Ethyl 167
Ethylacetat (s. Essigsäureethylester) 265, 267, 278
Ethylalkohol 203
Ethylchlorid 49
Ethylen 181, 209
Ethylendiamin 148–149
Ethylendiamintetraessigsäure (EDTA) 149, 151, 154
Ethylenglycol 209
Ethylenoxid 216
Ethylester 265, 306

Ethylethanoat (s. Essigsäureethylester) 265
Ethylmercaptan 220
5-Ethyl-2-methylheptan 168
Ethylmethylketon 235
E^0-Wert
– Edelmetalle 135
– Halbedelmetalle 135
– Redoxpaar, Oxidationskraft 134
exergon 81, 196
exergone Reaktion 80, 199
– Knallgasreaktion 81
exotherm 49, 78
exotherme Reaktionen 78
Extinktionskoeffizient, molarer, UV-Spektroskopie 356
E/Z-Nomenklatur 286
– Olefine 286
e$^\Delta$-Zahl, maximale 7

F

F$_2$
– Molekülmasse 33
– Summenformel 33
FAD (Flavin-Adenin-Dinucleotid) 309, 351
FADH$_2$ 351
Fällungsmittel, Salze 92
Fällungs-Reaktion 71, 92–93
Faltblattstruktur 310–311
Faraday-Konstante, Nernst-Gleichung 136
FCKW (Fluorchlorkohlenwasserstoffe) 39, 179
Fehling-Lösung 237, 321
fest 43
fest/fest 53
fest/flüssig 53
fest/gasförmig 53
Festkörper, Entropie 79
Feststoffe 43, 46
– amorphe 47
– Energie, kinetische 43
– kristalline 43, 47
Fette 160
– Autoxidation 180
– Energievorräte 79
– Esterhydrolyse 265
Fettgewebe 164
Fettsäurebiosynthese 268
Fettsäuren 252, 266, 275, 314
– ω3-Fettsäure 266
– ω6-Fettsäure 266
– essenzielle 266
– mehrfach ungesättigte 266
– ungesättigte 266
Fieber 79
Filtration, Membranen, semipermeable 59
Fingerprint-Bereich, IR-Spektroskopie 359
Fischer-Projektion 285–288, 318
– α-Aminocarbonsäuren 296
– Aminosäuren 297
– Triosen 319
Fischleberöl 213
Flavin 351

Sachverzeichnis

Flavin-Adenin-Dinucleotid (FAD) 309, 351
Flavin-mononucleotid (FMN) 351
Flavoproteine 19, 351
Fließgleichgewicht 83–84, 200
Floh-Regel 322
flüssig 43
flüssig/flüssig 53
Flüssig-Flüssig-Verteilung 64
flüssig/gasförmig 53
Flüssigkeiten 46, 59
– Adsorption 58–59
– Energie, kinetische 43
– erstarrte 47
– Gravitationskräfte 46
– hetero-/homogenes System 171
– Oberflächenspannung 46
– Phasenwechsel 46
– Volumenanteil 74
Flüssigkeitschromatographie 65, 68
Fluor 8, 18, 23, 25, 29, 129, 177
– Bindigkeit 32
Fluorapatit 92
Fluorchinolone 351
Fluorchlorkohlenwasserstoffe (FCKW) 39, 179
Fluoressigsäure, pK_S-Wert 254
Fluorid 31, 96
5-Fluorouracil 350
FMN (Flavin-mononucleotid) 351
$FMNH_2$ 351
Folsäure 195, 278, 351–352
Folsäurehemmer 352
f-Orbitale 10
α-/β-Form, Monosaccharide 322
Formaldehyd 210, 234–235, 239, 302
– Methanolvergiftung 210
Formamid 269
Formel, perspektivische 285
Formelbilder, Disaccharide 330
Formelmasse 31, 34
Formiat 256
Fourier-Transformation, NMR-Spektrometrie 360
Fragmentierung 364
Fragment-Ionen, Massenspektrometrie 364
freie Aktivierungsenergie 197
freie Elektronenpaare 32
freie Energie der Hydrolyse 238, 278–280
freie Reaktionsenthalpie 80
Friedel-Crafts-Acylierung 262
Fruchtzucker s. Fructose
α-D-Fructofuranose 324
β-D-Fructofuranose 324
α-D-Fructopyranose 324
β-D-Fructopyranose 324
Fructose 320
– D-Fructose 317, 320–321, 323–324
Fructose-1,6-bisphosphat 244
Fructose-6-phosphat 320–321

L-Fucose 326, 337
fünfgliedrige Heterocyclen 341–345
C_{60}-Fulleren 47–48
Fullerene 48
Fumarat/Fumarsäure 189, 253
funktionelle Gruppen 162–164, 192, 257–259, 298
– einfache, Verbindungen 203–232
– Valenzschwingungen 360
Furan 323–324, 341
Furanosen 323, 325–326
Furanoside 328

G

ΔG 80–82, 133, 177, 196–197
$ΔG^0$ 80–83, 85, 140–141, 151, 196–197, 199, 278
– Energiediagramme 197
GABA (γ-Aminobuttersäure) 295, 297, 303
Gärprozesse 211
Gärungsmilchsäure 284
D-Galactopyranose 323
β-D-Galactopyranosyl 338
β-D-Galactopyranosyl-(1 → 4)-D-glucopyranose 331
Galactose 320
– D-Galactose 320, 323, 337
β-Galactosidase 333
– Mangel 333
Gallensäuren 212
Gallensaft, pH-Wert 109
Gallium, Thermometer 46
Ganglioside 337–339
Gasaustausch, Henry-Dalton-Gesetz 57
Gaschromatographie 65, 67
Gasdruck 44, 55
Gas(e) 44–46, 55
– Adsorption 58–59
– Druckmessung 44
– ideales 45–46
– Löslichkeit 55
gasförmig 43
Gasgesetze 45–46
Gaskonstante
– allgemeine 45, 82
– Nernst-Gleichung 136
Gasmasken 59
Gasmischungen 53
Gefriertrocknung 63–64
Gegendruck, Zellen 45
Gegenstromverteilung 56
Gehaltsbestimmung, Titration 113
Gehirn 130
– Phosphor 279
gekoppelte Reaktionen 82–83, 199
Gelbkörper 236
Gelchromatographie 65
Gelfiltration 65–66
genetischer Code 349
Genussgifte 354
Geometrie, Wassermolekül 41
geometrische Isomerie 182

Gerätesterilisation 49
Germanium 25
gesättigte Kohlenwasserstoffe 165
gesättigte Lösung 55
Gesamt-Dipolmoment, Wassermolekül 41
Gesamtenergie, chemische Reaktionen 80
Gesamtladung 147
Gesamtreaktion 129
geschlossene Systeme 81–84
– Gibbs-Helmholtz-Gleichung 81
Geschwindigkeit, mittlere 44
Geschwindigkeitsbestimmung 198
Geschwindigkeitskonstante 197–198
Gesetze
– Henry-Dalton-Gesetz 57
– Massenwirkungsgesetz 75–76
– Nernst-Verteilungsgesetz 56
Gewebshormone 259, 266
gewinkeltes Molekül 40
Gibbs' freie Energie 80–82, 84, 177, 196–197, 248
– Chelat-Effekt 151
– Energiediagramme 177, 197
– Hydrolyse 238, 278–279
– Knallgasreaktion 80–81
Gibbs' freie Reaktionsenthalpie 80
Gibbs-Helmholtz-Gleichung 80–81
Gitterenergie ($ΔH_U$) 30, 87
Glaselektrode 139
Glaskörper 54
Glaubersalz (Na_2SO_4) 89
Gleichgewicht
– chemisches 75
– dynamisches 75
– Edukte 76
– in Gegenwart von Membranen 59
– heterogenes 55, 69, 91
– homogenes 75
– Reaktionen 75
– thermodynamisches 84
Gleichgewichtskonstante 76
Gleichgewichtsreaktion 81–82
– Gibbs' freie Energie 196
Gleichgewichtszustand 82
Gleichungen, chemische 71–72
Glia 57
Glucagon 316
D-Glucitol 321
D-Gluconsäure 321
Glucopyranose
– α-D-Glucopyranose 322, 324
– β-D-Glucopyranose 324–325, 330
– D-Glucopyranose 322, 327, 334–335
– Schreibweise 324, 330
– Strukturformel 323
α-D-Glucopyranosyl-(1 → 1)α-D-glucopyranosid 332
β-D-Glucopyranosyl-(1 → 4)-D-glucopyranose 331

α-D-Glucopyranosyl-(1 → 2)β-D-fructofuranosid 332
D-Glucosamin 326, 336
Glucose 320
– Abbau, Insulin 314
– alkoholische Gärung 210
– Bedeutung 246, 339
– D-Glucose 317–318, 320, 337
– Konzentration im Blut 84
– Wasserlöslichkeit 56
Glucoselösung, Druck, osmotischer 61
Glucoseoxidase, Biokraftstoffzelle 133
Glucose-6-phosphat 320
– Formel 321
Glucose-1-phosphat, Glykogen 337
Glucose-Sauerstoff-Reaktion, Biokraftstoffzelle 133
Glucose-Toleranzfaktor 23
α-Glucosidasen 335
β-Glucosidasen 334
Glucuronsäure, D-Glucuronsäure 321, 336
L-Glutamat 358
Glutamat-Oxalacetat-Transaminase (GOT) 358
Glutamin 296
Glutaminsäure 296, 302–303, 352
Glutarsäure 252
Glutathion-Peroxidase 23
Glycerat 257
Glycerin 164, 209, 265–266, 275
Glycerinaldehyd 283, 287, 318
– D/L-Nomenklatur 286
– Fischer-Projektion 286, 318
– D-Glycerinaldehyd 286, 318–319
– L-Glycerinaldehyd 286, 319
– Substituenten, Priorität 286
Glycerinaldehyd-3-phosphat 163, 244
Glycerin-3-phosphat 275, 278–279
Glycerinsäure 257
Glycerinsäure-1,3-bisphosphat 276
– Strukturformel 276
Glycerol s. Glycerin
Glycin 148, 296, 303–305
– funktionelle Gruppen 163
– isoelektrischer Punkt 301
– Papierelektrophorese 301
Glycinat 148–149
Glycin-hydrochlorid, Titrationskurve 300
Glycin-methylester 304
Glycin-Puffer 300
Glycol 209
Glycolyse 211
Glycyl-glycin 305
Glykane 333
Glykogen 164, 314, 317, 334–337, 339
Glykolipide 337
Glykoproteine 337–339
– Bausteine 326
– N-glykosidische Bindung 338

425

Sachverzeichnis

Glykoproteine
– O-glykosidische Bindung 338
Glykosaminoglykane 19, 336
– β(1→3)-glykosidische Bindung 336
Glykoside 327–328
N-Glykoside 328
glykosidische Bindung 327
– α-glykosidische Bindung 164, 327, 332
– β-glykosidische Bindung 332, 337
Glykosylierung 337
Gold 27
GOT (Glutamat-Oxalacetat-Transaminase) 358
Granit 53
Graphit 47–48
Gravitationskräfte 46
Grenzformeln
– mesomere, Benzol 191
– Phenolat-Ion 207
grob-dispers 53
Grundelemente 159–160
Gruppen, funktionelle 162–164, 192
Guanidin 274
Guanidinium-Ion 274
Guanidylgruppe 274
Guanin 347–349
Gyrasehemmer, Norfloxacin 351

H

ΔH^0 78, 80, 151, 179–180, 185–186, 196
ΔH negativ/positiv 78
Häm 153, 341–342, 354
Hämoglobin 4, 19, 23, 143, 153, 312, 342, 357
– Porphyrinring 153, 164
– Pufferkapazität 119
– Pyrrolringe 153
– Sauerstofftransport 342
– UV-Spektrum 356–357
Häm-Oxygenase, Kohlenmonoxid (CO) 154
Händigkeit 281
Härte, Metalle 26
Halbacetale 239–240, 267, 321–324
– cyclische 240, 321–324
Halbedelmetalle, E^0-Wert 135
Halbmetalle 25
Halbwertszeit 20
Halbzelle 130–132, 134, 137
– Elektrodenpotenzial 133
– Redoxpotenzial 136
Halluzinogene, LSD 346
Halogenalkane 178–179, 183
Halogene 16–17, 25, 29, 177
Halogenierung, radikalische 176–177
Halogenwasserstoff 40, 183
Halothan 179, 216
Harnsäure 56, 273–274, 347
Harnstoff 33, 160, 273–274
– Dialyse 60

Harnstoff
– Strukturformel 160, 273
– Summenformel 33
– Wasserlöslichkeit 56
Harnstoff/Formaldehyd-Harze 273
Harnstoffzyklus 274
H-Atome 173
Hauptgruppen, Periodensystem 13–17
Hauptgruppenelemente 15–16, 18
– Atomdurchmesser 16, 29
– Elektronegativität 28, 39
– Ionendurchmesser 29
Hauptquantenzahlen 7
Hauptsatz, erster, Thermodynamik 77
Haushaltszucker 332
Hautkrebs-Risiko, UV-B-Strahlung 39
Haworth-Formel 321–325
HDL (high density lipoprotein) 213
Heilerde 59
Hektopascal (hPa) 44
Helium 8, 58
α-Helix 310
Hell-Dunkel-Kontraste 362
Henderson-Hasselbalch-Gleichung 115
Henry-Dalton-Gesetz 57
Heparin 334, 336, 339
n-Heptan 165, 180
Heptose 318
Heteroatome 161
Heterocyclen 341–354
– aliphatische 341, 344
– aromatische 341, 344
– fünfgliedrige 341–345
– N-Heterocyclen 225
– mehrkernige 346–347
– sechsgliedrige 345–346
heterogen 52
heterogenes Gleichgewicht 55, 69
heterogenes System 53, 171
– Alkene 208
– Arzneimittel 53
Heteroglykane 334
heterolytischer Bindungsbruch 175–176
heteropolare Bindungen 30
Hexaaquocobalt(II)-Ion 152
Hexaaquocobalt(III)-Ion 152
Hexacyanoferrat(II)-Ion 147, 150
2,4-Hexadien 187
Hexamere 51
Hexammincobalt(II)-Ion 152
Hexammincobalt(II)-Komplex 152
Hexammincobalt(III)-Ion 152
Hexammincobalt(III)-Komplex 151–152
Hexan 167
– n-Hexan 165, 180
Hexanoylchlorid, Hexansäure 261
Hexansäure, Hexanoylchlorid 261

1,3,5-Hexatrien 190
2-Hexen, Strukturformel 181
Hexosen 318, 320
ΔH_H 88
Hilfsreagenz 288
– chirales 289
Histamin 229, 303
Histidin 153, 296–297, 303, 341–342, 344–345, 354
ΔH_L 89
hochauflösende Massenspektrometrie 364
Hochdruck-Flüssigkeitschromatographie (HPLC) 65
hochmolekulare Biomoleküle 33
Holz 334
Holzgeist (s. Methanol) 210
HOMO (highest occupied molecular orbital) 356
homöopolare Bindungen 32
homogen 52
homogenes Gleichgewicht 75
homogenes System 52–53, 171
Homoglykane 334
homologe Reihe 165
homolytischer Bindungsbruch 175–176
Hormone 160
– Zink 19
HPLC (Hochdruck-Flüssigkeitschromatographie) 65, 363
Hückel-Regel 190
Humaninsulin 315
Hund-Regel 8
Hyaluronsäure 334, 336
Hybridisierung 35
– sp²-/sp³-Hybridisierung 36–37, 160–161
Hydrat 239
Hydratation 88
Hydratationsenthalpie 88
Hydrathülle 88, 257, 313
Hydratisierung 150, 183, 187, 209, 256, 312–313
– Alkene 208
Hydrazon 241
Hydride 128
Hydrid-Ion 128, 243, 346
Hydrierung
– Alkene 183, 185–187
– Carbonylgruppe 243
– Reduktion 247
Hydrierwärme 185, 190
Hydrochinon (= 1,4-Dihydroxybenzol) 210, 247–249
Hydrochlorid 226, 299
Hydrogencarbonat 31, 100, 119
– pK_s-Wert 105
Hydrogencarbonat-Ion 90
Hydrogenphosphat 100, 117
– pK_s-Wert 105
Hydrogenphosphat-Ion 90
Hydrogensulfat 100
– pK_s-Wert 105
Hydrogensulfid 100
Hydrohalogenierung 183
Hydrolasen 153
Hydrolyse 260, 262, 264, 268, 270, 273–275, 335

Hydrolyse
– alkalische 265, 309
– Energie, freie 278–280
– Gibbs' freie Energie 238, 278–279
– nichtenzymatische 276
– Säurederivate 278
– säurekatalysierte 330
Hydronium-Ion 98–99, 102, 110, 119, 146
– pK_s-Wert 105
Hydroniumionen-Konzentration 103
Hydroperoxide 218
hydrophil 56, 256
hydrophob 56, 171, 206
hydrophobe Wechselwirkung 66, 256, 313
Hydroxid 31
Hydroxid-Ionen 98, 110
Hydroxyapatit 92
2-Hydroxybenzaldehyd 235
4-Hydroxy-3-benzaldehyd 235
Hydroxybenzol (s. Phenol) 205
3-Hydroxybuttersäure 257
β-Hydroxybuttersäure 236
γ-Hydroxybuttersäure 267
Hydroxycarbonsäuren 257–258, 266
– α-Hydroxycarbonsäure 257–258
– γ-Hydroxycarbonsäure 267
Hydroxydionen, Lösungen, Acidität 102
Hydroxygruppe 203, 258
Hydroxynaphthalin (s. Naphthol) 205
Hyperthermie, artefizielle 79
hypertonische Lösungen 61
hypotonische Lösungen 61

I

¹²³I 20
I-Effekt 254
Imidazol 344–345, 354
Imide 269
Imine 163, 241, 302
Indigo 357
Indikatoren
– Pflanzenfarbstoffe 110
– pH-Wert 109
– Protonenakzeptoren/-donatoren 109
– Titration 113
– Umschlagsbereich 109
Indikatorpapier 110
Indikatorsäure, Dissoziationskurve 109
Indikatorstreifen 110
Indol 347, 354
Indol-Alkaloide 346
Indolderivate 346
induktiver Effekt 254
Inhalationsnarkose 58, 129, 216
Inositol-triphosphat 215
Insektenzucker 332
Insektizide 57, 179
Insulin 19, 84, 314–316

Sachverzeichnis

Insulin
– gentechnische Herstellung 315
– Rezeptoren 314
intermetallische Phasen, Legierungen 26
International Union of Pure and Applied Chemistry (IUPAC) 167
Intrazellulärraum 90
– Donnan-Gleichgewicht 62
Invertase 332
Invertzucker 332
Iod 5, 18–19, 125, 129
– radikalische Halogenierung 177
– Schilddrüsenhormone 23
Iodalkan 218, 230
Iodfärbung 335
Iodid 31, 96
Iodmethan 229
Iodophore 125
Ion-Dipol-Wechselwirkung 88, 149
Ionen 30, 90
– Formeln 31
– Hauptgruppenelemente, Durchmesser 29
– hydratisierte 88
– Körperflüssigkeit 90
– komplexe 128
– Ladung 30
– mineralische 90
– Namen 30–31
– Oxidationsstufe 30
– Übergangsmetalle 153
Ionenaustauschchromatographie 65, 309
Ionenbildung 28–29
Ionenbindung 25, 27–31, 40
Ionengitter 30
Ionengleichung 72
Ionenkanäle 63, 96, 316
Ionenprodukt des Wasser 102
Ionenradien 28–29, 88
Ionentransport 18
Ionenverteilung 90
Ionenwanderung, Wurzelkanal 95
Ionisation, chemische 364
Ionisierungsenergie 27
Iontophorese, Wurzelkanalbehandlung 95
IR-Spektren 359
IR-Spektroskopie 358–360
Isobutan 166
Isocitrat 257
Isocitronensäure 257
isoelektrischer Punkt 301–302, 306
Isofluran 216
Isoleucin 297
Isomerase 321
Isomere 326
isomere Tripeptide 306
Isomerie
– Arten 290
– geometrische 182
Isooctan 180
Isopren 188

Isopropanol 204, 237
Isopropyl 167
isotherm 58–59
isotonische Lösungen 61
Isotope 4–5
– instabile/radioaktive (s. Radioisotope) 4, 20
– Periodensystem 14
– stabile 4
Isotopenhäufigkeit 5
Isotopenmuster, Massenspektrometrie 363
IUPAC (International Union of Pure and Applied Chemistry) 167
IUPAC-Nomenklatur 205
IUPAC-Regeln 252

J

Jeans-Blau 357
Joule 78
Juglon 247

K

K_1-Wert 83
K^+/Na^+-Pumpe 59, 145
Kalium 5
– Ionentransport 18
Kaliumcarbonat 97
Kaliumchlorid 87, 89–90
Kaliumcyanid 147
Kaliumhexacyanoferrat(II) 147
Kaliumhexacyanoferrat(III) 147
Kaliumhydroxid 97
Kaliumiodid 31, 129
Kalium-Ion 31, 88, 90
Kaliumpermanganat 125, 219, 221
Kalkmilch 53
Kalomel-Elektrode 139
Kalorien 78
Kalorimeter 78
Kalotten-Modell 168–170
Kapillar-GC 65
Katalysator 194, 199, 209
Katalyse 198–199
katalytische Konstante 200
Kathode 130
Kationen 27, 89, 123
– hydratisierte 88
Kautschuk 188
K_b 104
kcal 78
Keilstrich-Formel 169–170
Kelvin 45
α-Keratin 164
β-Keratin 310
Kernladungszahl 4, 29
Kernresonanz 360
Kernspin 360
Kernspintomographie 360, 362
Kerntemperatur
– Erhöhung 79
– Tagesrhythmus 79
Ketocarbonsäuren 242, 258
– α-Ketocarbonsäuren 258

Ketocarbonsäuren
– β-Ketocarbonsäuren 258–259
Keto-Enol-Tautomerie 237–238
Ketoform 238, 258
α-Ketoglutarat 258, 358
Ketone 208, 233–246, 259
– Carbonylgruppe 233, 235
– funktionelle Gruppen 163
– Halbacetale, cyclische 321–324
– β-Ketocarbonsäuren, Decarboxylierung 258
– Reduktion 243
– Struktur 235
Ketosen 318, 320–321
Ketotriose 318
Kettenabbruchreaktionen 177
Kettenfortpflanzungsschritte 176
Kettenstart 176
K_{ges} 83
K_{Ind} 109
Kinetik 196–201
kinetisch-kontrollierte Reaktion 187–188, 197
Knallgasreaktion 71–72, 80–81, 140–141
– NAD 140
– Sauerstoff/Wasserstoff 126
– stöchiometrische Berechnungen 72
Kochsalz (= Natriumchlorid) 29, 31, 90, 92, 96
– Gitterenergie 87
– pH-Reaktion 112, 124
– Sättigungskonzentration 29, 55, 90
Kochsalzlösung, physiologische 61
Körper(flüssigkeiten)
– Hauptgruppenelemente 18
– Ionen 90
– pH-Wert 109
– Verteilungsprozesse 57
– Wassergehalt 54
Kohle 48, 180
Kohlendioxid 48, 97, 118–119, 162
– alkoholische Gärung 210
– chemische Verbindungen 72
– Druckverflüssigung 50
– Eisenoxid, Reduktion 126
– Phasendiagramm 49–50
– pK_s-Wert 105
– Schwingungsfreiheitsgrade 359
Kohlenhydrate 160, 317–339
– Klassifizierung 317
– reduzierende 321
– Stereoisomerie 322
– Stoffwechsel, Zink 19
– Summenformel 318
Kohlenmonoxid (CO) 72, 126, 146, 153–154, 342
– Häm-Oxygenase 154
Kohlensäure 100, 106, 118–119, 273
– Protonigkeit 100
– Summen-/Strukturformel 100
Kohlensäuredichlorid 273

Kohlensäure-Puffer 118–119
Kohlenstoff 5, 18, 35, 47–48, 159–160
– Bindigkeit 32
– Elektronenkonfiguration 8–9, 35–36
– Isotope 5
– Oxidationsstufe 128
Kohlenstoffatom
– primäres, sekundäres, tertiäres bzw. quartäres 167
– sp^3-Hybridisierung 35
Kohlenstoffgruppe 16
Kohlenstoff-Radikale 178
Kohlenwasserstoffe 165–201
– aliphatische 165
– chlorierte (CKW) 57, 179
– van-der-Waals-Kräfte 171
– gesättigte 165
– halogenierte 179
– hydrophobe/lipophile 171
– physikalische Eigenschaften 170–171
– Polaritätsbeziehungen 56
– Siedepunkte 205
– teilfluorierte 179
– ungesättigte 181
– Verbindungen 160–162
Kollagensynthese 19, 326
kolloidale Lösungen 53
kolloid-dispers 53
Kolonne, Destillation 63
π-Komplex 183, 185
σ-Komplex 194
Kondensation 241, 243
Kondensationsmittel 307
Konfiguration 285, 291
Konfigurationsisomere/-isomerie 182, 288, 290
Konformation 169, 173, 291, 324–325
Konformationsisomere 169–171, 325
Konformere 169–170, 290
Konglomerat 53
konjugierte Basen 99
konjugierte Doppelbindungen 187
konjugierte Säure-Base-Paare 99–101
konjugierte Säuren 99
Konstitution 181, 291, 324
Konstitutionsformel 166, 285
Konstitutionsisomere/-isomerie 166, 181, 193, 215, 238, 257, 295, 306
Konzentrationsgradienten 59
– Halbzelle 137
– Membranen 59
Koordinationszahl 147
koordinative Bindung 145–146
koplanar 310
Korrosionsbeständigkeit, Metalle 26
Kraft, elektromotorische (EMK) 132–133
Krebsgewebe, Zerstörung 22
Kristallgitter 47
– Feststoffe 43, 47
– Röntgenstrukturanalyse 47

427

Sachverzeichnis

kristallin 47
Kristallisation 30, 64, 288
Kronenether 152, 219–220
Kryolith 94
K_s 104
K-Schale 7
Kühlaggregate, FCKW 179
Kugelstab-Modelle 168–169
Kunstluft 58
Kunststoffe 188, 210, 273
Kupfer 19
– Cytochrome-Oxidase 23
Kupfer(II)-chlorid-Lösung 93
– Elektrolyse 94
Kupfer(II)-Ion 31
Kupfer(II)-sulfat 31, 89
Kupfer-Calciumhydroxid-Paste, Wurzelkanalbehandlung 95
Kupferelektrode 130
Kupfer-Silber-Zelle 132

L

Lachgas 58, 129, 216
Lackmus 109–110
β-Lactam-Antibiotika 270
β-Lactamase 270
Lactame 269
– β-Lactam 269
– δ-Lactam 269
– γ-Lactam 269
Lactamform 274
– Harnsäure 274
β-Lactamring 270
Lactase 333
Lactat 257
Lactatdehydrogenase 284
Lacton 267
Lactose 330–331, 333
Ladung
– Elementarteilchen 3
– Erhaltung 72
– Ionen 30
– Redoxreaktion 124
Ladungswolken (s. Orbitale) 10
Lävulose 320
Lambert-Beer-Gesetz 356
Lanthanoide 13–14
Laugen 97, 106
LC-MS 68
LC-NMR 68
LC-UV 68
LDL (low density lipoprotein) 213
Le Châtelier-Prinzip 76
Lecithin 227, 229, 275
Legierungen 26, 53, 145
Leitfähigkeit, elektrische 25–26, 93
Leucin 297
Leukozyten 130
Lewis-Base 145
Lewis-Konzept, Säure-Base-Definition 145
Lewis-Säure 145, 183
Licht
– Energie 77
– Planck-Wirkungsquantum 77
Lichtemission, ultraschwache 77

Liganden 146
Liganden-Austauschreaktion 149–151
Lindan 57, 179
Linienspektrum, Spektrometer 9
Linolensäure 266
– α-Linolensäure 266, 271
– olefinische Doppelbindungen 189
Linolsäure 266
Lipiddoppelschichten, Proteine 63
Lipid-Doppelschichtmembran 63, 276
– Fluidität (Beweglichkeit) 276
Lipide 212
Liponsäure, Schwefel 223
lipophil 56, 171, 206, 219
lipophob 56
Lipoproteine 213
Liquor(raum) 54, 57
Lithium 8, 19
– Hydratationsenthalpie 88
Lithiumaluminiumhydrid 243
Lithiumfluorid 30
Lithiumsalze 90–91, 95–96
L-Konfiguration, Aminosäuren 297
Lösen, Salze 87–91
Löslichkeit 55–56
– Alkanole 206
– Druck/Gasdruck 55
– Gase 55
– Zentral-Ion 152
Löslichkeitsprodukt 91–92
Löslichkeitsunterschiede, Kristallisation 64
Lösungen 53
– Acidität 102–103
– Basizität 102–103
– echte 53
– gesättigte 55–56
– homogene 73
– hypertone 61, 89
– hypotonische 61
– isotonische 61
– kolloidale 53
– konzentrierte 104
– Massenanteil/-konzentration 74
– mizellare 257
– Molarität 73
– Ordnungsgrad 257
– Sättigungskonzentration 55
– übersättigte 64
– verdünnte 76, 104
– wässrige 98, 101, 112, 138, 150
Lösungsenthalpie 89–90
Lösungsmittel 56, 60, 152
– aprotische 232
– hydrophile 56
– lipophile 56
– organische, unpolare 171
– polare, protische 232
– Viskosität 59
– zweiphasige 64
Lösungswärme 89
Logarithmus
– negativer 103
– – dekadischer 107, 109

Logarithmus
– Säure-Base-Reaktionen 103
Loschmidt-Zahl (s. Avogadro-konstante) 6
L-Schale 7
LSD (Lysergsäure-diethylamid) 346–347, 354
Luftdruck, äußerer 49
Luftsauerstoff, normaler 38
LUMO (lowest unoccupied molecular orbital), UV-Spektroskopie 356
Lyophilisat 64
Lysergsäure 346
Lysergsäure-diethylamid (LSD) 346–347
Lysin 296–297, 302

M

Magnesium 5, 27, 31, 90, 145
– Elektronenkonfiguration 8
– Hydratationsenthalpie 88
– Nucleosidtriphosphate, energiereiche 18
– Reduktionsmittel 125
– Verbrennung 124
Magnesium-Aluminium-Silikathydrat 111
Magnesiumammoniumphosphat 92
Magnesiumchlorid 31
Magnesiumhydroxid 109, 111
Magnesiumsulfat 31
Magnetquantenzahl 7
Makrokosmos 4
Malat 358
– L-Malat 358
Malatdehydrogenase (MDH) 358
MALDI (matrix assisted laser desorption ionisation) 309, 364
Maleinsäure 253
Maleinsäureanhydrid 263
Malonsäure 252, 256
Malonyl-Coenzym A 268
Maltose 317, 330–331
Malzzucker s. Maltose
Mangan 19
– Pyruvat-Carboxylase 23
manisch-depressive Erkrankungen, Lithiumsalze 90–91
Mannit 61, 321
Mannitol 61, 321
D-Mannopyranose 323
Mannose, D-Mannose 320–321, 323, 337
Manometer, Gasdruck 44
Markovnikov-Regel 185
Masse
– Elementarteilchen 3
– Erhaltung 72
– molare 33
– Stoffe 72
– Summe 71
Massenanteil
– Lösungen 74
– Promille 75

Massenberechnung 73
Massenbilanz 124
Masseneinheit, atomare 3
Massenkonzentration 73–74
Massen-Ladungs-Verhältnis
– Massenspektrometrie 363
– SDS-Polyacrylamidgel 313
Massenspektrometrie 309, 363–365
Massenwirkungsgesetz (MWG) 75–76, 198, 298
– Autoprotolyse 102
– thermodynamische Ableitung 82
Massenwirkungskonstante (= Gleichgewichtskonstante) 76
Massenzahl 4
Materie, Erscheinungsformen 43–54
matrix assisted laser desorption ionisation (MALDI) 309, 364
Mehrfachbindungen 37–38
mehrkernige Heterocyclen 346–347
mehrprotonige Säuren 99, 105
Melanin-(Hautfarbstoff-)Synthese 19
Membranen 59
– s. a. Zellmembranen
– neuronale 57
– semipermeable 59
Membranpotenzial 62
Membranproteine 316
Menthol 215
Mercaptane 220, 268
Mercaptoethanol 314
Merrifield-Festphasen-Peptidsynthese 308
Mescalin 227–228
mesomere Grenzformel 191
Mesomerie 39
– Benzol 190–192
– Carboxylat-Ion 254
– Ozon 39
– Peptide 310
– Phenol 207
meso-Weinsäure 289–290
Messing 26
Metalle 25–27, 145
– Akzeptor-/Donatorstärke 133
– edle 135
– Elektronenkonfiguration 146
– halbedle 135
– Leitfähigkeit 25–26
– Osmoregulation 18
– Oxidation 124, 132–133
– Reduktionskraft 132–133
– unedle 135
Metallhydride 243
metallische Bindung 25–27
Metallkomplexe 145–154
– Bildungskonstante K_k 150
– Gesamtladung 147
– Hydratisierung 150
– Liganden 146–147, 149
– Reaktionen 149–152
– Stabilität 146, 150–151
– Zentral-Ion 146
– Zerfallskonstante K_z 150

Sachverzeichnis

Metallkomplex-Reaktion 71, 150
Metalloenzyme 153
Metallvergiftungen 154
meta-Stellung 193, 210
Methan 34–36, 48, 160, 162, 165, 171, 176
– Kalotten-/Kugelstab-Modell 169
– Keilstrich-Formel 169
– Molekülmasse 33
– Siedepunkt 165
– Strukturformel 166
– Summenformel 33, 165
– Treibhauseffekt 171
– Verbrennung 180
Methanal 234
Methanhydrat 171
Methanol 203, 210
– Anatomie 235
– Molmasse 205
– Säure/Basen-Reaktion 206
– Siedepunkte 205
– Struktur-/Summenformel 204
– Verbrennungsmotoren 210
– Vergiftungen 210
Methansulfonsäure 221
Methanthiol 221
Methionin 223, 297, 343
Methoxybenzol 215
Methoxygruppe, Ether 216
Methoxymethan 215
2-Methoxy-2-methylpropan 215
Methyl 167
– aktives 222–223
Methylalkohol s. Methanol
Methylamin 225–226
Methylammoniumchlorid 226
N-Methylanilin 225
3-Methyl-1-butanthiol 221
Methylchlorid 176
Methyl-α-*D*-glucopyranosid 327
Methyl-β-*D*-glucopyranosid 327
Methylenchlorid 176
Methylengruppe, Alkane 165
Methylformamid 269
Methylformiat s. Ameisensäuremethylester
Methyl-*D*-glucopyranoside 327
Methylglykoside 327
– α-Methylglykosid 327
N-Methylmethanamin 225
Methylmethanoat s. Ameisensäuremethylester
Methylorange 110, 113
2-Methyl-2-pentenal 245
Methylphenidat (Ritalin®) 227–228
Methylphenylketon 235
2-Methyl-2-propanamin 225
2-Methyl-1-propanol 184
2-Methyl-2-propanol 204–205
2-Methyl-2-propanthiol 221
2-Methyl-1-propen 185
Methylrot 110
Methyl-tert-butylether 215
Michaelis-Konstante K_M 200
Michaelis-Menten-Gleichung 200
Mikrokosmos 4

Milchsäure 97, 251, 254, 257, 271, 283–286
– *D/L*-Nomenklatur 285
– Enantiomere 281–282, 285
– Fischer-Projektion 286
– *L*-Milchsäure 285
– Stereoselektivität 284
Milchzucker s. Lactose
Mitochondrien 141, 143
Mizellen 256–257
MO s. Molekülorbital
Modifikation, Kohlenstoffe 47
Mol 5–6
molare Masse 33–34
molarer Extinktionskoeffizient 356
Molarität 73
molecular modelling 292
Moleküle 32–33, 147
– gewinkelte 40
– hoch-/niedermolekulare 33
– Oxidationsstufe 128
– physikalische Eigenschaften 40
– Reaktivität 40
– Struktur-/Summenformel 32–33
Molekülmasse 33
Molekülorbitale 34–35
– π-Molekülorbital 34, 38, 190
– σ-Molekülorbital 34–35
– σ*-Molekülorbital 34–35
– (anti)bindendes 34
molekular-dispers 53
Molmasse 33, 51
Molvolumen 46, 72
Molybdän 19, 23
– [99]Molybdän 21
Monoanion 275
Monocarbonsäuren 251–253, 256
Monoester 275
Monosaccharide 317–329, 338
– α-/β-Form 322
– abgewandelte 325–326
– Eigenschaften und Reaktionen 321
– Epimere 320
– Haworth-Formel 322, 325
– Nomenklatur 318–321
– Sesselform-Schreibweise 325
– Stereochemie 318–321
– Strukturvarianz 326
MR-Tomographie 362–363
M-Schale 7
Mutterkorn-Alkaloide 346
myo-Inosit 209

N

NAD+ 345–346
– Absorptionsmaxima 357
– Knallgasreaktion 140
– Strukturformel 353
– UV-Spektrum 357
NADH 243
– Absorptionsmaxima 357
– Atmungskette 140–141
– Bedeutung für den Menschen 143

NADH
– Hydridion, Abspaltung 243
– Mitochondrien 141
– Strukturformel 243, 346
– UV-Spektrum 357
NADH-Komplex 284
– Atmungskette 140–141
NADH/NAD+ 140
Naphthalin 193
α-Naphthalinsulfonsäure 193
β-Naphthalinsulfonsäure 193
1,4-Naphthochinon-Gerüst 247
Naphthol 205
α-Naphthol, Strukturformel 205
2-Naphtylrest, Benzol 193
Narkosemittel 57, 69
Natrium 5, 27, 31, 90, 145
– Elektronenkonfiguration 8, 29
– Hydratationsenthalpie 88
– Ionenbildung 29
– Ionentransport 18
– Isotope 5
– Kernladungszahl 29
– Ordnungszahl 5
– Reduktionsmittel 125
Natriumacetat 31, 111–112
Natriumalkoxid 218
Natriumborhydrid 243
Natriumbromid 112
Natriumcarbonat 112
Natriumchlorid 29, 31, 90, 92, 96
– Gitterenergie 87
– pH-Reaktion 112, 124
– Sättigungskonzentration 29, 55, 90
Natriumdihydrogenphosphat 31, 118
Natriumhydrogencarbonat 31, 111–112, 119
Natriumhydroxid 73, 94, 98
Natriumiodid 218
Natrium-Kalium-Pumpe 96
Natriumkanäle 62
Natriumlaurylsulfat 313
Natriummethanolat 206
Natriummethoxid 206
Natriummethylat 237
Natriumnitrat 92
Natriumnitrit 31
Natriumphenolat 207
Natriumphenoxid 207
Natriumphosphat, primäres/ sekundäres 118
Natriumphosphat-Puffer 118
Natriumpropanthiolat 221
Natriumsalze, Fettsäuren 266
Natriumstearat 256
Natriumsulfat 112
Natronlauge 107, 111
Nebengruppen, Periodensystem 13–17
Nebengruppenelemente 15–16, 145
– biochemisch wichtige 18–19
Nebenquantenzahlen 7
Neon 8
Nernst-Gleichung 136–137, 248

Nernst-Verteilungsgesetz 56–57
Nervenreizleitung 62–63, 69, 90, 95–96, 268
Neurotransmitter 62, 91
Neusilber 26
Neutralbruchstücke, Massenspektrometrie 364
neutrale Aminosäuren 101, 298, 302
Neutralisation 110–111
– Basen 97
– Carbonsäuren 255
– Hydroniumionen 110
– Hydroxidionen 110
– Phenol 207
– Säuren 97, 110–111
– Salze 97
Neutralisationswärme 111
Neutralpunkt
– pH-Wert 112
– Titration 113
Neutronen 3, 20
– Ladung und Masse 3
Newman-Projektion 169–170
N-glykosidische Bindung 338
NH_3, Bindungslänge/-energie 34
Nichtmetalle 25–26, 145
Nickel 19, 26, 186
Nicotin 225, 229, 344–345, 354
Nicotinamid 345
Nicotinamid-adenin-dinucleotid s. NAD
Ninhydrin 301, 309
Nitrat 31, 100
Nitrierung, Benzol 192
Nitrobenzol 192
Nitrofen 217
Nitroglycerin 130
Nitrosamine 345
NMR-Spektrometrie 360–361
NMR-Spektroskopie 361
2D-NMR-Spektroskopie 362
NMR-Spektroskopie 362–363
3D-NMR-Technik 362
NMR-Tomographie 360
NO-bildende Medikamente 130
Nonactin 220
Noradrenalin 227
Norfloxacin 351
Normalbedingungen, Gase, ideale 46
Normaldruck 44
Normallösungen 114
Normalnull 44
Normalpotenzial
– Chinone 248
– Halbzelle 134
Normalwasserstoffelektrode 133–134, 138
NO-Synthase (NOS) 130
N-Schale 7
Nucleinbasen 348–349
Nucleinsäuren 33, 328, 341, 348–351, 354
Nucleonen 3
Nucleonenzahl (s. Massenzahl) 4
Nucleophil 184, 218, 229–230, 232–233, 241, 260–262

429

Sachverzeichnis

nucleophile Substitution 229–232
nucleophiles Zentrum 233–234
Nucleoside, Furanoside 328
Nucleosidtriphosphate 18
Nucleotide 160
Nullpunkt, absoluter 45

O

Oberflächenspannung 46
n-Octan 165
– Siedepunkt 165
Öl-in-Wasser-Gemisch 53
Ölsäure 266
Östradiol 211–215
Östrogene 191, 195, 236
offene Systeme 84
O-Glykosid 328
O-glykosidische Bindung 338
Oktanzahl 180
Oktett 15
Oktettregel 25, 32
Olefine 181–182
– E/Z-Nomenklatur 286
olefinische Doppelbindungen 163–164, 189
Oligopeptide 305, 308
Oligosaccharide 317, 337–338
optische Aktivität 283
Orbitale 10
– d-Orbitale 10
– f-Orbitale 10
– p-Orbitale 10–11
– s-Orbitale 10–11
– sp³-Hybrid-Orbitale 35
Ordnungszahl 4, 13
organische Moleküle 290–292
Ornithin 274
ortho-Stellung 193, 207–208, 210
Osmodiuretika 61, 69
Osmoregulation 18
Osmose 52, 60–61, 63
osmotischer Druck 60–61
osmotischer Schock 61, 69
osmotisches Ungleichgewicht 62
Oxacyclohexan 216
Oxacyclopentan 216
Oxacyclopropan 216, 218
Oxalacetat 258–259, 358
Oxalessigsäure 258
Oxalsäure 61, 100, 252, 254, 256, 261
Oxidasen 19
Oxidation 123–141, 143
– Alkane 179–181
– Alkanole 208
– anodische 94
– Dehydrierung 247
– Elektronentransfer-Reaktionen 124
– Teilreaktionen 124–125
– Thioether 222
– Thiole 221
– Verbrennungen 124
– Vitamin C 326
Oxidationskraft 127, 129, 132–134, 139

Oxidationskraft
– Halbzelle 132
Oxidationsmittel 125, 127, 237
Oxidationsstufe 30, 127–129
– Redoxgleichungen 127–128
Oxidationszahl s. Oxidationsstufe
oxidierte Form 127
Oxim 241
Oxiran 216, 218
Ozon 39, 125
– Mesomerie 39
Ozonloch 39
Ozon-Sauerstoff-Gleichgewicht, FCKW 39

P

PAB (*p*-Aminobenzoesäure) 278, 352
Palladium 186
Palmitinsäure 252, 256, 266
Papierchromatographie 65
Papierelektrophorese 301
– Glycin 301
PAPS (3'-Phospho-adenosin-5'-phosphosulfat) 277
Paraffine 171–172
para-Stellung 193, 207–208, 210
Partialdruck, Adsorptions-Isotherme 58
Partialhydrolyse 309
parts per billion (ppb) 75
parts per million (ppm) 75
Pascal 44
Pauli-Prinzip 7
p-Elektronen 7
Penicillamin 154, 305
– L-Penicillamin 305
Penicillin 270–271, 278
– Penicillin G 270
1,4-Pentadien, Strukturformel 187
n-Pentan 37, 165, 217
– Strukturformel 37
Pentan-2,4-dion 238
Pentandisäure 252
1-Penten 181
2-Penten 181
Pentosen 318–320
PEP s. Phosphoenolpyruvat
Peptidasen 153
Peptidbindung 305, 307–308, 310
Peptide 160, 305–316
– Aufbau 307–308
– Faltblattstruktur 310
– α-Helix 310
– Hydrolyse, alkalische 309
– isoelektrischer Punkt 306
– koplanare 310
– Mesomerie 310
– Partialhydrolyse 309
– Primärstruktur 306
– Quartärstruktur 312
– Raumstruktur 311–315
– Säure/Base-Eigenschaften 306
– Sekundärstruktur 309–311
– Sequenz 306, 308

Peptide
– Tertiärstruktur 312
– Totalhydrolyse 309
– Wasserstoffbrücken 310
– Zickzack-Konformation 310
Peptidgruppe, räumliche Anordnung 309
Peptidhormone 314
Periodensystem
– Elemente 13–23
– Halbmetalle 25
– Hauptgruppen 13–17
– Isotope 14
– des Lebens 17
– Metalle 25–26
– Nebengruppen 13–17
– Nichtmetalle 25–26
Peroxide 128, 218
Pflanzenfarbstoffe als Indikatoren 110
pH-Abhängigkeit, Redoxpotenzial 138–139
Phasendiagramme 49–50
Phasentransfer-Katalysatoren 219
Phasenumwandlungen 48–50
– Aggregatzustände 43
– Flüssigkeiten 46
Phenolat-Ion 207, 254
Phenol(e) 203, 205, 207–210
– Hydroxygruppe 203
– Nomenklatur 203
– Siedepunkte 205
– Strukturformel 205, 208
Phenolphthalein 110, 113
Phenyl 193
Phenylalanin 195, 296–297, 306–307
Phenylbrenztraubensäure 307
pH-Indikatoren 110
Phosgen 273
Phosphat 31, 100, 117
– Zuckerstoffwechsel 279
Phosphatasen 153
Phosphatgruppen-Übertragungspotenzial 279
Phosphat-Puffer 117–119
3'-Phospho-adenosin-5'-phosphosulfat (PAPS) 277
Phosphoenolpyruvat (PEP) 238, 258, 275, 278
Phosphogluco-Mutase 19
3-Phospho-glycerinsäure 320
– Formel 320
Phospholipid-Doppelschicht, Zellmembran 52
Phospholipide 252, 266, 275
Phospholipidmembranen 276, 279
Phosphor 5, 47, 279
– Heteroatome 161
– Isotope 5
– weißer 279
Phosphorsäure 100, 273–277, 348
– Dissoziationsstufen 117
– pK$_s$-Wert 105
– Protonigkeit 100
– Summen-/Strukturformel 100

Phosphorsäure
– Titrationskurve 117–118
– Veresterung 274
Phosphorsäureanhydride 276
Phosphorsäurediester 275, 348
– cyclische 275
Phosphorsäureester 274–275
– Enol-Tautomere 258
Phosphorsäuremonoester 275
Phosphorsäuretriester 275
Photometrie 357–358
Photosynthese 77, 123, 317, 343
pH-Papier 110
Phthalsäure 253
Phthalsäureanhydrid 263
pH-Wert 102–104, 107, 109
– Aminosäuren 298, 304
– Berechnung 106–108
– Körperflüssigkeiten 109
– Kohlensäure-Puffer 119
– Messung 108–110, 139
– – Elektroden 139–140
– – Glaselektrode 139
– – Indikatoren 109
– Neutralpunkt 112
– Normalwasserstoffelektrode 138
– Potenzialmessung 139
– Pufferlösungen 115–116
– Säuren, schwache 107
– Salzlösungen 111–112
– Titrationskurve 300
– Umschlagsbereich 113
pH-Wertmessung, Chinhydron-Elektrode 139
Phytol 343
Piperidin 225
pK$_b$-Wert 104, 225–226
pK$_s$-Wert 104
– Alkansäuren 253
– Amine 226
– Aminosäuren 298
– Basen 104
– Carbonsäuren 254–255
– Kohlensäure-Puffer 118–119
– Säure-Base-Paare 105–106
– Säuren 104–105
– Titrationskurve 300
Planck-Wirkungsquantum 9, 77
Plasmamembran 52
Platin 19, 148, 186
Platinkomplex, *cis-trans*-Isomerie 148
Plutonium 22
pOH-Skala/-Wert 102
– Lösungen, basische/saure 103
polarisierte Atombindung 39–40, 56, 161
Polyene 188
Polyether-Antibiotika 220
Polyethylen (PE) 160, 188
Polyisopren 188
Polykondensation 333
Polymere 188
Polymerisation 188
Polynucleotide 348
Polypeptide 305
– Biosynthese 308
– Chelatkomplexe 314
– Denaturierung 312–313

Sachverzeichnis

Polypeptide
– Disulfidbrücken 314
– elektrostatische Anziehung 313
– Faltblattstruktur 310–311
– α-Helix 310
– Hydratisierung 312–313
– Raumstruktur 312
– SDS-Gele 312–313
– Wasserstoffbrückenbindungen 313
– Wechselwirkung, hydrophobe 313
Polysaccharide 317, 333–337
– unverzweigte 336
– verzweigte 335
Polyvinylchlorid (PVC) 188
p-Orbitale 10–11
Poren, Zellmembranen 63
Porengröße, Diffusion 59
Porphyrin 153
Porphyrinring 164
Potenzialdifferenz 248
– Daniell-Element 135
– Halbzelle 132
Potenzialmessung, pH-Bestimmung 139
Pottasche 97
Primärstruktur
– Aminosäuren 305
– Peptide 306
Prinzip
– des kleinsten Zwanges 76
– von Le Châtelier 76
Prioritätsregeln
– D/L-Nomenklatur 286
– E/Z-Nomenklatur 286
prochiral 283
Prochiralitätszentrum 283
Produkte 71
– Δ-G 177
– Redoxgleichungen 128
Progesteron 235–236, 246
– weiblicher Zyklus 236
Prolin 344
– Heterocyclen 341
– Strukturformel 344
Promille 74–75
Propan 165
– Molmasse 205
– Siedepunkt 165, 205, 237
– Strukturformel 166
– Summenformel 165, 181
Propanal 234, 245
– Siedepunkt 237
Propandisäure 252
n-Propanol 203–204, 237
– Siedepunkt 237
Propanon 235, 237
Propanthiol 221
Propen 209
Propionaldehyd 234, 237
Propionsäure 252, 256, 282
– pK_s-Wert 254
– Prochiralitätszentrum 283
– Siede-/Schmelzpunkt 252
– Strukturformel 254
Proportionalitätsfaktor 197
n-Propyl 167
Propylen 181

Prostaglandine 189, 259, 263, 266, 271
– Prostaglandin E_2 259
Proteinat 119
Proteine 305, 316
– Aussalzen 89
– Biopolymere 305
– Denaturierung 223
– körpereigene 297
– Kristallisation 47
– Lipiddoppelschichten 63
– Raumstruktur 311–315
– SDS 313
– Wasserstoffbrückenbindungen 312
proteinogene Aminosäuren 296, 316
Proteinpuffer 119
Protolyse 98, 101
Protonen 3, 31, 98
Protonenakzeptor 98–99
– Indikatoren 109
Protonendonator 98–99, 106
– Indikatoren 109
Protonendonator-Stärke 101, 104
Protonengradienten 63, 141
Protonenkopplung, NMR-Spektroskopie 361
Protonenübertragungs-Reaktionen 98
– Salzlösungen 111
Protonigkeit, Säuren 100
Pteridin 352
Puffergleichung 115
Pufferkapazität 116, 119
Pufferlösungen/-substanzen 114–119
Puffersystem, offenes 119
Purin 347, 354
Purinderivate 347
Purintyp, Nucleinbasen 348
Pyranosen 322–326
– Haworth-Formel 325
– Isomere 326
– Konformation/Konstitution 324
– Sesselform-Schreibweise 324–325
Pyridin 345, 354
– Strukturformel 243, 346
Pyridoxalphosphat 242, 246, 302
Pyridoxaminphosphat 242
Pyrimethamin 278
Pyrimidin 346, 354
Pyrimidinderivate 346
Pyrimidintyp, Nucleinbasen 348
Pyrophosphat 276, 278
Pyrrol 341
Pyrrol-Doppelbindungen 343
Pyrrolidin 344, 354
Pyruvat 238, 256, 258
Pyruvat-Carboxylase 23
P_z-Orbitale, Graphit 47

Q

Quantenzahlen 7
quartäres Ammoniumhydroxid 227

Quartärstruktur, Peptidkette 312
Quarz 162
Quasimolekülionen 364
Quecksilber 19, 45–46, 220, 223
Quecksilberkomplex 221
Quecksilber-Manometer 44

R

Racemat 285, 288, 292
Racematspaltung 288–289, 292
Radikale 161, 175, 180
– Chloratom 175
– Kettenabbruchreaktionen 177
– reaktive 161
– Rekombination 177
– Wasserstoffatom 175
Radikalfänger 178
– Antioxidantien 180
– Thiole 222
– Vitamin E 214
radikalische Bromierung 178
radikalische Chlorierung 176–177
radikalische Halogenierung 176–177
Radikalkettenreaktion 176
radioaktive Isotope s. Radioisotope
Radioaktivität 20, 22
– natürliche 22
Radiocarbon-Methode 21
Radioisotope (= Radionuklide) 4–5, 20–22
Radium 20
Radon 20
Rauch 53
Raumstruktur, Peptide/Proteine 311–315
Rauschgift, Bedeutung für den Menschen 354
Reaktion
– chemische 71–79, 81–85
– endergone 80, 199
– Energiegrößen 75
– erster Ordnung 197–198, 231
– Ether 217–219
– exergone 80, 199
– gekoppelte 82–83, 199
– Gleichgewicht 75
– Katalysator 199
– Metallkomplexe 149–152
– nullter Ordnung 200
– reversible 75
– Thermodynamik 199
– Triebkraft 80
– zweiter Ordnung 198, 231
Reaktionsenthalpie 78, 80, 151, 179
– freie 80
– negative 81
– Verdampfungswärme 78
Reaktionsentropie 79–81
Reaktionsgeschwindigkeit 197–198
– Abgangsgruppe 232
Reaktionsgleichung 71–73
– Bilanzierung 124
– Säure-Base-Reaktion 73

Reaktionskoordinate, Energiediagramm 177
Reaktionswärme 78, 196
Redoxgleichungen 127–130
– Aufstellen 128
– Edukte 128
Redoxpaare 127, 136
– oxidierte/reduzierte Form 127
– Spannungsreihe 136
Redoxpotential
– Chinone 248
– pH-Abhängigkeit 138–139
– Zentral-Ion 152
Redoxreaktionen 94, 124
– endergone 94
– Ladungs-/Massenbilanz 71, 124, 137, 206
– Spannungsreihe 135
Redox-Teilreaktionen 126–127
Reduktion 123–141, 143
– Carbonylgruppe 243
– Elektronentransfer-Reaktionen 124
– enzymatische 284
– Hydrierung 247
– kathodische 94
– Metalloxid 124
– stereoselektive, Brenztraubensäure 284
– Teilreaktionen 124–125
Reduktionskraft 127, 132–135
– Halbzelle 132
Reduktionsmittel 125–127
Reduktionspotenzial, Daniell-Element 135
reduzierende Eigenschaften, Disaccharide 329
reduzierte Form, Redoxpaare 127
Referenz-Halbzelle 133
Reinelement, Isotope 5
Reinheitskriterien
– chromatographisches Verhalten 66
– Schmelz-/Siedepunkt 48
Reinmetalle 145
Reinsubstanzen 52
Relaxation, NMR-Spektrometrie 360
Replikation, DNA 350
Reserve-Kohlenhydrate 334–336
Resonanzenergie, Benzol 191
Resorcin 210
Retentionszeit, Chromatographie 67
Retinal 164, 242, 246
Retinol 242
Rezeptoren 316
– Zellmembranen 63
R_f-Wert
– Chromatographie 67
– Substanzen 67
D-Rhamnose 326
Rhodopsin 242
Riboflavin 351, 354
α-D-Ribofuranose 323
β-N-Ribofuranosid 328
Ribonuclease 308

431

Sachverzeichnis

Ribonucleinsäure (RNA) 19, 279, 348
β-D-Ribopyranose 323
Ribose 277
Ribosomen 308
D-Ribulose 319
Ribulose-1,5-bisphosphat 320
Ribulose-1,5-bisphosphat-Carboxylase 320
Ritalin® (Methylphenidat) 227–228
RNA s. Ribonucleinsäure
Röntgendiagnostik 366
Röntgenkontrastmittel 92
Röntgenstrahlung 366
Röntgenstrukturanalyse 309, 365–366
– Kristallgitter 47
Rohrzucker 306, 332
Rotationsisomere 169
R/S-Nomenklatur 286–287
Rubisco 320
Rückreaktion 75
Rückresorption 59
Ruhepotenzial 62–63

S

ΔS^0 81, 151, 196
Saccharose 306, 317, 330, 332, 339
– α/β-glykosidische Bindung 332
– hydrolytische Spaltung 198
Sägebock-Schreibweise 169–170
Sättigungsdampfdruck 49
Sättigungskonzentration 55
Sättigungskurve, Adsorption 59
Säulenchromatographie 65–66
Säureäquivalente, Blutpuffer 119
Säureamidbindung 305
Säure-Base-Definition 98
– Brönsted-Konzept 145
– Lewis-Konzept 145
Säure-Base-Eigenschaften, Peptide 306
Säure-Base-Gleichgewicht 97
Säure-Base-Haushalt 97–98, 108
Säure-Base-Paare
– konjugierte 99–101
– pK_s-Wert 105–106
Säure-Base-Reaktion, Methanol 206
Säure-Base-Reaktionen 71, 137–138
– Brönstedt-Definition 101
– Logarithmen 103
– Reaktionsgleichung 73
Säure-Base-Titration 112–114
Säurebildner, Sauerstoff 97
Säurechloride 262
Säurederivate, Hydrolyse 278
Säurekatalyse 240, 260
Säurekonstante 104, 107
Säuren 97, 100, 106, 207
– Alkanole 206
– Anionen 100

Säuren
– anorganische 273–280
– Brönstedt-Definition 98
– dreiprotonige 99
– konjugierte 99
– Lösungen, wässrige 98
– mehrprotonige 99, 105
– Neutralisation 97, 110–111
– pK_s-Wert 104
– Protonen 98
– Protonendonator 98, 104, 106
– Protonigkeit 100
– schwache 104, 107, 113
– Stärke 104–106
– starke 106–107, 111–112
– Strukturformel 100
– Titrationsmittel 113
– zweiprotonige 99, 300
Salicin 263
Salicylaldehyd 235
Salicylsäure 263, 267
Salpetersäure 100
– pK_s-Wert 105
Salzbildung 108
– Amine 226–227
– Carbonsäuren 255–257
– Säure-Base-Haushalt 108
– Säuren, stärkere 106
– Wasserhaushalt 108
Salzbrücke
– elektrochemische Zelle 130
– Halbzelle 131
Salze 29–30, 87, 89, 92, 95–96
– Dissoziation 87
– Elektrolyte 87
– Elektronegativität 28
– Fällungsmittel 92
– Formelmasse 34
– Formeln 31
– Hydratation 88
– Ion-Dipol-Wechselwirkungen 88
– Ionenbindung 29–30
– Kristallisation 30
– leicht lösliche 91
– Lösen 87–91
– Löslichkeitsprodukt 91–92
– Lösungsenthalpie 89
– Monocarbonsäuren, langkettige 256
– Neutralisation 97
– Schmelzpunkte 30
– schwer lösliche 91
– Weinsäure 289
Salzlösungen 87–96
– gesättigte 91
– hypertone 89
– pH-Wert 111–112
– Protonenübertragung 111
– wässrige 112
Salzsäure 111, 114
– Gehaltsbestimmung 114
– Molekülmasse 33
– pH-Wert 107
– Protonigkeit 100
– Summen-/Strukturformel 33, 100
– Titrationskurve 112
– Verdünnung 107
Salzschmelzen 93

Salzstöcke 87
Salzvergiftungen 87
Satz von Heß 79
Sauerstoff 5, 18, 25, 38, 51, 159
– Bindigkeit 32
– Doppelbindung 38
– Elektronenkonfiguration 8
– gelöster 55
– Heteroatome 161
– Heterocyclen 341
– Isotope 5
– Knallgasreaktion 71, 126
– Ordnungszahl 5
– Oxidationskraft 125, 139
– Säurebildner 97
– sp^3-Hybridisierung 40
Sauerstoffaffinität, Kohlenstoff 48
Sauerstoff-Halbzelle 138
Sauerstoffradikale 143, 179, 326
Sauerstofftransport, Hämoglobin 342
saure Aminosäuren 302
Schalen, Elektronenhülle 9
Schiff-Basen 241, 302
Schlüssel-Schloss-Prinzip, Arzneimittel 292
Schmelzen, unterkühltes 47
Schmelzflusselektrolyse 94
Schmelzpunkt(e) 48
– Aminosäuren 298
– Salze 30
– Schwefelwasserstoff 51
– Wasser 51
Schmelzwärme 49
Schock, osmotischer 61, 69
Schrödinger-Gleichung 10
Schüßler-Biochemie 31–32
Schwefel 5, 25, 223
– Funktionen 223
– Heteroatome 161
– Heterocyclen 341
– Isotope 5
– Quecksilberbindung 45
– Schwermetallbelastungen 223
Schwefelsäure 100, 114, 184, 193, 273, 277–278
– pK_s-Wert 105
– Summen-/Strukturformel 100
Schwefelsäureester 277
Schwefelwasserstoff 50–51, 93, 100, 220
– pK_s-Wert 105
– Summen-/Strukturformel 100
– Verdampfungswärme 51
Schweine-Insulin 315
Schwermetallbelastungen 27, 223
Schwermetallsulfate 91
Schwermetallvergiftungen 305
Schwingungsanregung, IR-Spektroskopie 358
Schwingungsfreiheitsgrade 359
Schwingungsspektrum 359
SDS-Elektrophorese 313
SDS-Polyacrylamidgel 312–313
sechsgliedrige Heterocyclen 345–346

Sedoheptulose 318
Sehvorgang, Chemie 242
Seifen 256, 266
– Esterhydrolyse 265
Seifenlösungen 257
– pH-Wert 109
sek-Butanol 203
– Strukturformel 204
sekundäre Alkohole 203–204, 209, 236
sekundäre Amine 225, 230
Sekundärstruktur, Peptide 309–311
s-Elektronen 7
Selen 18, 23
Selenocystein 297
semipermeable Membranen 59
Sequenz(en)
– Aminosäuren 305
– Peptide 306, 308
– Tripeptide 306
Serin 296, 303, 328
Serotonin 195
Sesselform-Schreibweise 173, 212, 324–325, 327
Seveso-Gift 217
Sevofluran 216
Sialinsäure 326
Siedepunkt 48, 165
– Destillation 63
SI-Einheit, Druck 44
Silberamalgam 27
Silberchlorid 72, 92–93
Silberhalogenide 91
Silbernitrat 31, 92
Silbernitratlösung 92
Silbersulfid 92
Silicium 18, 25
Silikate 162
Singulett-Sauerstoff 38
Skorbut 326
S_N1-Reaktion 231–232
S_N2-Reaktion 231–232
sodium dodecyl sulfate s. SDS
Solvens 171
Sonnenenergie 180
Sorbinsäure 255, 271
Sorbit 209, 215, 321
s-Orbitale 10–11
sp^2-hybridisiertes C-Atom 37, 160–161
sp^3-hybridisiertes C-Atom 35, 160–161
sp^3-Hybridisierung, Sauerstoff 40
sp^3-Hybrid-Orbitale 35
sp^3-Orbitale, σ-Bindung 36
Spannungsdifferenz 132
Spannungsreihe 134–135
Spektrometer 9
Spektroskopie 355–366
Sphingolipide 189, 271
Sphingosin 337–338
Spiegelbildebene 281
Spinquantenzahl, Elektronen 7
Spurenelemente 18–19, 23, 96
Stärke 317, 334–335, 339
– Basen/Säuren 104–106
Standard-Kupferelektrode 134
Standard-Zinkelektrode 134

Sachverzeichnis

Start-Codon 349
stationärer Zustand s. steady state
steady state 84, 200
Stearinsäure 252, 256, 266
Steinsalz 87
Steran 211–214
Stereochemie 281–294
– Aminosäuren 297
– Aspartam 306
– Monosaccharide 318–321
Stereoisomere/-isomerie 288, 290, 322
Stereoselektivität 284–285
Sterilisation 49
Steroide 188, 212
– A/B-cis-Verknüpfung 212
– cis-trans-Verknüpfung 212
Stickstoff 5, 8, 16, 18, 38, 159, 161
– Bindigkeit 32
– Heterocyclen 341
– Isotope 5
Stickstoffmonoxid (NO) 129, 143, 154
Stickstoffoxide 129–130
stöchiometrische Berechnungen 72–75
Stoffe
– Einteilung 53
– Extraktion 56–57
– homogene 53
– Konzentrationsgradienten 59
– Löslichkeit 56–57
– Massen 72
– reine 52–53
– Volumina 72
Stoffgemische 52–53
Stoffmenge 5, 72
Stoffmengenkonzentration 73
Stofftrennung 63–68
Stoffumwandlungen 71, 76
– Energie 76–77
Stoffwechsel, Pufferlösungen 114
Stoffwechselenergie als Stromquelle 133
Stopp-Codon 349
α-, β-, γ-Strahlen 20
Strahlenbelastung, Radioisotope 21
Strahlentherapie
– Bor 22
– Yttrium 22
Strahlung, harte/weiche 20
Streckschwingungen, IR-Spektroskopie 358
Streptomycin 317
Strom, elektrischer 30
^{90}Strontium 22
Strukturformel 32–33
Strychnin 347
Sublimation 50, 63
Substanzen, R_f-Wert 67
α-/β-Substituenten, Steroide 212
Substitution
– nucleophile 229–232
– radikalische 176
Succinat 256

Sucrose 332
Sulfadiazin 277–278
Sulfamethoxazol 277–278
Sulfat 31, 90, 100
Sulfide 31, 100, 220
– s.a. Thioether
– Schwefelwasserstoff 93
Sulfonamide 160, 192, 195, 277–278, 352
Sulfonierung 192–193
Sulfoniumsalze 222–223
Sulfonsäure 191, 193, 277
Sulfonsäureamid 277
Sulfonsäurechlorid 277
Summe, Massen 71
Summenformel 32–33
Suspension 53
Symmetrieebene 282
symmetrische Ether 215, 217
Sympathomimetika 227
Systeme
– geschlossene 81–84
– offene 84
Szintigramm 21

T

Tartrat 257, 289, 321
Tautomere/-merie 238, 274
Technetium 20–21
Teflon 188
Teilreaktionen 83
– Oxidation/Reduktion 125
Temperatur(abhängigkeit)
– Adsorption 59
– Diffusion 59
– Gasdruck 44
– Gleichgewichtsreaktion 82
– Löslichkeit 55
– Prinzip des kleinsten Zwanges 76
– Reaktionsgeschwindigkeit 198
Temperaturskala, absolute 45
Terpene 188
tert-Butanol 184–185, 203–204
tert-Butyl 167
tert-Butylamin 225
tert-Butylbromid 178
tertiäre Alkohole 203–204, 209
tertiäre Amine 225, 230
Tertiärstruktur, Peptidkette 312
Testosteron 164, 191, 246
Tetraanion 149
Tetrachlorkohlenstoff 171, 176
Tetrachlormethan 176
Tetraeder 35–36
Tetrafluorethen 188
Tetrahydrofolsäure 352
Tetrahydrofuran 216
Tetrahydropyran 216
Tetramminkupfer(II)-Ion 147, 150
Tetramminkupfer(II)-Komplex 150
Tetrapyrrol 341, 354
Tetrosen 318–319
Thalidomid 292
Thermodynamik 196–201
– Hauptsatz, erster 77

thermodynamische Ableitung, Massenwirkungsgesetz 82
thermodynamische Gleichgewichte 84
thermodynamische Kontrolle 187–188
thermolabile Biomoleküle 64
Thermometer 46
Thiamazol 344–345
Thiamin (= Vitamin B_1) 345
Thiazol 345
Thioalkohole 268, 314
Thioester 268
Thioether 220–224
– s.a. Sulfide
Thiolat 221
Thiole 220–224
– nucleophile Substitution 230
Thiophen 341
Thiyl-Radikale 222
threo-Form 288
Threonin 287, 297
– erythro-/threo-Form 288
– Fischer-Projektion 287–288
– Konfigurationsisomere 288
Threose 318–319
– L-Threose 319
Thromboxane 266
Thymidin-Analogon 350
Thymin 346, 348–349
Thymolphthalein 110
Thyroxin 195
Titration 112–113
Titrationskurve 112–113, 117–118, 300
TNT (2,4,6-Trinitrotoluol) 192
Tocopherol 214
– aromatische Verbindungen 195
Tollens-Reagenz 237, 321
Toluol 192, 205
p-Toluolsulfonsäure 193
Torr 44
Totalhydrolyse 309
Tracer-Methoden 21
Trägergas, Chromatographie 65
trans 174
trans-Addition 185
Transaminasen 242
Transaminierung 241–242
trans-2-Buten, C-C-Doppelbindung 182
trans-Decalin 174–175
trans-1,2-Dimethylcyclohexan 174
trans-1,2-Diol 218
trans-Isomer 148, 174
Transkription, DNA 350
Transport, aktiver 59
Transporter, Zellmembranen 63
trans-Retinal 242
Trehalose 330, 332
Treibhauseffekt 171, 180
Trennverfahren 63–68
– analytische 52
Triacylglycerine 252, 265, 271
2,4,6-Tribromphenol 208
Tricarbonsäuren 251–252
Trichloressigsäure 254
– pK_s-Wert 254

Trichlorethanal 239
Trichlormethan 176, 179
2,4,5-Trichlorphenoxyessigsäure 217
Triebkraft
– Reaktionen, chemische 80
– – gekoppelte 83
Triglyceride s. Triacylglycerine
Trimethylamin 225
2,4,6-Trinitrotoluol (TNT) 192
Triosen 318–319
Tripeptide 305–306
Triphosphat 276
Triplett, DNA 349
Triplett-Sauerstoff 38
Trisaccharide 317
Tristearin s. Tristearoylglycerin
Tristearoylglycerin 266
Tritium 5, 20–21
Trockeneis 50
Trypsin 309
Tryptophan 297, 346–347, 354
Turgor s. Gegendruck
turnover number 200
Tyrosin 307

U

Ubichinon (s. Chinone) 248
Überdruck, hydrostatischer 60
Übergangsmetalle 25
– Aquokomplexe 152
– Ionen 153
– Ligenden-Austauschreaktion 150
– Wassermoleküle 89, 149
Übergangszustand 177, 197
– Energiediagramme 197
– nucleophile Substitution 231
übersättigte Lösungen 64
Übersäuerung 97, 108, 111
Umschlagsbereich
– Indikatoren 109
– Lackmus 109
– pH-Wert 113
Umweltgifte 19, 53
Ungleichgewicht, osmotisches 62
Universalindikatoren 110
Unschärferelation 10
unsymmetrische Ether 215
Uracil 346, 348
Uran 5, 20
– Isotope 4
Urogen-III 341–342
Uronsäuren 321, 336
Uroporphyrinogen-III 341–342
UV-B-Strahlung 39
UV-Detektor 68
UV-Licht 176
UV-Spektroskopie 355–358

V

Vakuumdestillation 63
Valenzelektronen 8, 15, 123
– Oktettregel 15, 25
Valenzschwingungen, funktionelle Gruppen 360

433

Sachverzeichnis

Valin 297
van-der-Waals-Kräfte 46, 171
Vanillin 235, 246
Vasopressin 164, 316
Verbrennung 78, 97, 108, 124, 143, 179–180
– Oxidation 124
Verbrennungsenthalpie 78
Verbrennungswärme 179
Verdampfungswärme 49, 51, 64
verdünnte Lösungen, Aktivitätskoeffizient 76
Verdunsten 49
Verdunstungskälte 49
vereisen 49
Veresterung
– Aminosäuren 303–304
– Phosphorsäure 274
Vergällung, Ethanol 211
Verschiebung, chemische, NMR-Spektrometrie 360–361
Verseifung 265
Versilberung, Elektrolyse 94
Verteilungsgleichgewicht 56
Verteilungskoeffizient 56–57, 64
Verteilungsprozesse im Körper 57
Vinylchlorid 188
Vitamin A 188–189, 242, 246
Vitamin B_1 (= Thiamin) 345, 354
Vitamin B_2 (= Riboflavin) 246, 351, 354
Vitamin B_{12} (= Cobalamin) 19, 23, 341, 343–344, 354
Vitamin C 325–326
Vitamin D 189
Vitamin D_3 213–215
Vitamin E 180, 191, 213–215
Vitamin K 248–249
Vitamin-K-Antagonisten 249
Vitamin-K-Epoxid 249
Vitamine 160, 213
– Antioxidantien 180
– Heterocyclen 341
Volumen
– Dichte 72

Volumen
– Feststoffe 46
– Stoffe 72
Volumenberechnung 73

W

Wärme, Reaktionen 77
Wärmeleitfähigkeit, Metalle 25
Wärmeregulation 79
Wanderungsgeschwindigkeit, Zentral-Ion 152
Wannenform 173
Warfarin 249
Wasser 51, 119
– Addition 183–184, 239–240
– Assoziate 51
– Autoprotolyse 102–104
– Bindungsenergie/-länge 34
– chemische Verbindungen 72
– Cluster 51
– Dichteänderung 51
– Dipol 40, 50
– Eigenschaften 50–51
– elektrostatische Anziehungskräfte 50
– gewinkeltes Molekül 40
– Hexamere 51
– Ionenprodukt 102
– Lösungsmittel 56
– Molekülmasse 33
– Molmasse 51
– Phasendiagramm 49–50
– pH-Wert 109
– pK_s-Wert 105
– Schwingungsfreiheitsgrade 359
– Summenformel 33
– Verdampfungswärme 51, 78
Wasserdampf 78
Wassergehalt, Körperflüssigkeiten 54
Wasserhaushalt 90, 108
Wasserleitungssystem, Zellen 52
wasserlöslich 56
Wassermolekül 41, 89
Wassersäule, Normaldruck 44

Wasserstoff 5, 18, 31–32, 34, 51, 159, 183
– Bindigkeit 32
– Bindungslänge/-energie 34
– Chloralkali-Elektrolyse 94
– *cis*-Addition 185
– Elektronenkonfiguration 8
– Isotope 5
– Knallgasreaktion 71, 126
– σ-Molekülorbital 34
– Radikale 175
Wasserstoffaffinität, Kohlenstoff 48
Wasserstoffbrücken 206
Wasserstoffbrückenbindungen 50–51, 206, 237, 253, 312–313, 344
– intramolekulare 238, 310
– Sekundärstruktur 309
Wasserstoffelektrode, pH-Wertmessung 139
Wasserstoffionen-Konzentration 103
Wasserstoffperoxid 125, 218
Wechselwirkungen, hydrophobe 66, 257, 313
Wechselzahl, Enzyme 200
weiblicher Zyklus, Progesteron 236
Weingeist s. Ethanol
Weinsäure 257, 290
– *D/L*-Weinsäure 290
– *meso*-Form 289
– Salze 289
Wellenlänge, UV-Spektroskopie 356
Wertigkeit (s. Oxidationsstufe) 127
– Ionen 30
Wöhlers, Friedrich 160
Wurzelkanal, Ionenwanderung 95

X

Xanthin-Oxidase 19, 23
Xenon 19, 216

Y

Yttrium, Strahlentherapie 22

Z

Z/E-Isomerie, Alkene 182
Zelle(n)
– elektrochemische 130–131
– Gegendruck 45
– Wasserleitungssystem 52
Zellkern, Größen und Abstände 4
Zellmembran 52
– Phospholipid-Doppelschicht 52
Zellmembranen 63
– s.a. Membranen
– Ionentransport 90
– Lecithin 275
– Lipiddoppelschichten 63
Zentral-Ion 146–148, 152
Zerfallskonstante K_z 150
Zickzack-Konformation 170–171, 212, 310
Zink 19, 129
– Carboxypeptidase A 23
– Quecksilberbindung 45
Zinkelektrode, elektrochemische Zelle 130
Zink-Halbzelle 134
Zinn 25, 47
– Verbindungen 19
Zucker 306, 317, 348
– *D/L*-Nomenklatur 286
Zuckeralkohole 321
Zuckerersatzstoff 321
Zuckersäure 321
Zuckerstoffwechsel
– Insulin 314–315
– Phosphat 279
Zustandsfunktion, Enthalpie/Entropie 80
Zwitter-Ion 101
– Aminosäuren 101, 298